D1930531

Layout

Laura Steuer

Johanna Sophie Ellensohn

Bildideen und Recherche

Paul von Poellnitz

Michael Seifert

Solveig Kemna

Tina Käppel, Sofie Unterhitzenberger, Madita Lina Buch, Jan Brendel, Tobias Bock, Jeremie Rott

Zeichnungen

Giulio Maria de Matteis

Ricarda Breer

Mirjam Bödeker

Illustration, Grafik

Maria Raiza Miranda Escota

Diego Jose Carballo Guillen

Andrew Nicholas Samala Santos

Rosame Gregorio Santos

Skript Textimport

Martin Gollan

Lektorat

Marike Beck

Fabian Hof

Florian Hagenbourger

Cara Malena Kolb, Antonia Jockers, Laura Steuer

Buchkonzept & Koordination

Paul von Poellnitz

Aufbereitung / Übersetzungen für Illustrationen

Steffen Reimers

Laura Steuer

Aufbereitung Bildschnipsel

Andrés Felipe Arias Palma

Johanna Reuter

Florian Hagenbourger

Aufbereitung Texte

Nina Gußmann

Marike Beck

Wibora Broschinski

Fabian Hof

Helge Busmann, Johanna Sophie Ellensohn, Sofie Unterhitzenberger

1. Auflage

Printed in Baden-Württemberg
Gereift unter der Sonne Freiburgs
ISBN 978-3-946486-54-1

Schmerz

12 Nicht-Opioide

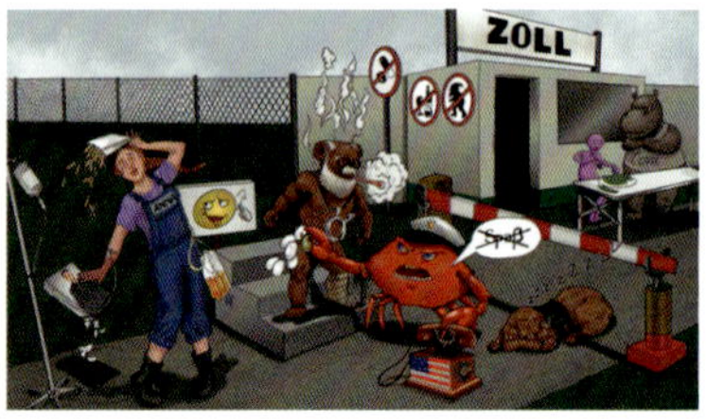

14 Metamizol

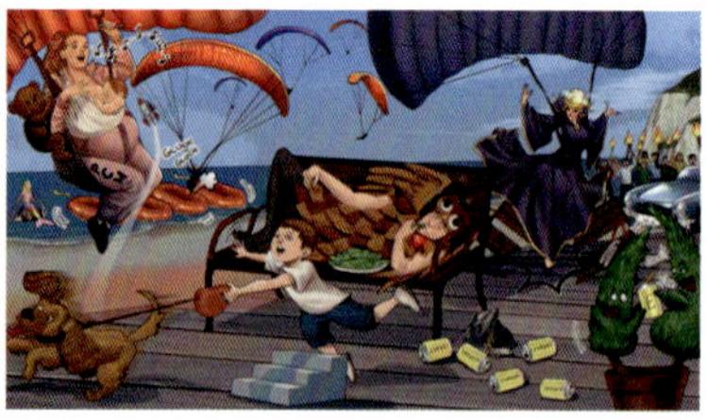

18 Paracetamol

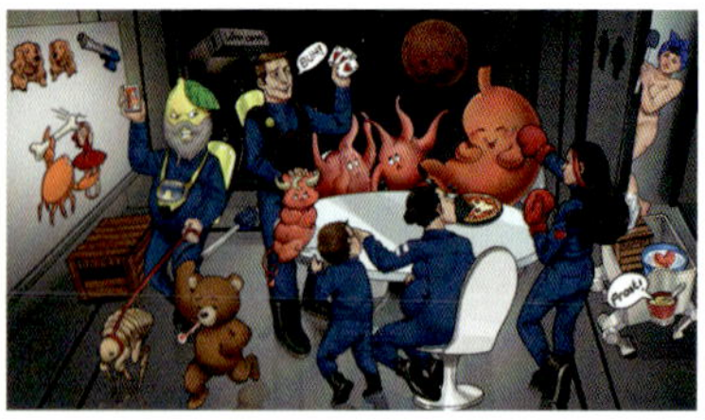

22 NSAR: Indikationen

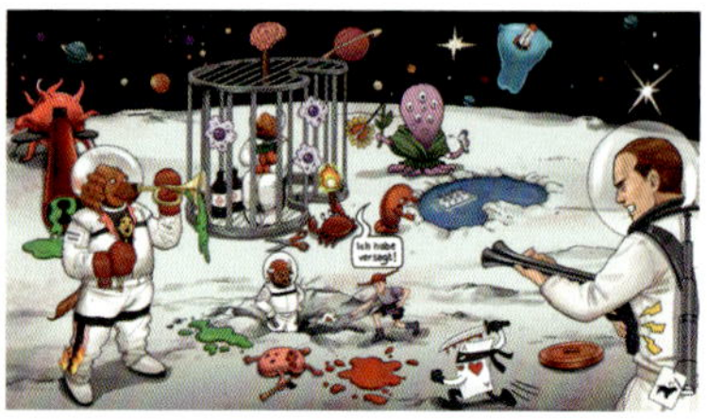

28 NSAR: Wirkung, NW

13 Opioide

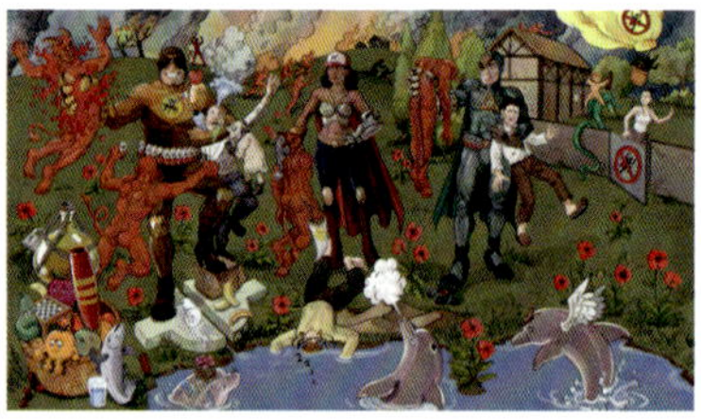

34 Wirkmechanismus, NW

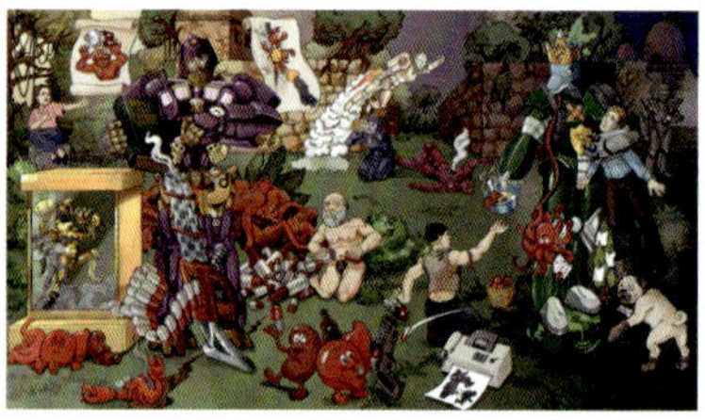

40 Klinische Aspekte

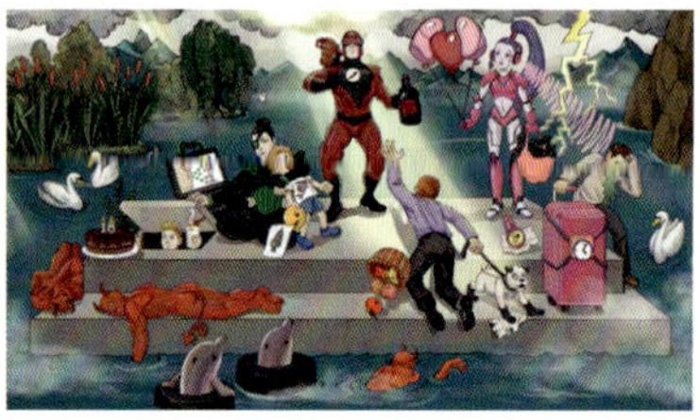

46 Schwache Agonisten

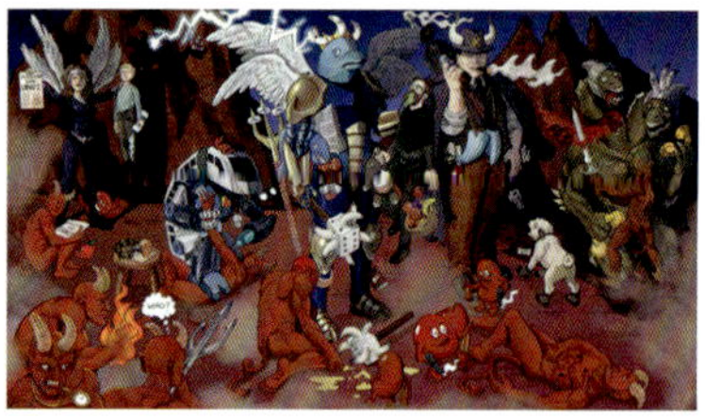

52 Starke Agonisten

Co-Analgetika

Band 1

Medikamente noch und nöcher.

Vorwort

Wie stark wäre es, die wichtigsten Medikamente zu kennen? Zu wissen, was wann in Frage kommt und v.a. wann man was auf keinen Fall geben darf? Die 100 wichtigsten Medikamente zur Behandlung von 90% aller Erkrankungen sind ein tolles Projekt für uns. Auf dass es gefalle und helfe.
Viel Spaß beim Merken.

Uns von Meditricks eint eine Vision

Mit dem richtigen Lernmedium kann jeder medizinisches Wissen meistern und behalten.
Wir, das Team Meditricks, sind eine neugierige, lernbegeisterte Gemeinschaft kreativer Köpfe. Wir haben einen hohen Anspruch an Inhalt, Technik und Visuelles. Zusammen arbeiten wir unaufhörlich daran, unser Konzept für Dich zu verbessern. Dies erreichen wir durch gegenseitiges Fördern und Fordern, Helfen und Unterstützen; durch konstruktives, persönliches Feedback und weil uns dieses Projekt eine Herzensangelegenheit ist.

Dein Team Meditricks

Das Kleingedruckte

Die Angaben in diesem Buch ersetzen natürlich nicht die eigenständige, kritische Recherche. Die Anwendung des hier dargestellten Wissens erfolgt auf eigene Gefahr des Lesers. Wir übernehmen auch keine Haftung für Inhalte hier enthaltener Links (das Web ändert sich ja schließlich alle paar Minuten).

Fehler

Auch Mediziner sind Menschen, auch Mediziner machen Fehler. Dies zuzugeben haben wir leider noch nicht ausreichend gelernt (Mediziner und Menschen). Etwaige Fehler in diesem Werk bitten wir uns zu melden. Danke.

Das Politische

Unsere Bilder arbeiten mit Assoziationen, unsere Assoziationen vielfach mit Stereotypen. Diese sind in keinster Weise gewählt, um Personen zu diskreditieren. Wir suchen nach den besten, allgemeingültigen Assoziationen, denn: Unser Ziel ist, Wissen effektiv und nachhaltig zu vermitteln, damit Mediziner/innen ihre Patientinnen und Patienten besser behandeln können.
Auch aus diesem Zweck haben wir versucht, mit gängigen Stereotypen zu spielen, sie umzukehren, sie auch für den Aha-Effekt zu durchbrechen. Weitere Informationen gibt es auf:
meditricks.de/diversitaet.

Kontakt

Wir freuen uns über kritische Rückmeldung, Anregungen, Meldungen über Fehler und Schnitzer; über Interessierte, die bei unserem Projekt als Ideengeber, Grafiker, Sprecher oder Multiplikator mitwirken wollen: **kontakt@meditricks.de**

Immunsystem

60 Immunsuppressiva

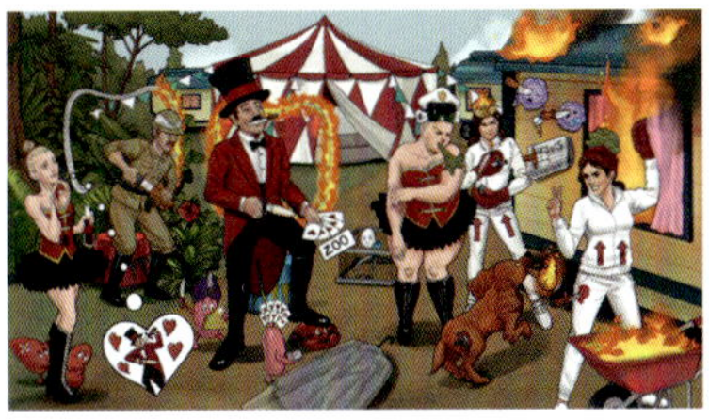

62 Mesalazin

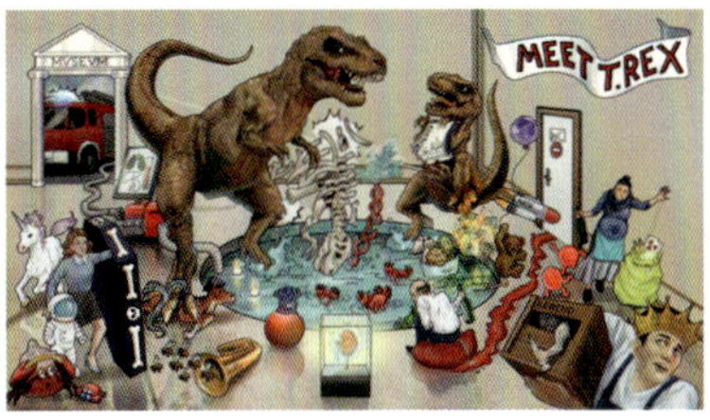

68 Methotrexat (MTX)

60 Antirheumatika

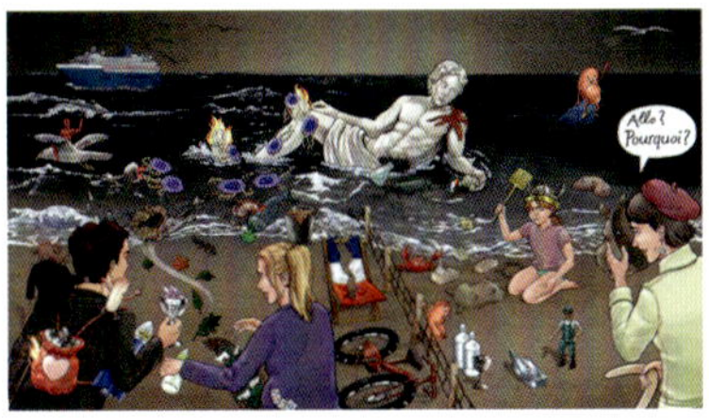

74 Gichttherapie

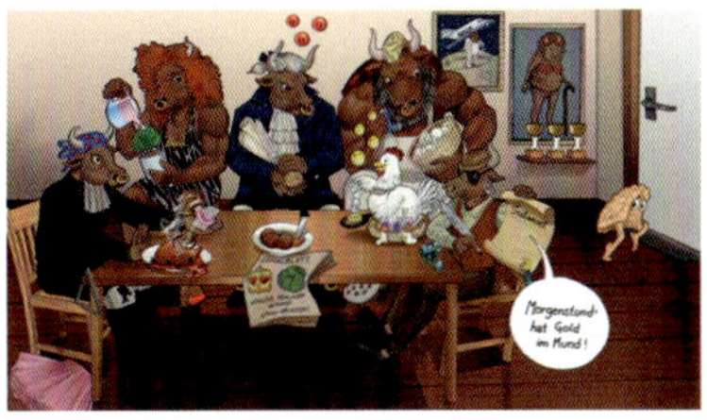

82 Glucocorticoide

61 Zytostatika

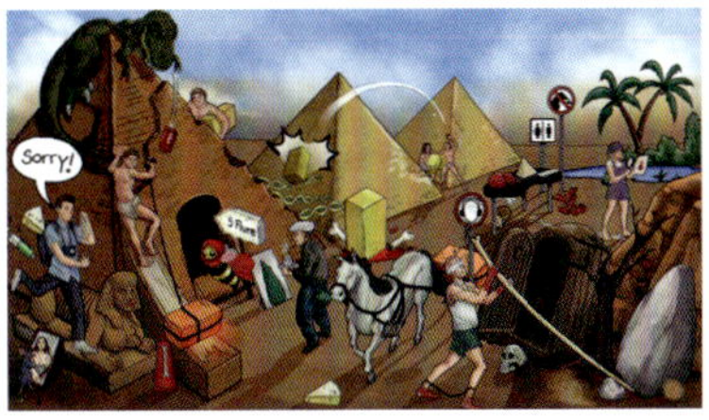

88 5-Fluorouracil (5-FU)

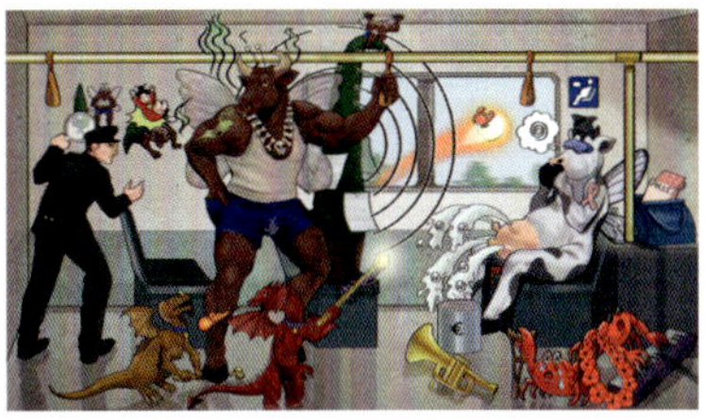

94 Tamoxifen (SERM)

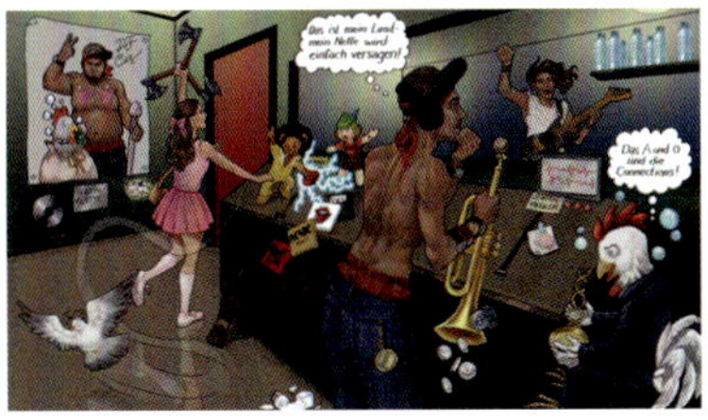

100 Cisplatin

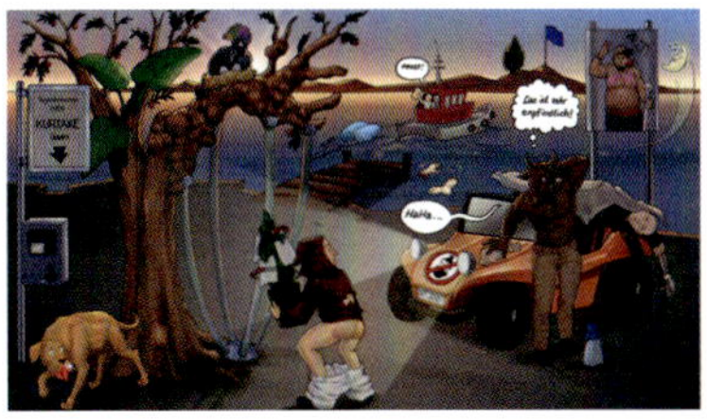

106 Taxane

Anästhesie & Notfälle

Herzkeislauf

160 Antiarrhythmika

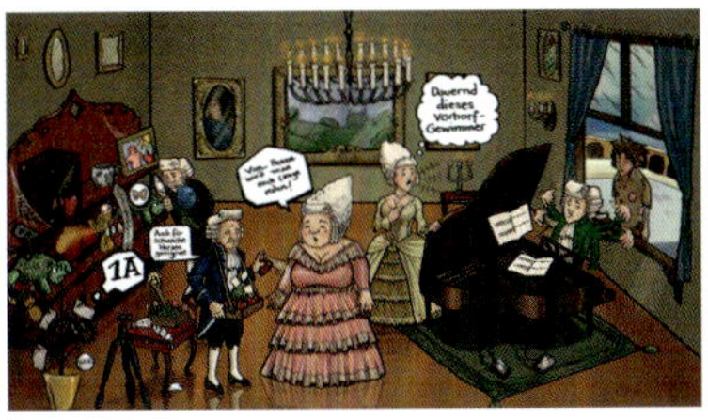
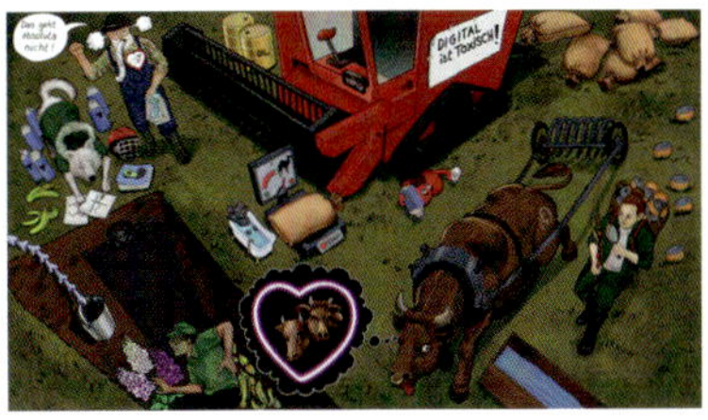

161 Antihypertensiva

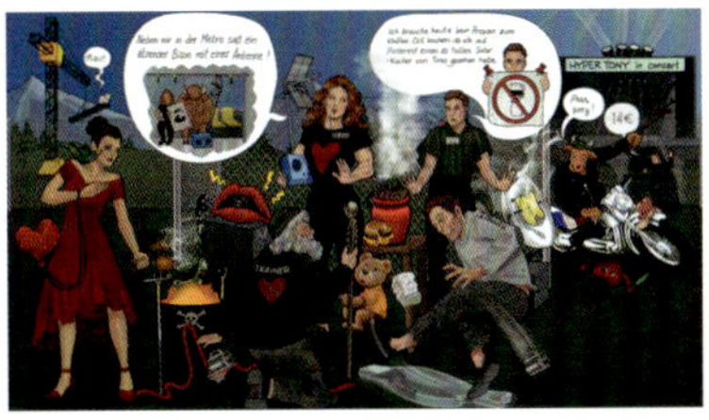
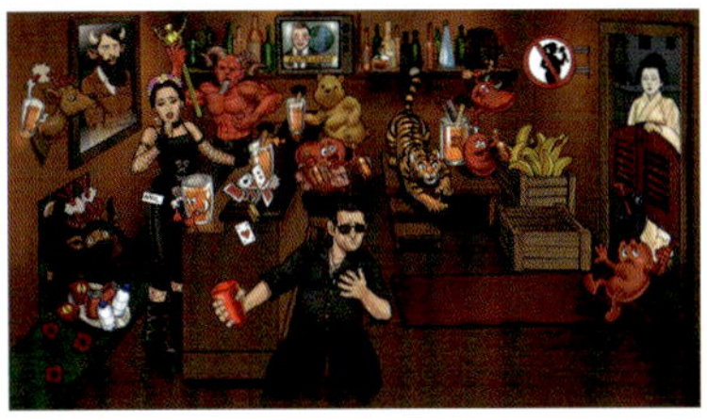
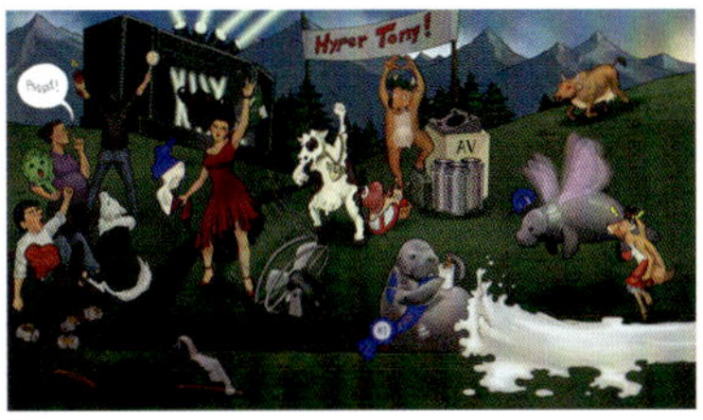

162 Antikoagulantien

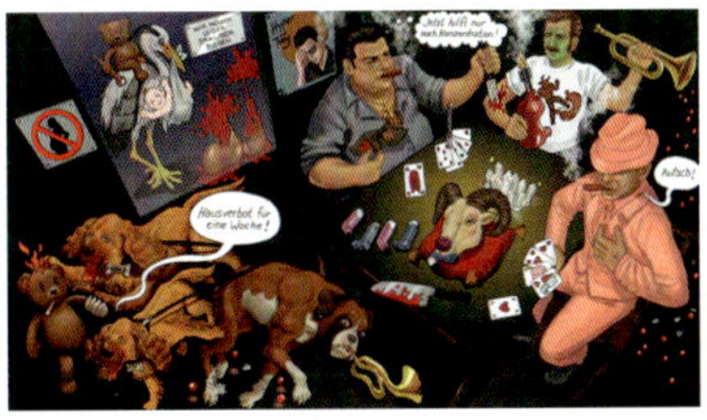
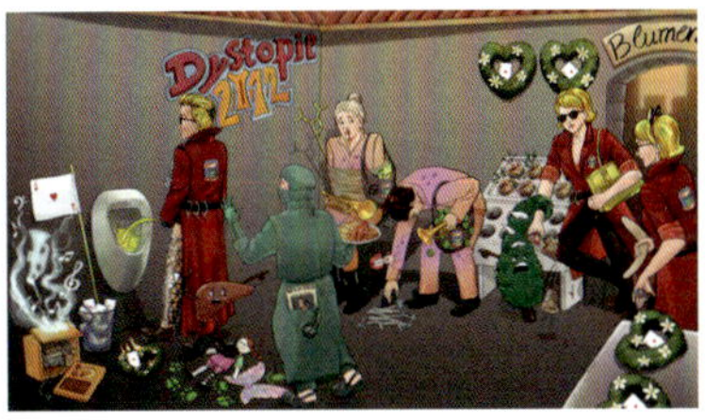
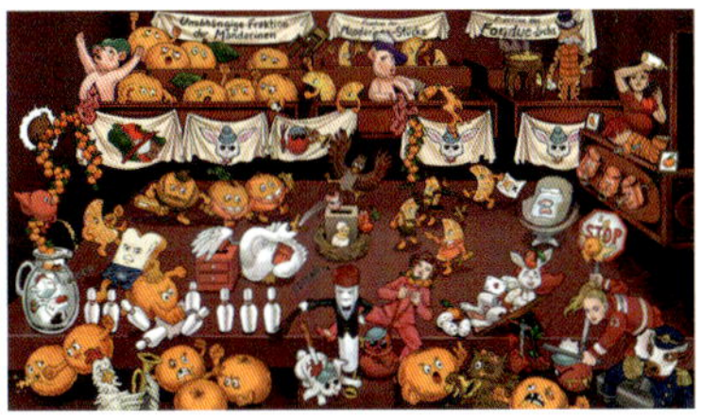

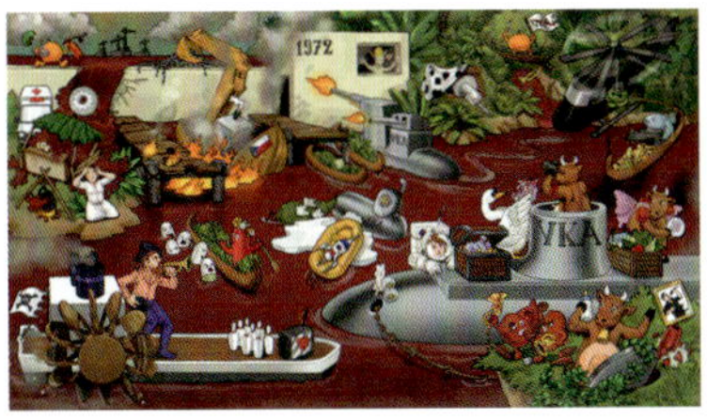
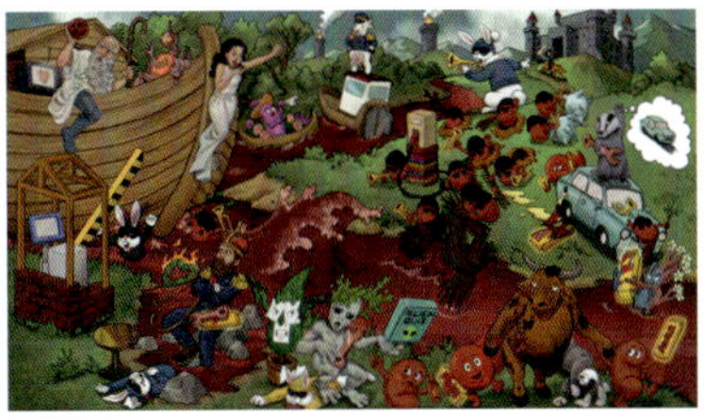

163 Diuretika

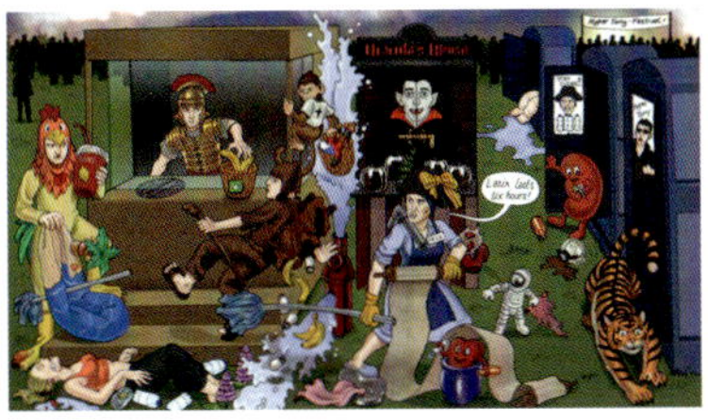
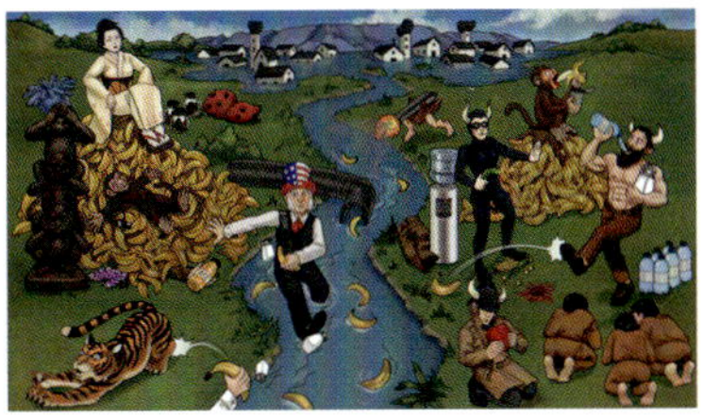

Endokrinologie

244 Insulin

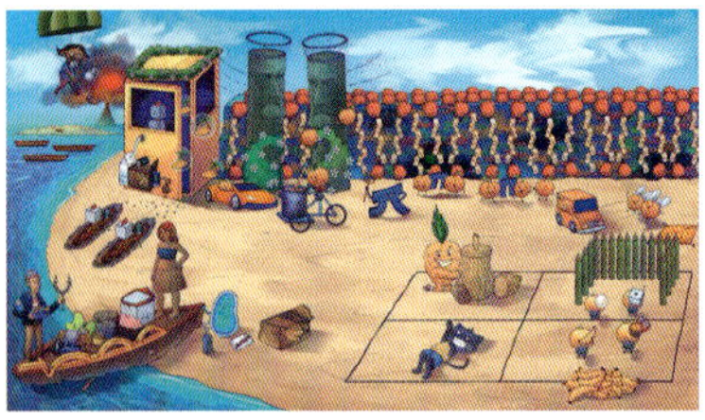

248 Grundlagen

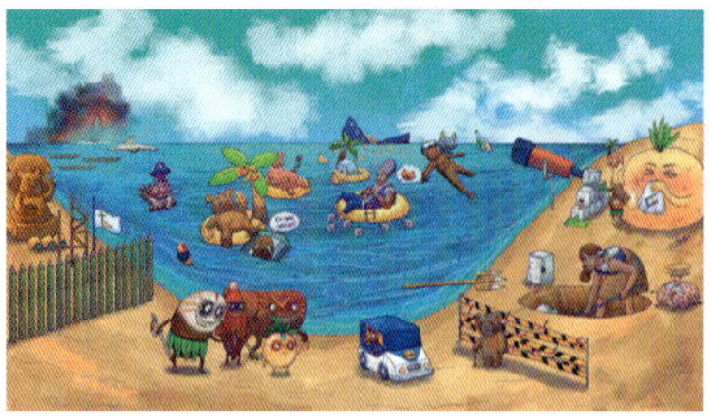

256 Pharmakologie

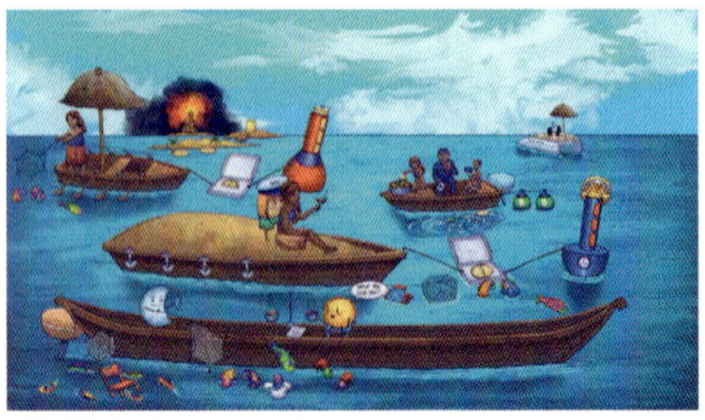

262 Präparate

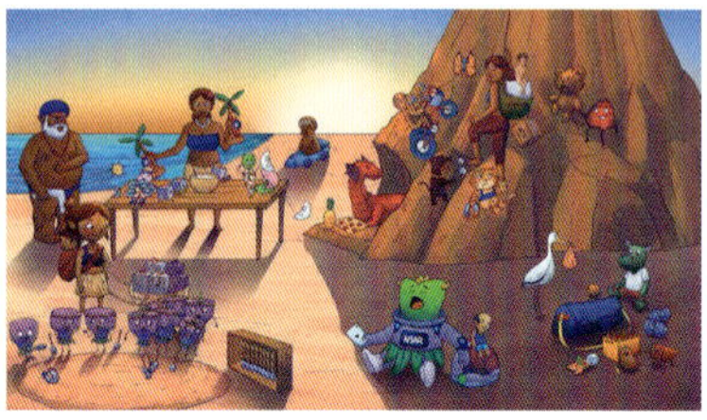

268 Klinische Aspekte

245 Orale Antidiabetika

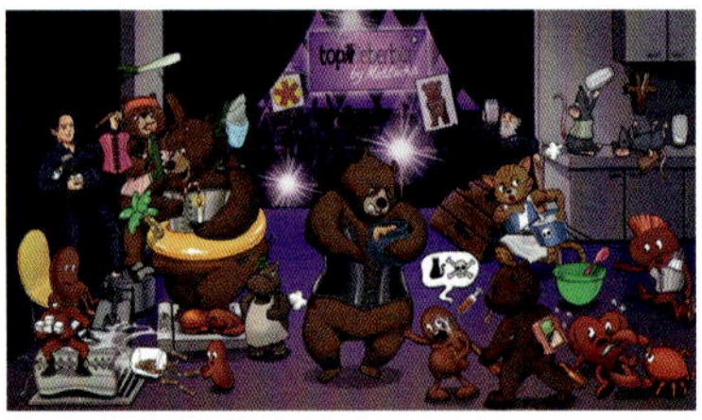

276 Metformin

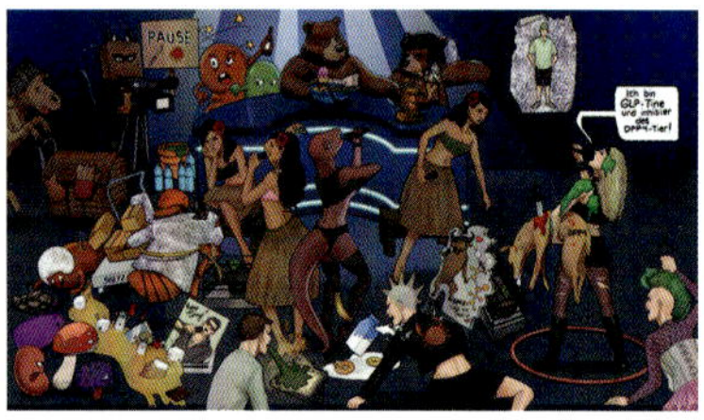

282 Neue OADs

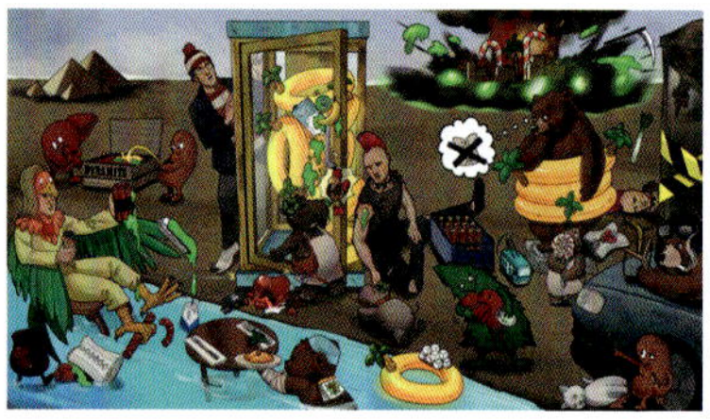

290 Sulfonylharnstoffe

246 Weitere

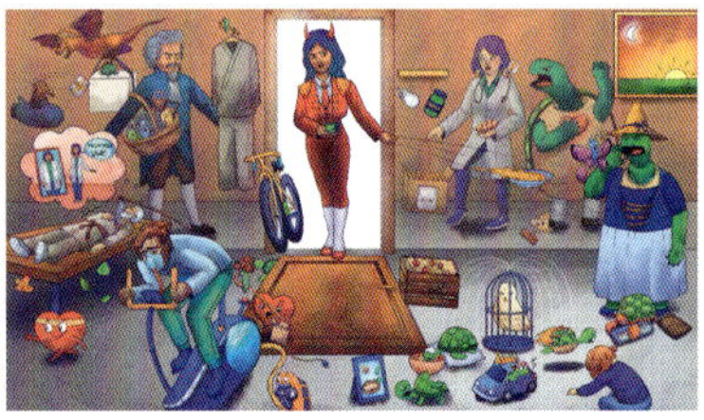

298 Levothyroxin

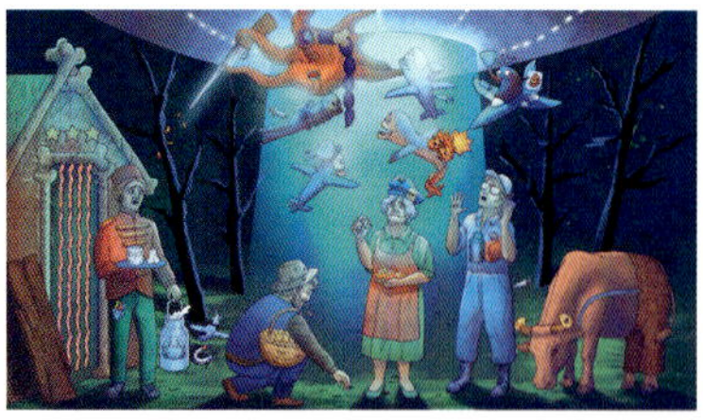

306 Alendronat

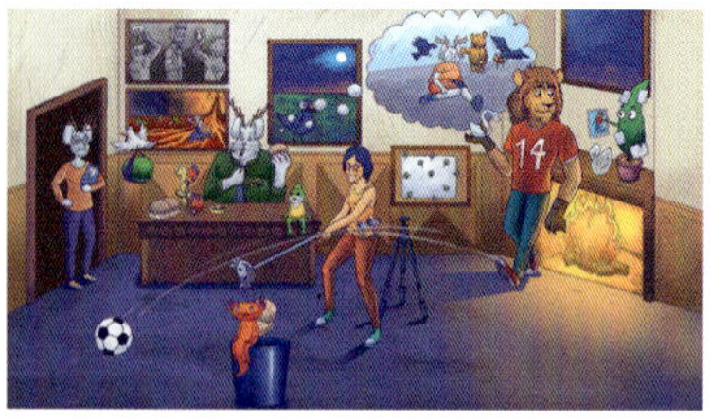

312 Statine

Quellen

Primärquellen für die meisten unserer 45 Werke sind: Die entsprechenden Kapitel im Karow, die Fachinformationen zu den jeweiligen Substanzen (i.d.R. bezogen via compendium.ch), teils die Drug information von UpToDate.com. Quellen zur Sicherstellung der Relevanz für das Medizinstudium sind die Kapitel auf AMBOSS sowie die Einträge der TUM300. Eine Gewichtung (leider nicht immer von uns durchgeführt) im Hinblick auf den klinischen Nutzen der Substanzen verdanken wir den Meldungen des Arznei-Telegramms. Darüber hinaus haben wir für viele Substanzen die folgenden und teils weitere Quellen genutzt:

Karow / Lang-Roth:
Allgemeine und Spezielle Pharmakologie und Toxikologie 2020 & 2017
Fachinformationen via Compendium.ch
UpToDate.com: Drug information
Arznei-Telegramm
Hundert wichtige Medikamente 2005 und teils Neuauflage 2020,
Infomed-Verlags-AG, Infomed.ch
TUM300.de
AMBOSS GmbH, AMBOSS-Lernkarten
Deutsches Ärzteblatt, aerzteblatt.de
Swiss Medical Forum, medicalforum.ch
Gelbe-Liste, gelbe-liste.de
DeutscheApothekerZeitung, deutsche-apotheker-zeitung.de
Pharmazeutische Zeitung online, pharmazeutische-zeitung.de
Der Arzneimittelbrief, der-arzneimittelbrief.de
Arbeitsgemeinschaft der Wissenschaftlichen
Medizinischen Fachgesellschaften e.V. (AWMF) e.V. , awmf.org
sowie einzelne Publikationen

Unsere Bildquellen unterliegen den Creative-Commons-Lizenzen.
Wir nennen die zutreffende Lizenz zusammen mit den Bildern.
Diese Lizenzen sind hier dokumentiert:
creativecommons.org

Extra

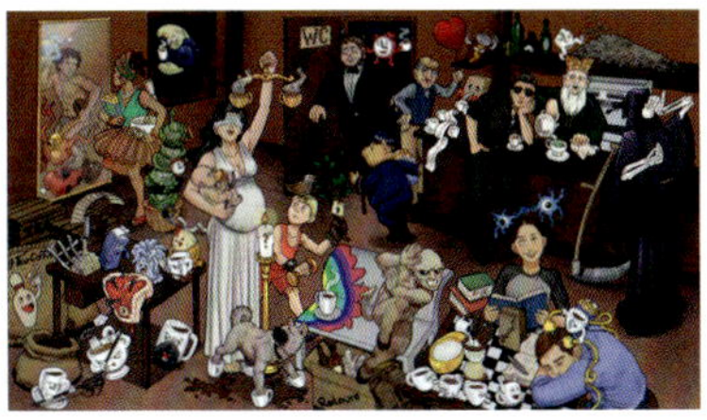

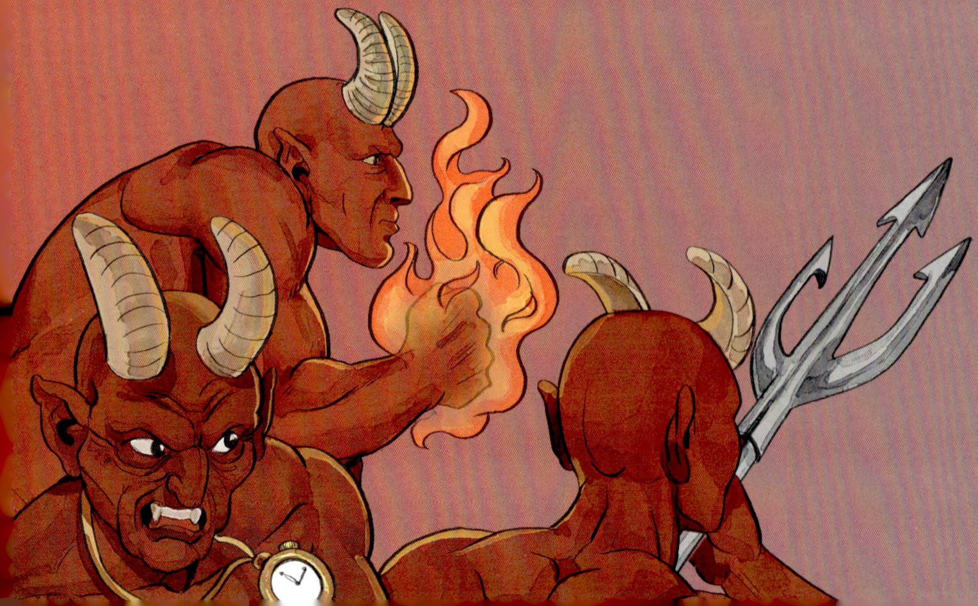

1 Analgetika

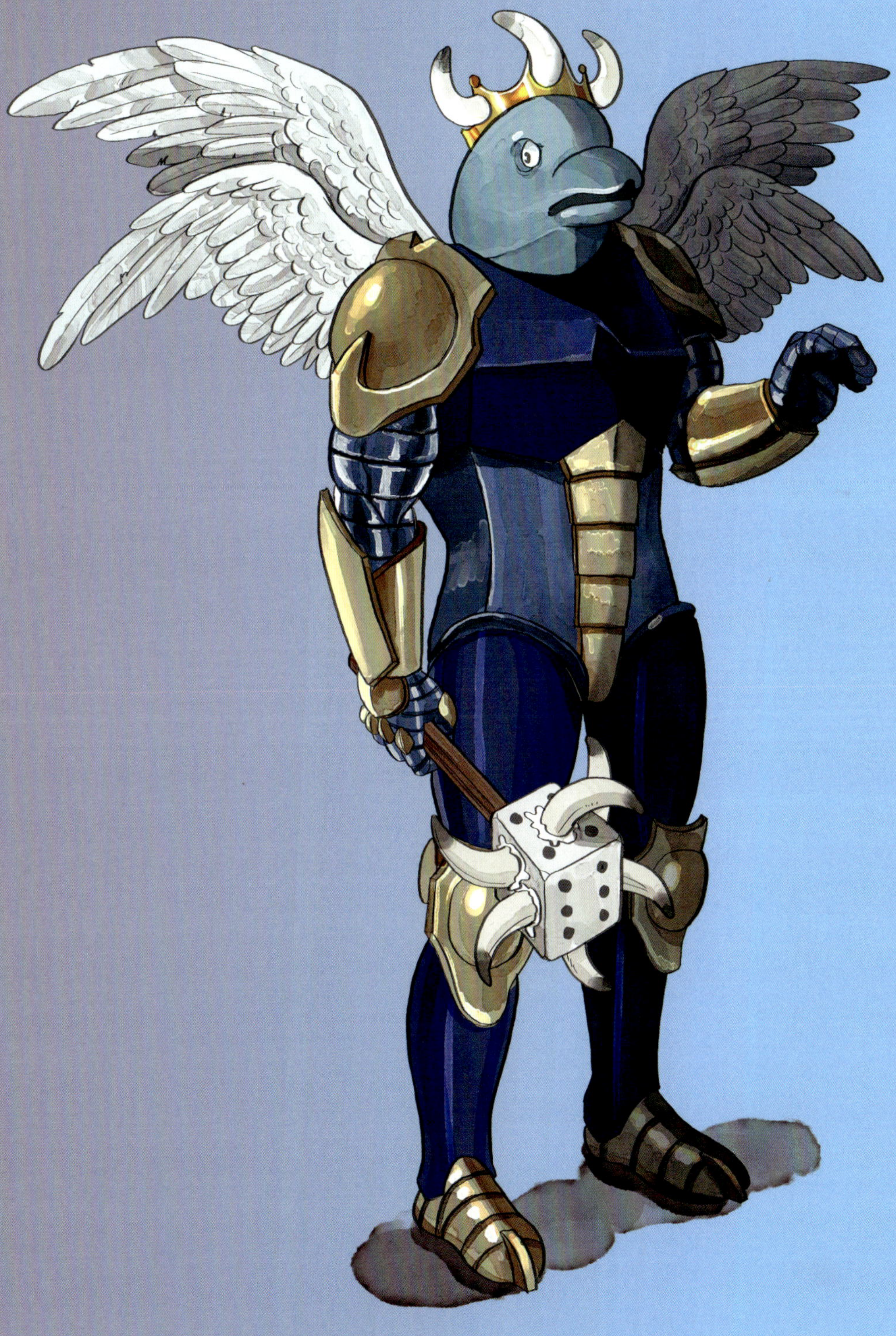

Nicht-Opioide

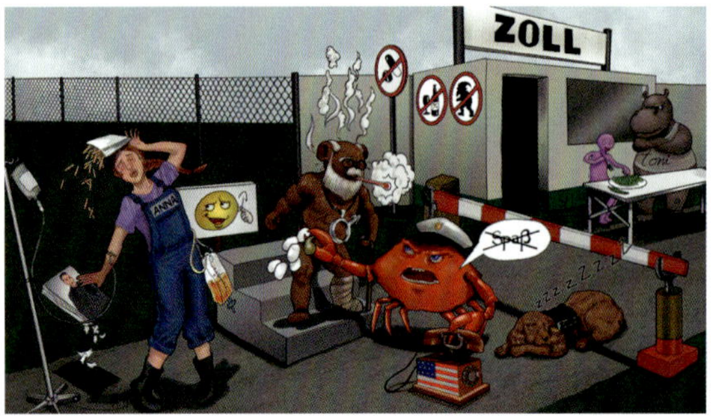

Metamizol
Mitten am Zoll

Das Schmerzmittel Metamizol ist das potenteste Nicht-Opioid und ein Analgetikum der WHO-Stufe I.

Metamizol (auch Novaminsulfon) ist spasmolytisch und ist daher hilfreich bei Koliken, bspw. bei Nieren- oder Gallenkoliken. Es ist stark fiebersenkend. Metamizol ist magenverträglicher als Ibuprofen oder Diclofenac – jedoch hat es eine gefürchtete Nebenwirkung: die Agranulozytose. Angaben über deren Häufigkeit variieren, in den USA ist Metamizol aus diesem Grund jedoch nicht zugelassen.

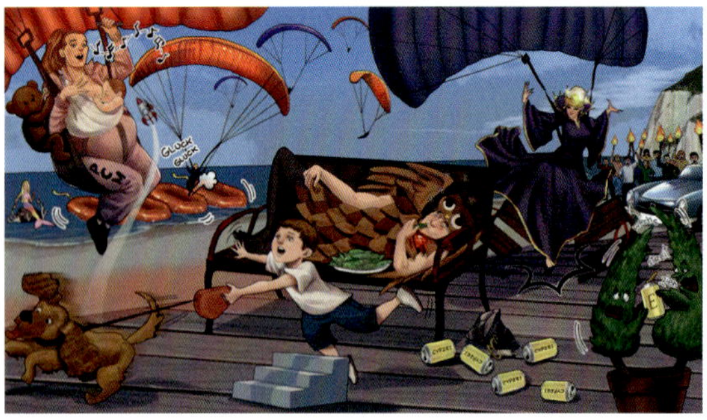

Paracetamol
Paragleiterin zitiert in A-Moll

Paracetamol wird gegen Schmerzen und Fieber eingesetzt, es gehört zu den Analgetika der WHO-Stufe 1.

Empfohlen wird Paracetamol (PCM) bei Schwangeren, in der Stillzeit und bei Kindern – sogar bei Neugeborenen. Jedoch: PCM ist nicht entzündungshemmend (antiphlogistisch) und in größeren Mengen kommt es zur Vergiftung durch eine Leberzellnekrose.

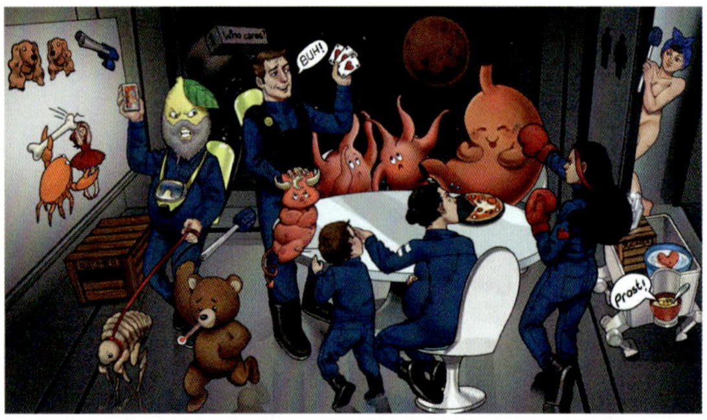

NSAR: Indikationen & Substanzen
NASA-Mission: Im Raumschiff

Zu den sauren Analgetika gehören Ibuprofen, Naproxen und Diclofenac sowie weitere.

Bevorzugte Indikationen für diese COX-Hemmer sind: Knochenschmerzen (Arthritis, Gicht, Arthrose), Tumorschmerzen, Kopfschmerzen und Dysmenorrhoe. Ibuprofen hat das günstigste Nebenwirkungsprofil, ist am magenverträglichsten und wird bei Kindern bevorzugt (nebst Paracetamol), wie auch bei Schwangeren im zweiten Trimenon. Naproxen ist vergleichbar mit Ibuprofen (längere HWZ). Diclofenac ist v.a. für Schmerzen des Bewegungsapparates geeignet.

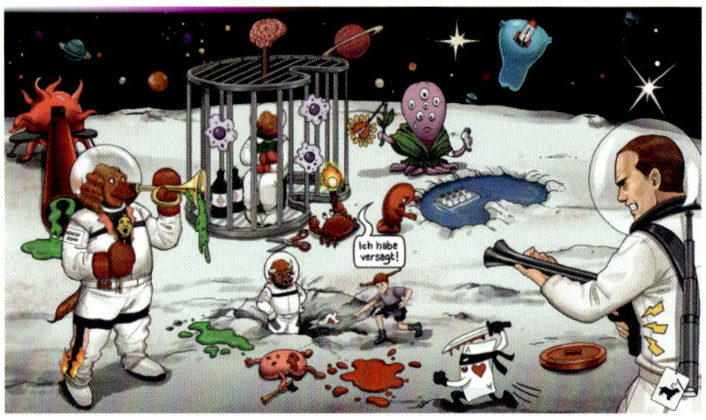

NSAR: Wirkmechanismus & Nebenwirkungen
NASA-Mission: Auf dem roten Planeten

Die Cyclooxygenasen sind Angriffspunkte der NSAIDs (non-steroidal anti-inflammatory drugs).

Die Isoenzyme COX-1 und COX-2 werden unterschiedlich stark von den verschiedenen Substanzen gehemmt, somit folgen auch die unterschiedlichen Wirkungen und Nebenwirkungen.

Die Cyclooxygenasen katalysieren die Umwandlung von Arachidonsäure in Prostaglandine. Prostaglandine sind lokale Mediatoren mit vielfältigen Aufgaben, u.a. bei Entzündungsreaktionen.

Analgetika

Opioide

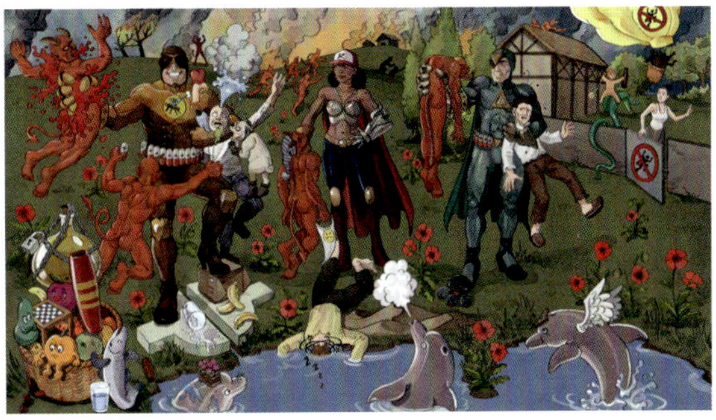

Opioide dienen der Schmerzbehandlung, als Anästhetika und Antitussiva. Sie wirken prinzipiell über drei Opioid-Rezeptoren (mü, kappa, delta) und bewirken über diese ihre verschiedenen Wirkungen und unerwünschten Wirkungen.

Nebenwirkungen der Opioide lassen sich in zentrale Nebenwirkungen innerhalb des ZNS einteilen sowie in Nebenwirkungen außerhalb des ZNS. Klinisch wichtig sind die oft von Patienten beklagten Obstipationen und das Abhängigkeitspotential. Es limitiert die langfristige Gabe.

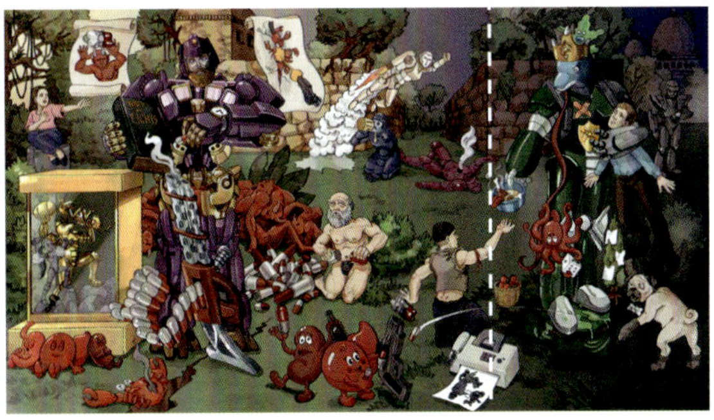

Opioide haben eine geringe Organtoxizität und eignen sich somit gut als Schmerzmittel, gerade bei betagteren Patienten. Das Suchtpotential ist bei Schmerzpatienten gering, dennoch gilt es einiges zu berücksichtigen.

Buprenorphin ist ein Partialagonist – es besetzt Opioidrezeptoren, ohne die volle Wirkung zu erzielen.

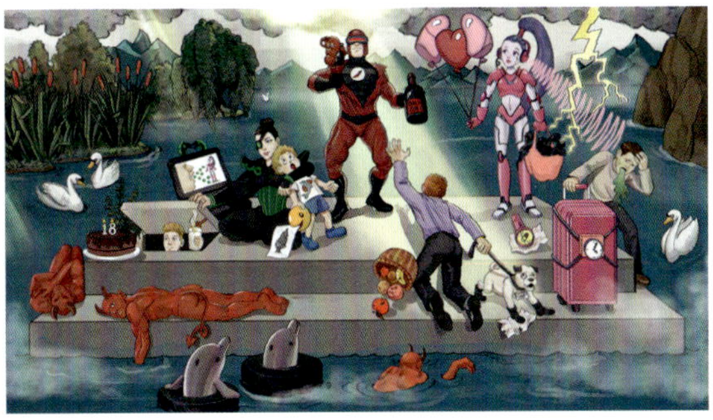

Schwache Opioide sind teils frei verkäuflich, mehrheitlich jedoch ebenfalls betäubungsmittelpflichtig (BTM).

Denn: Auch schwache Opioide haben ein Suchtpotential. Zu den schwachen Opioiden zählen: Codein und Dihydrocodein, beide wirken als potentes Antitussivum, sind für Jugendliche jedoch ungeeignet. Antitussive Alternativen sind zu bevorzugen. Tilidin und Tramadol sind schwache Opioide, die teils nicht BTM-pflichtig sind. Unretardiertes Tilidin hat ein hohes Suchtpotential. Bei Tramadol gilt es u.a. auf serotoninerge Effekte zu achten.

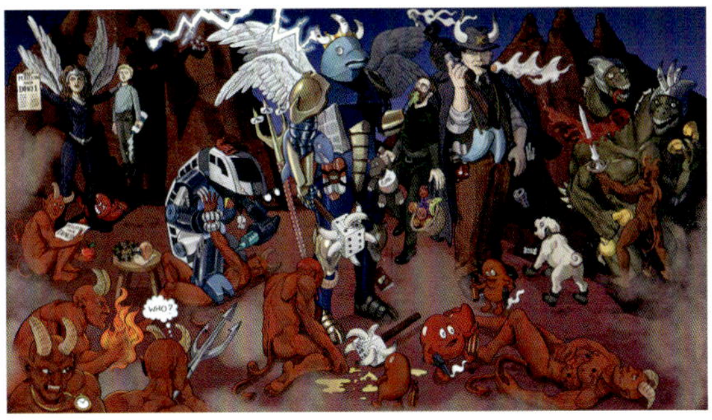

Starke Opioide sind Analgetika der WHO-Stufe 3 und somit starken akuten oder chronischen Schmerzen vorbehalten.

Das preiswerte Morphin ist immer noch Goldstandard bzw. Referenzopioid und weiterhin in Studien nicht unterlegen – jedoch nicht immer erste Wahl. Obstipation und Übelkeit sind vielfach therapielimitierend.

Relevante starke Opioide sind: Pethidin (geringer spasmogen), Piritramid (stärker sedierend), Oxycodon (vorteilhaft bei Leber- und Niereninsuffizienz) und Hydromorphon (stärker analgetisch als Morphin).

Co-Analgetika

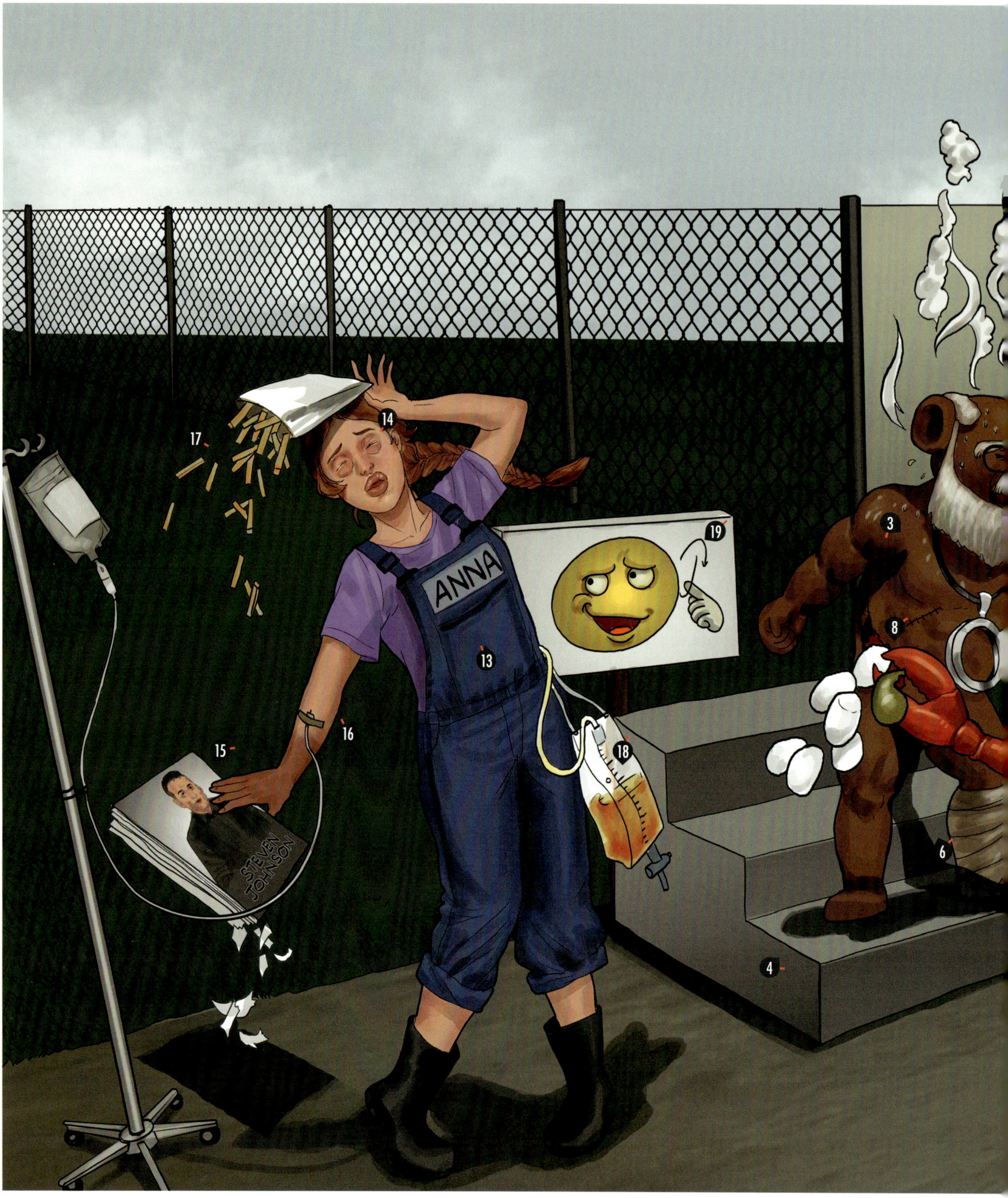

Metamizol

Novaminsulfon

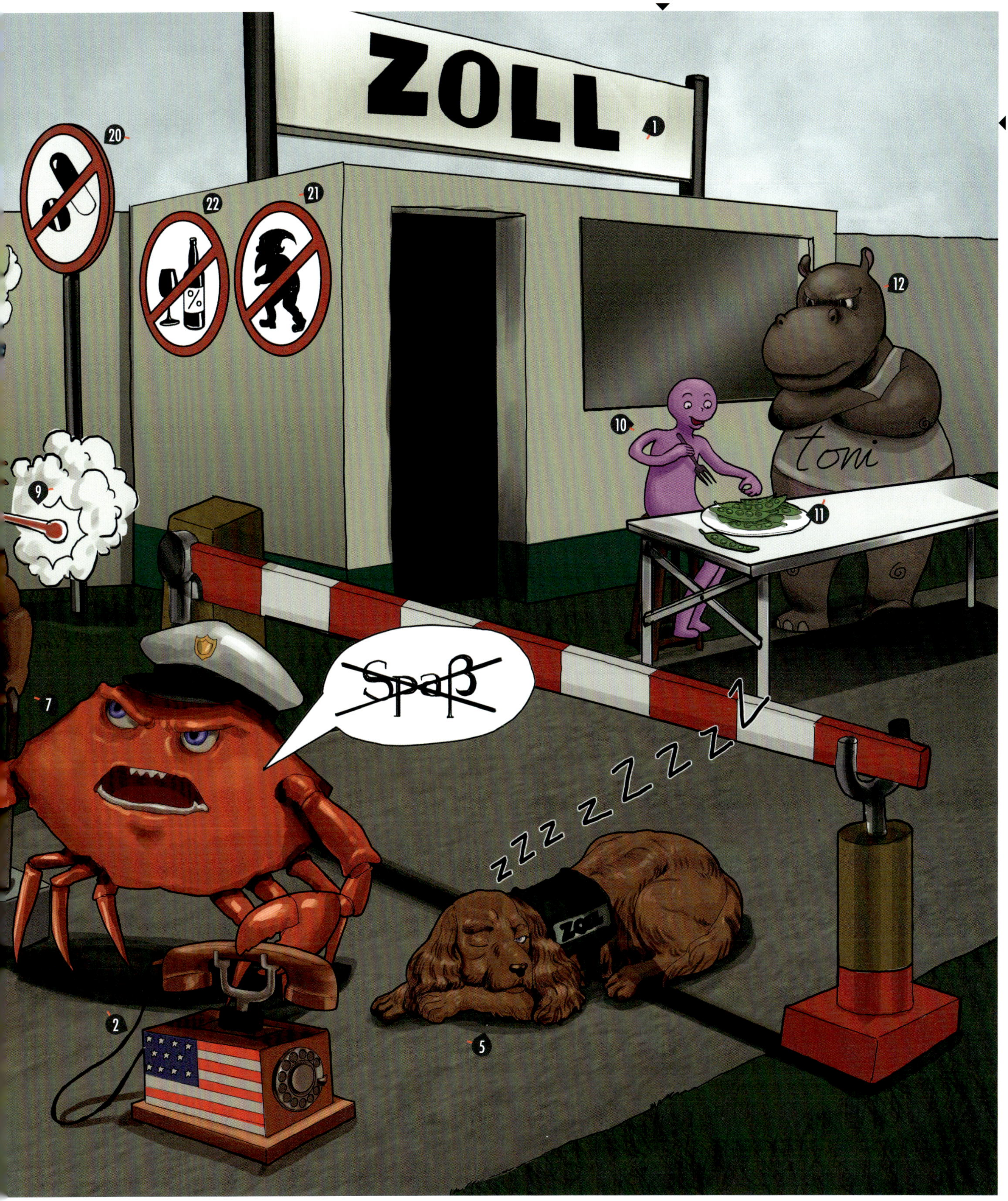

Tabletten mit am Ami-Zoll: Fieber-Bär als Bodypacker missbraucht

Schmuggler-Szene mitten am Zoll. Zum Glück gibt es den heißen Draht nach Amerika, das neue Ami-Telefon. Der Fieber-Bär versucht sich als Bodypacker, wird jedoch gerade auf das Podest gebeten, um untersucht zu werden. Er hat sich als Opi verkleidet – in seinem Kostüm wird ihm mächtig heiß. Der Zollbeamte, ein Krebs, muss der Sache selbst auf den Grund gehen, denn sein treuer Cockerspaniel und Drogenspürhund ist mal wieder eingedöst. Warum, weiß keiner so genau. Der Zollbeamte sagt, nun sei Schluss mit lustig, Schluss mit dem Spaß, und zwickt dem Fieber-Bären dahin, wo die Gallenblase sitzt, wodurch die Body-Packs rauspurzeln. Die Komplizin des Fieber-Bären, eine Agrarwirtin, ist entsetzt über diese Wendung. Das Ganze ist ihr fürchterlich unangenehm, sie läuft rot an und droht in Ohnmacht zu fallen.

Das Schmerzmittel **Metamizol** ist das potenteste Nicht-Opioid und ein Analgetikum der WHO Stufe I.

Metamizol (auch Novaminsulfon) ist spasmolytisch und ist daher hilfreich bei Koliken, bspw. bei Nieren- oder Gallenkoliken. Es ist stark fiebersenkend. Metamizol ist magenverträglicher als Ibuprofen oder Diclofenac – jedoch hat es eine gefürchtete Nebenwirkung: die Agranulozytose. Angaben über deren Häufigkeit variieren, in den USA ist Metamizol aus diesem Grund jedoch nicht zugelassen.

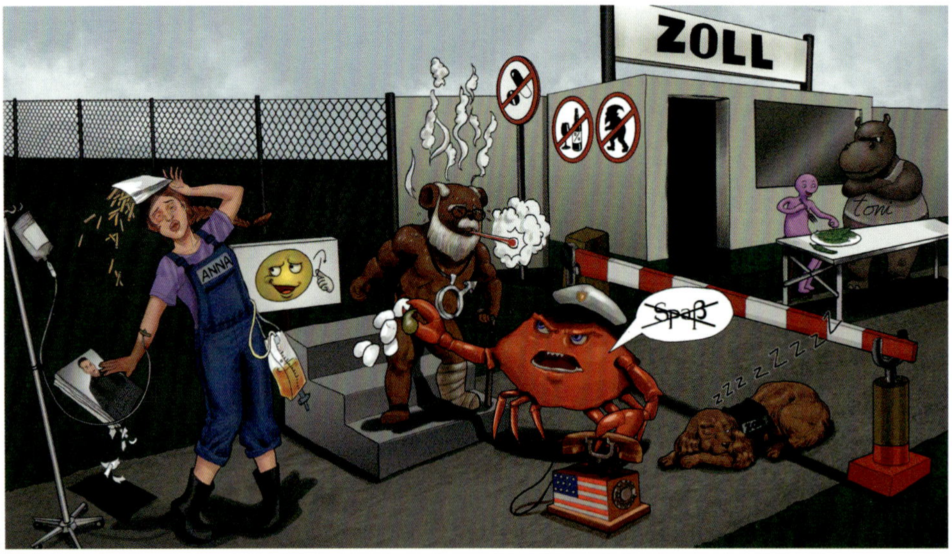

ZOLL

22

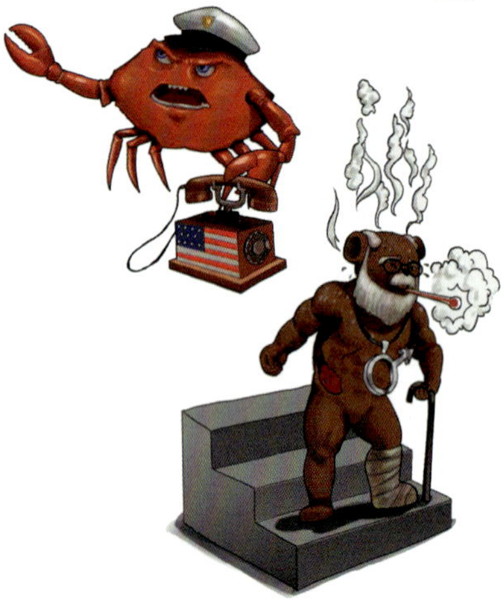

1 Allgemein

1 Metamizol gehört zur Klasse der nicht-opioiden Analgetika
Szene spielt "Mitten am Zoll"
Metamizol ist ein Nicht-Opioid-Analgetikum.

2 Novaminsulfon=Metamizol
Zollbeamter greift zum neuen Ami-Telefon (Novaminsulfon)
Metamizol ist der Wirkstoff in Novaminsulfon.

3 Potentestes Nicht-Opioid-Schmerzmittel
Fieber-Bär mit Männlichkeits-Symbol (potent)
Metamizol ist das potenteste Nicht-Opioid-Analgetikum.

4 Schmerzmittel der WHO-Stufe I
Fieber-Bär steht auf der ersten Stufe einer dreistufigen Treppe
Metamizol ist ein Analgetikum der WHO-Stufe I.

5 Reversible Hemmung der Cyclooxygenasen (COX)
Wieder erwachender Cockerspaniel
Metamizol hat unterschiedliche Wirkmechanismen, u.a. eine reversible Hemmung der Cyclooxygenasen.

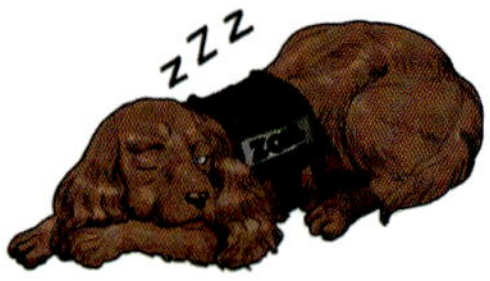

2 Indikationen

6 Akute Schmerzen nach Verletzungen oder OPs
Fieber-Bär mit Beingips und OP-Narbe
Gabe bei akuten und starken Schmerzen nach Verletzungen oder Operationen.

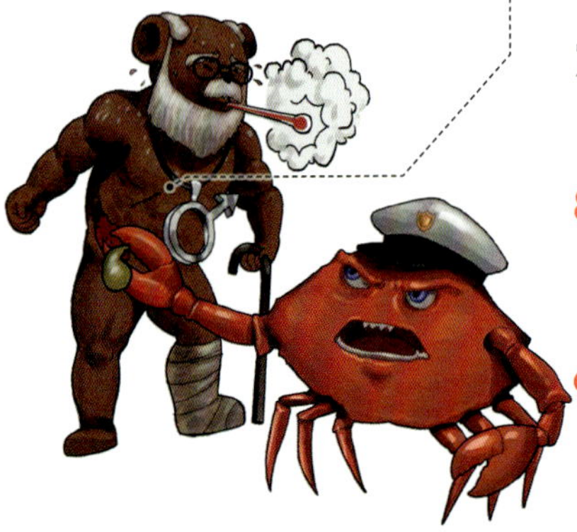

7 Tumorschmerzen
Zollbeamter ist ein Krebs und zwickt den Fieber-Bären
Metamizol wird auch bei Tumorschmerzen verabreicht.

8 Spasmolytische Wirkung, u.a. bei Koliken der Galle
Krebs quetscht die Gallenblase des Fieber-Bären
Die spasmolytische Wirkung wird bei Koliken der Gallen und ableitenden Harnwege genutzt. Die Sprechblase mit dem durchgestrichenen Wort "Spaß" steht hier für die spasmolytische Wirkung.

9 Hohes Fieber
Fieber-Bär mit dem Fieberthermometer im Mund
Es wirkt stark fiebersenkend und wird u.a. bei therapierefraktärem hohem Fieber eingesetzt.

3 Kontraindikationen

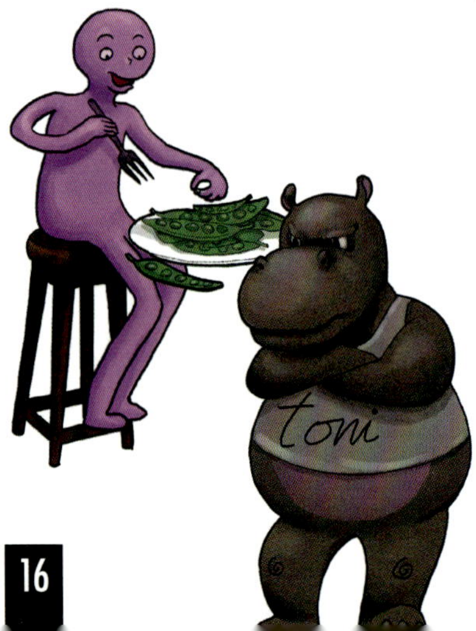

10 Akute intermittierende hepatische Porphyrie
Purpurfarbenes Porphyrienmännlein
Bei akut intermittierender hepatischer Porphyrie besteht die Gefahr der Auslösung einer Porphyrie-Attacke nach Metamizol-Gabe.

11 Favismus
Porphyrienmännlein isst Fava-Bohnen
Favismus ist ein genetisch bedingter Glukose-6-Phosphat-Dehydrogenase-Mangel (Hämolysegefahr).

12 Hypotonie
Hippo Toni
Metamizol kann zur Hypotonie führen und stellt daher eine Kontraindikation dar.

4 Nebenwirkungen

13 Agranulozytose

Komplizin Anna die Agrarwirtin

Agranulozytose (starke Verminderung der Granulozyten) ist eine sehr gefürchtete, jedoch eher seltene NW. Metamizol ist daher in den USA verboten. Angaben über die Häufigkeit variieren.

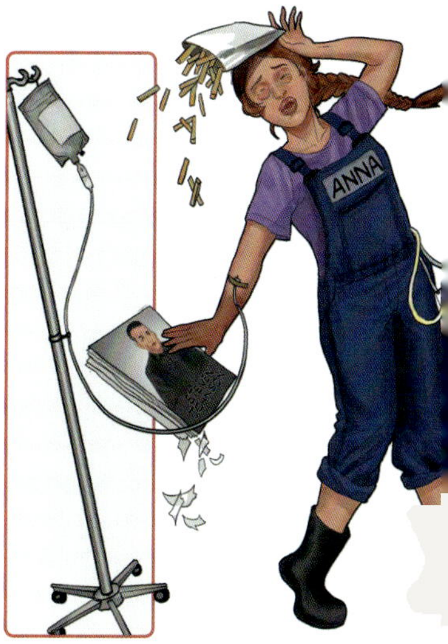

14 Anaphylaktische Reaktionen

Anna hat geschwollene Augen und dicke Lippen

Es kann zu anaphylaktischen Reaktionen kommen.

15 Schwere Hautreaktionen, z.B. Steven-Johnson-Syndrom

Anna hält das Magazin "Steven-Johnson featured"

Schwere Hautreaktionen wie das Steven-Johnson-Syndrom oder die toxisch epidermale Nekrolysen (TEN) können auftreten. Zudem sind nekrotische Hautablösungen möglich. Annas Hand ist nekrotisch dunkel und zudem fallen Papierfetzen (Hautablösungen) aus dem Magazin.

16 Hypotension bei schneller i.v.-Gabe

Anna bekommt einen Ohnmachtsanfall bei Infusionsgabe

Bei besonders schneller i.v.-Injektion kann es zur Hypotension kommen. CAVE: Kombination mit Beta-Blockern etc.

17 Akutes Nierenversagen mit akuter interstitieller Nephritis

Fritten fallen aus Annas Hand

Akutes Nierenversagen mit akuter interstitieller Nephritis kann auftreten.

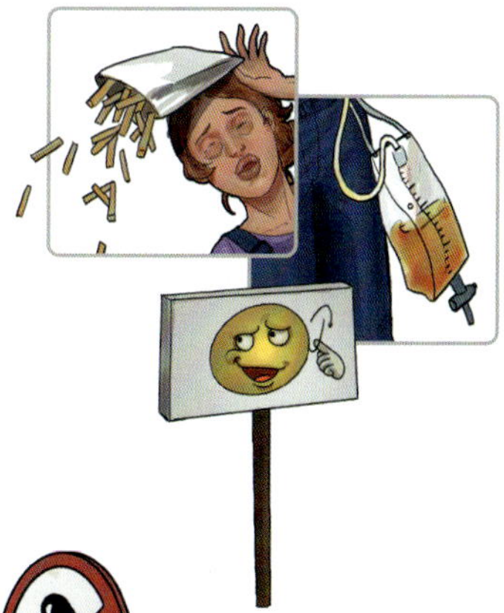

18 Rotfärbung des Urins

Urinbeutel mit roter Flüssigkeit

Gelegentlich kommt es zu einer harmlosen Rotfärbung des Urins.

19 Psychatrische Störungen

Schild mit verrücktem Emoji

Möglich sind psychiatrische Störungen wie Verwirrtheit, Somnolenz, Angst, Delirium, Depression, Agitiertheit, Halluzinationen, Konzentrationsschwäche, Sedierung und Sprachstörungen.

5 Klinische Aspekte

20 Fehlende Zulassung in vielen Ländern, z.B. Amerika

Verbotsschilder am Zollkontrollpunkt

In vielen Ländern (u.a. Amerika) ist Metamizol nicht zugelassen, wegen möglichen schweren Nebenwirkungen (insb. Agranulozytose).

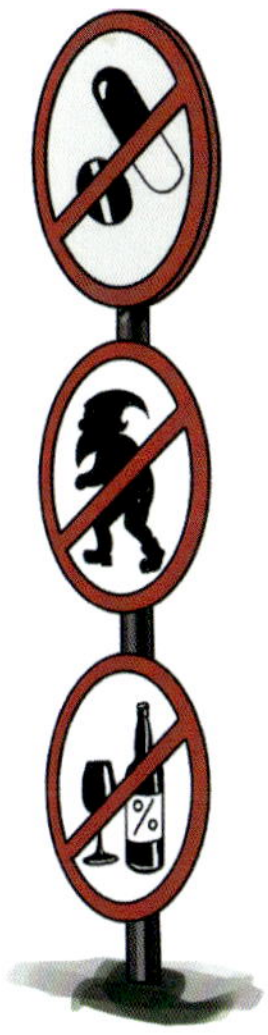

21 Einnahmedauer nicht über 1 Woche

Verbotsschild für die 7 Zwerge

Aus Vorsichtsmaßnahmen sollte die Einnahmedauer 1 Woche nicht überschreiten.

22 CAVE bei gleichzeitiger Einnahme von Alkohol

Verbotsschild für Alkohol

CAVE: Bei gleichzeitiger Einnahme von Alkohol und Metamizol kann es zur Alkoholintoleranz kommen.

Quintessence

Q1 Metamizol, auch Novaminsulfon genannt, ist ein Schmerzmittel der WHO-Stufe I. Hier die Szene mitten am Zoll, der Griff zum neuen Ami-Telefon für Novaminsulfon und der Bär, verkleidet als Opi, auf der ersten Stufe.

Q2 Es ist das Nicht-Opioid-Schmerzmittel mit der höchsten analgetischen und antipyretischen Potenz. Hier ist der Fieber-Bär sehr potent.

Q3 Metamizol ist spasmolytisch (krampflösend), es kommt insbesondere bei Koliken (bspw. Nieren-/Gallenkoliken) zum Einsatz. Hier im Bild ist Schluss mit Spaß für die Spasmolyse.

Q4 Es ist stark fiebersenkend – hier wird dem Bären mächtig heiß.

Q5 Metamizol ist nebenwirkungsarm und magenverträglicher als die NSAR. Eine gefürchtete Nebenwirkung ist die Agranulozytose; die Angaben über deren Häufigkeit variieren stark. Bei längerer Gabe ist das Blutbild zu kontrollieren. Patienten sollten über Symptome wie Heiserkeit, Angina, Rachenulzerationen und Fieber aufgeklärt werden. Hier die Agrarwirtin Anna, denn anaphylaktische Reaktionen sind ebenfalls möglich.

Q6 Hypotension ist möglich bei zu schneller intravenöser Gabe. Intravenös sollte Metamizol daher im Liegen und langsam gegeben werden.

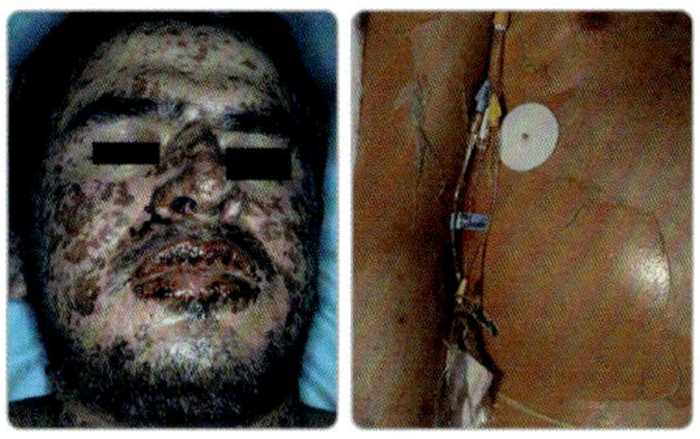

Stevens-Johnson-Syndrom (SJS)
Toxische epidermale Nekrolyse (TEN)
Dr. Thomas Habif
Wikimedia Commons

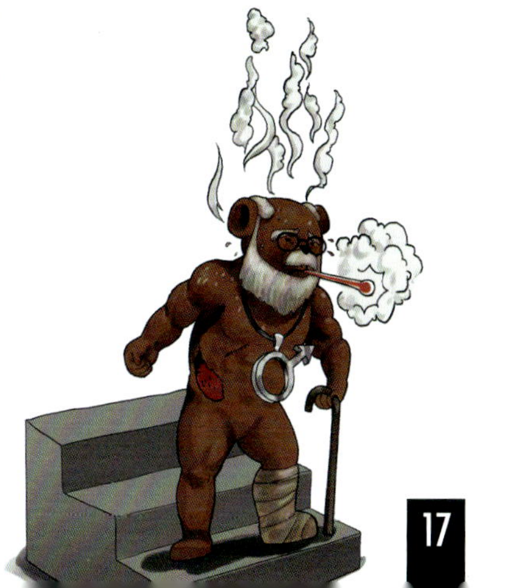

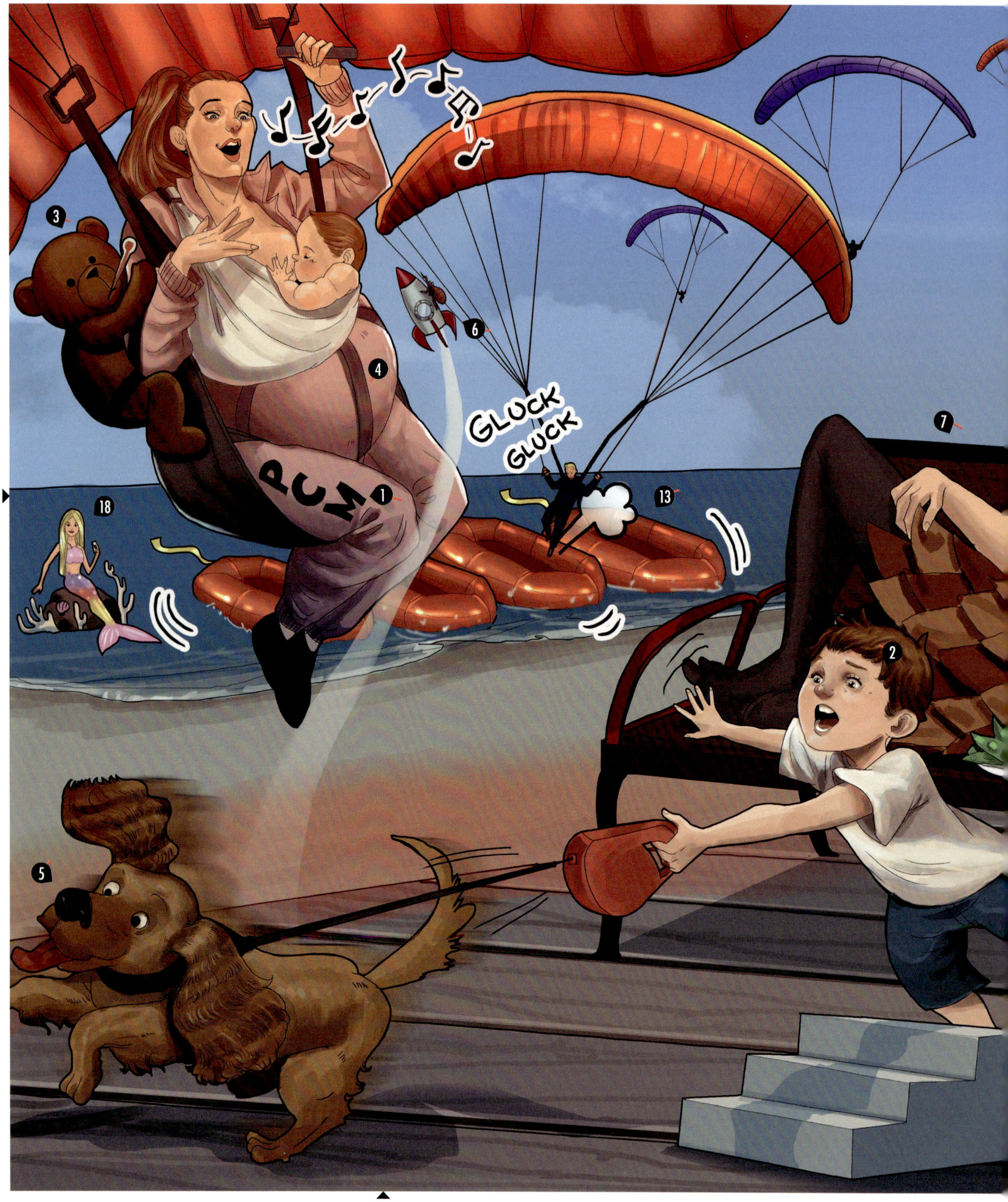

Paracetamol

Acetaminophen

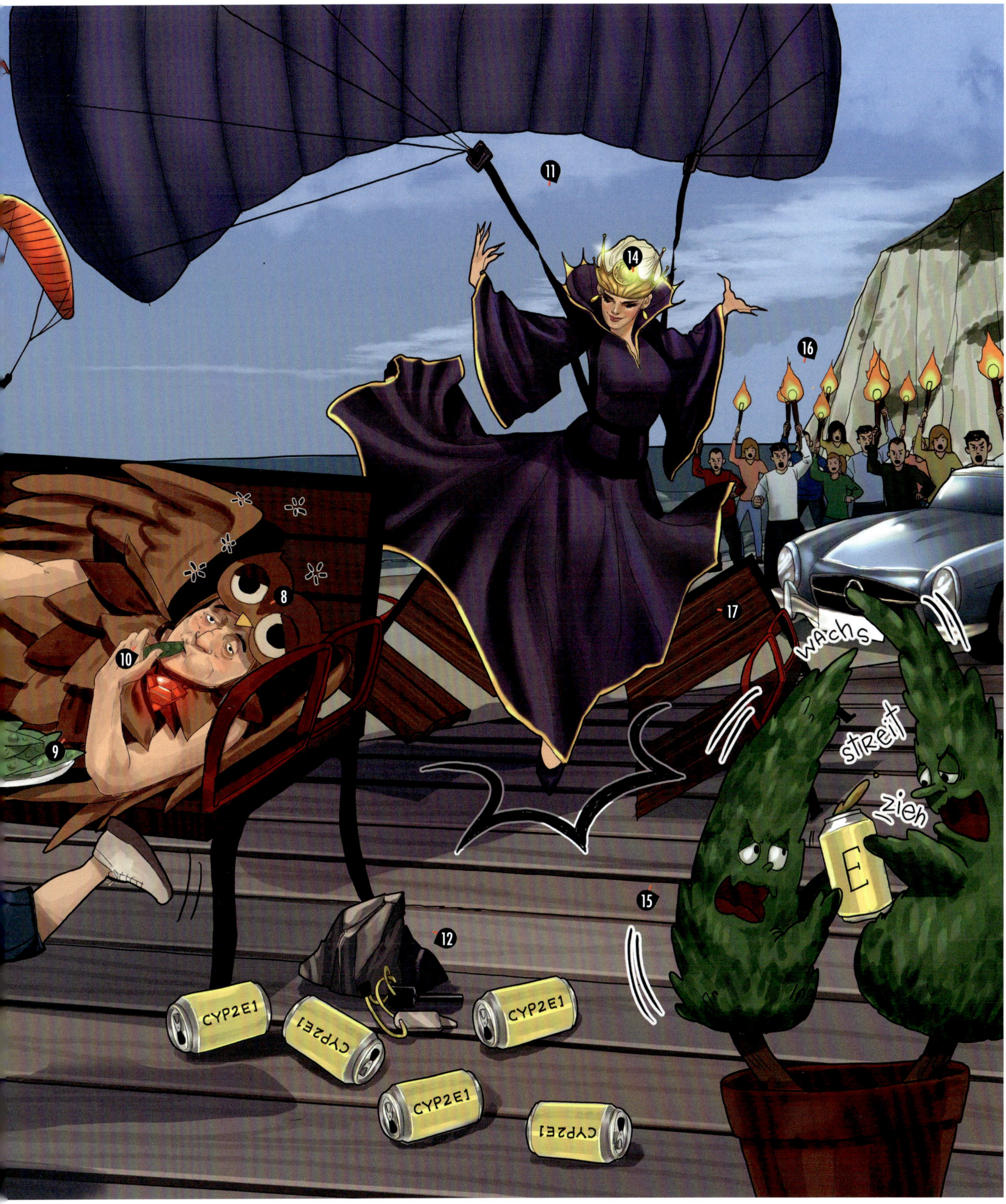

Paragleiterin zitiert in a-Moll

Der kleine Peer stolpert frühmorgens am Meer über eine Stufe und verliert die Leine mit seinem Cockerspaniel. Da kommt heldenhaft die gütige Paragleiterin angeflogen, um Peers Schmerzen zu lindern, indem sie ein spannendes Lied in a-Moll zitiert. Und sie bringt Peer seinen Fieberbären zurück. Peers Vater kümmert das wenig. Dieser ist noch völlig berauscht vom Faschingsfest und trinkt weiter gemütlich auf der Bank in seinem Eulenkostüm und mampft seine Favabohnen. Im Hintergrund landen noch diverse weitere Paragleiter. Darunter ist auch die sagenumwobene bösartige Azteken-Benz-Queen Ann. Diese kommt den Vater immer besuchen, wenn er besonders viel trinkt. Bei ihrer Landung zerstört sie eine der Bänke am Strand. Die Küstenbewohner erwarten die Azteken-Benz-Queen Ann mit Fackeln, um sie wie eine Hexe zu vertreiben.

Paracetamol wird gegen Schmerzen und Fieber eingesetzt, es gehört zu den Analgetika der WHO-Stufe 1.

Empfohlen wird Paracetamol (PCM) bei Schwangeren, in der Stillzeit und bei Kindern – sogar bei Neugeborenen. Jedoch: PCM ist nicht entzündungshemmend (antiphlogistisch) und in größeren Mengen kommt es zur Vergiftung durch eine Leberzellnekrose.

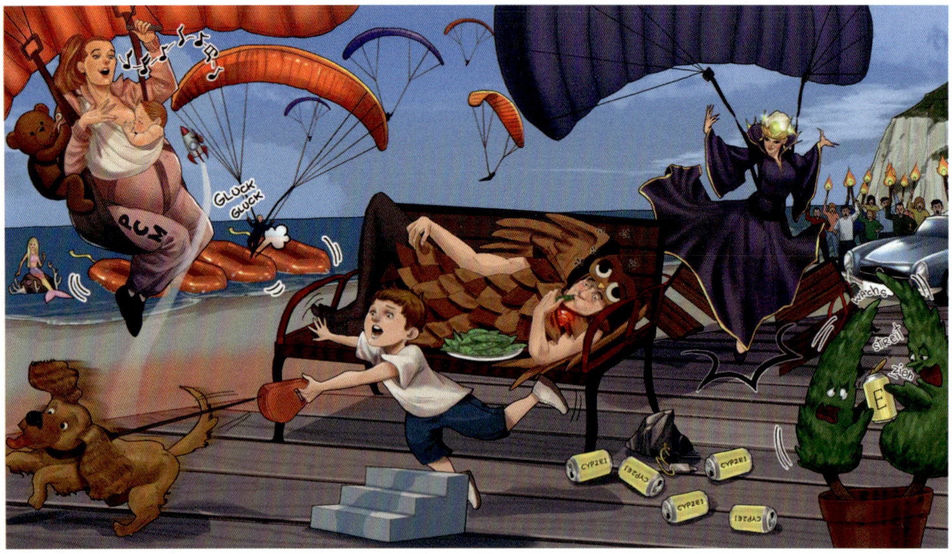

18

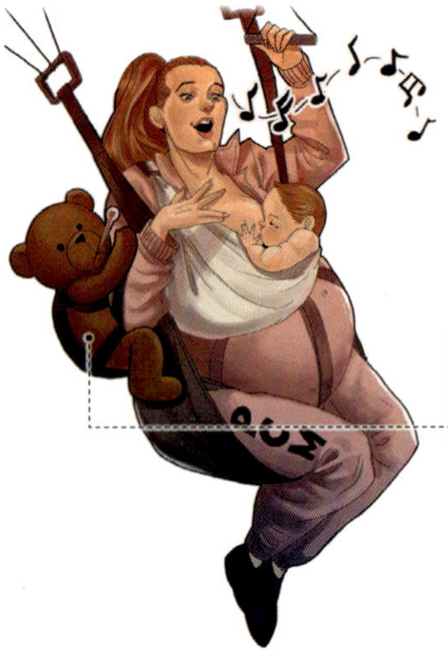

1 Paracetamol, kurz PCM
Paragleiterin in PCM-Anzug singt in a-Moll
Paracetamol (PCM) ist ein Nicht-Opioid-Analgetikum.

1 Indikationen

2 Leichte bis mäßige Schmerzen
Peer stößt sich an der Stufe
Paracetamol wir bei leichten bis mäßig starken Schmerzen eingesetzt. Es zählt zur Stufe I des WHO-Stufenschemas und wirkt analgetisch.

3 Fieber
Fieber-Bär
Paracetamol findet auch bei Fieber Anwendung (antipyretisch).

4 Empfohlene Substanz bei Schwangeren
Paragleiterin ist schwanger
Paracetmaol ist die empfohlene Substanz bei Schwangeren, in der Stillzeit (schwangere Paragleiterin stillt ein Baby) sowie erste Wahl bei Neugeborenen und Kindern.

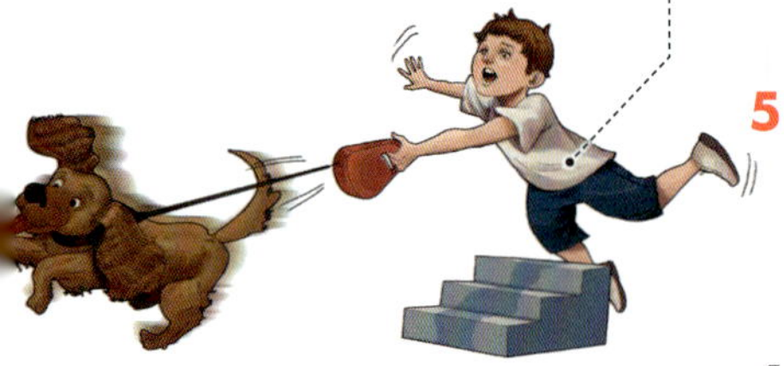

2 Wirkmechanismus

5 Reversibler COX-Hemmer
Cockerspaniel an ausziehbarer Leine
Paracetmaol ist ein reversibler Hemmer der Cyclooxygenase (COX) im ZNS. Daraus resultiert die Hemmung der Prostaglandinsynthese. Somit gehört es zu den Nicht-Opioid-Analgetika. Es ist ein nicht-saurer COX-Hemmer.

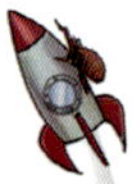

6 Nicht antiphlogistisch
Floh mit Rakete schießt an Paragleiterin vorbei
PCM hat keine antiphlogistische/entzündungshemmende Wirkung. Somit hat es im Gegensatz zu NSAR keinen Einfluss auf Entzündungsreaktionen. Ursache: Es besteht kein Einfluss auf die periphere COX. Die unter NSAR typischen COX-Nebenwirkungen bleiben somit aus.

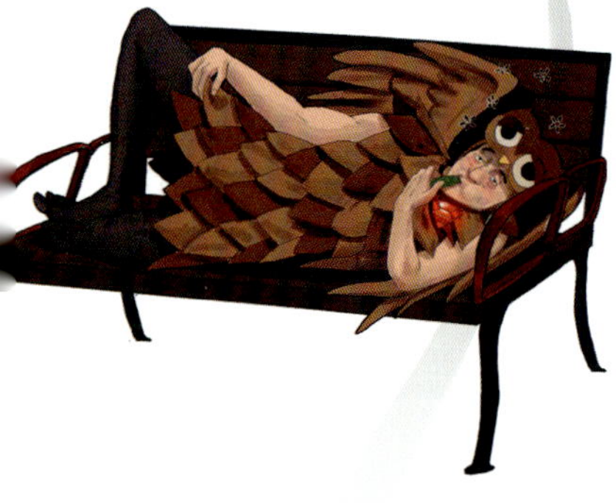

3 Nebenwirkungen & Kontraindikationen

7 Schwere Leberfunktionsstörung
Leberbraune Bank
Schwere Leberfunktionsstörung mit Child Pugh >9 sind eine Kontraindikation. Vorsicht ist bei Leberinsuffizienz oder chronischem Alkoholabusus (betrunkener Vater) geboten. Allgemein sollte bei allen Störungen der Leberfunktion die Anwendbarkeit kritisch geprüft werden.

8 Gilbert-Meulengracht-Syndrom
Vater in Eulen-Tracht, billiger Rubin
Hierbei handelt es sich um einen Gendefekt mit reduzierter Aktivität der Bilirubin-UDP-Glukuronyltransferase auf unter 50 %. Das Meulengracht-Syndrom führt u.a. zu Inappetenz und Ikterus.

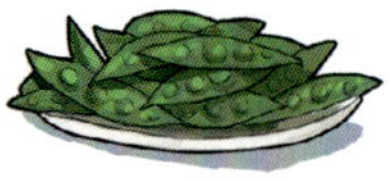

9 Glucose-6-phosphat-Dehydrogenasemangel = Favismus
Teller mit Fava-Bohnen
Beim Glucose-6-phosphat-Dehydrogenasemangel (Favismus) kommt es zu einer verminderten Verfügbarkeit von Glutathion, welches normalerweise toxische Paracetamol-Metabolite inaktiviert. Oxidativer Stress durch bestimmte Medikamente und auch ein erhöhter Konsum der Fava-Bohnen führen bei Patienten mit G6PDH-Mangel bzw. Glutathion-Mangel zu hämolytischen Krisen.

4 Klinische Aspekte

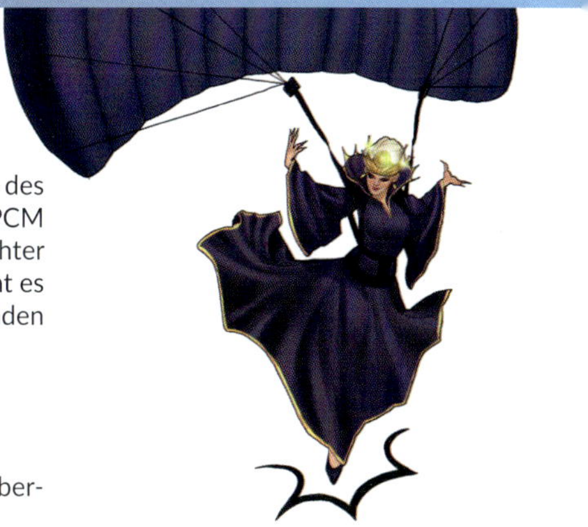

10 Alkoholiker sind besonders gefährdet

Besoffener Vater

Vorbestehende Leberschäden: Bei regelmäßigem Alkoholabusus kommt es zur vermehrten Induktion des Enzyms CYP2E1 (2 Zypressen streiten um 1 Bierdose). Dadurch besteht ein erhöhter Umsatz von PCM zum toxischen Nebenprodukt, welches durch Glutathion entgiftet wird. In Kombination mit schlechter Ernährung und somit einem Glutathion-Mangel, welcher auch bei Alkoholikern häufig besteht, kommt es zu einer unzureichenden Entgiftung. Hier kann es bereits bei therapeutischen Dosen zu Leberschäden kommen.

11 Intoxikation mit toxischen Zwischenstufen wie N-Acetyl-p-benzochinonimin

Azteken-Benz-Queen Ann unter vielen Paragleitern

Intoxikation: Toxische Zwischenstufen wie das N-Acetyl-p-benzochinonimin (NAPQI) binden an Leberproteine. Sie führen zur dosisabhängigen Leberzellnekrose.

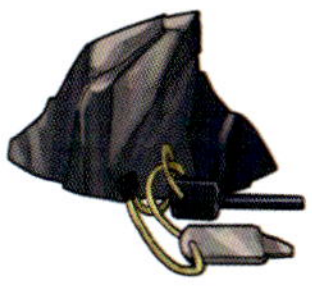

12 Antidot = N-Acetylcystein

Zündstein

N-Acetylcystein reagiert analog zu Glutathion. Die Zufuhr von SH-Gruppen beschleunigt das Inaktivieren der toxischen Metabolite.

5 Pharmakokinetik

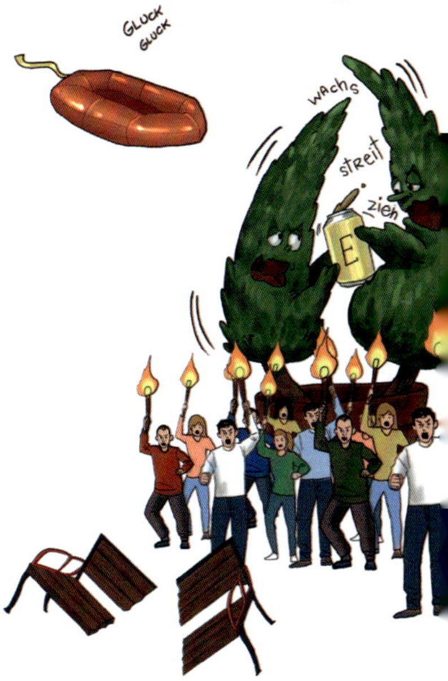

13 Glucuronsäure-Konjugation + Schwefelsäure-Konjugation

Gummiboot mit schwefelgelbem Schweif versinkt: "Gluck Gluck"

Transformationswege des PCM sind die Glucuronsäure-Konjugation mit 60-80% und eine Schwefelsäure-Konjugation zu 20-40%. Durch die Konjugation wird PCM löslich und kann ausgeschieden werden.

14 CYP450-vermittelt → Intermediat N-Acetyl-p-benzochinonimin

Böse Azteken-Benz-Queen Ann

Aus einem kleinen Teil des PCM, ca. 4%, entsteht das reaktive, toxische Intermediat N-Acetyl-p-benzochinonimin. Dieses entsteht CYP450-vermittelt.

15 Induktion von CYP2E1

2 Cypressen streiten um 1 Ethanoldose (CYP2E1)

Alkoholkonsum führt zur Induktion von CYP2E1 und dadurch zu einer vermehrten Bildung hepatotoxischer Paracetamol-Metabolite.

16 Glutathion entgiftet N-Acetyl-p-benzochinonimin

Glutrote Fackeln gegen Azteken-Benz-Queen Ann

N-Acetyl-p-benzochinonimin wird durch Glutathion entgiftet.

17 Toxische Effekte → dosisabh. Leberzellnekrose

Zerstörte leberbraune Bank

Glutathion ist bei Mangelernährung oder Überdosierung limitiert. Die toxischen Effekte führen dann schneller zu dosisabhängiger Leberzellnekrose.

6 Interaktionen

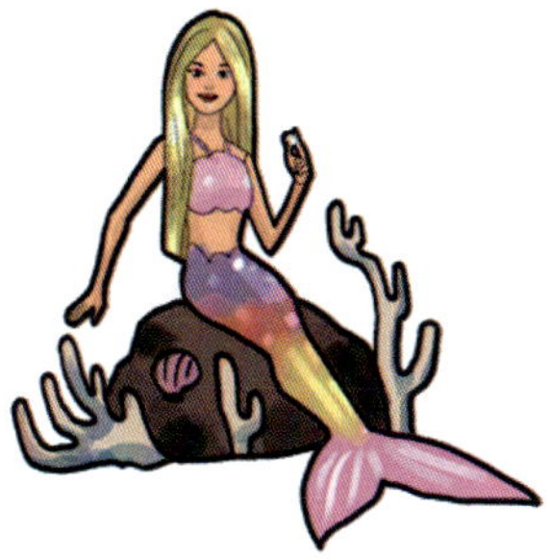

18 Leberenzym-Induktoren wie Rifampicin, Barbiturate und Phenytoin

Barbie auf Riff hält Pfennig

Induktoren der Leberenzyme, u.a. Rifampicin, Barbiturate, Phenytoin und Carbamazepin, fördern die Bildung toxischer Zwischenprodukte. Bei gleichzeitiger Gabe können auch sonst unbedenkliche Dosen Leberschäden hervorrufen.

Quintessence

Q1 Paracetamol wird gegen Schmerzen und Fieber eingesetzt, die Paragleiterin tröstet Peer, der sich wehgetan hat. Sie bringt den Fieber-Bären mit hinunter.

Q2 Es ist die empfohlene Substanz bei Schwangeren, in der Stillzeit, bei Kindern und sogar bei Neugeborenen, die Paragleiterin ist schwanger und stillt.

Q3 Die Wirkungsweise von PCM ist nicht eindeutig geklärt. Es gehört zur Klasse der nicht-opioiden Analgetika und bewirkt eine reversible Hemmung der COX auf Rückenmarks- bzw. ZNS-Ebene (zentrale Wirkung, geringe periphere Wirkung), der Cockerspaniel reißt sich los, kann aber an der Leine zurückgeholt werden.

Q4 Paracetamol wirkt nicht antiphlogistisch, die Paragleiterin hat keinen Einfluss auf den Floh.

Q5 Es hemmt nicht die peripheren COX und hat daher nur geringe NW. Kontraindikationen sind schwere Leberfunktionsstörungen. Alkoholiker sind besonders gefährdet (Kombination aus Leberschäden und Mangelernährung), der Vater auf leberbrauner Bank ist Alkoholiker.

Q6 Bei einer Intoxikation mit größeren Mengen kommt es zu einer dosisabhängigen Leberzellnekrose mit der Gefahr des Leberversagens, die leberfarbene Bank wird von Azteken-Benz-Queen Ann zerstört.

Q7 Das Antidot ist hier N-Acetylcystein. Hier der Zündstein.

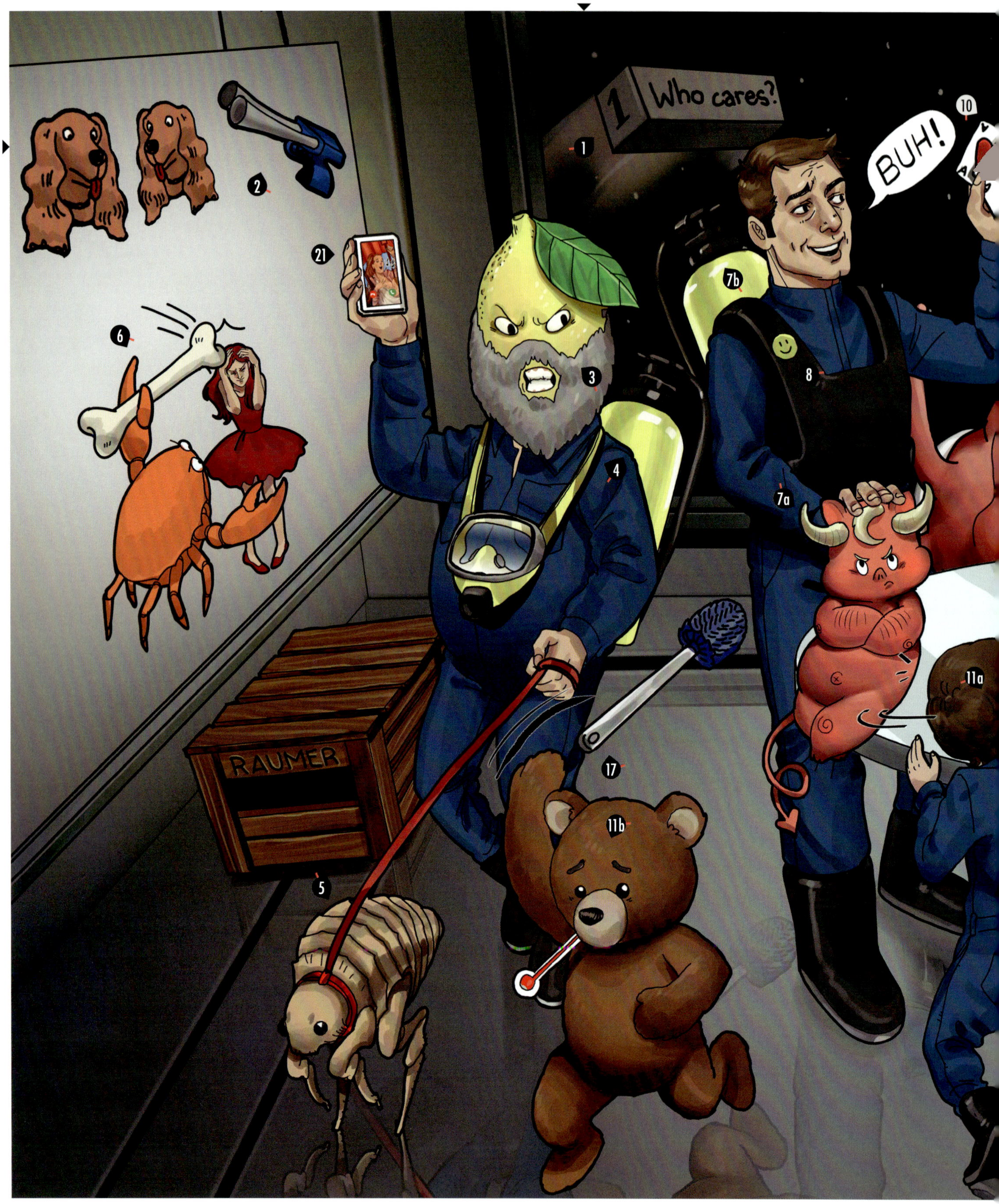

NSAR

Ibuprofen, Naproxen und Diclofenac

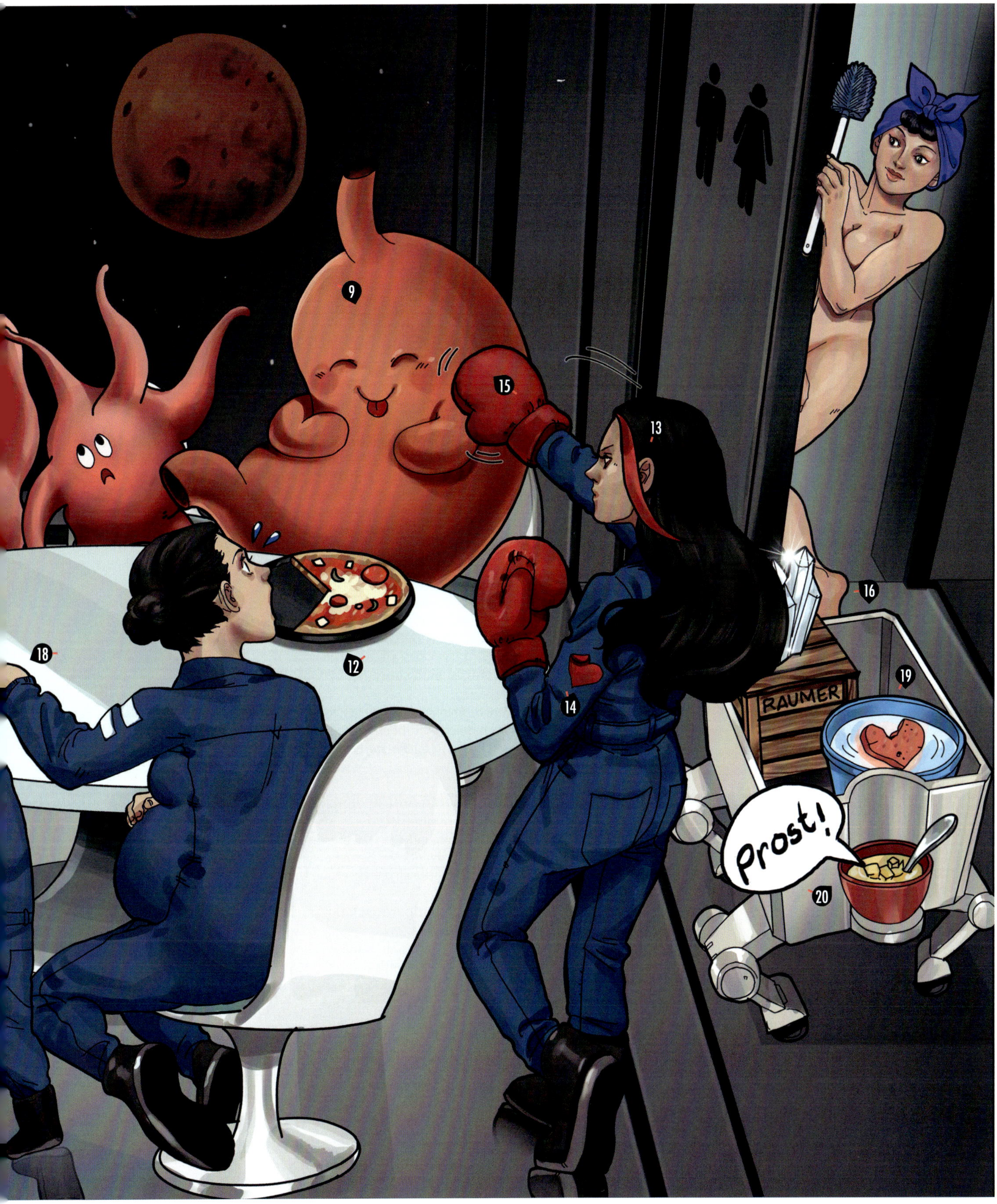

NASA-Mission auf dem roten Planeten: Im Raumschiff

Die NASA plant eine Hilfsmission zum Planeten der Schmerzen. Unterwegs im Raumschiff kümmern sich der I-Buh- sowie der Nah-Box-Profi um das Wohlbefinden der Bordcrew, so auch die Saubermachfrau: Mit ihrem speziellen Bewegungsapparat putzt die Klo-Fee das Bord-WC, natürlich: nackt. Der I-Buh-Profi verdirbt der Pokerrunde der Bordcrew ein wenig den Spaß, kümmert sich dafür aber rührend um die Schwangere mit ihrem Kleinkind und vertreibt den Fieber-Bären, der illegal mitgereist ist. In ihre Mission eingewiesen werden die drei Astronauten durch die saure Zitrone. Um sich Respekt zu verschaffen, hat diese wieder ihren lächerlichen falschen Opi-Part angezogen. Von dieser Zitrone erhalten sie also Instruktionen für die geheime Mission COckerspaniel-X, kurz CO-Ex.

Zu den **sauren Analgetika** gehören Ibuprofen, Naproxen und Diclofenac sowie weitere. Dies sind jedoch die drei wichtigsten Vertreter. Bevorzugte Indikationen für diese COX-Hemmer sind: Knochenschme rzen (Arthritis, Gicht, Arthrose), Tumorschmerzen, Kopfschmerzen und Dysmenorrhoe.

Ibuprofen hat das günstigste Nebenwirkungsprofil, ist am magenverträglichsten und wird bei Kindern bevorzugt (nebst Paracetamol), wie auch bei Schwangeren im zweiten Trimenon. Naproxen ist vergleichbar mit Ibuprofen, es hat eine deutlich längere Halbwertszeit und ist nicht so magenverträglich. Diclofenac ist v.a. für Schmerzen des Bewegungsapparates geeignet, nicht zur Fiebersenkung zu wählen und bedingt mehr kardiovaskuläre Ereignisse.

21

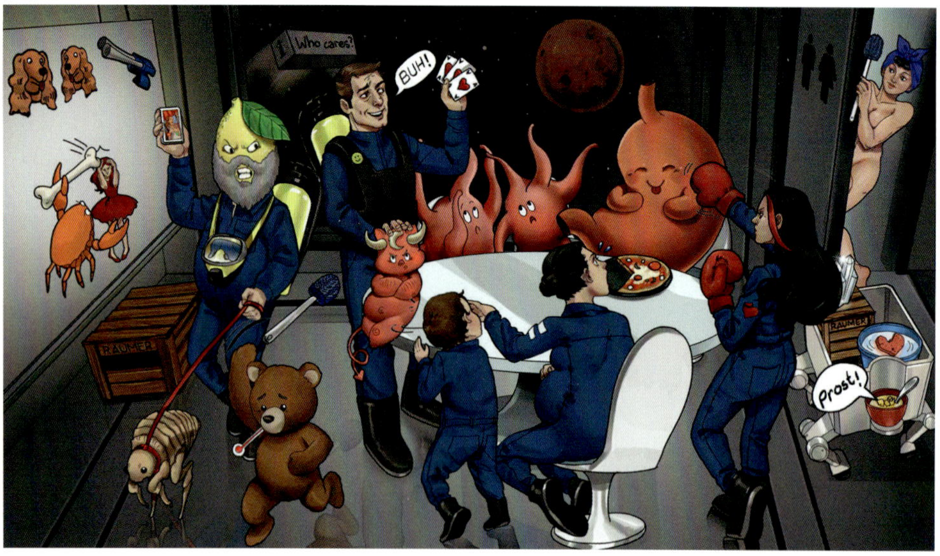

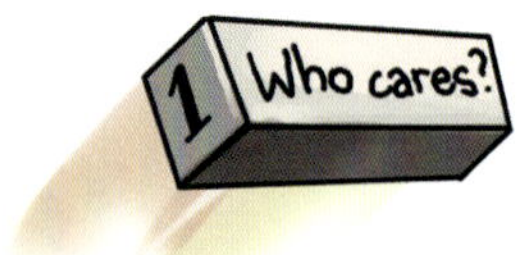

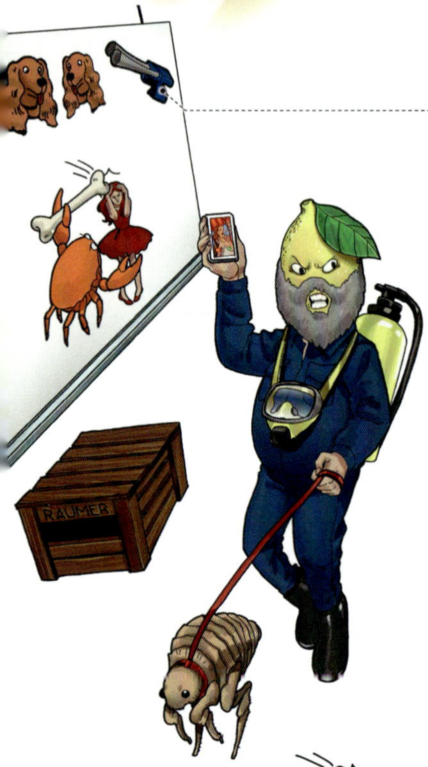

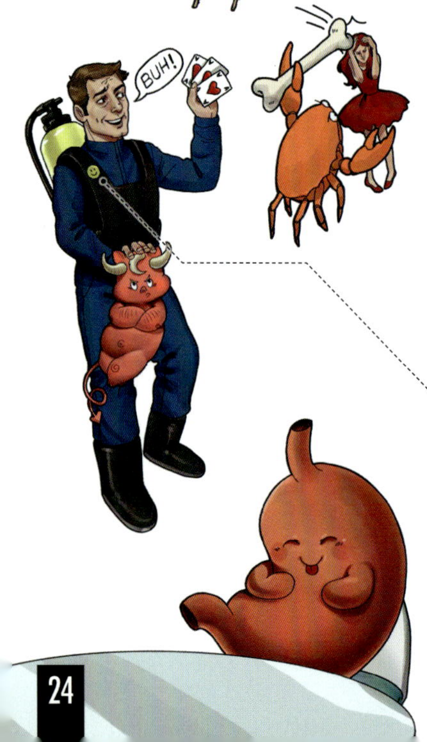

1 NSAR: Schmerzmittel der WHO-Stufe 1

NASA-Mission; Stufe 1 des Raumschiffes

Nicht-Steroidalen-Antirheumatika (NSAR) sind Schmerzmittel. Sie zählen zur Stufe 1 im WHO-Stufenschema der Schmerztherapie. Hier behandeln wir drei Vertreter der NSAR und erläutern ihre allgemeinen und spezielleren Indikationen. Die NSARs sind hier durch die NASA repräsentiert. Sie hat ein Raumschiff zum Schmerzplanet Algos 1 losgeschickt (die Hauptindikation der NSARs sind Schmerzen). Die abgefeuerte Stufe Nr. 1 mit der Inschrift „Who cares?“ zeigt die Stellung der NSARs im WHO-Stufenplan (WHO-Stufe 1).

2 Ibuprofen, Naproxen und Diclofenac sind COX-Hemmer

Cockerspaniel mittels Spaceblaster „hemmen“

Ibuprofen, Naproxen und Diclofenac sind Hemmer der Cyclooxygenasen (COX-Hemmer). Die saure Zitrone (bessere Wirkung im sauren Milieu) erklärt hier dem Raumschiffpersonal wie sie vorgehen müssen: nämlich die 2 Cockerspaniel (COX) erledigen. Dafür haben sie einen doppelläufigen Spaceblaster.

3 Ibuprofen, Naproxen und Diclofenac sind saure Nicht-Opioid-Analgetika

Falschen Opi-Bart tragende saure Zitrone

Ibuprofen, Naproxen und Diclofenac zählen zu den Nicht-Opioid- und sauren-Analgetika. Alle drei Substanzen gehören zu den Nicht-Steroidalen-Antirheumatika (NSAR) bzw. NSAIDs (Non-Steroid Antirheumatic Drugs). Die saure Zitrone mit ihrem falschen Opi-Bart repräsentiert die drei Substanzen, die zu den sauren, Nicht-Opioid-Analgetika zählen.

4 Saure Analgetika wirken in entzündeten Arealen: Entzündungshemmung

Zitronen-Feuerlöscher und Zitronen-Atemmaske

Saure Analgetika sind freie Säuren. Da entzündetes Gewebe anaerob ist, reichern sich Säuren darin an. Saure Analgetika wirken also besser im entzündeten Gewebe. Der Feuerlöscher erinnert an die entzündungshemmende Wirkung und die Atemmaske an die anaerobe Umgebung.

5 Wirken antiphlogistisch, analgetisch, antipyretisch und antirheumatisch

Saure Zitrone hat Floh an der Leine; Räumer-Box

Als saure Nicht-Opioid-Analgetika wirken Ibuprofen, Naproxen und Diclofenac antiphlogistisch (entzündungshemmend), analgetisch (schmerzlindernd), antipyretisch (fiebersenkend) und antirheumatisch.

6 Knochen-, Tumor- und Kopfschmerzen, Dysmenorrhoe

Knochen, Krebs-Monster, Schlag auf den Kopf, rote Lady

Indikationen für COX-Hemmer sind Knochenschmerzen (wie Arthritis, Gicht oder Arthrose), Tumorschmerzen, Kopfschmerzen und Dysmenorrhoe. Hier erklärt die saure Zitrone die bevorzugten Ziele für die NASA-Mission: das Krebs-Monster. Dieses schlägt der roten Lady mit einem Knochen auf den Kopf.

1 Ibuprofen

7 Geringe Dosen wirken analgetisch, hohe Dosen wirken antiinflammatorisch

I-Buh-Profi: hält Schmerzteufel und hat Feuerlöscher auf dem Rücken

In geringen Dosen wirkt Ibuprofen als Analgetikum, in hohen Dosen als NSAID. Der I-Buh-Profi (Ibuprofen) hält hier in seiner Hand einen niedlichen Schmerzteufel nach unten (bei leichten Schmerzen wirken geringe Dosen schmerzstillend). Weiter oben auf dem Rücken hat er einen Feuerlöscher (hohe Dosen wirken antiinflammatorisch).

8 NSAID-spezifische Nebenwirkungen sind bei Ibuprofen seltener

I-Buh-Profi trägt Freundlichkeits-Smiley-Button

Ibuprofen gilt unter den NSAIDs als gut verträglich. Der I-Buh-Profi kümmert sich fürsorglich um die Besatzung des Raumschiffes und verträgt sich mit allen gut.

9 Ibuprofen ist magenverträglicher als andere NSAIDs

Zufriedener Magen am Tisch

Im Vergleich zu anderen NSAIDs und ASS ist Ibuprofen besser magenverträglich. Dennoch kommt es unter Ibuprofen auch zu gastrointestinalen Beschwerden.

10 **Ibuprofen hemmt die Plättchenhemmung durch ASS**

I-Buh-Profi klaut die Herz-As-Karten

Iburprofen blockiert den Zugang von ASS zur COX-1. Daher ist die Gabe von ASS erst 6-8 Stunden nach Ibuprofen oder anderen COX-1-Hemmern sinnvoll. Hier klaut der I-Buh-Profi die Herz-Ass-Karten.

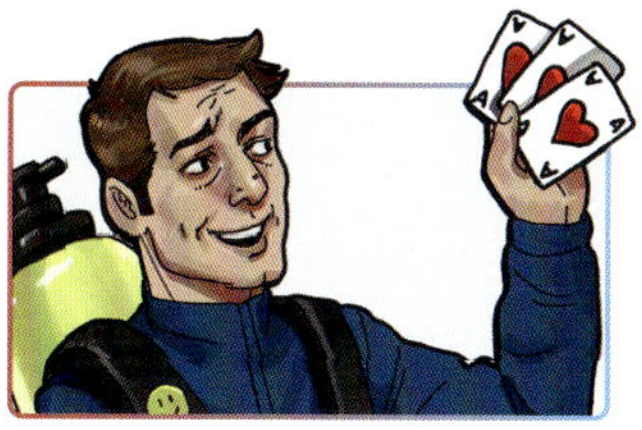

11 **Antipyretika bei Kindern: Ibuprofen und Paracetamol**

Kind ist Fan von I-Buh-Profi, I-Buh-Profi vertreibt den Fieber-Bär

Bei Kindern mit Fieber sind Ibuprofen und Paracetamol die Antipyretika der Wahl. Ibuprofen ist ein peripherer COX-Hemmer, Paracetamol hemmt COX zentral im Rückenmark und im ZNS.

12 **Ibuprofen im zweiten Trimenon der Schwangerschaft und der Stillzeit**

Schwangere Mutter isst 2/3 Mahlzeit

Embryotox empfiehlt Ibuprofen als NSAR der Wahl in den ersten zwei Dritteln der Schwangerschaft. Vor allem im letzten Trimenon fürchtet man, durch NSARs, einen frühzeitigen Schluss des Ductus arteriosus botalli zu verursachen. Bei Ibuprofen ist das Risiko hierfür am geringsten.

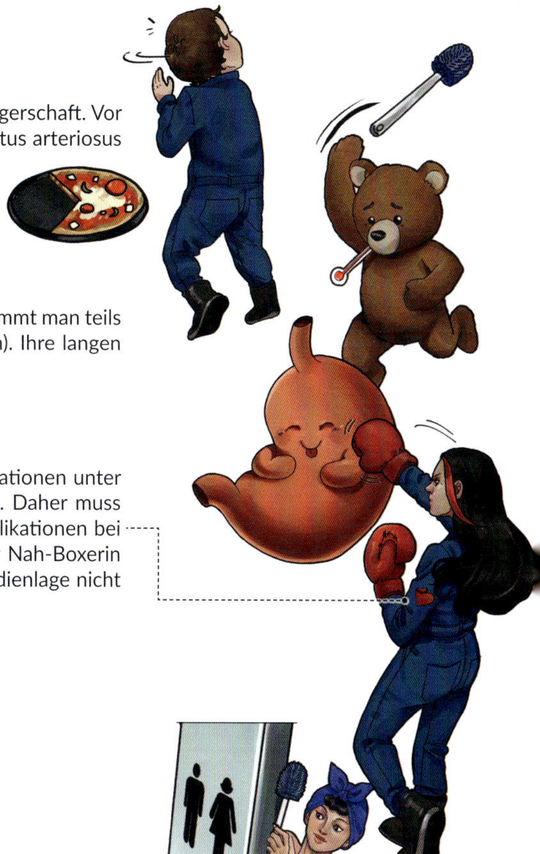

2 Naproxen

13 **Naproxen ähnelt Ibuprofen, aber HWZ von 12-15 Stunden**

Nah-Boxerin, ein Nah-Box-Profi mit langem, wertvollem Haar

Auf Grund der längeren HWZ reicht bei Naproxen eine zweimal tägliche Gabe. Ibuprofen nimmt man teils 3- bis 4-mal täglich. Die Nah-Boxerin (Naproxen) ist ein Nah-Box-Profi (ähnlich Ibuprofen). Ihre langen Haare repräsentieren die lange HWZ. Und die rote Strähne ähnelt einer HWZ-Kurve.

14 **Naproxen hätte geringeres Risiko für kardiovaskuläre Risiken**

Sich lösender Herz-Aufkleber

Man ging bisher davon aus, dass bei Langzeitgabe das Risiko für kardiovaskuläre Komplikationen unter Naproxen geringer, als bei anderen COX-Hemmern, sei. Neuere Studien bezweifeln dies. Daher muss man bei Patienten mit vorbestehenden Herzschäden das Risiko für kardiovaskuläre Komplikationen bei der Langzeittherapie mit COX-Hemmern beachten. Der Herz-Sticker auf dem Anzug der Nah-Boxerin repräsentiert hier die Annahme, dass Naproxen ein geringeres Risiko aufweist. Da die Studienlage nicht mehr eindeutig ist, löst sich der Sticker ab.

15 **Höhere GIT-Toxizität**

Nah-Boxerin droht dem Magen

Naproxen hat eine deutlich höhere GIT-Toxizität als Ibuprofen oder Diclofenac.

3 Diclofenac

16 **Diclofenac bei Schmerzen des Bewegungsapparates**

Die-Klo-Fee-ist-nackt, mit ihrem Bewegungsapparat

Diclofenac hilft bei Schmerzen des Bewegungsapparates (bei Gelenkentzündungen, Gicht, schmerzhaften Schwellungen oder rheumatischen Erkrankungen). Hier: die-Klo-Fee-ist-nackt! (Diclofenac). In ihrem Bewegungsapparat vor der Tür sind Gicht-Kristalle und ein Paket der Räumer (Diclofenac bei Schmerzen des Bewegungsapparates u.a. hervorgerufen durch Gicht oder rheumatische Beschwerden).

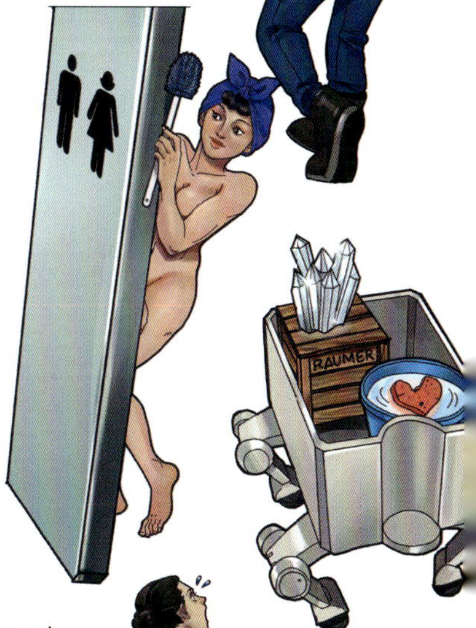

17 **Nicht zur Fiebersenkung bei banalen Infekten**

Fieber-Bär wirft Klobürste weg

Diclofenac hat eine geringere antipyretische Wirkung als z.B. Ibuprofen oder Paracetamol. Zusätzlich hat es mehr Nebenwirkungen. Diclofenac ist daher nicht Mittel der Wahl zur Fiebersenkung bei banalen Infekten.

18 **Nicht für Kinder unter 15 Jahren**

Mutter hält Kind die Augen zu

Die Studienlage bei Kindern unter 15 Jahren ist für Diclofenac nicht ausreichend. Die Mutter hält hier dem Kind die Augen zu. Es soll die nackte Klo-Fee nicht sehen (Diclofenac nicht für Kinder unter 15).

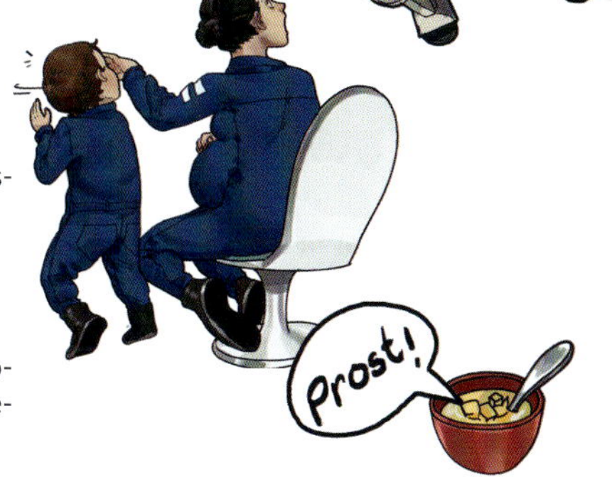

19 **Höheres kardiovaskuläres Risiko**

Herz im Putzeimer der Klo-Fee

Im Vergleich zu anderen COX-Hemmern kommt es unter Diclofenac zu mehr kardiovaskulären Ereignissen: Das Herz ist hier wortwörtlich „im Eimer".

20 **Diclofenac als fixe Kombination mit Misoprostol**

Miso-Suppe sagt Prost

Zur Prävention von GIT-Ulzerationen gibt es Diclofenac als fixe Kombination mit Misoprostol. Misoprostol ist ein Abkömmling des Gewebehormons Prostaglandin E1 und hemmt die Säure-Sekretion der Belegzellen des Magens.

4 Klinische Aspekte

21 **Kombination von sauren- und nicht sauren-Nichtopioid-Analgetika**

Saure Zitrone bekommt Anruf der Paragleiterin

Man kombiniert z.B. Ibuprofen (sauer) und Paracetamol (nicht-sauer) oder Ibuprofen und Metamizol. Hier ruft die Paragleiterin die saure Zitrone an. Sie will kooperieren. Die Paragleiterin zitiert in A-Moll (Paracetamol).

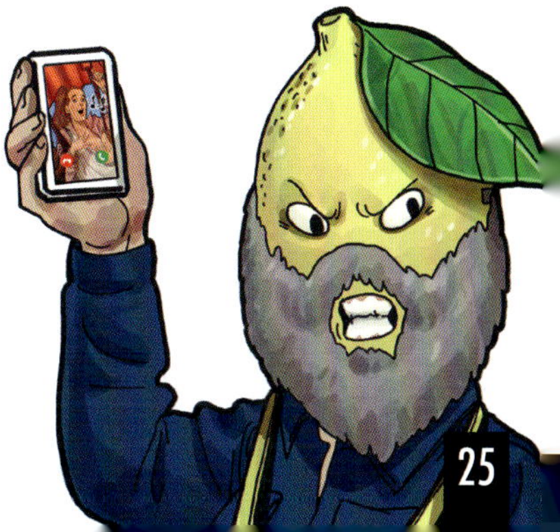

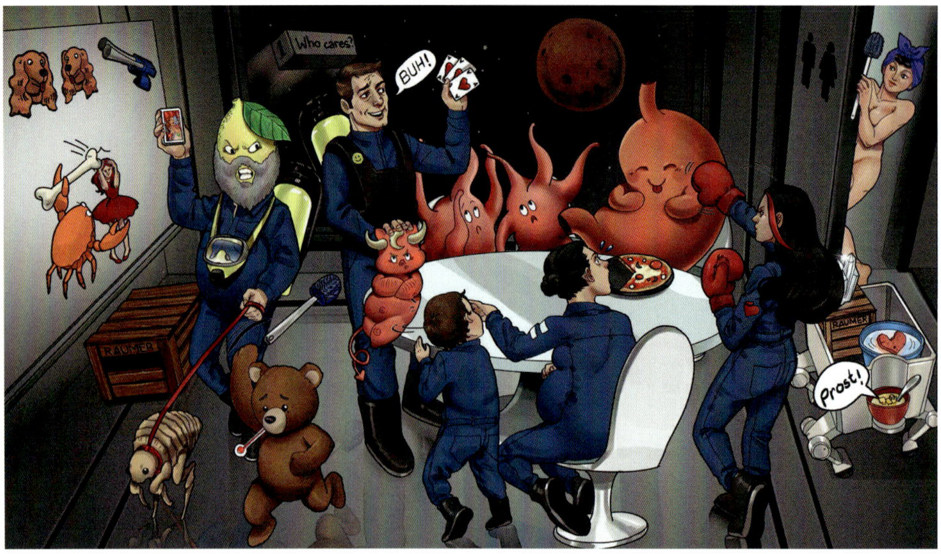

21

Quintessence

Q1 Ibuprofen, Naproxen und Diclofenac sind NSAR und Schmerzmittel der WHO-Stufe 1, hier die Mission der NASA auf dem Weg zum roten Planeten des Schmerzes, die erste Stufe ihrer Raumkapsel ist bereits abgestoßen.

Q2 Als saure Nichtopioid-Analgetika wirken Ibuprofen, Naproxen und Diclofenac antiphlogistisch (entzündungshemmend), analgetisch, antipyretisch (fiebersenkend) und antirheumatisch, hier die saure Zitrone, die sie instruiert, der Feuerlöscher, Floh und Räumer-Box.

Q3 Bevorzugte Indikationen für COX-Hemmer sind: Knochenschmerzen (Arthritis, Gicht, Arthrose), Tumorschmerzen, Kopfschmerzen und Dysmenorrhoe, gezeigt an der Missionsbeschreibung: Es gilt den fiesen Krebs zu besiegen, dieser haut einer roten Lady mit einem Knochen auf den Kopf.

Ibuprofen

Q4 NSAID-spezifische Nebenwirkungen sind bei Ibuprofen selten, I-Buh-Profi ist hier sehr zuvorkommend und bewirtet seine Gäste.

Q5 Ibuprofen hat eine bessere Magenverträglichkeit als andere NSAIDs und ASS, bedingt dennoch auch GIT-Beschwerden, I-Buh-Profi kümmert sich um den Magen.

Q6 Ibuprofen hemmt die Plättchenhemmung durch ASS. Es blockiert den Zugang von ASS zur COX-1. Gabe von ASS 6-8h nach Ibuprofen oder anderen COX-1-Hemmer wählen, I-Buh-Profi schnappt Plättchen die Herz-Ass-Karten weg, so dass diese wieder einschlagen.

Q7 Ibuprofen (COX-Hemmer) und Paracetamol sind bei Kindern mit Fieber die Antipyretika der Wahl. Paracetamol ist ein zentraler COX-Hemmer in Rückenmark und ZNS. Des Kindes favorisierter Astronaut ist der I-Buh-Profi.

Q8 Laut Embryotox ist Ibuprofen das NSAR der Wahl in den ersten zwei Dritteln der Schwangerschaft sowie in der Stillzeit. Schwangere isst eine ⅔ Mahlzeit, gebracht vom I-Buh-Profi.

Naproxen

Q9 Naproxen ist Ibuprofen sehr ähnlich, hat aber eine längere Halbwertszeit von 12-15h. Die Nahboxerin steht auch am vom I-Buh-Profi bedienten Tisch und hat eine lange, wertvolle rote Haarsträhne.

Diclofenac

Q10 Diclofenac wird v.a. bei Schmerzen des Bewegungsapparates verabreicht, bspw. Gelenkentzündungen, Gicht, schmerzhafte Schwellungen oder rheumatischen Erkrankungen. Die Klo-Fee ist nackt! Sie kümmert sich um das WC mit ihrem Bewegungs-Apparat.

Klinische Aspekte

Q11 Saure- und Nicht-Saure-Nicht-Opioid-Analgetika können kombiniert werden, bspw. Ibuprofen (sauer) plus Paracetamol (nicht-sauer), der Anruf der Paragleiterin, die in a-Moll zitiert (Paracetamol).

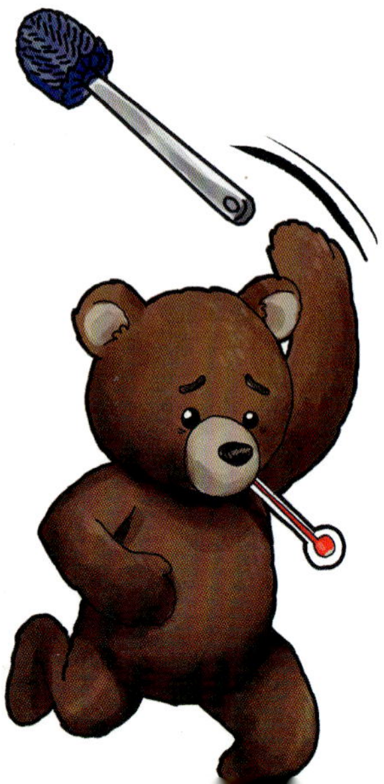

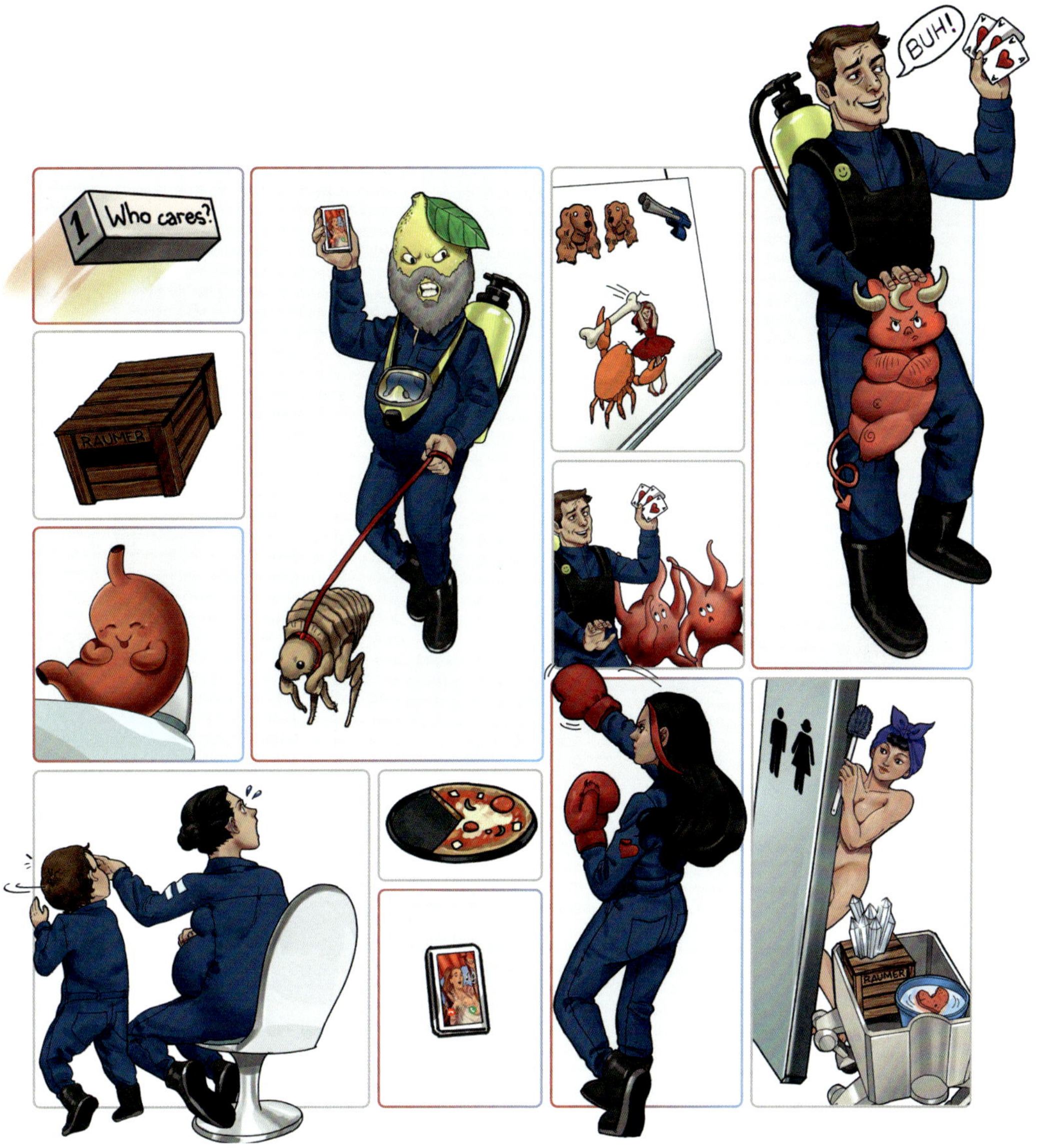
1 Who cares?
RAUMER
BUH!
RAUMER

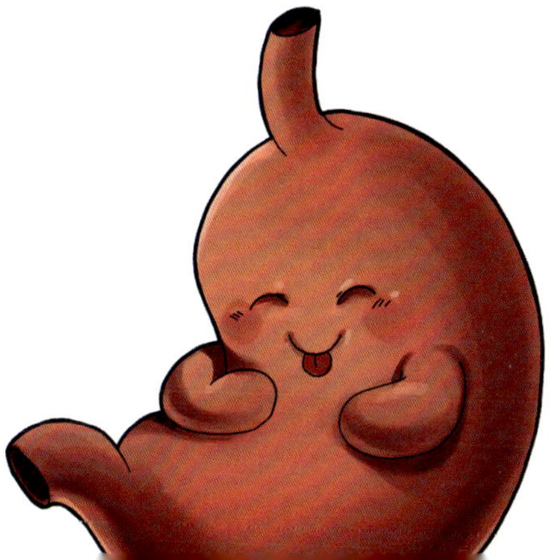

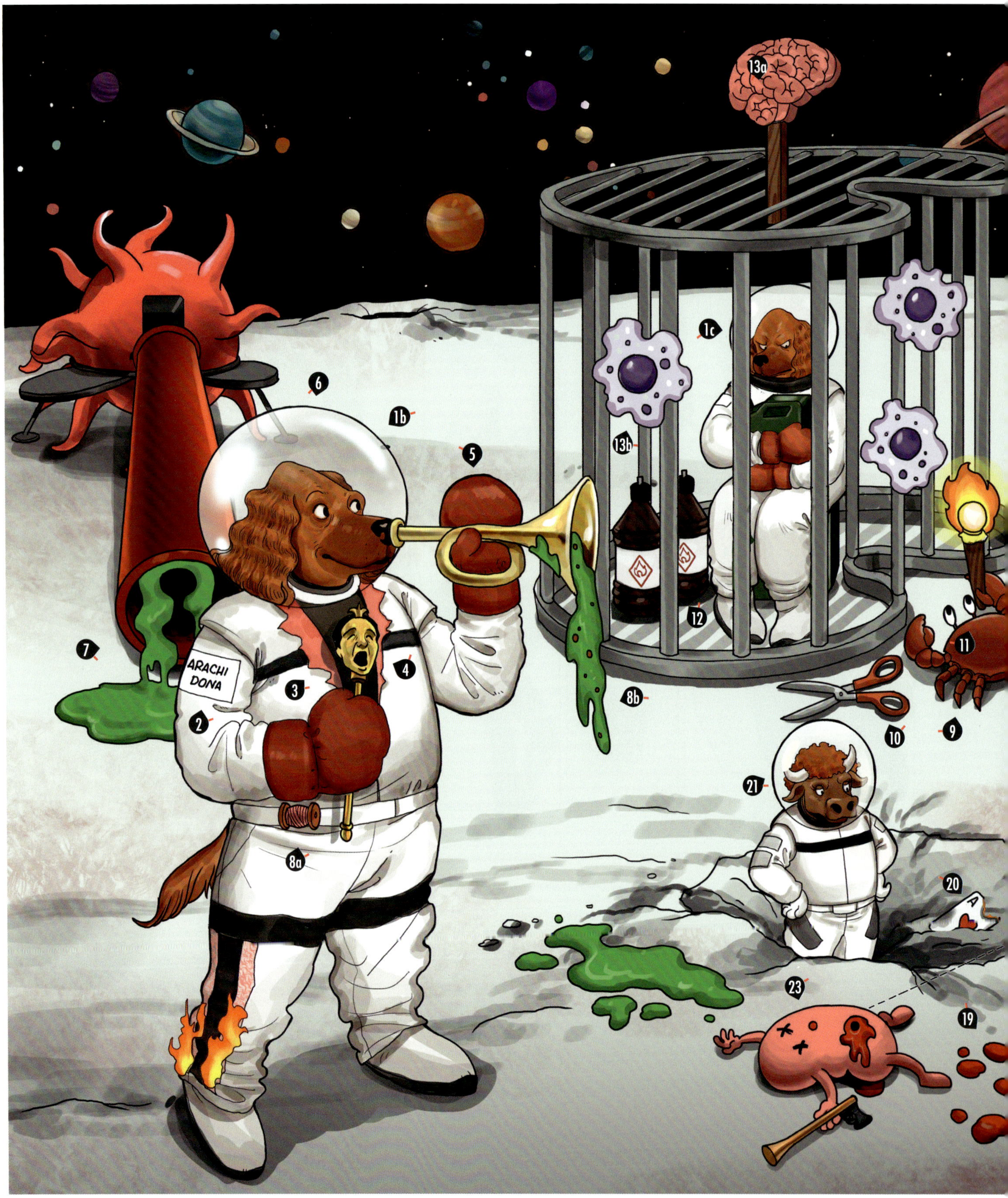

NSAR

COX-Wirkmechanismus und NSAR-Nebenwirkungen

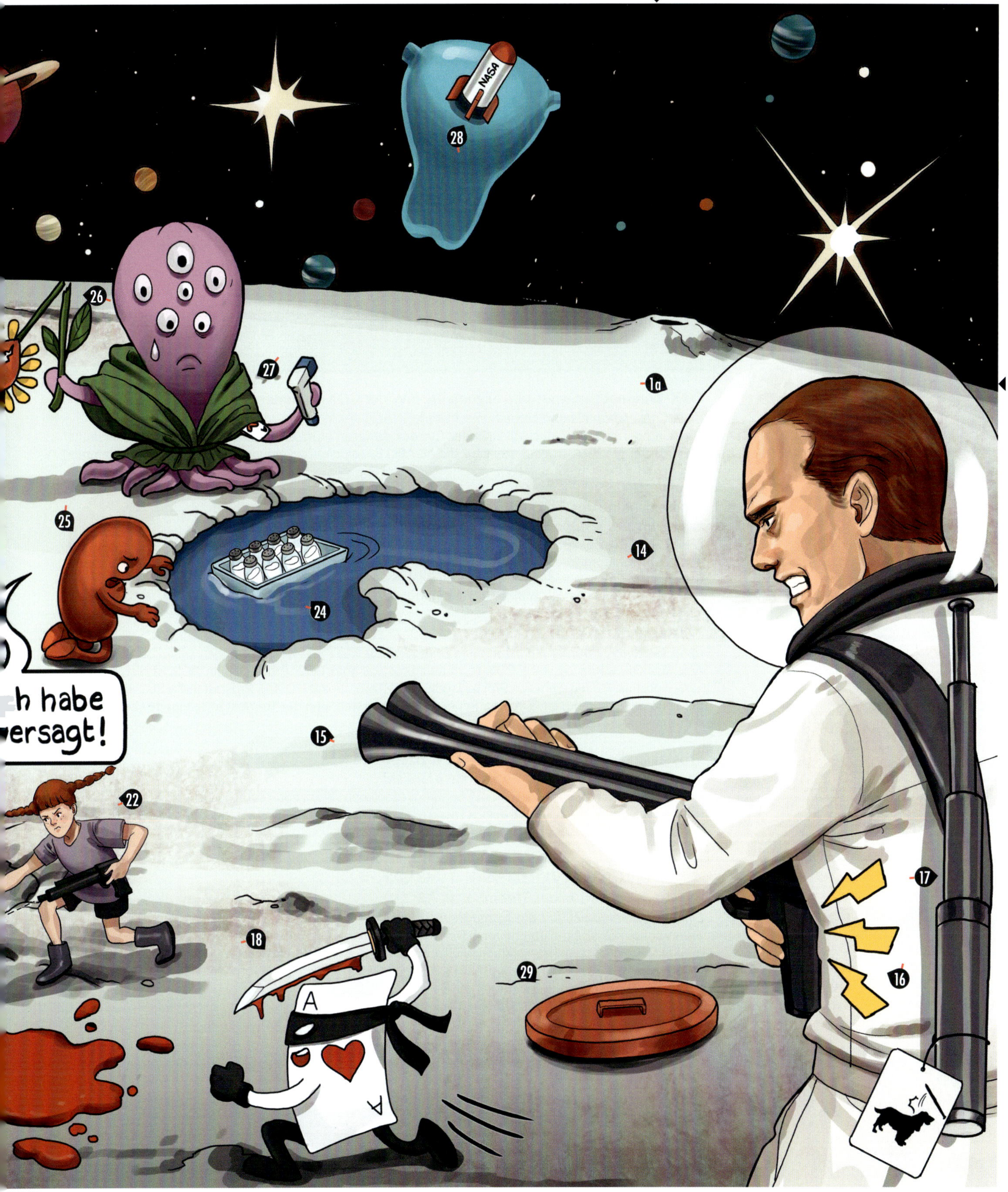

NASA-Mission auf dem roten Planeten: Eliminierung der Cockerspanielmission

Die NASA plant eine Hilfsmission zum Planeten der Schmerzen. Oder ist das ein Tarnmanöver, um das Weltraumprogramm der Russen zu sabotieren? Diese haben zwei Cockerspaniel auf den Planeten geschickt, die der NASA-Astronaut jetzt wegpusten soll. Was können diese Hunde genau, dass sie das verdienen? Der erste ist ein begnadeter Trompetenspieler, der zweite ein bekannter Pyromane, der sicherheitshalber im Käfig hochgeschickt wurde. Die NASA kann das also nicht so stehen lassen und will die beiden Cockerspaniel erledigen. Auf dem Planeten entsteht ein ziemliches Gemetzel, die armen Kreaturen vor Ort!

Die **Cyclooxygenasen** sind Angriffspunkte der **NSAID** (non-steroidal anti-inflammatory drugs). Die Isoenzyme COX-1 und COX-2 werden unterschiedlich stark von den verschiedenen Substanzen gehemmt, somit folgen auch die unterschiedlichen Wirkungen und Nebenwirkungen.

Die Cyclooxygenasen katalysieren die Umwandlung von Arachidonsäure in Prostaglandine. Prostaglandine sind lokale Mediatoren mit vielfältigen Aufgaben, u.a. bei Entzündungsreaktionen...

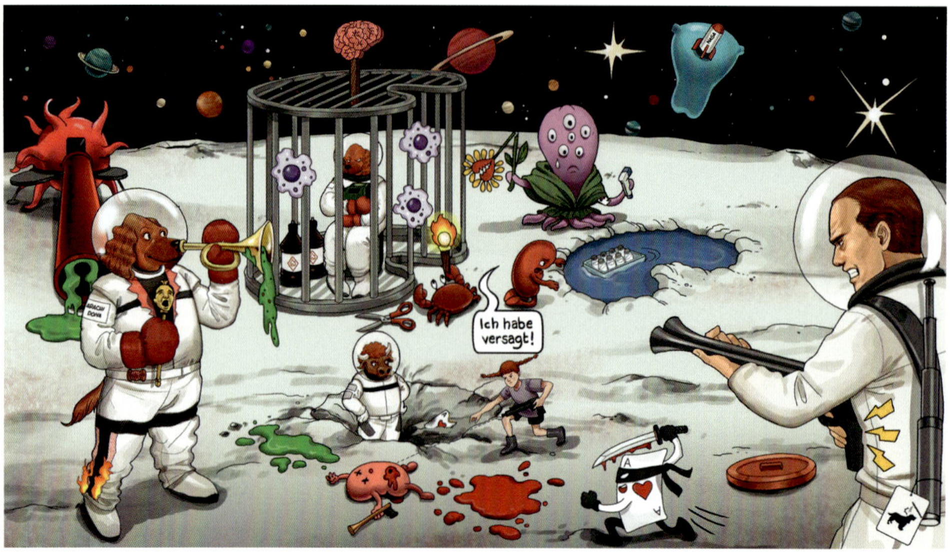

29

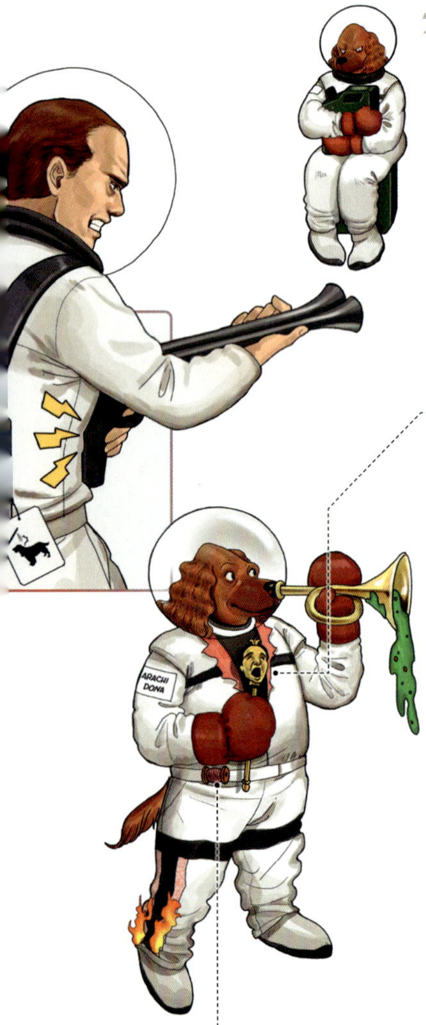

1 **COX-Wirkmechanismus und allgemeine NW der COX-Hemmer**

Zwei Cockerspaniels und Unheil anrichtender NASA-Astronaut

Hier sind der Wirkungsmechanismus der Cyclooxygenasen (kurz COX) und die NW der COX-Hemmer gezeigt. Der NASA-Astronaut steht für die NSARs. Er soll die Cockerspaniels erledigen (COX-Hemmer) und richtet dabei Unheil an (NW).

2 **Prostaglandine und Thromboxane sind katalysiert aus Arachidonsäure**

Weltraumanzüge aus „Rosa Gardinen" der Marke „Arachi Dona"

Die Enzyme Cyclooxygenasen (kurz: COX) katalysieren die Bildung von Prostaglandinen und Thromboxanen aus Arachidonsäure. Die Weltraumanzüge der Cockerspaniels sind hier aus rosa Gardinen (phonetisch ähnlich Prosta-glandine) und haben die Marke „Arachi-Dona" (Arachidonsäure). Die Anzüge brennen sehr schnell, denn Prostaglandine sind entzündungsfördernd.

3 **Prostaglandin PG2**

Rosa-Gardinen-Raumanzug ist in zwei Teile zerissen

Aus Arachidonsäure entsteht COX-vermittelt Prostaglandin PG2. Prostaglandin PG2 ist also die Ausgangssubstanz für die weiteren Prostaglandine und Thromboxane (TXA). Prostaglandin PG2 ist an Hand des „in zwei geteilten rosa Gardinen-Raumanzug" dargestellt und der Trompeten spielende Cockerspaniels repräsentiert die Thromboxane.

4 **Prostaglandine: Sensibilisierung von Nozizeptoren**

Sensibles Zepter mit Schmerz-verzerrtem Gesicht

Die Prostaglandine sensibilisieren die Schmerzrezeptoren (Nozizeptoren). Hier ist das sensible Zepter offengelegt, denn es schaut aus dem zerrissenen Raumanzug hervor. Das Schmerz-verzerrte-Gesicht des Zepters steht für die peripheren Schmerzrezeptoren.

1 Cyclooxygenase 1, COX-1

5 **Cyclooxygenase 1 bildet Thromboxan A2**

Linker Cockerspaniel hält die Trompete mit zwei Boxhandschuhen

Thromboxan A2 ist ein blutgerinnungsfördernder Mediator. Die Bildung geschieht über COX-1, welche der linken Cockerspaniel darstellt. Er spielt Trompete mit zwei Boxhandschuhen (Thromboxan A2).

6 **COX-1 ist konstitutiv exprimiert**

Der linke Cockerspaniel ist frei

Das COX-1 Protein ist permanent vorhanden (konstitutiv exprimiert). Im Vergleich dazu muss man COX-2 erst induzieren. Der linke Cockerspaniel bewegt sich frei auf dem Planeten, der rechte ist noch gefangen (Leserichtung von links nach rechts, daher COX1 frei).

7 **COX-1 in Thrombozyten, Endothelzellen der Blutgefäße und der Magenschleimhaut**

Raumkapsel und rotes Rohr mit Schleim

COX-1 ist in fast allen Geweben konstitutiv exprimiert. Der wichtigste Exprimierungsort sind dabei die Thrombozyten (hier die Raumkapsel mit Ausläufern), die Endothelzellen der Blutgefäße (hier das rote Rohr) und die Magenschleimhaut (der Schleim aus dem roten Rohr).

8 **Prostaglandin-Synthese, Thrombozytenaggregation und Magenschleimhautproduktion**

Spule mit rosa Garn; zusammengeklebte rote Kügelchen im grünen Schleim

Die COX-1 ist ins besondere für die Prostaglandin-Synthese, die Thrombozytenaggregation und die Produktion der Magenschleimhaut verantwortlich. Die Prostaglandin-Synthese ist hier gezeigt an der Spule mit dem rosa Garn, die rosa Gardinen produziert. Der grüne Schleim aus der Trompete symbolisiert die Magenschleim und in ihr befinden sich die zusammengeklebten Blutplättchen (rote Kügelchen).

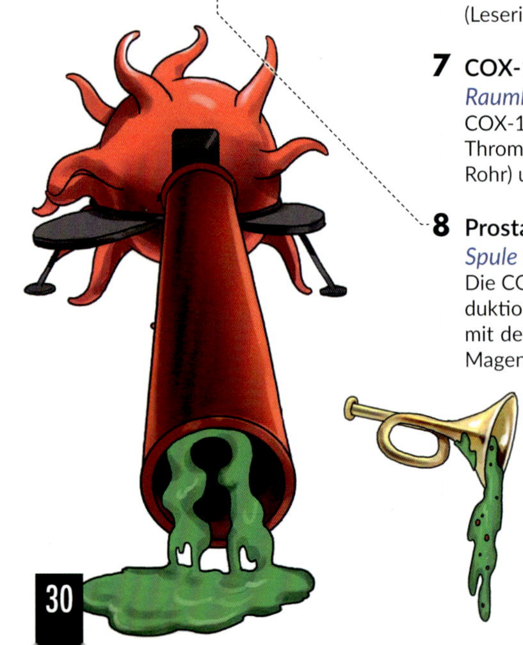

2 Cyclooxygenase 2, COX-2

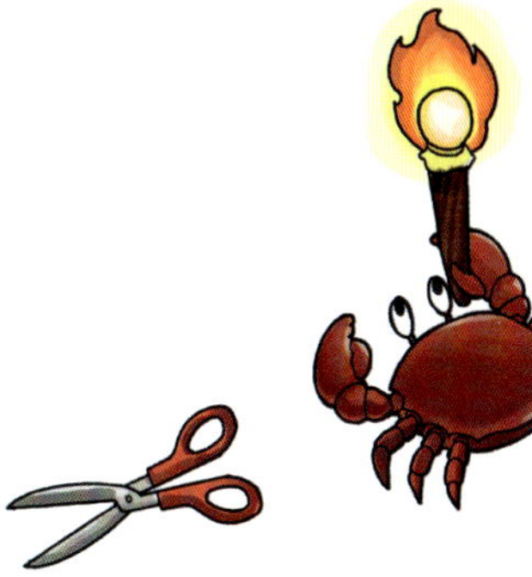

9 Exprimiert in geschädigtem und entzündetem Gewebe

Krebs zerstört den Käfig; Fackel setzt Käfig in Brand

Die Induktion von COX-2 ist an Schmerzreize gekoppelt. Daher kommt COX-2 vor allem in geschädigtem und entzündetem Gewebe vor. Die Krebsdame beschädigt den Käfig und befreit (induziert) den Cockerspaniel, die Fackel zeigt die Induktion bei Inflammation.

10 Scherkräfte am Gefäßendothel

Schere am Boden

Auch Scherkräfte am Gefäßendothel induzieren die COX-2. Daher hat die Krebsdame hier versucht den Cockerspaniel durch die Schere zu befreien.

11 Bei Tumoren des GIT

Krebsdame

COX-2 ist an der Gefäßneubildung beteiligt. Insbesondere bei Tumoren des Gastrointestinaltraktes, wie bei Darmtumoren (Krebsdame), ist COX-2 exprimiert.

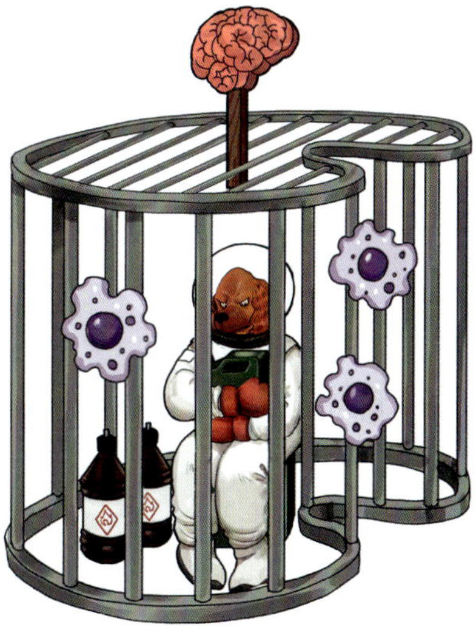

12 COX-2 bildet Prostaglandine im entzündetem Gewebe

Spiritus und Benzin im Käfig

Im entzündeten Gewebe hält COX-2 die Entzündung aufrecht und verstärkt sie. Daher sind hier Benzin- und Spiritusbehälter im Käfig des zweiten Cockerspaniels gebunkert.

13 In Niere, ZNS und Makrophagen

Nierenförmiger Käfig, übergeordnete Schaltzentrale und Saugschneckenartige Makrophagen

Die COX-2 ist insbesondere exprimiert in Nieren, Gehirn und Rückenmark, sowie in Makrophagen. Hier ist der Käfig des zweiten Cockerspaniels nierenförmig, es gibt eine ZNS-artige Schaltzentrale und eine Saugschnecken-artige Spezies (Makrophagen). COX-2 ist auch verantwortlich für essentielle Funktionen bei der Ovulation, Geburtseinleitung, Natriumausscheidung und Remodelling des Ductus arteriosus botalli.

3 COX-Hemmer

14 NSAIDs oder NSARs

NASA-Astronaut

COX-Hemmer sind bekannt als NSAIDs bzw. NSARs (NSAIDs: Nonsteroidal anti-inflammatory drugs; NSARs: Nichtsteroidale Antirheumatika).

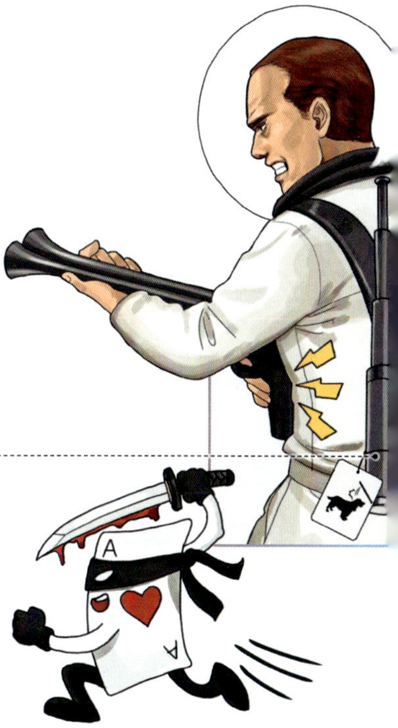

15 Unselektive COX-Hemmer: ASS, Paracetamol, Ibuprofen, Metamizol, Diclofenac

NASA-Astronaut hat eine doppelläufige Waffe

Unselektive Hemmer hemmen sowohl COX-1 als auch COX-2. Der Schrot-Weltraum-Blaster hat zwei Läufe.

16 Unselektive COX-Hemmer: hohe Gefahr für GIT-NW

Schrot-Blaster im Bauch

Unter den unselektiven COX-Hemmern kommt es häufig zu GIT-NW. Hier hat der NASA-Astronaut den Schrot-Blaster im Bauch, der Rückstoß wird im Bauch schmerzhaft sein.

17 Selektive COX-2 Hemmer (Coxibe): kardiovaskuläres Risiko

Teleskop-Schlagstock

Die selektiven COX-2 Hemmer sind bekannt unter dem Namen „Coxibe". Der Teleskop-Schlagstock repräsentiert die Zielgenauigkeit (Selektivität). Bei Coxiben kommen die GIT-NW kaum vor, das kardiovaskuläre Risiko ist jedoch erhöht.

18 Irreversibler COX-Hemmer: Acetylsalicylsäure (ASS)

Irre Herz-Ass-Karte

ASS ist der einzige irreversible COX-Hemmer. Daher ist ASS der einzige wirksame COX-Hemmer für die Thrombozytenaggregationshemmung. Die irre Herz-Ass-Karte (irreversibeles ASS) ist hier als Kamikaze-Ninja verkleidet und an ihrem Schwert kleben Bluttropfen (Hemmung der Blutgerinnung).

4 Nebenwirkungen der COX-Hemmung

19 Magenbeschwerden, Erosionen, Ulcera, Blutungen

Krater und Blutspuren

Die Planetenlandschaft zwischen dem NASA-Astronaut und den Cockerspaniels zeigt die möglichen NW bei COX-Hemmung: Perforationen und Blutungen sind die gefährlichsten Nebenwirkungen (Krater, Blutspuren). Weiterhin kann es aufgrund verminderter Zytoprotektion durch Prostaglandine E2 und Prostacycline zu Diarrhoen kommen.

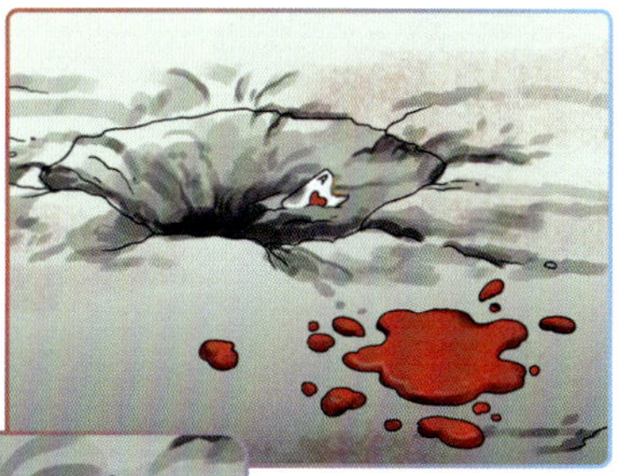

20 GIT insbesondere bei ASS

Verkohlte Herz-Ass-Karte im Krater

Das höchste Risiko für GIT-NW hat Acetyl-Salicyl-Säure (ASS). Danach folgen Naproxen > Ibuprofen > Diclofenac > Meloxicam > Coxibe.

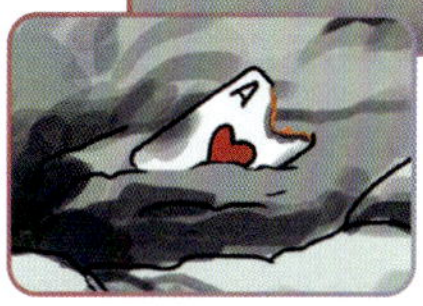

...Acetyl-Salicyl-Säure (ASS) ist auch als Thrombozytenaggregationshemmer verwendbar. ASS hemmt die COX-1 vermittelte Umwandlung von Prostaglandinen in Thromboxan A2 (TXA). TXA ist gerinnungsfördernd, die reduzierte Bildung resultiert in der Gerinnungshemmung. Daher sind Blutungskomplikationen auch Nebenwirkungen der NSAIDs.
Gastrointestinale, neurologische, renale und allergische Unerwünschte Wirkungen von NSAR, exklusive Aspirin, verursachen 12 Prozent der Krankenhauseinweisungen, die auf Medikamentennebenwirkungen zurückzuführen sind.

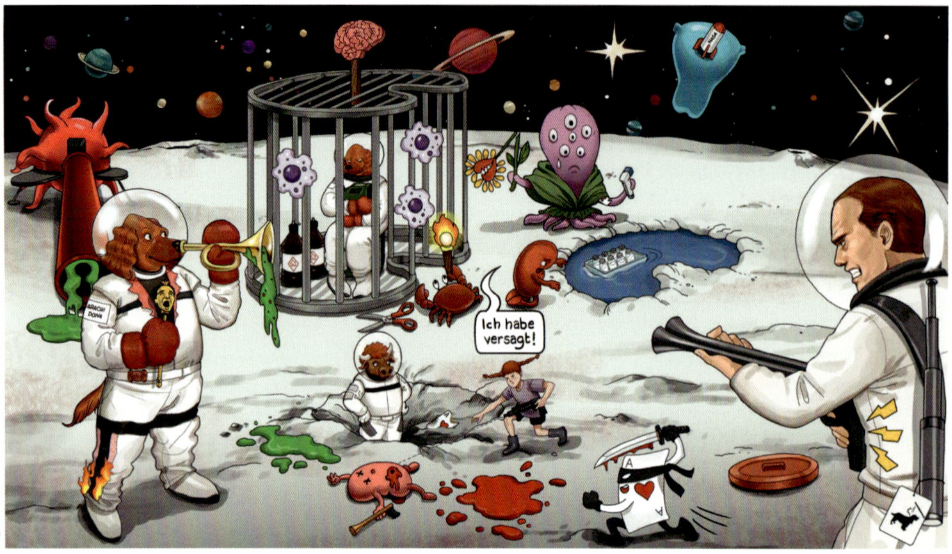

29

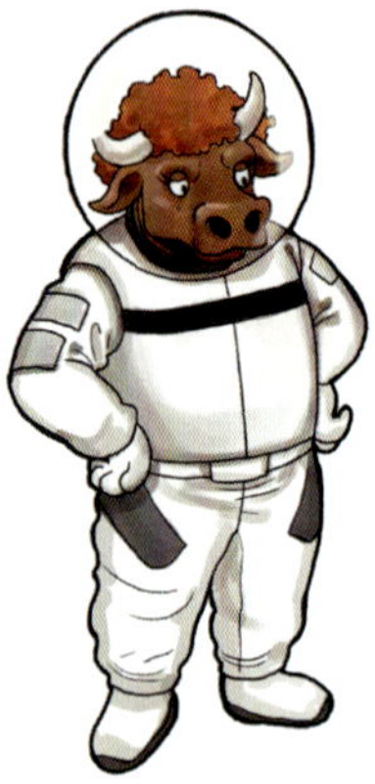

21 **Erhöhtes Ulcusrisiko bei NSARs und Glucocorticoiden**
Kordhosen-Stier im Ulcus-Krater
Das Ulcusrisiko ist bei gleichzeitiger Gabe von NSARs und Glucocorticoiden etwa 10-15fach erhöht.

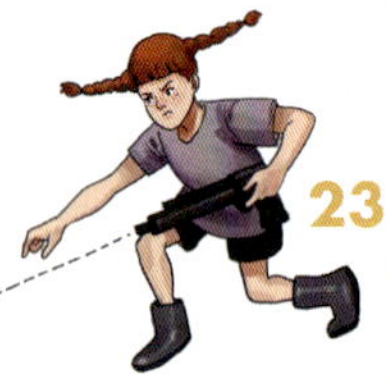

22 **PPIs zur Ulkusprävention**
Pippi-Figur bringt Ordnung ins Chaos
Zur Prävention eines Ulkus gibt man PPIs (Protonenpumpeninhibitoren, hier die Pippi-Figur). Diese haben allerdings nur Wirkung im oberen GIT.

23 **Eradikation von Helicobacter pylori senkt das Ulkusrisiko**
Pippi-Langsocke schießt ein Helicobacter-pylori-Bakterium tot
Da eine Eradikation von Helicobacter pylori das Ulkusrisiko senkt, ist dies empfohlen. Hier schießt Pippi-Langsocke das Bakterium tot. Dieses wollte den Krater noch vergrößern.

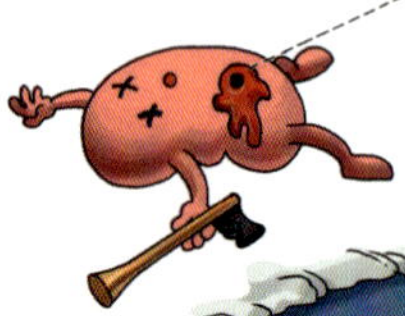

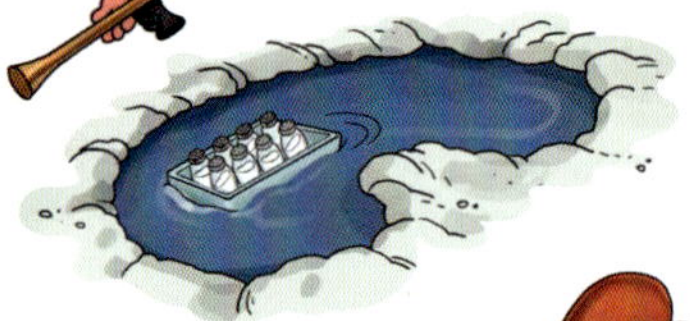

24 **Natrium- und Wasserretention durch COX-Hemmung**
Salzvorräte auf dem nierenförmigen See
Prostaglandine regeln die Durchblutung der Nieren. Die COX-Hemmung resultiert in einer Minderperfusion mit weniger Natriumausscheidung. Der nierenförmige See droht überzulaufen.

25 **Diurese sinkt bis zum Nierenversagen**
Die Niere sagt „Ich habe versagt!“
Unter COX-Hemmung kann die Nierenperfusion (und somit die Diurese) drastisch sinken. Zur Folge kommt es zu Ödemen, Hyperkaliämie und Hypertonien. Im schlimmsten Fall führt dies zum Nierenversagen.

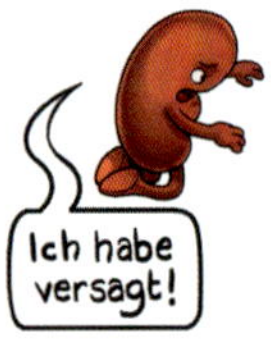

26 **Zunahme kardiovaskulärer Ereignisse bei Langzeitgabe**
Herzblume an einem langen, gebrochenen Stil
Das Risiko von kardiovaskulären Ereignissen unter NSARs ist bei Langzeittherapie erhöht (hier die gebrochene Herzblume des Alien mit langem Stil). Besteht ein akutes Koronarsyndrom, sollte man auf Metamizol oder Paracetamol zurückgreifen. Denn NSARs und Coxibe haben eine prothrombotische Wirkung.

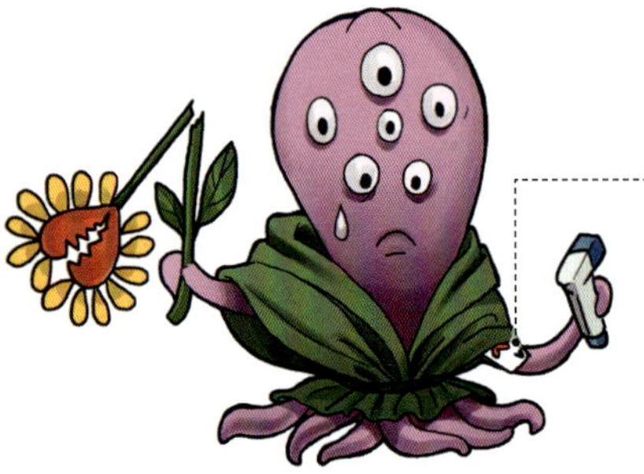

27 **Bronchokonstriktion macht Aspirin- oder Analgetika-Asthma**
Enger Poncho, ASS im Ärmel, Asthma-Spray
Unter COX-Hemmung sind bronchodilatatorische Prostaglandine verringert und bronchokonstriktorische Leukotriene erhöht. Es kommt zur Bronchokonstriktion (der Alien trägt einen zu engen Poncho) und dabei zu Asthma-Symptomen (Asthma-Spray).

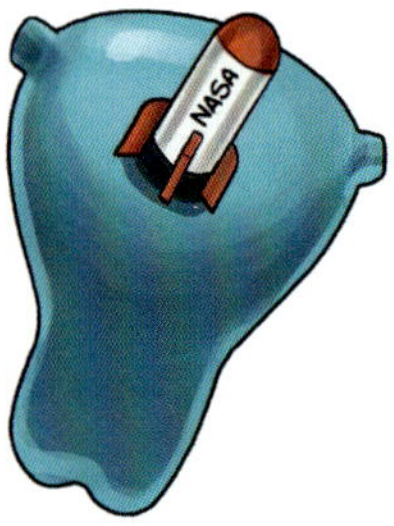

28 **Kontraktionshemmung am Uterus**
Bewegungsloser Planet Uranus mit NASA-Rakete
COX-Hemmung bewirkt eine Kontraktionshemmung am Uterus. Bei der Schwangerschaft kommt es also zur Wehenhemmung und bei Dysmenorrhoe zur Linderung der Symptome. Der Planet Uranus repräsentiert den Uterus. Dieser ist stehengeblieben, da eine NASA-Rakete auf ihm landete (NSARDs hemmen die Kontraktion des Uterus).

29 **Konstriktion des Ductus arteriosus botalli**
Roter Deckel verschließt den geheimen Gang
Im dritten Trimenon kann es zum vorzeitigen Verschluss des Ductus arteriosus botalli kommen. Nach der Geburt kann durch COX-Hemmer ein persistierender Ductus arteriosus botalli verschlossen werden.

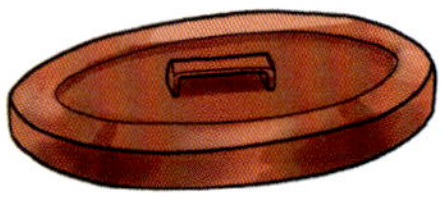

Quintessence

Wirkmechanismus

Q1 Cyclooxygenasen (COX) katalysieren die Bildung von Prostaglandinen (PG) und Thromboxanen (TXA) aus Arachidonsäure, hier die Cockerspaniels für die COX, sie weben ihre Raumanzüge aus rosa Gardinen (für die Prostaglandine) und einer hält eine Trompete in seinen Box-Handschuhen für Thromboxan.

Q2 Isoenzyme der COX sind COX-1 und COX-2 (und COX-3), hier der erste und zweite Cockerspaniel.

Q3 COX-1 ist wichtig für die Bildung des gerinnungsfördernden Thromboxans A2 in Blutplättchen, hier die Trompete, gehalten von Cockerspaniel 1 in seinen zwei Boxhandschuhen für Thromboxan A2.

Nebenwirkungen

Q4 ASS ist der einzige irreversible COX-Hemmer. Andere COX-Hemmer sind reversibel – sie sind daher kein Ersatz bei der Aggregationshemmung von Thrombozyten. Die Herz-ASS-Ninja-Karte ist völlig irre, da irreversibel, und veursacht einen blutigen Kamikaze-Kampf, da gerinnungshemmend.

Q5 COX-2 ist wichtig für Entzündungs- und Schmerzreaktionen, hier der zweite Cockerspaniel mit vielem Zündstoff in seinem Käfig.

Q6 Mit die wichtigsten NW von COX-Hemmern (NSAR): Magenbeschwerden, Erosionen, Ulcera, Blutungen – hier der große Krater im Planeten durch den Schuss des NASA-Astronauten.

Q7 Vor allem ASS verursacht GIT-Nebenwirkungen – hier die Ass-Karte im Krater.

Q8 Unselektive COX-Hemmer hemmen sowohl COX-1 als auch -2 und machen mehr GIT-Nebenwirkungen: Hier die doppelläufige Schrotflinte des NASA-Astronauten. Mit dieser pustet er hier alles über den Haufen.

Q9 Selektive COX-2 Hemmer wie die Coxibe haben kaum GIT-Nebenwirkungen – hier gezeigt durch die Cox-Hiebe, der Schlagstock gegen den zweiten Cockerspaniel, der keine Krater verursachen kann.

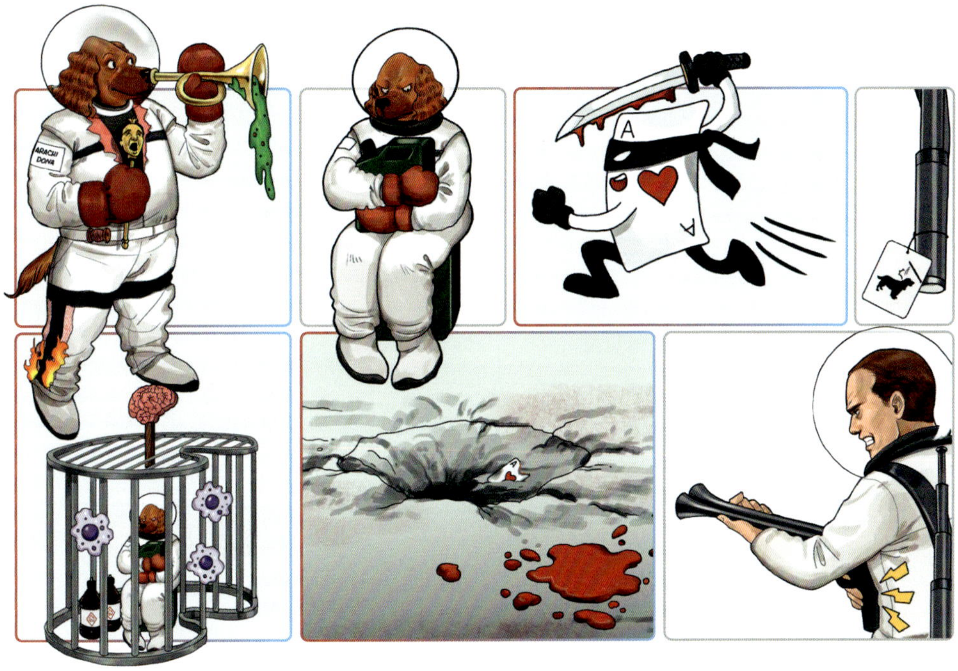

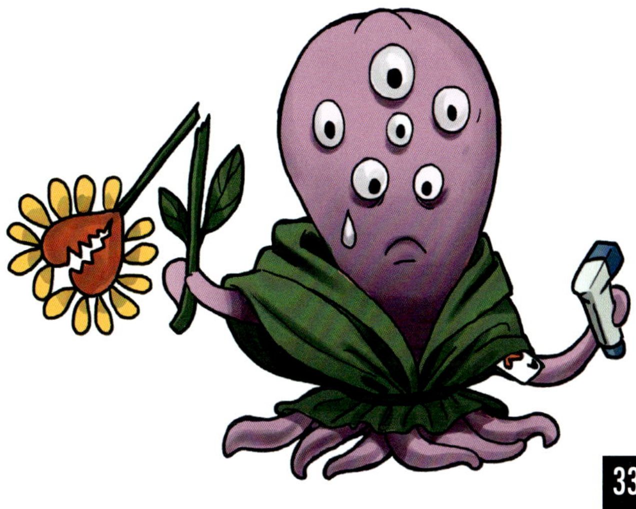

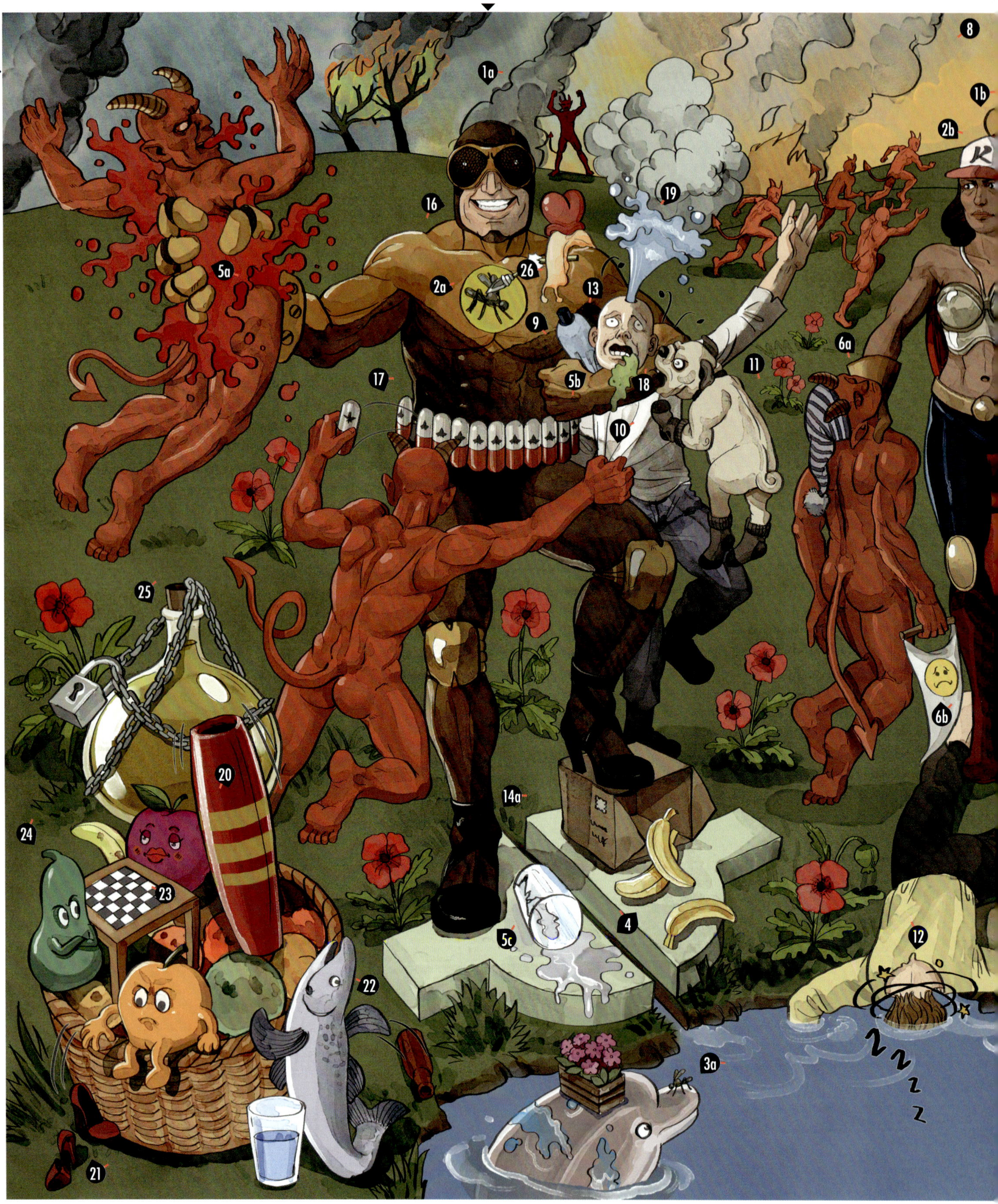

Opioide

Wirkmechanismus
Nebenwirkungen
Kontraindikationen

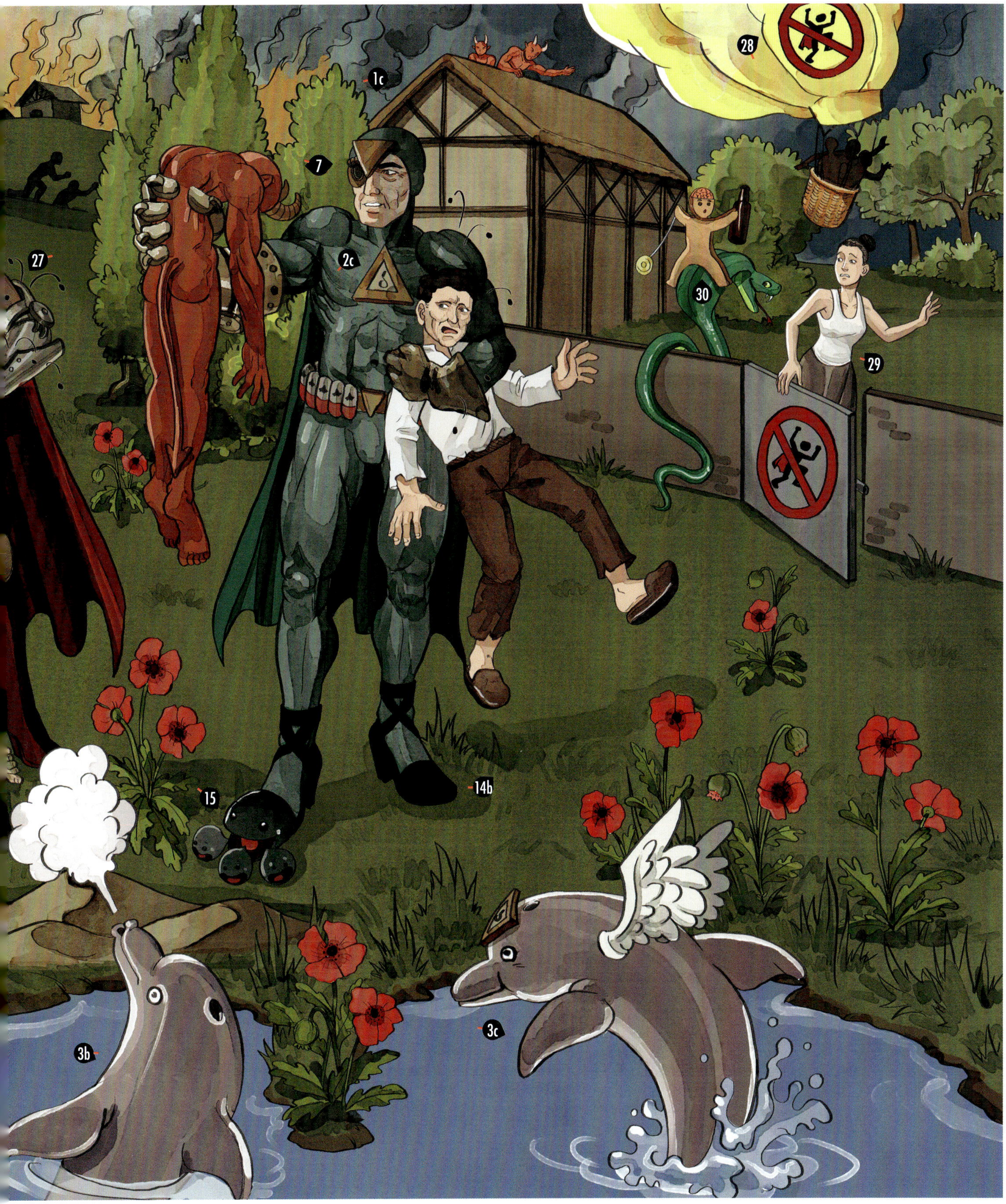

Die drei Ahnen und ihre Schattenseiten

Vor dem Chaos der Schmerzteufel, zwischen Mohnblumen, präsentieren sich hier die drei Ahnen der Opioide. Über drei Symbole entfalten sie ihre Superkräfte: Sie nehmen den Menschen ihre Schmerzen, bringen Euphorie – aber auch, wie hinterhältig, Abhängigkeit. Die Schattenseite der Helden bringt die Menschen in ihren Würgegriff, raubt ihnen die Luft und lockt sie mit trügerischem Obst. Der kleine Spürhund Nalo mit Sockenpfoten hat den Verrat bereits geschnuppert – kann er sein Herrchen aus dem Würgegriff befreien? Einige Menschen haben gewittert, was die Opioid-Helden mit sich bringen, und bereiten die Flucht vor bzw. versperren den Helden den Weg. Sie bereiten einen Heißluftballon für die Flucht vor, während eine Dame den Zaun schließt.

Opioide dienen der Schmerzbehandlung, als Anästhetika und Antitussivum. Sie wirken prinzipiell über drei Opioid-Rezeptoren (mü, kappa, delta) und bewirken über diese ihre verschiedenen Wirkungen und unerwünschten Wirkungen.

Nebenwirkungen der Opioide lassen sich in zentrale Nebenwirkungen innerhalb des ZNS einteilen sowie in Nebenwirkungen außerhalb des ZNS. Klinisch wichtig sind die oft von Patienten beklagten Obstipationen und das Abhängigkeitspotential. Es limitiert die langfristige Gabe.
Aus diesen und anderen Nebenwirkungen ergeben sich wichtige Kontraindikationen wie bspw. bei Ateminsuffienz, wegen der atemdepressiven Komponente.

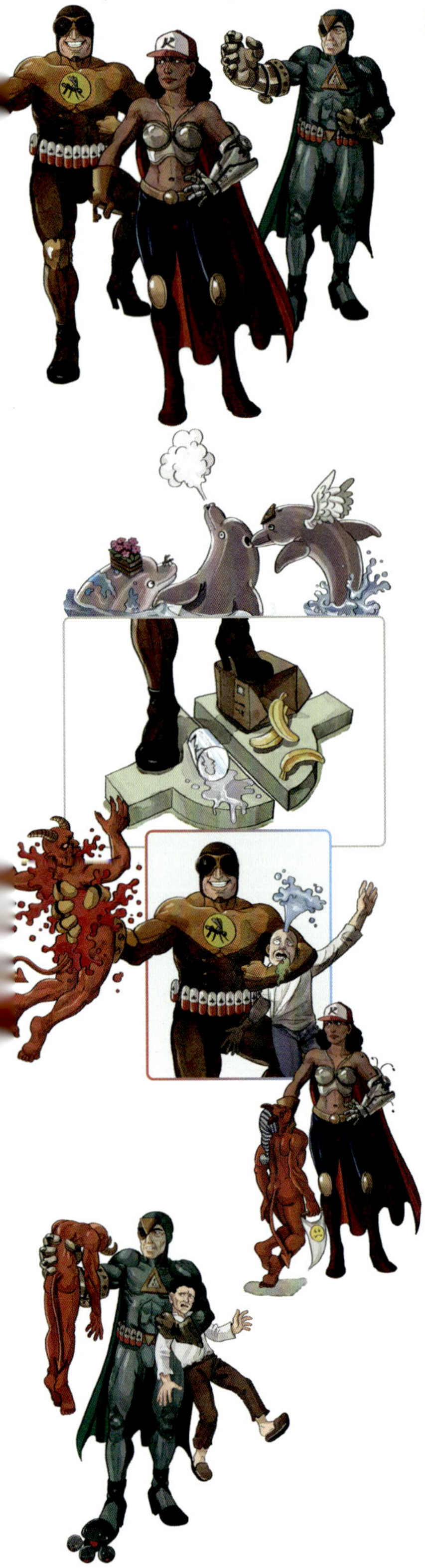

30

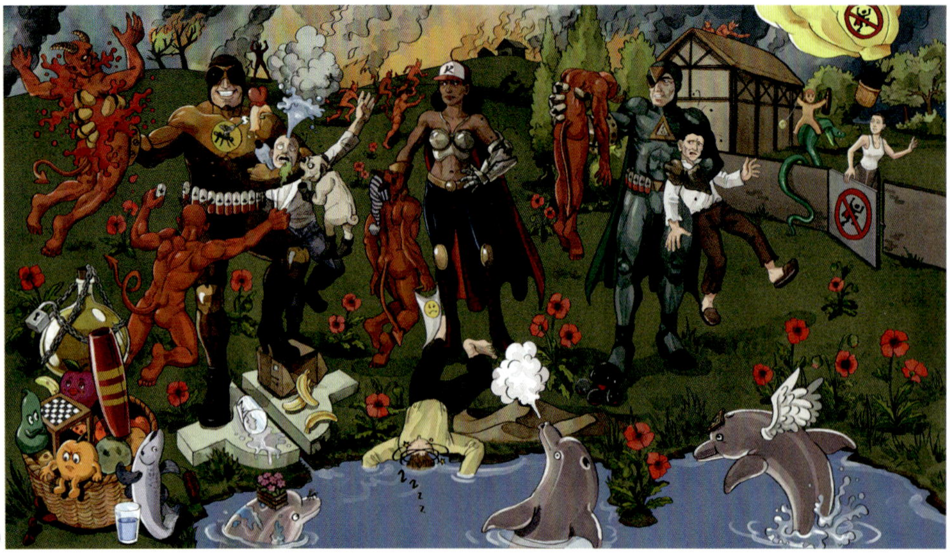

1 **Opioide**
Opioid Superhelden
Opioide sind natürliche und synthetische Substanzen mit morphinartigen Eigenschaften. Im Bild stehen dafür die Opioid Superhelden mit natürlichen und künstlichen Körperteilen.

1 Wirkmechanismus

2 **Wirkung an Opioidrezeptoren MOR, KOR, DOR**
Mücke, Kappe und Delta
Opioide entfalten ihre Wirkungen über drei Rezeptoren: den μ(mü)-, κ(kappa)- und ∂(delta)-Opioidrezeptor. Diese Rezeptoren nennt man auch MOR für μ-opioid receptors und entsprechend KOR bzw. DOR. Der erste Opioid-Held hat eine Mücke (mü), die zweite eine Kappe (kappa) und der dritte ein Delta-Symbol (delta).

3 **Endogene Liganden: beta-Endorphin (MOR), Dynorphin (KOR) und Enkephalin (DOR)**
Natürliche Krafttiere: Beet-Torf-Delfin, Dünen-Delfin und Engel-Delfin
Es gibt drei endogene (sprich körpereigene) Liganden der Opioidrezeptoren. Der natürliche Ligand beta-Endorphin wirkt am mü-Rezeptor (hier der Beet-Torf-Delphin mit Mücke auf der Nase für den mü-Opioidrezeptor, abgekürzt MOR). Der physiologische Ligand Dynorphin wirkt am kappa-Opioidrezeptor (KOR, hier der Dünen-Delfin mit Kappe) und Enkephalin wirkt am delta-Opioidrezeptor (kurz DOR, Engel-Delfin mit Delta-Symbol auf dem Kopf).

4 **Präsynaptische Hemmung Caliumkanäle, postsynaptische Öffnung Kalium-Kanäle**
Mückenheld tritt Milchglas um und setzt Bananen frei
Opioide hemmen über den Opioidrezeptor präsynaptische, spannungsabhängige Calcium-Kanäle (umgeworfenes Milchglas). Dies führt zu verminderter Ausschüttung exzitatorischer Transmitter wie Glutamat und Substanz P. Opioide öffnen außerdem postsynaptische Kalium-Kanäle (Bananen enthalten Kalium, fallen aus der Kiste) und vermindern so die Leitfähigkeit exzitatorischer NMDA-Rezeptoren. Der Mückenheld steht auf einer Struktur, die einer Synapse ähnelt.

5 **MOR bewirkt starke Analgesie, Atemdepression und bedingt Euphorie, Toleranz**
Mückenheld zerquetscht Schmerzteufel, Herrchen fest im Würgegriff, Grinsen, tolle Tanzschuhe
Vermittelt über den MOR, den μ(mü)-Opioidrezeptor, bewirken Opioide eine starke Analgesie (zerquetschter Schmerzteufel) und eine starke Atemdepression (UAW: Herrchen im Würgegriff). Die MOR vermittelte Euphorie (Grinsen) bildet die Grundlage für Toleranz (tolle Tanzschuhe) und Abhängigkeit.

6 **KOR bewirkt mäßige Analgesie, Sedierung und Dysphorie**
Kappenheldin lässt Schmerzteufel schlafen, Bild mit traurigem Smiley
Über den KOR, den κ(kappa)-Opioidrezeptor, sorgen Opioide für eine mäßige Analgesie – im Gegensatz zur starken Analgesie durch den MOR. Der KOR bedingt die Sedierung (Schmerzteufel trägt Schlafmütze) und vermittelt Dysphorie (gedrückte Stimmungslage, hier der traurige Smiley).

7 **DOR bewirkt Analgesie, Atemdepression und bedingt Toleranz, Abhängigkeit**
Delta-Held zerdrückt Schmerzteufel, hat Menschen im Würgegriff, tolle Tanzschuhe und Pillen
Über den DOR, den ∂(delta)-Opioidrezeptor, bewirken Opioide ebenfalls eine Analgesie (zerdrückter Schmerzteufel). Zudem bedingen Opioide über den DOR eine Toleranzentwicklung (tolle Tanzschuhe), Abhängigkeit (viele Pillen) und Atemdepression (Mensch im Schwitzkasten).

2 Nebenwirkungen

8 **Zentral und peripher**
Helden wirken zentral und peripher
Beispiele für Nebenwirkungen von Opioidanaloga im Zentralnervensystem sind Atemdepression, Sedierung und Miosis; Nebenwirkungen außerhalb des ZNS sind Verstopfungen oder Hypotension. Die Helden haben zentrale Aktionen (Würgegriffe) und periphere (Obstkorb).

9 Atemdepression, proportional zur Analgesie; wichtig aber selten

Würgegriff des Mücken- und Delta-Helden; Selters-Flasche mit im Schwitzkasten

Opioide führen zu einer Atemdepression, proportional zur Analgesie. Das bedeutet, je stärker und schneller die Opioid-Anflutung, desto stärker ist auch die Atemdepression. Bei Schmerzpatienten mit Opioiden ist die Atemdepression nicht sehr häufig, etwa 1,5% sind betroffen. Der Mücken-Held (MOR) zerquetscht den Schmerzteufel stärker als der Delta-Held (starke Analgesie) und hält den Menschen ebenfalls stärker im Schwitzkasten (Atemdepression proportional zur Analgesie). Auch mit im Schwitzkasten ist eine Selters-Flasche (für die Seltenheit der Nebenwirkung).

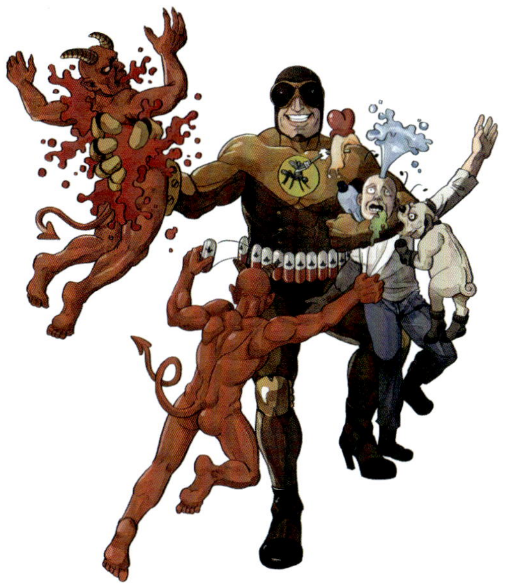

10 Atemdepression, Schmerzen stimulieren das Atemzentrum

Schmerzteufel befreit Lunge vom gewürgten Herrchen

Schmerzen stimulieren das Atemzentrum, das heißt bei Schmerzen unter Opioidgabe kommt es weniger zur Atemdepression (der Schmerzteufel hilft dem gewürgten Herrchen beim Atmen). Hingegen kann es zu einer plötzlichen Atemdepression kommen, wenn Schmerzen und damit die Stimulierung des Atemzentrums unterbrochen werden (bspw. durch Regionalanästhesie).

11 Atemdepression, antagonisierbar durch Naloxon

Hund Nalo-with-socks-on hilft Herrchen

Naloxon antagonisiert die Atemdepression. Eine wichtige Ausnahme bildet Buprenorphin, denn es ist nicht durch Naloxon antagonisierbar, da es eine höhere Affinität zum Rezeptor aufweist. Naloxon antagonisiert die Opioidwirkung an allen Opioidrezeptoren, hier gezeigt durch den Hund Nalo mit Socken, Nalo-with-socks-on (Naloxon), der den Mückenhelden beißt.

12 Sedierung, Delir und Stürze

Kappen-Heldin stürzt Mensch mit Verwirrtheitsstrudel in den See

Opioide führen zur Sedierung; Patienten sind jedoch jederzeit weckbar. Die Sedierung erhöht die Sturzgefahr gerade bei älteren Patienten. Bei ihnen kommt es auch häufiger zu Delirien, Verwirrung und Halluzinationen. Jedoch verschwindet die Sedierung bei Opioiden innerhalb weniger Tage. Das heißt, Schmerzpatienten sind weiterhin kognitiv leistungsfähig. Die Kappen-Heldin (KOR) stürzt (Sturzgefahr) einen Menschen mit Verwirrtheitsstrudel (Delir) in den kleinen See (Sedierung).

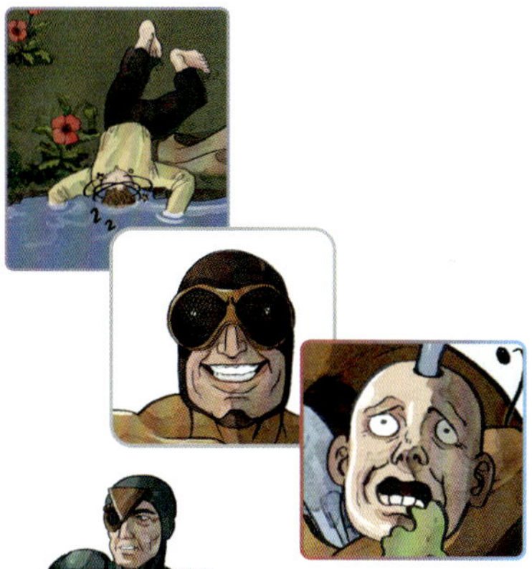

13 Miosis

Kleine Pupillen des gewürgten Herrchens

Opioide führen zur Miosis (kleinen Pupillen), vermittelt über den MOR. Das vom Mücken-Held (MOR) gewürgte Herrchen hat stecknadelkopf große Pupillen.

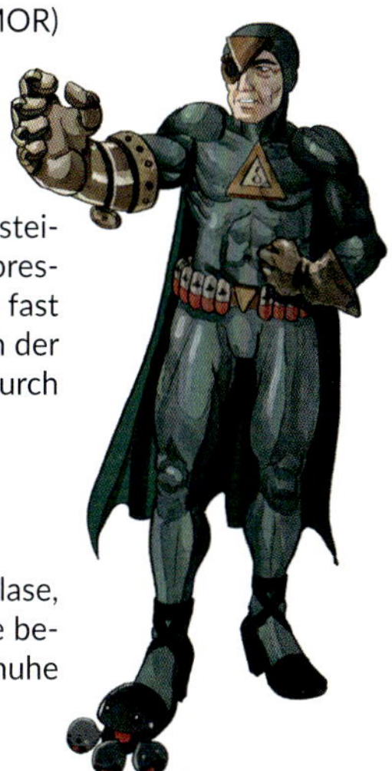

14 Toleranzentwicklung

Mücken- und Delta-Held mit tollen Tanzschuhen

Opioide führen zur Toleranzentwicklung, das heißt im Therapieverlauf ist eine kontinuierliche Dosissteigerung nötig, um den gleichen Effekt zu erzielen. Die Toleranz erfolgt für die Analgesie, Atemdepression, Sedierung, Euphorie, sowie für Übelkeit und Erbrechen. Obstipation und Miosis sind jedoch fast frei von Toleranzentwicklung. Toleranz beschreibt übrigens keine Sucht, solange kein Verlangen nach der psychotropen Wirkung besteht. Der Mücken- und Delta-Held tragen tolle Tanzschuhe (Toleranz, durch MOR/DOR).

15 Gesteigerte Enzymaktivität der Adenylatcyclase bedingt Toleranzentwicklung

Tolle Tanzschuhe entlassen gefräßiger Blase

Die Ursache der Toleranz und physischen Abhängigkeit ist eine gesteigerte Aktivität der Adenylatcyclase, welche durch höhere Dosen kompensiert werden muss. Die schmerzlindernde Wirkung der Opioide beruht unter anderem auf einer Hemmung der Adenylatzyklase in der Postsynapse. Die tollen Tanzschuhe entlassen gefräßige Blasen (Blase, wie Cyclase für die gesteigerte Aktivität der Adenylatzyklase).

16 Euphorie, erhöht Suchtpotential

Mücken-Held hat euphorisches Grinsen, Pillengürtel

Opioide führen zur Euphorie (emotionales Hochgefühl). Der Mücken-Held hat ein euphorisches Grinsen und einen Pillengürtel mit Efeusymbol für die Euphorie. Diese Euphorie ist mitverantwortlich für die psychische Abhängigkeit von Opioiden (Pillengürtel); Entzugssymptome bedingen die physische Abhängigkeit. Vermittelt wird die Euphorie über MOR – dieser Rezeptor wird endogen (körpereigen) durch beta-Endorphine stimuliert.

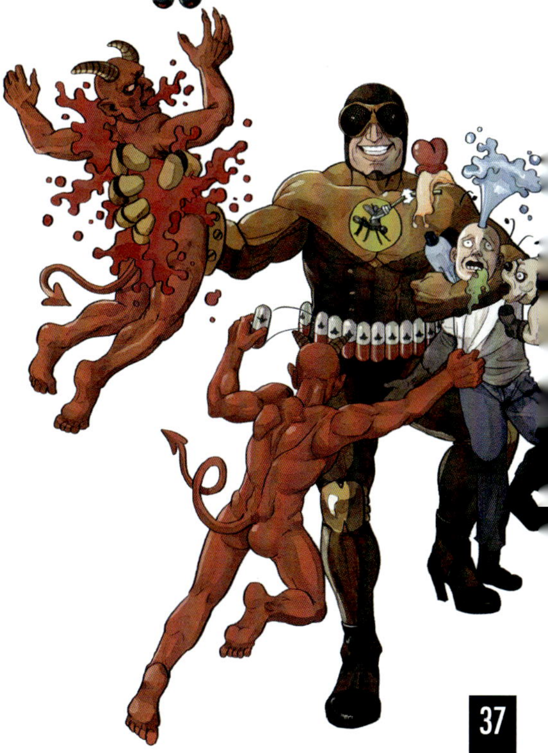

17 Abhängigkeit, selten bei Schmerzpatienten

Mücken- und Delta-Held tragen Pillengürtel; Schmerzteufel reißt sie weg

Opioide führen zur Abhängigkeit, daher kommt es beim Absetzen oder bei der Gabe von Antagonisten zu Entzugssymptomen. Diese sind bedingt durch erhöhte Noradrenalin-Konzentrationen. Bei Schmerzpatienten ist die Suchtentwicklung jedoch äußerst selten (0,25%; der Schmerzteufel reißt die Pillen vom Gürtel weg). Der Mücken- und Delta-Held haben viele Pillen mit Efeusymbol am Gürtel, um die Menschen abhängig zu machen (Euphorie bedingt Abhängigkeit).

18 Übelkeit und Erbrechen

Herrchen mit Erbrochenem

Opioide führen zu Übelkeit und Erbrechen – sie stimulieren dopaminerge Rezeptoren der Area postrema am Boden des IV. Ventrikels. Hier liegt eine chemorezeptive Triggerzone der Aktivität des Brechzentrums in der Formatio reticularis. Das Herrchen im Würgegriff des Mücken-Helden erbricht sich, denn Übelkeit ist vor allem MOR-vermittelt.

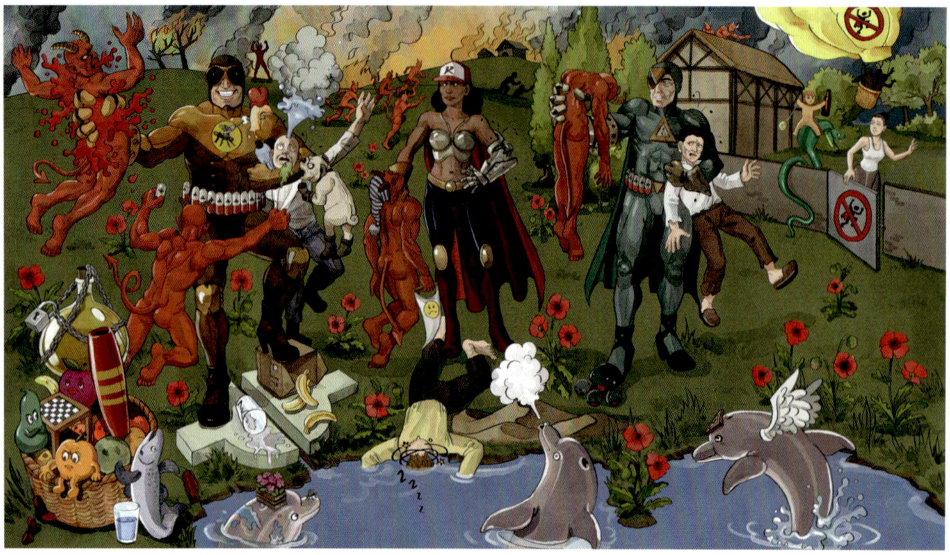

30

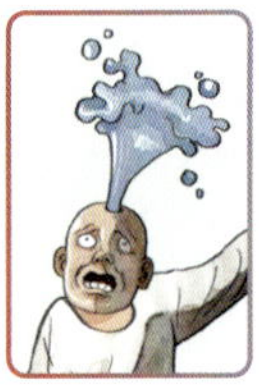

19 **Hirndruckanstieg**

Fontäne aus Kopf des gewürgten Herrchens

Opoide bedingen einen Hirndruckanstieg. Ihre atemdepressive Wirkung (MOR > DOR) führt zu einem Anstieg der CO_2-Konzentrationen und diese wiederum zu einer zerebralen Vasodilatation, welche den Liquordruck erhöht. Das Herrchen wird vom Mücken-Helden gewürgt, aus seinem Kopf steigt eine Fontäne.

20 **Erhöhter Tonus der glatten Muskulatur**

Pralle, glatte Tonvase mit Streifen im Obstkorb

Opioide führen zur Tonuszunahme der glatten Muskulatur, vermittelt über Opioidrezeptor im Striatum (Teil der Basalganglien). Zu Füßen des Mücken-Helden steht ein Obstkorb (Obstipation), darin liegt eine pralle, glatte und hohe rote Tonvase (erhöhter Muskeltonus). Sie hat Streifen (Striatum).

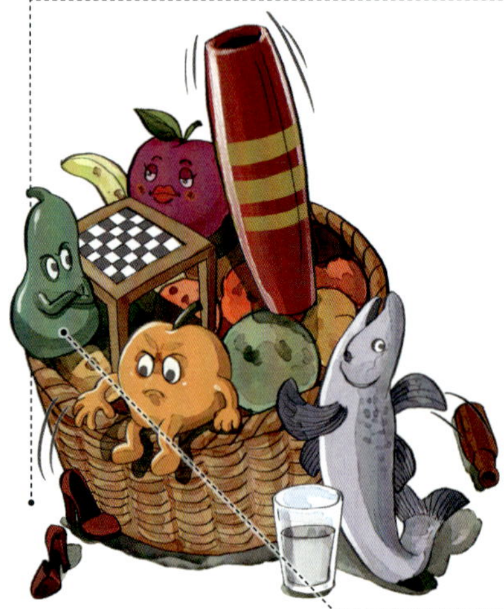

21 **Obstipation mit geringer Toleranzentwicklung**

Obstkorb, Obst wirft tolle Tanzschuhe weg

Opioide führen zu Verstopfungen und Obstipationen (Obstkorb). Diese unterliegen fast keiner Toleranzentwicklung und müssen mitbehandelt werden. Der beleidigte, orangene Apfel, ein Stellvertreter der Obstipation, wirft seine tollen Tanzschuhe weg.

22 **Obstipationen – Maßnahmen: Ernährung und Laxantien**

Lachs mit Wasserglas schiebt Obstkorb weg

Opioid-induzierte Obstipationen kann man verhindern durch erhöhte Flüssigkeitszufuhr (Wasserglas), Einnahme von Laxantien (Lachs) wie Macrogol, Alkoholvermeidung (Bierflasche wegggeworfen), sowie Bewegung und faserreiche Kost (Leinsamen, eingeweichte Trockenfrüchte).

23 **Spastische Obstipation**

Spaßtisch im Obstkorb

Opioide hemmen die Darmperistaltik (kleine Obst-Dame). Ursache sind spastische Kontraktionen (Spaßtisch), sprich es gibt keine koordinierte Peristaltik. Spasmen des Analsphinkters und ein gedämpfter Defäkationsreflex fördern die Obstipation (Obstkorb).

24 **Spasmen der Gallengänge mit Druckanstieg**

Galle am Spaßtisch

Opioide führen zu Spasmen der Gallengänge, genauer des Sphincter Oddi (Schließmuskeln der Papilla duodeni major). Gallenstau ist die Folge. Eine kleine, grüne Galle sitzt am Spaßtisch (spastisch), sie hat gegen die Obst-Dame (Darmperistaltik) verloren und ist wütend, sie droht überzukochen (Druckanstieg).

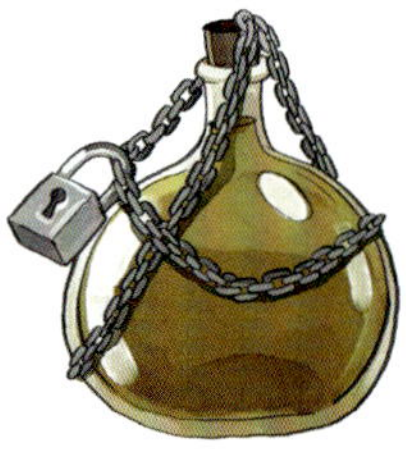

25 **Miktionsbeschwerden und Harnverhalt**

Verschlossene Trinkblase

Opioide führen zur Konstriktion von Ureteren, Harnblasenmuskulatur und Sphinkter, sprich zum Harnverhalt. Verstärkt wird diese Nebenwirkung durch die zentrale Unterdrückung des Harndrangs. Hinter dem Obstkorb (Obstipation) liegt eine verschlossene, uringelbe, sehr volle Trinkblase (Blasenverschluss/Harnverhalt).

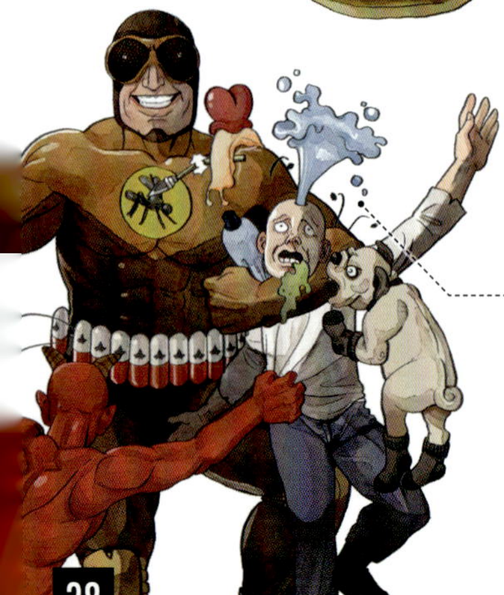

26 **Orthostatische Dysregulation, Kreislaufbeschwerden (Bradykardie/Hypotension)**

Schlaffe Herz-Schnecke auf Schulter des Mücken-Helden

Opioide führen zu Hypotension und Bradykardie (schlaffe Schnecke) durch zentrale Sympathikolyse (zerbrochener Steinspeer der Schnecke). Krisenhafter Blutdruckabfall (Schock) ist möglich, wenn der Kreislauf bereits eingeschränkt ist.

27 **Juckreiz (Pruritus)**

Juckende Flöhe

Opioide führen zu einer verstärkten Freisetzung Juckreiz-fördernder Mediatoren. Die Opioid-Helden haben auf ihrer Schattenseite juckende, springende Flöhe.

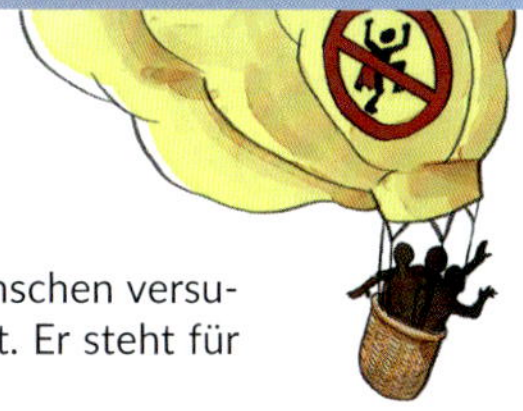

3 Kontraindikationen

28 **Ateminsuffizienz**

Helden-Verbotsschild auf Heißluftballon

Opioide sind bei Ateminsuffizienz kontraindiziert, da sie atemdepressiv wirken. Einige Menschen versuchen mit einem Heißluftballon zu fliehen, der aber noch nicht suffizient mit Luft gefüllt ist. Er steht für die Ateminsuffizienz.

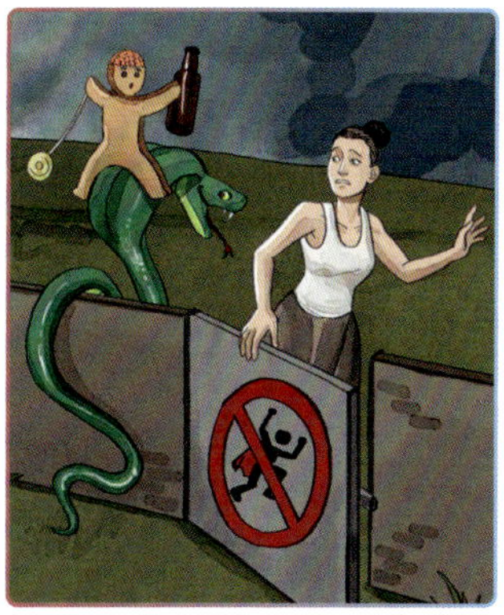

29 **Darmverschluss oder akutes Abdomen**

Dame verschließt sich

Kontraindikationen für Opioidgabe sind ein bestehender Darmverschluss (Ileus) oder ein akutes Abdomen, da Opioide die Peristaltik weiter einschränken. Eine Dame verschließt (für Darmverschluss) den Zaun der die Kontraindikationen im Bild begrenzt.

30 **Akute Intoxikation mit Alkohol, Hypnotika, Psychopharmaka**

Giftschlange, geritten von Neuro-Lebkuchen mit Alkohol und Hypnose-Pendel

Opioide sind kontraindiziert bei Intoxikation (hier Giftschlange) mit Substanzen, die genau wie Opioide atemdepressiv wirken. Dazu gehören unter anderem Alkohol (Bierflasche), Hypnotika (Hypnose-Pendel) und Psychopharmaka (Neuro-Lebkuchen).

Quintessence

Q1 Opioide wirken über die Opioidrezeptoren µ(mü), κ(kappa) und ∂(delta) – diese werden auch M-Opioid-Receptor, also MOR bzw. KOR und DOR genannt, hier die drei Opioid-Helden: der Mücken-Held (mü), die Kappen-Heldin (kappa) und der Delta-Held (delta).

Nebenwirkungen

Q2 Opioide haben Nebenwirkungen im ZNS und Nebenwirkungen außerhalb des ZNS, bspw. die zentrale Atemdepression und die periphere Obstipation, hier diverse Aktionen an und um die Helden.

Q3 Die Atemdepression unter Opioiden ist proportional zur Analgesie, hier die Menschen im Würgegriff der "Helden". Die Atemdepression ist eine gefährliche, aber bei Schmerzpatienten seltene NW, die Menschen wurden mit Selters-Wasser gelockt für selten.

Q4 Opioide führen zur Sedierung, Delir und Stürzen, die Kappen-Heldin hat einen verwirrten Menschen (Delir) in einen See (Sedierung) gestürzt (Stürze).

Q5 Die Miosis ist eine Nebenwirkung, die auch nicht der Toleranz unterliegt und bestehen bleibt, der Mücken-Held sowie der gewürgte Mensch haben stecknadelkopfgroße Pupillen.

Q6 Unter Opioiden kommt es zur Toleranzentwicklung, langfristig sind höhere Dosierungen nötig. Die Toleranz ist MOR- und DOR-vermittelt, hier die tollen Tanzschuhe des Mücken- und Delta-Helden.

Q7 Auch die Obstipation unterliegt als Nebenwirkung nur einer geringen Toleranzentwicklung, der Obstkorb (Obstipation) mit einem Obst, das seine tollen Tanzschuhe wegwirft (geringe Toleranzentwicklung).

Q8 Maßnahmen bei Obstipationen sind eine Anpassung der Ernährung und Laxantien – beides ist von Therapiebeginn an wichtig, der Lachs (für die Prophylaxe) schiebt hier den Obstkorb weg, trinkt viel Wasser und wenig Alkohol.

Q9 Die v.a. MOR-bedingte Euphorie führt zur erhöhten Suchtgefahr unter Opioiden, hier gezeigt durch den Mücken-Helden mit breitem Grinsen und Efeu (Euphorie) im Mund, das Efeu-Blatt schmeißt eine Pille ein (erhöhte Suchtgefahr durch Euphorie).

Q10 Eine Opioid-Abhängigkeit entwickelt sich selten bei Schmerzpatienten, der Schmerzteufel stößt Pillen mit Efeu-Silhouette weg.

Q11 Weitere Nebenwirkungen: Übelkeit und Erbrechen, der gewürgte Mensch erbricht.

Wichtige Kontraindikation

Q12 Ateminsuffizienz, daher das Verbot von Helden auf dem Heißluftballon, der nicht so recht aufgepustet wurde.

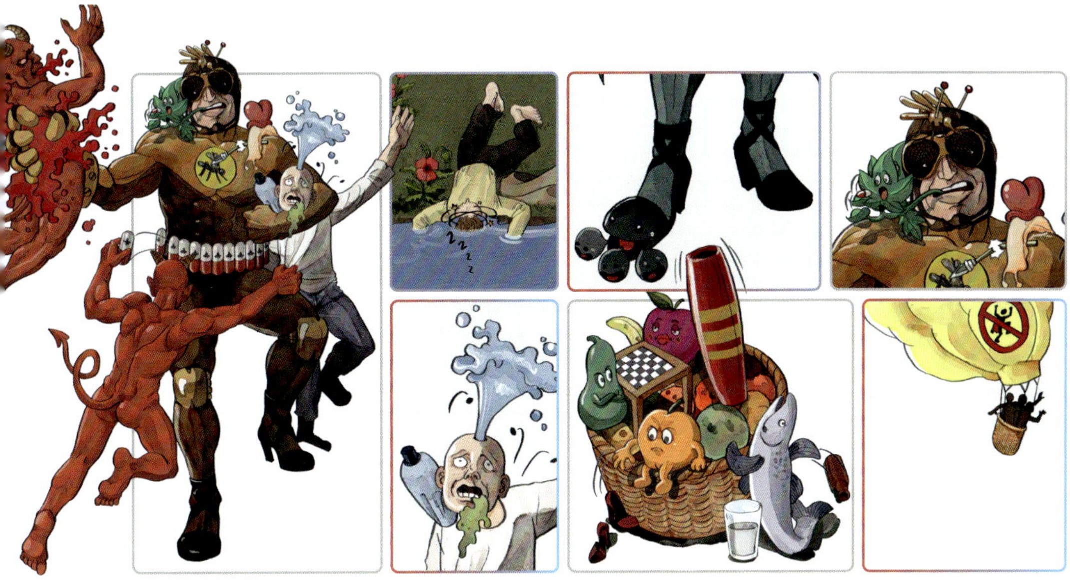

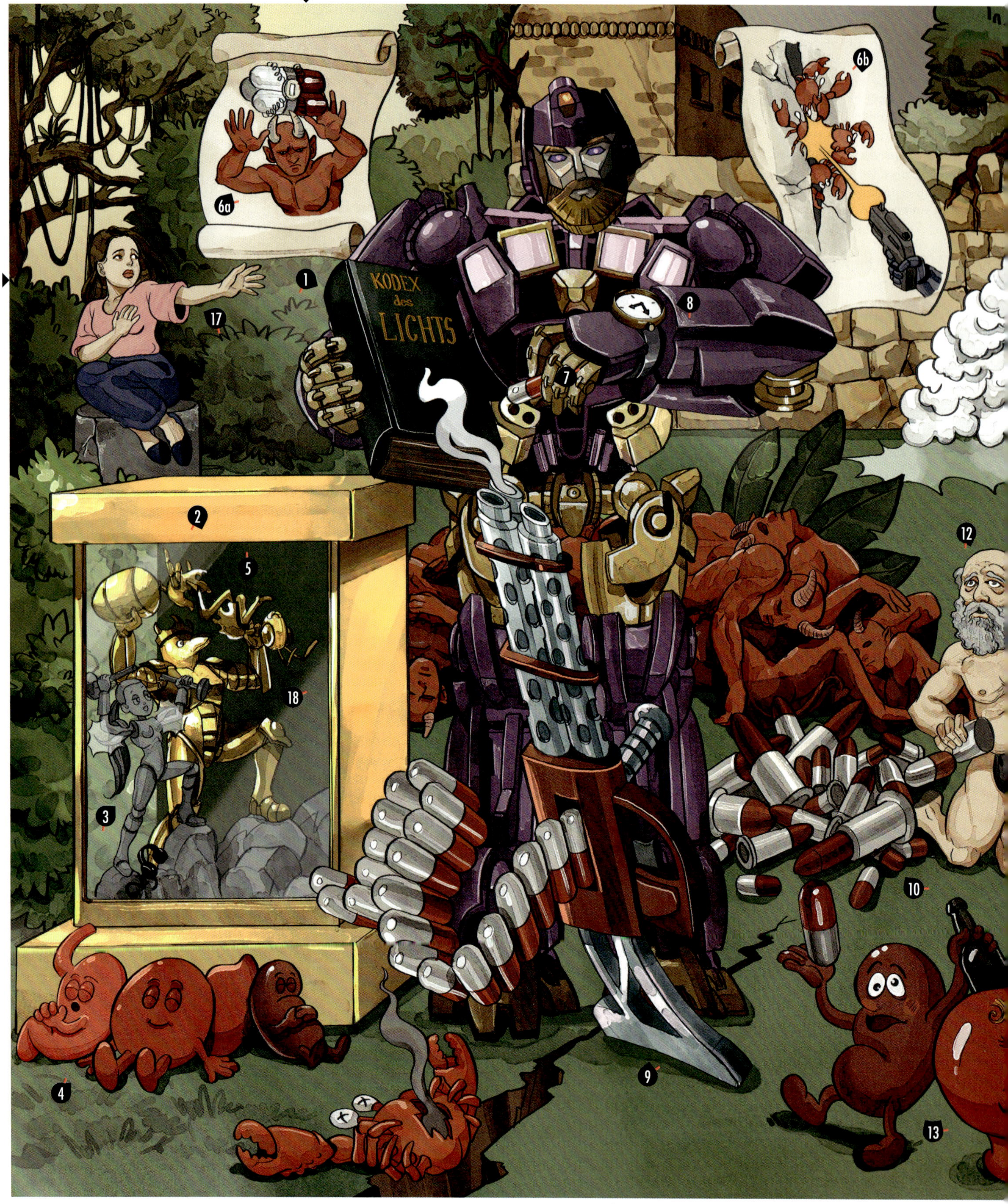

Opioide

Klinische Aspekte und Partialagonist Buprenorphin

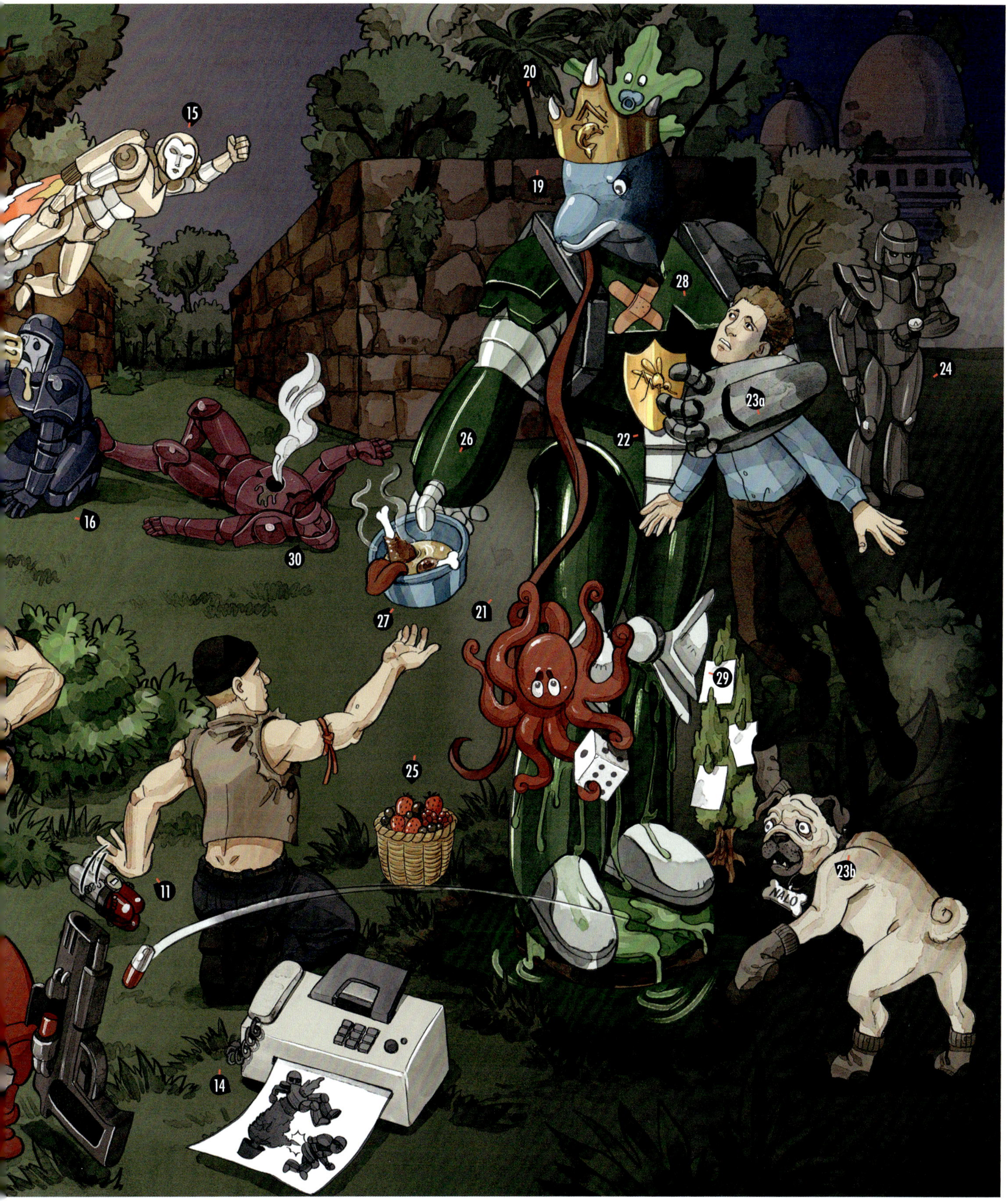

Der Kodex des Lichts und der Busen-Prinz-Delfin im Panzergerüst

Der Klanführer Primoid X erklärt uns den Kodex der Opioide, den Kodex des Lichts. Wie verhält sich ein guter Opioid? Er zeigt uns den goldenen Altar, der dem Moor-Delfin gewidmet ist, erklärt die Waffenpflege und verschiedene Munitionsarten sowie die Rettung der armen Menschen, u.a. vor den Krebsen. Dieweil passt die kindliche Leber die Ladung der Waffen an. Soweit die Lektionen des Primoid X. Sein sehr fähiger Schüler – der Busen-Prinz-Delfin in seinem Panzergerüst – verspricht auch den armseligen Süchtigen Heil zu bringen. Doch er hat sich teils vom Lichte abgewandt. Herrschsüchtig hält er an den Wappen der Macht fest und verdrängt seine Brüder und Schwestern.

Opioide haben eine geringe Organtoxizität und eignen sich somit gut als Schmerzmittel, gerade bei betagteren Patienten. Das Suchtpotential ist bei Schmerzpatienten gering, dennoch gilt es einiges zu berücksichtigen:

Die Gabe sollte regelmäßig erfolgen, in festen Intervallen und Dosierungen, angepasst an die Schmerzsymptomatik. Zu differenzieren ist die Therapie von Tumorpatienten und Nicht-Tumorpatienten. Es gibt prinzipiell keine maximale Dosis starker Opioide bei der Behandlung von Schmerzen. Die Dosis wird angepasst, bis der Schmerz behandelt ist. Eine Dosisanpassung ist erforderlich bei Vorerkrankungen, Leber- und Niereninsuffizienz und Alter.

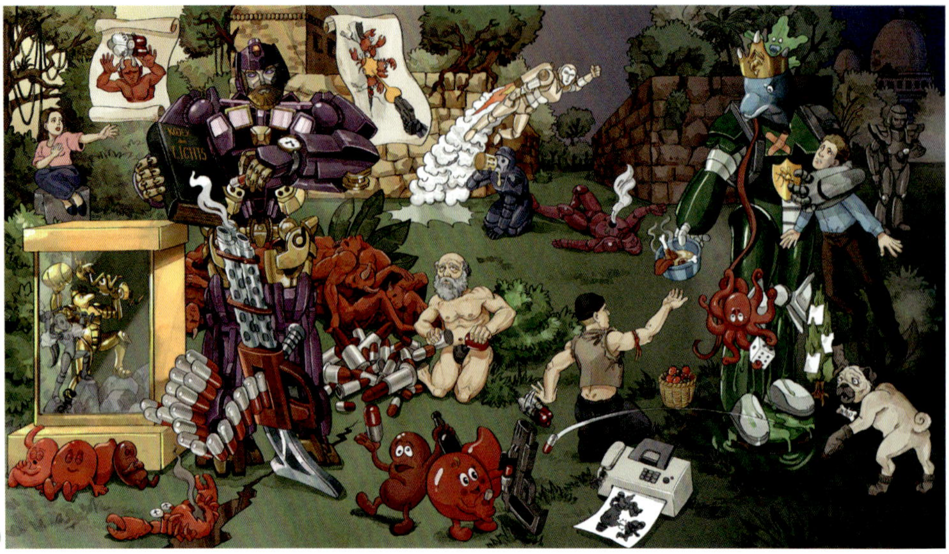

30

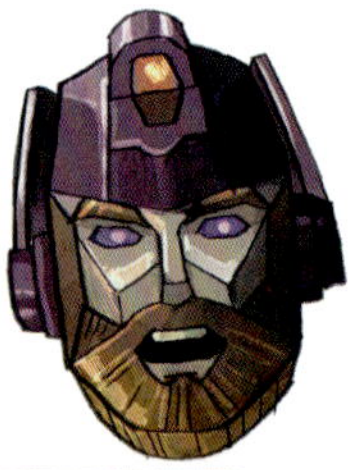

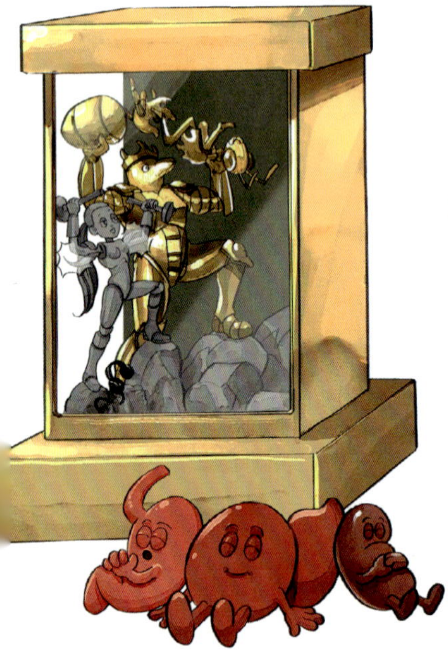

1 Klinische Aspekte

1 Grundlagen und klinische Aspekte der Opioid-Therapie
Klanführer Primoid X erklärt den Kodex des Lichts.

2 Analgetische Potenz entspricht relativer Wirkstärke im Vergleich zu Morphin
Altar-Skulpturen: Kraftpotenz im Vergleich zum Moor-Delfin
Die analgetische Potenz der Opioide beschreibt ihre Wirkstärke im Vergleich zu Morphin. Je höher die analgetische Potenz eines Opioids, desto niedriger ist die benötigte Menge (in mg), die zu einer vergleichbaren Analgesie führt. Der Altar zeigt eine Skulptur des Moor-Delfins (Morphin). Der Moor-Delfin hält eine überdimensionierte Ameise über seinen Kopf und zerbricht diese. Eine weitere Opioid-Heldin, die Drama-Doll (Tramadol), zerbricht nur ein kleines Eisengewicht (vergleichbar schwaches Opioid).

3 Maximal erreichbare Analgesie
Unter maximaler Anstrengung bersten die Muskeln der Drama-Doll.
Opioide haben eine maximal erreichbare Analgesie. So können schwache Opioide wie Tramadol zwar in höheren Dosen die gleiche Wirkung wie starke Opioide in niedrigen Dosen erreichen. Die analgetische Wirkung lässt sich jedoch nicht über ein Maximum steigern. Nebenwirkungen würden dennoch weiter zunehmen. Die erhobenen Arme der Drama-Doll (Tramadol: schwaches Opioid) reichen bis auf die Höhe des Moor-Delphins. Mehr kann sie jedoch nicht aus sich herausholen (maximale erreichbare Analgesie).

4 Opioide haben eingeschränkte Organtoxizität
Gesunde Organe entspannen am Altar
Opioide zeigen im Vergleich mit anderen Schmerzmitteln eine nur geringe Organtoxizität, das heißt wenig GIT-, leber- und nierenschädlich. NSAR verursachen häufig GIT-Beschwerden und schädigen die Nieren. Co-Analgetika wie das Antiepileptikum Carbamazepin sind leberschädigend. Ein paar gesunde und frohgemute Organe schlafen zufrieden am Altar.

5 Opioide sind bei neuropathischen Schmerzen additiv wirksam.
Moor-Delfin im Altar tötet Ameise.
Opioide sind bei neuropathischen Schmerzen genauso wirksam wie Co-Analgetika. Sie wirken bei neuropathischen Schmerzen additiv zu Co-Analgetika. Co-Analgetika sind nicht primär analgetische Substanzen, die jedoch unterstützend bei Schmerzen wirken. Die Skulptur am Altar bildet die Tötung einer Ameise durch den Moor-Delfin ab (Ameisenlaufen bei Polyneuropathie).

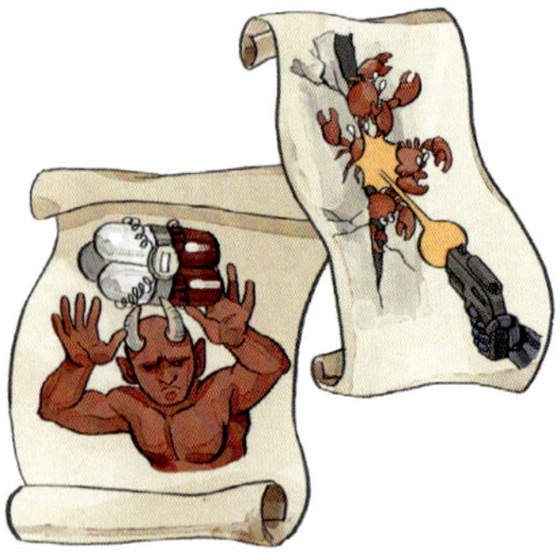

6 Opioid-Therapien von Tumorpatienten und Nicht-Tumorpatienten unterscheiden sich
Primoid X erläutert zwei Rettungsszenarien: vor Schmerzteufel und vor durchbrechenden Krebsen
Tumorpatienten erhalten teils aus irrationalen Ängsten vor Suchtentwicklungen nicht die adäquate, notwendige Schmerztherapie. Durchbruchschmerzen (Breakthrough Cancer Pain, BTCP) haben jedoch maximale Intensität und benötigen schnellwirksame Präparate in ausreichender Dosierung! Weitere Risikogruppen einer inadäquaten Analgesie: Ältere, Angehörige von Minderheiten, Frauen. Für chronische Schmerzpatienten ohne Tumorerkrankung gibt es die LONTS-Leitlinien: Langzeitanwendung von Opioiden bei nicht tumorbedingten Schmerzen. Es kommen bevorzugt retardierte Präparate zum Einsatz. Zwei Plakate zeigen jeweils eine Heldentat: Das rechte zeigt den schnellen Sieg über die durchbrechenden Krebs-Monster (Durchbruchschmerzen; schnellwirksame, unretardierte Präparate); das linke Plakat, die Rettung eines Menschen vor den Schmerzteufeln per Zeitbombe (retardierte Präparate bei Nicht-Tumorpatienten).

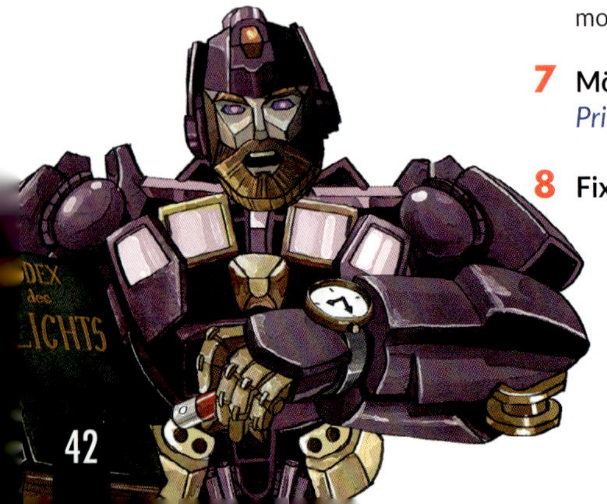

7 Möglichst orale Gabe von Opioiden
Primoid X will sich Pille in den Mund werfen.

8 Fixe Gabe von Opioiden, eher nicht on demand
Primoid X guckt auf seine Uhr.
Opioide sollten möglichst in fixen Zeitintervallen verabreicht werden und nicht on demand. So wird eine konstante Schmerzreduktion erreicht. Eine ungenügende Analgesie erhöht die Wahrscheinlichkeit des wiederholten Nachfragens (Pseudoabhängigkeit). Primoid X schaut wann er weitere Schmerzpille einwerfen muss.

9 Reserve für Schmerzspitzen, ⅙ bis ⅓ der Tagesdosis

Reserve-Waffe mit drei Gewehrläufen

Als Reserve bei Schmerzspitzen, z.B. Durchbruchschmerzen bei Tumorpatienten, sollte ein Drittel der Tagesdosis zur Verfügung stehen. Reicht dies nicht, wird die Basisdosis erhöht. Nicht-Tumorpatienten erhalten keine unretardierten Präparate als Bedarfsmedikation. An Primoids Bein lehnt ein heftiger Space-Blaster mit drei Läufen. Dieser raucht, denn er hat damit gerade einen Krebs zerschossen, der durch einen Spalt im Boden durchbrechen wollte (Durchbruchschmerzen). Hier galt es die Sofort-Munition zu verwenden (unretardierte Präparate).

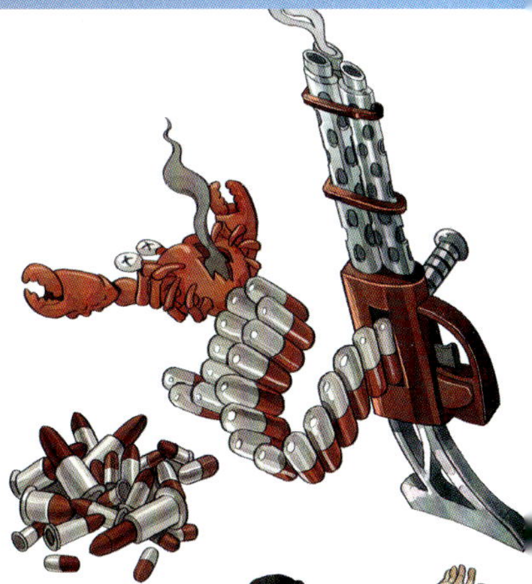

10 Starke Opioide: keine Tageshöchstdosis definiert, sondern schmerzlindernde Dosis

Munitions-Haufen reicht für alle Schmerzteufel

Für starke Opioide sind keine Tageshöchstdosen definiert. Die adäquate Dosis ist jene, die den Schmerz lindert. Für sehr hohe Dosen fehlen Studien; Vorsicht ist geboten. Neben Primoid X liegt genug Munition und ein Haufen toter Schmerzteufel.

11 Retardierte Präparate haben weniger Suchtpotential

Munition mit Zeitzünder, unbeachtet vom Süchtigen

Retardierte Opioid-Präparate haben ein geringeres Suchtpotential! Sie fluten weniger schnell an, Patienten verspüren keinen Kick! Eine Indikation für unretardierte Opioide ergibt sich zur Dosisfindung, gerade in WHO-Stufe 2. Eine Ausnahme bilden Durchbruchschmerzen bei Tumorpatienten. Diese benötigen einen schnellen Wirkungseintritt. Opioide, aber auch Menschen, nutzen die schnelle Munition gerne für spontane, lustige Feuerwerke. Die Munition mit Zeitzünder bringt weniger Spaß. Ein süchtiger Mensch wirft die Zeitzünder-Munition hinter sich.

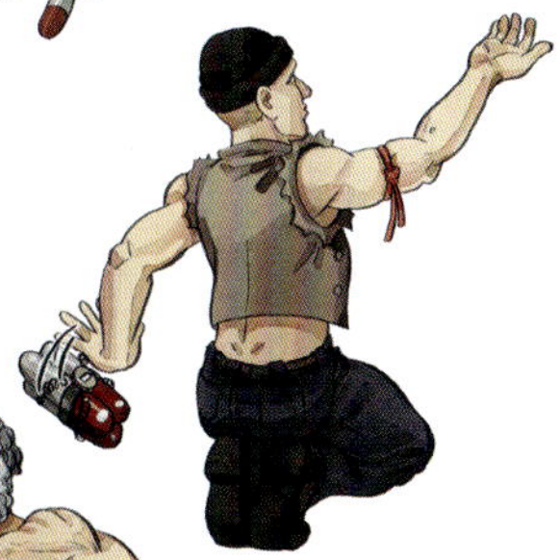

12 Halbe Anfangsdosis bei Älteren

Älterer Herr halbiert Patrone

Bei älteren Patienten sollte die Anfangsdosis halbiert werden. Ein 80-jähriger Patient ist doppelt so empfindlich für die zentralsedierende Opioid-Wirkung wie ein 40-jähriger – bei gleicher Plasmakonzentration. Ein älterer Herr neben Primoid X halbiert eine Patrone (halbe Dosis bei Älteren).

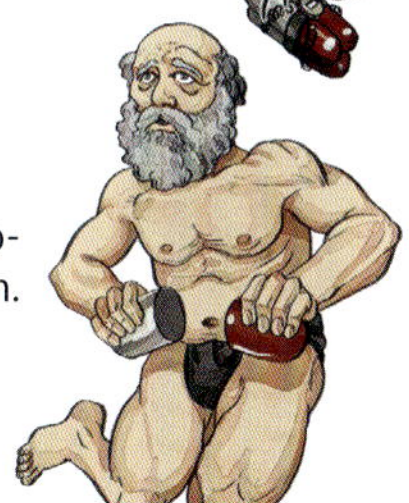

13 Dosisreduktion bei Leberinsuffizienz, spezielles Vorgehen bei Niereninsuffizienz

Leber-Kind entlädt Munition aus Waffe; Niere im Suff balanciert Munition

Bei Leberinsuffizienz gilt es die Dosis fast aller Opioide um 50-75% zu reduzieren. Leberinsuffizienz ist hier definiert als Child-Pugh-Stadien B und C. Einzelne Substanzen (Codein, Tilidin, Tramadol) gilt es bei Leberinsuffizienz zu meiden – Ausnahme stellen Kombinationen mit Naloxon dar, die teils weitergegeben werden können. Bei Niereninsuffizienz gilt es die pharmakologischen Eigenschaften der einzelnen Opioide zu berücksichtigen. Eine Ausnahme ist das starke Opioid Buprenorphin. Es wird biliär ausgeschieden. Eine kindliche Leber (engl. child) halbiert die Munition aus einer weiteren Waffe (Reduktion um 50%). Hund Nalo mit Socken (engl. socks, Naloxon) an den Pfoten kickt ihm wieder eine Patrone zu – wenn er dabei ist, braucht es keine Reduktion. Eine Niere im Suff balanciert mit einer weiteren Munitionshülse (bei Niereninsuffizienz Dosierungen hinterfragen).

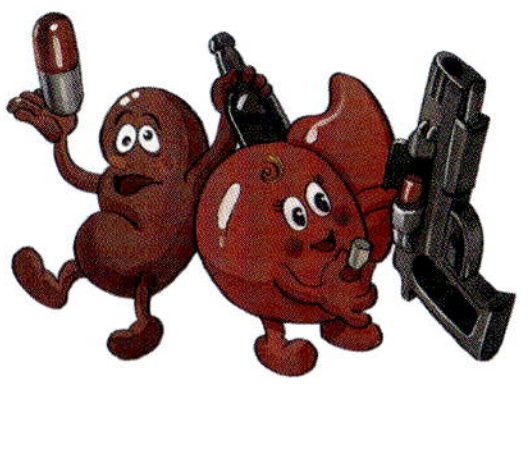

14 CYP2D6-Polymorphismus bei 10% der weißen Bevölkerung

Fax mit 2D Zypresse

10% der weißen Bevölkerung hat einen CYP2D6-Polymorphismus. Dies bedingt teils einen schnelleren oder langsameren Abbau bzw. eine schnellere oder langsamere Aktivierung der Opioide, die CYP2D6-abhängig metabolisiert werden. Einzelne Substanzen sind somit wirkungslos. Bei anderen kommt es zu intoxikationsartigen Symptomen. Die Opioid-Helden bekommen einen gezeichneten Hinweis per Fax: Eine zweidimensionale Zypresse, auf der ein Opioid-Held aufgespießt ist (schneller Abbau), piekst einen weiteren Opioid-Helden in den Po und macht ihm Beine (schnellere Aktivierung).

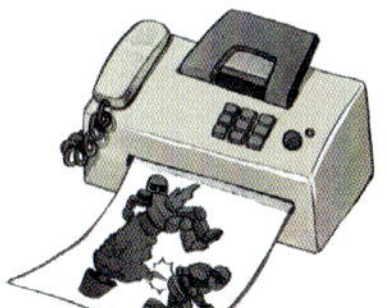

15 Überspringen schwacher Opioide klinisch sinnvoll

Kräftiger Opioid-Held überspringt mit Jetpack schwächere Helden

Das WHO-Stufenschema empfiehlt zunächst schwache, dann starke Opioide einzusetzen – in Kombination mit Schmerzmitteln der WHO-Stufe 1. Einige schwache Opioide haben ungünstige Interaktionen oder unerwünschte Effekte (genannt wird zum Beispiel der zentrale serotonerge Effekt von Tramadol). Einige der Opioid-Helden trainieren und überspringen schwächere mit Hilfe ihres Jet Packs (Überspringen schwacher Opioide).

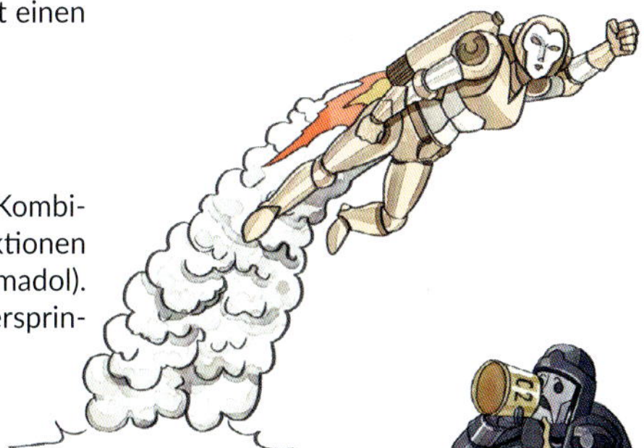

16 Auch schwache Opioide haben ein Missbrauchspotential

Der schwächere Opioid-Held trinkt Alkohol.

Wie bei allen Opioiden besteht auch bei schwachen Opioiden ein Missbrauchspotential. Der schwächere Opioid-Held, der übersprungen wird, leidet an einem Minderwertigkeitskomplex und fängt an zu trinken; hat also ein Suchtpotential.

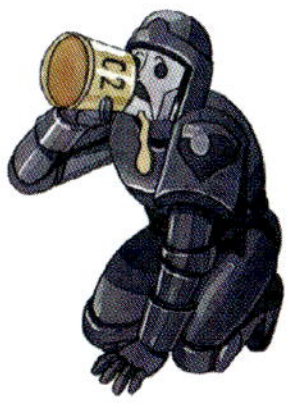

17 Morphin bei Herzinfarkt (umstritten)

Liebhaberin mit gebrochenem Herzen

Die kardiovaskulären Effekte von Morphin sind gering; jedoch senkt es den Sauerstoffverbrauch im Herzen über Reduktion der Herzfrequenz, des Blutdrucks und Herzzeitvolumen. Dies hat somit einen hämodynamisch günstigen Effekt bei Herzinfarkt. Die Anwendung bei Herzinfarkten ist jedoch umstritten. Eine Frau mit gebrochenem Herzen wartet darauf, vom Moor-Delfin gerettet zu werden (Morphin bei Herzinfarkt). Sie sitzt im Hintergrund (Bedeutung von Morphin umstritten).

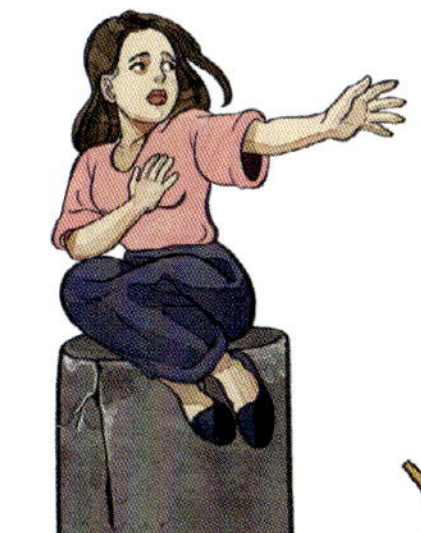

18 Morphin ist Goldstandard der Opioidtherapeutika

Skulptur im Altar: Moor-Delfin ist aus Gold

Der Verordnungsanteil von Morphin nimmt zugunsten neuerer Präparate ab. Laut "Der Arzneimittelbrief" basiert dies nicht auf den Ergebnissen kontrollierter, unabhängiger klinischer Studien mit dem Nachweis einer Überlegenheit gegenüber dem deutlich kostengünstigeren Morphin, sondern "in erster Linie auf den intensiven Marketingaktivitäten der pharmazeutischen Unternehmen".

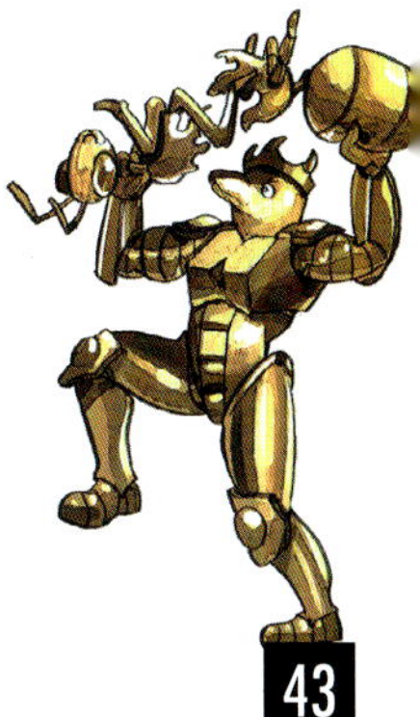

Buprenorphin ist ein Partialagonist – es besetzt Opioidrezeptoren, ohne die volle Wirkung zu erzielen.

Buprenorphin hat die höchste Affinität zum Opioid-Rezeptor. Buprenorphin verdrängt andere Opioide und kann von diesen nicht verdrängt werden, genauso wenig von Opioid-Antagonisten wie Naloxon. Wirkungen von Buprenorphin sind somit nicht antagonisierbar und die Schmerztherapie durch Buprenorphin kann nicht eskaliert werden, bis dieses vollständig ausgeschieden ist – es wird langsam biliär eliminiert und unterliegt dem entero-hepatischen Kreislauf. Dafür ist bei Niereninsuffizienz keine Dosisanpassung nötig.

30

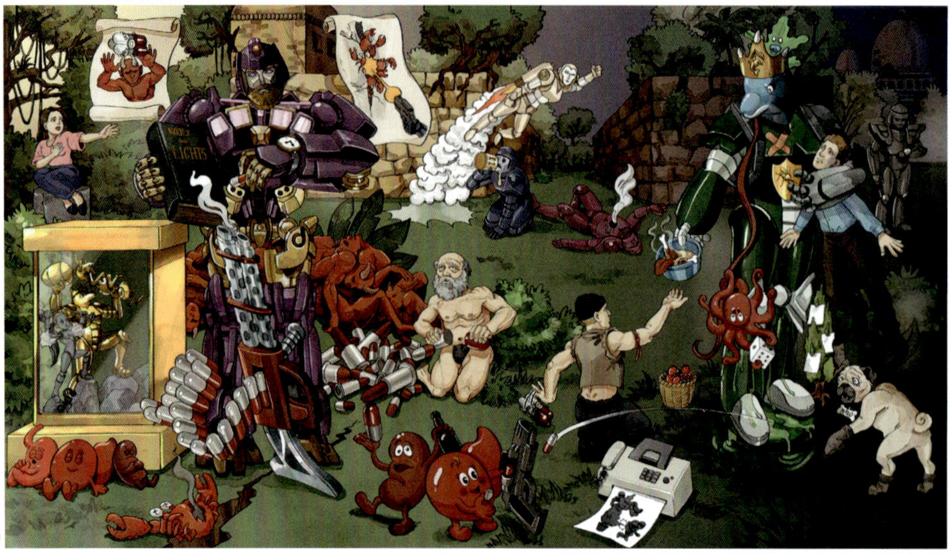

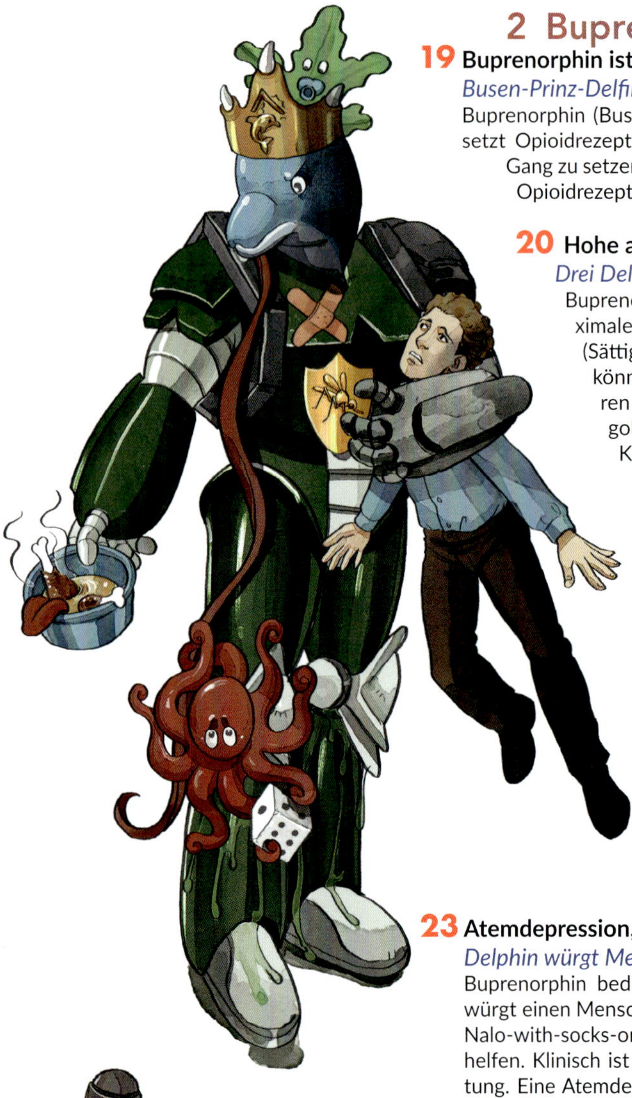

2 Buprenorphin

19 Buprenorphin ist ein Partialagonist

Busen-Prinz-Delfin trägt Panzer-Gerüst

Buprenorphin (Busen-Prinz-Delphin) ist ein Partialagonist (Panzergerüst). Das heißt Buprenorphin besetzt Opioidrezeptoren und imitiert die Opioidwirkung, ohne jedoch die volle Transmitterwirkung in Gang zu setzen. Buprenorphin hat daher teils antagonistische Effekte, zumal es andere Opioide vom Opioidrezeptor verdrängen kann.

20 Hohe analgetische Potenz, geringere maximale Analgesie

Drei Delfin-Zähne auf der Krone des Busen-Prinzen-Delfins; Baby-Alge

Buprenorphin hat eine 30 bis 70-fache analgetische Potenz im Vergleich zu Morphin. Die maximale erreichbare Analgesie ist als Partialagonist jedoch geringer. Grund ist der ceiling-Effekt (Sättigungseffekt): Das Maximum der Dosis-Wirkungs-Kurve ist erreicht, Nebenwirkungen können jedoch weiter zunehmen. Die Krone des Busen-Prinz-Delfins (Buprenorphin) zieren drei Moor-Delfin-Zähne (30-fache Potenz von Morphin). Auf der Krone selbst ist ein goldener Moor-Delfin abgebildet, der gegen eine Decke springt (ceiling-Effekt). In der Krone sitzt eine kleine Baby-Alge mit Schnuller (geringe maximale Analgesie).

21 Lange Wirkdauer von 6-8 Stunden

Trägt lange Haarsträhne mit Würfel und Oktopus

Buprenorphin hat eine lange Wirkdauer von 6-8 Stunden. Der Busen-Prinz-Delfin hat eine lange, rote, wertvolle Haarsträhne (lange HWZ), an welcher ein Oktopus hängt (acht Arme für 8 Stunden). Der Oktopus hält wiederum einen sechsseitigen Würfel.

22 Höchste Affinität zu μ(mü)-Opioid-Rezeptoren (MOR)

Busen-Prinz-Delfin hat sich Mücken-Wappen gekrallt

Buprenorphin hat die höchste Affinität zu μ(mü)-Opioid-Rezeptoren (MOR). Es ist daher weder antagonisierbar, noch kann es durch höherpotente Opioide verdrängt werden. Jedoch aktiviert Buprenorphin selbst den MOR nur partiell. Der Busen-Prinz-Delfin gönnt seinen Brüdern und Schwestern die drei Gegenstände nicht, über die sie ihre Kraft entfalten. Er hat sich das Mücken-Wappen (MOR) geklaut und drückt es mit seinem versteinerten, linken Arm fest an sich.

23 Atemdepression, nicht oder nur partiell Naloxon-antagonisierbar

Delphin würgt Menschen; Hund Nalo-with-socks-on kann nicht in versteinerten Arm beißen

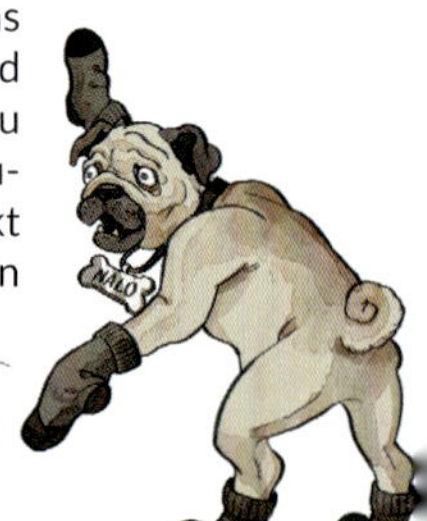

Buprenorphin bedingt eine Atemdepression (die Schattenseite des Busen-Prinz-Delfins würgt einen Menschen), die nicht oder nur partiell durch Naloxon antagonisierbar ist. Hund Nalo-with-socks-on kann nicht in den versteinerten Arm beißen, um dem Menschen zu helfen. Klinisch ist eine Atemdepression durch Buprenorphin jedoch von geringer Bedeutung. Eine Atemdepression unter Opioidtherapie ist vor allem MOR-vermittelt. Hier wirkt Buprenorphin jedoch nur als Partialagonist mit geringer Aktivität. Probleme entstehen in Kombination mit Benzodiazepinen oder Alkohol.

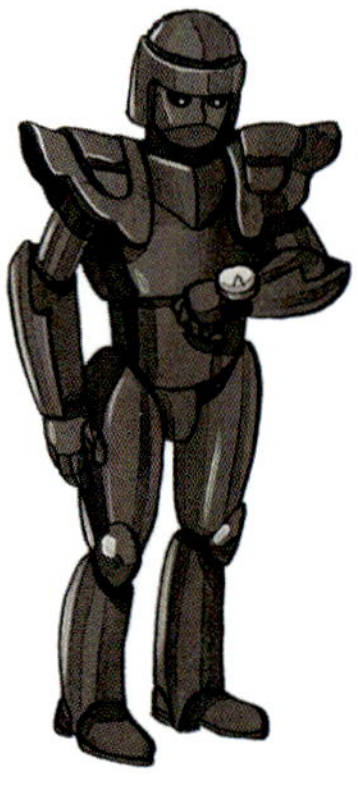

24 Buprenorphin wird nicht durch potententeres Opioid verdrängt, hohe Affinität

Anderer Held im Hintergrund muss auf seinen Einsatz warten.

Buprenorphin hat eine hohe Affinität zu MOR. Höher potente Opioide können Buprenorphin somit nicht vom MOR verdrängen. Die Wirkung muss abgewartet werden. Daher muss bei einer Schmerztherapie mit Buprenorphin von Anfang an auf eine ausreichende Dosierung geachtet werden. Sein fähiger Kollege im Hintergrund muss abwarten und schaut auf seine Uhr (keine Verdrängung, auch nicht durch potentere Opioide).

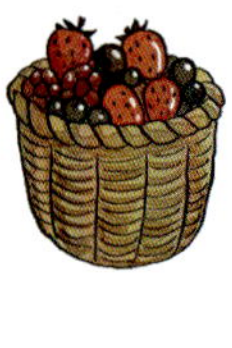

25 Moderate Obstipation

Kleiner Obstkorb

Buprenorphin führt weniger zur Obstipation als andere Opioide (kleiner Obstkorb).

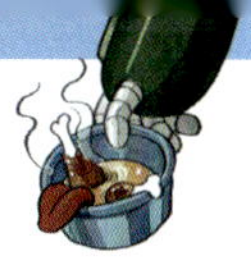

26 Geeignet zur Suchttherapie

Lichtseite gibt Süchtigem Essen

Buprenorphin flutet langsam an und erzeugt nur schwache Entzugssymptome. Buprenorphin ist somit zur Substitutionstherapie bei Sucht geeignet. Der Busen-Prinz-Delphin füttert einen Suchtkranken.

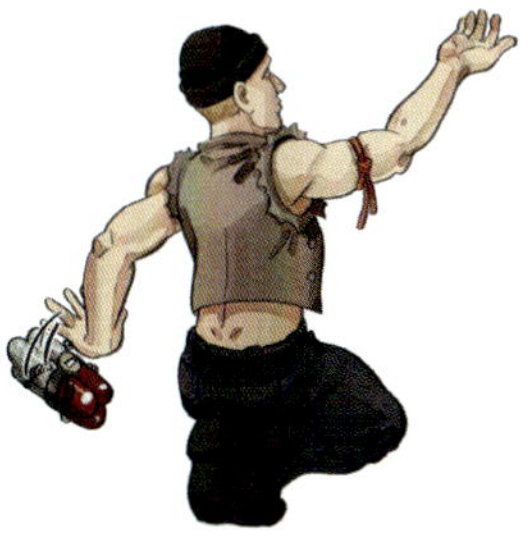

27 Sublinguale oder parenterale Gabe

Suppe mit Zunge drin und ein paar Entenbeinen

Buprenorphin ist sublingual verfügbar (in der Suppe schwimmt eine Zunge). Nach dem Schlucken der Tablette wird der Wirkstoff fast komplett durch den First-Pass-Effekt inaktiviert. Die orale Bioverfügbarkeit ist gering. Daher verabreicht man Buprenorphin auch parenteral (Paar Entenbeinchen in der Suppe).

28 Buprenorphin-Pflaster

Pflaster auf Brust

Buprenorphin ist als Pflaster verfügbar. Die kontrollierte Mengenabgabe führt zur gleichbleibenden Analgesie über 96 Stunden. Die Abgabemenge ist proportional zur Pflastergröße. Es entsteht ein Hautdepot.

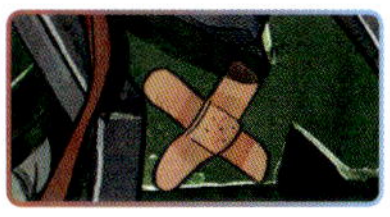

29 CYP3A4-Interaktion, biliäre Ausscheidung, enterohepatischer Kreislauf

Zypresse mit 3 A4-Blättern, grüner, kreisförmiger Fluss

Buprenorphin wird hepatisch verstoffwechselt. CYP3A4 ist beim Abbau involviert und wird durch Buprenorphin gehemmt. Der grüne Gallensee hemmt das Wachstum der Zypresse mit 3 A4-Blättern. Wechselwirkungen mit diversen CYP3A4-abhängigen Medikamenten sind möglich. Buprenorphin wird mehrheitlich biliär ausgeschieden (Delphin tropft in den grünen See). Daher stellt die Niereninsuffizienz keine Kontraindikation dar. Es unterliegt dem enterohepatischen Kreislauf (kreisförmiger See mit grüner Flüssigkeit). Demnach ist die Ausscheidung verlangsamt.

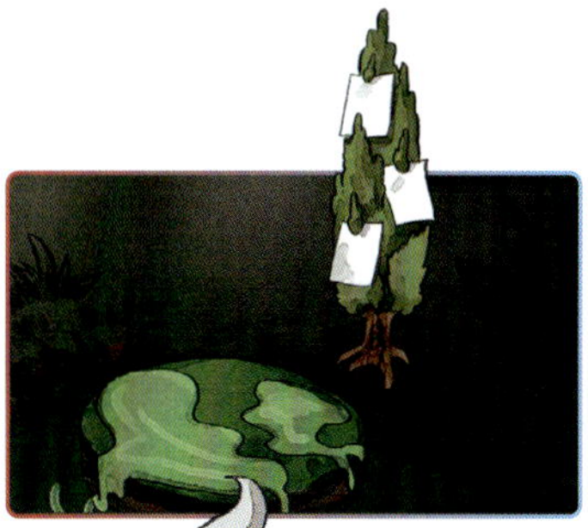

30 Keine Abwechslung oder Kombination von reinen und partiellen Agonisten

Erschossener Opioid-Held, der die Seite wechseln wollte

Reine und partielle Agonisten dürfen nicht abwechselnd oder kombiniert gegeben werden. Buprenorphin würde als partieller Agonist die reinen Agonisten (unter anderem Pethidin, Morphin, Oxycodon) vom Rezeptor verdrängen, da es die höchste Rezeptoraffinität zu µ-Opioid-Rezeptoren hat. Der Klanführer Primoid X erlaubt es nicht, dass andere Helden auf die Seite des Busen-Prinz-Delfins wechseln und hat einen Überläufer erschossen.

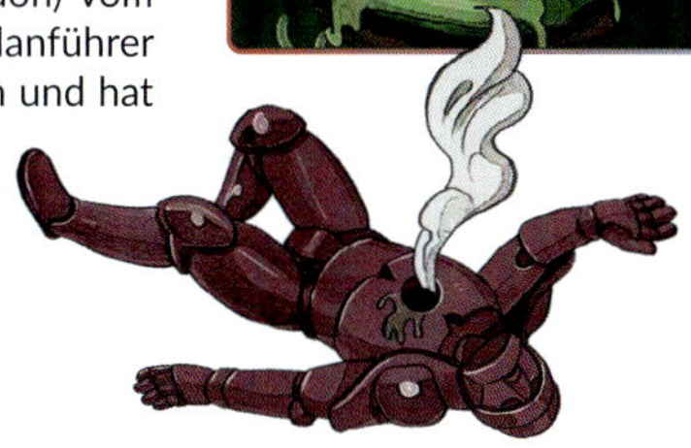

Quintessence

Klinische Aspekte

Q1 Die analgetische Potenz der Opioide entspricht ihrer relativer Wirkstärke im Vergleich zu Morphin, gezeigt am Altar: Die Opioid-Helden vergleichen sich mit dem Moor-Delfin.

Q2 Opioide haben eine maximal erreichbare Analgesie, die Drama-Doll, eine Opioid-Heldin der zweiten Stufe, kann nicht mehr Kraft aufwenden, ihre Muskeln bersten.

Q3 Opioide sollten möglichst oral gegeben werden, der Oberste Weise, Primoid X nimmt gerade oral ein Pille ein.

Q4 Die fixe Gabe von Opioiden ist zu bevorzugen, sie sollten eher nicht on demand gegeben werden, Primoid X schaut auf die Uhr, ob es schon Zeit ist.

Q5 Reserve für Schmerzspitzen ⅙ bis ⅓ der Tagesdosis, Primoid X hat eine Reserve-Waffe mit drei Läufen, einer der drei qualmt, für ein Drittel.

Q6 Für starke Opioide gilt: Es gibt keine Tageshöchstdosis – die richtige Dosis ist jene, welche die Schmerzen lindert, hier gezeigt durch den riesigen Munitions-Haufen.

Q7 Retardierte Präparate haben weniger Suchtpotential, retardierte Munition bringt keinen Spaß und macht die Menschen nicht abhängig. Der Suchti wirft eine Zeitbombe weg.

Q8 Dosisreduktion bei Leberinsuffizienz, spezielles Vorgehen bei Niereninsuffizienz, die Leber reduziert hier die Waffenladung, die Niere im Suff hantiert mit der Munition – eine gefährliche Sache.

Q9 Reine und partielle Agonisten, sprich Buprenorphin, dürfen nicht abgewechselt oder komibiniert werden. Grund ist, dass partielle Agonisten die reinen Agonisten verdrängen, sodass diese nicht mehr wirksam sind. Der Opioid-Klanführer erlaubt keinen Wechsel auf die Seite des Helden in Panzergerüst (für Partialagonist).

Buprenorphin

Q10 Buprenorphin ist ein Partialagonist, hier der Busen-Prinz-Delfin, er hat ein Panzergerüst (für Partialagonist).

Q11 Buprenorphin hat die 30-70fache analgetische Potenz von Morphin und zählt zu den starken Opioiden, hier der starke Opioid-Held mit Krone mit drei Delfinzähnen.

Q12 Buprenorphin hat jedoch eine geringere maximale Analgesie, daher die kleine Alge in seiner Krone.

Q13 Die höchste Affinität hat Buprenorphin zu µ(mü)-Opioid-Rezeptoren, MOR, der Busen-Prinz-Delfin hält mit seinem versteinerten Arm ein Mücken-Wappen ganz fest.

Q14 Die durch Buprenorphin verursachte Atemdepression ist nicht oder nur partiell durch Naloxon antagonisierbar, der Busen-Prinz-Delfin würgt einen Menschen, Hund Nalo-with-socks-on (Naloxon) kann dabei nichts machen.

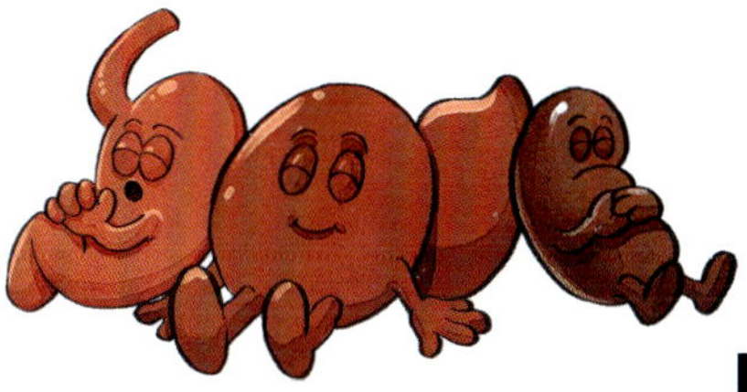

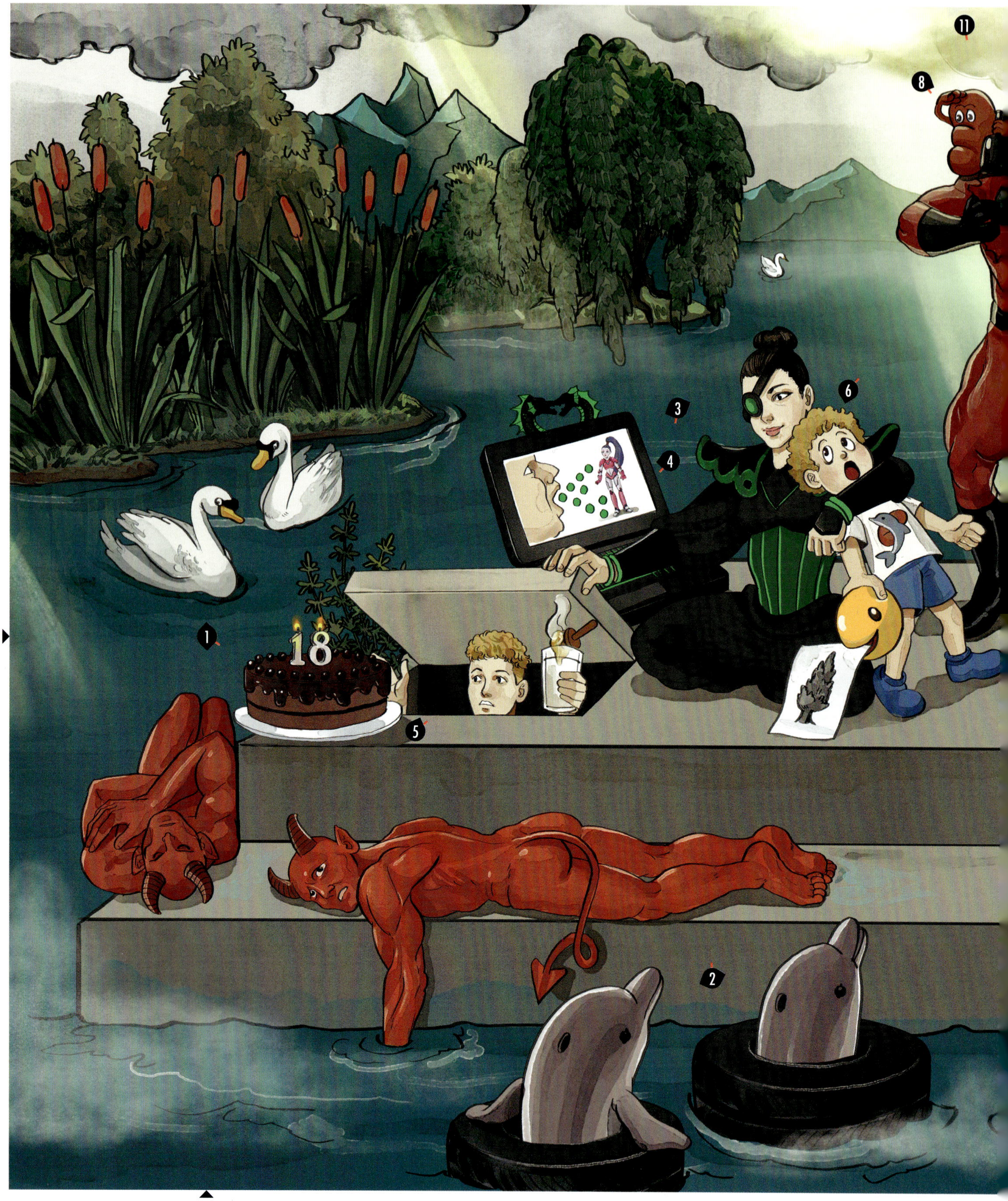

Opioide

Schwache Agonisten

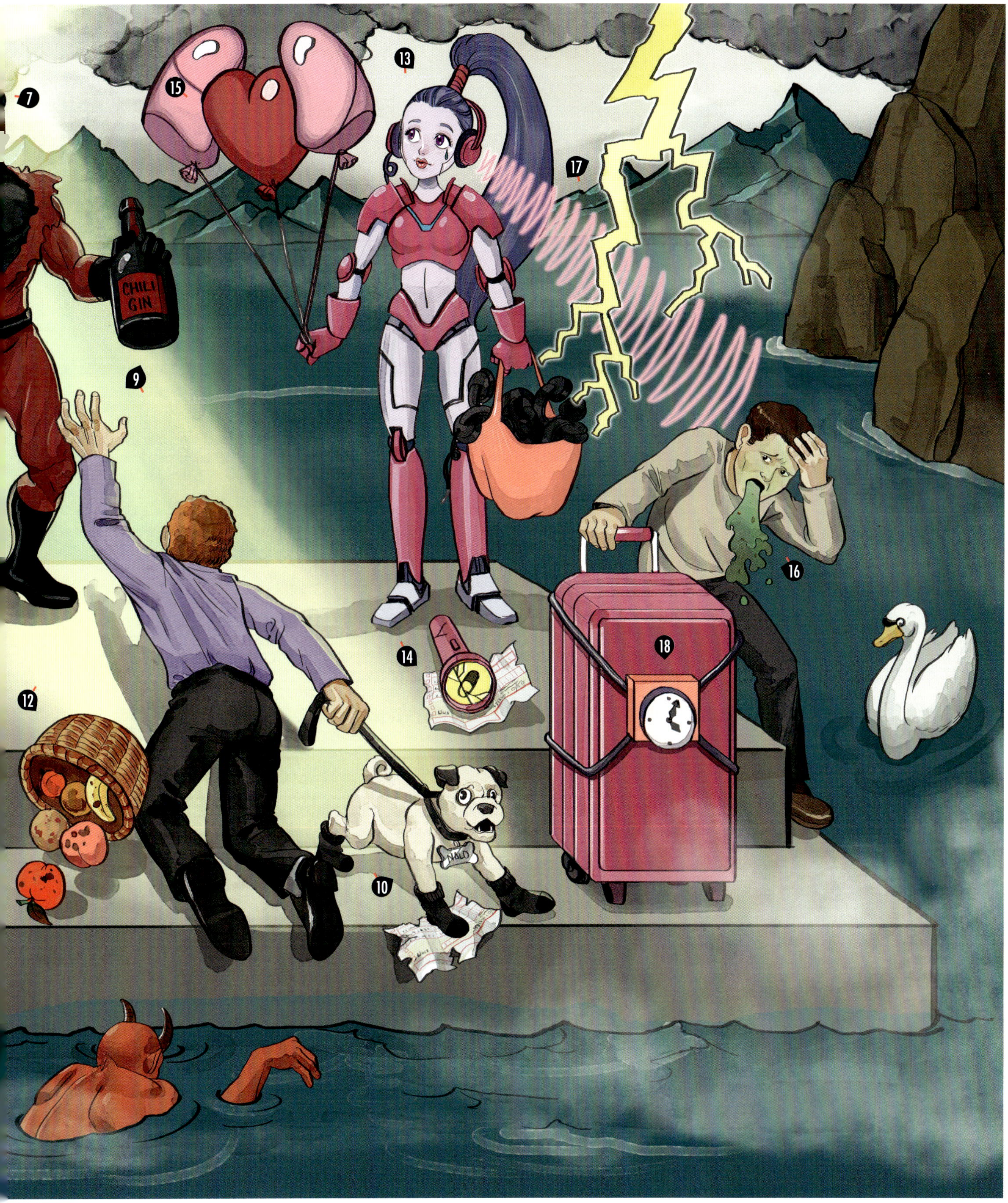

Heldenzwist am Schwanensee: Coding-Helding, Chili-Gin-Held & die Drama-Doll
Drei schwächere Opioid-Helden erholen sich auf einer zweistufigen Plattform im Schwanensee. Diese stehen ihren kräftigeren Kollegen jedoch in nichts nach. Gerade haben sie den Kampf gegen die kleineren Schmerzteufel gewonnen. Es beginnen ein paar Streitigkeiten zwischen den dreien: Wir sehen, wie die Coderin die Tussi hackt – damit gemeint ist die Drama-Doll, in ihrem rosa Outfit. Sie meint es gut mit den Menschen und organisiert eine Silent-Disko. In der Mitte, dazwischen, sehen wir den sich häutenden Chilli-Gin-Opioid-Helden, berüchtigt für sein scharfes Getränk, das einen Menschen süchtig macht. Da hilft nur Hund Nalo.

Schwache Opioide sind teils frei verkäuflich, mehrheitlich jedoch ebenfalls betäubungsmittelpflichtig (BTM).

Denn: Auch schwache Opioide haben ein Suchtpotential. Zu den schwachen Opioiden zählen: Codein und Dihydrocodein, beide wirken als potentes Antitussivum, sind für Jugendliche jedoch ungeeignet. Antitussive Alternativen sind zu bevorzugen. Tilidin und Tramadol sind schwache Opioide, die teils nicht BTM-pflichtig sind. Unretardiertes Tilidin hat ein hohes Suchtpotential. Bei Tramadol gilt es u.a. auf serotoninerge Effekte zu achten; diese bedingen vermehrte UAW wie Übelkeit und Erbrechen und Wechselwirkungen mit anderen serotoninergen Substanzen wie den SSRI bis hin zum Serotonin-Syndrom.

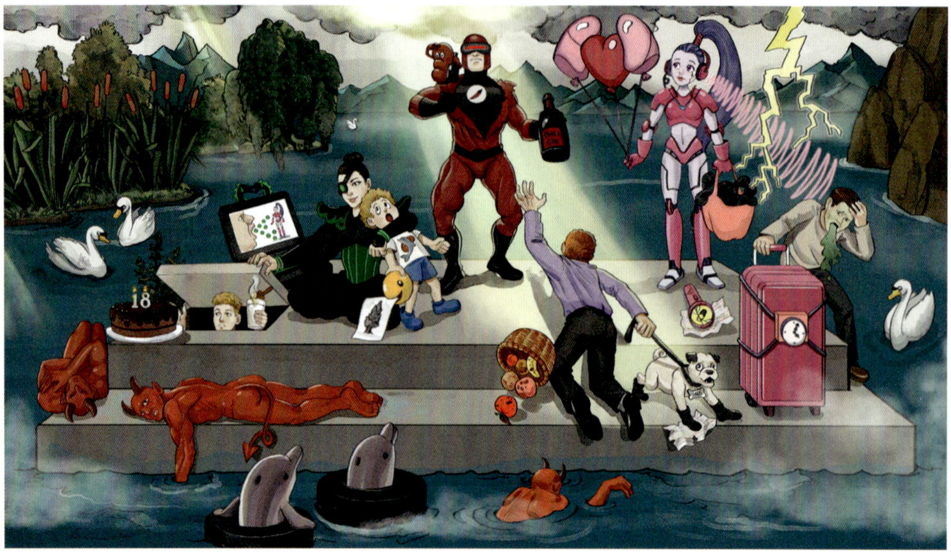

18

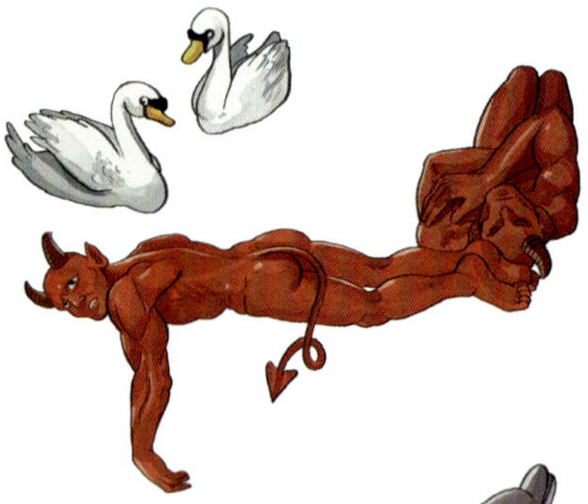

1 **Schwache Opioide sind Analgetika der WHO-Stufe 2**

Schwache Opioid-Helden auf zweistufigem Podest, umgeben von Schwänen

Schwache Opioide sind Analgetika der Stufe 2 des WHO-Stufenschemas der Schmerztherapie. Ihre Indikationen sind starke bis sehr starke Schmerzen. Die schwächeren Opioid-Helden haben keine so ausgeprägte Statur wie die Starken. Sie sind der Menschheit aber dennoch dienlich in der Bekämpfung der Schmerzteufel, wobei auch sie ihre Schattenseiten haben. Unsere Szene spielt auf einer zweistufigen Plattform (WHO-Stufe 2), umgeben von Schwänen (Schwanenform für 2). Hier ruhen die Helden sich aus, nachdem sie die Schmerzteufeln besiegt haben. Es beginnen jedoch ein paar Streitigkeiten zwischen den drei Helden.

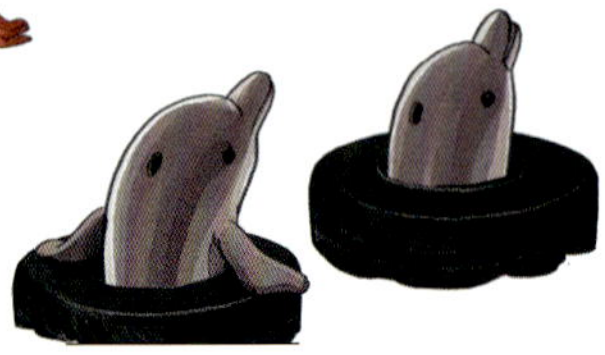

2 **0,2-fache Potenz im Vergleich zu Morphin**

Zwei Moor-Delfine in Reifen

Die hier gezeigten, schwachen Opioide Codein/Dihydrocodein, Tilidin und Tramadol haben in etwa die 0,2-fache Potenz der Referenzsubstanz Morphin. Aus dem Wasser schauen zwei Moor-Delfine durch einen im Wasser schwimmenden Reifen stellvertretend für die 0,2-fache analgetische Potenz im Vergleich zu Morphin.

1 Codein und Dihydrocodein

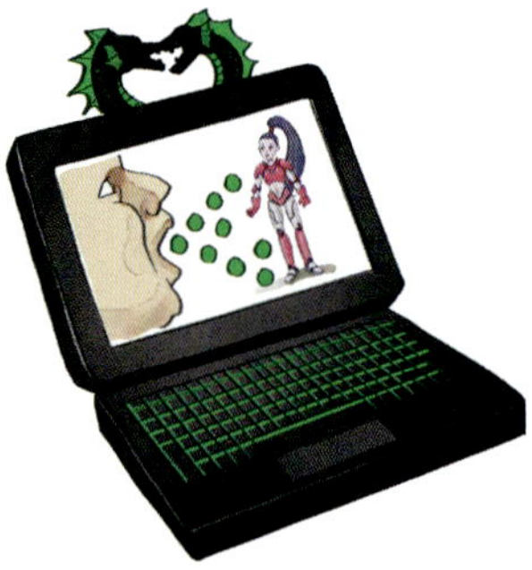

3 **Codein und Dihydrocodein**

Coderin mit ihrem Coding-Laptop und zwei Hydras

Codein und Dihydrocodein sind schwache Opioide und haben die 0,2-0,3-fache Potenz von Morphin. Im Folgenden wird auf Codein eingegangen (Dihydrocodein hat ähnliche Eigenschaften). Die Coderin (Codein) ist eine der schwächeren Opioid-Heldinnen. Dafür kann sie gut hacken. Sie hat ihren Laptop mitgebracht, den zwei Hydras zieren – Di-Hydra-Coding (Dihydrocodein).

4 **Codein/Dihyodrocodein wirkt stark antitussiv**

Coding-Opioid hat stark was gegen Tussis.

Codein hat einen starken antitussiven (hustenstillenden) Effekt. Daher ist Codein als Antitussivum im Handel verfügbar. Die Coderin hat etwas gegen Tussis (Antitussiv) und hackt kurzerhand die Drama-Doll (Tramadol).

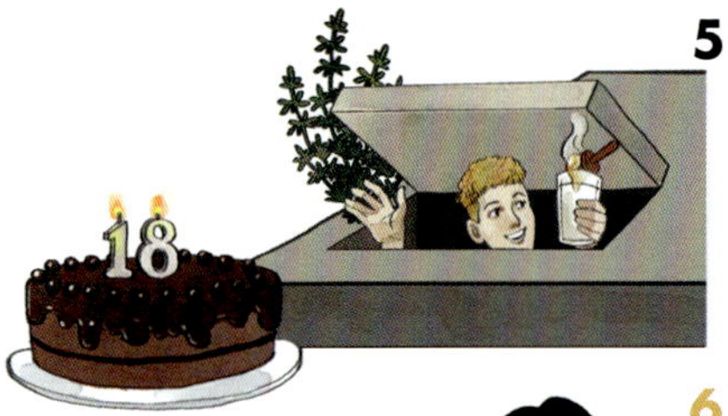

5 **Codein bis 18 Jahre kontraindiziert – Alternativen sind vorhanden**

18-jähriger unter Bodenluke

Patienten sind darauf hinzuweisen, dass Husten durchaus seine Berechtigung haben kann ("Abhusten") und Hausmittelchen vielfach dieselben Effekte erbringen – unter 18 Jahren ist Codein kontraindiziert; warme Milch mit Thymian und Honig ist eine Alternative. Aus dem Boden will ein unter 18-jähriger bei der Coderin auf die "Bühne" kommen. Die Coderin versperrt jedoch die Luke. In seiner Hand hält der Junge ein Glas Honigmilch; um die Luke wächst Thymian.

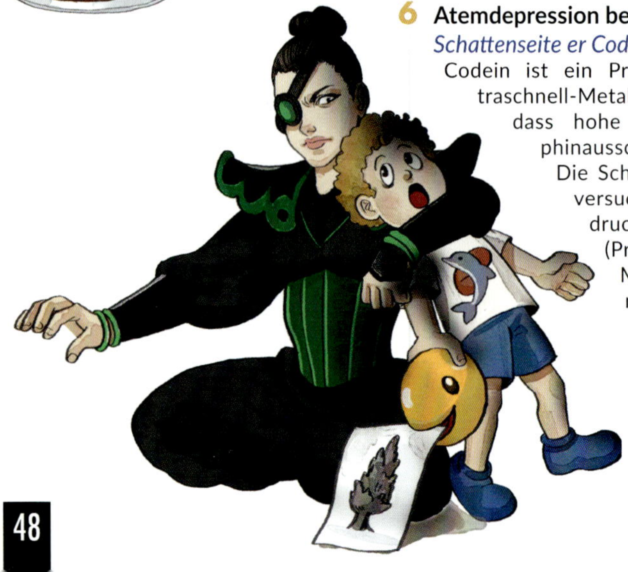

6 **Atemdepression bei Kleinkindern und CYP2D6-Polymorphismus**

Schattenseite er Coderin würgt Kind, das eine 2D Zypresse mit gefräßigem Spielzeug greift

Codein ist ein Prodrug zu Morphin. Bei CYP2D6-Polymorphismus wird Codein bei Ultraschnell-Metabolisierern (3% der Bevölkerung) rasch in Morphin umgewandelt, sodass hohe Morphindosen im Körper akkumulieren. Bei Kindern ist die Morphinausscheidung über die Niere verlangsamt (CAVE: Atemdepression). Die Schattenseite der Coderin würgt ein kleines Kind (Atemdepression). Das Kind versucht, mit einem Spielzeug eine Nachricht der Coderin zu greifen: Einen Ausdruck mit einer 2D-Zypresse (CYP2D). Das Spielzeug ist ein gefräßiger Pacman (Problem durch Ultraschnell-Metabolisierer). Das Shirt des Kindes ziert ein Moor-Delfin (Morphin-Umwandlung), dieser wird von einer Niere umklammert (Akkumulation von Morphin durch verlangsamte renale Ausscheidung).

2 Tilidin

7 Tilidin mit aktivem Metabolit Nortilidin

Chili-Gin-Opioid-Held; zweites Gewand in schwarz

Tilidin ist ebenfalls ein schwaches Opioid und hat die 0,2-fache analgetische Potenz von Morphin. Tilidin wird hepatisch (CAVE: Leberinsuffizienz) in den aktiven Metabolit Nortilidin umgewandelt. Der tolle Chili-Gin-Opioid-Held (Tilidin) ist Chili-Gin abhängig. Er hält eine Flasche davon in der linken Hand. Mit der anderen häutet er sich gerade. Unter seiner roten Rüstung, kommt eine schwarze Rüstung mit einem Chili-Symbol zum Vorschein (Nortilidin).

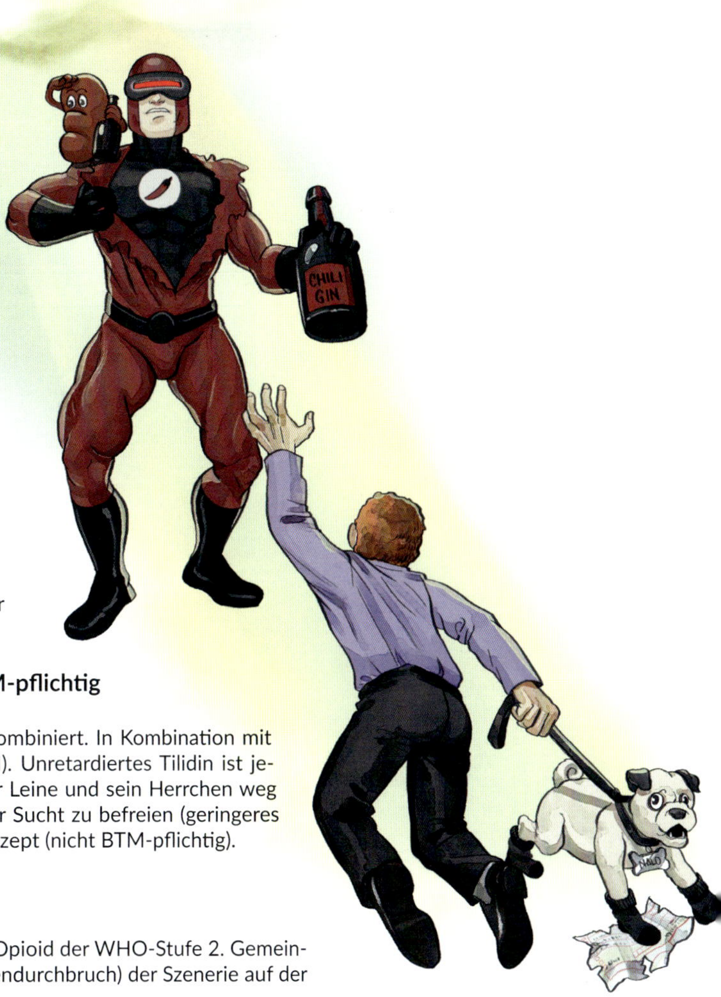

8 Keine Anpassung bei Niereninsuffizienz.

Fröhliche Niere im Suff auf des Helden Schulter

Auch Nortilidin wird in der Leber weiter abgebaut und zum analgetisch inaktiven Bisnortilidin verstoffwechselt. Eine Anpassung bei Niereninsuffizienz ist nicht nötig. Auf der Schulter des Helden sitzt eine fröhliche Niere im Suff (keine Anpassung bei Niereninsuffizienz).

9 Hohes Suchtpotential von nicht-retardiertem Tilidin

Chili-Gin süchtiger Mensch

Nicht-retardiertes Tilidin birgt ein hohes Suchtpotential. Ein süchtiger Mensch greift nach der Chili-Gin-Flasche in der Hand des Helden.

10 Retardiertes Tilidin in Kombination mit Naloxon ist nicht BTM-pflichtig

Nalo-with-socks-on zieht Herrchen weg, zertritt BTM-Rezept

Wegen seines Suchtpotentials wird Tilidin in der Regel mit Nalxon kombiniert. In Kombination mit Naloxon ist retardiertes Tilidin nicht Betäubungsmittelpflichtig (BTM). Unretardiertes Tilidin ist jedoch BTM-pflichtig. Hund Nalo-with-socks-on (Naloxon) zieht an der Leine und sein Herrchen weg vom Chili-Gin-Opioid-Helden. Somit kann Nalo helfen, ihn von seiner Sucht zu befreien (geringeres Suchtpotential in Kombination mit Naloxon). Nalo zertritt ein BTM-Rezept (nicht BTM-pflichtig).

11 Tilidin/Naloxon wirksamstes Opioid WHO-2

Chili-Gin und Nalo stehen im Rampenlicht (Wolkendurchbruch)

Tilidin in Kombination mit Naloxon gilt als das wirksamste schwache Opioid der WHO-Stufe 2. Gemeinsam stehen die Charaktere Chili-Gin und Nalo im Rampenlicht (Wolkendurchbruch) der Szenerie auf der zweiten Stufe (Kombination ist wichtigste Opioid der WHO-Stufe 2).

12 Weniger Obstipation bei Kombination mit Naloxon

Obstkorb fällt

In Kombination mit Naloxon treten unter Tilidin weniger Obstipationen auf –hier der Obstkorb, der umfällt, da Hund Nalo sein Herrchen fortzieht.

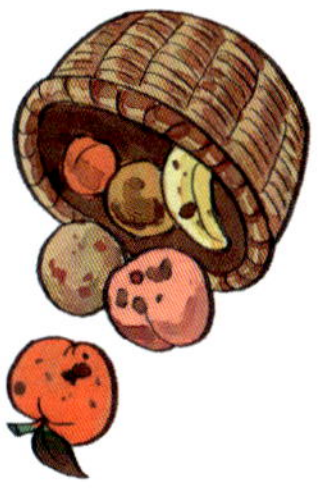

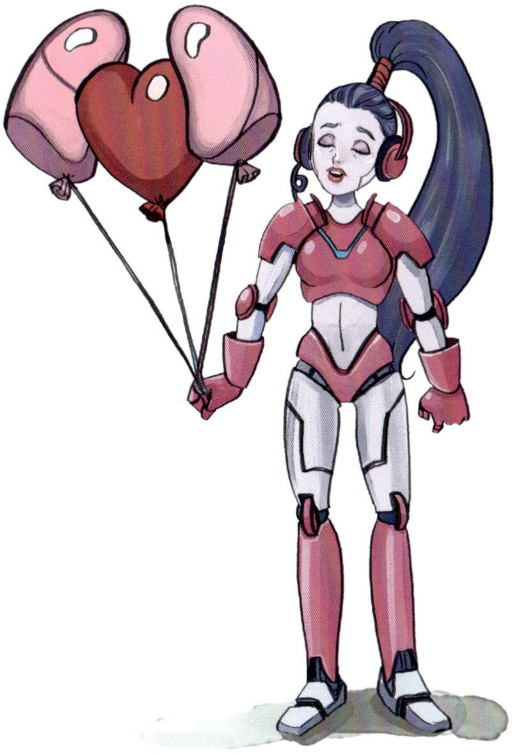

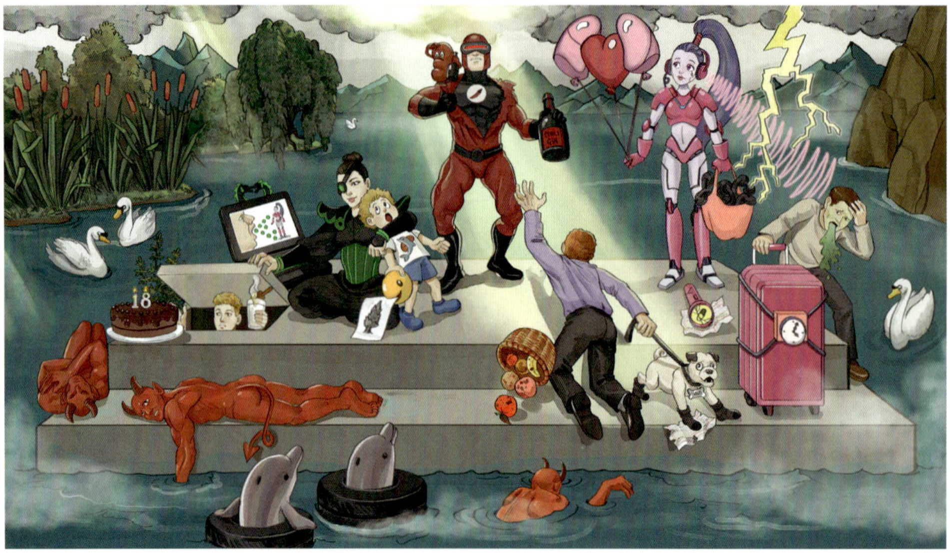

18

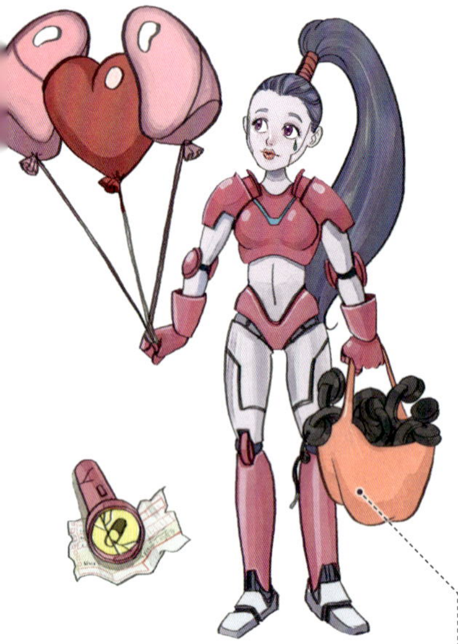

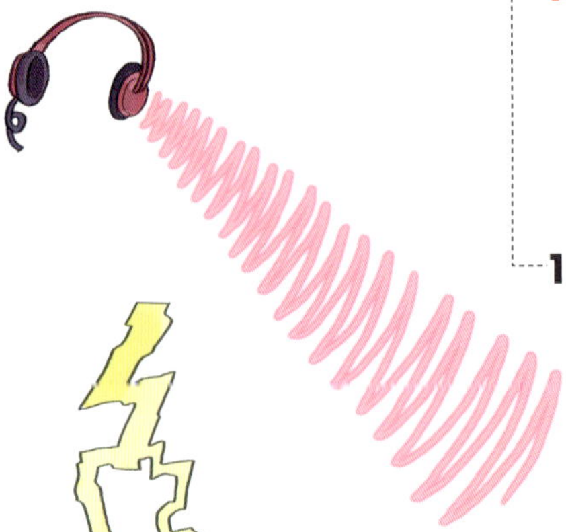

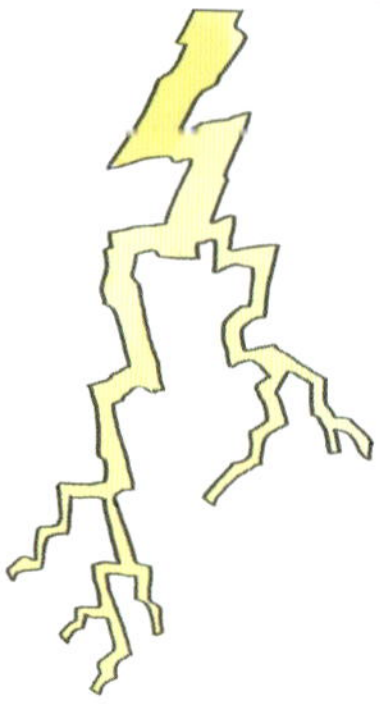

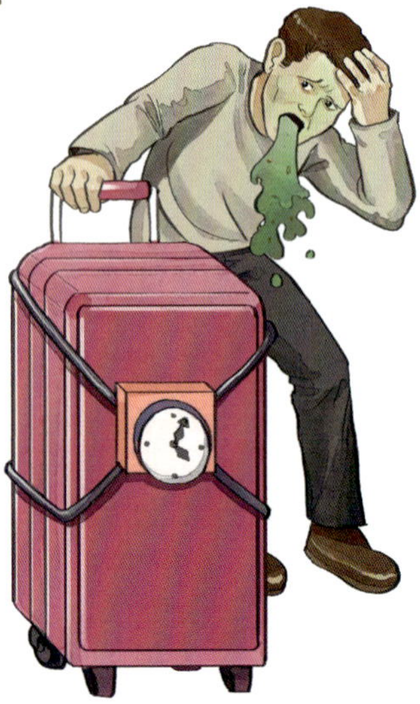

3 Tramadol

13 **Tramadol**

Drama-Doll

Tramadol zählt zu den schwachen Opioiden und hat ebenfalls die 0,1-0,2 fache analgetische Potenz von Morphin. Für Tramadol steht hier die Drama-Doll.

14 **Tramadol ist nicht BTM-pflichtig – geringeres Suchtpotential**

Zerrissenes BTM-Rezept, zerbrochenes Such-Licht

Tramadol ist nicht BTM-pflichtig, da es ein geringes Suchtpotential aufweist. Die Drama-Doll hat ihr Such-Licht zerbrochen – sie ist nicht süchtig. Mit dem Such-Licht kann man in den Himmel leuchten, um die Dealer herbeizurufen. Zu ihren Füßen liegt ein zertretenes BTM-Rezept.

15 **Tramadol führt kaum zu Atemdepression oder kardiovaskulären Effekten**

Propere Lungen- und Herz-Luftballons

Tramadol führt kaum zu Atemdepressionen und hat nur geringe kardiovaskuläre Effekte (kaum Blutdruckabfall oder Bradykardie). Die Licht-Seite der Drama-Doll hält hübsche, wohlgeformte Luftballons in Lungen- und Herzform.

16 **Übelkeit und Erbrechen hoch im Vergleich zu anderen schwachen Opioiden**

Mensch erbricht

Die unerwünschten Wirkungen Übelkeit und Erbrechen treten bei Tramadol im Vergleich zu anderen schwachen Opioiden vermehrt auf. Dies liegt an der serotonergen Wirkung: es hemmt die präsynaptische Aufnahme von Noradrenalin und Serotonin. Die Drama-Doll trägt Zero-Tone-Kopfhörer (serotonerg). Die Musik, die ihre Schattenseite darüber hört, führt beim ihr anvertrauten Menschen zu Magenschmerzen und Erbrechen. Gekrümmt steht er neben ihr.

17 **Serotonin-Syndrom und Krampfanfälle bei Tramadol**

Silent-Disco Zero-Tone Kopfhörer, Blitzeinschlag

Tramadol hemmt Serotonin- und Noradrenalin-Transporter und damit die neuronale Aufnahme von Serotonin und Noradrenalin. Daher kann Tramadol in Kombination mit Substanzen, die den Serotoninspiegel erhöhen (SSRI, SNRI, MAO-Hemmer und weitere Antidepressiva), ein Serotonin-Syndrom auslösen. . Tramadol kann Krampfanfälle provozieren. Die Schattenseite der Drama-Doll hat noch einen ganzen Vorrat an Silent-Disco Zero-Tone-Kopfhörern mitgebracht, um die Menschen zu quälen (Serotonin-Syndrom); ein Blitz schlägt neben diesen ein (Krampfanfälle bei Tramadol).

18 **Retardierte Präparate bevorzugen**

Koffer mit Zeitschaltuhr

Tramadol sollte in retardierter Form gegeben werden. Unretardiert hat Tramadol euphorisierende Effekte. Diese fördern die (geringe) potentielle Abhängigkeit. Der sich verzweifelt quälende Mensch hat einen Koffer mitgebracht, in den er die Drama-Doll einpacken wollte, damit sie ihre musikalische Wirkung gedämpfter und langsamer freigibt (retardierte Form). Erst wenn die Zeitschaltuhr abgelaufen wäre, könnte sie wieder heraus.

Quintessence

Q1 Schwache Opioide sind Analgetika der WHO-Stufe 2, hier die Szene auf den zwei Stufen, umgeben von Schwänen. Zu den schwachen Opioiden zählen: Codein und sein Derivat Dihydrocodein; Tilidin sowie Tramadol. Sie werden oft mit Naloxon kombiniert.

Q2 Die analgetische Potenz dieser schwachen Opioide beträgt meist das ca. 0,2-Fache von Morphin, hier die zwei Delfine in schwimmenden Reifen für die 0,2.

Codein

Q3 Codein bzw. Dihyodrocodein ist stark antitussiv, hier die Coding-Heldin, die etwas gegen Tussis hat.

Tilidin

Q4 Tilidin wird in der Leber zum aktiven Metabolit Nortilidin umgewandelt, der Chili-Gin-Opioid-Held hat ein zweites, schwarzes Outfit.

Q5 Retardiertes Tilidin in Kombination mit Naloxon ist nicht betäubungsmittel- bzw. BTM-pflichtig, Hund Nalo befreit Herrchen von der Sucht und zertritt ein BTM-Rezept.

Tramadol

Q6 Tramadol ist nicht BTM-pflichtig – da es ein geringeres Suchtpotential hat, die Drama-Doll befreit sich von ihrer Sucht und zertritt ein Rezept.

Q7 Tramadol hat kaum Atemdepression oder kardiovaskuläre Effekte, die Drama-Doll hält hübsche Herz- und Lungenluftballons.

Q8 Tramadol wirkt sertonerg: Übelkeit und Erbrechen sind daher hoch im Vergleich zu anderen schwachen Opioiden, die Drama-Doll trägt Zero-Tone-Kopfhörer; die Musik bringt ihren Schutzbefohlenen zum Erbrechen.

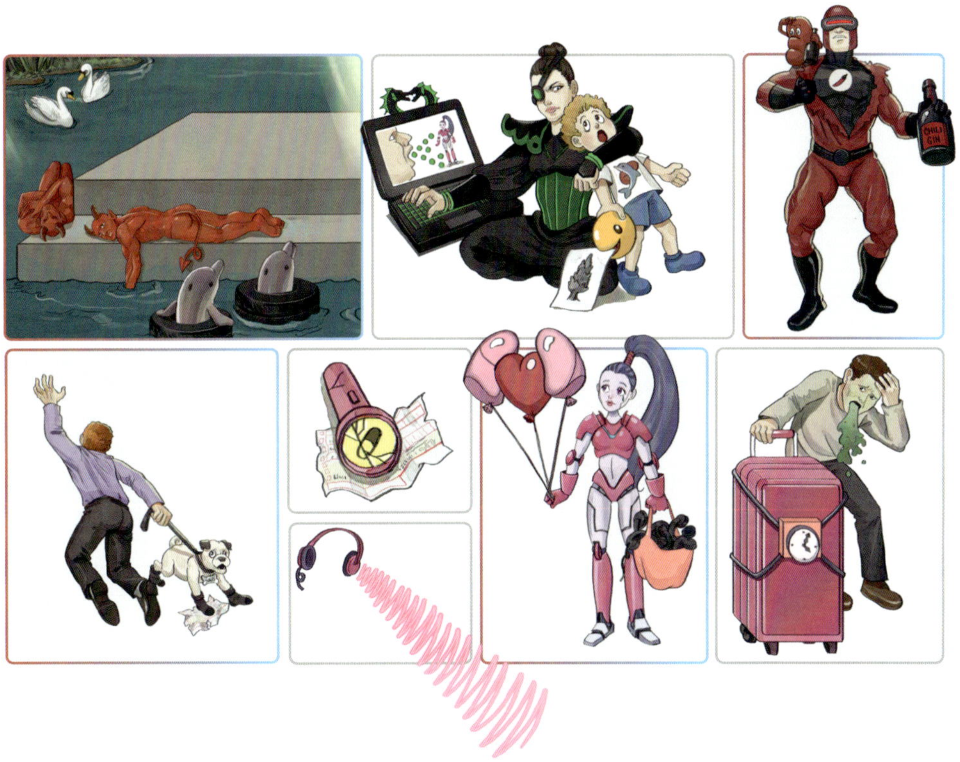

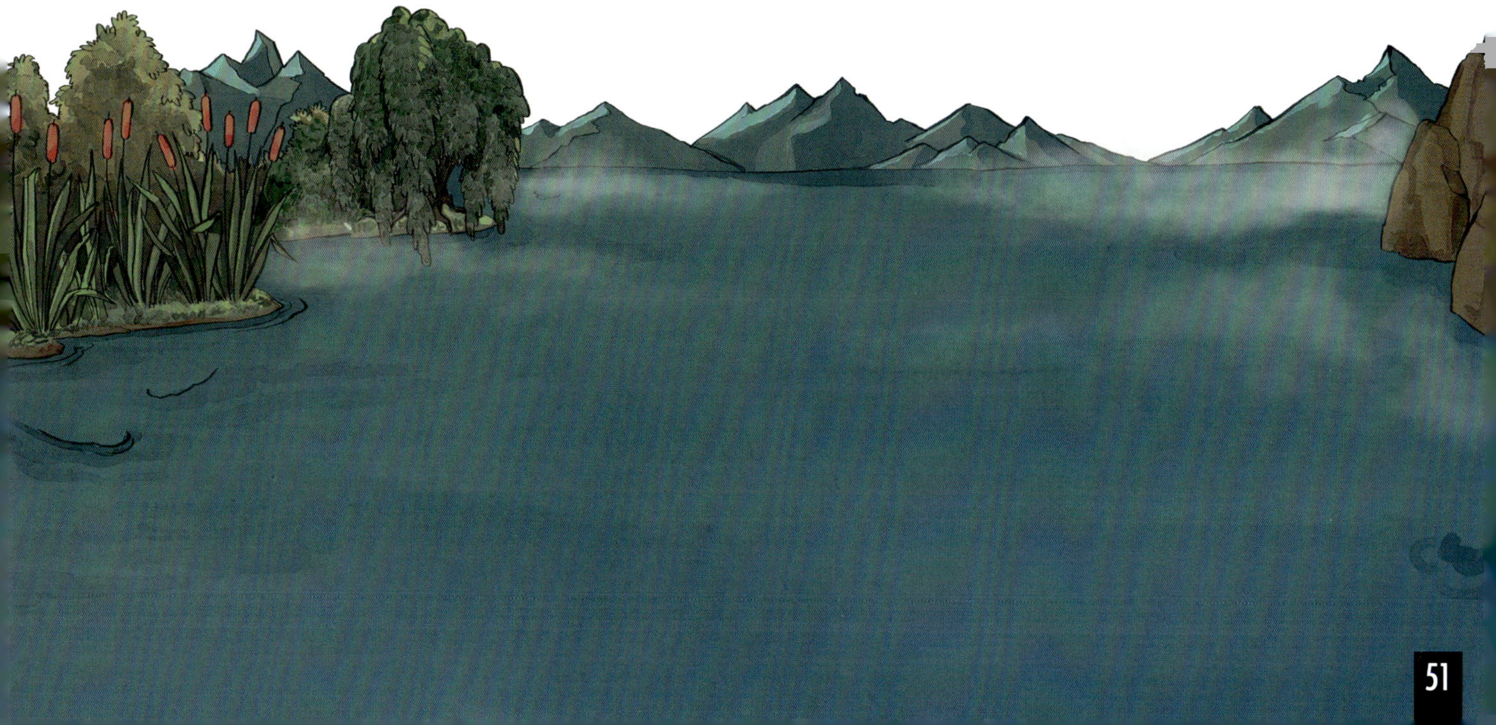

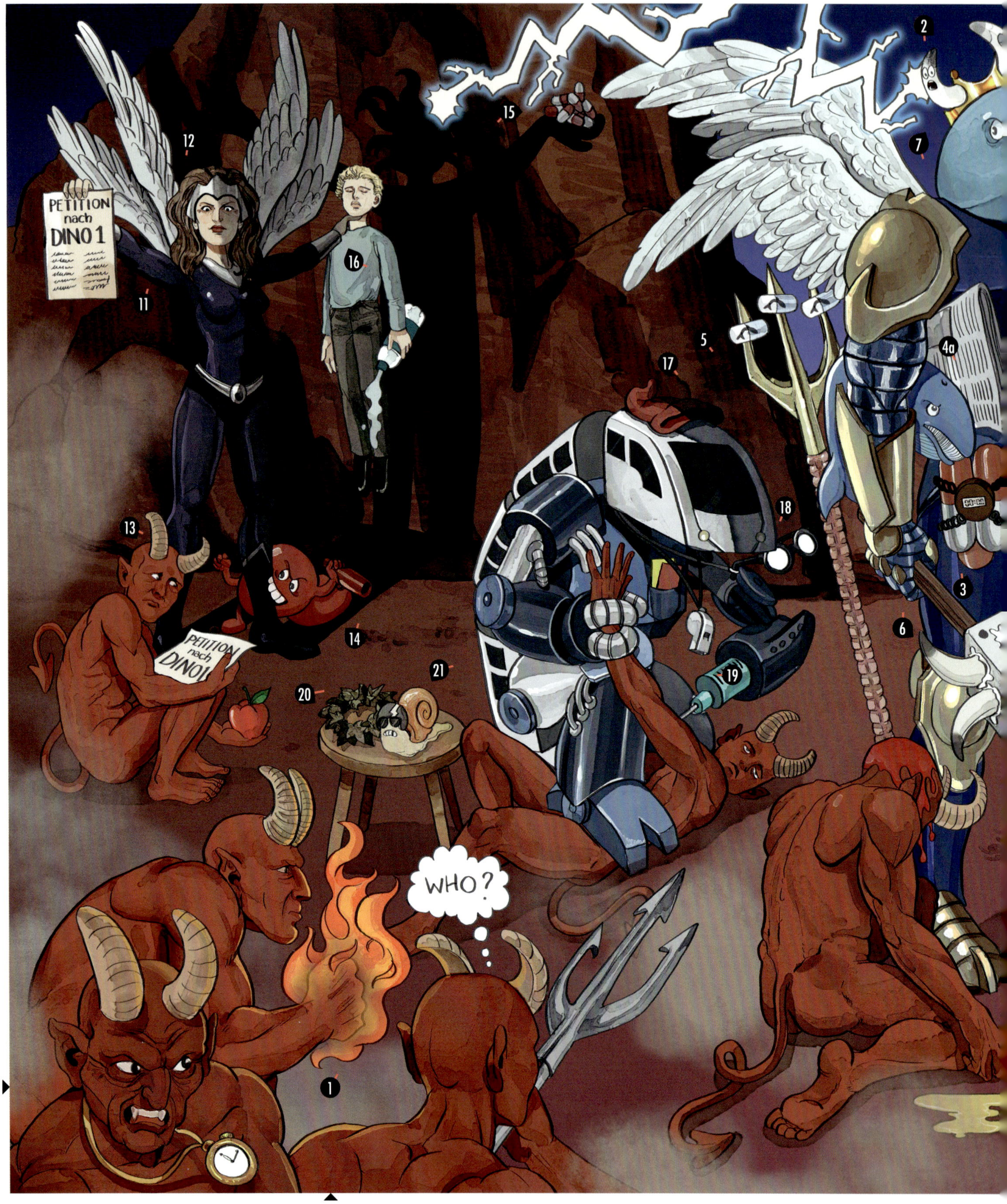

Opioide

Starke Agonisten

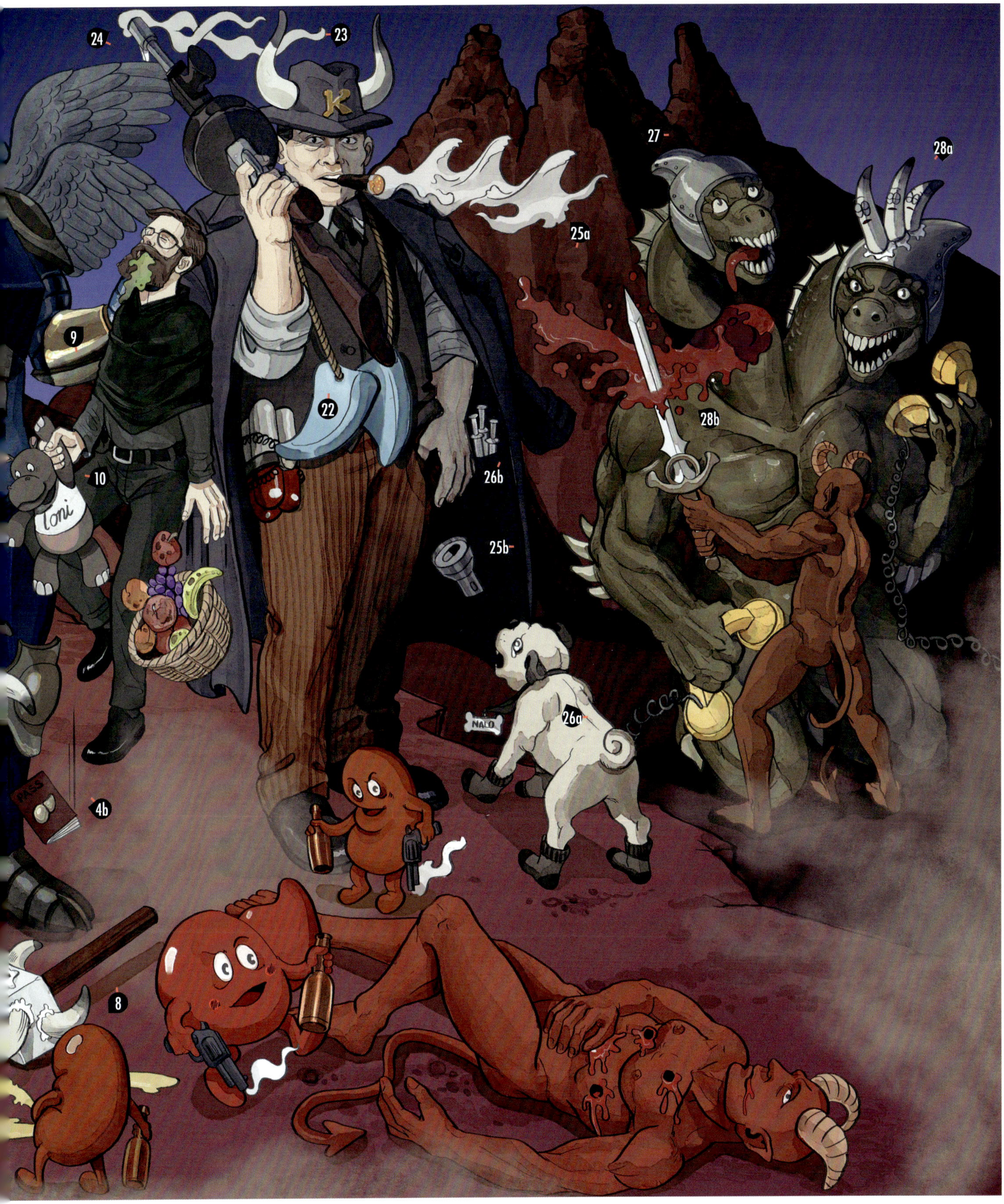

Kampf der starken Helden bei den Drei Zinnen

An den Drei Zinnen tobt der Kampf fünf starker Vertreter der Opioid-Helden gegen die stärksten Schmerzteufel. Hier zeigen diese fünf ihre einzigartigen Kräfte und teils sehr sonderbaren Strategien. Am Ende muss es vermutlich doch wieder der Moor-Delfin reißen, der sich auch hierher begeben hat – doch trotz seines VIP-Status unter den Opioid-Helden ist er nicht immer die beste Wahl. Nebst ihm: Die Opioid-Heldin, welche die Schmerzteufel mit einer spaßlosen Petition nach DIN01 vertreiben will, der Schiri-Transrapid-Held, der die Schmerzteufel einschläfert, der Ochsen-Kord-Don mit seinen kleinen Komparsen, der Leber und Niere im Suff, sowie die fünfte und hier kräftigste Heldin: Die Hydra am Moor-Telefon.

Starke Opioide sind Analgetika der WHO-Stufe 3 und somit starken akuten oder chronischen Schmerzen vorbehalten, in Kombination mit Analgetika der WHO-Stufe 1 und/oder Ko-Analgetika.

Das preiswerte Morphin ist immer noch Goldstandard bzw. Referenzopioid und weiterhin in Studien nicht unterlegen – jedoch nicht immer erste Wahl. Obstipation und Übelkeit sind vielfach therapielimitierend. Relevante starke Opioide sind: Pethidin (geringer spasmogen), Piritramid (stärker sedierend), Oxycodon (vorteilhaft bei Leber- und Niereninsuffizienz) und Hydromorphon (stärker analgetisch als Morphin).

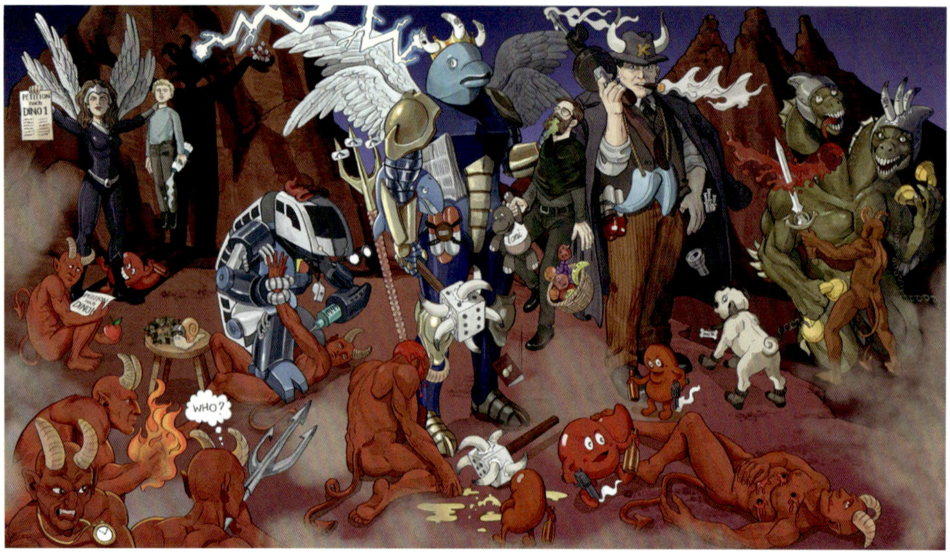

28

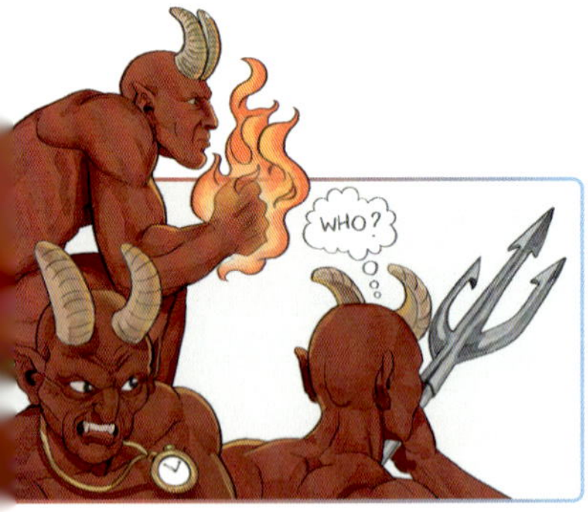

1 **Starke Opioide für starke Schmerzen; WHO-Stufe 3**

Starke Opioid-Helden vs. kräftige Schmerzteufel; Kampf bei den drei Zinnen

Starke Opioide dienen der Therapie starker, akuter oder chronischer Schmerzen. Es sind Substanzen des WHO-Stufenschemas der 3. Stufe. Die drei Zinnen stehen für die WHO-Stufe 3. Einer der Schmerzteufel erinnert mit seiner Frage „Who?" und dessen Dreizack ebenso an diesen Fakt. Die flammenden Hände seines Kollegen stehen für die akuten Schmerzen, wogegen die Uhr an die chronischen Schmerzen erinnert.

1 Morphin

2 **Goldstandard und Referenzopioid. Nicht immer 1. Wahl.**

Moor-Delfin-Held mit goldener Krone & argwöhnischem Wal

Morphin ist der Goldstandard (goldene Krone) der Opioidtherapie und das Referenzopioid, für welches die analgetische Potenz als Eins definiert wird. Morphin ist das Analgetikum der Wahl (Wal unterm Arm), wenn die Wirkung schwächerer Substanzen ausgeschöpft ist. Wegen einiger Nebenwirkungen ist Morphin jedoch nicht immer erste Wahl in der Behandlung starker Schmerzen.

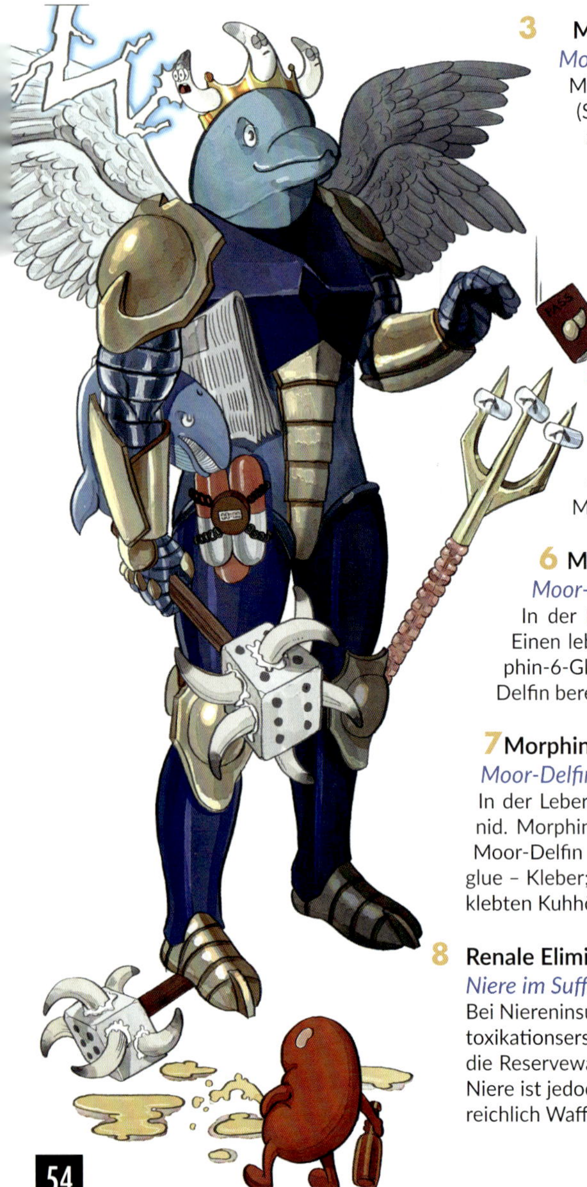

3 **Morphin hat kurze Wirkdauer von 2-4 Stunden; retardierte Präparate länger**

Moor-Delfin hat vier Schwanenflügel; Zeitbombe

Morphin hat eine kurze Wirkdauer von 2-4 Stunden. Der Moor-Delfin hat Schwanen-Flügel (Schwanenform ähnelt 2) und derer vier (4). Retardierte Produkte haben längere Halbwertszeiten (Zeitbombe).

4 **Morphin wird gut resorbiert bei hohem First-Pass-Effekt**

Gute Rezeption in der Presse, verliert den leberbraunen Pass

Morphin hat eine gute Resorption im Magen-Darm-Trakt, jedoch eine nur geringe Bioverfügbarkeit, da Morphin einem hohen First-Pass-Effekt in der Leber unterliegt. Der Moor-Delfin erhält in der Presse eine gute Rezeption (gute Resorption), verliert jedoch seinen leberbraunen Pass.

5 **Oral wählt man die dreifache Morphindosis der parenteralen Dosis.**

Dreizack mit Darm Stab und drei aufgepieksten Delfin-Pillen

Wegen des hohen First-Pass-Effektes ist bei oraler Gabe dreimal so viel Morphin nötig wie bei der parenteralen Gabe. Der Moor-Delfin hält einen Dreizack, dessen Stab an einen Darm erinnert (oral). Auf den drei Zacken sind drei Delfin-Pillen aufgespießt (orale Morphindosis verdreifachen).

6 **Morphin hat aktiven Metaboliten Morphin-6-Glucuronid**

Moor-Delfin kämpft mit Würfel mit 6 angeklebten Kuhhörnern

In der Leber wird Morphin glucuronidiert. Der aktive Metabolit heißt: Morphin-6-Glucuronid. Einen leber-braunen Stab mit Würfel (Zahlensystem 6) zieren sechs angeklebte Kuhhörner (Morphin-6-Glucuronid; engl. glue – Kleber; glue-kuh). Mit dieser Morgenstern-ähnlichen Waffe hat der Delfin bereits einen Schmerzteufel getötet (aktiver Metabolit).

7 **Morphin hat inaktiven, epileptogenen Metaboliten Morphin-3-Glucuronid**

Moor-Delfin mit 3 angeklebten Kuhhörern, Blitz trifft diese

In der Leber wird Morphin glucuronidiert – so auch zum inaktiven Metaboliten Morphin-3-Glucuronid. Morphin-3-Glucuronid wirkt konvulsiv, sprich epileptogen (Vorsicht bei Epilepsiepatienten). Der Moor-Delfin hat an seiner goldenen Krone drei angeklebte Kuhhörner (Morphin-3-Glucuronid, engl. glue – Kleber; glue-kuh). Über diese entfaltet er keine Heldenkräfte (inaktiver Metabolit). Die drei angeklebten Kuhhörner ziehen das Unglück an: Ein Blitz schlägt ein (epileptogen).

8 **Renale Eliminierung der Morphin-Metabolite; Kumulationsgefahr bei Niereninsuffizienz**

Niere im Suff versucht vergeblich den zweiten Morgenstern wegzupinkeln.

Bei Niereninsuffizienz oder Dauertherapie können Morphin-Metaboliten akkumulieren. Gefahr durch Intoxikationserscheinungen geht vom aktiven Metaboliten Morphin-6-Glucuronid aus. Eine Niere versucht die Reservewaffe des Moor-Delfins wegzupinkeln (renale Eliminierung von Morphin-6-Glucuronid). Die Niere ist jedoch im Suff (Niereninsuffizienz) und trifft den Morgenstern nicht – der Moor-Delfin hat also reichlich Waffen für das weitere Gemetzel (Kumulationsgefahr bei Niereninsuffizienz).

9 Morphin führt zu starker Obstipation und Übelkeit
Die Schattenseite des Moor-Delfins würgt Menschen mit Obstkorb.
Die vielfach therapielimitierenden Nebenwirkungen sind bei Morphin besonders ausgeprägt: starke Obstipation und Übelkeit. Trotz seines VIP-Status hat auch der Moor-Delfin seine Schattenseite: Diese hält einen Menschen im Würgegriff (mögliche Atemdepression). Der faulige Obstkorb (starke Obstipation) führt dazu, dass der Mensch erbricht (starke Übelkeit).

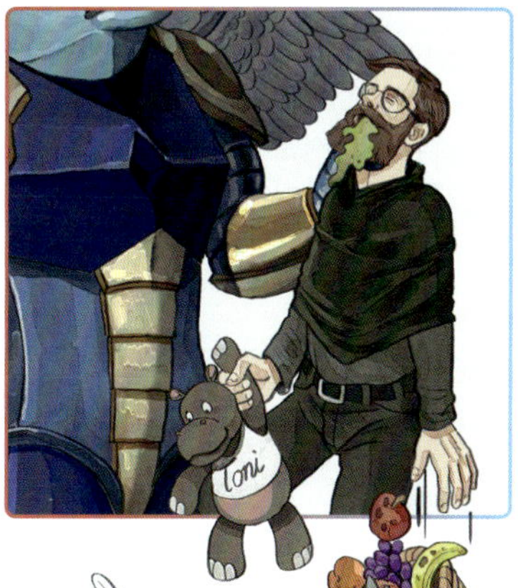

10 Morphin ist ein Histaminliberator – Asthmaanfälle, Hypotension
Mensch mit Hipster-Bart trägt engen Poncho, hält Hippo-Stofftier
Morphin ist ein Histaminliberator (Hipsterbart). Es führt zur Freisetzung von Histamin. Dies kann bei prädisponierten Patienten Asthmaanfälle (Bronchospasmus, hier der enge Poncho) auslösen (KI: Asthma bronchiale) oder zur Hypotension (Hippo-Stofftier) führen.

2 Pethidin

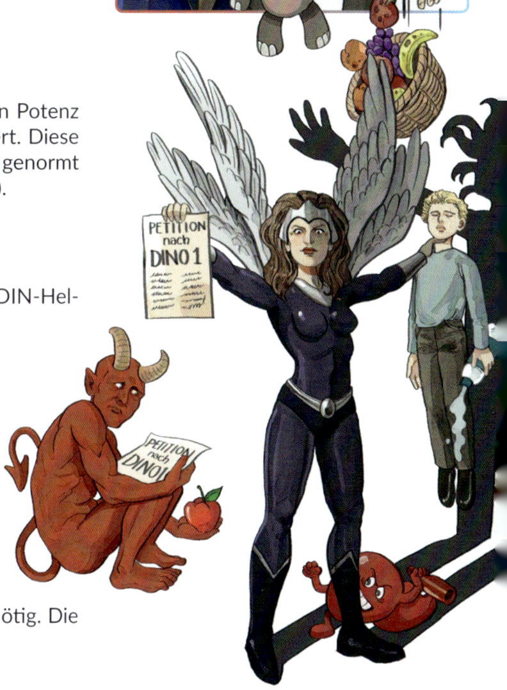

11 0,1-fache analgetische Potenz von Morphin
Petition-nach-DIN01-Heldin
Pethidin zählt zu den starken Opioiden (WHO-Stufe 3), trotz der nur 0,1-fachen analgetischen Potenz von Morphin (nach Karow et al.). Teilweise wird Pethidin auch als schwaches Opioid klassifiziert. Diese schwach gebaute Opioid-Heldin verfolgt eine ungewöhnliche Strategie: sie verteilt eine Petition genormt nach DIN01: Petition-nach-DIN (Pethidin), DIN01 (0,1-fache analgetische Potenz von Morphin).

12 Pethidin hat kurze Wirkdauer von 2-4 Stunden
Der Petition-nach-DIN-Heldin trägt Schwanenflügel auf den Schultern.
Pethidin hat eine kurze Wirkdauer von 2-4 Stunden, vergleichbar mit Morphin. Die Petition-nach-DIN-Heldin trägt jeweils zwei Schwanenflügel auf den Schultern (2-4 Stunden).

13 Pethidin ist geringer spasmogen, weniger Obstipationen
Petition-nach-DIN macht wenig Spaß
Pethidin ist geringer spasmogen als andere Opioide. Es bedingt daher seltener Obstipationen; die zu den Hauptgründen eines Therapieabbruchs gehören. Die Heldin verteilt eine Petition an die Schmerzteufel, denen diese gar keinen Spaß macht (gering spasmogen). Auch kriegen sie nur wenig Obst als Entschädigung (weniger Obstipation).

14 Pethidin wird v.a. hepatisch metabolisiert
Eine Leber beißt die Heldin.
Pethidin wird v.a. hepatisch metabolisiert. Eine Anpassung der Dosis bei Leberinsuffizienz ist nötig. Die Petition-nach-DIN-Heldin wird von einer Leber im Suff (Insuffizienz) gebissen.

15 Aktiver Metabolit Norpethidin akkumuliert, senkt Krampfschwelle
Aktiver schwarzer Schatten der Heldin sammelt Pillen, vom Blitz getroffen
Bei Dauergebrauch oder Missbrauch kann der aktive Metabolit Norpethidin akkumulieren – v.a. bei Leberinsuffizienz. Dieser wirkt konvulsiv und epileptogen, da Norpethidin die Krampfschwelle senkt. Die Petition-nach-DIN-Heldin hat einen schwarzen (fr. noir) Schatten. Dieser sammelt Pillen (Akkumulation aktiver Metaboliten bei Missbrauch). Der Schatten beginnt dort, wo die biertrinkende Leber die Heldin beißt (Akkumulation bei Leberinsuffizienz). Der Schatten wird von einem Blitz getroffen (epileptogen).

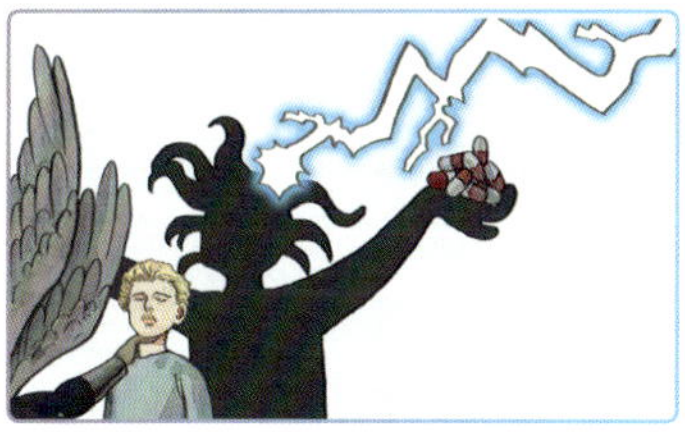

16 Pethidin ist kreislaufdepressiv, v.a. bei Hypovolämie und Schock
Schattenseite der Heldin hält einen ohnmächtigen, da geschockten, Menschen.
Pethidin wirkt kreislaufdepressiv, v.a. bei Hypovolämie oder Schock (auslaufende Wasserflasche).

3 Piritramid

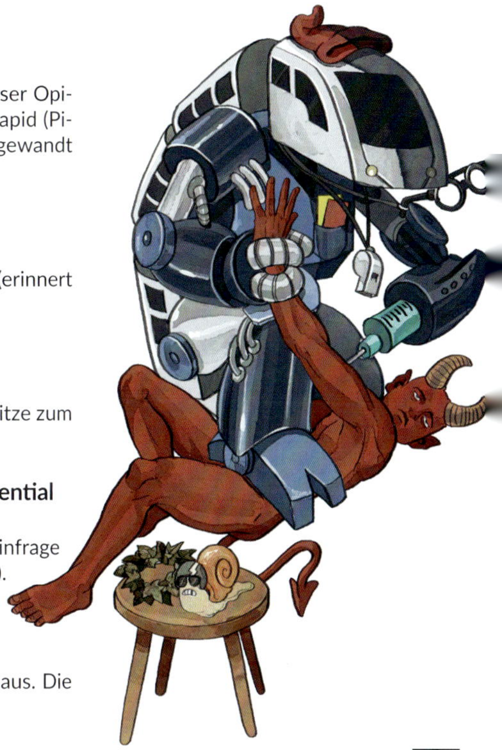

17 0,7 fache analgetische Wirkung von Morphin
Schiri-Transrapid, leere Zwergenmütze
Piritramid ist ein starkes Opioid und hat die 0,7-fache analgetische Wirkung von Morphin. Dieser Opioid-Held ist eine Kombination aus Schiedsrichter und Transrapid-Transformer: Der Schiri-Transrapid (Piritramid). Ihm liegt eine Siebenzwergen-Mütze auf dem Kopf mit der Kopfseite der Mütze uns zugewandt (0,7-fache analgetische Potenz von Morphin).

18 Piritramid hat eine lange Wirkdauer von 6-8 Stunden
Schiri-Transrapid hat Brillengläser umhängen.
Piritramid hat eine lange Wirkdauer von 6-8 Stunden. Schiri-Transrapid hat eine Brille umhängen (erinnert an eine liegende 8).

19 Piritramid bewirkt stärkere Sedierung als Morphin
Schläfert Schmerzteufel mit einer Spritze ein.
Piritramid hat eine stärker sedierende Wirkung als Morphin. Der Schiri-Transrapid nutzt eine Spritze zum Einschläfern eines Schmerzteufels.

20 Piritramid ist gering emetisch (fraglich) und gering euphorisierend – weniger Suchtpotential
Kleiner Emaille-Tisch, verwelkter Efeu-Kranz
Piritramid wirkt geringer emetisch (kleiner Emaille-Tisch). Dies wird durch neuere Studien jedoch infrage gestellt. Piritramid ein geringeres Suchtpotential, da es weniger euphorisierend wirkt (Efeukranz).

21 Nur geringe kreislaufdepressive Effekte unter Piritramid
Schnecke mit Rennhelm
Die kreislaufdepressiven Effekte wie Bradykardie und Hypotension fallen bei Piritramid gering aus. Die Schnecke trägt einen Rennhelm, der für die geringe Bradykardie bei Piritramid steht.

Trivia
... zunächst sprach man von Morphium, später kam die fachsprachlich heute überwiegende Bezeichnung Morphin auf, beides Ableitungen von Morpheus, dem Namen des griechischen Gottes der Träume.
Wikipedia

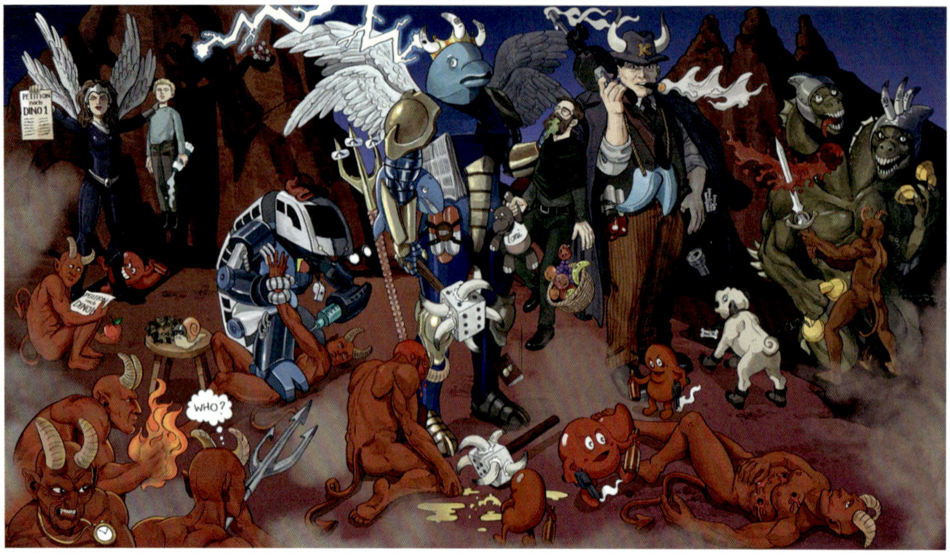

28

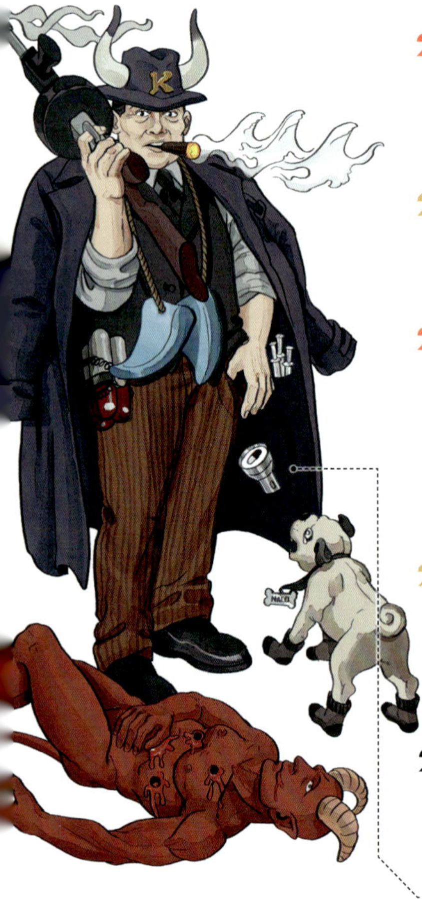

4 Oxycodon

22 **2-fache analgetische Potenz**
Ochsen-Kord-Don, zwei Delfin-Flossen
Mit dem Ochsen-Kord-Don (Oxycodon) ist nicht zu spaßen. Der Mafiosi-Held hat gute Beziehungen. Um den Hals trägt er zwei Delfin-Flossen, da er mit den Moor-Delfinen konkurriert und hat schon zwei auf dem Gewissen (2-fache analgetische Potenz von Morphin).

23 **Oxycodon hat Affinität zu κ(kappa)-Opioid-Rezeptoren (KOR)**
Ochsen-Kord-Don trägt κ(kappa)-Zeichen auf seiner Kappe (Mafiosi-Hut).
Oxycodon hat eine hohe Affinität zu κ(kappa)-Opioid-Rezeptoren, KOR. Der Ochsen-Kord-Don hat eine große Affinität zu Kappen und trägt eine mit kappa-Zeichen darauf.

24 **Oxycodon ist aktiver Metabolit – relevant bei Nieren- und Leberinsuffizienz**
Ochsen-Kord-Don ist aktiver Täter, Maschinenpistole raucht
Oxycodon ist ein aktiver Metabolit. Es ist keine Aktivierung in der Leber notwendig. Oxycodon ist somit eine Alternative bei Nieren- oder Leberinsuffizienz. Der Ochsen-Kord-Don ist ein aktiver Täter. Seine Maschinenpistole raucht noch, vor ihm liegt ein durchlöcherter Schmerzteufel. Zu seinen Füßen stehen eine saufende Niere und Leber mit noch rauchenden Waffen. Die Partner des Ochsen-Kord-Don.

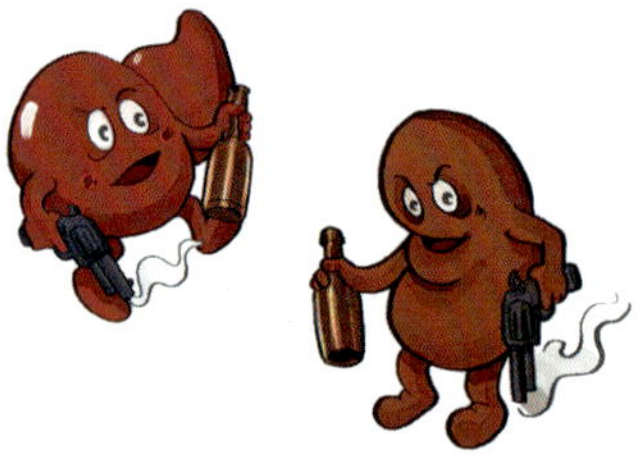

25 **Oxycodon flutet zu ⅓ schnell an, Suchtpotential**
Zigarre mit Flut-Rauchwolken, Such-Licht unter Mantel
Oxycodon ohne Zusatz von Naloxon flutet zu einem Drittel innerhalb 10-20 min schnell an. Dies birgt ein erhöhtes Suchtpotential. Der Ochsen-Kord-Don raucht eine Zigarre und die Rauchwolken erinnern an drei anflutende Wellen (schnelles Anfluten zu ⅓). In seinem Mantel ("coating" für retardierte Form) sieht man ein Such-Licht (Suchtpotential, auch bei retardierten Formen).

26 **Kombinationspräparat von Oxycodon mit Naloxon verhindert i.v.-Abusus**
Nalo-with-socks-on zerrt an Mantel mit Such-Licht und Spritzen
Viele Opioide wie Oxycodon werden von Drogenabhängigen zum Missbrauch gemörsert und intravenös appliziert. Um das zu verhindern, wird Oxycodon mit Naloxon kombiniert. Naloxon wird zu 97 % in der Leber abgebaut. D.h. bei oraler Gabe ist Oxycodon in Kombination mit Naloxon (Hund Nalo-with-socks-on) wirksam. Nalo will in das Such-Licht beißen, um es zu löschen.

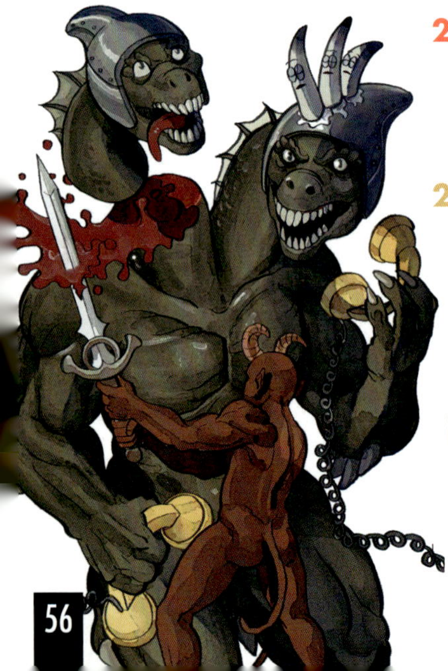

5 Hydromorphon

27 **7,5-fache analgetische Potenz von Morphin**
Hydra-am-Telefon mit Zwergenmütze
Hydromorphon ist ein starkes Opioid und hat die 7,5-fache analgetische Potenz von Morphin. Es ist für starke Schmerzen geeignet. Der kräftigste Held in diesem Teil der Saga ist die Hydra-am-Telefon (Hydromorphon). Sie trägt eine stählerne Zwergenmütze (7-fache analgetische Potenz).

28 **Hepatische Metabolisierung zu Dihydromorphin (aktiv) und Morphin-3-Glucuronid (inaktiv)**
Leberteufel schlägt Hydrakopf ab, hat drei Kuhhörner aufgeklebt
In der Leber erfolgt die Metabolisierung von Hydromorphon zu Dihydromorphin (aktiv) und Morphin-3-Glucuronid (inaktiv). Der aktive Metabolit entsteht bei Hydromorphon in geringerer Menge als bei Morphin, weshalb es bei Niereninsuffizienz bevorzugt wird. Ein brauner Leberteufel schlägt der Hydra einen Kopf ab. Der Kopf wächst nach und Zwei-Hydras-am-Telefon stehen zum Kampf bereit (Dihydromorphin). Der andere Kopf hat drei dösende Kuhhörner aufgeklebt (inaktives Morphin-3-Glucuronid).

i **Weitere starke Opioide**: Methadon (der Meter-Don) und Levomethadon (der Velo-Meter-Don) behandeln wir im Meditrick „Opioide 7: Suchttherapie". Buprenorphin (der Busen-Prinz-Delfin) behandeln wir als speziellen Partialagonisten im Meditrick „Opioide 2: Klinische Aspekte & Partialagonist Buprenorphin".

Quintessence

Morphin

Q1 Morphin ist Goldstandard unter den starken Opioiden und gilt als Referenzopioid, hier der Moor-Delfin-Held mit goldener Krone.
Q2 Morphin ist jedoch nicht immer erste Wahl, dafür steht der argwöhnische Walfisch.
Q3 Bei oraler Therapie wählt man die dreifache Morphindosis der parenteraler Dosis, gezeigt durch die drei Delfin-Pillen auf dem Dreizack.
Q4 Morphin bedingt eine starke Obstipation und Übelkeit, der große Obstkorb beim Moor-Delfin.

Pethidin

Q5 Pethidin hat die 0,1-fache analgetische Potenz von Morphin, die Petition-nach-DIN-Heldin, die Petition ist nach DIN01.
Q6 Pethidin ist geringer spasmogen, die Petition-nach-DIN macht natürlich weniger Spaß.
Q7 Jedoch: In Studien erweist sich Pethidin als weniger effektiv als Morphin bei mehr Nebenwirkungen, so dass es selten verwendet wird.

Piritramid

Q8 Piritramid hat die 0,7-fache analgetische Wirkung von Morphin, der Schiri-Transrapid-Held mit gekippter Zwergenmütze für sieben, die offen wie eine Null zu uns zeigt.
Q9 Piritramid bedingt eine stärkere Sedierung als Morphin, der Schiri-Transrapid-Held nutzt eine Sedierungsspritze in Moor-Delfin-Form.

Oxycodon

Q10 Oxycodon hat die 2-fache analgetische Potenz von Morphin, hier der Ochsen-Kord-Don mit zwei umhängenden Delfin-Flossen.
Q11 Oxycodon selbst ist der aktive Metabolit, im Gegensatz zu bspw. Morphin, dies ist relevant bei Nieren- oder Leberinsuffizienz, die Komparsen des Ochsen-Kord-Don sind eine Leber und eine Niere im Suff.

Hydromorphon

Q12 Hydromorphon hat die 7,5-fache analgetische Potenz von Morphin, hier die Hydra-am-Telefon mit Zwergenmütze.

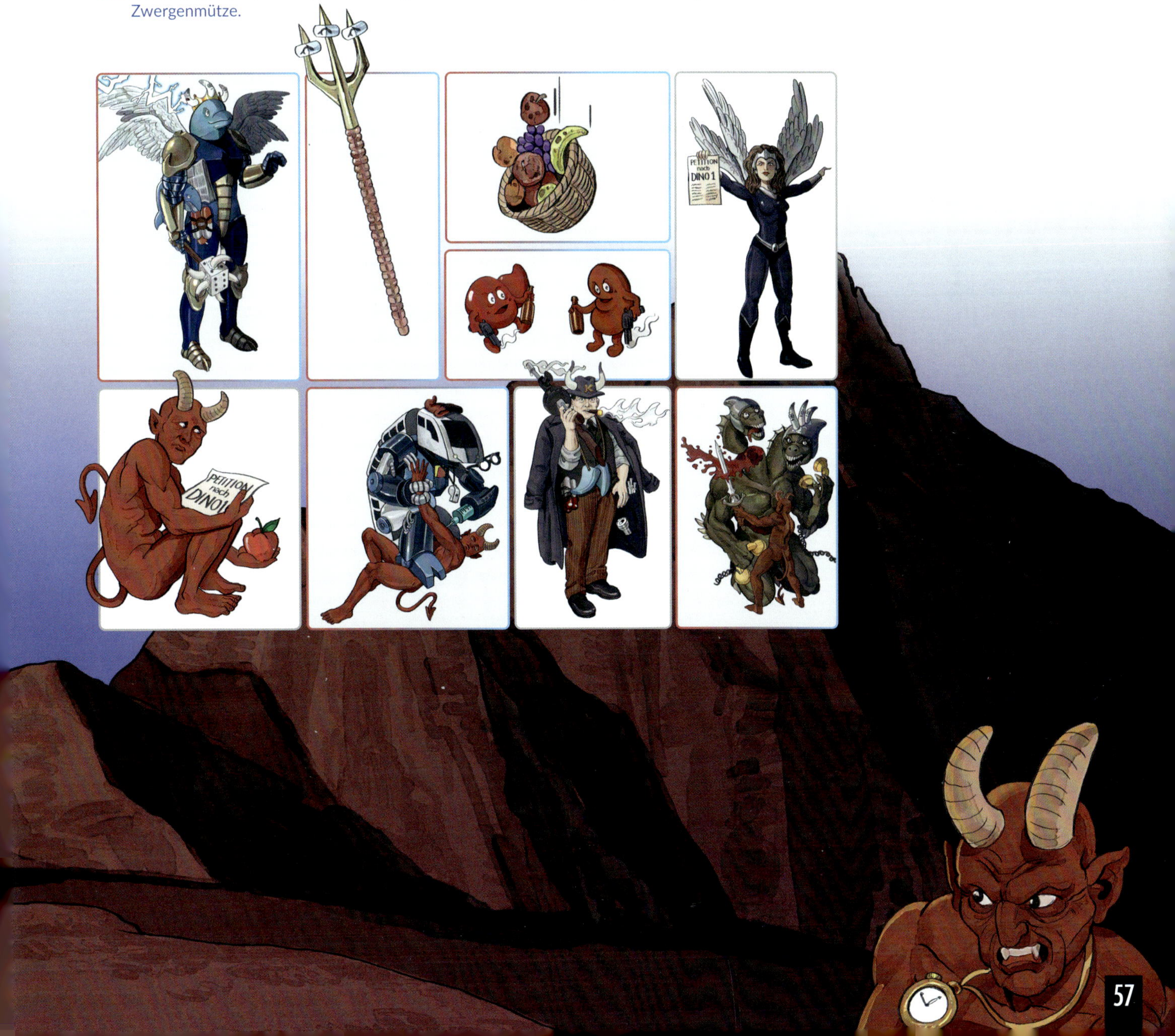

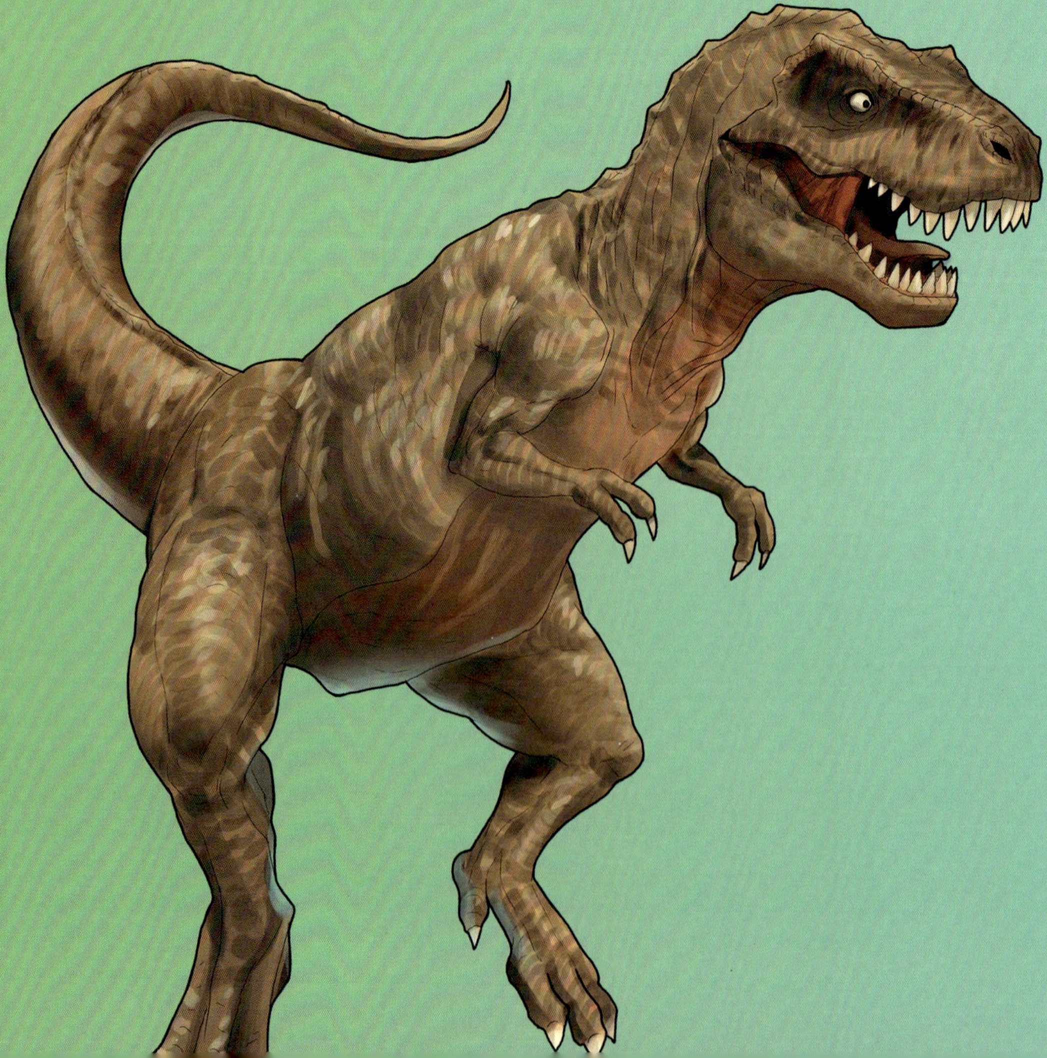

2 Immunsystem

Immunsuppressiva
Zytostatika
Antirheumatika

Immunsuppressiva

62

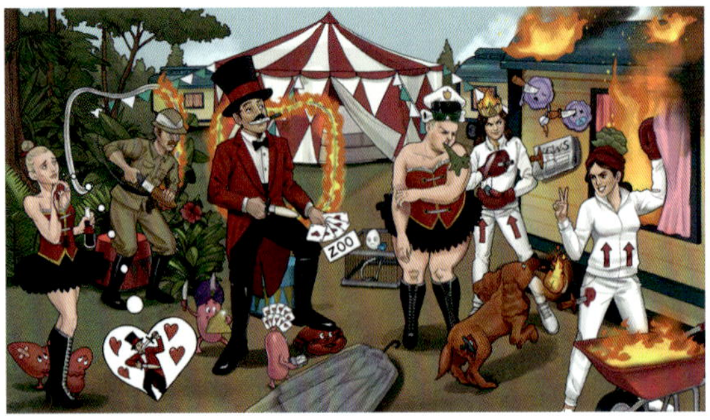

Mesalazin
A' Messerle ziehn'

Die Aminosalicylsäure Mesalazin, auch 5-Aminosalicylsäure, wirkt immunsuppressiv und antiinflammatorisch. Mit Mesalazin therapiert man chronisch entzündliche Darmerkrankungen.
Mesalazin dient hauptsächlich der Remissionsinduktion bei leichten bis mittleren Colitis-Ulcerosa-Schüben und zur langfristigen Remissionserhaltung. Auch bei Morbus Crohn setzt man Mesalazin ein, allerdings in sehr viel geringerem Maß, da ausschließlich bei leichter Krankheitsaktivität, die sich auf das Kolon beschränkt, ein Benefit nachgewiesen ist.

68

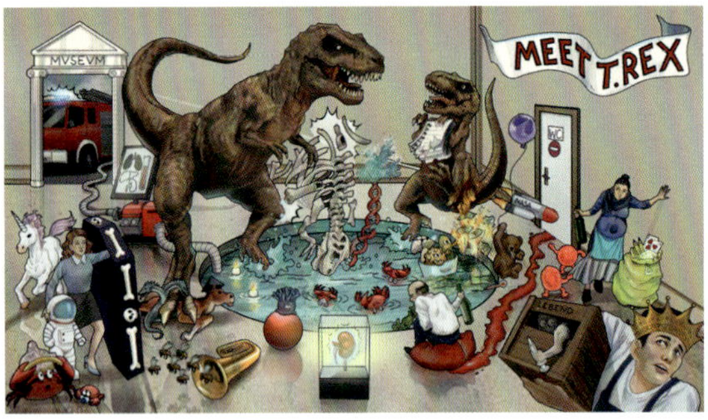
MVSEVM
MEET T.REX

Methotrexat, MTX
Meet T-Rex

Methotrexat ist sowohl Immunsuppressivum als auch Zytostatikum, abhängig von seiner Dosierung.
In wöchentlicher Gabe dient Methotrexat als Immunsuppressivum für diverse Erkrankungen. In Hochdosis-Therapie nutzt man MTX als Zytostatikum. Methotrexat ist ein Antimetabolit, ein Folsäureantagonist. Eine Knochenmarkdepression ist sein dosislimitierender Faktor. Entsprechend sind Blutkontrollen wichtig und seine Toxizität wird durch Calcium-Folinat abgeschwächt.

Antirheumatika

74

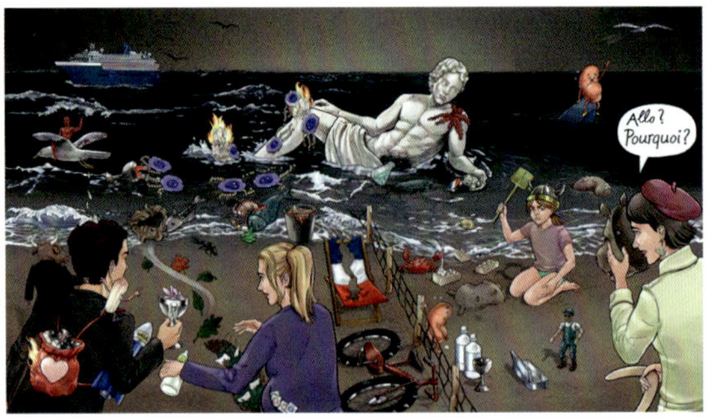
Allo? Pourquoi?

Gicht: Colchicin und Allopurinol
Gischt: Kelch aus Zinn und: Âllo? Pourquoi?

Gicht ist durch hohe Harnsäurespiegel bedingt. Gichtkristalle fallen aus, Phagozyten gehen daran zugrunde und rufen die akute Entzündungsreaktion in v.a. Gelenken hervor, klassischerweise am Großzeh (Podagra). Der akute Gichtanfall wird mit NSAR und/oder Prednisolon therapiert.
Colchicin ist ein Spindelgift, verhindert die Ausbildung der Mikrotubuli und hindert dadurch u.a. die Phagozyten-Migration. Allopurinol wiederum greift in den Purinstoffwechsel ein – es wird weniger Harnsäure gebildet und die wasserlöslichen Vorprodukte werden ausgeschieden.

82

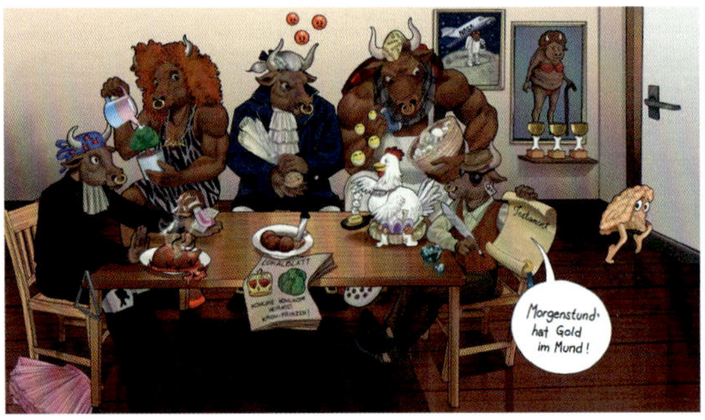
Morgenstund hat Gold im Mund!

Glucocorticoide (Corticosteroide)
Die Söhne des Kordhosenstiers

Glucocorticoide bzw. Corticosteroide (kurz Corticoide) haben antientzündliche und immunsuppressive Effekte. Sie dienen der Therapie diverser entzündlicher Geschehen (die bekanntesten sind Asthma und die COPD), von Autoimmunerkrankungen sowie dermatologischen Erkrankungen.
Glucocorticoide sind in der Medizin unverzichtbar, ihre korrekte Handhabung ist jedoch entscheidend. Gerade in der Dauertherapie gibt es ungünstige Nebenwirkungen, allen voran das Cushing-Syndrom.

weitere Antirheumatika

Zytostatika

88

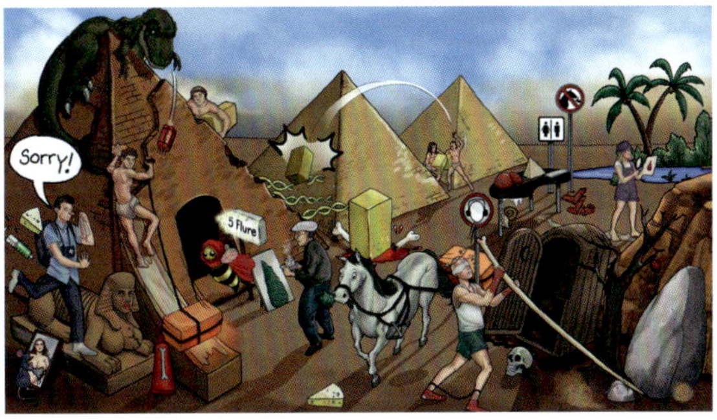
Sorry!
5 Flure

Fluorouracil, 5-FU (Pyrimidin-Analogon)

Pyramide mit den fünf geheimen Fluren

5-Fluoruracil (5-FU) ist ein Antimetabolit – Eingebaut in DNA und RNA führt 5-FU zu Strangbrüchen. Es dient der Therapie forgeschrittener Kolon-, kolorektaler und Magenkarzinome.

5-FU ist ein Pyrimidin-Analgon. Problematisch ist seine Knochenmarkdepression mit erhöhter Infektneigung – entsprechend sind regelmäßige Laborkontrollen essentiell. Ferner möglich sind teils lebensbedrohliche gastrointestinale Nebenwirkungen durch bspw. Ulzera. Die Wirkung und Nebenwirkungen von 5-FU können durch Gabe von Folsäure stark verstärkt werden.

94

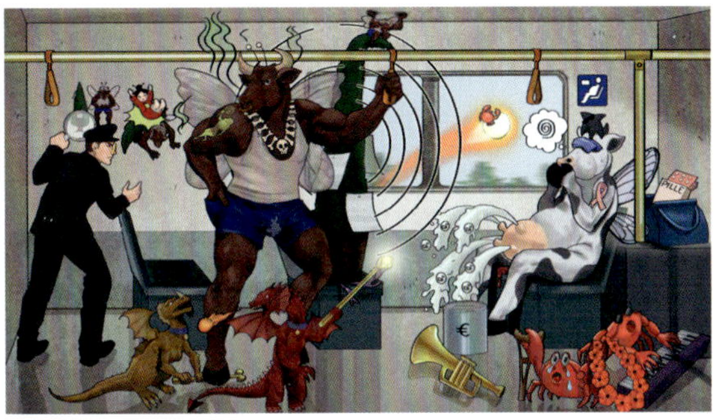

Tamoxifen (SERM)

Die Tram-Ochsen-Fee wird erwischt!

Dank dem selektiver Estrogenrezeptor-Modulatur (SERM) Tamoxifen hat sich die Prognose des Mammakarzinoms deutlich gebessert.

Tamoxifen hemmt kompetitiv die Östrogenwirkung und stimuliert intrazelluläre Progesteron-Rezeptoren. Bei positivem Östrogen-Rezeptorstatus dient Tamoxifen der adjuvanten Therapie bei Mammakarzinom sowie der palliativen Behandlung des metastasierten Mammakarzinoms. Tamoxifen bedingt teils gravierende Nebenwirkungen wie thrombembolische Ereignisse.

100

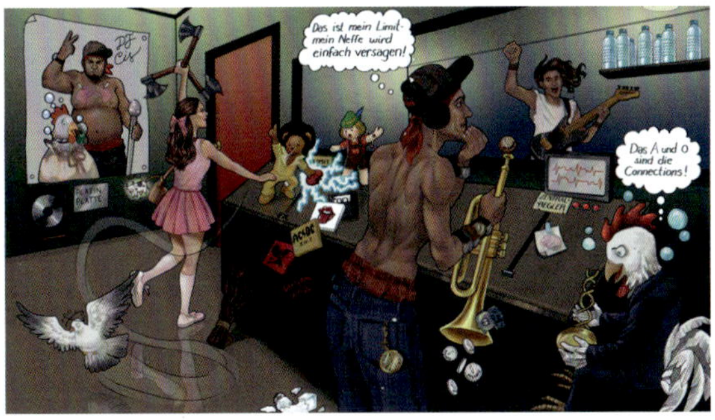
Das ist mein Limit-
mein Neffe wird
einfach versagen!
Das A und O
sind die
Connections!

Cisplatin

DJ Cis will die nächste Platin-Schallplatte

Cisplatin ist ein zytostatisch wirkender anorganischer Schwermetallkomplex. Es hemmt die DNA-Synthese und dient der Therapie diverser Tumore.

Cisplatin ist besonders knochenmarkschädigend und geht mit starker Übelkeit einher. Es ist neuro-, nephro- und ototoxisch. Um diese Nebenwirkungen zu minimieren, ist die ausreichende Hydrierung und Diurese essentiell.

106

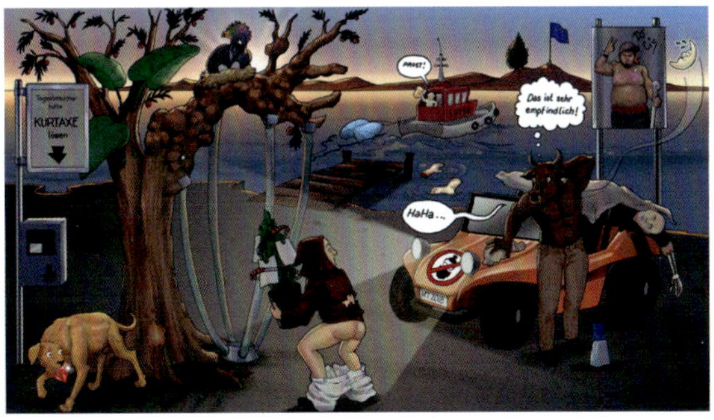
KURTAXE
lösen
Das ist sehr
empfindlich!
HaHa...

Taxane: Paclitaxel & Docetaxel

Kurtaxe für Parkerlaubnis und Lotsenboot

Taxane sind Mitosehemmstoffe, sie wirken über die Hemmung des Spindelapparates und unterbinden so die Zellteilung. Die relevanten Taxane sind Docetaxel und Paclitaxel.

Wichtig ist die richtige Applikationsreihenfolge bei Polychemotherapie und ggf. eine Prämedikation, um die Nebenwirkungen der Taxane abzuschwächen. Relevant sind v.a. eine Neutropenie und periphere Neuropathie unter Taxanen.

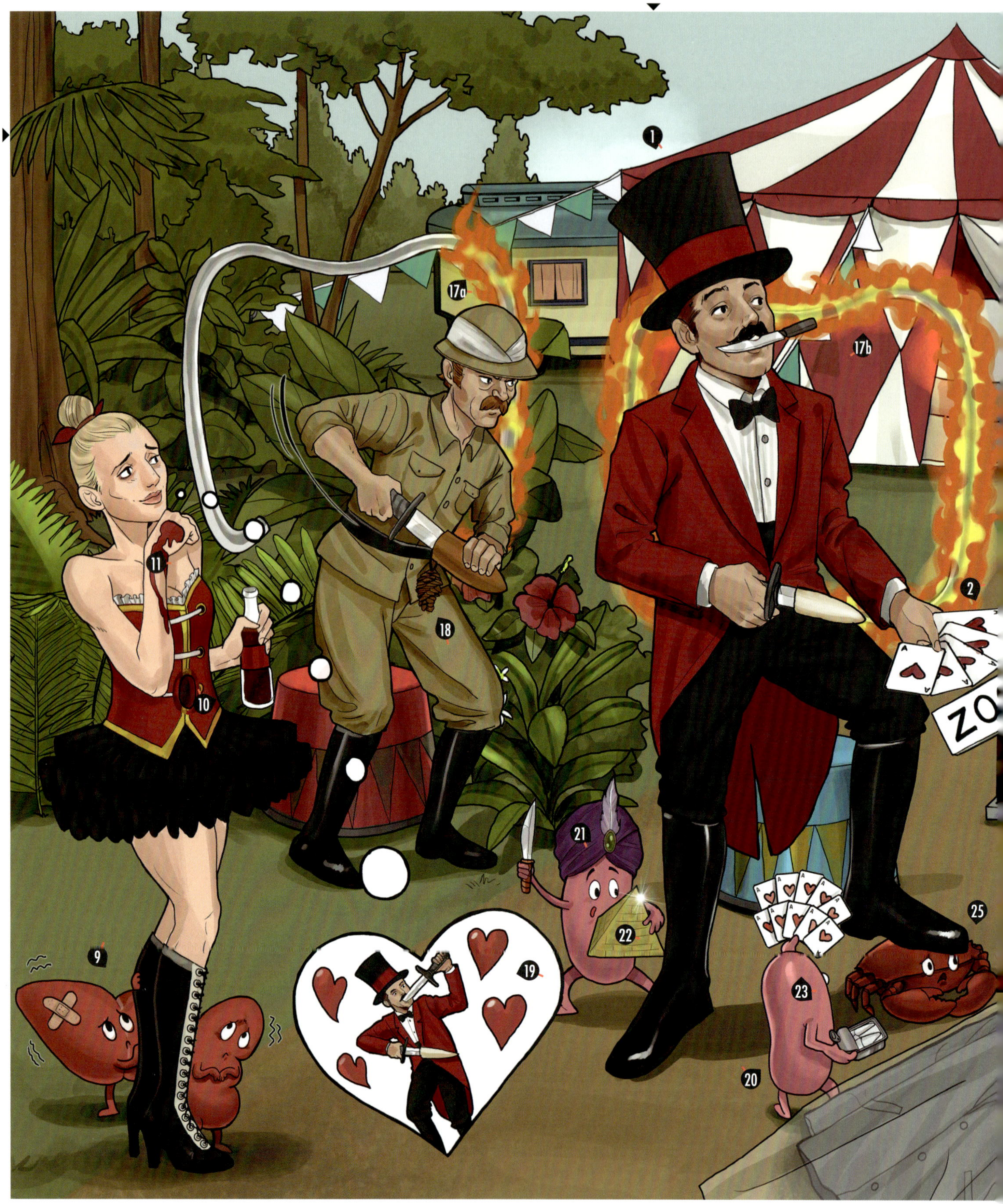

Mesalazin

Sulfasalazin

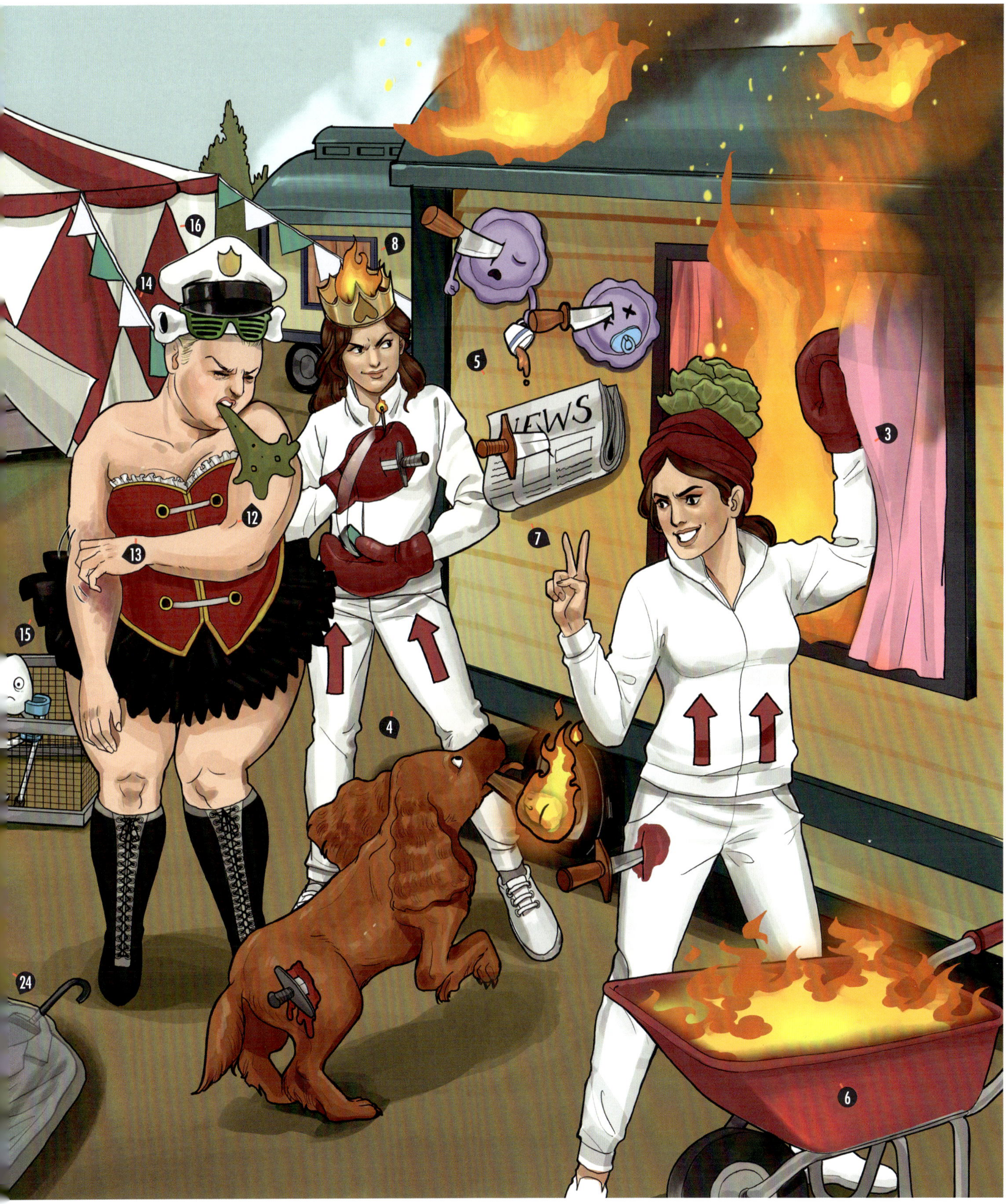

Mann, der "a Messerle zieht"

Willkommen beim Zirkus! Wir präsentieren die Stars der Show: den Mann, der a Messerle zieht! Zwischen seinen Auftritten geht er gerne die Gegenden erkunden, in denen der Zirkus das Lager aufgeschlagen hat – insbesondere den aufregenden tropischen Dschungel. Doch was muss er sehen, als er aus dem tropischen Dickicht heraustritt? Die zügellosen Artistinnen Kohline und Krönchen fackeln gemeinsam mit ihrem Cockerspaniel den Wohnwagen zweier Zirkus-Damen ab. Zur Schadensbegrenzung wirft der Mann kurzerhand mit seinen Messern nach den Diebinnen. Das imponiert der dicken Dame sehr, doch sie hat auch gehörig Respekt vor ihm, schließlich hat sie sich bereits an einem seiner Messer geschnitten. Um die dicke Dame von dem Schlamassel abzulenken, präsentiert der Zirkusdirektor ihr seinen eigenen kühnsten Trick: Messerschlucken. Das geht jedoch in die Hose: Statt beeindruckt zu sein, übergibt sich die Arme... Das war wohl zu viel für sie! Die dünne Dame dagegen schmollt, weil ihr so wenig Aufmerksamkeit geschenkt wird. Da erträumt sie sich kurzerhand ihren Traummann!

Die Aminosalicylsäure **Mesalazin**, auch 5-Aminosalicylsäure (5-ASA), wirkt immunsuppressiv und antiinflammatorisch. Mit Mesalazin therapiert man chronisch entzündliche Darmerkrankungen.

Mesalazin dient hauptsächlich der Remissionsinduktion bei leichten bis mittleren Colitis-ulcerosa-Schüben und zur langfristigen Remissionserhaltung. Auch bei Morbus Crohn setzt man Mesalazin ein, allerdings in sehr viel geringerem Maß, da ausschließlich bei leichter Krankheitsaktivität, die sich auf das Kolon beschränkt, ein Benefit nachgewiesen ist.

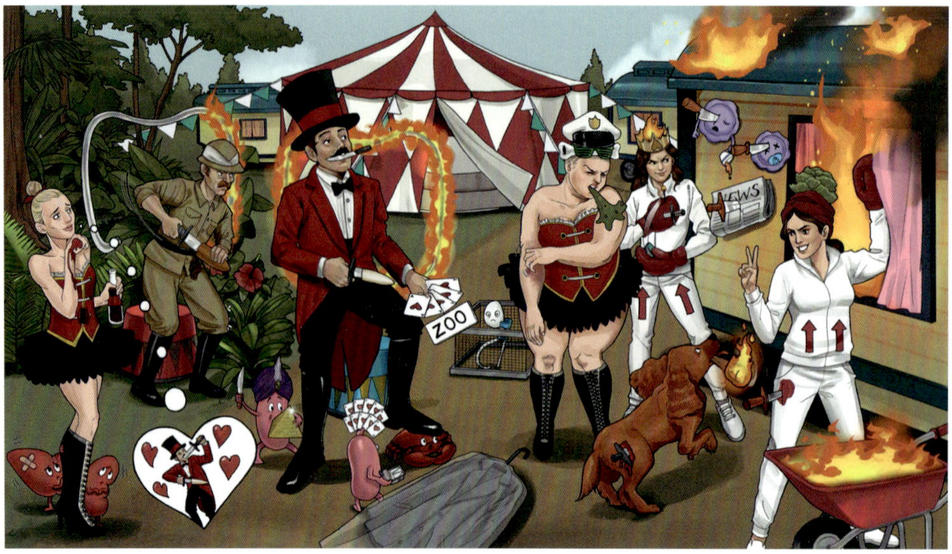

25

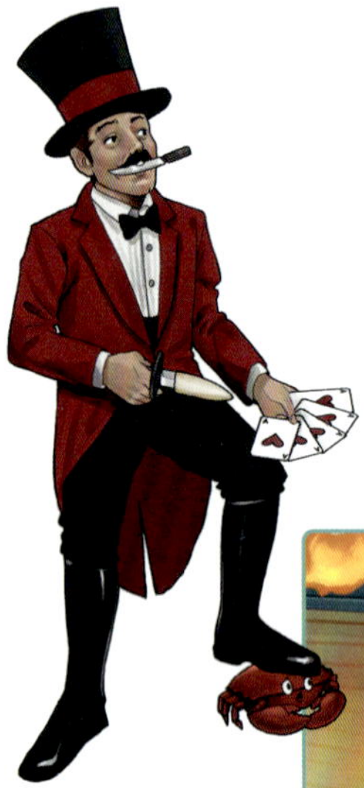

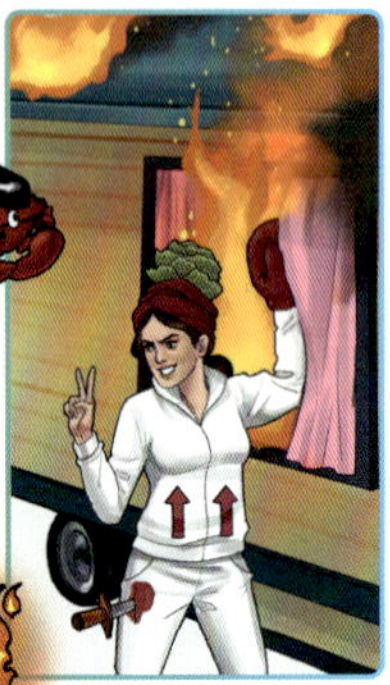

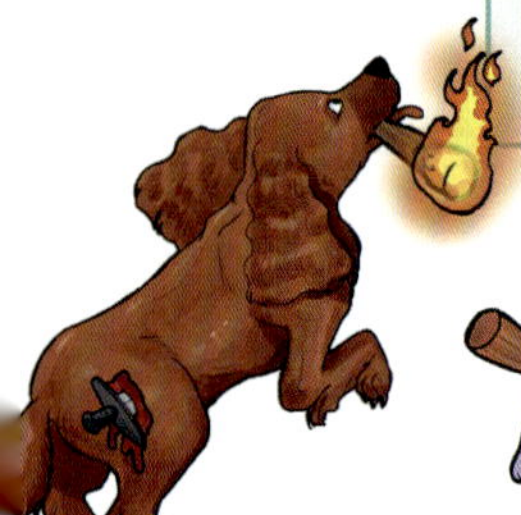

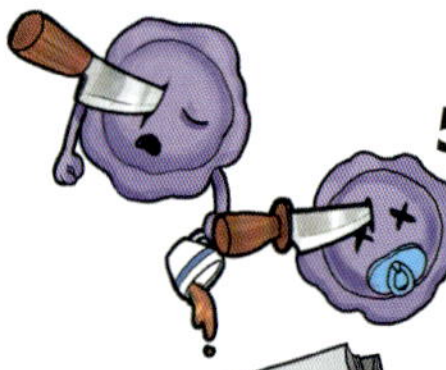

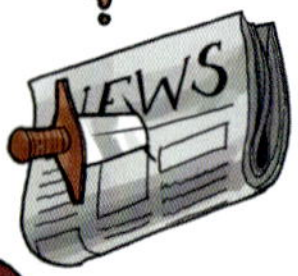

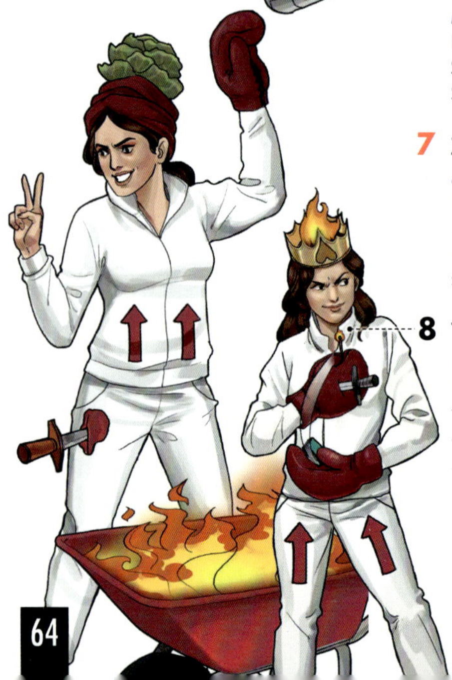

1 **Mesalazin zur Behandlung von CED**
Mann, der ein Messerle zieht, um Damen zu unterhalten.
Mesalazin wirkt antiinflammatorisch. Es hemmt die Entzündung bei chronisch entzündlichen Darmerkrankungen (CED).

2 **Mesalazin ist 5-Aminosalicylat**
5 Ass-Karten
Mesalazin zählt zu den Aminosalicylaten und ist damit chemisch verwandt mit der Acetylsalicylsäure. Mesalazin ist der Freiname für 5-Aminosalicylat. Der Mann hält fünf Herz-Ass-Karten in der Hand (5-Aminosalicylat).

1 Wirkung

3 **Erhöhung von Prostaglandinen, Thromboxan und Leukotrienen**
Rosa Gardinen, Boxhandschuhe, weiße Trainingsanzüge
Bei Patienten mit CED sind die Prostaglandine, Thromboxane und Leukotriene im Darm erhöht. Der brennende Wohnwagen repräsentiert hier die Inflammation im Darm. Die Boxhandschuhe stehen für Thromboxan, die rosa Gardinen für die Prostaglandine und die weißen Trainingsanzüge für die Leukotriene.

4 **Antiinflammatorisch und immunsuppressiv; COX-Hemmung**
Brandschatzender Cockerspaniel; Messer steckt in ihm
Mesalazin wirkt antiinflammatorisch und immunsuppressiv. Aufgrund der strukturellen Ähnlichkeit zur Acetylsalicylsäure vermutet man u.a. eine Hemmung der Cyclooxygenase (COX). Jedoch ist der genaue Wirkmechanismus nicht bekannt. Ein Messer vom Messerle-Mann (Mesalazin) steckt in dem Cockerspaniel (COX). Dies stellt die COX-Hemmung durch Mesalazin dar.

5 **Hemmung Leukotrien-, Prostaglandin- und Zytokinsynthese sowie B- und T-Zellfunktion**
Messer nach Gegenständen geworfen
Wahrscheinlich hemmt Mesalazin die Synthese von Leukotrienen, Prostaglandinen und Zytokinen und stört die Funktion der B- und T-Zellen. Weitere Messer des Messerle-Manns stecken in den Boxhandschuhen, im weißen Trainingsanzug, den Baby- und Tee-Zellen und in der Zeitung (Zytokine).

2 Indikationen

6 **Remissionsinduktion bei leichtem bis mäßigem Colitis-ulcerosa-Schub**
Kohline mit leicht brennender Schubkarre
Bei der Colitis ulcerosa (CU) ist die kolorektale Mukosa entzündet. Bei einem leichten bis mäßigen Schub kann Mesalazin eine Remission induzieren. Mesalazin gilt somit als Akutmedikation bei CU. Die Schubkarre bei Kohline zeigt hier den Schub bei CU an.

7 **Zur Remissionserhaltung Gabe über mindestens 2 Jahre**
Kohline streckt zwei Finger hoch.
Da die CU chronisch rezidivierend verläuft, gibt man Mesalazin weiter zur Remissionserhaltung. Die Remission ist definiert als die Abwesenheit von Diarrhoe (< 3 Stuhlgänge/Tag), von sichtbarem Blut im Stuhl und klinischen Symptomen. Die Therapie sollte über mindestens 2 Jahre fortgesetzt werden. Die zwei Finger des Victory-Zeichens zeigen die minimale Therapiedauer von 2 Jahren.

8 **Therapie einer leichten Colitis bei Morbus Crohn**
Krönchen mit kleinem Streichholz bzw. leicht brennender Krone
Mesalazin wirkt bei Morbus Crohn nur bei leichten Schüben und vorrangig bei Kolonbefall. Da Kortikosteroide aber wirksamer sind, werden diese meist bevorzugt. Krönchen steht hier nur im Hintergrund und entzündet ein kleines Streichholz. Dies zeigt den geringeren Stellenwert von Mesalazin in der Therapie des M. Crohn.

3 Kontraindikationen

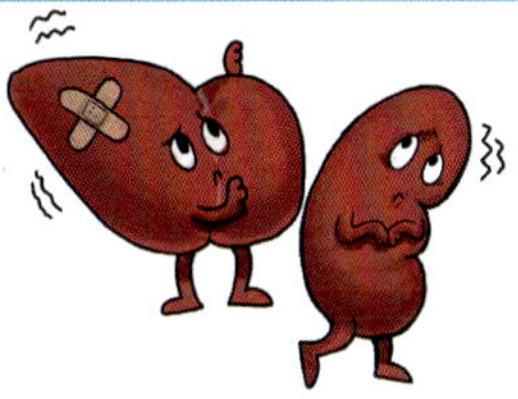

9 **Schwere Leber- und Nierenfunktionsstörungen**
Geschädigte Leber und Niere

10 **Peptische Ulkus**
Pepsi, Krater im Bauch
Die Pepsi-Flasche und die Läsion im Bauch der dünnen Dame symbolisieren den peptischen Ulkus.

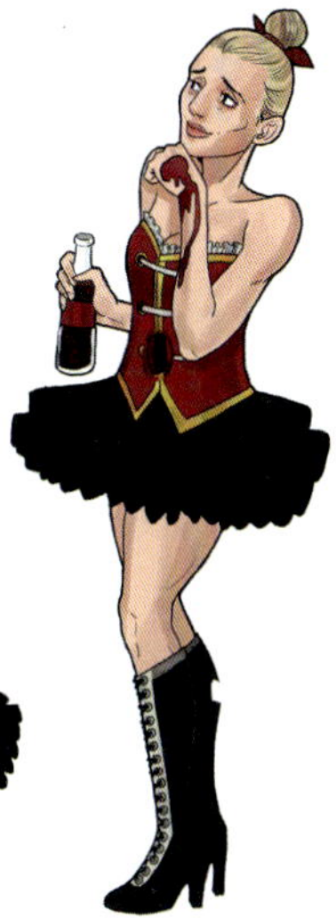

11 **Krankhaft erhöhte Blutungsneigung**
Blutender Messerschnitt an der Hand der dünnen Dame

4 Nebenwirkungen

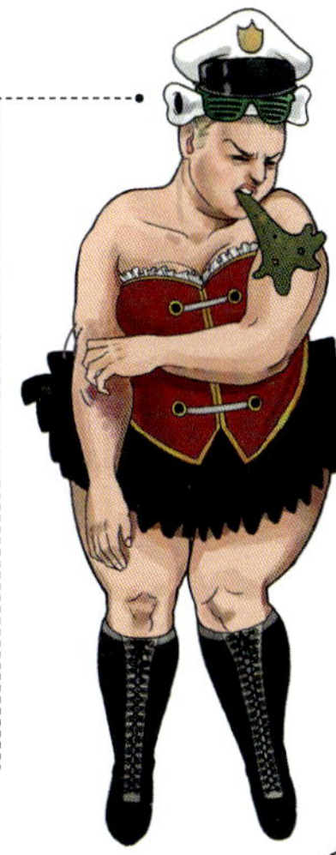

12 **Übelkeit, Erbrechen**
Dicke Dame übergibt sich

13 **Hautreaktionen wie Juckreiz, Exanthem**
Dicke Dame kratzt sich, Hautausschlag
Die Haut kann auf Mesalazin reagieren. Dies äußert sich durch Juckreiz oder ein Exanthem.

14 **Störung der Hämatopoese**
Hohler Knochen
Selten ist die Hämatopoese beeinträchtigt. Ist dies jedoch der Fall, kommt es u.a. zu einer Leukopenie oder Agranulozytose. Im Haar der dicken Dame befindet sich ein hohler Knochen.

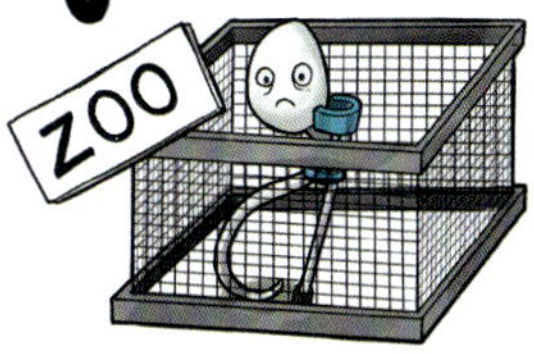

15 **Oligo-/Azoospermie**
Einzelnes, trauriges Zoo-Spermium mit azur-blauer Krücke
Unter Mesalazin ist bei männlichen Patienten in seltenen Fällen das Spermiogramm verändert. Es kann eine Oligospermie (wenige Spermien) oder sogar Azoospermie (keine Spermien im Ejakulat) vorliegen.

5 Interaktionen

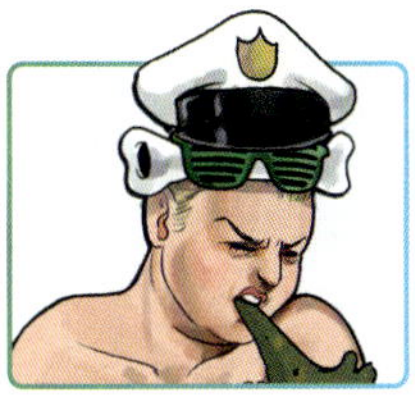

16 **Erhöhtes Risiko für Knochenmarksdepression bei Kombination mit Thiopurinen**
Hohler Knochen mit Atzenbrille und Kapitänsmütze
Gibt man Mesalazin gemeinsam mit Thiopurinen (Azathioprin/6-Mercaptopurin), so ist die Gefahr einer Knochenmarksdepression erhöht. Daher muss man das Blutbild regelmäßig kontrollieren und die Dosis des Thiopurins adaptieren. Der hohle Knochen trägt eine Atzenbrille (Azathioprin) und eine Kapitänsmütze (6-Mercaptopurin).

6 Klinische Aspekte

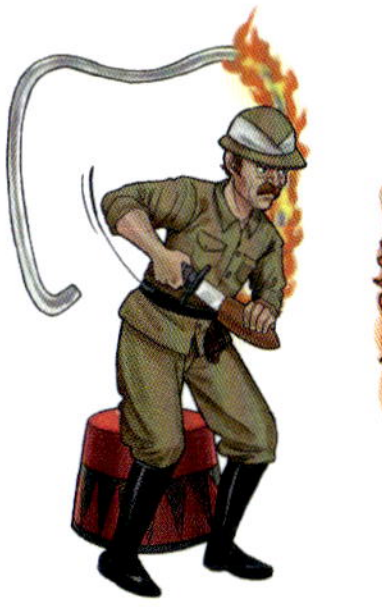

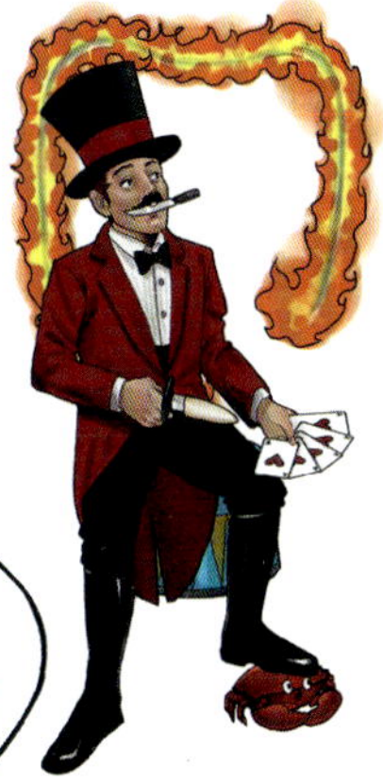

17 **Topische und/oder orale Gabe je nach Befallsmuster**
Tropischer/Nicht-tropischer Hintergrund und Feuerrahmen
Die Entzündung bei CU-Patienten beginnt distal, am Rektum und dehnt sich von dort oralwärts aus. Überschreitet die Entzündung die linke Kolonflexur nicht, so kann man Mesalazin topisch geben. Ansonsten sollte man eine orale Therapie wählen. Der tropische Messerle-Mann steht vor einem brennenden Rahmen (Kolonrahmen), der nur bis zur linken oberen Ecke brennt (Befall bis linke Kolonflexur). Der nicht-tropische, schwert-schluckende (oral) Messerle-Mann steht vor einem vollständig brennenden Rahmen (Befall des gesamten Kolons).

18 **Topische Gabe als Suppositorium**
Tropischer Hintergrund, Zäpfchen-Messer
Die topische Gabe von Mesalazin erfolgt als Suppositorium (Synonym: Zäpfchen), Schaum oder Einlauf. Der Anhänger in Tannenzapfenform erinnert hier an ein Zäpfchen.

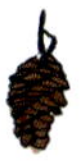

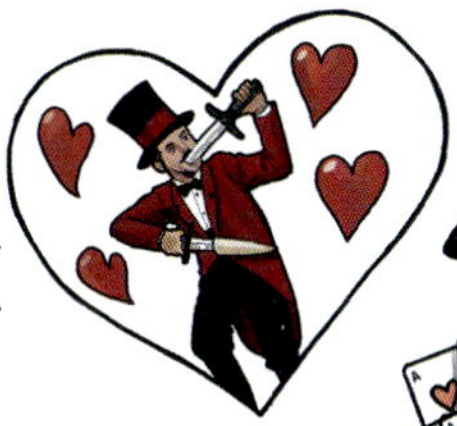

19 **Rasche Resorption im Dünndarm bei p.o. Gabe**
Dünne Dame träumt von ihrem Traummann.
Bei reinem Mesalazin p.o. kommt es zu einer raschen Resorption im oberen GI-Trakt. Dank Retarddarreichungen tritt die Wirkung jedoch erst ab dem terminalen Ileum ein (geringes Intoxikationsrisiko). Die gute Resorption ist hier durch die herzförmige Gedankenblase dargestellt.

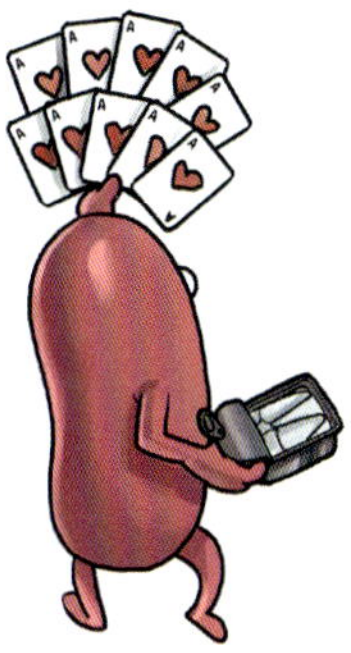

20 **Gabe als schwer resorbierbare Konjugate mit bakt. Wirkstofffreisetzung im Dickdarm**
Bakterielle Helfer des Messerleschluckers
Präparate, die primär nicht resorbierbar sind, setzen ihren Wirkstoff erst nach bakterieller Spaltung im Kolon frei.

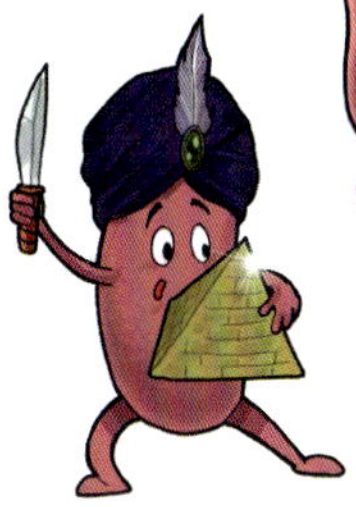

21 **Sulfasalazin: Konjugat aus Mesalazin und Sulfapyridin**
Bakterium mit Sultan-Aladin-Turban auf, mit Messerle und Pyramide
Sulfasalazin war das erste Aminosalicylat in der Therapie von CU-Patienten. Es entsteht aus der Verbindung von Mesalazin mit dem Sulfonamid Sulfapyridin. Da Bakterien es erst im Kolon spalten, gilt es als schwer resorbierbares Konjugat. Das Bakterium trägt hier den Sultanturban von Aladin und repräsentiert Sulfalazin. Es hält ein Messerle (Mesalazin) in der einen Hand und eine schwefel-gelbe Pyramide (Sulfapyridin) in der anderen Hand.

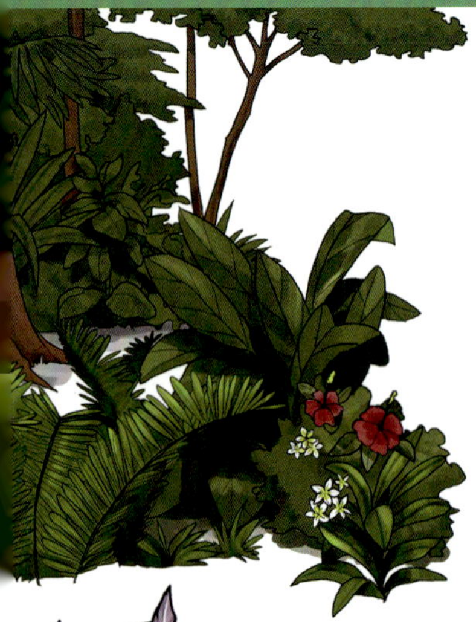

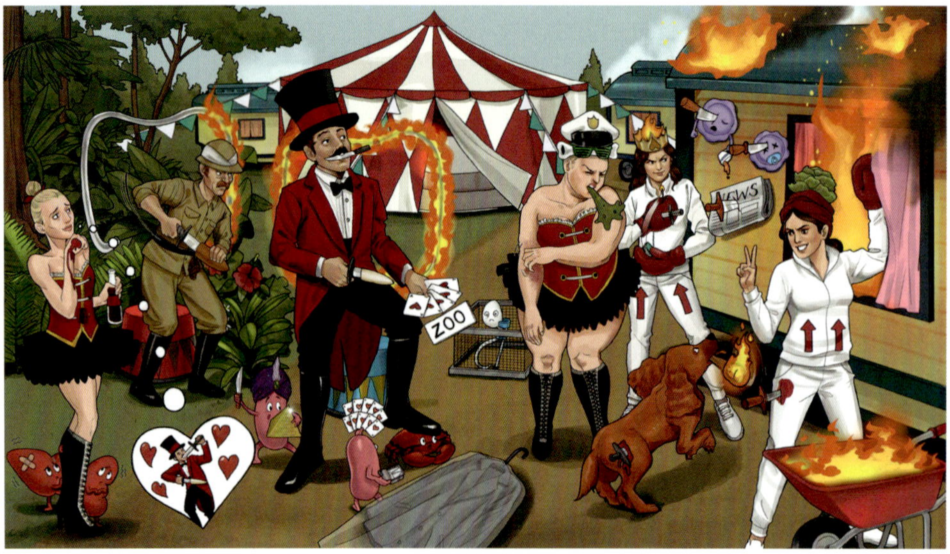

25

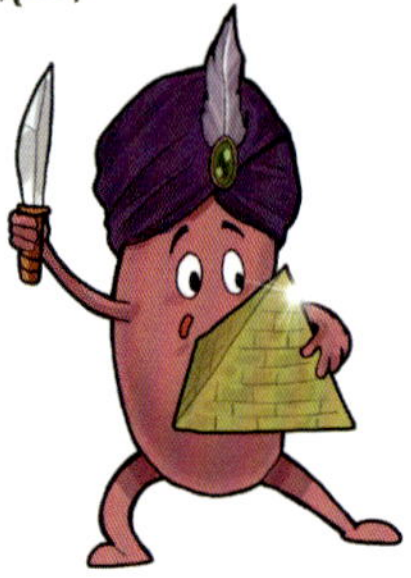

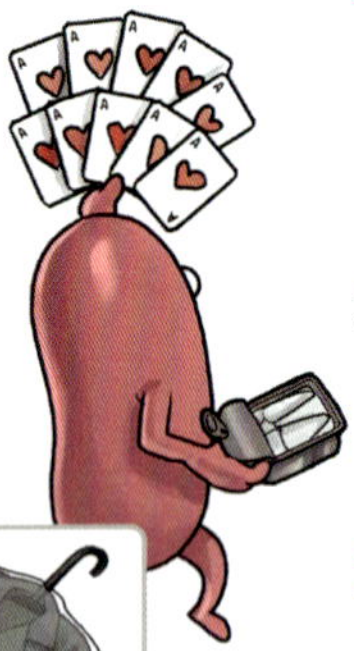

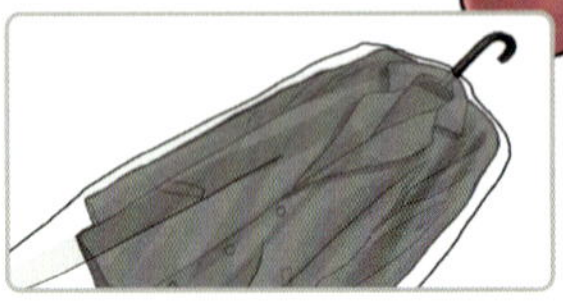

22 Sulfonamid-freie Präparate sind nebenwirkungsärmer

Pyramide als spitze Waffe

Mesalazin ist das sulfonamid-freie Korrelat zu Sulfasalazin. Da viele Nebenwirkungen durch den Sulfonamid-Anteil entstehen, ist Mesalazin besser verträglich bei gleich guter Wirksamkeit. Die Spitze der Pyramide verdeutlicht die Gefahr durch Sulfapyridine.

23 Olsalazin: Konjugat aus zwei Molekülen Mesalazin

Bakterium mit Ölsardinen und zweimal fünf Herz-Ass-Karten

Die Konjugation von zwei Mesalazin-Molekülen ergibt das Prodrug Olsalazin (hier die Ölsardinen). Die Spaltung des Olsalazin geschieht erst im Kolon.

24 Resorptionsverzögerung durch chemische Ummantelung

Mantel neben Messerschlucker

Die Ummantelung durch Ethylcellulose oder Acrylharz macht Mesalazin magensaftresistent. Die Freisetzung des Wirkstoff ist hierdurch verzögert. Der Mantel des Messerle-Manns deutet die Ummantelung an.

25 Geringeres Risiko für kolorektale Karzinome

Messerle-Mann tritt auf einen Krebs.

Eine Mesalazin-Langzeittherapie reduziert die Inzidenz kolorektaler Tumore bei CU-Patienten. Der Messerle-Mann zertritt einen Krebs.

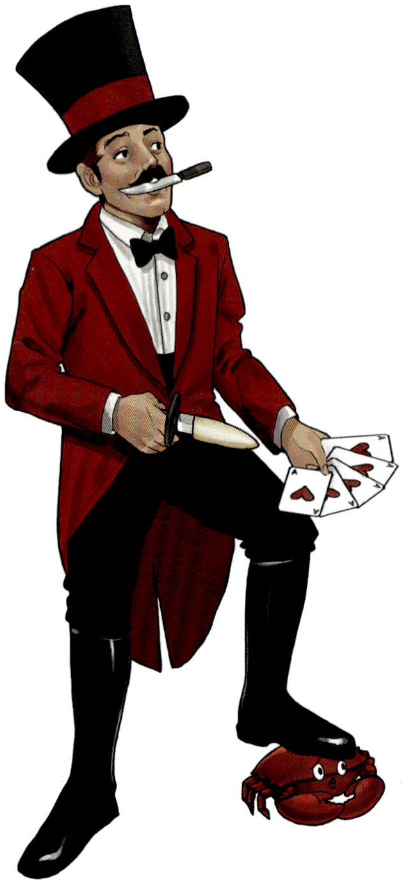

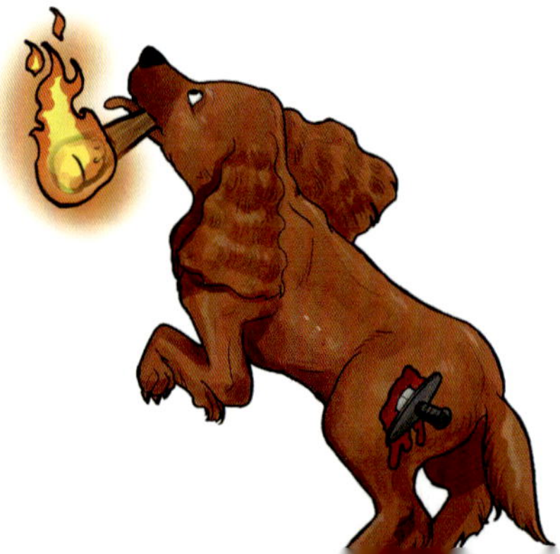

Quintessence

Q1 Mit Mesalazin behandelt man chronisch-entzündliche Darmerkrankungen (CED), hier bekämpft der Messerle-Mann die brandschatzenden Damen Kohline und Krönchen.

Q2 Mesalazin hat antiinflammatorische und immunsuppressive Wirkung, vermutlich vermittelt durch COX-Hemmung. Der Messerle-Mann hält die Brandschatzung durch gezielte Messerwürfe auf.

Q3 Mesalazin verwendet man zur Remissionsinduktion bei leichtem bis mäßigem Colitis-ulcerosa-Schub. Neben Kohline steht eine leicht brennende Schubkarre.

Q4 Zur Remissionserhaltung gibt man Mesalazin über mindestens 2 Jahre. Kohline streckt kämpferisch zwei Finger hoch.

Q5 Je nach Befallsmuster gibt man Mesalazin topisch und/oder oral. Hier sieht man den Messerle-Mann vor brennenden Feuerreifen im tropischen/nicht-tropischen Teil des Bildes.

Q6 Reines Mesalazin wird bei oraler Gabe rasch im Dünndarm resorbiert und kann so nicht im Dickdarm die gewünschte Wirkung entfalten. Die dünne Dame wird nicht beachtet und träumt daher von ihrem messerschluckenden Traummann ohne Helferlein.

Q7 Sulfasalazin ist ein Konjugat aus Mesalazin und Sulfapyridin. Hier das Bakteriumhelferlein mit Sultan-Aladin-Turban, Messerle und Pyramide in den Händen.

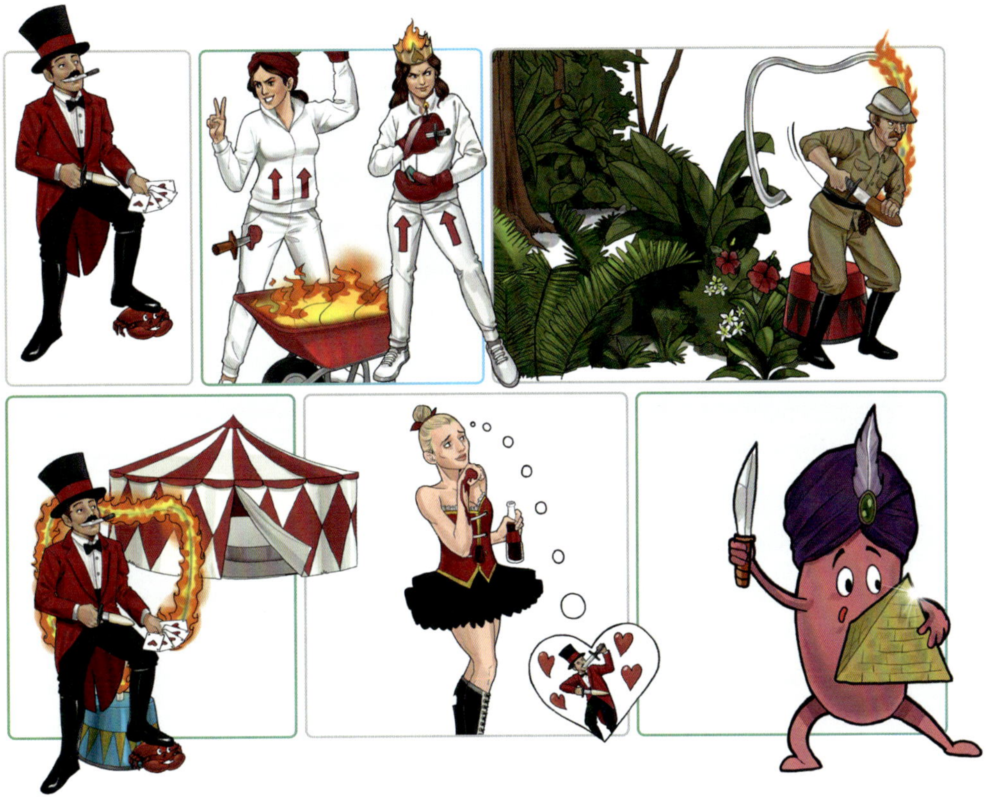

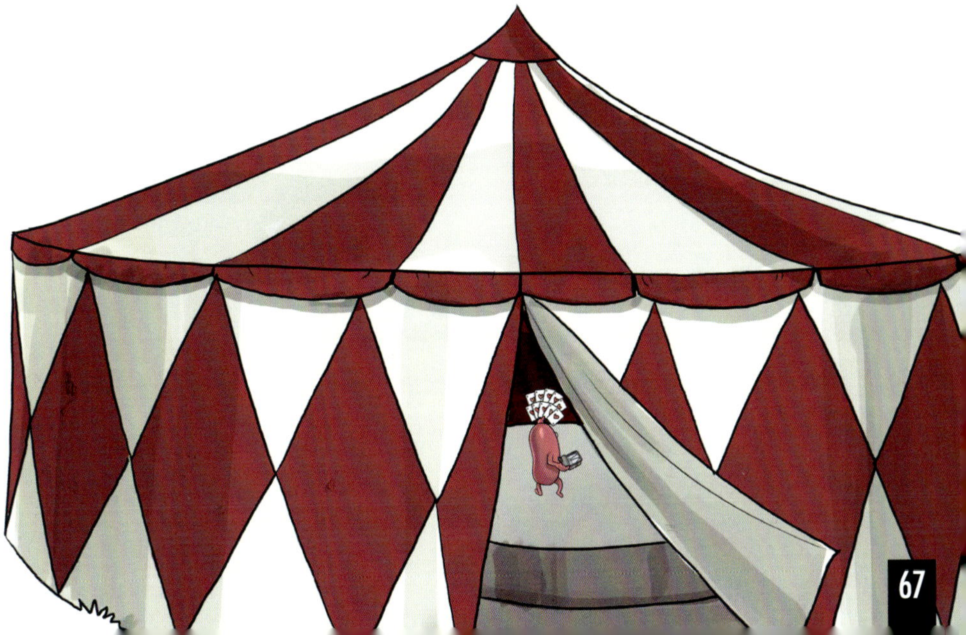

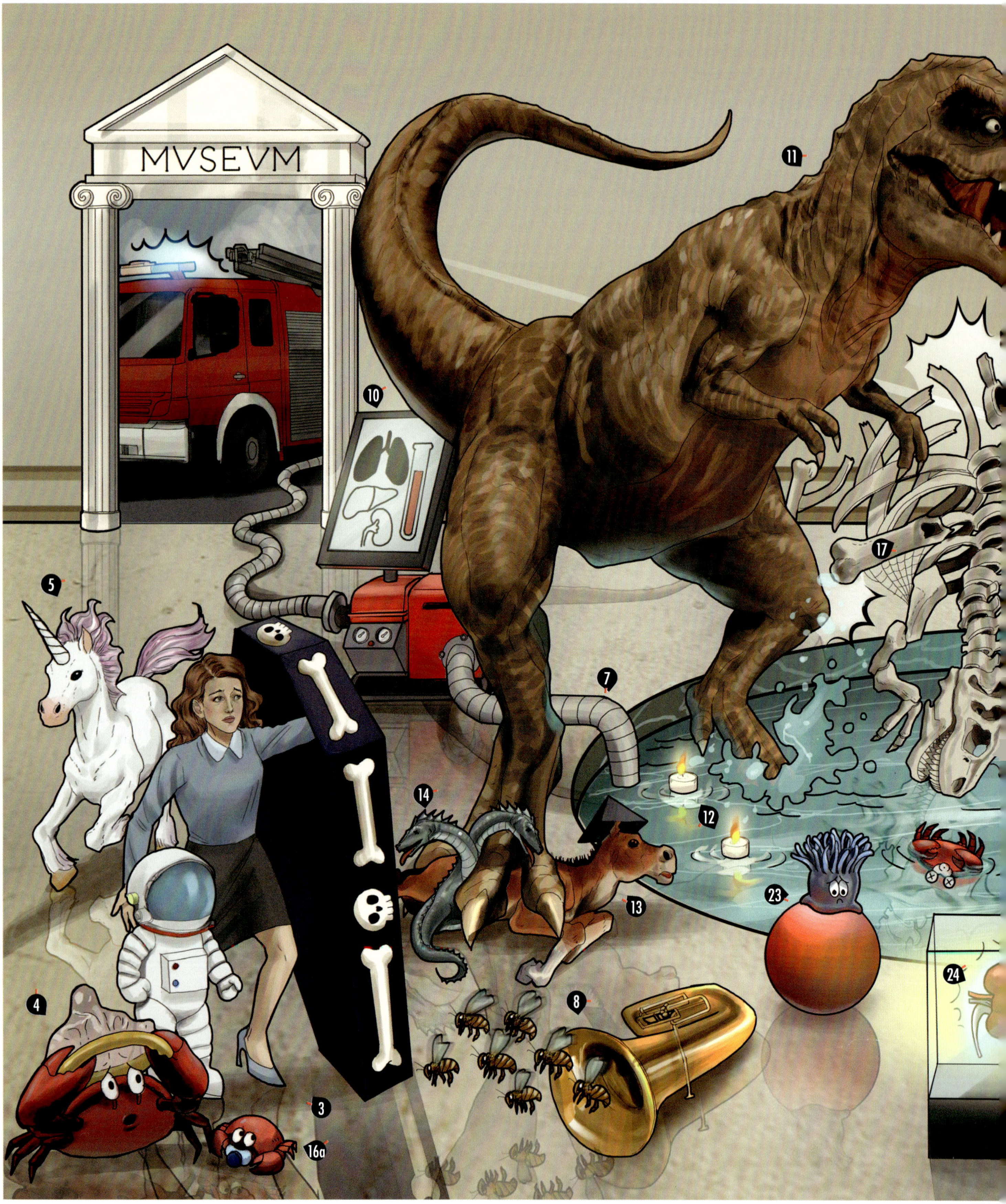

Methotrexat

MTX

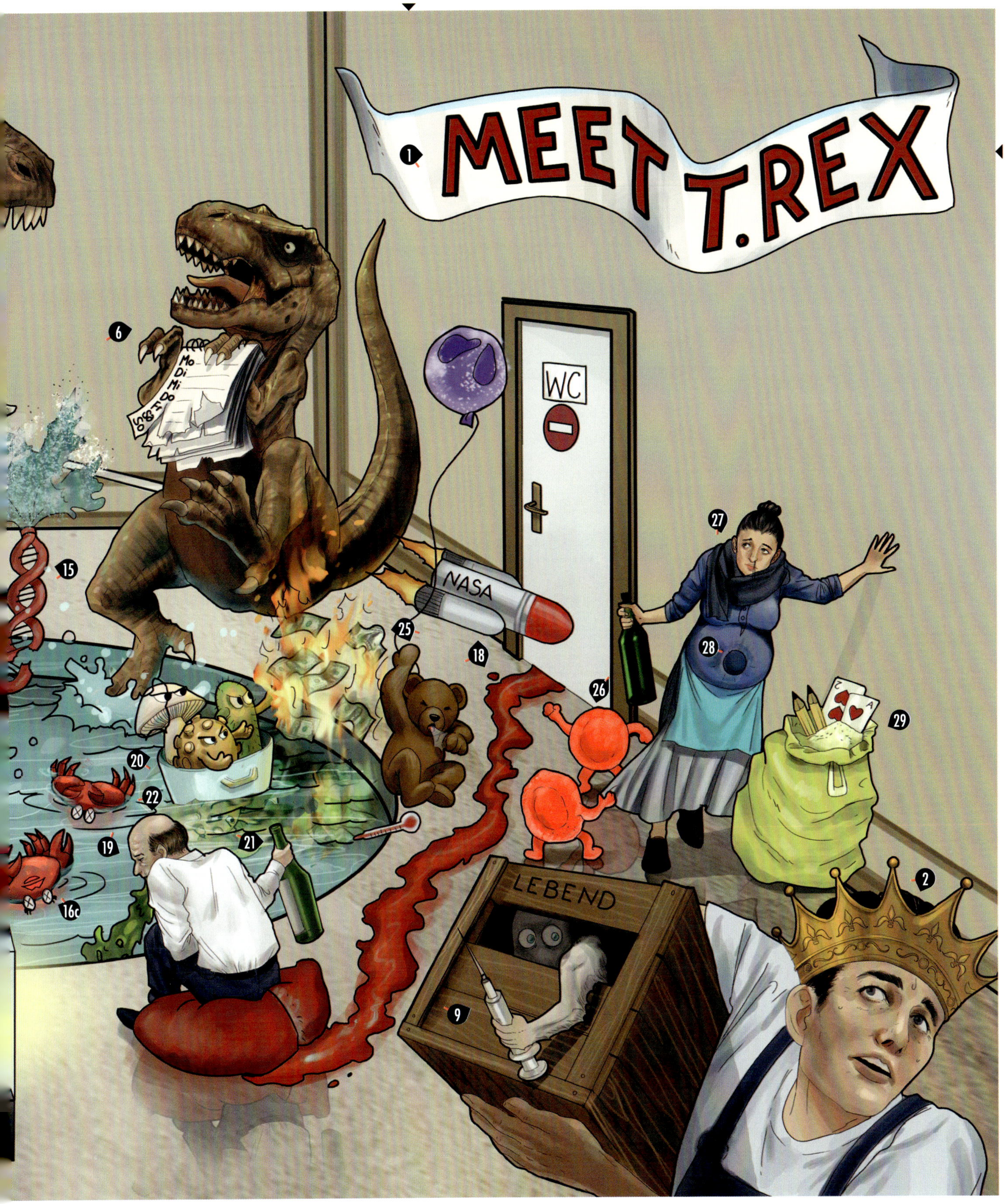

Meet T-Rex – Treffen mit T-Rex im Museum

Ein entspannter Sonntagnachmittag: eigentlich perfekt für einen ruhigen Museumsbesuch mit der ganzen Familie. Wären da nicht die beiden furchteinflößenden T-Rex des Museums plötzlich zum Leben erwacht. Der bis dahin so idyllische Familienausflug der Mutter mit ihrem Sohn und Mann wird auf einmal zum Horrortrip. Der Vater der Familie, ein bekannter Alkoholiker, hatte sich ohnehin nur schwer zum gemeinsamen Ausflug überreden lassen. Jetzt, mit den beiden Riesen-Dinosauriern konfrontiert, packt ihn die Furcht und er erbricht in den Springbrunnen. In diesem haben die beiden T-Rex bereits begonnen, ihr Unwesen zu treiben – die DNA-Fontänensäule ist zerstört, zersplitterte Knochen liegen im Wasser und überall treiben herrenlose Gegenstände. Die Putzfrau des Museums hat ein ähnliches Alkoholproblem wie der Familienvater und schafft es kaum noch, sich auf den Beinen zu halten, weshalb sie neben dem ganzen Chaos völlig k.o. zu Boden sinkt. Einzig der Museumsmitarbeiter und Räumer schafft es einen kühlen Kopf zu bewahren und schnappt sich eines der wertvollsten Exponate, um die wertvolle Kiste in Sicherheit zu bringen…

Methotrexat ist sowohl Immunsuppressivum als auch Zytostatikum, abhängig von seiner Dosierung.

In wöchentlicher Gabe dient Methotrexat als Immunsuppressivum für diverse Erkrankungen. In Hochdosis-Therapie nutzt man MTX als Zytostatikum. Methotrexat ist ein Antimetabolit, ein Folsäureantagonist. Eine Knochenmarkdepression ist sein dosislimitierender Faktor. Entsprechend sind Blutkontrollen wichtig und seine Toxizität wird durch Calcium-Folinat abgeschwächt.

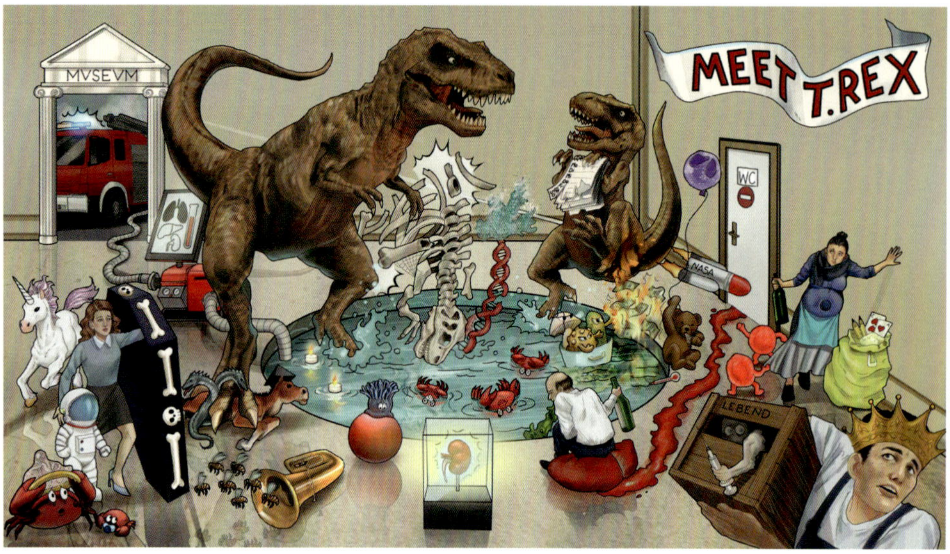

29

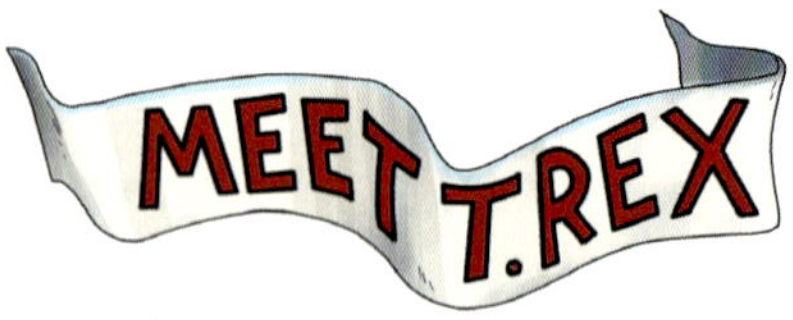

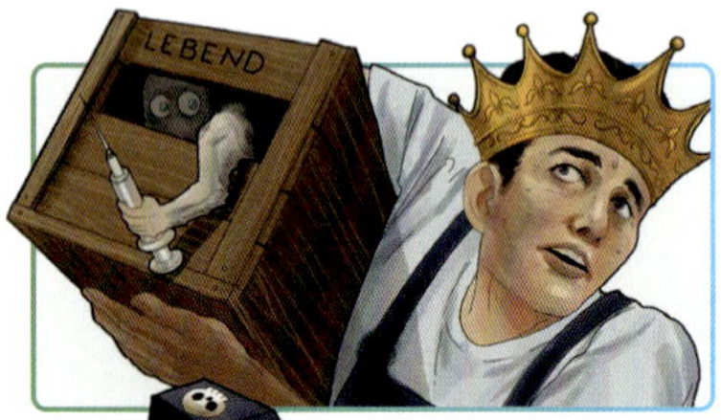

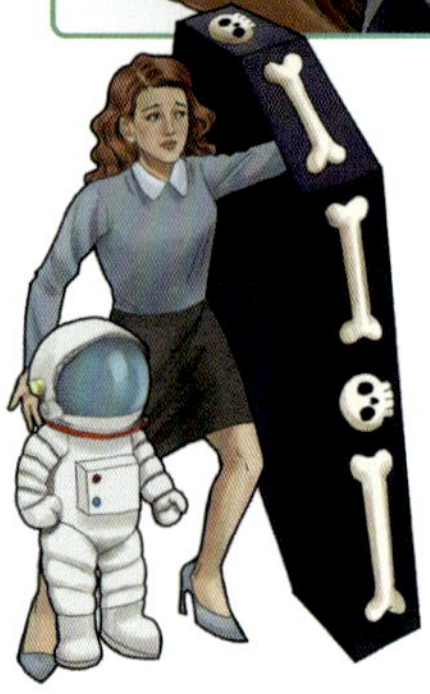

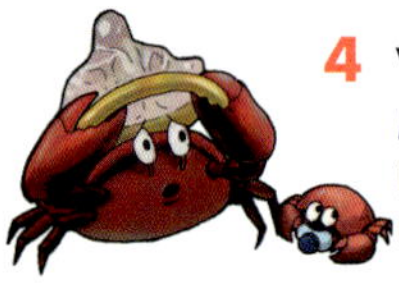

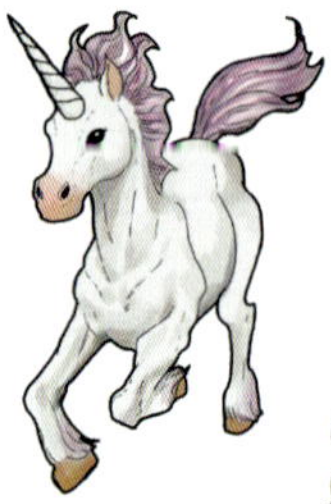

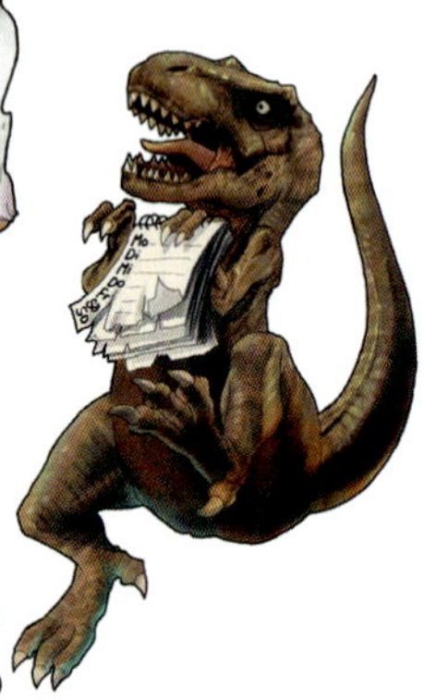

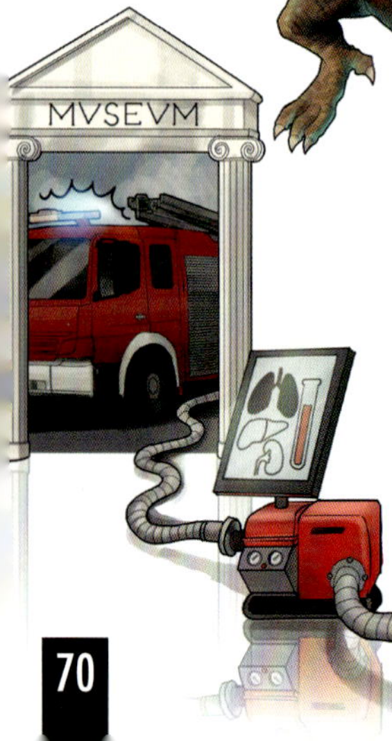

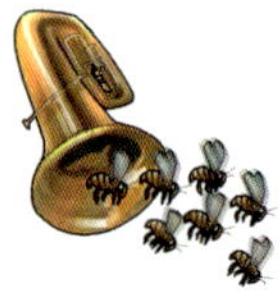

1 Substanz

1 Methotrexat, kurz: MTX

Banner: "Meet T-Rex"

Methotrexat (MTX) wird in unterschiedlicher Dosierung als Immunsuppressivum oder Zytostatikum eingesetzt.

2 Indikationen

2 Autoimmune Erkrankungen wie Rheumatische Erkrankungen und Morbus Crohn

Auf-Räumer mit Krone

Therapeutischer Einsatz von Methotrexat sind autoimmune Erkrankungen aus dem Rheumatischen Formenkreis (hier der Auf-Räumer). Dazu gehören die Rheumatoide Arthritis und die Plaque Psoriasis (Schuppenflechte). Methotrexat gilt auch als Mittel der zweiten Wahl bei Morbus Crohn (Krone).

3 Onkologie - Akute Lymphatische Leukämie (ALL), Mamma-Carcinom, Osteosarkom

Kind im Welt-ALL-Anzug mit Mama und Knochensarg

Therapeutische Anwendung von Methotrexat sind onkologische Erkrankungen wie die Akute Lymphatische Leukämie (kurz ALL, hier das Kind im Welt-ALL-Anzug), das Mamma-Carcinom (Mama) und das Osteosarkom (Knochensarg).

3 Anwendung

4 Verhütung: MTX ist erbgutschädigend, teratotoxisch

Krebs mit Kondom

Da Methotrexat erbgutschädigend und teratotoxisch wirkt (großer und kleiner Krebs), sollten Patientinnen und Patienten bis mindestens sechs Monate nach MTX-Therapie konsequent verhüten.

5 Calciumfolinat Rescuetherapie

Weißes Einhornfohlen

Bei onkologischer Therapie mit Methotrexat ist eine Calciumfolinat-Rescuetherapie Standard. Bei immunsuppressiver Anwendung gibt man Calciumfolinat dagegen nach Bedarf oder bei Überdosierung. Da Methotrexat zuerst die Tumorzellen und dann die gesunden Körperzellen zerstört, setzt man Folsäure oder Folinsäure (aktivierte Folsäure) als Antidot innerhalb von 24 bis 48 Stunden ein. So kann man gesunde Zellen retten und Nebenwirkungen abschwächen. CAVE: Vor der Einnahme von Folsäurepräparaten kontrolliert man am Besten die Vitamin B12 Spiegel, da durch die Folatgabe ein Vitamin B12 Mangel maskiert werden kann. Das weiße (weiß für "Calcium") Einhornfohlen ("Folinat") ist der Retter (engl. "rescue") in der Therapie bei onkologischen Erkrankungen.

6 Wöchentlich bei nicht-onkologischer Indikation

Kleiner T-Rex mit Wochenkalender

Bei nicht-onkologischen, autoimmunen Erkrankungen, wie der Rheumatoiden Arthritis, erfolgt die Methotrexat-Einnahme nur einmal wöchentlich (kleiner T-Rex mit Wochenkalender).

7 Verlängerte Eliminationshalbwertszeit bei pathologischen Flüssigkeitsansammlungen

Feuerwehr "pumpt" Wasser ab

In freier Flüssigkeit (zum Beispiel Aszitis oder Pleuraerguss) akkumuliert Methotrexat. Vor Therapiebeginn entfernt man diese Flüssigkeitsansammlungen durch Punktion (die Feuerwehr pumpt den Brunnen ab).

8 Reaktivierungsgefahr von Hepatitis B und C, TBC

Bienenschwarm aus Tuba

Gefahr bei Methotrexateinnahme besteht in der Reaktivierung einer Hepatitis B oder C (Bienenschwarm) oder einer Tuberkulose (Tuba) aufgrund der Immunsuppression.

9 **Lebendimpfungen vermeiden**

Impfspritze aus "Lebend"-Box

Aufgrund der immunsuppressiven Wirkung von Methotrexat vermeidet man Lebendimpfungen (Auf-Räumer trägt Kiste mit "Lebend"-Impfspritze davon).

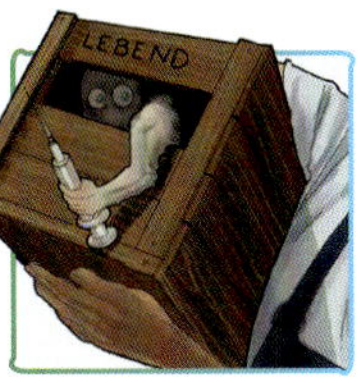

10 **Therapieüberwachung durch Monitoring**

Monitor mit Lunge, Leber, Niere und Reagenzglas

Zur Therapieüberwachung gehört das Monitoring (Monitor) des Blutbilds wegen Myelosuppression, der Nierenparameter, der Lunge (Gefahr von MTX-Pneumonitis oder Lungenfibrose) und der Schleimhäute. Regelmäßige Serumspiegelkontrollen sind essentiell (Reagenzglas). Ziele sind die Toxizitätsreduktion, Dosisanpassung und Überwachung der Rescuetherapie.

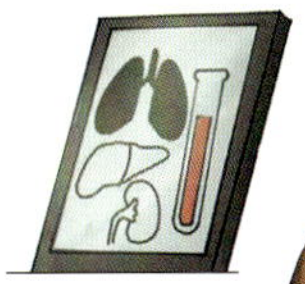

4 Wirkung

11 **Methotrexat ist hydrophil**

Großer T-Rex im Brunnen

Methotrexat ist stark hydrophil (die T-Rexe plantschen im Brunnen). Daher reichert es sich im Zytosol von Zellen an. Hier steht der Brunnen für eine Zelle.

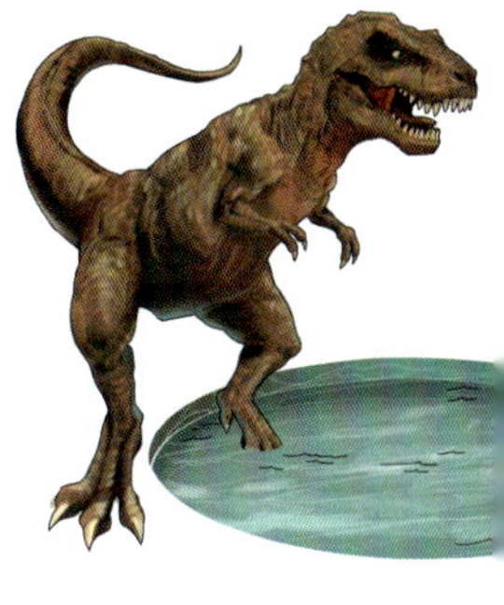

12 **Modifikation mit Polyglutamatresten**

viele glühende Teelichter

Nach Modifizierung mit Poly-glutamat-resten (viele glühende Teelichtreste) kann Methotrexat die Zelle (den Brunnen) nur schlecht verlassen.

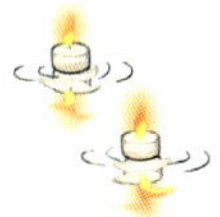

13 **Folsäureantagonist**

Großer T-Rex zerquetscht Fohlen

Methotrexat ist ein Folsäureantagonist und hemmt kompetitiv die folsäureabhängige Dihydrofolat-Reduktase (DHFR). Dies erklärt auch den Einsatz der Calcium-Folinat Rescuetherapie.

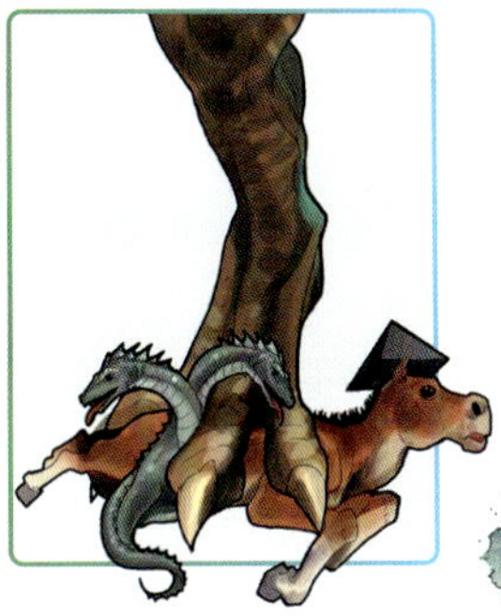

14 **Hemmung der DHFR**

Großer T-Rex zerquetscht Hydra mit zwei Köpfen

Die Dihydrofolatreduktase (DHFR) reduziert Dihydrofolat (DHF, hier die Hydra mit zwei Köpfen) zu Tetrahydrofolat (THF). Tetrahydrofolat ist ein Carrier für C1-Gruppen bei der Synthese von Purin-Nukleotiden und Thymidylaten. Dies sind Bausteine der DNA. Durch die Hemmung der DHFR ist also die DNA-Synthese gehemmt.

15 **DNA-Synthese Hemmung**

Gebrochene DNA-Fontäne

Die Hemmung der Dihydrofolatreduktase (DHFR, hier die zweiköpfige Hydra und das Fohlen) führt zur Akkumulation von Folaten und zur Hemmung der Purin- und Pyrimidin-Synthese (das Fohlen trägt eine Pyramide). Diese Nukleotide werden für die DNA-Synthese benötigt. Die DNA-Fontäne ist gebrochen: unter Methotrexattherapie ist die DNA-Syntese gestört.

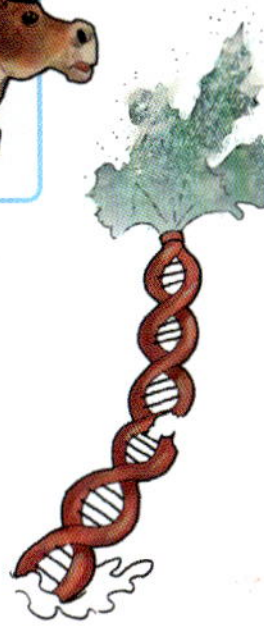

16 **Aktiv proliferierende Zellen reagieren sensibler**

Babykrebs mit Schnuller, Dino-Skelett, Krebsdame mit Kussmund

Aktiv proliferierende Zelle wie fetale Zellen (Babykrebs mit Schnuller), das Knochenmark (Dino-Skelett), Zellen in Mund- und Darmmukosa (Krebsdame mit Kussmund) und Zellen der Harnblasenwand, sowie maligne Krebszellen reagieren empfindlicher auf Methotrexat.

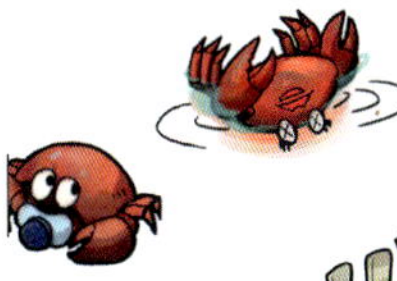

5 Nebenwirkungen

17 **Dosislimitierende Myelosuppression**

Zerstörtes Dinoskelett, leere Knochen

Die Myelosuppression (Schädigung des Knochenmarks mit verminderter Blutbildung, hier leere Knochen) ist dosislimitierend. Sie geht einher mit Thrombozytopenie, Leukopenie und megaloblastärer Anämie. Die Einnahme von NSAIDs verstärkt die myelosuppressive Wirkung, da die Ausscheidung von Methotrexat verlangsamt wird (NASA-Rakete unterstützt T-Rexe beim Fall des Dino-Skeletts).

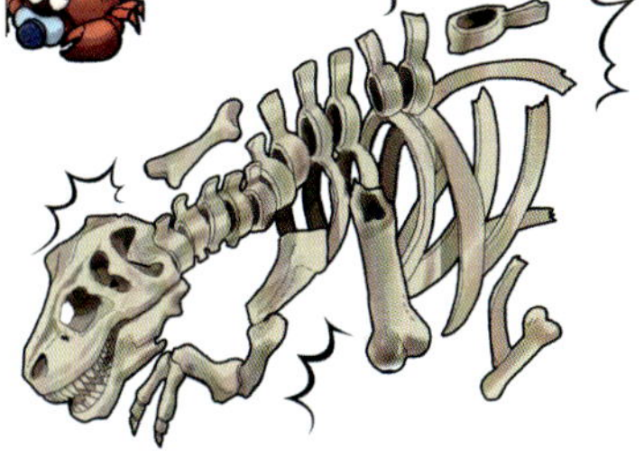

18 **Mukositis, Stomatitis**

Rot-bräunliche Schleimspur, NASA-Rakete

Mukositis und Stomatitis (Entzündungen der Schleimhaut und Mundschleimhaut) treten unter Methotrexattherapie auf. Es kommt folglich zu entzündlichen Diarrhoe (Schleimspur zum WC) und Ulcera. Gleichzeitige Einnahme von NSAIDs (NASA-Rakete) verstärkt die Entzündung. Dann sollte man erwägen,

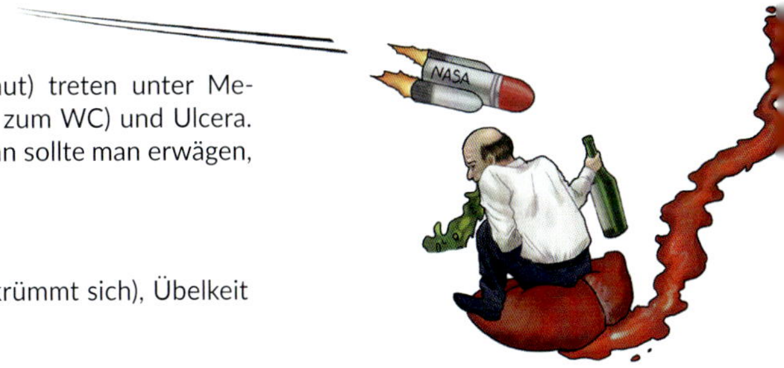

19 **Bauchschmerzen, Übelkeit, Erbrechen**

Gekrümmter Vater erbricht sich

Häufige Nebenwirkungen unter Methotrexat-Therapie sind Bauchschmerzen (er krümmt sich), Übelkeit und Erbrechen (bricht ins Becken).

20 **Immunsuppression führt zu opportunistischen Infektionen**

Suppenschüssel beherbergt Bakterien, Viren und Pilzen

Die Immunsuppression (Suppen-Schüssel) bietet Raum für opportunistische Infektionen (fieses Bakterium, Pilz und Virus).

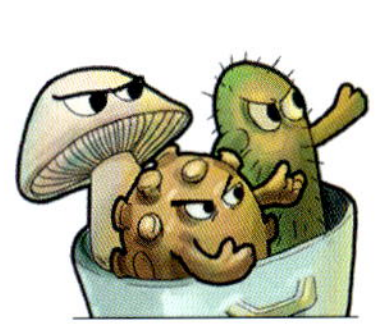

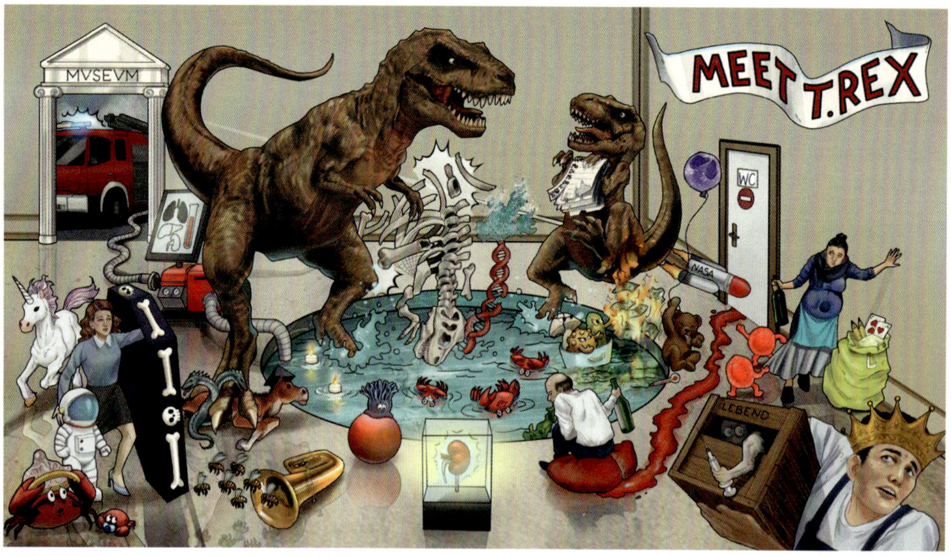

29

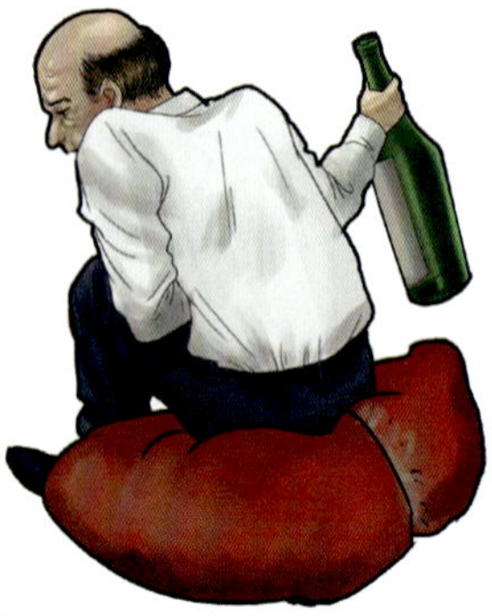

21 **Lebertoxisch**

Vater auf Leberkissen mit Weinflasche

Eine häufige Nebenwirkung sind erhöhte Leberenzyme (Leberkissen). Schwere Lebenschäden, wie eine Leberzirrhose treten erst nach längerem Einsatz auf. CAVE: Alkoholgenuss (Weinflasche) und Einnahme anderer hepatotoxischer Substanzen sind kontraindiziert.

22 **Haarausfall**

Glatze des Vaters

Häufig kommt es unter Methotrexat zu Haarausfall (Alopezie: Glatze).

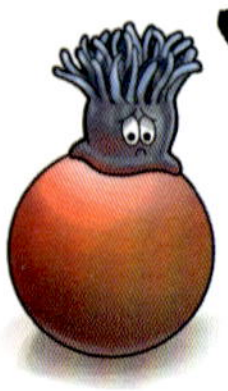

23 **Megaloblastäre Anämie, Leukozytopenie, Thrombopenie**

Anemone auf megagroßem roten Ball

Es kommt durch die Myelosuppression häufig zu einer megaloblastären Anämie (Anemone auf megagroßem roten Ball), sowie Leukozytopenie und Thrombopenie.

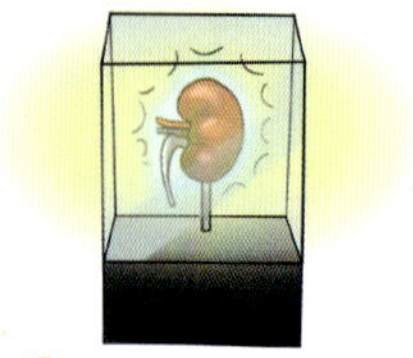

24 **Nephrotoxizität**

Toxisch-leuchtende Niere

Methotrexat wirkt häufig nephrotoxisch (toxisch-leuchtende Niere).

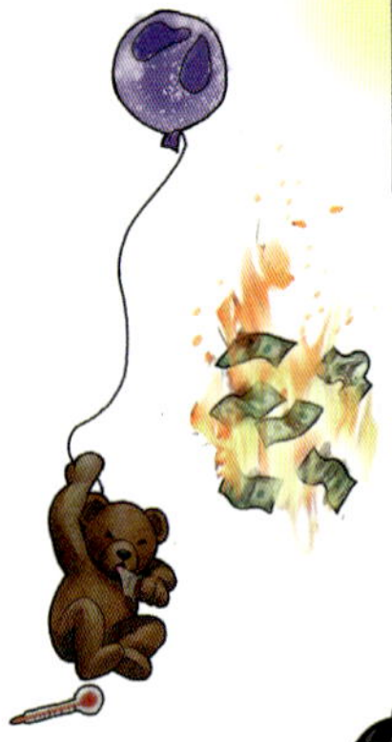

25 **Pneumonie, interstitielle Alveolitis/Pneumonitis oft mit Eosinophilie**

Brennendes Geld, hustender Fieber-Bär mit Luftballon

Unter Methotrexatgabe sind Pneumonien (brennendes Geld, engl. "money", für Pneumonie) und interstitielle Alveolitis oder Pneumonitis (T-Zell-vermittelte Hypersensitivitätsreaktion) möglich. Sie treten dosisunabhängig auf und sind potentiell irreversibel. Oft gehen diese Erkrankungen einher mit Eosinophilie. Der Fieber-Bär hält einen Luftballon in Eosinophilen-Form. Hinweise auf schwere Lungenschäden sind trockener Reizhusten, Dyspnoe und Fieber (hustender Fieberbär).

6 Kontraindikationen

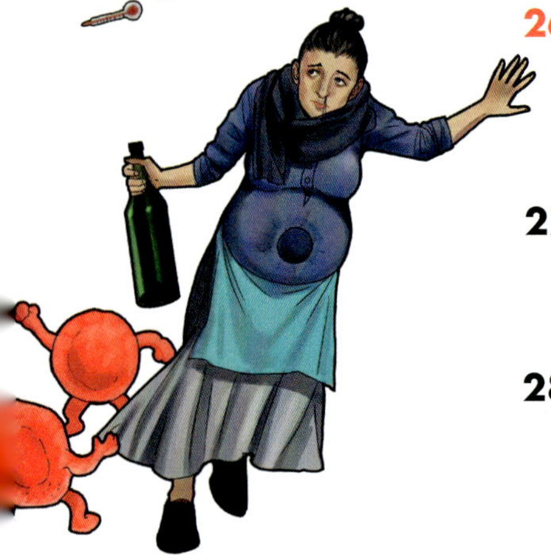

26 **Erhöhter Alkoholkonsum, Ulcera des GI-Traktes, Blut-Vorerkrankungen**

Betrunkene Putzfrau mit Loch im Bauch, wildgewordene Erythrozyten

Kontraindikationen bei Methotrexattheapie sind ein erhöhter Alkoholkonsum (Weinflasche), Ulcera des GI-Traktes (Loch im Bauch) und Vorerkrankungen des Blutes, wie beispielsweise Hämatopoesestörungen nach bereits erfolgter Radio- oder Chemotherapie (wildgewordene Erythrozyten).

27 **Schwere Infektionen**

Geschwächte Putzfrau mit großem Schal

Eine Kontraindikation bei Methotrexattherapie sind schwere akute oder chronische Infektionen. Die Putzfrau trägt einen großen Schal, da sie permanent krank ist.

28 **Schwangerschaft und Stillzeit**

Putzfrau ist schwanger

Stillzeit und Schwangerschaft sind Kontraindikationen bei Methotrexattherapie.

7 Interaktionen

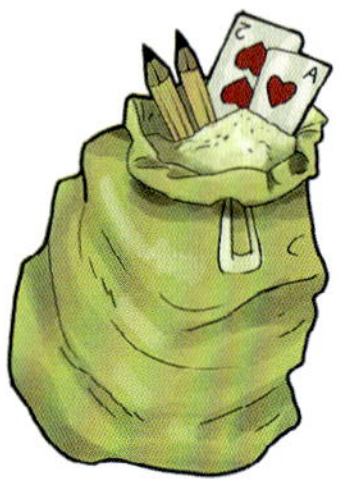

29 **Toxizität durch Verminderung renaler Elimination bei Salicylaten, Sulfonamiden, Penicillinen**

Vollgestopfter, uringelber Müllsack: Ass-Karten, Schwefel, Stifte

Salicylate wie ASS (Ass-Karten), Sulfon-amide (engl. "sulfur" für Schwefel) und Penicilline (engl. "pencil" für Stift) vermindern die renale Ausscheidung (uringelber Sack). Damit führen sie zu einer erhöhten Toxizität (voller Müllsack).

Quintessence

Q1 Methotrexat, kurz MTX, hat zwei Hauptindikationen und davon abhängige Dosierungen: In wöchentlicher, niedriger Dosis wird MTX als Immunsuppressivum genutzt; als Hochdosistherapie wird es bei Krebserkrankungen genutzt. Hier die zwei unterschiedlichen großen T-Rex.

Q2 MTX ist ein Folsäureantagonist, ein Antimetabolit. Es hemmt die Purin- und Pyrimidinsynthese und führt zum Zelltod. Der T-Rex zertritt ein Fohlen mit Pyramide auf dem Kopf.

Q3 Bei den hohen Dosen stellt die knochenmarktoxische Wirkung (zerstörtes Skelett) von MTX den dosislimitierenden Faktor dar. Weitere häufige unerwünschte Wirkungen sind eine Mukositis, gastrointestinale Störungen (das besetzte Klo) sowie eine Hepato- und Nephrotoxizität (das zerquetschte Leberkissen sowie die ausgestellte, toxisch leuchtende Niere). U.a. wegen dieser lebensgefährlichen Wirkungen ist ein Drug-Monitoring nötig – hier der Monitor mit Organen.

Q4 Wegen seiner teratogenen Wirkung ist eine konsequente Verhütung bei Frau und Mann Pflicht. Der Krebs zieht sich ein Kondom über den Kopf.

Q5 Um die Toxizität zu senken, wird innerhalb von 24-48 Stunden eine Calciumfolinat-Rescue-Therapie gegeben. Das rettende weiße Einhorn naht.

Q6 Vor Anwendung sind pathologische Flüssigkeitsansammlungen zu entfernen. Die Feuerwehr pumpt das Wasser im Brunnen ab.

Q7 Kontraindikationen sind Immundefizienz, Vorerkrankungen des Blutes sowie Ulzera des Gastrointestinaltraktes. Hier die erkältete Putzfrau mit Loch im Bauch.

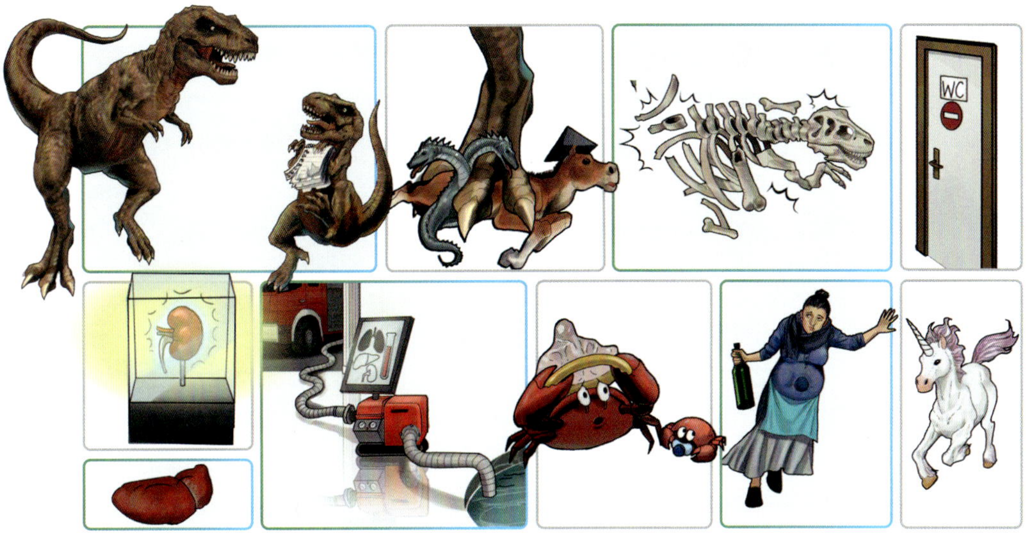

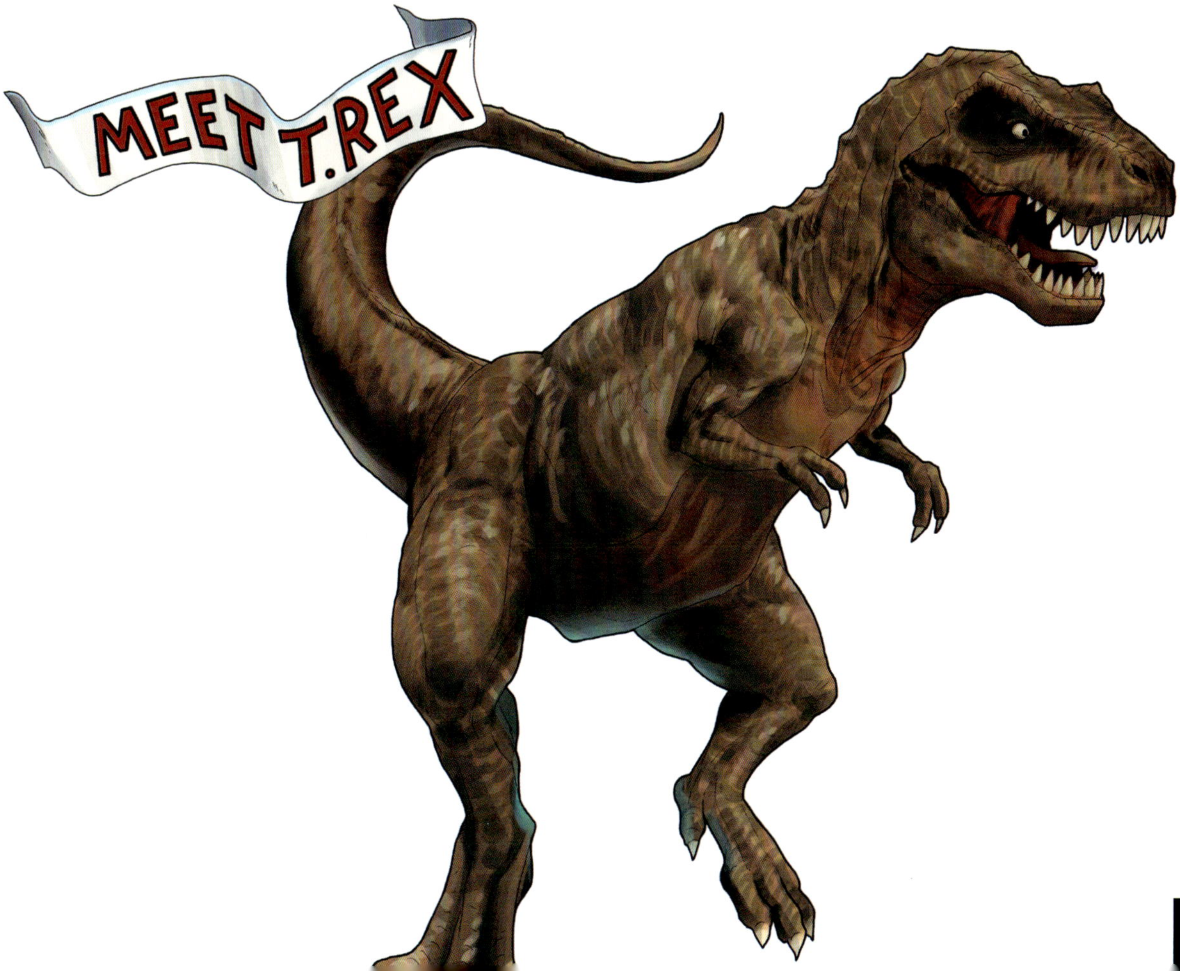

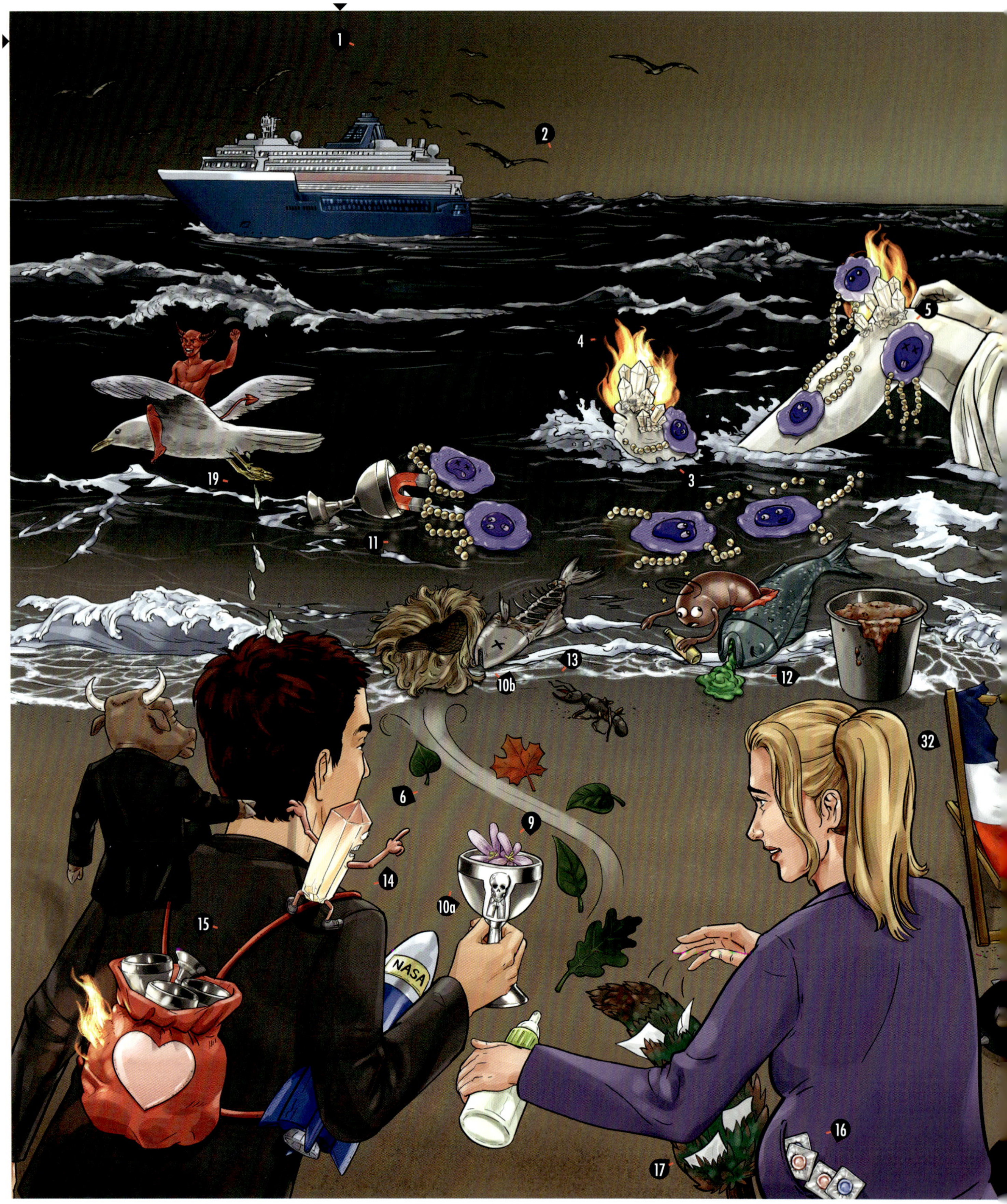

Gicht

Colchicin und Allopurinol

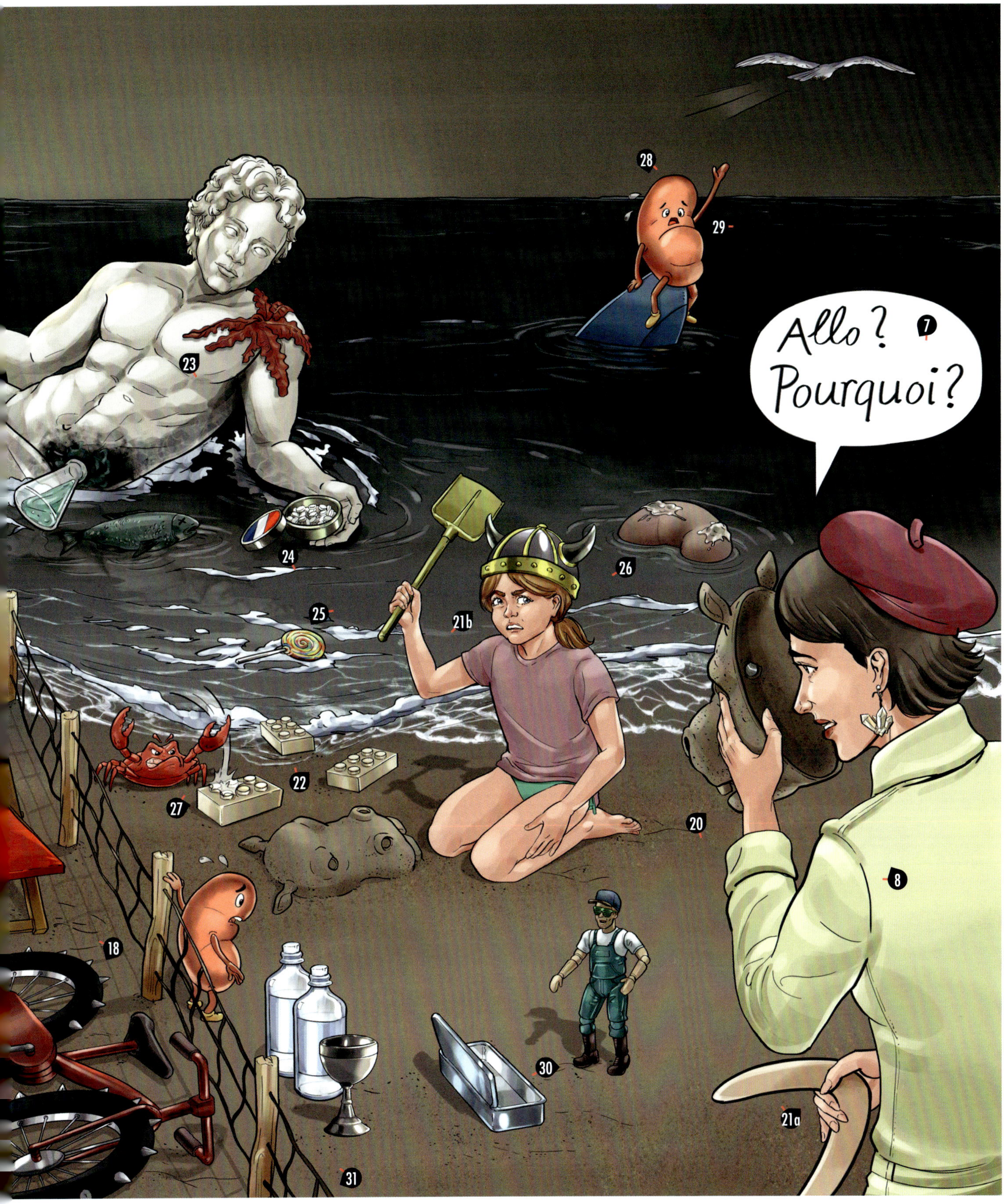

Was tun gegen die Gischt? Allouette und der Kelch-aus-Zinn

Allouette wollte einen Strandspaziergang machen, doch was muss sie sehen? Die ausschweifenden Eskapaden der Kreuzschifffahrten ziehen unzählige Möwen an, deren Harnsäure-haltige Exkremente in Form von Kristallen das Juwel des bretonischen Strands verschmutzt: Eine angespülte Davids-Statue. Angelockt von den Kristallen bringt die Gischt unzählige Quallen an Land – die an den Kristallen zugrunde gehen. Schuld hat irgendwie auch dieses Wikinger-Kind mit Ochsenhörnern. Es will einige Sandskulpturen zerstören, was ebenfalls die Möwen anzieht. Temps pour la distraire: Allouette hat vor, sich als Sand-Hippo auszugeben und das Wikinger-Kind davon abzulenken. Ist sie nicht ein entzückendes Biest? Sie traut sich aber erst näher an den Ort des Geschehens, wenn die Gischt sich beruhigt hat. Darauf kann Nicolas nicht warten. Er will die Davids-Statue jetzt retten. Hierbei nutzt ihm der Trick mit seinem Kelch-aus-Zinn. Eine darin versteckte Magnetspindel entzieht den Quallen die Perlen für ihre Kettchen, ohne die sie sich nicht fortbewegen können. Dumm nur, dass auch die Salzwasserfische am vielen Zinn zugrunde gehen. Seine schwangere Freundin versucht ihn aufzuhalten. Vergeblich.

Gicht ist durch hohe Harnsäurespiegel bedingt. Gichtkristalle fallen aus, Phagozyten gehen daran zugrunde und rufen die akute Entzündungsreaktion in v.a. Gelenken hervor, klassischerweise am Großzeh (Podagra). Der akute Gichtanfall wird mit NSAR und/oder Prednisolon therapiert.

Colchicin ist ein Spindelgift, verhindert die Ausbildung der Mikrotubuli und hindert dadurch u.a. die Phagozyten-Migration – so wird der Teufelskreis der Entzündung im Gelenk durchbrochen. Allopurinol wiederum greift in den Purinstoffwechsel ein – es wird weniger Harnsäure gebildet und die wasserlöslichen Vorprodukte werden ausgeschieden. Allopurinol wird bei Hyperurikämien aller Ursachen angewandt, aber mit zeitlichem Abstand zum akuten Gichtanfall.

32

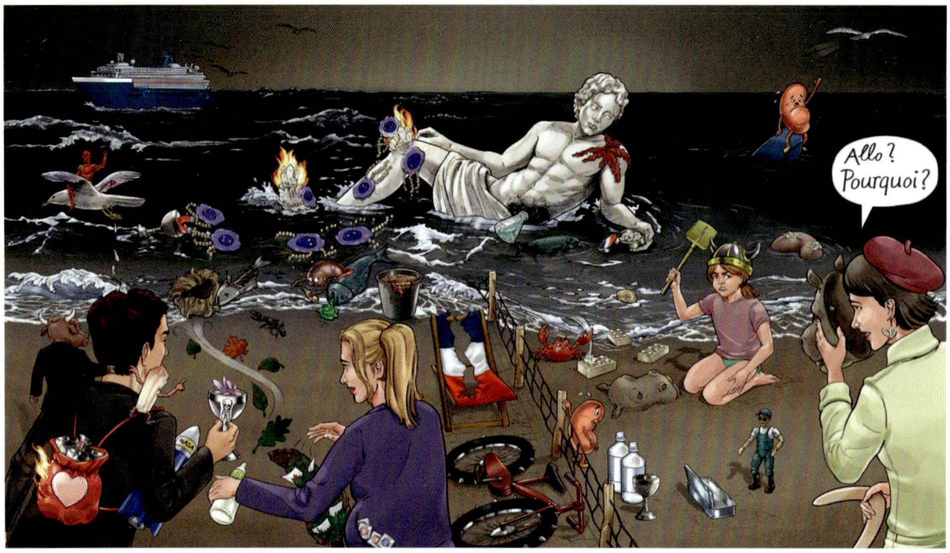

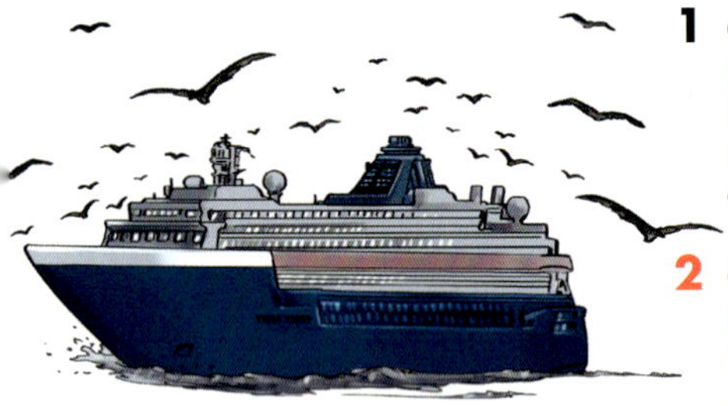

1 Gicht

1 **Gicht = Wohlstandserkrankung**

Kreuzfahrtschiff

Die Gicht ist eine Wohlstandserkrankung, da die westliche Ernährung mit hohen Harnsäurespiegeln einhergeht. Erhöhter Fleisch- und Meeresfrüchteverzehr in Kombination mit einem BMI über 25 führen zu einem erheblichen Gichtrisiko. Das Kreuzfahrtschiff steht hier für einen dekadenten Lebensstil.

2 **Gicht → erhöhte Harnsäurespiegel → Harnsäurekristalle**

Gischt spült kristallene Möwen-Exkremente an

Bei Gicht ist der Harnsäurespiegel im Blut so hoch, dass die Harnsäure nicht mehr gelöst werden kann und in den Gelenken als Uratkristalle ausfällt. Der Kot von Vögeln besteht zu einem großen Teil aus konzentrierter Harnsäure. Ein Schwarm Möwen wurde von den Essensresten des Kreuzfahrtschiffes angelockt. Sie sättigen das Meer mit ihrer Möwenscheiße so sehr, dass die ganze Harnsäure als Gischt-Kristalle ausfällt, die an den Strand gespült werden.

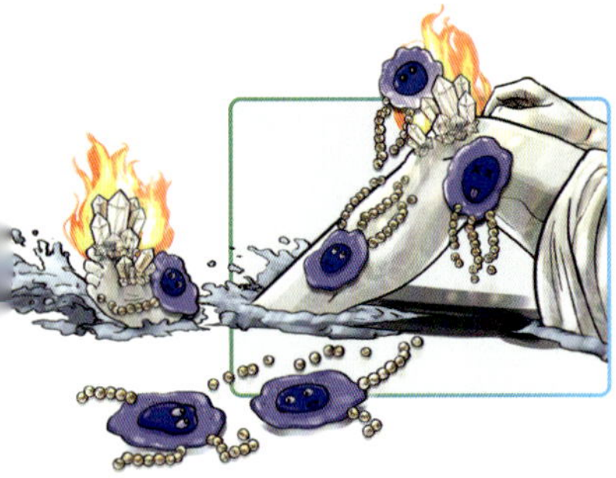

3 **Entzündungsreaktion durch Phagozyten**

Phagozyten-Quallen versuchen Gischt-Kristalle zu fressen

Phagozyten versuchen, die Uratkristalle in den Gelenken "aufzuräumen". Sie können die Kristalle aber nicht verdauen und gehen bei dem Versuch zugrunde. Die toten Phagozyten schütten Entzündungsmediatoren aus, welche weitere Immunzellen anlocken - so entsteht die Entzündungsreaktion. Einige Quallen, die aussehen wie Phagozyten, versuchen die Gischt-Kristalle zu fressen und sterben dabei, was weitere Quallen anlockt.

4 **Häufigste Lokalisation: Großzehengrundgelenk**

Brennender großer Zeh

Gicht betrifft am häufigsten das Großzehengrundgelenk. Gicht mit dieser Lokalisation wird auch Podagra genannt. Pod = griech. Fuß; agra = griech. Krampfanfall. Eine riesige Davids-Statue wurde an den Strand gespült. An ihr lagern sich nun die Gischt-Kristalle ab. Gichtanfälle sind sehr schmerzhaft, deshalb hier die brennenden Gischt-Kristalle am großen Zeh der Statue.

5 **Dritthäufigste Lokalisation: Kniegelenk**

Brennende Gischt-Kristalle am Knie

Die zweithäufigste Lokalisation ist das Sprunggelenk.

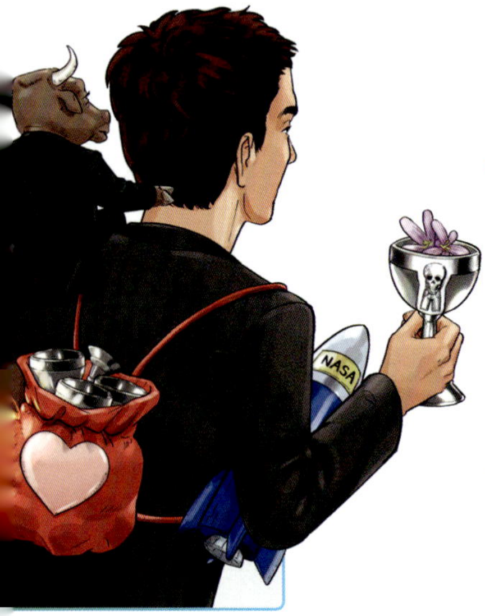

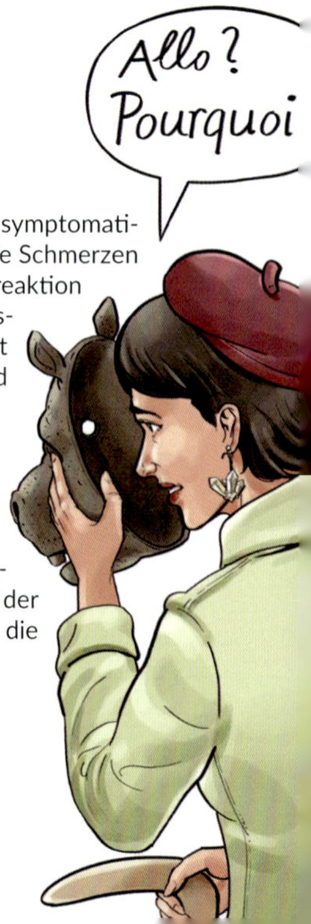

2 Colchicin

6 **NSAR, Prednisolon, Colchicin**

Nicolas, der Kerl mit Kelch-aus-Zinn, NASA-Rakete, Predigersohn

Die Therapie im Gichtanfall dient der Minderung der Entzündungsreaktion und der symptomatischen Behandlung der Schmerzen. Dafür werden NSAR (Ibuprofen, Diclofenac) für die Schmerzen und Corticosteroide (Prednisolon) und Colchicin für die Minderung der Entzündungsreaktion eingesetzt. Auf der linken Bildseite verursacht das Kreuzfahrtschiff hohe Wellen, deshalb ist die Gischt hier wilder (akuter Gichtanfall). Hier steht auch Nicolas, der Kerl mit dem Kelch-aus-Zinn (Colchicin), der eine NASA-Rakete (NSAR) unter dem Arm hat und bei dem der Predigersohn des Cordhosenstiers (Prednisolon) auf der Schulter sitzt.

7 **Dauertherapie: Allopurinol**

Alouette, die pure Französin, sagt: "Allô? Pourquoi?"

Allopurinol dient der Senkung des Harnsäurespiegels. Es ist deshalb die Therapie der chronischen Gicht. Bevor man gleich Medikamente ansetzt, sollten die Patienten jedoch ihre Ernährungsgewohnheiten ändern, um den Harnsäurespiegel zu senken. Auf der rechten Bildseite ist die Gischt ruhiger (chronische Gicht). Hier sehen wir Alouette, die pure Französin, die "Allô? Pourquoi?" (Allopurinol) sagt.

8 Harnsäure-Senkung: 1. Wahl Allopurinol

Allouette ist als Erste am Strand

Die Dauertherapie der Gicht dient der Senkung des Harnsäurespiegels. Erste Wahl hierzu ist Allopurinol (Alouette kommt als Erste am Strand an). Alternativen sind Febuxostat (2. Wahl) und Urikosurika, welche die renale Harnsäureexkretion steigern. Letzte Option ist Rasburicase – ein rekombinantes Uratoxidase-Enzym, das Harnsäure in Allantoin umwandelt und u.a. bei Tumorlyse gegeben wird. Klingt teuer, ist teuer!

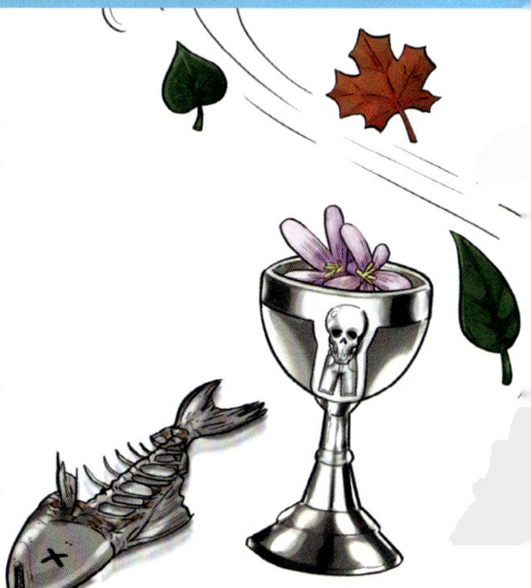

9 Mitosegift (hemmt Zellen mit hoher Proliferation), Alkaloid der Herbstzeitlosen

Kelch-aus-Zinn mit Totenkopf-mit-Hose und Blüte der Herbstzeitlosen; Herbstzeit am Strand

Colchicin ist ein Alkaloid der Herbstzeitlosen. Es ist ein Mitosegift und hemmt Zellen mit hoher Proliferationsrate (Immunzellen, Darmepithel). Nicolas hält den Kelch-aus-Zinn (Colchicin) in der Hand. Auf dem Kelch ist ein Totenkopf-mit-Hose (Mitosegift) eingraviert, in dem Kelch liegen die Blüten der Herbstzeitlosen (Alkaloid der Herbstzeitlosen). Außerdem ist am Strand so richtiges Novemberwetter: Hier ist die Herbstzeit lose!

10 Sehr wirksam bei Gichtanfall, aber hohe Toxizität

Totenkopf auf Kelch, tote Fische

Colchicin ist das wirksamste Medikament beim akuten Gichtanfall. Jedoch ist es auch äußerst toxisch, so dass es nur noch selten verwendet wird. Nicolas hat einen Kelch-aus-Zinn ins Meer geworfen, um die Quallen von der Davids-Statue fernzuhalten. Leider werden nicht nur die Quallen ferngehalten, der Inhalt des Kelches ist so toxisch, dass auch die Fische sterben.

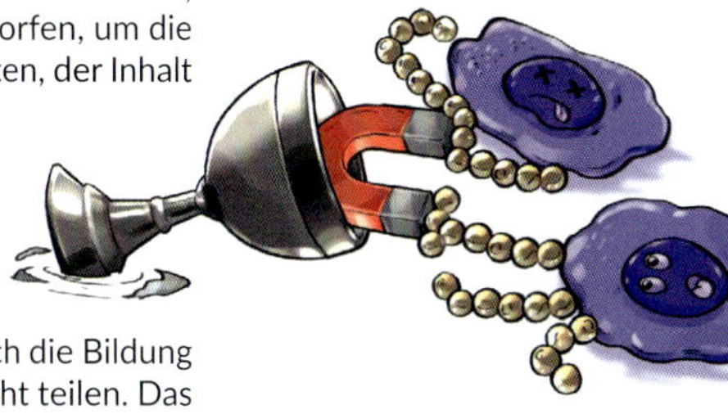

Wirkmechanismus

11 Colchicin hemmt Bildung des Spindelapparates in Mitose

Kelch mit Magnetspindel zieht Perlenketten an

Colchicin ist ein "Mitosespindelgift". Es bindet intrazellulär an Tubulin und verhindert dadurch die Bildung der Mikrotubuli - der Spindelapparat kann nicht gebildet werden und die Zelle kann sich nicht teilen. Das betrifft vor allem Zellen mit hoher Proliferationsrate, wie z.B. Phagozyten. Sie können sich nicht mehr vermehren und die Entzündungsreaktion wird gestoppt. Im Kelch-aus-Zinn (Colchicin) liegt eine Magnetspindel (Spindelgift), welche die Perlenketten-Arme der Quallen (Bindung an Tubulin) anzieht. Die Phagozyten-Quallen können sich nicht mehr von der Stelle bewegen (Migration der Phagozyten verhindert) und keine Gischt-Kristalle mehr fressen.

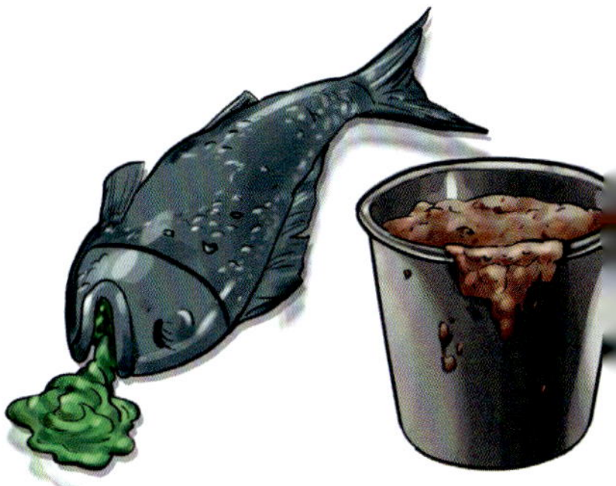

Nebenwirkungen

12 Schwere Diarrhö, Übelkeit und Erbrechen

Durchfall-Eimer, tote Salzwasserfisch-Dame hat erbrochen

Colchicin verursacht durch seine hohe lokale Konzentration Schäden in der Darmschleimhaut. Das verursacht schwere, teils blutige Diarrhö mit Wasser- und Elektrolytverlust. Es kommt zu Übelkeit und Erbrechen. Eine Fisch-Dame (Fisch-Darme → Darmschleimhaut) ist an der hohen Zinn-Konzentration im Meer verstorben (hohe Konzentration von Colchicin). Die Dame ist ein Salzwasserfisch (Elektrolytverluste). Sie hat erbrochen und neben ihr wurde ein Eimer mit Durchfall angespült.

13 Haarausfall, Knochenmarkschäden mit Blutbildveränderungen (ANT)

Zerzauste Perücke, Fischskelett, tote Ameise

Bei längerer Gabe führt Colchicin zu Haarausfall und Knochenmarkschäden mit Blutbildveränderungen (ANT-Symptome: Anämie, Neutropenie, Thrombozytopenie). Der Kelch aus Zinn hat nicht nur die toten Fische (Fischskelett = Knochenmarkschäden), sondern auch noch eine Ameise (engl. ant = ANT-Symptome) auf dem Gewissen. Sie wurden zusammen mit einer zerzausten Perücke (Haarausfall) an den Strand gespült. Die Perücke gehörte bestimmt einem der Kreuzfahrtschiffgäste.

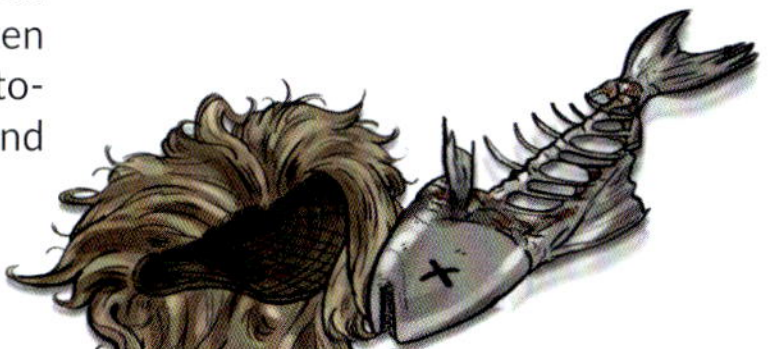

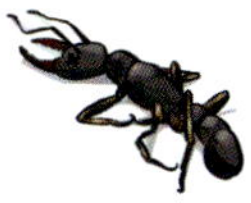

Indikationen

14 Akuter Gichtanfall, Prophylaxe akuter Gichtanfälle, Pseudogicht

Lachsfarbener Pseudo-Gischt-Kristall zeigt auf Brandung

Die Indikationen von Colchicin sind akute Gichtanfälle, die Prophylaxe akuter Gichtanfälle sowie die Pseudogicht. Bei der Pseudogicht (auch Chondrokalzinose) lagern sich Kalziumpyrophosphat-Kristalle vor allem im Kniegelenk ab. Sie ist eine Differentialdiagnose der Gicht. Auf Nicolas' Schulter sitzt ein lachsfarbener (Prophylaxe) Kristall und zeigt auf die Brandung (akuter Gichtanfall). Dieser Kristall ist gar kein richtiger Gischt-Kristall, er hat sich nur verkleidet (Pseudogicht) - cleveres Bürschchen!

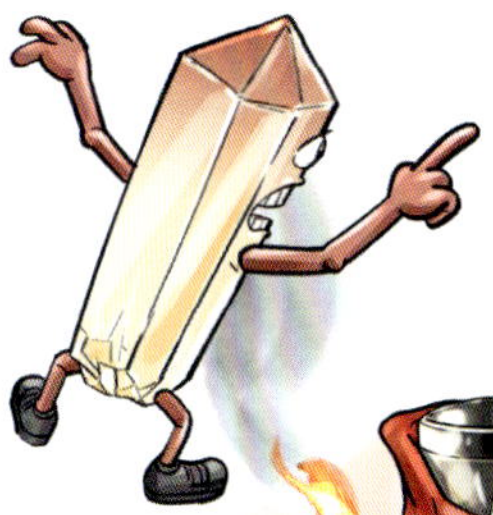

15 Off-Labe bei Perikarditis

Entzündeter Herzbeutel mit vielen Kelchen-aus-Zinn

Bei akuter Perikarditis kann Colchicin in hohen Dosen gegeben werden. Das verhindert das Wiederauftreten der Perikarditis und die Chronifizierung. Nicolas hat einen brennenden Herzbeutel (Perikarditis) dabei, in dem er seinen Vorrat an Kelchen-aus-Zinn (hochdosiertes Colchicin) aufbewahrt.

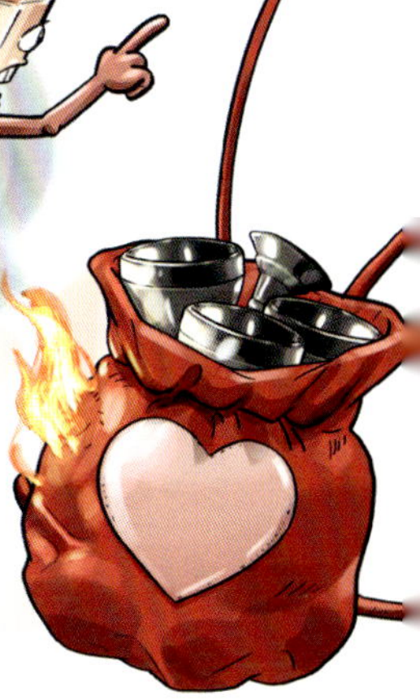

Kontraindikationen

16 Schwangerschaft und Stillzeit - auf Verhütung achten!

Schwangere Freundin mit Verhüterli in Tasche

Colchicin ist in Schwangerschaft und Stillzeit kontraindiziert. Man sollte auf eine sichere Empfängnisverhütung achten – bei Frauen bis zu 3 Monate, bei Männern bis 6 Monate nach Nutzung. Die schwangere Freundin von Nicolas will ihn davon abhalten, noch mehr Kelche-mit-Zinn ins Meer zu werfen (Colchicin kontraindiziert in Schwangerschaft). Sie hält eine Babyflasche in der Hand (KI Stillen) und aus ihrer Hosentasche fallen Verhüterli (während und nach Therapie Verhütung!).

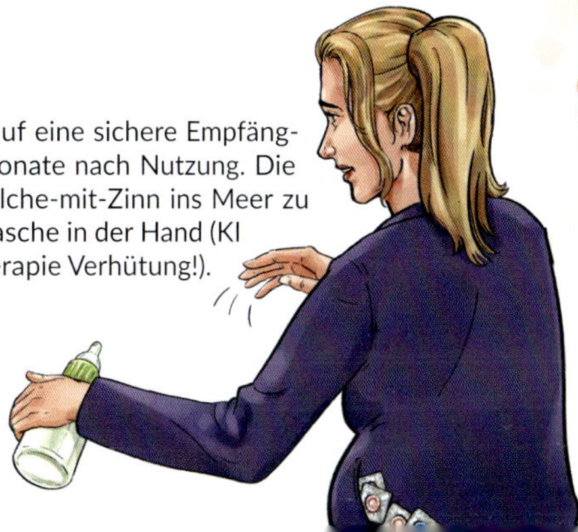

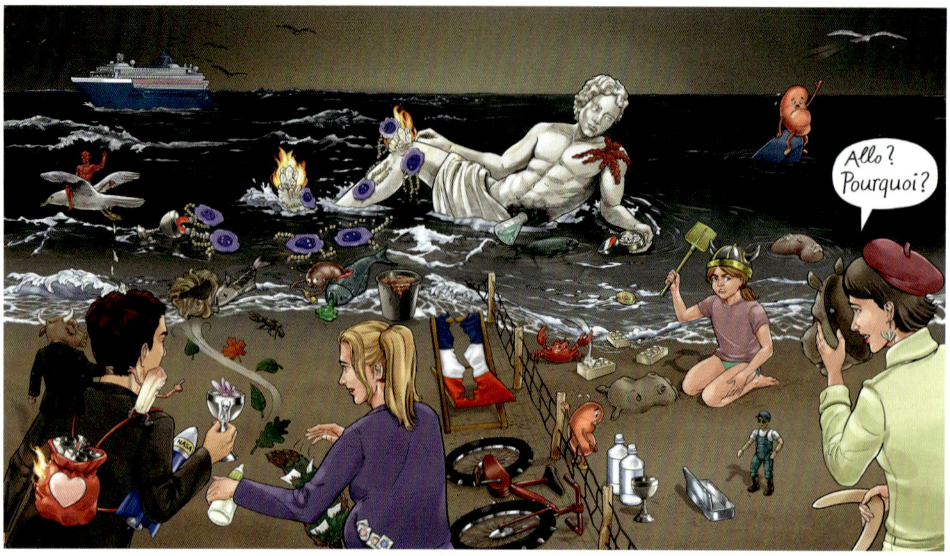

32

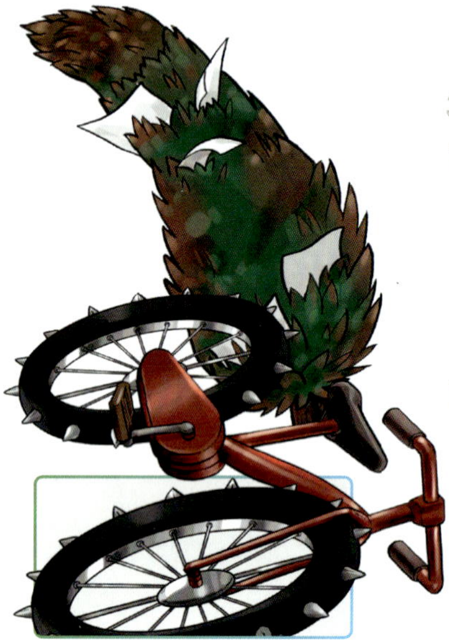

17 **Colchicin ist CYP3A4-Substrat**

Eingegangene Zypresse mit 3 A4-Blättern

Colchicin ist ein Substrat von CYP3A4. CYP3A4-Hemmer und -Substrate erhöhen deshalb seine Serumspiegel und man sollte sie nicht gleichzeitig geben. Bevor die schwangere Freundin bei Nicolas ankommt, lässt sie eine eingegangene Zypresse mit 3 A4-Blättern fallen (eingegangene Zypresse = CYP3A4-Hemmer) - die kann Nicolas nämlich nicht ausstehen (keine Kombi von Colchicin mit CYP3A4-Hemmern/Substraten).

18 **Keine Kombination mit Ciclosporin**

Freundin hat Fahrrad mit Sporenreifen liegen lassen

Colchicin darf man nicht mit Ciclosporin kombinieren, weil das die Nebenwirkungen beider Medikamente erhöht (Colchicin und Ciclosporin sind CYP3A4-Substrate → gleichzeitige Gabe erhöht Serumspiegel beider Medikamente). Nicolas' schwangere Freundin ist mit ihrem Fahrrad mit Sporenreifen (Ciclosporin) an den Strand gefahren, hat es jetzt aber liegen lassen, um zu Nicolas zu rennen (keine Kombi von Colchicin und Ciclosporin).

Klinische Aspekte

19 **Colchicin: Senkt nicht Harnsäurespiegel, keine Analgesie**

Vom Schmerzteufel gerittene Möwe kackt Harnsäure auf Nicolas' Kopf

Colchicin senkt den Harnsäurespiegel im Blut nicht. Es wirkt auch nicht analgetisch. Eine Möwe kackt Nicolas harnsäurehaltige Möwenscheiße auf den Kopf (keine Beeinflussung der Harnsäure durch Colchicin). Geritten wird die Möwe von einem Schmerzteufel (Schmerzen ebenfalls unbeeinflusst).

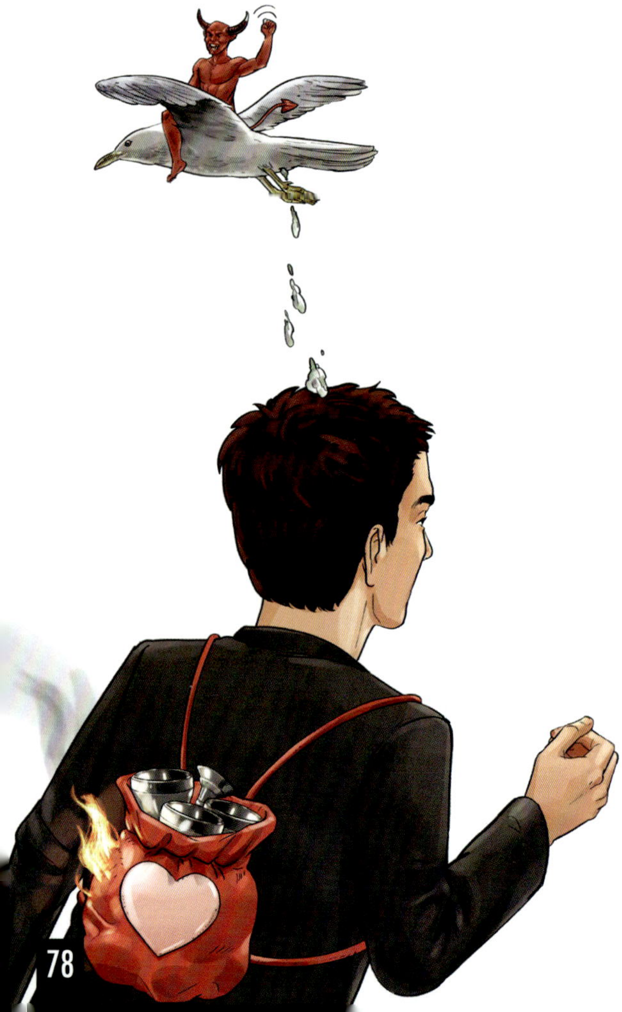

3 Allopurinol

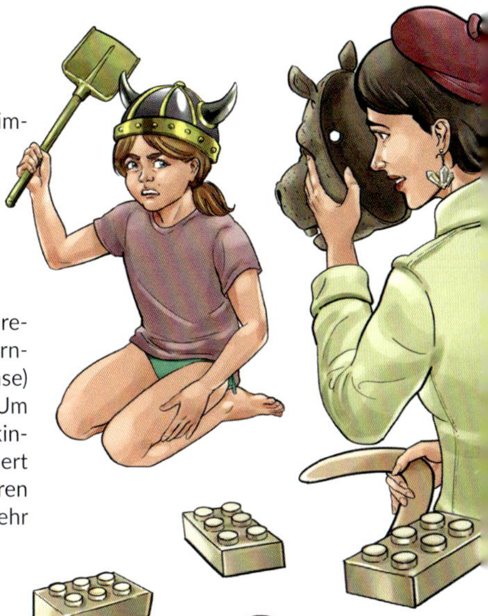

20 Allopurinol: Strukturanalogon von Hypoxanthin

Allouette mit Hippo-Sand-Maske

Allouette hat eine Hippo-Sand-Maske in der Hand (Hypo-Xant-hin = Hippo-Sand), um sich als Hippo-im-Sand zu verkleiden (Strukturanalogon).

Wirkmechanismus

21 Allopurinol hemmt reversibel die Xanthinoxidase

Allouette bekämpft mit Bumerang Wikinger-Kind mit Ochsenhörnern

Die Xanthinoxidase macht aus Xanthin und Hypoxanthin Harnsäure. Allopurinol ist ein kompetitiver, reversibler Antagonist der Xanthinoxidase und verhindert damit den Abbau von (Hypo-)Xanthin zu Harnsäure. Das senkt den Harnsäurespiegel im Blut. Ein Wikinger-Kind mit Ochsenhörnern (Xanthinoxidase) zerstört die Hippo-aus-Sand-Figur (Abbau von Hypoxanthin) und die Bausteine aus Sand (Xanthin). Um das zu verhindern, hat sich Allouette eine Hippo-Sand-Maske aufgesetzt. Damit will sie sich an das Wikinger-Kind heranschleichen und es mit einem Bumerang (reversibler Antagonist) ausknocken. So verhindert sie die Zerstörung der Sand-Skulpturen (kein Abbau von (Hypo-)Xanthin) und es werden keine weiteren Möwen vom Lärm des Kindes angelockt (Möwe fliegt weg = keine harnsäurehaltige Möwenscheiße mehr = Harnsäurespiegel sinkt).

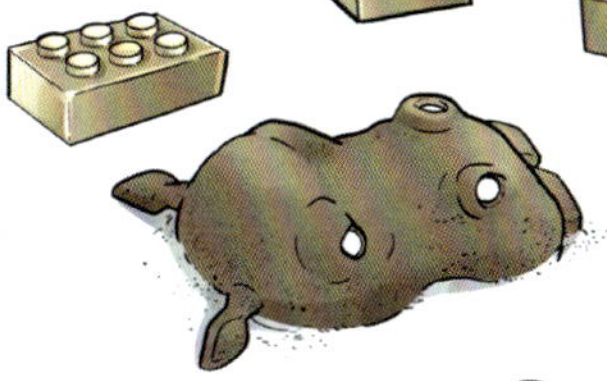

22 Ausscheidung von wasserlöslichem Hypoxanthin und Xanthin

Meer holt sich Hippo-aus-Sand und Sand-Bausteine zurück

Allopurinol führt zur funktionellen Hemmung des Purinnukleotidmetabolismus. Die wasserlöslichen Metabolite Hypoxanthin und Xanthin werden nicht weiter verstoffwechselt und über den Urin ausgeschieden. Das Meer holt sich das Hippo-aus-Sand und die Sand-Bausteine zurück (Ausscheidung über Urin).

Nebenwirkungen

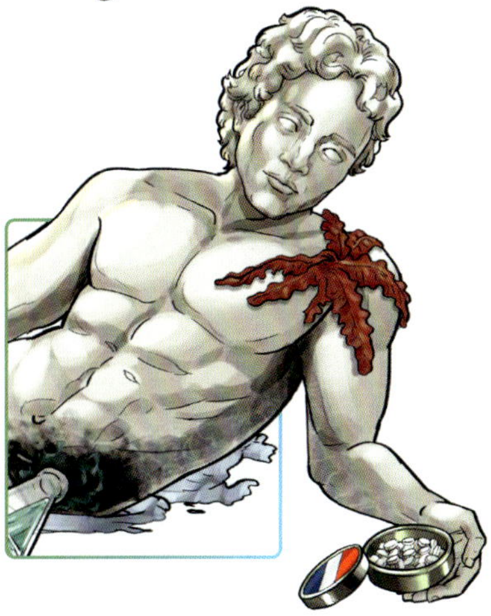

23 Allergische Reaktionen bis zu schwerer Allopurinol-Hypersensitivitätsreaktion

Rötliche Algen auf Schulter der Davids-Statue

Allopurinol führt zu allergischen Reaktionen. Die Allopurinol-Hypersensitivitätsreaktion betrifft ca. 2% der Patienten, sie ist meist mild und reversibel. Vereinzelt verläuft sie jedoch bis hin zur toxischen epidermalen Nekrolyse (TEN) mit hoher Sterblichkeit. Deshalb sollte man Allopurinol bei Hauterscheinungen sofort absetzen. Die Davids-Statue wird von gefährlichen roten Algen (gefährliche Allergie) heimgesucht. Eine Giftflasche verätzt den Torso der Statue, welcher schwarz anläuft (toxische epidermale Nekrolyse) – einen Fisch hat das Gift schon erledigt (hohe Sterblichkeit bei TEN).

24 Niedrige Initialdosen senken das Risiko einer Allopurinol-Hypersensitivitätsreaktion

Statue hält eine "Allo"-Dose aus Frankreich nach unten

Die Davids-Statue hat eine "Allo"-Dose aus Frankreich in der Hand, die sie nach unten hält (niedrige Initialdosen von Allopurinol verhindern Hypersensitivitätsreaktionen).

Indikationen

25 Dauertherapie Gicht, Hyperurikämie

Dauerlutscher in der Gischt

Allopurinol ist erste Wahl bei der Dauertherapie der Gicht. Es ist indiziert bei Hyperurikämie jeglicher Ursache. Allouette hat dem Wikinger-Kind mit Ochsenhörnern einen Dauerlutscher in die Gischt geworfen (Dauertherapie der Gicht).

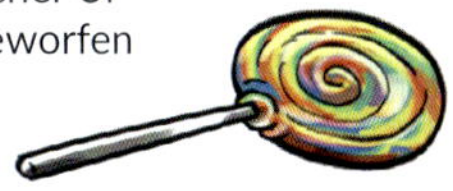

26 Gichtnephropathie, Uratsteine

Nierenförmiger Stein mit Möwenscheiße

Weitere Indikationen von Allopurinol sind die Gichtnephropathie bzw. Uratsteine.

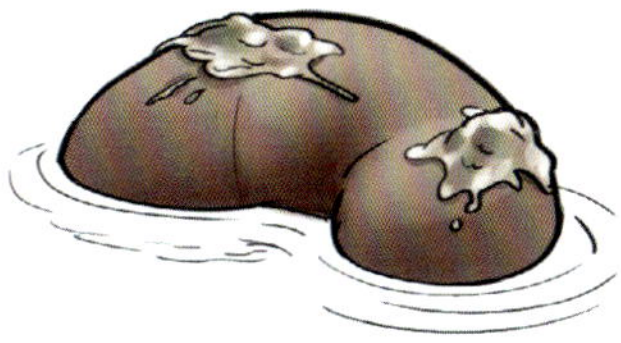

27 Tumorlysesyndrom

Wütender Krebs zerstört Sand-Bausteine

Beim massiven Zerfall von Tumorzellen unter Chemotherapie kann es zur Hyperurikämie kommen (hoher Anfall von Purinen aus der DNA der zerstörten Zellen). Allopurinol wird daher vor Zytostatika-Therapie oder bei Tumoren mit hohem Zellzerfall prophylaktisch gegeben, um einer Hyperurikämie vorzubeugen. Ein wütender Krebs ist außer sich geraten (Tumorlysesyndrom) und zerschlägt einen Baustein aus Sand (hoher Anfall von Purinen).

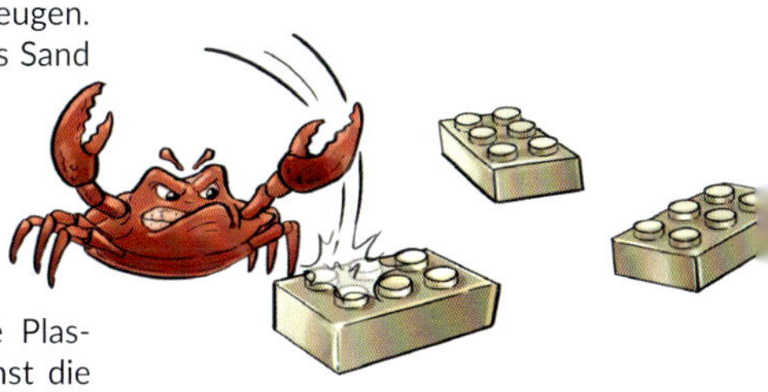

Kontraindikationen

28 Allopurinol: Vorsicht bei eingeschränkter Nierenfunktion!

Niere in Seenot

Allopurinol wird renal eliminiert. Bei eingeschränkter Nierenfunktion erhöht sich deshalb die Plasmahalbwertszeit von Allopurinol. Bei eingeschränkter Nieren- oder Leberfunktion sollte zunächst die Dosis von Allopurinol reduziert werden. Wenn es möglich ist, sollte auf Allopurinol verzichtet werden. An ein untergehendes Schiff klammert sich eine Niere, die in Seenot geraten ist (Vorsicht bei eingeschränkter Nierenfunktion).

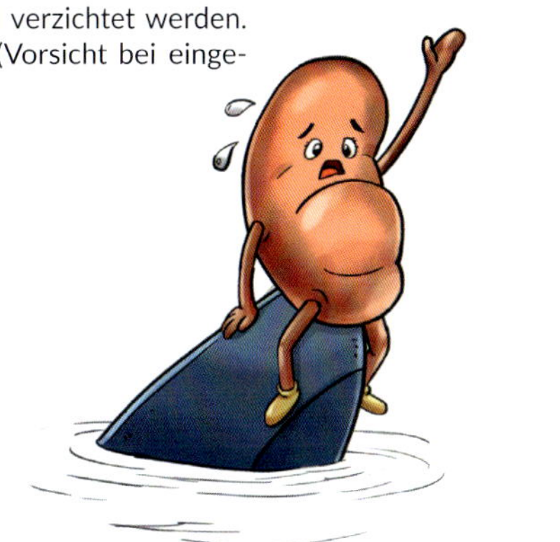

29 Vorsicht bei Schwangeren

Niere in Seenot ist schwanger

Bei Schwangeren ist Allopurinol mit Vorsicht einzusetzen.

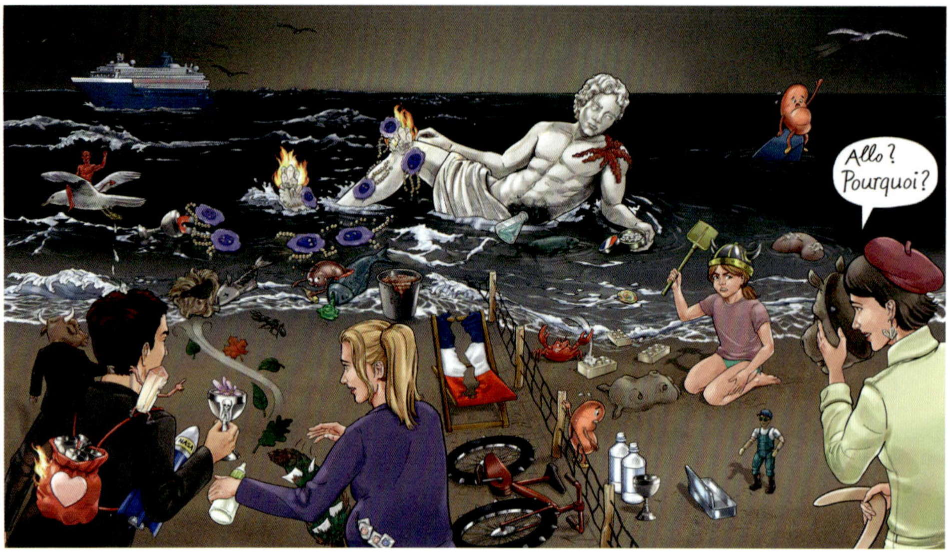

32

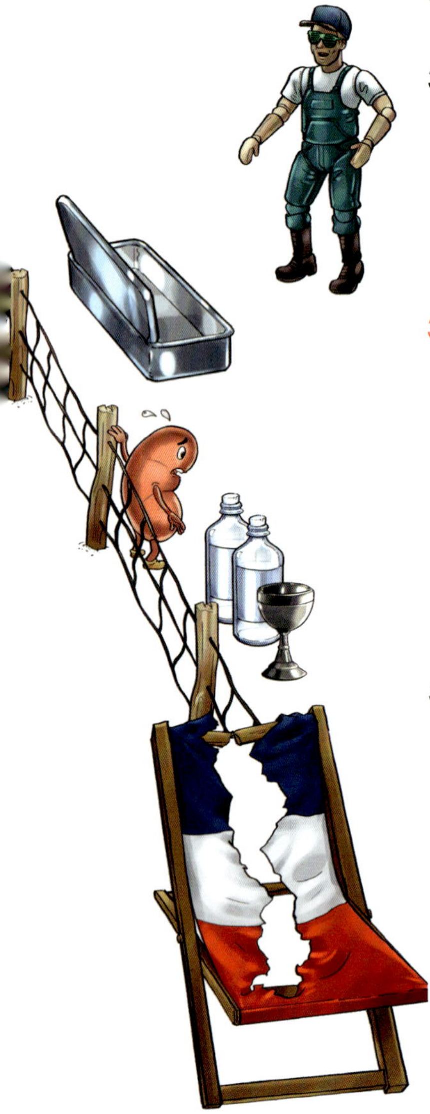

Interaktionen

30 Abbauhemmung von Azathioprin (Mercaptopurin)

Allouette verhindert Zerstörung der Atzen-Spielfigur mit Meer-Kappe

Da Allopurinol die Xanthinoxidase hemmt, hemmt es auch den Abbau von Purinantimetaboliten wie Azathioprin und Mercaptopurin. Die Dosis von Azathioprin und Mercaptopurin sollte bei gleichzeitiger Gabe mit Allopurinol um 25 - 50% reduziert werden. Von Allouette abgelenkt, hat das Terror-Kind mit dem Ochsenhörnern aufgehört, sein Spielzeug zu zerstören: den Atzen (Azathioprin) mit Meer-Cappe (Mercaptopurin). Schnell zurück in die Spielzeugdose (Dosisreduktion)!

Klinische Aspekte

31 Allopurinol im Gichtanfall nicht neu ansetzen!

Allouette darf Absperrung auf stürmische Strandseite nicht passieren

Im akuten Gichtanfall ist die renale Sekretion von Harnsäure überlastet (überforderte Niere an der Absperrung). Wenn die Xanthinoxidase von Allopurinol gehemmt wird, entsteht statt Harnsäure Alloharnsäure. Diese wird auch renal eliminiert. Harnsäure und Alloharnsäure konkurrieren um die Ausscheidung in der Niere, was dazu führt, dass weniger Harnsäure ausgeschieden wird. Der Harnsäurespiegel steigt weiter an und es kann zum Gichtanfall kommen. Wichtig ist die ausreichende Diurese, das erhöht die Ausscheidung der Harnsäure (Wasserflasche). Man kann als Anfallsprophylaxe in den ersten 3 - 6 Behandlungsmonaten zusätzlich Colchicin geben. Allouette darf die Strandabsperrung zur stürmischen Seite nicht passieren (Allopurinol nicht im akuten Gichtanfall neu ansetzen). Kontrolliert wird dieses Verbot von einer Niere, die schon mit den Möwen völlig überfordert ist (Niere mit Elimination von Harnsäure überfordert). Sie hat deshalb als Unterstützung Wasserflaschen (Diurese) und einen Kelch-aus-Zinn (Colchicin) erhalten.

32 Allopurinoltherapie bei Gichtanfall nicht unterbrechen

Liegestuhl für Allouette, ungeeignet zum Absetzen

Kommt es unter bestehender Therapie mit Allopurinol zu einem Gichtanfall, sollte es nicht abgesetzt werden. Im stürmischen Strandabschnitt (akuter Gichtanfall) ist ein Liegestuhl für Allouette reserviert (französische Flagge). Er ist leider zerbrochen und zum Absetzen nicht geeignet (kein Absetzen von Allopurinol).

Quintessence

Gicht

Q1 Die Gicht ist eine Wohlstandserkrankung. Es fällt zu viel Harnsäure an, v.a. in den Gelenken. Gichtanfälle sind sehr schmerzhaft, für den Wohlstand steht das Kreuzfahrtschiff. Seine Essensreste locken diverse Möwen an, deren Exkremente verdreckten den Strand in Form von Kristallen auf den Gelenken einer angespülten Davids-Statue.

Q2 Initiale Therapie von Gichtanfällen mit NSAR, Prednisolon und Colchicin, falls verträglich – Dauertherapie der erhöhten Harnsäurespiegel mit Allopurinol. Nicolas, der Kerl mit den Kelchen-aus-Zinn, will etwas unternehmen und die Quallen vertreiben – mit einer NASA-Rakete und dem Prediger-Sohn, einem Kordhosen-Stier.

Q3 Dauerhafte Harnsäure-Senkung: Erste Wahl ist Allopurinol, hier Alouette am rechten Strandabschnitt, an dem sich die Gischt, das Meer, beruhigt hat.

Colchicin

Q4 Colchicin ist das wirksamste Pharmakon bei akutem Gichtanfall, jedoch äußerst toxisch, Nicolas' Kelch-aus-Zinn ist die Rettung gegen die Quallen (diese stehen für die Phagozyten). Jedoch vergiftet das Zinn auch das Meer, für die toxischen Nebenwirkungen.

Q5 Colchicin hemmt die Spindelbildung in der Mitose und führt über eine Funktionseinschränkung von Phagozyten zur Unterbrechung der Entzündungsreaktion, im Kelch-aus-Zinn wirkt eine Magnetspindel – sie entzieht den Quallen ihre Perlen, die sie für ihre Kettchen brauchen. Die helfen ihnen, sich fortzubewegen und die Gelenke der Statue zu entern. Das geht jetzt nicht mehr.

Q6 Wichtigste Nebenwirkung sind schwere Diarrhöen mit Wasser- und Elektrolytverlusten, Übelkeit und Erbrechen, das vom vielen Zinn vergiftete Meer spült eine tote Fisch-Dame an Land (ein Salzwasserfisch; dieser steht für den Elektrolytverlust) und einen Eimer mit Durchfall.

Q7 Colchicin hat keine analgetische oder antiphlogistische Wirkung; es beeinflusst nicht die Harnsäurespiegel im Blut, unbeeindruckt von dessen Aktion kackt Nicolas eine weitere Möwe ihre Harnsäure auf den Kopf.

Allopurinol

Q8 Allopurinol ist ein Strukturanalogon von Hypoxanthin, Allouette (die pure Französin) wird sich als Hippo-aus-Sand ausgeben.

Q9 Allopurinol hemmt reversibel die Xanthinoxidase und damit den Abbau von Hypoxanthin und Xanthin zur Gichtanfall-auslösenden Harnsäure, maskiert lenkt Allouette ein Wikinger-Kind mit Ochsenhörnern ab (kompetitive Hemmung der Hypoxanthinoxidase). Es kann nun nicht in seinem gewohnten Gange die hiesigen Sand-Skulpturen zerhauen: Ein Hippo-aus-Sand (Hypoxanthin) und Bausteine-aus-Sand (Xanthin).

Q10 Allopurinol führt selten zu allergischen Reaktionen bis hin zur schweren Allopurinol-Hypersensitivitätsreaktion, die Davids-Statue wird von roten Algen (Haut-Allergie) befallen und eine angespülte Giftflasche verätzt die Statue (selten: toxische epidermale Nekrolyse, TEN).

Q11 Allopurinol dient der Dauertherapie der Gicht und Therapie von Hyperurikämie jeglicher Ursache, Allouette hat einen Dauerlutscher in die Gischt geworfen, um das Kind mit Ochsenhörnern dauerhaft abzulenken.

Q12 Vorsicht bei eingeschränkter Nierenfunktion: Allopurinol wird renal ausgeschieden, bei Niereninsuffizienz kommt es zur Wirkverstärkung, eine Niere ist auf Allouettes Meerseite in Seenot geraten.

Q13 Allopurinol führt zur Abbauhemmung von Purin-Antimetaboliten wie Azathioprin & Mercaptopurin – Dosisreduktion dieser Substanzen in Kombination mit Allopurinol, Allouette verhindert auch, dass das Kind seine Spielzeugfigur, einen Atzen mit Meerkappe, zerdeppert. Diese sollten jetzt zurück in ihre Dose

Q14 CAVE: Allopurinol nie im Gichtanfall neu ansetzen – die renale Gicht-Eliminierung ist bereits überfordert; gute Diurese ermöglichen und ggf. Colchicin geben, Allouette darf wegen der gefährlichen Brandung nicht auf die linke Strandseite. Eine Niere ist überfordert damit, dieses Verbot zu kontrollieren, hat als Unterstützung aber Wasserflaschen und einen Kelch-aus-Zinn bekommen.

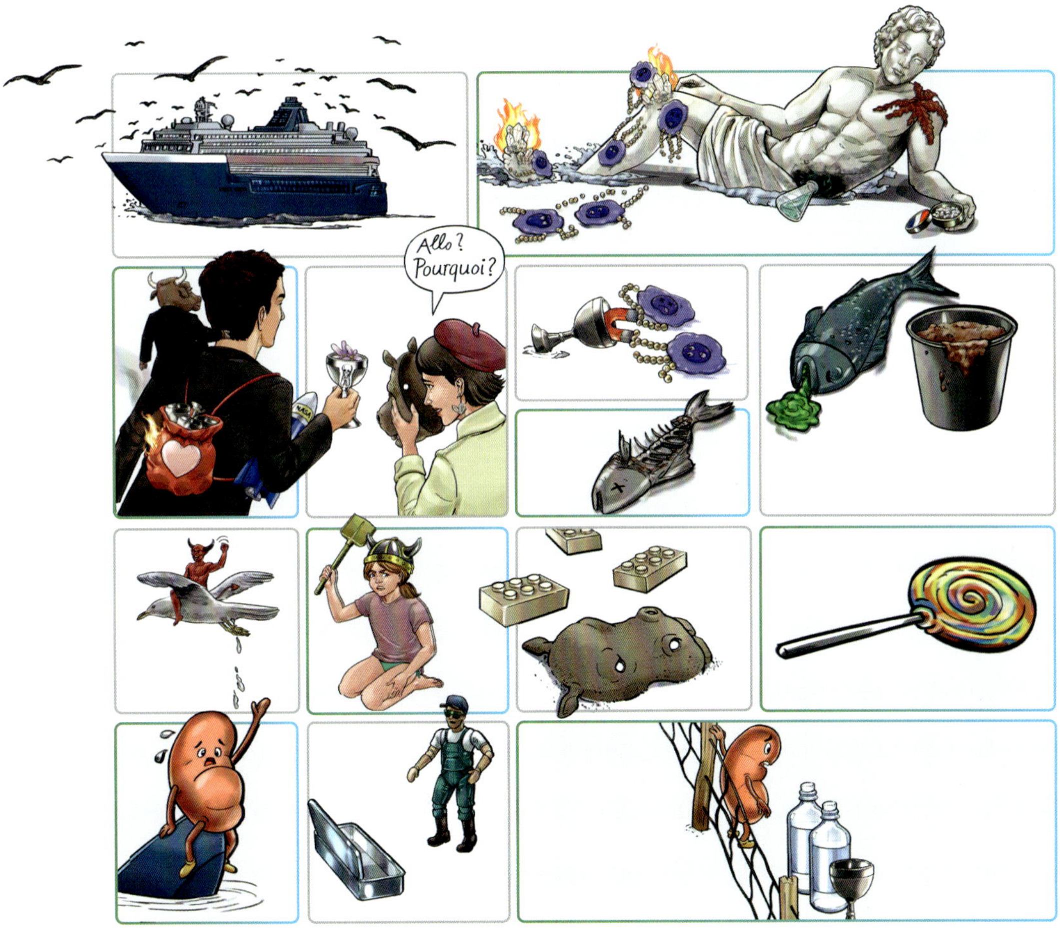

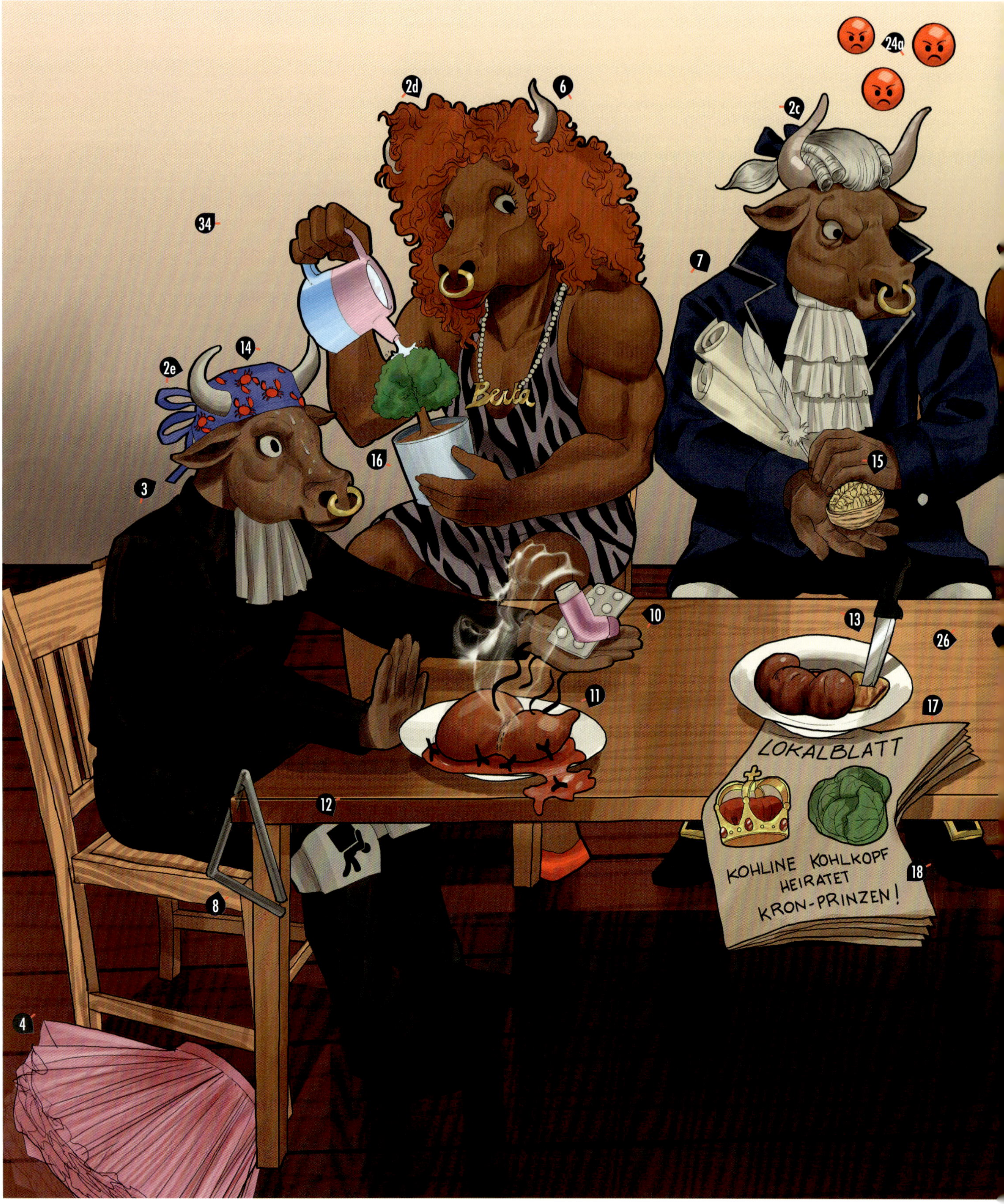

Glucocorticoide

Cortison, Prednison, Betamethason
Dexamethason, Budesonid

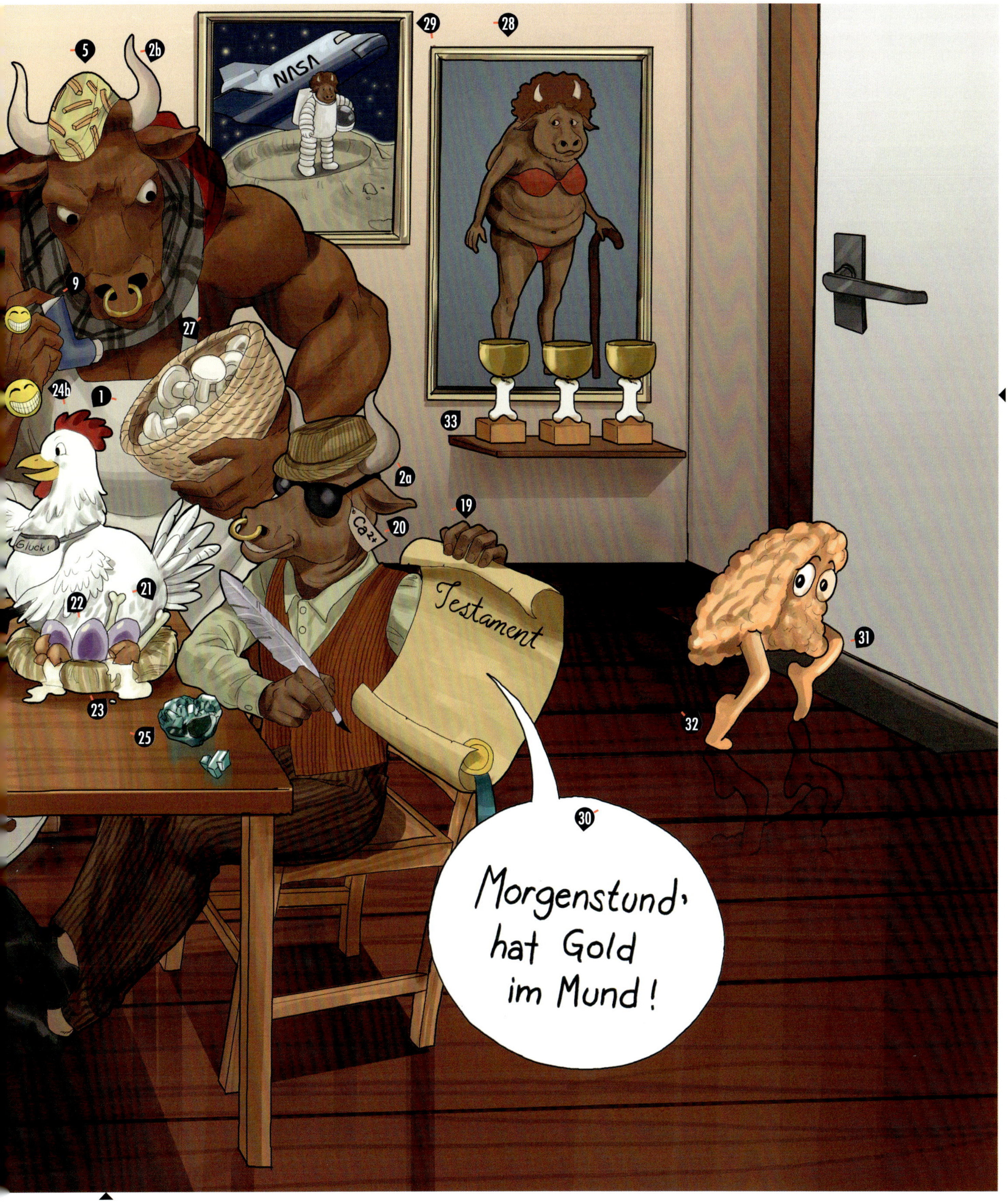

Opa Kurt gibt sein Testament bekannt: Huhn Glucki erbt alles!
Der liebenswürdige, Cord-tragende Opa-Stier Kurt hat die Nase voll: Jetzt hat er schon vier Söhne und keiner übt einen vernünftigen Beruf aus, um seinen Hof anständig weiterführen zu können! Ballettlehrer, Prediger, Pommes-Buden-Besitzer oder gar Texter. Und Berta kümmert sich lieber um kleine Bonsaipflänzchen als große Felder. Daher ist Opa Kurt nach langem Nachdenken zu dem seiner Meinung nach einzig richtigen Entschluss gekommen: Seinem geliebten und treuen Hühnchen Glucki alles zu vermachen! Dass seine vier Söhne bzw. Töchter darüber nur wenig begeistert sind, braucht wohl kaum erwähnt zu werden ... was ihre verstorbene Mutter bloß dazu gesagt hätte?!

Glucocorticoide bzw. Corticosteroide (kurz Corticoide) haben antientzündliche und immunsuppressive Effekte. Sie dienen der Therapie diverser entzündlicher Geschehen (die bekanntesten sind Asthma und die COPD), von Autoimmunerkrankungen sowie dermatologischen Erkrankungen.

Glucocorticoide sind in der Medizin unverzichtbar, ihre korrekte Handhabung ist jedoch entscheidend. Gerade in der Dauertherapie gibt es ungünstige Nebenwirkungen, allen voran das Cushing-Syndrom.

34

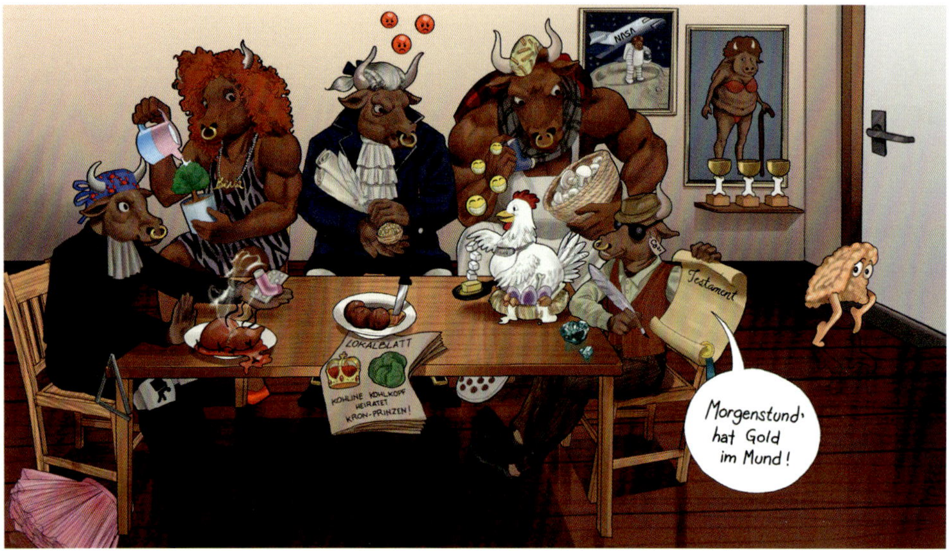

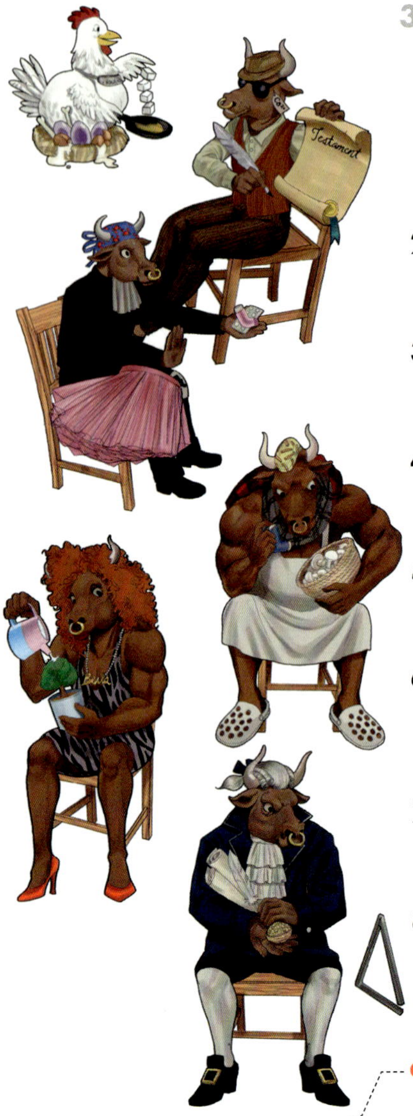

1 Substanzen

1 Glucocorticoide
Zuckerliebendes Huhn „Glucki"
Glucocorticoide gehören zu den Steroidhormonen (hier das zuckerliebende Huhn "Glucki" als Freundin des Cord-tragenden Opas Kurt, der die Corticoide darstellt).

2 Cortison
Kurts Söhne
Cortison klingt phonetisch wie Kurts Sohn.

3 Prednison/ Prednisolon
Prediger-Sohn
Einer von Kurts Söhnen ist Prediger, er steht für Prednisolon.

4 6-Alpha-Methylprednisolon
Tüllrock-Prediger-Sohn
Prediger-Sohn (Prednisolon) hat einen Tüllrock (Tüll- wie Methyl-), da er nebenberuflich Ballettlehrer ist.

5 Budesonid
Pommesbuden-Sohn
Der zweite Sohn ist Pommesbudenbesitzer, er vertritt Budesonid.

6 Betametason
Metergroßer Sohn Berta
Der dritte Sohn möchte Berta (Beta) genannt werden und ist einen Meter groß (meta), er steht für Betametason.

7 Dexamethason
Metergroßer Texter-Sohn
Der vierte, metergroße (meta) Sohn, schreibt Texte (für Dexa). Er stellt Dexamethason dar.

8 Triamcinolon
Triangel-aus-Zinn beim Sohn
Der Predigersohn hat neben sich eine Triangel-aus-Zinn liegen, diese steht für Triamcinolon.

2 Indikationen

9 Asthma, COPD (p.i.)
Pommes-Budensohn mit Atemnot, Spray
Budesonid (hier der Pommes-Budensohn) ist das wichtigste Glucocorticoid-Inhalativum (Spray) bei Asthma und COPD. Schwere Formen bedürfen jedoch zusätzlich oraler Glucocorticoidgabe.

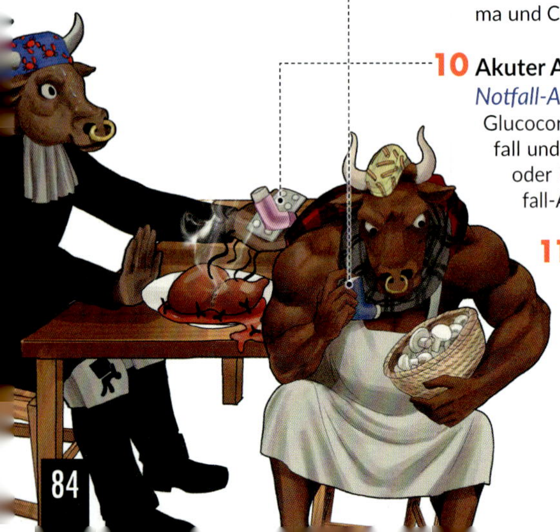

10 Akuter Asthmaanfall, exazerbierte COPD (p.i.)
Notfall-Asthmaspray, Tabletten
Glucocorticoide sind indiziert bei hochgradigem Asthma beziehungsweise bei einem akutem Asthmaanfall und hochgradiger oder exazerbierter COPD. Man verabreicht sie per inhalationem (p.i.), oral (p.o.) oder intravenös (i.v.). Der Prediger-Sohn (Prednisolon) gibt dem Pommes-Buden-Sohn sein Notfall-Asthmaspray und Tabletten.

11 Autoimmunerkrankungen, akute Transplantatabstoßung (p.o./i.v.)
Leberteller, Antikörpersoße
Glucocorticoide werden oral oder i.v. bei akuter Transplantatabstoßung verabreicht (der Teller mit der Leber wird weggeschoben, abgestossen). Außerdem verabreicht man sie bei Autoimmunerkrankungen (Antikörper in der Soße).

12 **Aktive rheumatoide Arthritis (p.o./i.v.)**

Räumer-Knieschoner

Glucocorticoiden werden p.o. oder i.v. gegeben, zur Entzündungsbekämpfung bei aktiver rheumatoider Arthritis (Räumersymbol auf den Knieschonern).

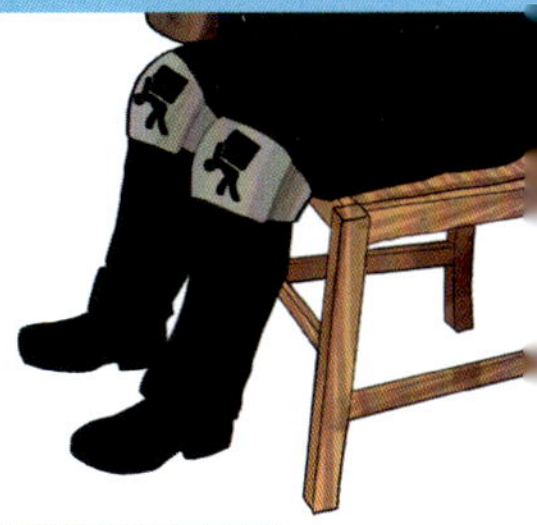

13 **Nebenniereninsuffizienz (Cortisol +/- Fludrocortison, p.o./i.v.)**

Nebenniere serviert

Bei Nebennierenrindeninsuffizienz substituiert man die Glucocorticoide (Nebenniere auf dem Tisch), indem man Cortisol +/- Fludrocortison p.o./i.v. gibt.

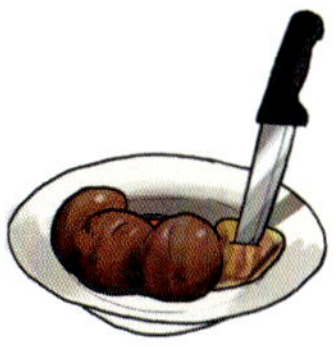

14 **Postorales Erbrechen, cytostatikainduziertes Erbrechen (p.o./i.v.)**

Sohn ist übel, OP-Haube mit Krebsen

Glucocorticoidgabe empfiehlt sich p.o. oder i.v. zur Prävention oder bei postoperativem Erbrechen (kurz PONV, hier die OP-Haube und dem Sohn ist übel). Glucocorticoidgabe ist auch möglich bei Zytostatika-induziertem Erbrechen (kurz CINV, hier dargestellt durch die Krebse auf der Haube).

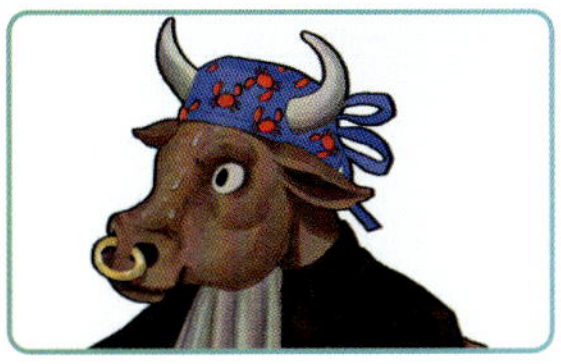

15 **Dexamethason bei Hirnödem (p.o./i.v.)**

Walnuss unter Druck

Man gibt Dexamethason (hier der Texter-Sohn) p.o. oder i.v. bei einem Hirnödem, also bei erhöhtem Hirndruck durch Flüssigkeitseinlagerung. Im Bild versucht der Sohn die Nuss zu knacken. Diese erinnert an ein Gehirn.

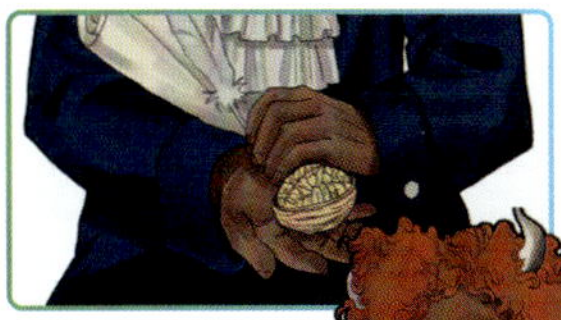

16 **Betametason zur Lungenreifung bei Frühgeborenen (pränatal i.m.)**

Lungenbäumchen, Babygießkanne

Betametason (Sohn Berta) wird pränatal i.m. bei Frühgeborenen zur Induktion der Lungenreifung gegeben (Lungenbäumchen). Dadurch wird die Surfactantproduktion gesteigert. Berta gießt fürsorglich das kleine Lungenbäumchen.

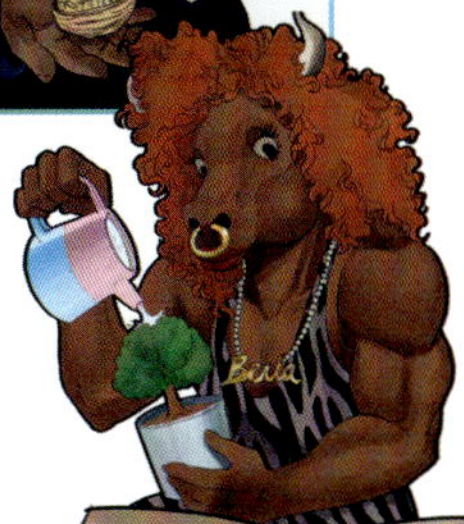

17 **Atopisches Ekzem, Dermatologie (topisch)**

Hautfarbenes Lokalblatt

Bei atopischem Ekzem wendet man topisch, sprich lokal, Glucocorticoide an. Das Lokalblatt steht für die lokale Gabe. Außerdem kann man Glucocorticoide bei vielen weiteren Hauterkrankungen einsetzen.

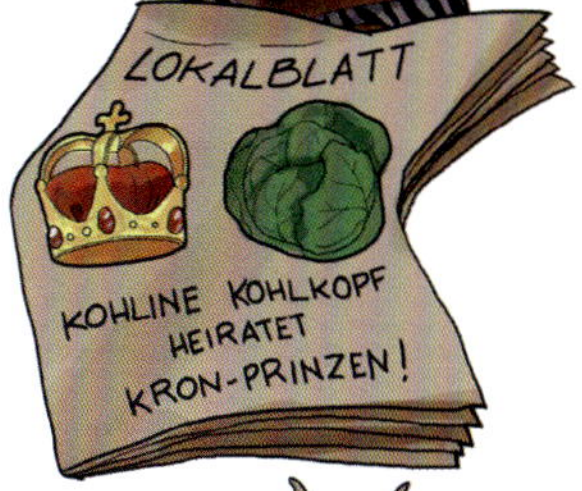

18 **Chronisch-entzündliche Darmerkrankungen (topisch)**

Krone, Kohlkopf, „Kohline Kohlkopf heiratet Kron-Prinzen"

Glucocorticoide werden topisch, d.h. lokal, angewendet bei chronisch entzündlichen Darmerkrankungen wie Morbus Crohn (Krone) und Colitis ulcerosa (Kohline Kophlkopf). Diese sind die häufigsten chronisch entzündlichen Darmerkrankungen, woran der Titel „Kohline Kohlkopf heiratet Kron-Prinzen" erinnert.

3 Wirkung und Wirkmechanismus

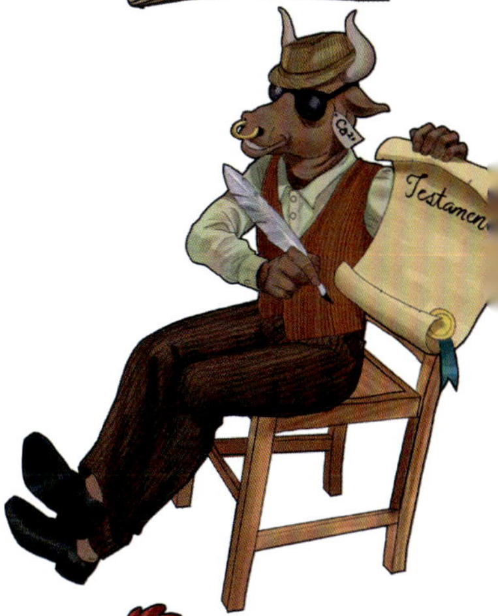

19 **Transkriptionsbeeinflussung**

Transkription des Testaments

Glucocorticoide binden an einen zytosolischen Rezeptor, dieser wiederum bindet im Komplex an die DNA oder Transkriptionsfaktoren (Opa Kurt transkribiert sein Testament). Durch die Bindung wird die Transkription entsprechender Gene beeinflusst (Opa Kurt will auf seine genetischen Nachkommen einwirken).

20 **Vitamin-D Antagonismus**

Sonnenbrille mit Ca2+ Schild

Durch einen Vitamin-D Antagonismus ist die Calciumaufnahme vermindert (Ca2+-Etikett und Sonnenbrille, da die Vitamin-D Synthese sonnenlichtabhängig ist).

21 **Osteoblastenhemmung**

Glucki sitzt auf einem Knochen

Weitere Wirkung ist die Osteoblastenhemmung, das heisst die Hemmung der knochenaufbauenden Zellen (Glucki unterdrückt den Knochen).

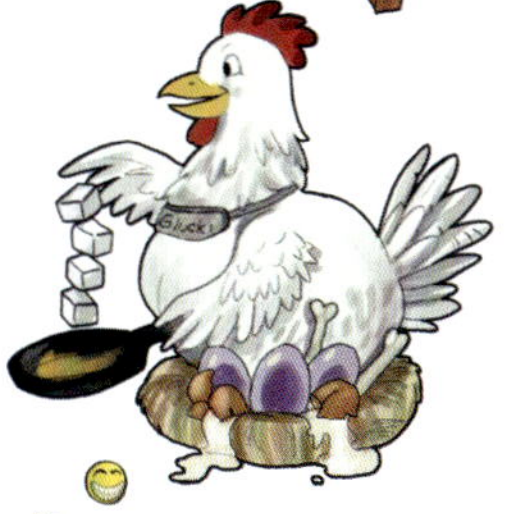

22 **Immunsuppression**

Glucki unterdrückt Lymphozyteneier

Glucocorticoiden wirken immunsuppressiv, hier drückt die Henne Glucki auf ihre Eier. Die Immunsuppression führt zu einer verminderten Entzündungsreaktion.

23 **Erniedrigte Lymphozytenzahl und -funktion**

Zerdrückte Lymphozyten-Eier

Durch die Immunosuppression werden die Lymphozyten (blaue Eier) in ihrer Zahl und Funktion erniedrigt.

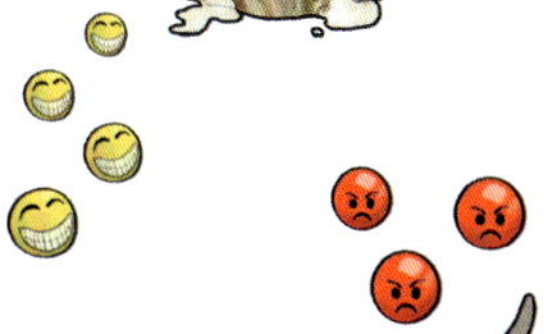

24 **Euphorie/Dysphorie**

Happy Huhn, Wütende Söhne

Stimmungsschwankungen wie Euphorie und Dysphorie gehen mit Glucocorticoidgabe einher. Glucki ist glücklich und von Smileys umgeben, die Söhne sind es nicht: sie sind von Zorn-Smileys umgeben, da sie Opa Kurts Erbe nicht an das Huhn abtreten wollen.

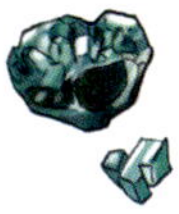

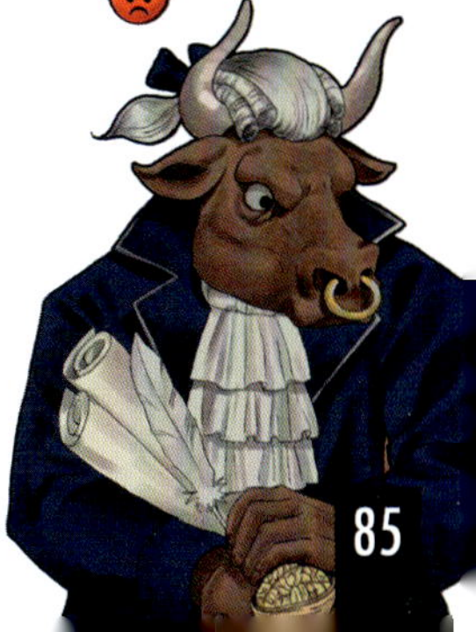

25 **Teilweise mineralokortikoide Wirkung**

Mineralien-Erbe

Teilweise wirken die Glucocorticoide auch mineralkortikoid (Mineralien aus dem Erbe). Das heisst, sie wirken ähnlich wie Aldosteron, was ebenfalls ein Nebennierenrindenprodukt ist. Dadurch kommt es zur verstärkten Natrium- und Wasserresorption und folglich zu Hypertonie und Ödemen. Außerdem verursachen Mineralkortikoide eine verstärkte Kaliumausscheidung und konsekutiv eine Hypokaliämie.

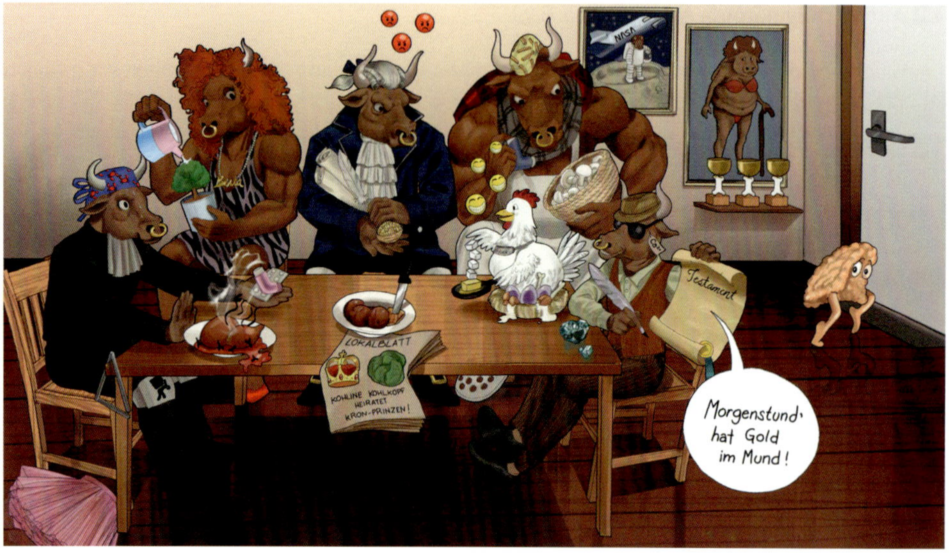

34

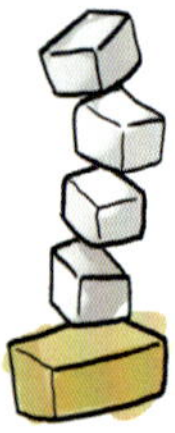

26 **Gesteigerte Glukoneogenese und Lipolyse**
Zuckertürmchen, Schmelzende Butter
Glucocorticoide steigern die Glukoneogenese (Glucki baut Zuckerwürfeltürmchen) und die Lipolyse (Glucki schmilzt Butter, diese steht für Fett).

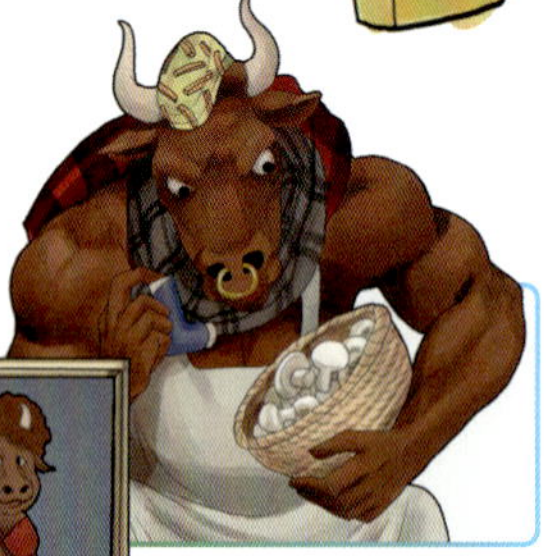

4 Nebenwirkungen

27 **Mundsoor, Heiserkeit (p.i.)**
Dicker Schal, Pilzkorb
Bei inhalativer Anwendung, zum Beispiel bei Asthmasprays, kann es zu Mundsoor (Pilzkorb) und Heiserkeit (dicker Schal) kommen.

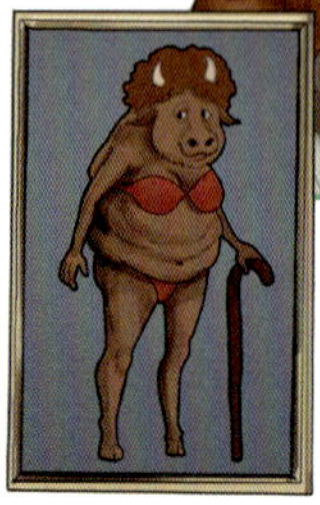

28 **Latrogenes Cushing-Syndrom (p.o./i.v.)**
Stierfrau mit typischem Cushing-Syndrom
Bei zu langer Glucocorticoidgabe p.o./i.v. kommt es zum iatrogenen Cushing-Syndrom. Typische Symptome sind: Stiernacken, Mondgesicht, dünne Arme, Stammfettsucht: hier an der Stierfrau gezeigt.

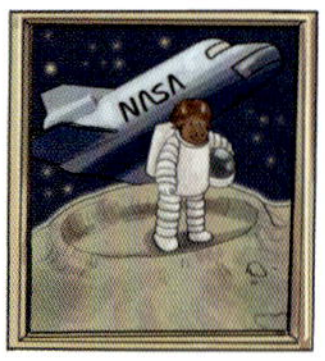

29 **Magenulcera bei NSAR-Kombination**
Stierastronautin mit NASA-Rakete
Glucocorticoide führen zu einem erhöhten Risiko für Magenulcerus, durch verminderte gastrointestinale Schleimproduktion (der Mondkrater ähnelt einem Ulcus). Primär tritt dies bei bei Patienten und Patientinnen auf, die zusätzlich NSAR einnehmen (hier die NASA-Rakete).

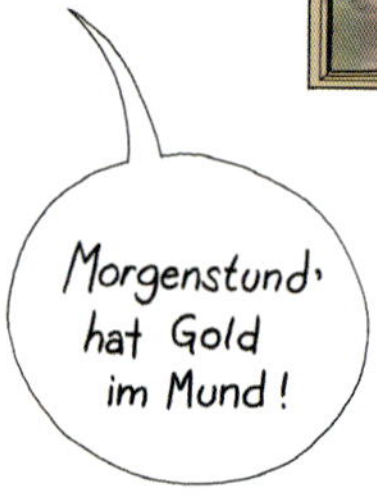

5 Klinische Aspekte

30 **Systemische Gabe morgens**
"Morgenstund hat Gold im Mund!"
Bei systemischer Gabe werden die Glucocorticoide morgens verabreicht (zwischen 6-8 Uhr), um die natürliche zirkadiane Rhythmik zu erhalten.

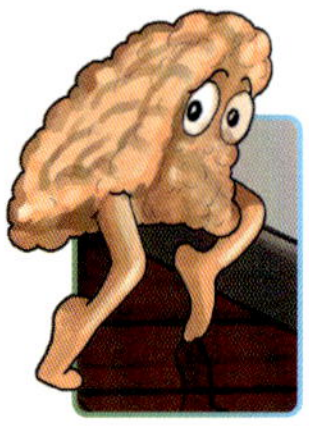

31 **Cushing-Schwellendosis-abhängige Potenz**
Nebenniere an Türschwelle
Die Cushing-Schwellendosis ist abhängig von der jeweiligen glucocorticoiden Potenz (hier steht die Nebenniere an Türschwelle).

32 **Stufenweises Ausschleichen (bei mehr als 14 Tagen Therapie)**
Schleichende Nebenniere
Bei einer Anwendung von länger als 14 Tagen, muss langsam die Dosis reduziert werden. Man nennt diesen Vorgang Ausschleichen (hier schleicht die Nebenniere Richtung Treppe davon).

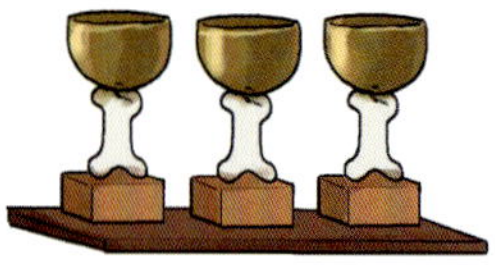

33 **Osteoporoseprophylaxe (systemisch hohe Dosen)**
Goldene Knochenpokale
Bei geplanter systemischer Gabe, oberhalb der Cushing-Schwellen-Dosis für mehr als 3 Monate (3 Pokale), muss eine Osteoporoseprophylaxe bedacht werden (hier die goldenen Knochenpokale).

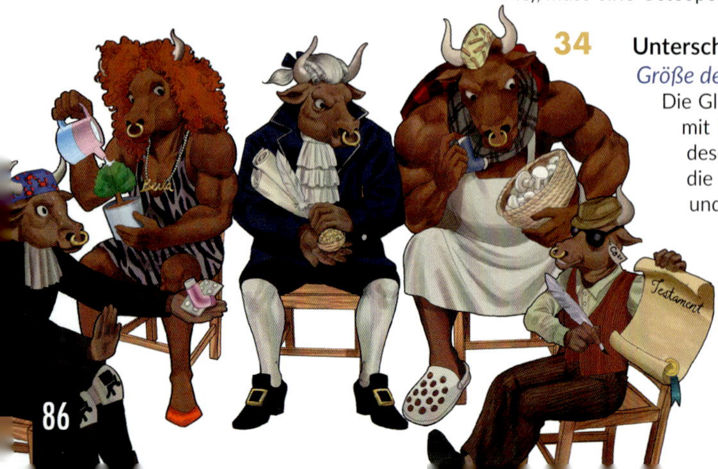

34 **Unterschiede in glucocorticoider Potenz**
Größe der Stiere
Die Glucocorticoide weisen unterschiedliche Potenzen auf. Basiswert ist Cortisol mit Eins, es folgen Prednisolon (4), sowie Beta- und Dexamethason (30), Budesonid hat einen Wert von > 30.000. Die Zahlen geben an, wieviel potenter die Substanzen verglichen mit Cortisol sind. Dementsprechend sind Opa Kurt und seine Söhne unterschiedlich groß (je größer, desto höher ist die Potenz).

Quintessence

Indikationen

Q1 Budesonid p.i. bei Asthma und COPD. Schwere Formen bedürfen zusätzlicher p.o. Gaben. Hier der Pommes-Buden-Sohn mit Asthma-Spray.

Q2 P.i./p.o./i.v. bei hochgradigem Asthma bzw. akutem Asthmaanfall und hochgradiger oder exazerbierter COPD. Der Prediger-Sohn reicht dem Buden-Sohn sein Notfall-Spray und Tabletten.

Q3 P.o./i.v. bei Autoimmunerkrankungen und Transplantatsabstoßungen. Die Leber schwimmt in der Antikörpersoße.

Q4 Lokaler Einsatz bei atopischer Dermatitis und weiteren Hauterkrankungen. Hier das hautfarbene Lokalblatt.

Wirkung

Q5 Der zytosolische Glucocorticoidrezeptor wirkt über die Beeinflussung der Transkription verschiedener Gene. Opa Kurt transkribiert sein Testament und hofft, dadurch seine genetischen Nachkommen zu beeinflussen.

Q6 Durch Immunsuppression kommt es zu verminderten Entzündungsreaktionen. Glucki drückt auf ihre Eier, die Immunzellen ähneln.

Nebenwirkungen

Q7 Bei zu langer p.o./i.v. Gabe kommt es zum iatrogenen Cushing-Syndrom. Die typischen Symptome zeigt hier das Bild der Stierfrau.

Klinische Aspekte

Q8 Stufenweises Ausschleichen (bei Therapiedauer > 14 Tage), da ansonsten Gefahr der Nebenniereninsuffizienz. Die Nebenniere schleicht sich heimlich aus dem Raum.

Q9 Indikation einer Osteoporoseprophylaxe mit Vitamin D und Calcium bei geplanter systemischer Glucocorticoidtherapie oberhalb der Cushing-Schwelle für mehr als 3 Monate. Hier die goldenen Knochenpokale.

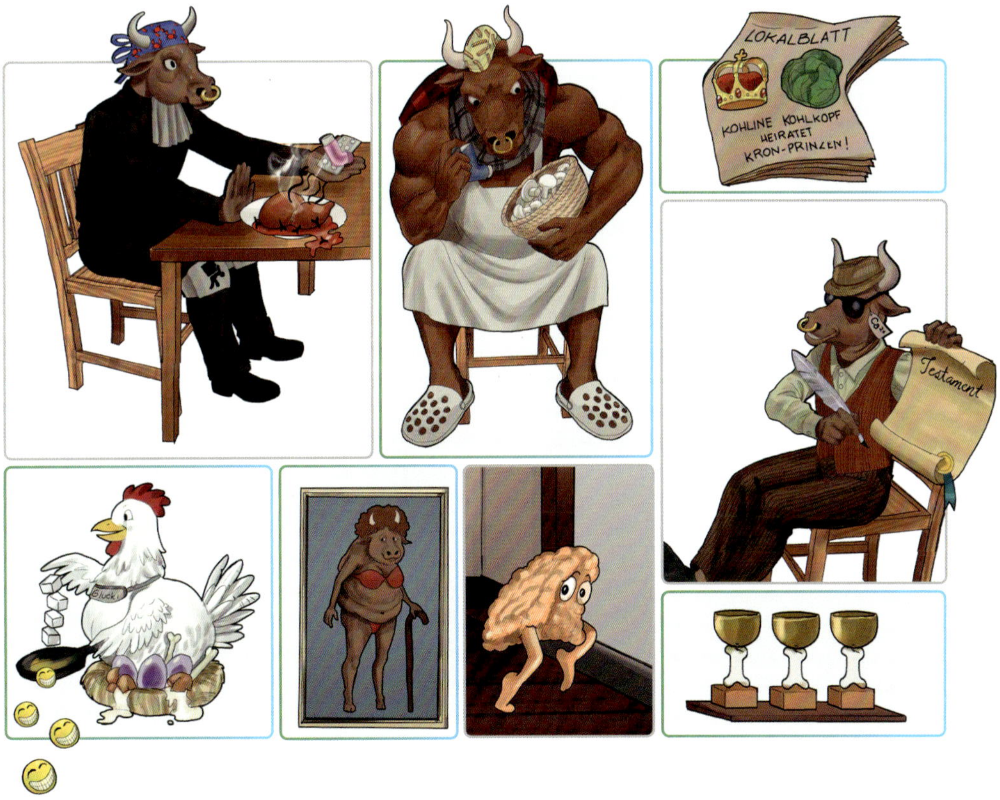

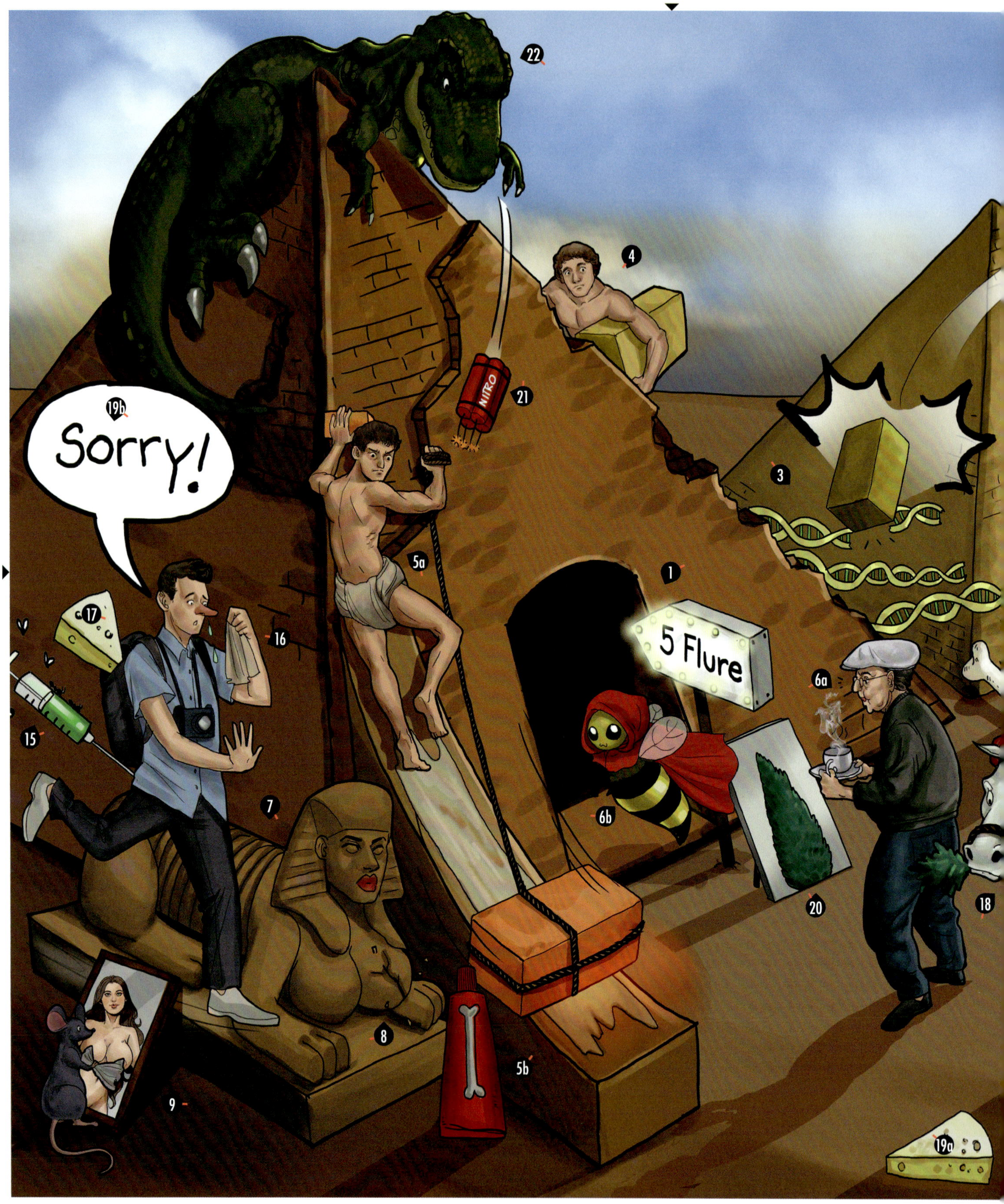

5-Fluorouracil

+ Prodrugs Tegafur und Capecitabin (CCB)

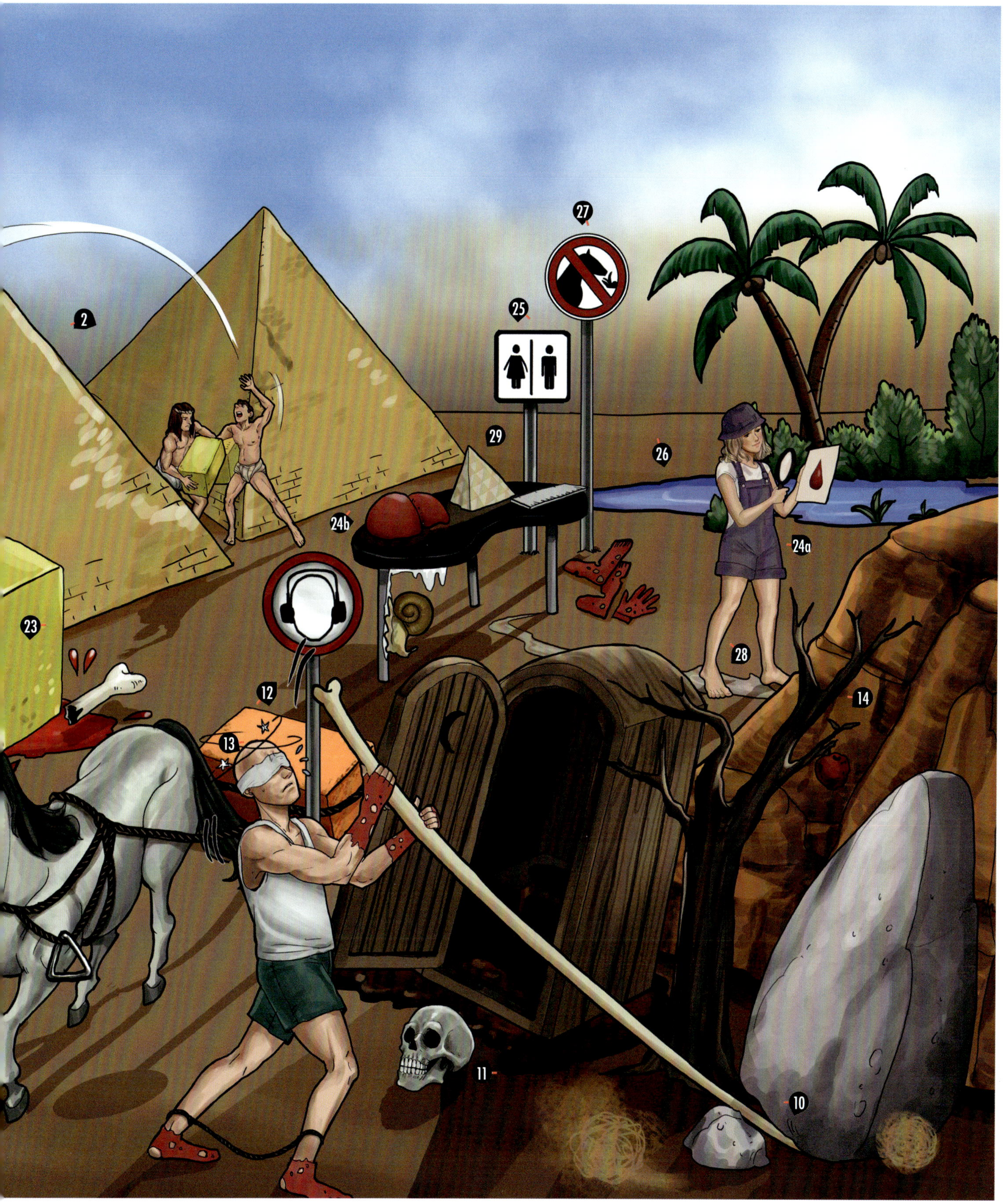

Die Pyramide mit den fünf geheimen Fluren

Der mächtige Pharao hat beschlossen, sich ein neues Pyramidendenkmal bauen zu lassen. Die alte Pyramide, die noch von seinen Urahnen stammt, soll nun noch größer errichtet werden – noch prächtiger und höher, geschützt vor Räubern und anderen Eindringlingen. Daher hat der Pharao sich ein Flursystem ausgedacht, das auch die geschicktesten Einbrecher davon abhält, in das Innere der Pyramide vorzudringen. Seine Sklaven arbeiten hart in der schweißtreibenden Hitze Ägyptens. Sie schleppen die großen Felsquader auf rutschigem Untergrund die Pyramide hinauf und versuchen, die Löcher der alten Pyramide zu reparieren. Ein anderer Arbeiter schuftet in der sengenden Hitze des nahegelegenen Steinbruchs. Das Ganze wird von einem Touristen beobachtet, der leichtfertig auf der Sphinx, gleich neben der Pyramide, herumturnt – und dabei beinahe herunterfällt. Abseits befindet sich eine kleine grüne Oase. Hier inspiziert die Gärtnerin sorgsam ihr Abendessen und genießt das sorgenfreie Leben.

5-Fluoruracil (5-FU) ist ein Antimetabolit – eingebaut in DNA und RNA führt 5-FU zu Strangbrüchen. Es dient der Therapie forgeschrittener Kolon-, kolorektaler und Magenkarzinome.

5-FU ist ein Pyrimidin-Analgon. Problematisch ist seine Knochenmarkdepression mit erhöhter Infektneigung – entsprechend sind regelmäßige Laborkontrollen essentiell. Ferner möglich sind teils lebensbedrohliche gastrointestinale Nebenwirkungen durch bspw. Ulzera. Die Wirkung und Nebenwirkungen von 5-FU können durch Gabe von Folsäure stark verstärkt werden.

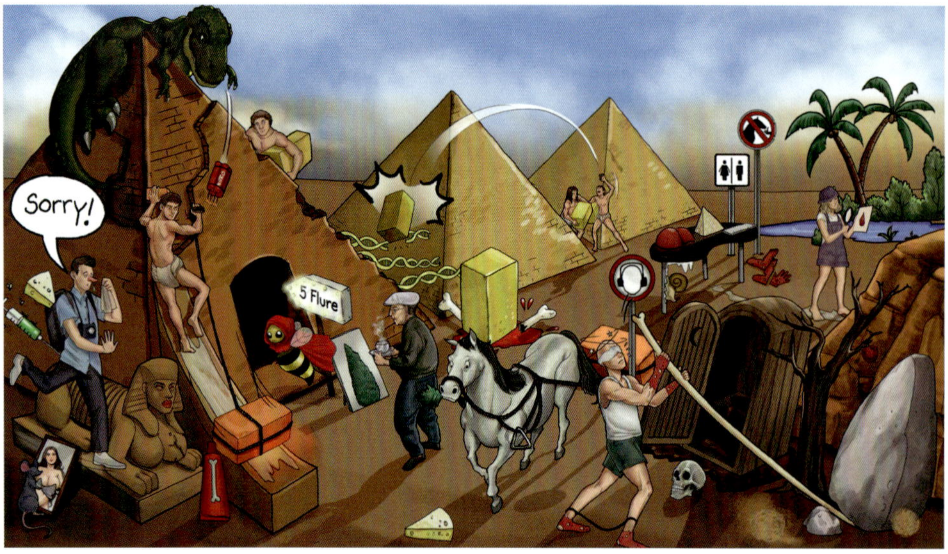

29

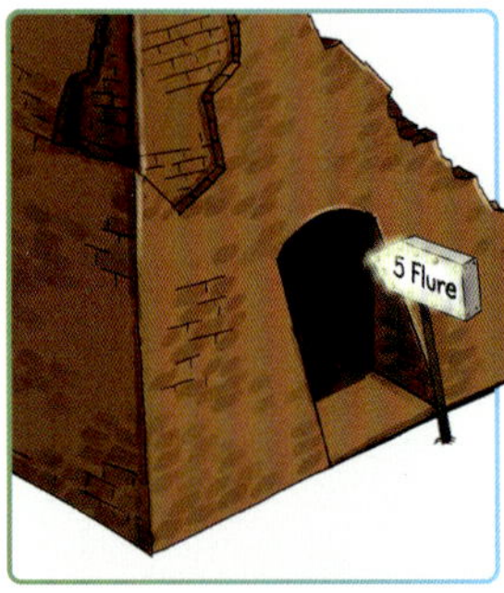

1 Wirkmechanismus

1 **Pyrimidin-Analogon 5-Fluorouracil**
Pyramide mit fünf geheimen Fluren
5-Fluorouracil (5-FU) gehört zur Gruppe der Zytostatika. Der Antimetabolit hemmt aufgrund der strukturellen Ähnlichkeit mit Nukleinsäurebestandteilen die DNA-Synthese der Tumorzellen. Die große, braune Pyramide steht hier für die Tumorzelle.

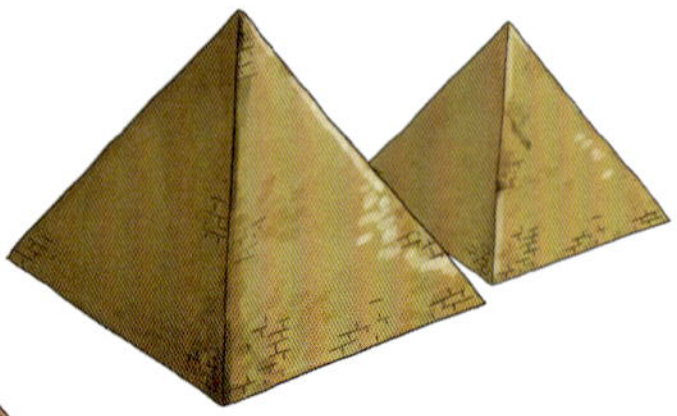

2 **Aktive zytotoxische Metaboliten F-dUMP und FUTP**
Zwei kleine, gelbe Pyramiden
5-Fluorouracil (5-FU) ist ein Pyrimidin-Analogon. Seine aktiven zytotoxischen Metaboliten heißen Fluoro-Desoxyuridinmonophosphat (F-dUMP) und Fluoruridin-Triphosphat (FUTP). Hier die zwei kleinen, gelben Pyramiden.

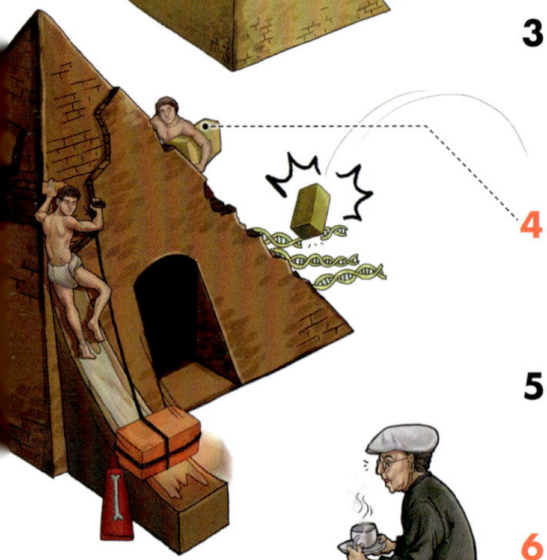

3 **F-dUMP hemmt die Thymidilat-Synthase**
Gelbe Steine zerschlagen die DNA-Stränge der großen Pyramide
Fluoro-Desoxyuridinmonophosphat (F-dUMP) hemmt die Thymidilat-Synthase. Dieses Enzym ist verantwortlich für die Synthese von Desoxythymidin-Monophosphat, einem DNA-Bestandteil. Daraus folgen DNA-Strangbrüche und Syntheseabbruch.

4 **F-dUMP und FUTP hemmen die DNA-Synthese**
Reparatur großer Pyramide mit gelben Steinen
F-dUMP und FUTP werden in DNA und RNA eingebaut und führen dort zu Hemmungen der DNA-Synthese in der S-Phase. Im Bild erkennt man ein "S" für S-Phase in der vorderen Pyramidenwand.

5 **Hemmeffekte in schnell proliferierenden Zellen**
Leichtbekleideter Arbeiter, Schleimspur und Tomatenmark
Die Hemmeffekte zeigen sich besonders in schnell proliferierenden Zellen: im Knochenmark (hier Tomatenmark), in Hautzellen (der Arbeiter zeigt viel Haut) und in Schleimhautzellen (Schleimspur).

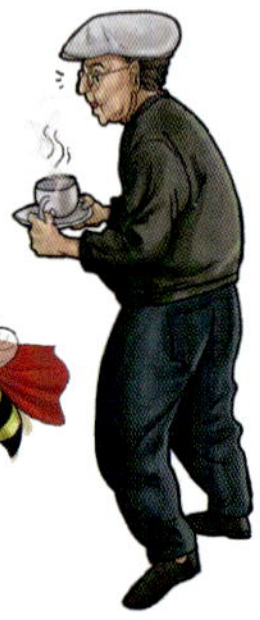

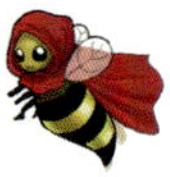

6 **Prodrugs : Tegafur und Capecitabin**
Tee-Gaffer, Cape-Zitter-Biene
Die Prodrugs Tegafur (der Tee-Gaffer) und Capecitabin (die Cape-Zitter-Biene) werden im Körper in 5-Fluorouracil (5-FU) umgewandelt. Tegafur wird in der Leber durch CYP2D6 umgewandelt, Capecitabin dagegen durch die Thymidin-Phosphorylase.

2 Indikationen

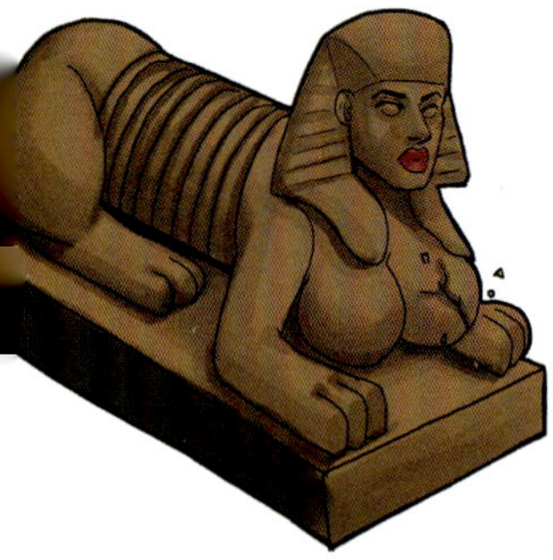

7 **Fortgeschrittenes Kolonkarzinom**
Sphinx mit kolonartigem Bauch

8 **Fortgeschrittenes/metastasiertes Mammakarzinom**
Sphinx mit großer, zerstörter Brust

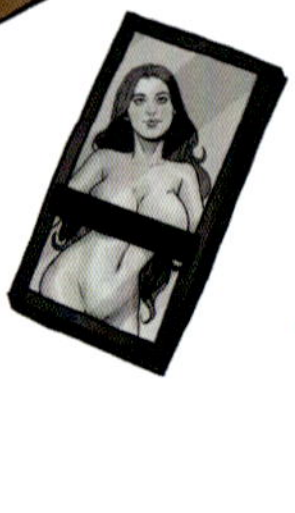

9 **Creme bei aktinischer Keratose**
Akt-Bild
Die Ratte malt ein Aktbild der Sphinx – merke: AKTinische (Aktbild) KeRATose (Ratte).

3 Nebenwirkungen

10 **Myelosuppression**
Gehemmter Knochenhebel
Eine Nebenwirkung von 5-Fluorouracil ist die Myelosuppression (Knochenmarkshemmung) mit einhergehender Neutro-, Granulo- und Thrombozytopenien.

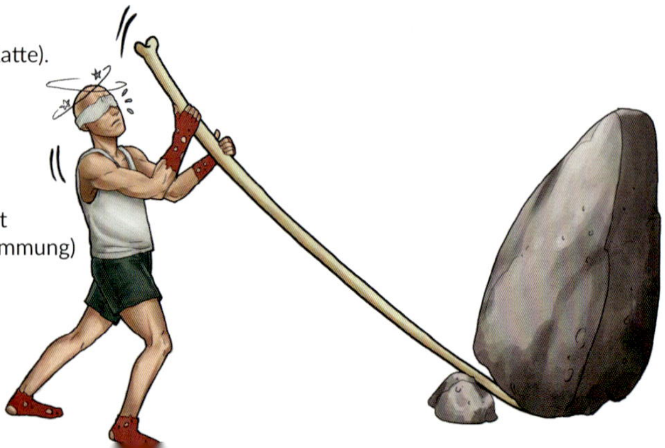

11 **Dehydration, Diarrhoe, Ulzeration**

Wüste, überlaufendes Klohäuschen, Totenkopf

Häufige gastrointestinale Nebenwirkungen können lebensbedrohend sein und limitieren die Dosis. Sie

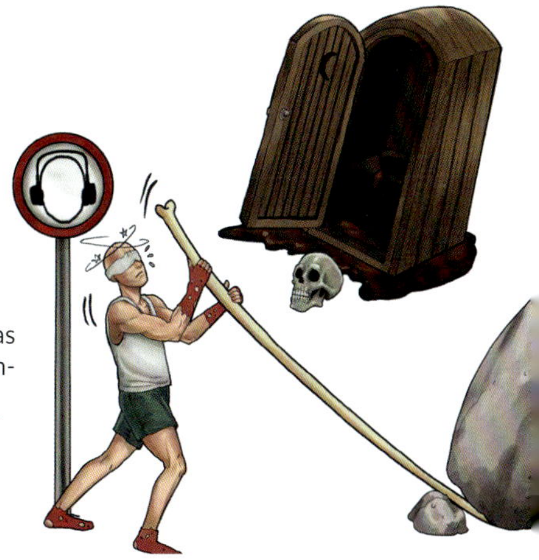

12 **Neuropathie, Schwindel, Seh- und Hörschäden**

Augenbinde, Warnschild Lärmschutzpflicht, der Arbeiter sieht Sterne

13 **Hautschäden, Hand-Fuß-Syndrom, Alopezie**

Kahler Arbeiter mit roten Socken und Handschuhen

Weitere Nebenwirkungen von 5-Fluorouracil sind Hautschäden und Alopezie (Haarausfall). Auch tritt das Hand-Fuß-Syndrom auf. Dieses geht einher mit schmerzhafter Schwellung und Rötung; bis hin zu Blasenbildung und Hautablösung an Handinnenflächen und Fußsohlen.

Basiswissen

14 **Teratogen und Embryoletalität**

Verdorrter Apfelbaum mit verschrumpelten Früchten

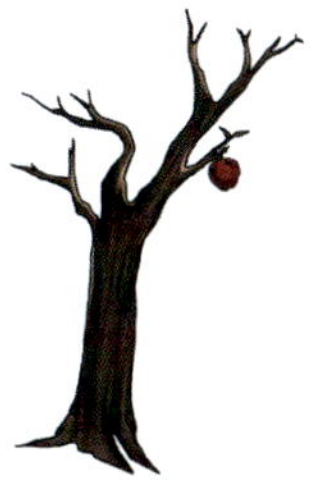

4 Kontraindikationen

15 **Impfungen mit Lebendvakzinen**

Impfspritze mit lebenden Fliegen

Diese Kontraindikation gilt auch für nahestehende Verwandte, aufgrund der erhöhten Infektanfälligkeit der Patienten.

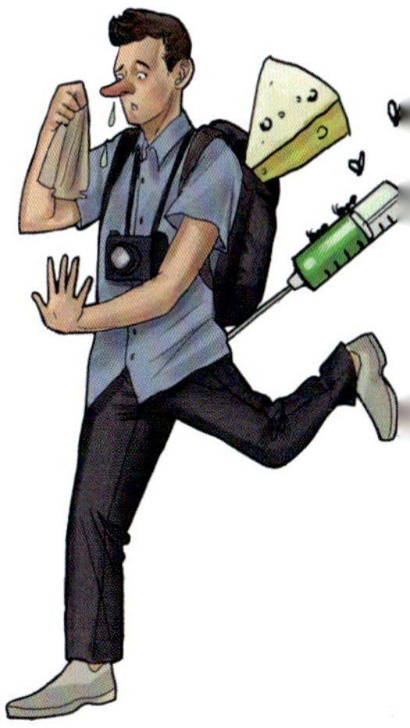

16 **Schwere akute Infektionen**

Großes Taschentuch

17 **DPD-Mangel, Therapie mit DPD-hemmenden Arzneistoffen**

Nase des Touristen mit zwei Tropfen, Taschentuch mit Pyramidenmuster, Brie-Käse

Kontraindikationen sind ein Dihydrodipyrimidin-Dehydrogenase-Mangel (DPD-Mangel) und eine Therapie mit DPD-hemmenden Arzneistoffen, wie Brivudin (der Brie-Käse), Sorivudin (Tourist sagt "Sorry"). Für die Dihydrodipyrimidin-Dehydrogenase stehen die zwei ('di') Tropfen ('hydro') und das pyramidenförmige Taschentuch ('pyrimidin'). In Dehydrogenase steckt das Wort 'Nase'; diese ist beim Touristen sehr prominent. Weitere Kontraindikationen sind Knochenmarksdepression, Schwangerschaft/Stillzeit und ein schlechter Allgemeinzustand.

5 Interaktionen

18 **Ternärkomplex Folinat, Thymidilat-Synthetase, F-dUMP**

Fohlen mit Thymian-Dill-Salat zieht einen Stein

Folinat, beziehungsweise Folsäure, bildet einen sogenannten Ternärkomplex (hierfür auch das Dreieck) mit Fluoro-Desoxyuridinmonophosphat (F-dUMP, hier der Stein) und Thymidilat-Synthetase (Thymian-Dill-Salat). Dieser Ternärkomplex verstärkt die Wirkung von 5-Fluorouracil (5-FU) enorm.

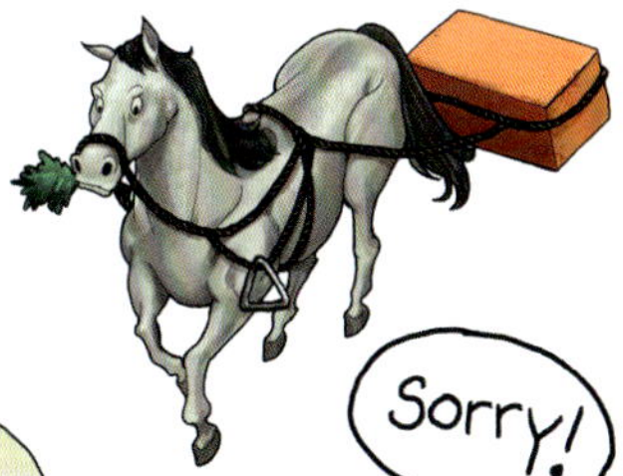

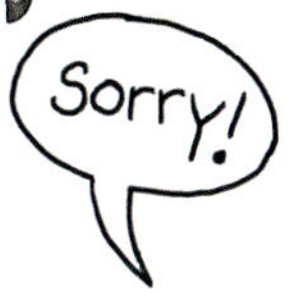

19 **Interaktion von DPD-Hemmern mit 5-FU**

Brie-Käse behindert die Bauarbeiten, Ausruf "Sorry"

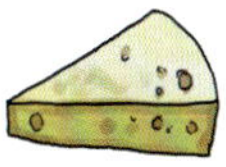

DPD-Hemmer, wie Brivudin (Brie-Käse) oder Sorivudin ("Sorry"), vermindern den Abbau von 5-Fluorouracil (5-FU). Der Brie-Käse gammelt auf der Baustelle und behindert die Arbeiten.

20 **Interaktion von CYP2D6-Hemmern mit Tegafur**

2D-Druck einer Cypresse hemmt Flur vor dem Tee-Gaffer

CYP2D6-Hemmer verhindern die Biotransformation von Tegafur zu 5-Fluorouracil (5-FU).

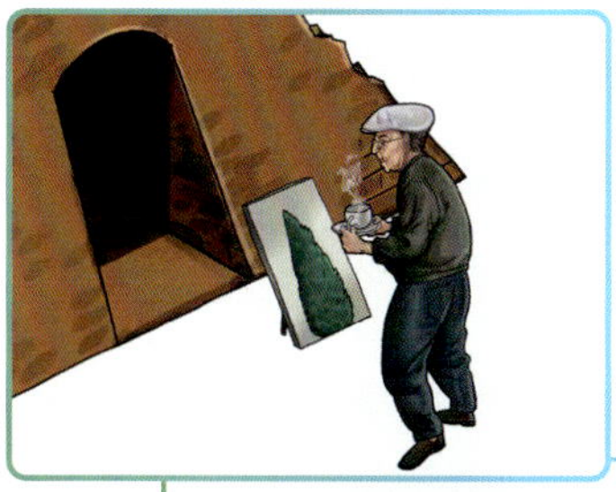

21 **Interaktion mit Nitroimidazol**

Nitro-Imitat

Die Antibiotikagruppe der Nitroimidazole, zum Beispiel Metronidazol, reduziert die Eliminierung von 5-Fluorouracil (5-FU). Dies verstärkt Wirkung und Toxizität.

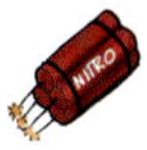

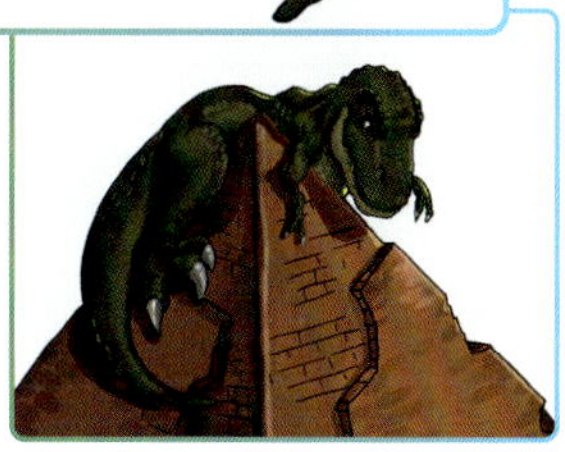

22 **Interaktion mit Methotrexat**

T-Rex

Der Folsäureantagonist Methotrexat (T-Rex) hemmt die Thymidilat-Synthetase und verstärkt somit die Wirkung und Toxizität von 5-Fluorouracil (5-FU).

23 **Interaktion mit Clozapin**

Steinklotz zermalt Knochen in roter Lache

Das atypische Neuroleptikum Clozapin hat eine additive myelotoxische (knochenmarksschädigende) pharmakodynamische Wirkung. Durch Clozapin erhöht sich also die hämatologische Toxizität.

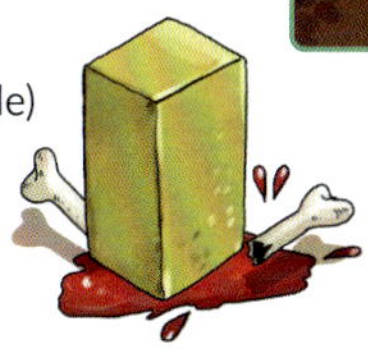

6 Klinische Aspekte

24 **Kontrollen von Blut, Leber, Niere, Mundschleimhaut**

Gärtnerin mit Lupe und Bluttropfen, Leber auf Nierentisch, Schleimspur

Zur Prävention von Nebenwirkungen sind regelmäßige, engmaschige Untersuchungen des Blutbilds erforderlich, da eine Myelosuppression dosislimitierend ist. Außerdem untersucht man Leber- und Nierenwerte und inspiziert die Mundschleimhaut.

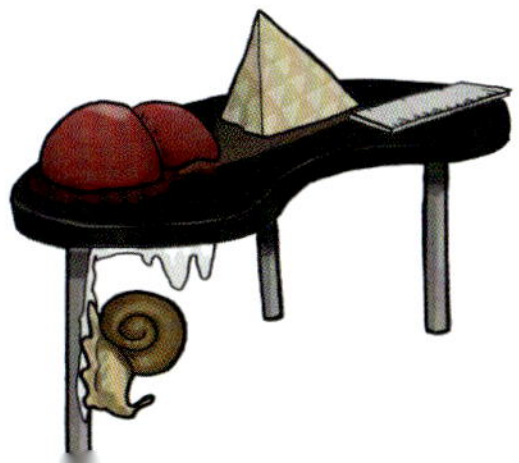

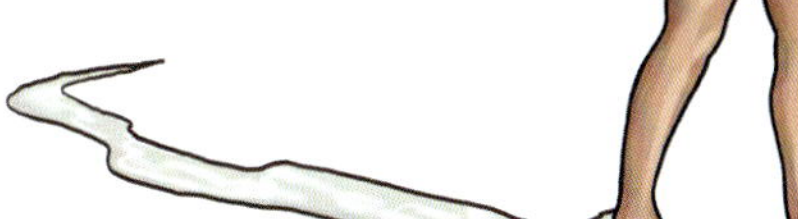

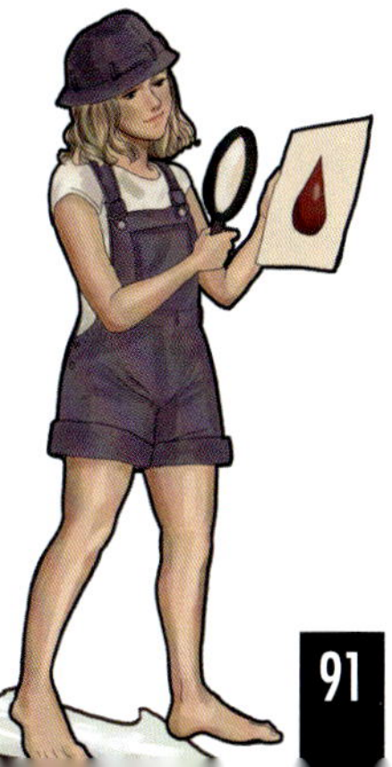

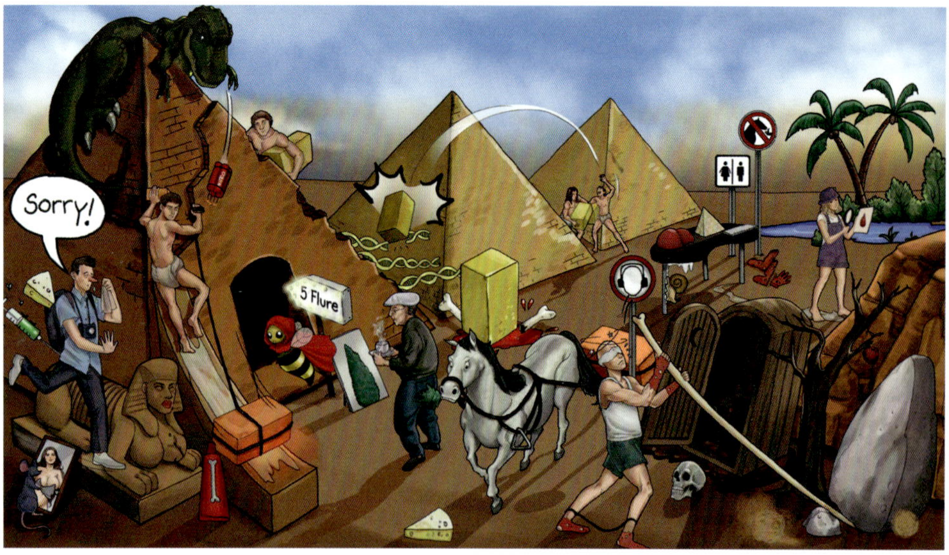

29

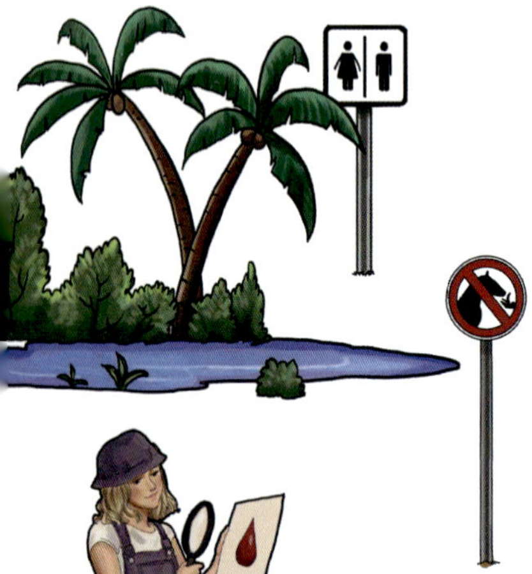

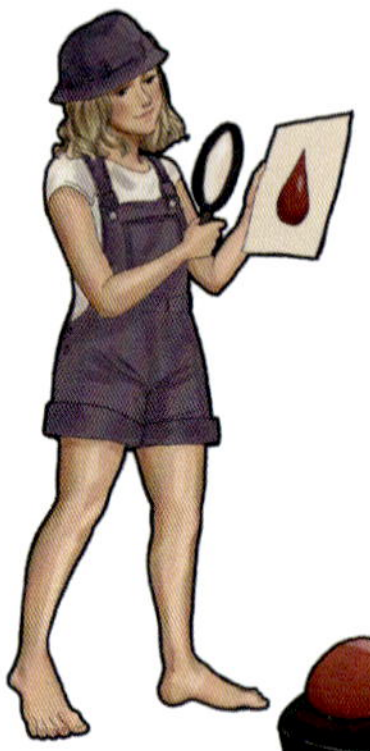

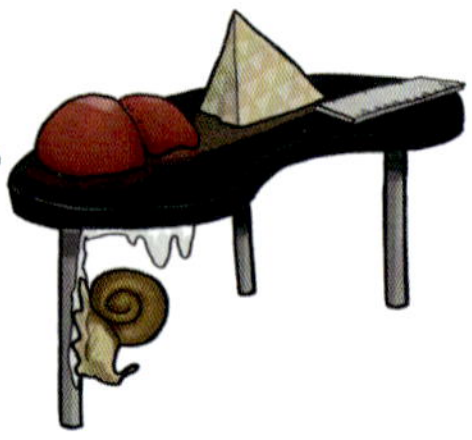

25 **Antiemetika**

"Toiletten"-Schild

Gastrointestinalen Nebenwirkungen, wie Diarrhoen und Erbrechen, sind stark und dosislimitierend. Zur Vorbeugung und frühzeitigen Behandlung setzt man Antiemetika ein.

26 **Dehydrierung verhindern**

Nierenförmige Wasserstelle in der Oase

Eine Dehydrierung unbedingt vermeiden, um einem Nierenversagen vorzubeugen.

27 **Keine eigenmächtige Folsäureergänzung**

Schild "Fohlen verboten"

Folinat, beziehungsweise Folsäureergänzungsmittel, verstärken die Wirkung und Toxizität von 5-Fluorouracil (5-FU) enorm (#18). Dieser Effekt wird gezielt genutzt. Die eigenmächtige Nahrungsergänzung ist jedoch kritisch –die gleichzeitige Einnahme kann zu letalen Diarrhoen führen.

28 **Dosisreduktion**

Barfüßige Gärtnerin ohne roten Socken und Handschuhe

Beim Auftreten des Hand-Fuß-Syndrom (HFS) kann eine Dosisreduktion oder eine Unterbrechung der Einnahme indiziert sein.

Basiswissen

29 **Messung der DPD-Enzymaktivität**

Pyramide auf Untersuchungstisch

Als Präventionsmaßnahme gilt die Messung der DPD-Enzymaktivität, vor der Behandlung mit 5-Fluorouracil (5-FU). Dies soll eine sichere und effektive Therapie ermöglichen. Erinnerung: Kontrakindikation bei Medikation mit 5-Fluorouracil sind die DPD-Hemmer (Brivudin, Sorivudin).

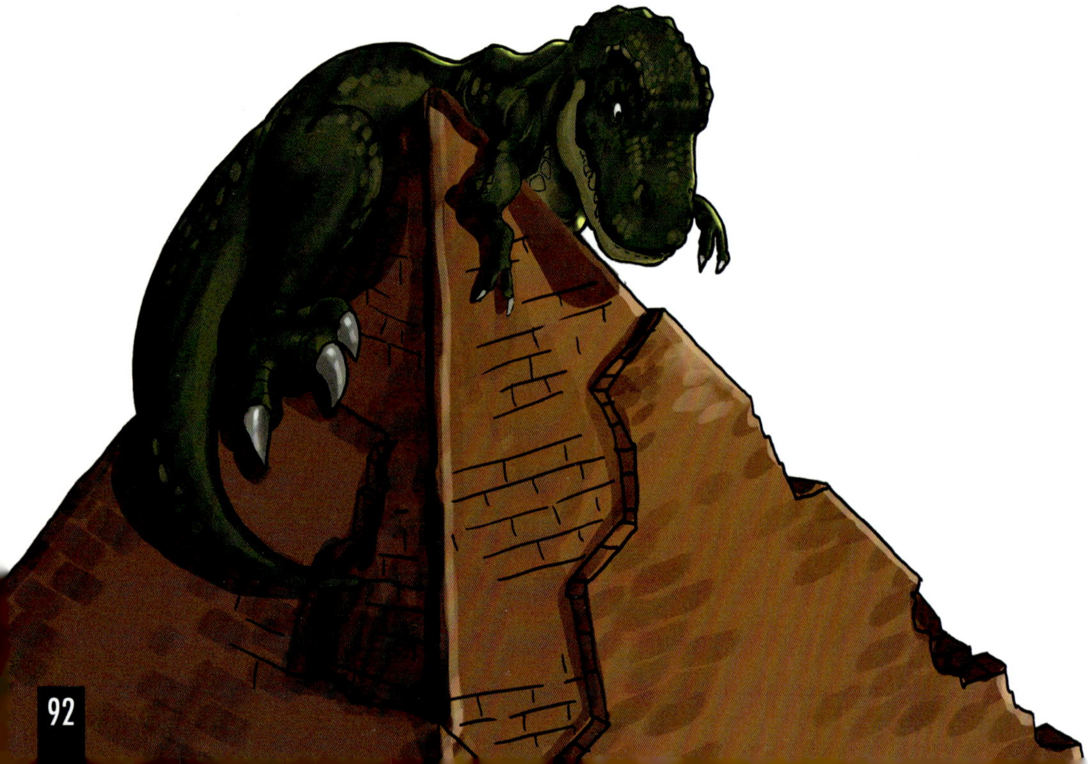

Quintessence

Q1 5-FU, hier die 5 Flure, wird bei fortgeschrittenem Kolon-, Kolorektal- und Magenkarzinom, hier der kolonartige Sphinxlaib, und bei metastasiertem fortgeschrittenem Mammakarzinom eingesetzt, gezeigt durch den Riss in der Sphinx-Brust.

Q2 Es wirkt als Antimetabolit, hier die gelben Bausteine in der großen Pyramide, d.h. es wird als falscher Baustein in die DNA und RNA eingebaut, wodurch es zu Strangbrüchen und DNA-Replikationsstörungen kommt.

Q3 Tegafur, hier der Teegaffer, und Capecitabin, die Cape-Zitter-Biene, sind Prodrugs von 5-FU und werden rasch im Körper zu 5-FU umgewandelt.

Q4 Häufigste Nebenwirkung ist u.a. eine Konchenmarkdepression mit einhergehender Neutro-, Granulo- und Thrombozytopenie, hier der vom Baustein zermatschte Knochen. Dies bedingt Immunschwäche und Infektanfälligkeit. Ferner möglich sind schwere gastrointestinale Nebenwirkungen wie Diarrhoen, hier das übergelaufene Klohäuschen, Erbrechen, Dehydration (Wüste) und Elektrolytstörungen.

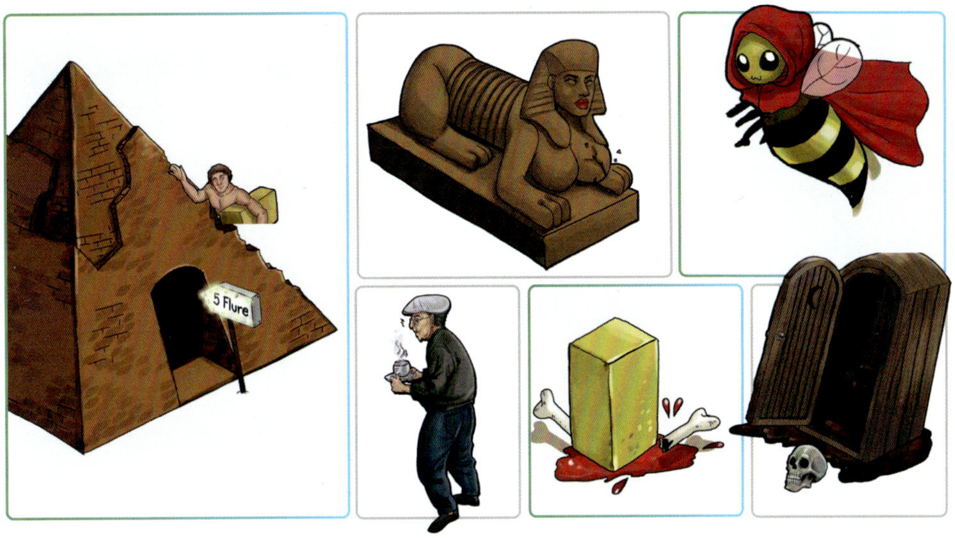

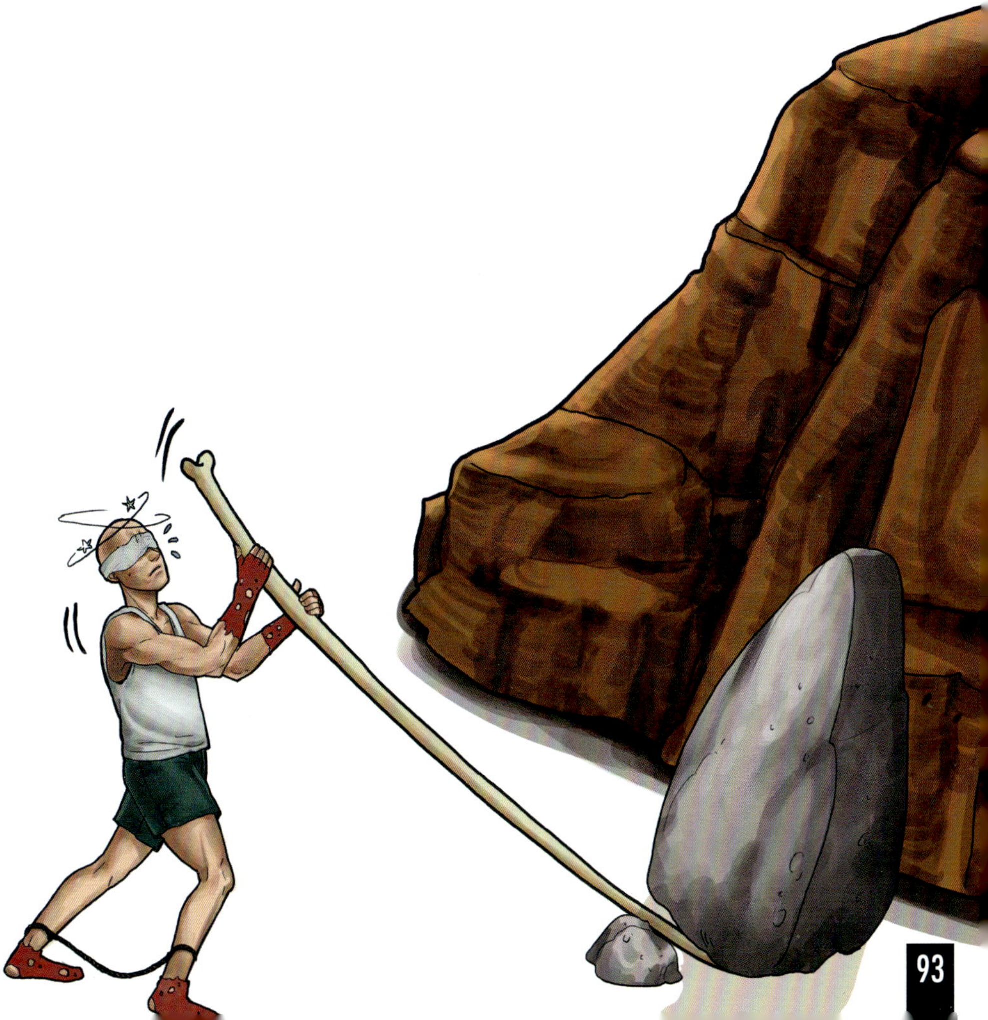

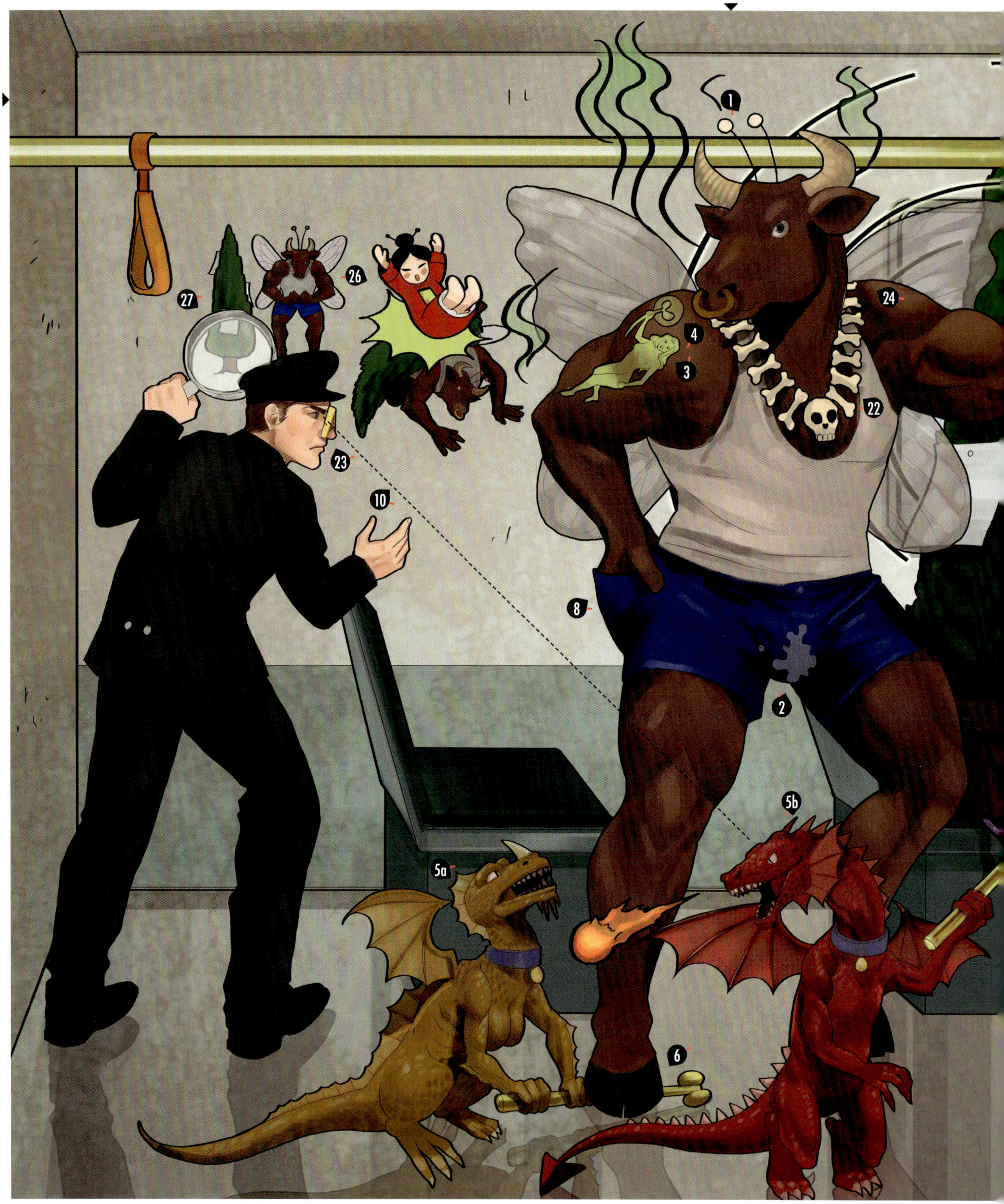

Tamoxifen

Selektiver Estrogenrezeptor-modulator, SERM

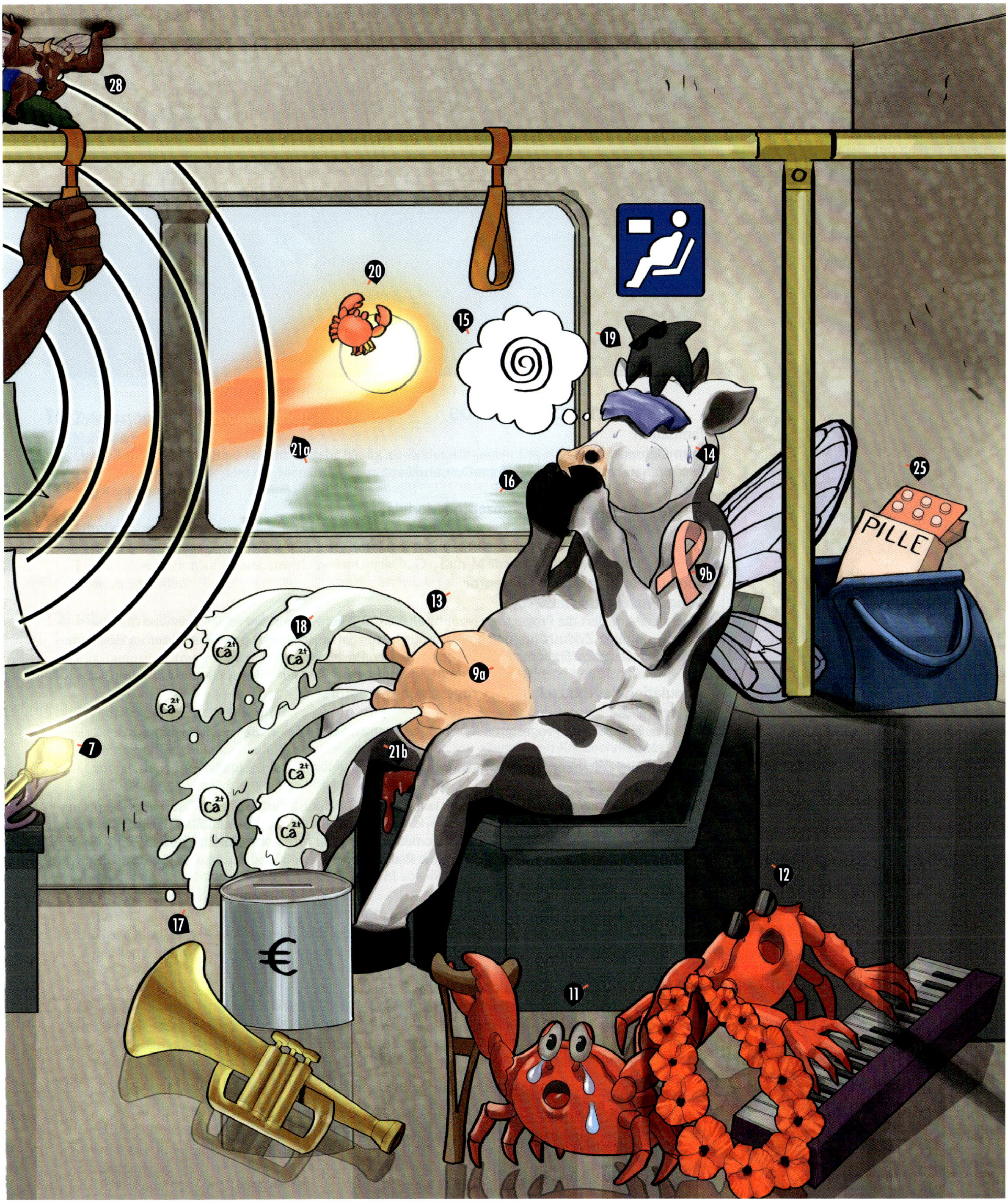

Ticketkontrolle in der Tram! Die Tram-Ochsen-Fee wird erwischt!
Dem braven alten Kontrolleur in der Tram bietet sich während der nächtlichen Fahrt ein skurriler Anblick – dabei hat er schon so einiges erlebt: Eine muskelbepackte, tätowierte und spermabesudelte Fee in Ochsengestalt ist mit ihrer schwangeren Freundin, der Kuhfee, auf dem Weg zum Frauenarzt. Mal vom Graffiti besprayten und verdreckten Abteil abgesehen, hat die Ochsenfee ihre beiden beängstigenden kleinen Haustiere im Schlepptau, die Essdrachen. Da können auch die beiden Straßenmusikanten-Krebse in der Bahn nicht mehr für entspannte Stimmung sorgen.

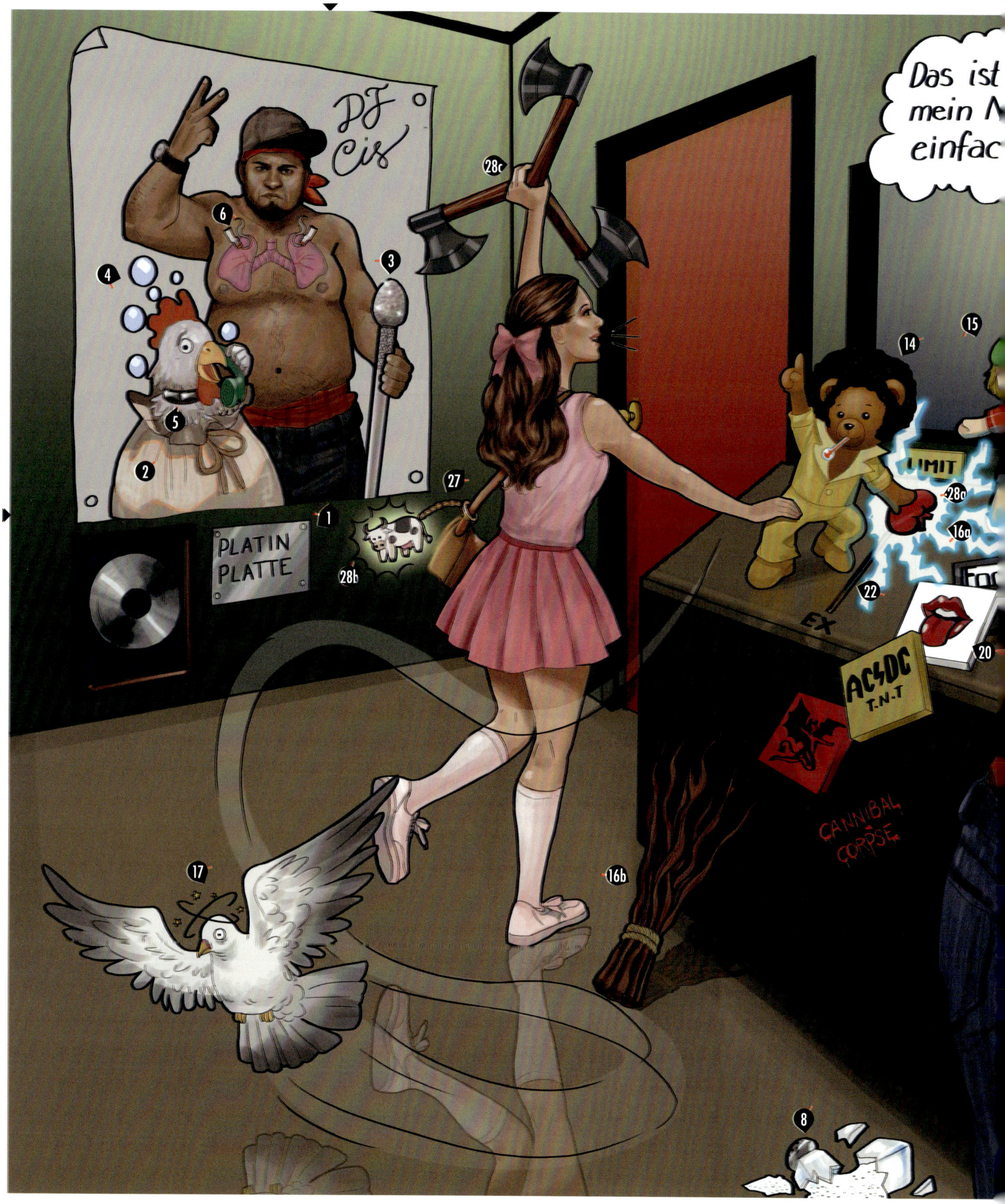

Das ist
mein N
einfac
DJ Cis
PLATIN PLATTE
LIMIT
EX
AC/DC T.N.T
CANNIBAL CORPSE
1
2
3
4
5
6
8
14
15
16a
16b
17
20
22
27
28a
28b
28c

Cisplatin

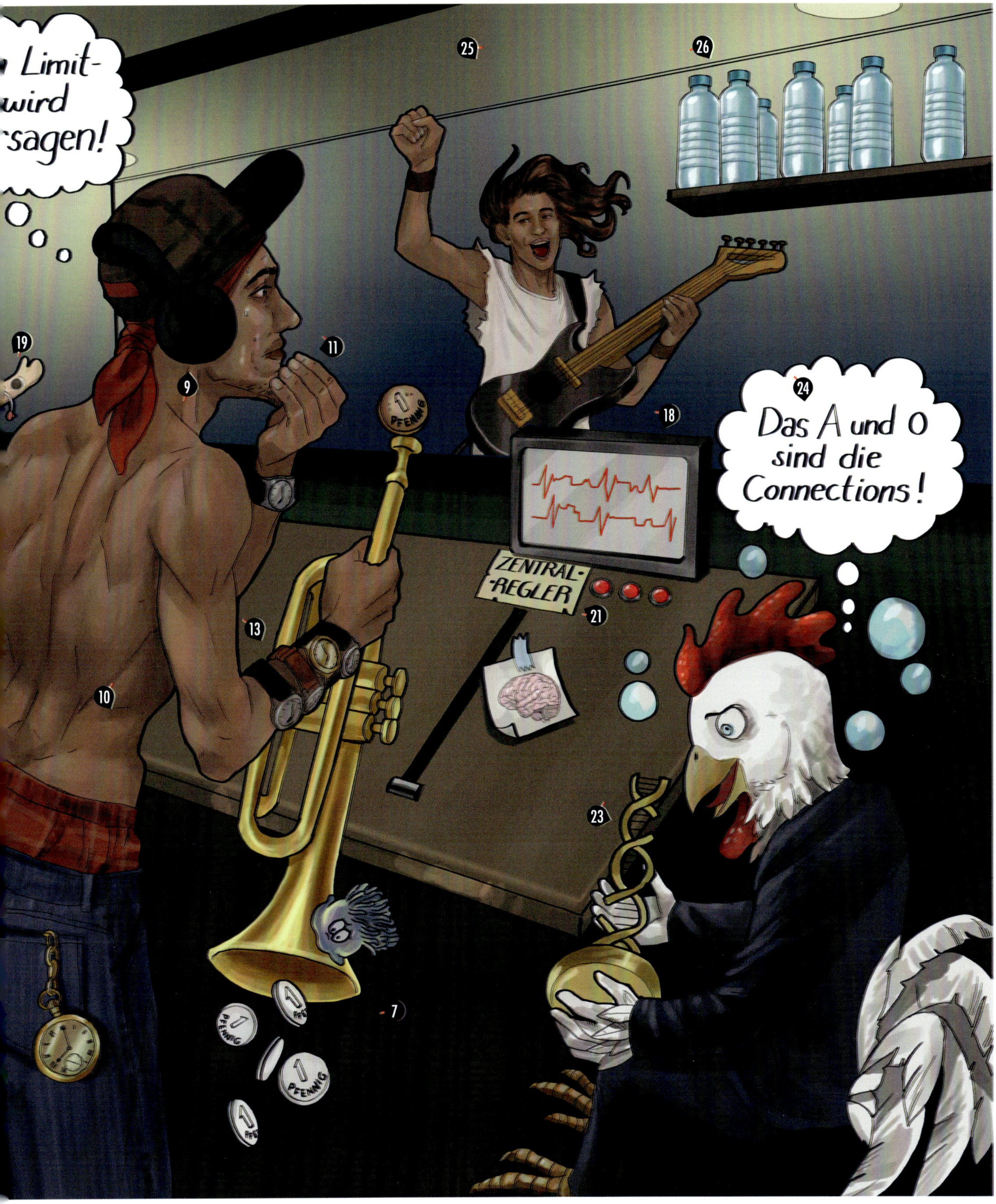

DJ Cis will die nächste Platin-Schallplatte

Der erfolgreiche Plattenproduzent "DJ Cis" sucht nach einem neuen Talent. Er will die stolze Platin-Schallplattensammlung an seiner Wand erweitern. Hiermit ist er jedoch momentan wenig erfolgreich. Der aktuelle Anwärter, sein eigener Neffe, treibt ihn im Tonstudio zur Verzweiflung. Ganz anders sieht das die Freundin, der größte Fan des Sängers, die ihn begeistert bejubelt. Der Manager (der besoffene Hahn) versucht derweil gestresst, neue Verträge am Telefon an Land zu ziehen.

Cisplatin ist ein zytostatisch wirkender anorganischer Schwermetallkomplex. Es hemmt die DNA-Synthese und dient der Therapie diverser Tumore.

Cisplatin ist besonders knochenmarkschädigend und geht mit starker Übelkeit einher. Es ist neuro-, nephro- und ototoxisch. Um diese Nebenwirkungen zu minimieren, ist die ausreichende Hydrierung und Diurese essentiell.

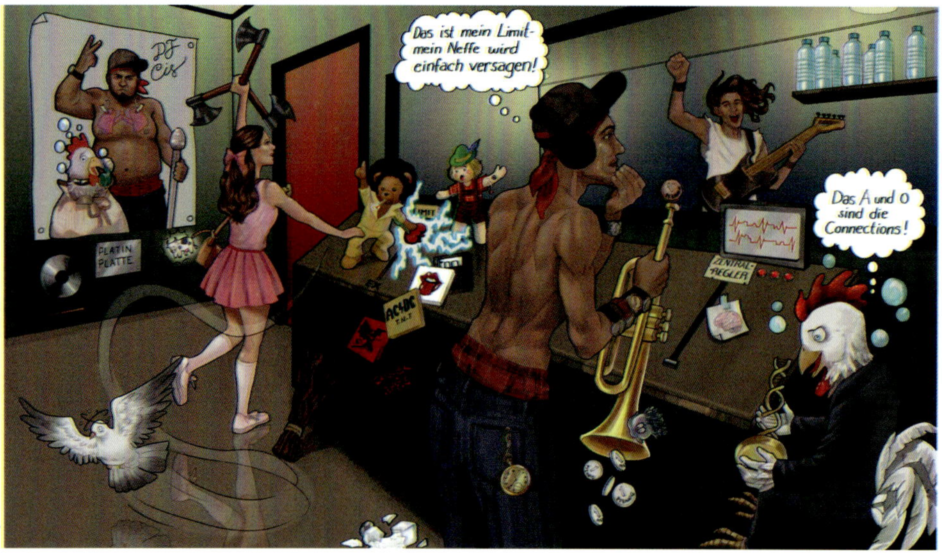

27

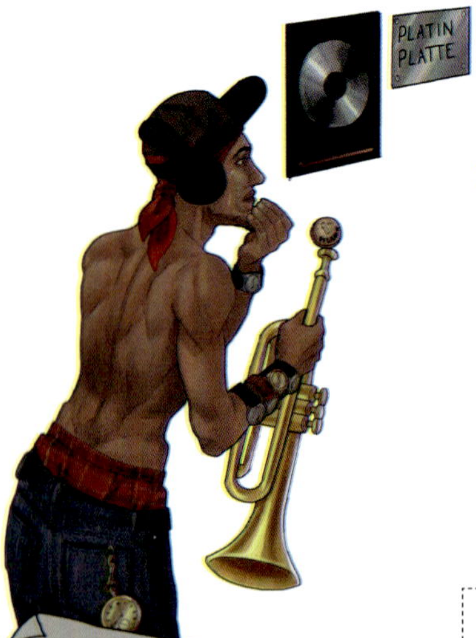

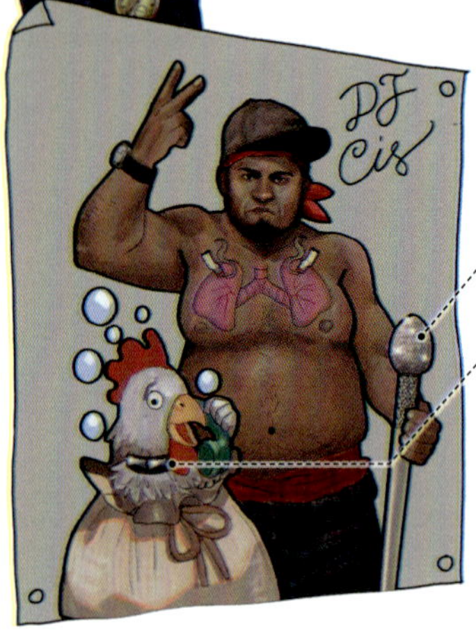

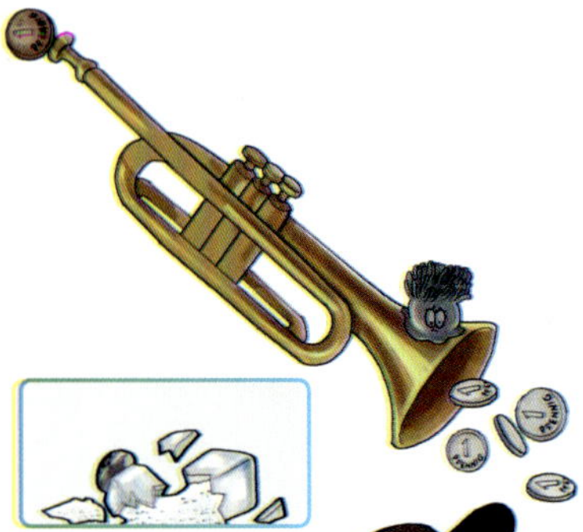

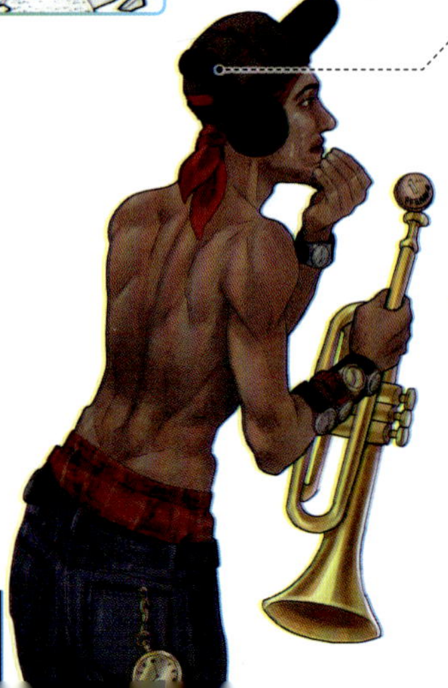

1 **Cisplatin**
DJ Cis und Platinplatte
Cisplatin ist ein platinhaltiges Zytostatikum.

1 Indikationen

2 **Hodenkarzinom**
Sack
Cisplation wird zur Therapie bei Hodenkarzinom eingesetzt. Eine vollständige Remission und Heilung ist möglich.

3 **Eierstockkrebs**
Ei-Stock
Cisplatin ist geeignet zur Therapie des Ovarialkarzinoms (Eierstockkrebs).

4 **Harnblasenkarzinom**
Hahn umgeben von Blasen
Cisplatin wird ebenso verwendet zur Therapie des Harnblasenkarzinoms.

5 **Plattenepithelkarzinom Kopf-Hals-Bereich**
Platin-Halsband
Cisplatin wird zur Therapie der Plattenepithelkarzinome im Kopf- und Halsbereich eingesetzt. Das Platin-Halsband des Hahnes steht für das Platten-Epithelkarzinom.

6 **Kleinzelliges und nicht-kleinzelliges Bronchialkarzinom**
Zigaretten-Lungenflügeltattoo
Cisplatin ist geeignet zur Therapie des kleinzelligen und nicht-kleinzelligen Bronchialkarzinoms. Der wichtigste Risikofaktor ist das Rauchen (Zigaretten).

2 Kontraindikationen und Nebenwirkungen

7 **Knochenmarkinsuffizienz mit Leukopenie, Thrombozytopenie, Anämie**
Trompete, fallende weiße Pennies, Anemone
Nebenwirkung von Cisplatin ist eine Knochenmarkinsuffizienz in mäßiger Ausprägung. Diese führt meist zu einer reversiblen Leukopenie (erniedrigte Zahl der weißen Blutkörperchen, im Bild fallen die weißen Pennies nach unten), Thrombozytopenie (Trompete mit Penny, englisch für Groschen) und Anämie (Anemone).

8 **Hyponatriämie**
Zerbrochener Salzstreuer
Es kann unter Cisplatineinnahme zu Hyponatriämie kommen.

9 **Ototoxizität**
Kopfhörer
Cisplatin wirkt ototoxisch (gehörschädigend, hier der Kopfhörer) und kann zu Tinnitus führen. Dies gilt vor allem für Kinder.

10 **Anorexie, sehr häufig**
Abgemagerter DJ

11 **Übelkeit, Erbrechen, Durchfall, sehr häufig**
Dem DJ ist übel
Cisplatin verursacht, im Vergleich zu anderen Cytostatika, sehr häufig Übelkeit, Erbrechen und Durchfall. Moderne Antiemetika, wie 5-HT3-Antagonisten (Ondansetron und Aprepitant), wirken protektiv gegen diese Nebenwirkungen.

12 **Dosislimitierende Nephrotoxizität**
"Das ist mein Limit – mein Neffe wird einfach versagen"
Die Nephrotoxizität (Nierentoxizität, hier der "Neffe" für Nephro) ist der dosislimitierende Faktor bei Cisplatingabe. DJ Cis erkennt sein Limit, nämlich das Versagen des Neffen (das Nierenversagen).

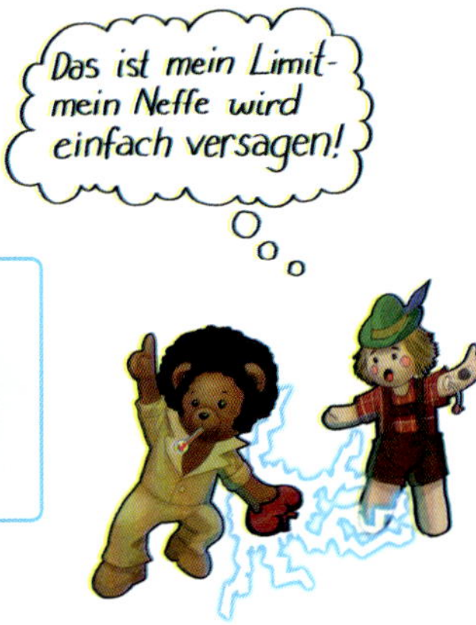

13 **Hyperurikämie, sehr häufig**
Viele Uhren
Hyperurikämie bezeichnet hohe Harnsäurespiegel, diese können zu Gicht führen.

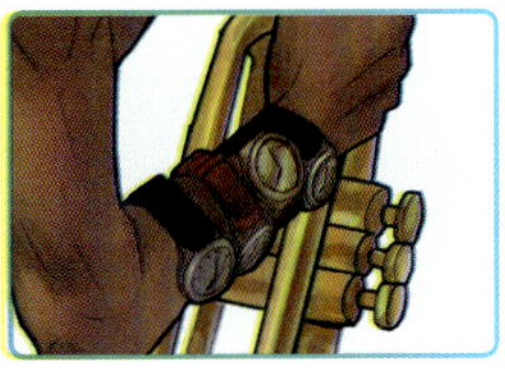

14 **Fieber, sehr häufig**
Fieber-Bär

15 **Sepsis, Infektionen**
Seppel-Puppe
Im Rahmen der Cisplatin-Therapie kommt es häufig zu einer Sepsis (Seppel) und Infektionen.

16 **Neurotoxizität - periphere Neuropathie**
Neuronenartige Blitze, paar Äste
Neurotoxizität ist eine häufige Nebenwirkung. Dabei tritt oft eine periphere Neuropathie auf, mit dem Verlust motorischer Funktionen und mit Parästhesien ("paar Äste" für Parästhesien).

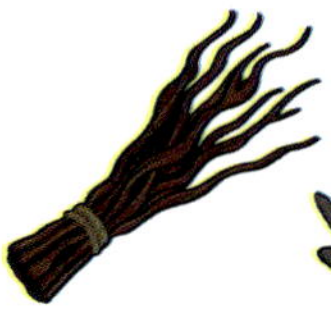

17 **Vestibuläre Toxizität - Taubheit, Verwirrheit**
Verwirrte Taube
Cisplatin führt zu vestibulärer Toxizität. Daraus folgt häufig Taubheit (Taube) und Vertigo (Schwindel).

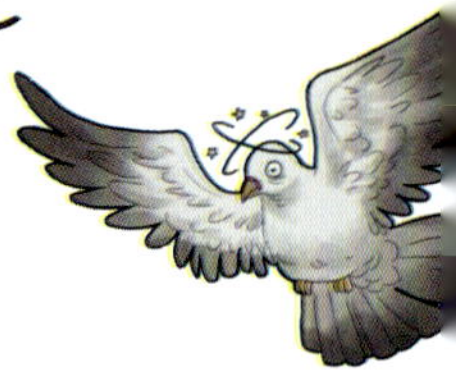

18 **Herzrhythmusstörungen, Myokardischämie**
EKG-Monitor: Arrhythmogene ST-Hebungen
Herzrhythmusstörungen sind eine häufige Nebenwirkung. In Kombination mit anderen Zytostatika ist außerdem eine Myokardischämie möglich.

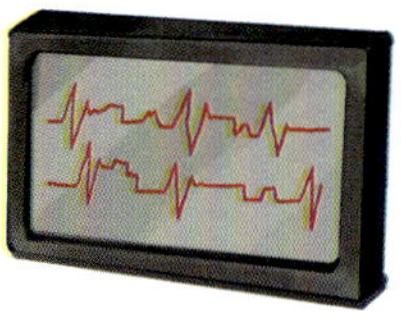

19 **Ulcerationen bei Extravasation**
Seppelpuppe mit Ulcus
Ein Extravasat bezeichnet eine aus dem Gefäß ausgetretene Flüssigkeit, die sich im umliegenden Gewebe verteilt und dort zu ödematöser Schwellung führt. Im Fall von Cisplatin kommt es bei Extravasation zum Ulcus. Cisplatin darf nur intravenös appliziert werden (Seppel hat einen Zugang am Arm).

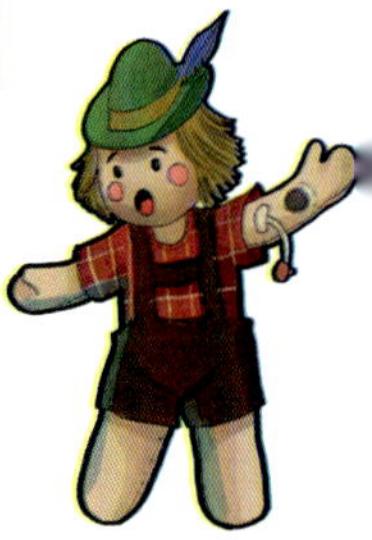

20 **Leberfunktionsstörung und eingeschränkte Albuminproduktion**
Umgeworfene Alben
Durch eine Leberfunktionsstörung kommt es zu einer eingeschränkten Albuminproduktion. Die Alben (für Albumin) fallen zu Boden.

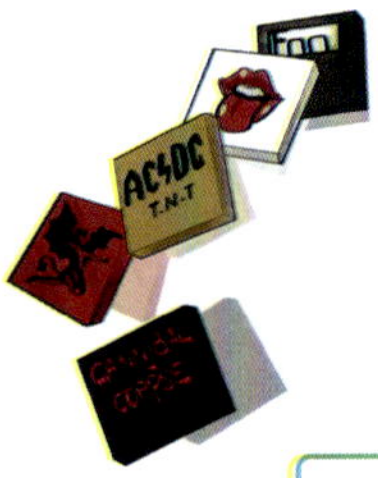

3 Pharmakokinetik

21 **Nicht ZNS-gängig**
Gehirn-Zentralregler ganz unten
Cisplatin dringt schlecht durch die Blut-Hirn-Schranke und ist somit nicht ZNS-gängig.

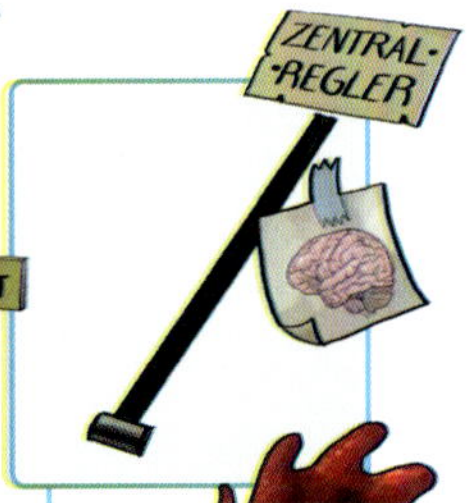

22 **Vorwiegend renale Elimination**
Nierenregler am Limit
Die Elimination von Cisplatin erfolgt großteils über die Niere. Das "Ex" am Nierenregler steht für die Elimination. CAVE: Somit ist die Nephrotoxizität ein dosislimitierender Faktor.

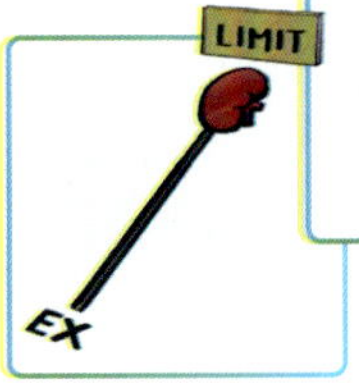

4 Pharmakodynamik und Wirkmechanismus

23 **DNA-Synthese-Hemmer**
Zerbrochene DNA-Trophäe
Cisplatin hemmt die DNA-Synthese durch Bildung von Quervernetzungen innerhalb einzelner und zwischen den DNA-Strängen. Der Hahn stellt fest: "Das A&O sind die Connections". Denn die Vernetzung und Verbindung (englisch "connection") der DNA-Stränge ist entscheidend für den Wirkungsmechanismus von Cisplatin.

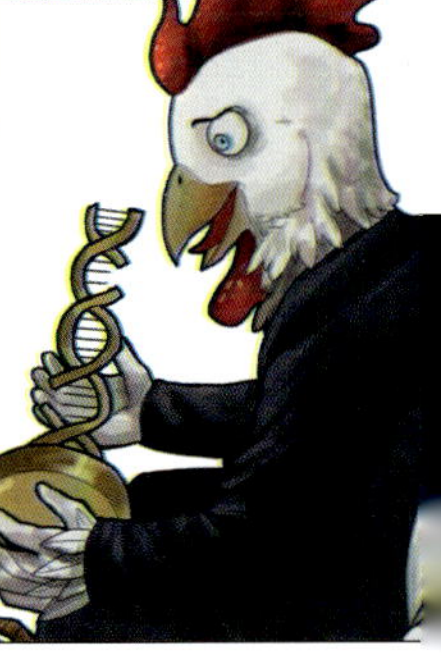
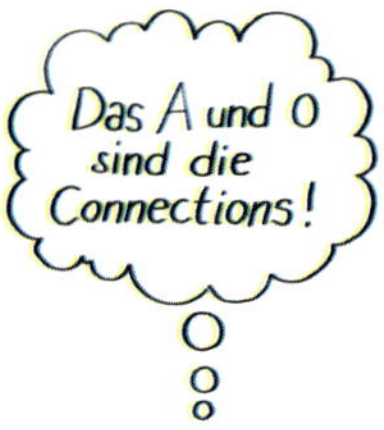

24 **Anorganische Substanz**
"Das A&O sind die connections"
Cisplatin ist eine anorganische (A&O) Substanz.

5 Klinische Aspekte

25 **Hydration zur Nephroprotektion**
Wasserflaschen
Nephroprotektiv wirkt eine ordentliche Hydratation: Patienten sollen schon vor Therapiebeginn beginnen, ausreichend zu trinken.

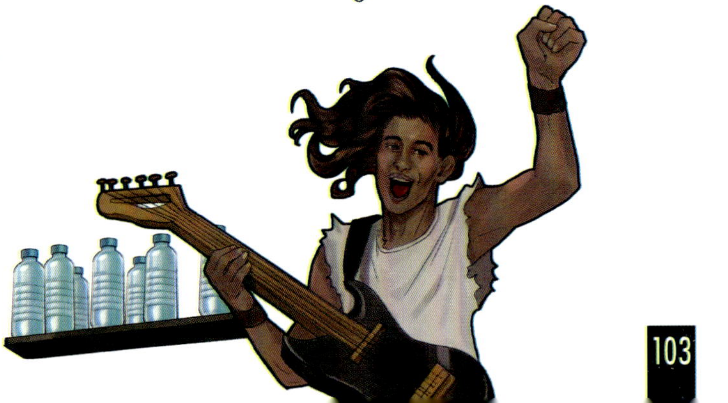

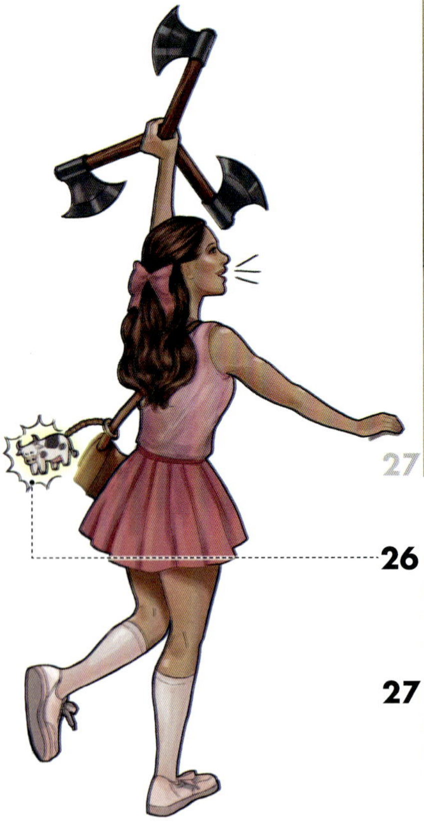

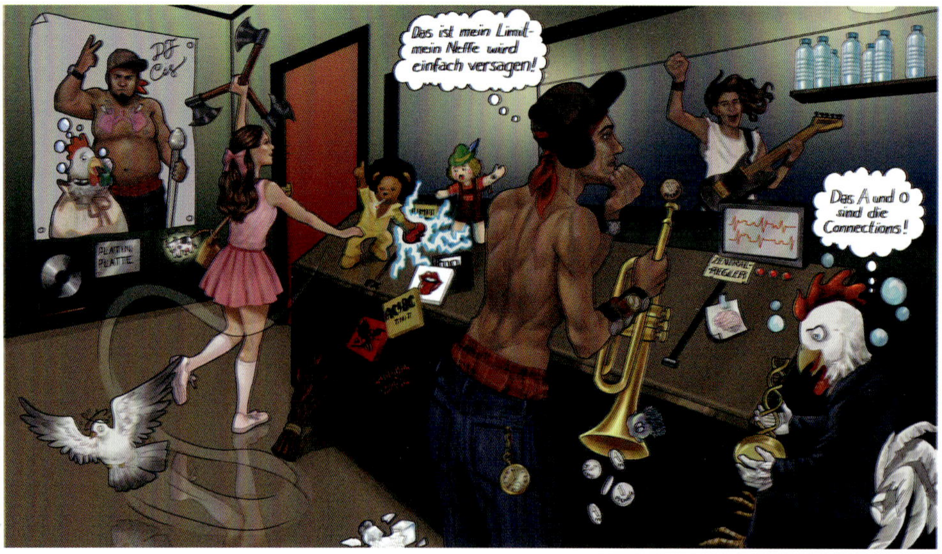

27

6 Interaktionen

26 Ototoxische Stoffe – Aminoglykoside, Schleifendiuretika

Kreischende Freundin – Glüh-Kuh-Anhänger, Haarschleife

Ototoxische Stoffe (kreischende Freundin), wie Aminoglykoside (Glüh-Kuh-Anhänger) und Schleifendiuretika (Haarschleife), potentieren die Wirkung von Cisplatin.

27 Nephrotoxische Stoffe – Aminoglykoside, Cephalosporine

Nierenregler – Glüh-Kuh, 3er Axt

Nephrotoxische Stoffe (Nierenregler auf höchster Stufe), wie Aminoglykoside (Glüh-Kuh) und Cephalosporine (Ceftriaxon, hier die 3er 'tri' Axt) führen zu Potenzierung von Cisplatin.

Quintessence

Q1 Indikationen von Cisplatin sind das Ovarialkarzinom, im Bild der Eier-Stock, das Harnblasenkarzinom, hier der Hahn, das Hodenkarzinom, der Sack neben DJ Cis, das Bronchialkarzinom, was das Lungentattoo zeigt, sowie Tumoren im Kopf-Hals-Bereich, hier das Hahnen-Halsband.

Q2 Dehydrierte Patienten, starke Niereninsuffizienz sowie Hörstörungen und Myelosuppression stellen eine Kontraindikation bzw. eine zwingende Nutzen-/Risikoabwägung dar. Hier gerzeigt an den Flaschen, der Gedankenblase, der Taube und der Trompete.

Q3 Häufigste NW sind neben Erbrechen(!) und den klassischen GIT-Störungen: Neuro-, Nephro-, Ototoxizität. Der DJ ist kurz vorm Erbrechen; aus dem Mischpult schlagen die Funken, der Bär drückt den Nierenknopf ans Limit und DJ Cis trägt Ohrenschützer.

Q4 Elimination erfolgt großteils über die Niere: Unter dem Nierenregler steht „Ex".

Q5 Cisplatin hemmt die DNA-Synthese durch Bildung von Vernetzungen – „Das A & O sind die Connections" (für Vernetzung).

Q6 Es muss durch Hydrierung vor und nach der Therapie für ausreichend Diurese gesorgt werden, um die Toxizität zu minimieren. Der Sänger hat diverse große Wasserflaschen neben sich stehen.

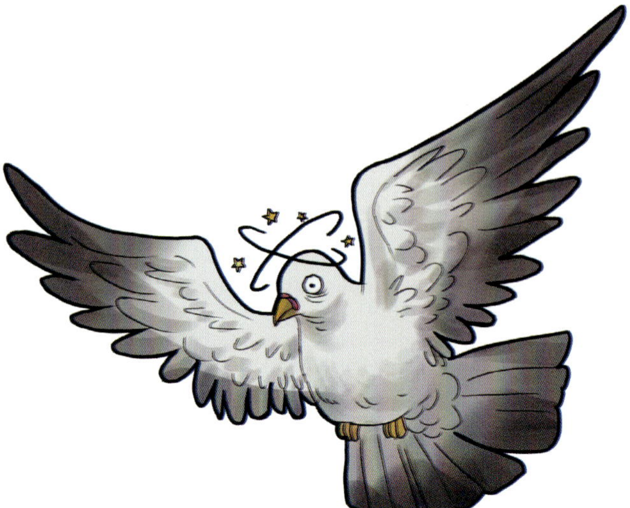

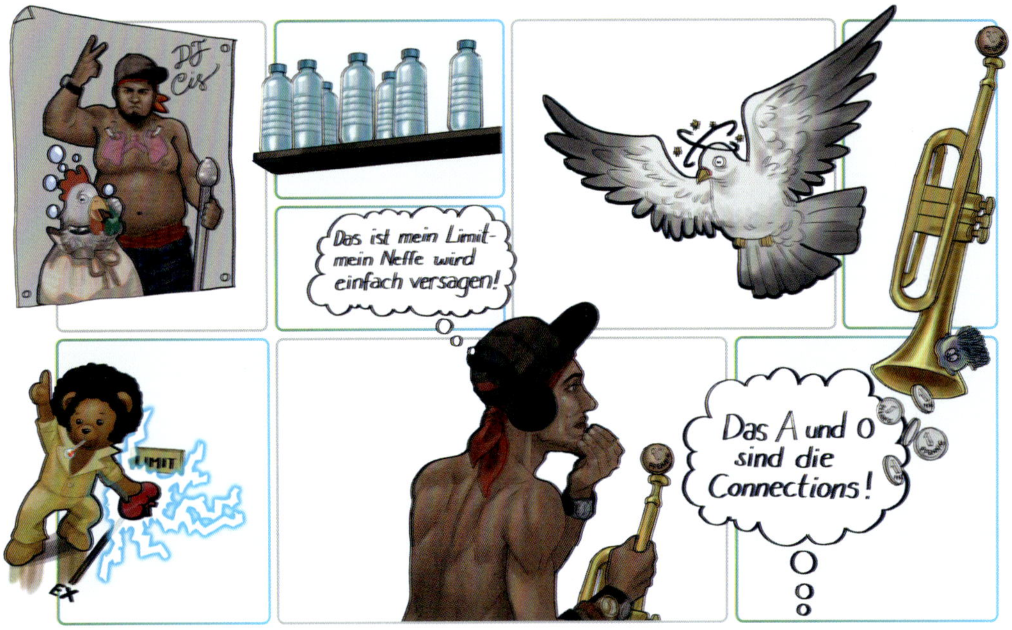
DJ Cis
Das ist mein Limit- mein Neffe wird einfach versagen!
LIMIT
EX
Das A und O sind die Connections!

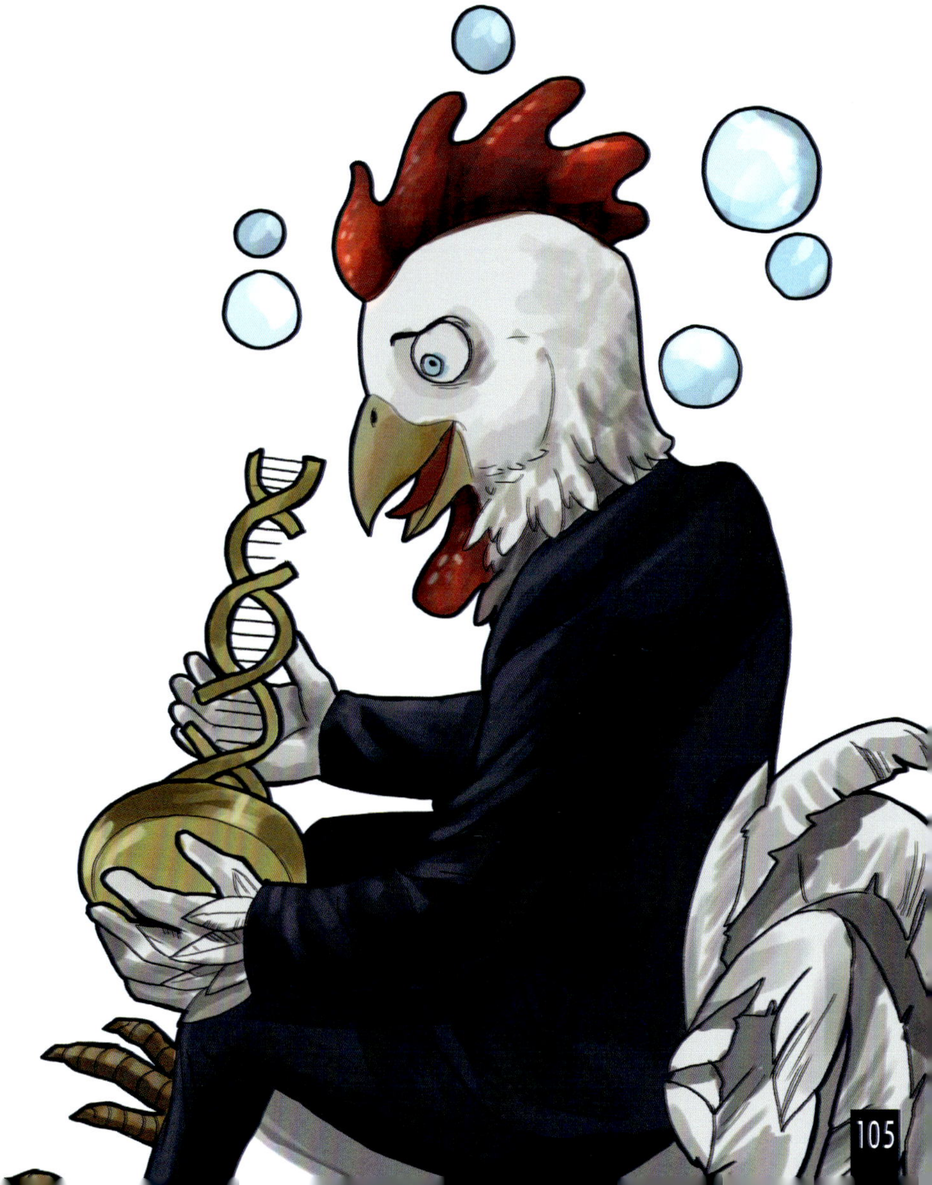

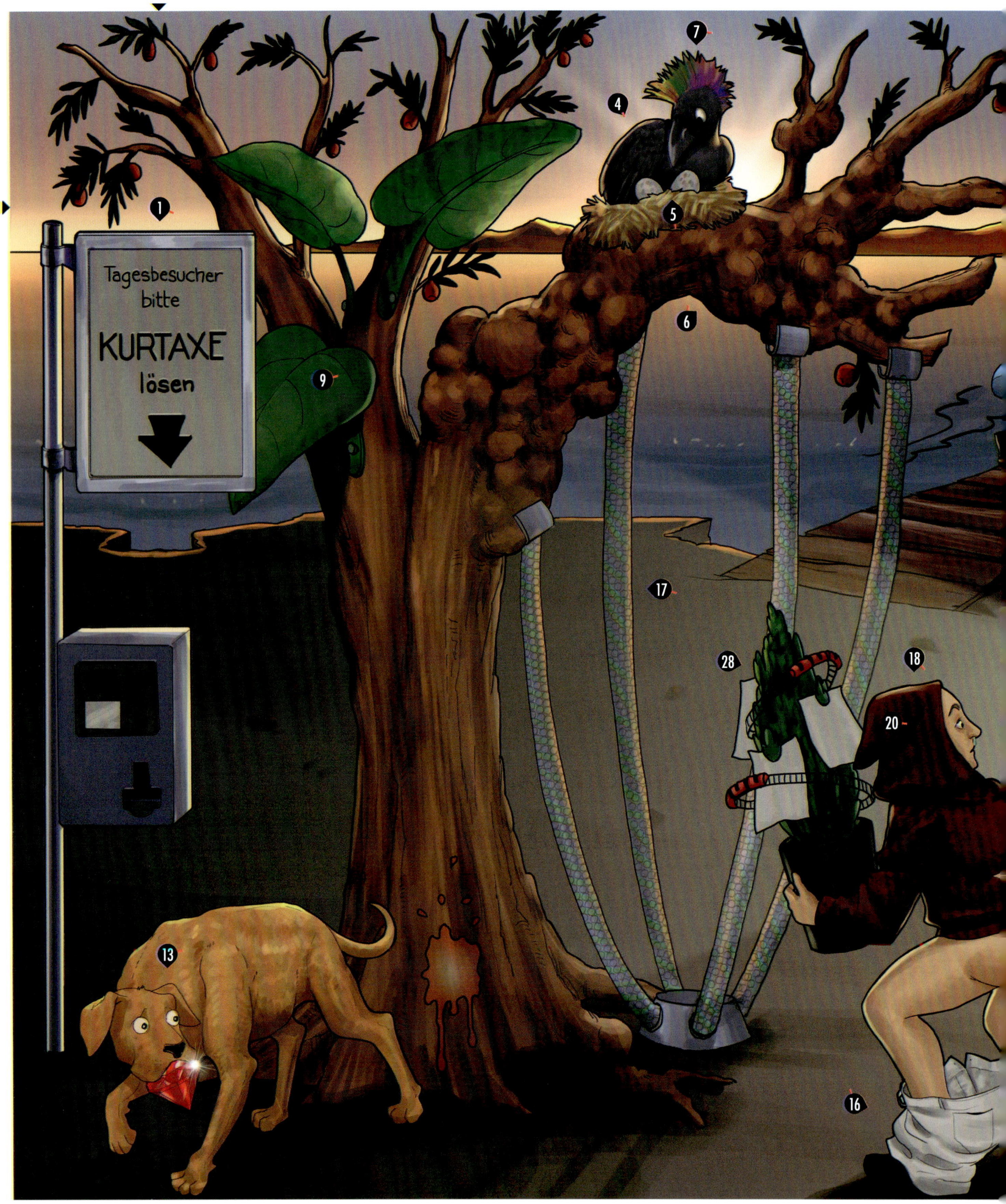

Taxane

Paclitaxel und Docetaxel

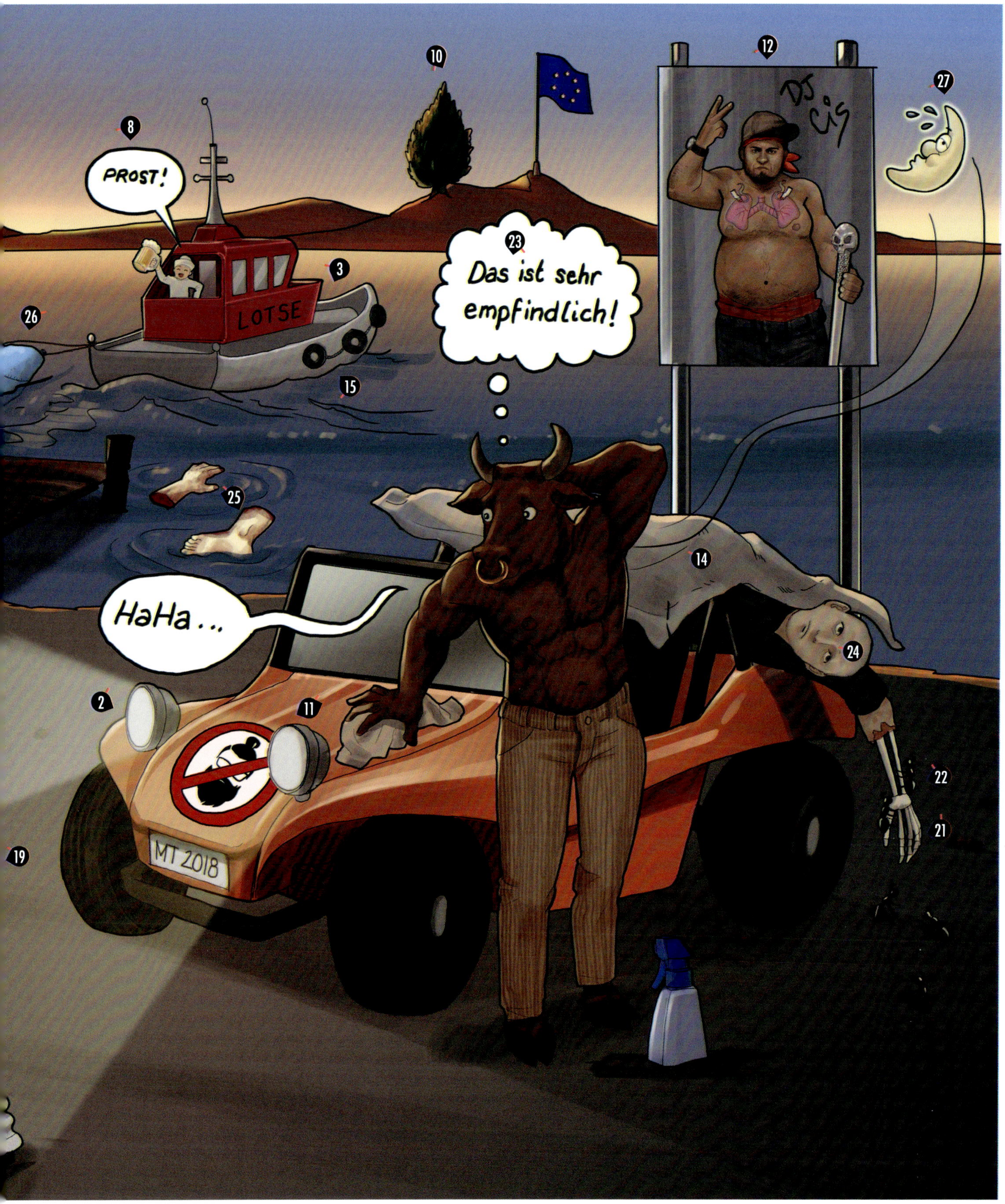

Kurtaxe für Parkerlaubnis und Lotsenboot

Die seltene pazifische Eibe mit außergewöhnlichen Verwachsungen: Wer sie bestaunen will, muss eine Kurtaxe bezahlen. Anders ist dieses Naturschauspiel nicht zu finanzieren. Der Baum kränkelt und muss von Seilen gestützt werden. Nicht nur für Touristen, auch in der Tierwelt ist der Baum beliebt. Hier nistet eine Raben-Mutter – bis jetzt leider erfolglos. An diesem lauen Abend versucht ein Dieb, der neutrale Phil, die Gunst der dämmernden Stunde zu nutzen. Er hat vor, die pazifische Eibe zu stehlen und durch eine Zypresse zu ersetzen. Den Baum will er mit einem Lotsenboot rüber nach Europa fahren. Für die Fahrt nach Europa ist eine weitere Taxe zu bezahlen, um dort die schöne europäische Eibe zu erblicken.

Derweil poliert der Cordhosen-Stier sein Strand-Mobil, er treibt tagsüber die Kurtaxe ein. Als er an den Lichtschalter kommt und der Lichtspot direkt auf den Dieb strahlt, rutscht diesem vor Schreck die weiße Hose runter. Auf frischer Tat ertappt! Aber auch der Stier hat keine weiße Weste. In seinem Kofferraum liegt eine verstümmelte Leiche, die er bei der Eibe verbuddeln wollte…

Taxane sind Mitosehemmstoffe, sie wirken über die Hemmung des Spindelapparates und unterbinden so die Zellteilung. Die relevanten Taxane sind **Docetaxel** und **Paclitaxel**.

Wichtig ist die richtige Applikationsreihenfolge bei Polychemotherapie und ggf. eine Prämedikation, um die Nebenwirkungen der Taxane abzuschwächen. Relevant sind v.a. eine Neutropenie und periphere Neuropathie unter Taxanen.

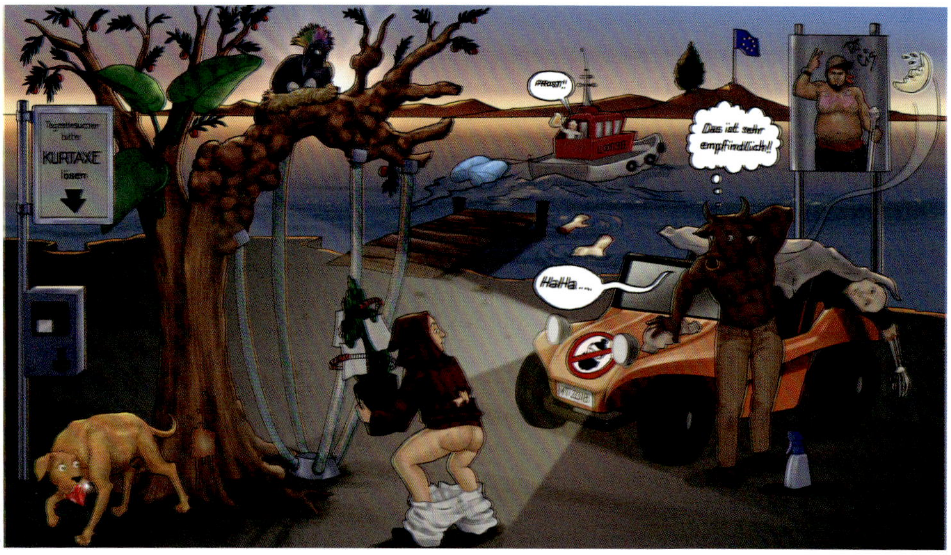

28

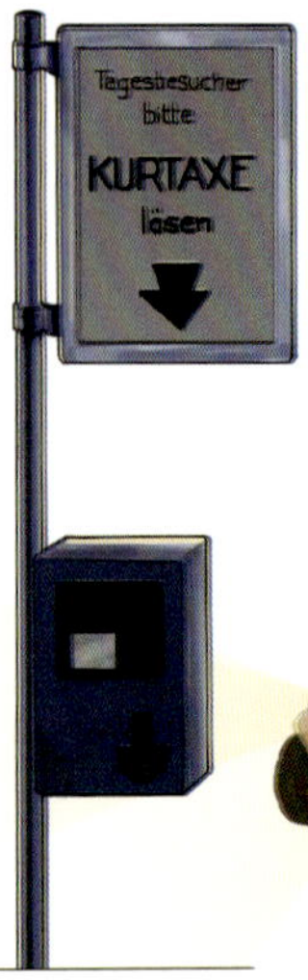

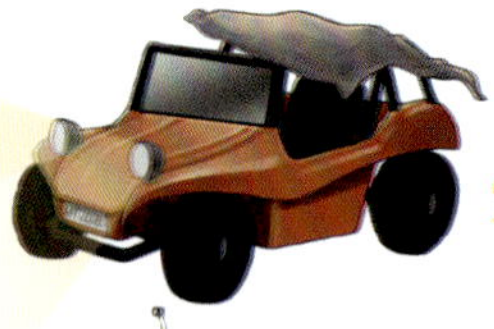

1 Substanzen

1 Taxane
Kurtaxe („Tagesbesucher bitte Kurtaxe lösen")
Taxane zählen zu den Zytostatika.

2 Paclitaxel
Parklicht des Strandmobils
Paclitaxel zählt zur Wirkstoffgruppe der Taxane.

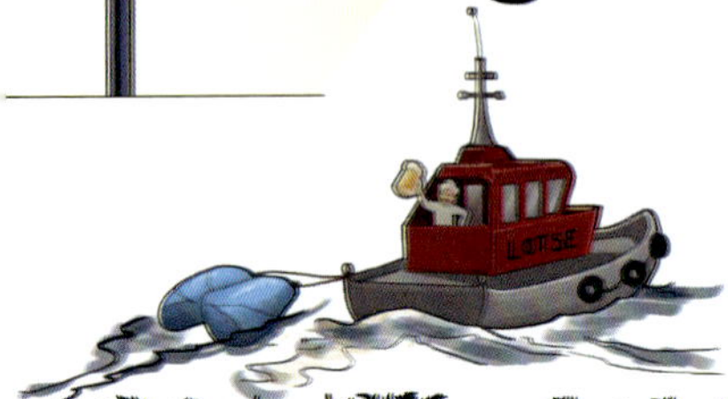

3 Docetaxel
Lotsen-Wassertaxi
Das Taxan Docetaxel (Doce – klingt fast wie Lotse) wird aus der europäischen Eibe gewonnen. Das Ziel des Lotsen ist das europäische Festland mit der Eibe.

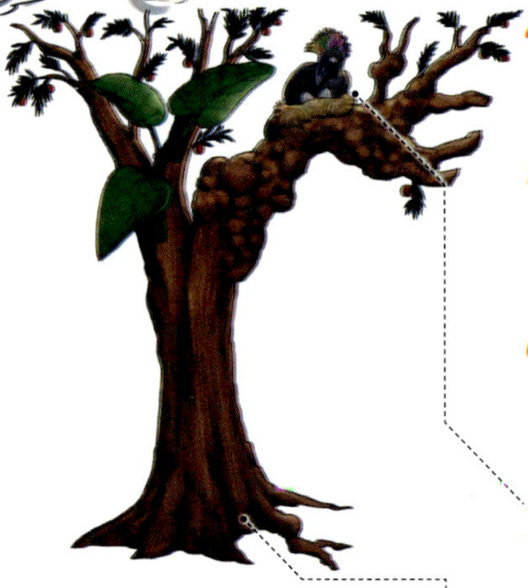

2 Indikationen

4 Therapierefraktäres metastasierendes Mammakarzinom
Rabenmutter brütet erfolglos auf metastasierendem Ast
Taxane werden bei therapierefraktärem metastasierenden Mammakarzinom eingesetzt.

5 Therapierefraktäres Ovarialkarzinom
Rabenmutter brütet Eier aus
Taxane kommen zum Einsatz in Kombination mit den Zytostatika Cisplatin oder Carboplatin bei therapierefraktärem Ovarialkarzinom.

6 Nicht-kleinzelliges Bronchialkarzinom
Großer Ast mit Wucherungen
Beim Nicht-kleinzelligen Bronchialkarzinom (der wuchernde Ast erinnert an einen Bronchus) gibt man Taxane in Kombination mit dem Cytostatikum Carboplatin.

7 Metastasierendes Adenokarzinom des Pankreas
Punkerfrisur
Das Metastasierende Adenokarzinom des Pankreas (hier Punker) ist eine Indikation für Tamoxifengabe.

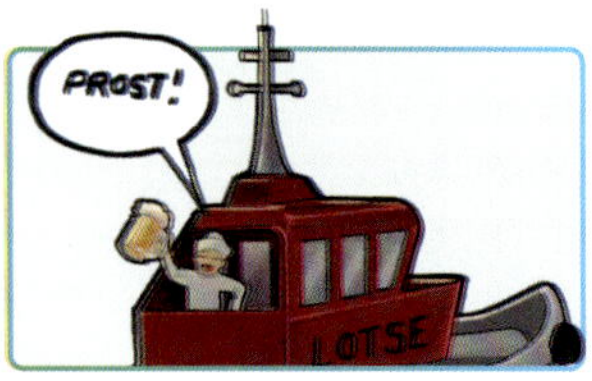

8 Prostatakarzinom
Matrose ruft: „Prost!"
Beim Prostatakarzinom wird vor allem die synthetische Variante Docetaxel verabreicht. Der Matrose auf seinem Lotsen-Wassertaxi steht für Docetaxel.

3 Anwendung

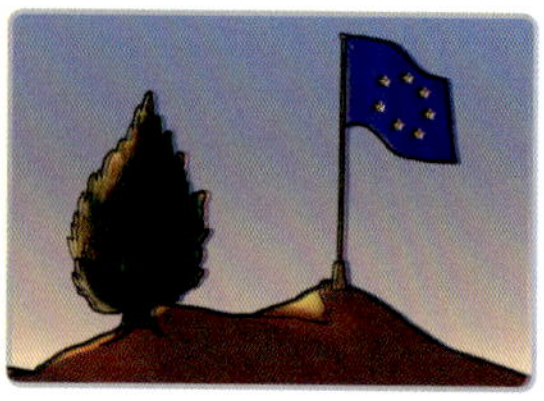

9 Paclitaxel aus Rinde der pazifischen Eibe
Pazifische Eibe
Paclitaxel wird aus der Rinde der pazifischen Eibe gewonnen und semisynthetisch hergestellt. Die synthetischen Plastikblätter sind an die natürliche Eibe geklebt.

10 Docetaxel aus europäischer Eibe
Eibe auf europäischem Festland
Docetaxel wird semisynthetisch aus dem Nadelextrakt der europäischen Eibe hergestellt.

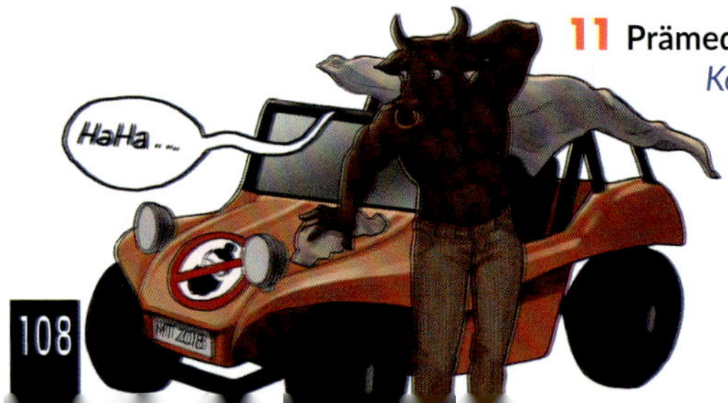

11 Prämedikation mit Kortikosteroiden vor Paclitaxel-Gabe
Kordhosenstier, Antihipsterzeichen, Stier lacht
Eine Prämedikation mit Kortikosteroiden (Kordhosenstier) vor Paclitaxel-Gabe ist empfohlen. Geeignet sind zum Beispiel Dexamethason, Antihistaminika, wie Diphenhydramin (der Hipster als Stellvertreter für Histaminika ist durchgestrichen) und H2-Antagonisten, wie Ranitidin oder Cimetidin (H2-Antagonisten: der Stier lacht: zweimal „HaHa").

12 **Paclitaxel-Gabe bei Polychemotherapie vor Cisplatin**

Platinplakette bewirbt DJ Cis

Bei Paclitaxelgabe nach Therapie mit Cisplatin fällt die Myelosuppression stärker aus. Auch kommt es zur Abnahme der Paclitaxel-Clearance durch den Einfluss von Cisplatin auf die Nierenfunktion.

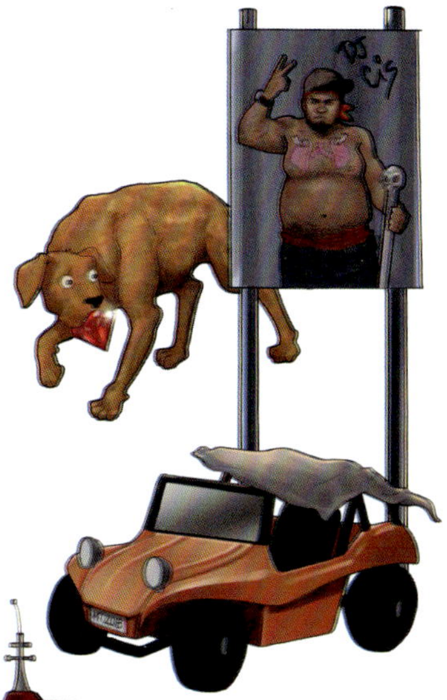

13 **Paclitaxel-Gabe 24 Stunden nach Doxorubicin**

Hund mit rotem Rubin

Man gibt Paclitaxel erst 24 Stunden nach Therapie mit Doxorubicin (Hund, englisch ‚dog', mit rotem Rubin, hinterließ vor 24 Stunden eine Marke an der Eibe). Bei vorheriger Gabe besteht die Gefahr, dass Paclitaxel die Ausscheidung der Doxorubicin-Metabolite verzögert.

14 **Paclitaxel ist schlecht wasserlöslich; in Liposomen verkapselte Form**

Parklicht-Strandmobil in Schutzhülle

Paclitaxel muss an Lösungsmittel gebunden werden. Diese lösen oft Überempfindlichkeitsreaktionen aus. Alternativen sind nanopartikuläre Formulierungen wie die Bindung an Humanalbumin, nab-Paxlitaxel, oder in Liposomen verkapseltes Paclitaxel (Schutzhülle) möglich. Diese Formulierungen führen seltener zu Überempfindlichkeitsreaktionen und ermöglichen eine bessere Verteilung. So sind auch höhere Dosierungen möglich.

15 **Docetaxel hat eine höhere Wasserlöslichkeit**

Lotsen-Schiff befindet sich auf dem Meer

Im Vergleich zu Paclitaxel hat Docetaxel (das Lotsen-Wassertaxi) eine höhere Wasserlöslichkeit und eine stärkere Mitosehemmung. Allerdings ist auch die maximal tolerable Dosis geringer.

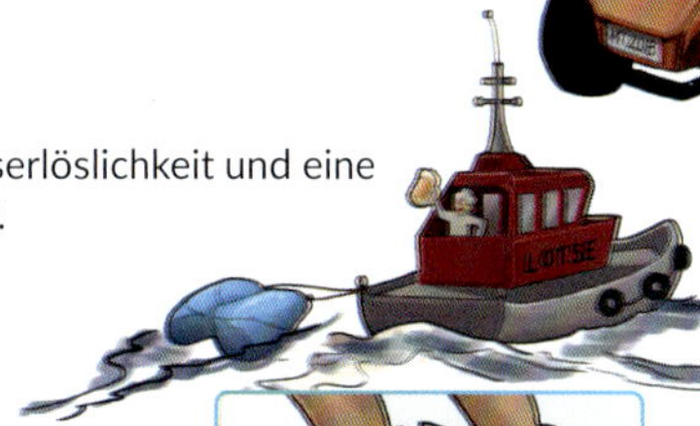

4 Wirkmechanismus

16 **Mitosehemmer**

Hose runter

Taxane gehören zur Klasse der Mitosehemmer (Mit[H]OSE runter, sprich gehemmt).

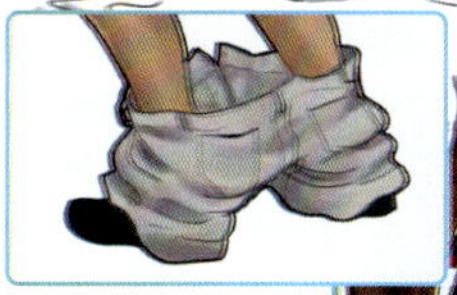

17 **Hemmung des Abbaus der Mikrotubuli**

Seile stützen die Eibe

Taxane binden an beta-Tubulin Untereinheiten der Mikrotubuli und hemmen so den Abbau der Mikrotubuli. Die Seile stützen die Eibe und verhindern einen Abbau durch den Hosenlosen. Der Abbau ist Bestandteil des Umbaus vom Spindelapparat, genauer der Desaggregation des Spindelapparates (sprich der zufälligen Verteilung der ursprünglich mütterlichen und väterlichen Allele). Ohne den Abbau der Mikrotubuli ist die Zellteilung durch Chromosomenteilung nicht möglich. Taxane führen daher zur irreversiblen Hemmung der Zellteilung und dem Stillstand der Mitose in der Metaphase.

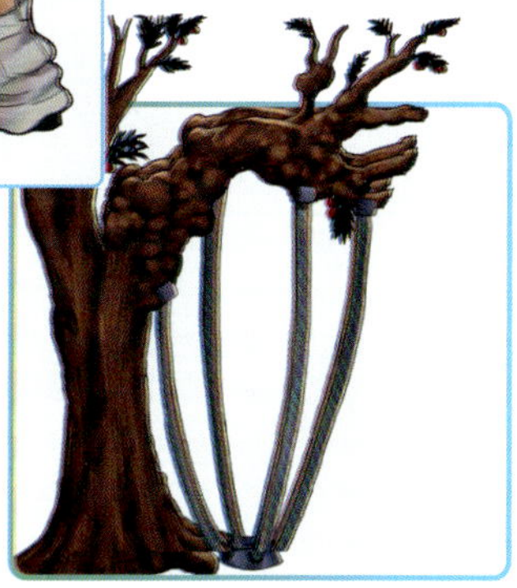

5 Kontraindikationen

18 **Neutrophilenzahl von <1.500 Zellen/mm^3**

Neutraler Phil

Kontraindikation der Taxangabe sind Patienten mit einem Ausgangswert der Neutrophilenzahl von <1.500 Zellen/mm^3, wie beispielsweise beim Karposi-Sarkom mit <1.000Zellen/mm^3.

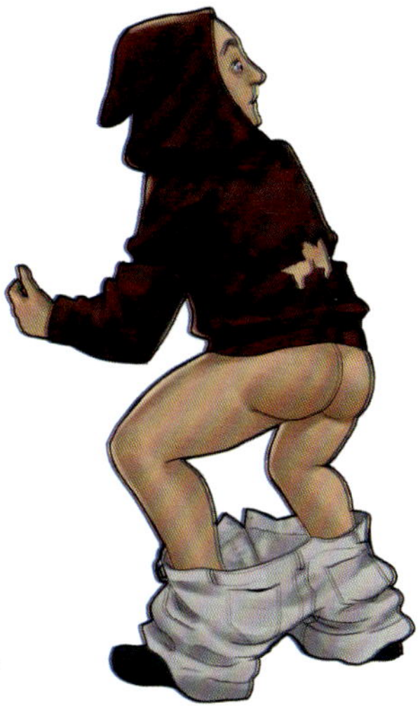

19 **Schwere Leberschäden**

Brauner kaputter Pullover

Schwere Leberschäden sind eine Kontraindikation. Der braune Pullover steht für die Leber.

20 **Schwere Infektionen bei Karposi-Sarkom-Patienten**

Kaputze

Eine Kontraindikation der Taxangabe sind Karposi-Sarkom-Patienten mit schweren Infektionen (Kaputze für Kaposi).

6 Nebenwirkungen

21 **Dosisabhängige Knochenmarkssuppression**

Knochen der Leiche

Dosisabhängig kann eine Knochenmarksuppression auftreten. Daher sind häufige Kontrollen des Blutbildes empfohlen. CAVE: häufig kommt es zur Neutropenie.

22 **Periphere Neuropathie wie Parästhesien**

Ameisen krabbeln auf Leichnam

Es kann zur peripheren Neuropathie kommen, die sich vorwiegend sensorisch äußert (Hypästhesien oder Parästhesien).

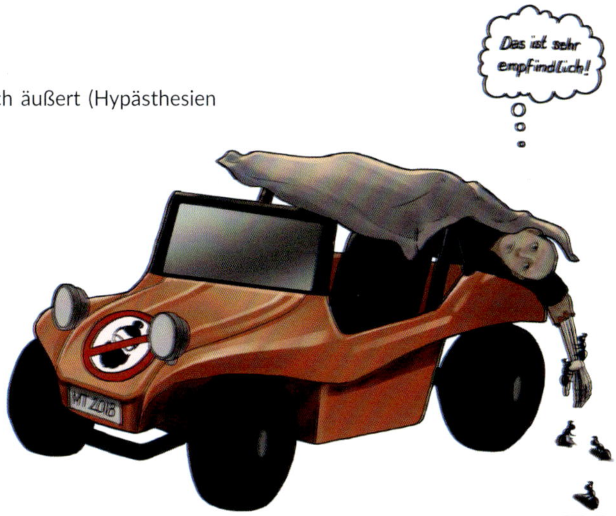

23 **Überempfindlichkeitsreaktionen**

„Das ist sehr empfindlich"

Zu Überempfindlichkeitsreaktionen kommt es vor allem durch zugesetzte Lösungsvermittler. Diese reduziert man durch die Vorbehandlung mit H1- und H2-Blockern oder Glucocorticoiden.

24 **Alopezie**

Leichenkopf mit Glatze

Häufig kommt unter Behandlung mit Paclitaxel zu Hautreaktionen, Alopezie, sowie dem Verlust der Wimpern und lateralen Augenbrauen (Madarosis).

„Naturheilkunde"

Taxane sind natürlich vorkommende Zytostatika. Einst gewann man diese aus der Rinde der Pazifischen und der Europäischen Eibe. Jedoch können nur sehr geringe Mengen aus der Rinde eines Baumes gewonnen werden. Erst Ende der 1990er-Jahre wurde die synthetische Massenproduktion möglich. Paclitaxel wird mittlerweile aus Eiben-Zellkulturen gewonnen.

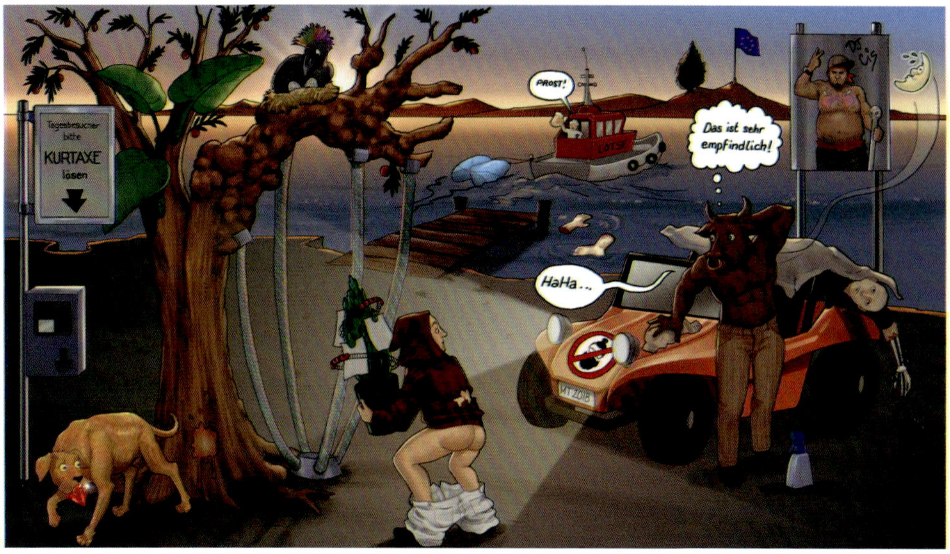

28

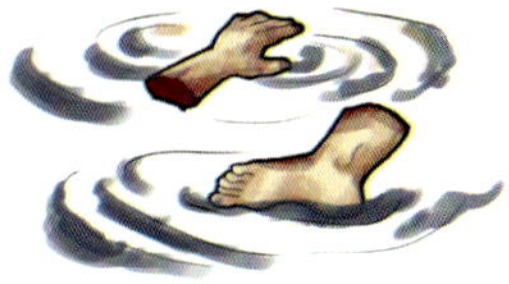

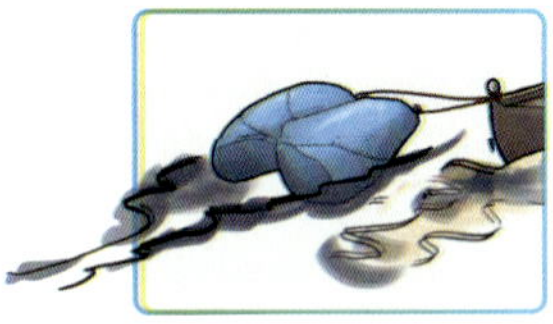

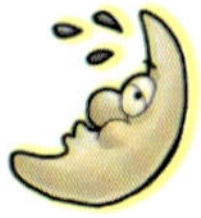

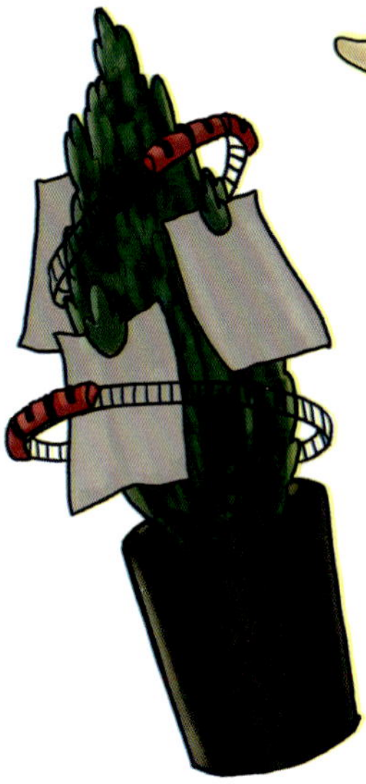

25 **Hauttoxizität bei Docetaxel dosisabhängig**

Hand und Fuß der Leiche mit entzündeter Haut

Die Hauttoxizität bei Docetaxel kann dosislimitierend sein. Dabei tritt teilweise das Hand-Fuß-Syndrom auf (Hand und Fuß schwimmen im Meer).

26 **Docletaxel führt zu Flüssigkeitsretention mit Ödemen**

Lungenförmiges Beiboot im Meer

Bei Docletaxel kommt es häufig zur erheblichen Flüssigkeitsretention mit Ödembildung, oft in Form einer „fluid lung" (lungenförmiges Beiboot).

27 **Interstitielle Pneumonitis**

Neumond am Himmel geht die Luft aus

Selten kommt es zur interstitiellen Pneumonitis und manchmal zu einer Lungenfibrose. Dem entzündeten Neumond, klingt wie Pneumo, geht im Himmel, also interstellar, die Luft aus.

7 Interaktionen

28 **Metabolisierung über CYP3A4 und CYP2C8**

Zypresse mit drei A4-Blättern und zwei Achterbahnen

CYP3A4 ist für den Abbau der Taxane verantwortlich. Zur Wirkverstärkung der Taxane kommt es also bei Inhibition von CYP2C8 oder CYP3A4. Daraus folgt, dass *CYP-Inhibitoren* die Toxizität der Taxane erhöhen. *CYP2C8- oder CYP3A4-Induktoren* schwächen die Wirkung der Taxane ab, da die Taxane so schneller abgebaut werden.

Inhibitoren sind: Ketoconazol und weitere Imidazol-Antipilzmittel, Erythromycin, Fluoxetin, Gemfibrozil, Clopidogrel, Cimetidin, Ritonavir, Saquinavir, Indinavir und Nelfinavir.

Induktoren sind: Rifampicin, Carbamazepin, Phenytoin, Efavirenz und Nevirapin.

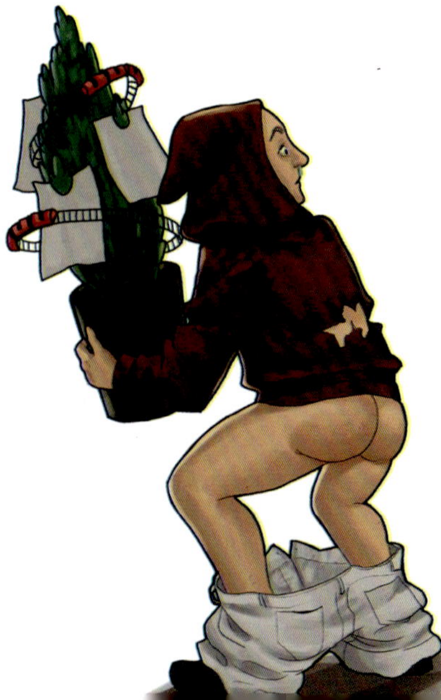

Quintessence

Q1 Die Taxane Paclitaxel und Docetaxel gehören zu den Mitosehemmstoffen. Die Kurtaxe für die pazifische Eibe im Parklicht, das Lotsenschiff für Docetaxel und der neutrale Phil-mit-Hose.

Q2 Indikationen sind das refraktäre metastasierte Ovarial- und Mamma-Ca sowie nicht-kleinzellige Bronchialkarzinome. Die Rabenmutter brütet hier vergeblich die Eier auf dem metastasierenden, großen Bronchial-Baum.

Q3 Häufige Nebenwirkungen sind eine Neutropenie (der neutrale Phil), eine periphere Neuropathie (die Ameisen an der Leiche) sowie Alopezie (die Leiche mit Glatze).

Q4 Docetaxel hat eine höhere Wasserlöslichkeit, stärkere Mitosehemmung und dafür geringere maximal tolerable Dosis, hier das Lotsenschiff im Wasser.

Q5 Bei Polychemotherapie ist die Applikationsreihenfolge zu beachten. Doxorubicin wird vor Taxanen gegeben, der Hund Rubi war schon da; und Cisplatin wird nach Taxanen gegeben - nach der Geschichte mit der Kurtaxe geht es zu DJ Cis' Konzert.

Q6 Überempfindlichkeitsreaktionen können durch gelöste Formen und liposomale Formen (das verpackte Auto) reduziert werden. Auch wichtig ist die Prämedikation mit Corticosteroiden, H1- oder H2-Blockern, hier kümmert sich der Cordhosenstier um sein Strandmobil.

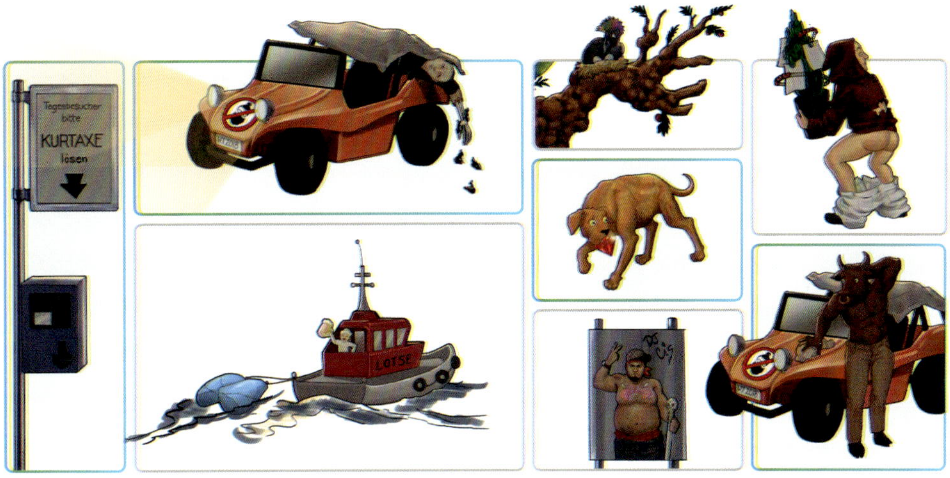

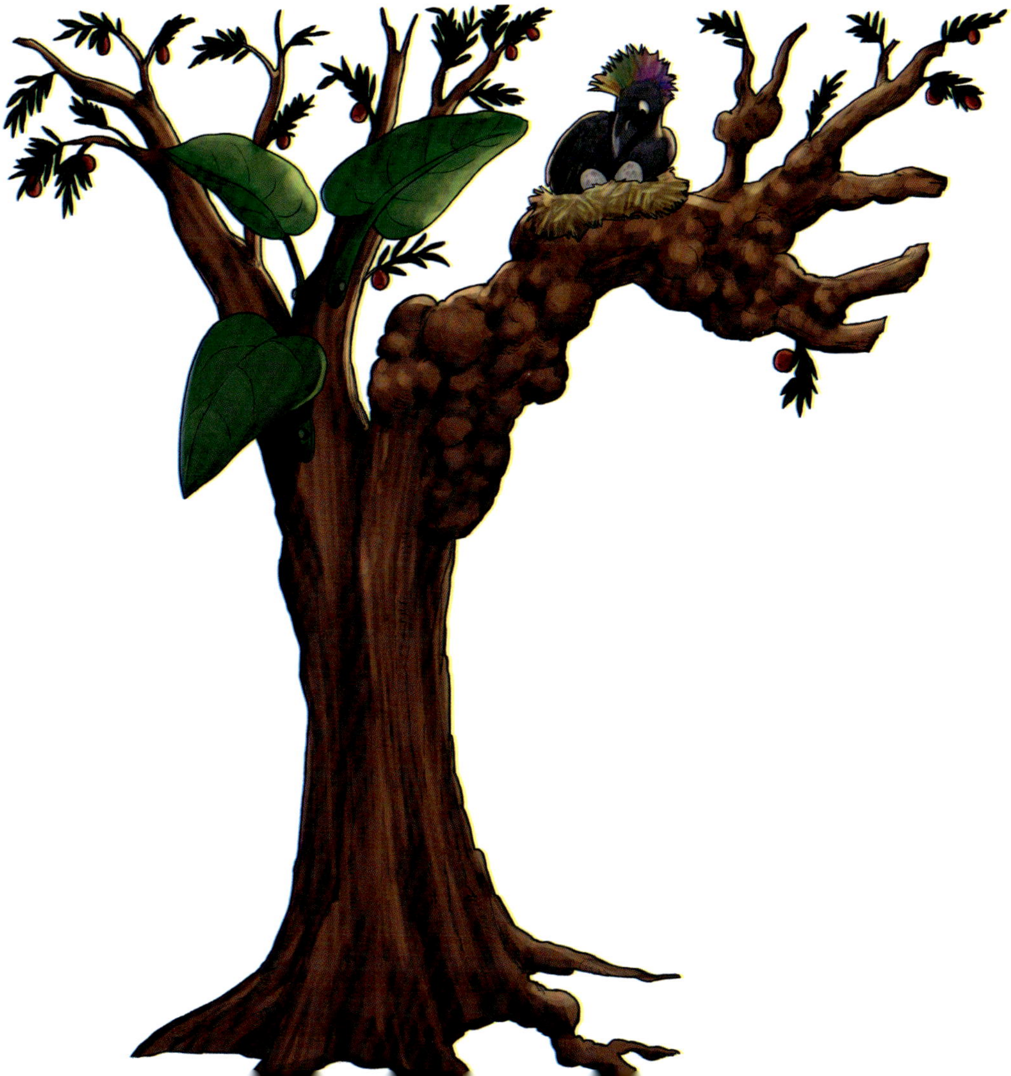

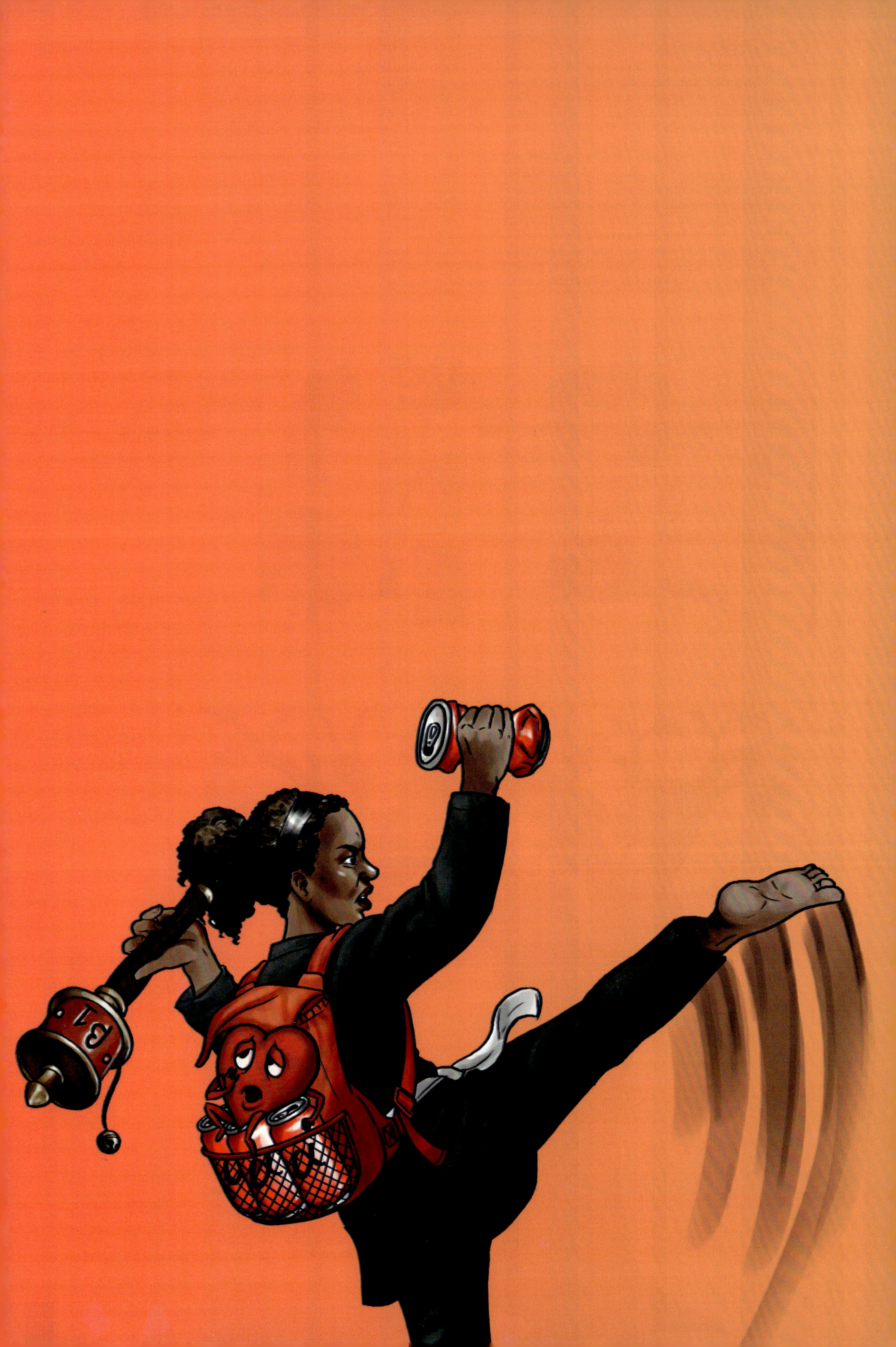

3 Anästhesie Notfallmedis

Anästhesie

Anästhetika

116

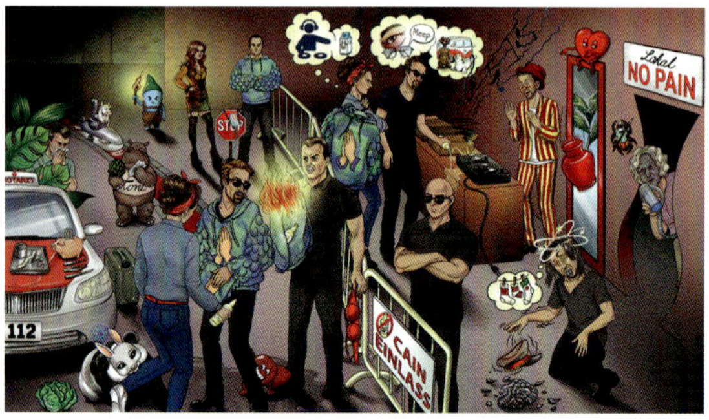

Lokalanästhetika

Lokal in L.A.

Lokalanästhetika unterbrechen die Reizweiterleitung und dienen damit im Fall von Schmerzfasern der Anästhesie. Man nutzt sie für örtliche Betäubungen (Lokalanästhesie).

Bei kleineren Operationen blockiert man mit Lokalanästhetika ganze Nervenstränge (Plexusanästhesie). Hierdurch können auch Schmerzmittel bei größeren Operationen eingespart werden. Ihre (physiko)chemischen Eigenschaften bedingen, dass sie in saurem Milieu, z.B. bei Entzündungen, nicht mehr adäquat wirken. Lokalanästhetika besitzen auch Einfluss auf Nerven des ZNS und des Herzens.

Narkotika

124

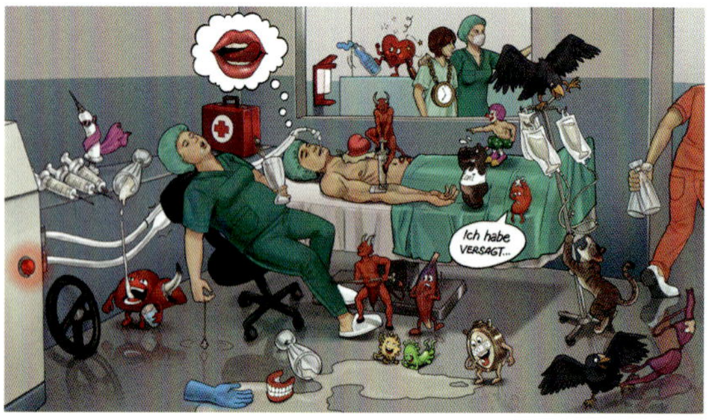

Propofol

Proppevoll

Propofol ist ein intravenöses Anästhetikum – es ist das Standardmedikament zur Narkoseeinleitung.

Propofol hat einen sehr schnellen Wirkungsbeginn und eine kurze Wirkdauer. Propofol muss in einer lipidhaltigen Emulsion gegeben werden, da es sehr lipophil ist. Bei Injektion kommt es häufig zum Injektionsschmerz, zudem ist das Risiko einer bakteriellen Kontamination hoch. Häufige Nebenwirkungen sind ein Blutdruckabfall und Atemdepression. Eine selten auftretende, aber schwere Komplikation ist das Propofol-Infusionssyndrom.

Notfallmedizin

130

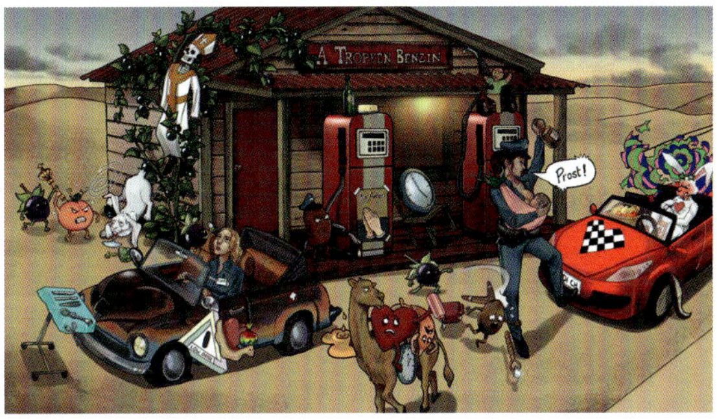

Atropin
A' Tropfen Benzin

Atropin ist der Hauptvertreter der Parasympatholytika. Es konkurriert mit Acetylcholin um muskarinerge Acetylcholin-Rezeptoren des Parasympathikus, dessen Wirkung es hemmt (Parasympathikolyse).

In der Notfallmedizin dient Atropin zur Therapie bradykarder Herzrhythmusstörungen. Aufgrund von starken Nebenwirkungen sind seine Indikationen beschränkt: Atropin wird in der Anästhesie bei Bradykardien, Asystolie oder Laryngo-/Bronchospasmen verwendet. Es ist ein wichtiges Antidot bei Alkylphosphatintoxikationen. Bei Intoxikation mit Atropin kommt es zum anticholinergen Syndrom.

136

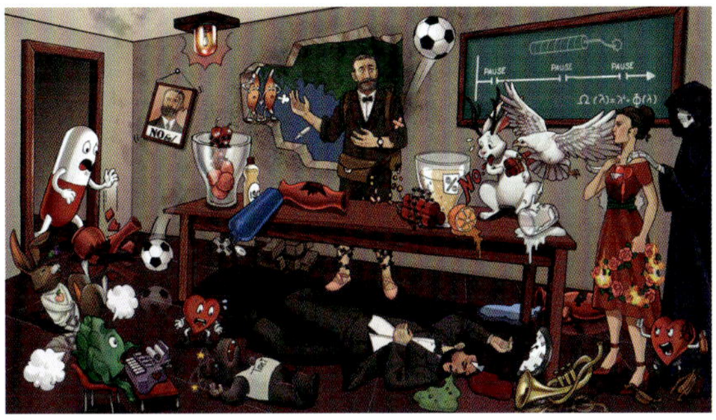

Nitrate
Alfred NObels gescheitertes Experiment

Die kurzwirksamen Nitrate Glyceroltrinitrat (Nitroglycerin) und Isosorbiddintrat (ISDN) sind Notfallmedikamente, sie dienen der Vasodilatation zur Entlastung des Herzens.

Über die Freisetzung von NO wirken sie relaxierend auf glatte Muskulatur. Diesen Mechanismus nutzt man bei stabiler Angina pectoris sowie dem akuten Koronarsyndrom. Die Vasodilatation führt zur Vor- und Nachlastsenkung und senkt dadurch den Sauerstoffbedarf des Myokards. Zudem kommt es durch Vasodilatation der Koronargefäße zur besseren Myokardperfusion. Dennoch wirken Nitrate nicht prognoseverbessernd.

Katecholamine

144

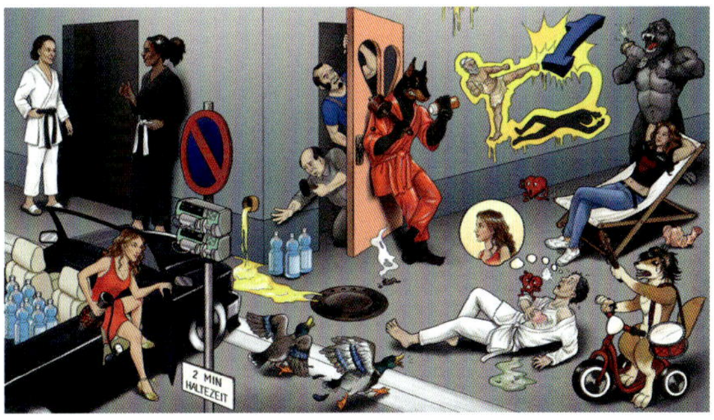

Katecholamine: Dobutamin
Karateschule: Dobermann

Das synthetische Katecholamin Dobutamin ist indiziert beim kardiogenen Schock.

Adrenalin, Noradrenalin & Dobutamin sind Sympathomimetika – sie führen zur Aktivierung des sympathischen bzw. adrenergen Systems. Sie sind stark wirksame Medikamente der Notfall- und Intensivmedizin und unverzichtbar bei Reanimation und Schocksituationen.

150

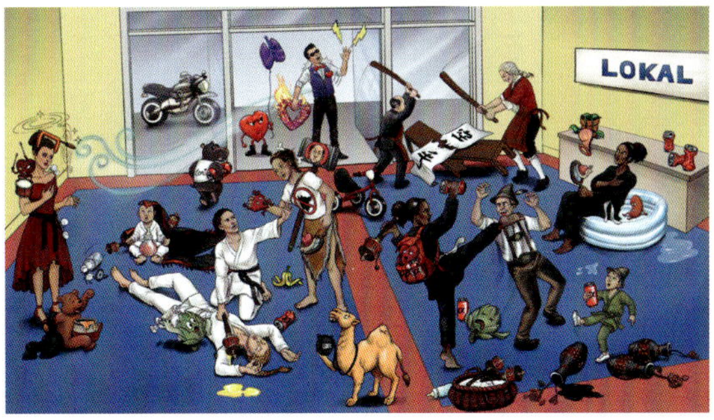

Katecholamine: Adrenalin & Noradrenalin
Karatetrainerin in Weiß & in Schwarz

Adrenalin ist indiziert bei Reanimation und Anaphylaxie, Noradrenalin beim septischen Schock.

Aufgrund der geringen Bioverfügbarkeit müssen die Medikamente i.v. verabreicht werden, wobei auf eine gleichmäßige Wirkstoff-Zufuhr zu achten ist, um gefährliche Blutdruckspitzen und Tachyarrhythmien zu vermeiden.

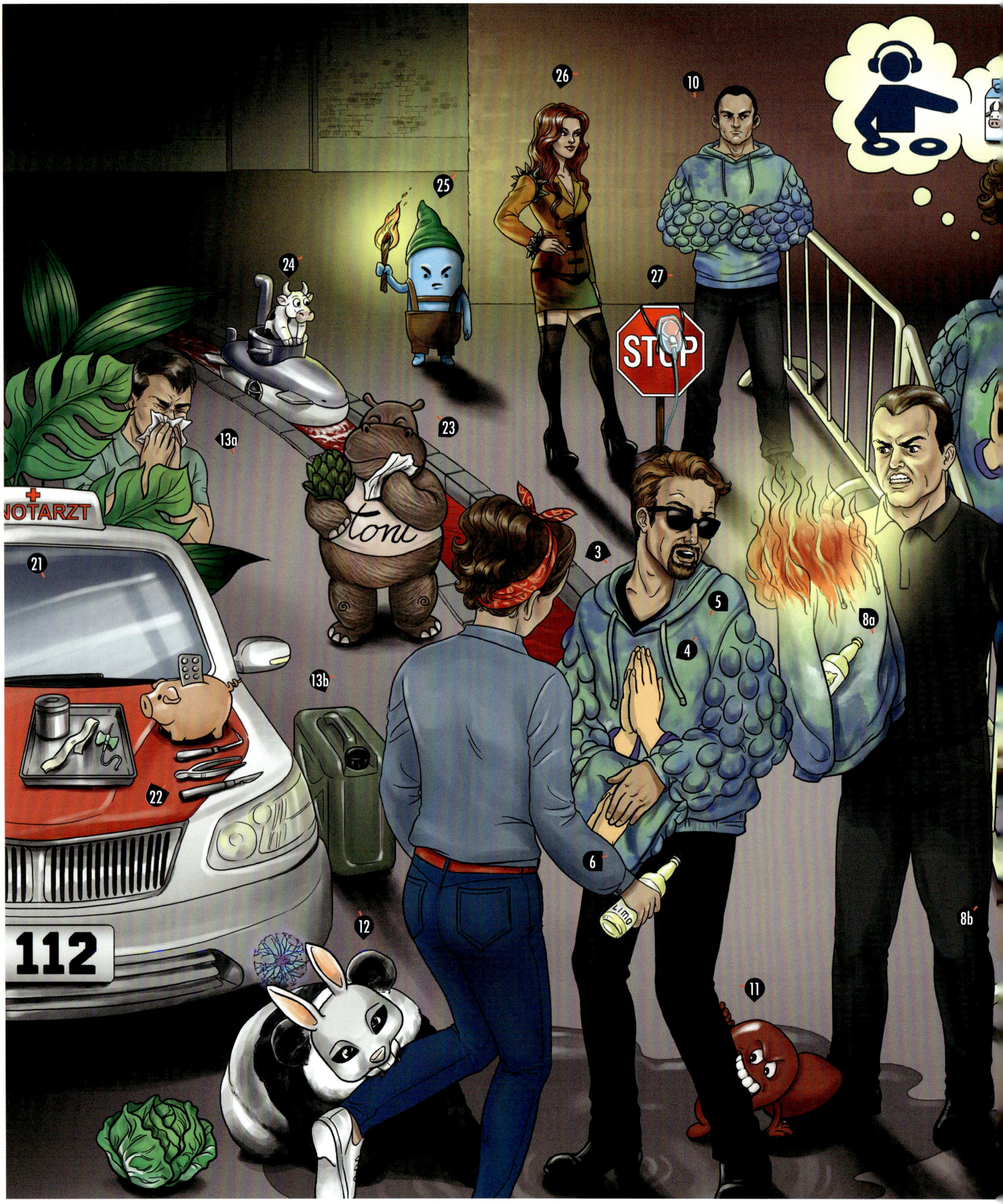

Lokalanästhetika

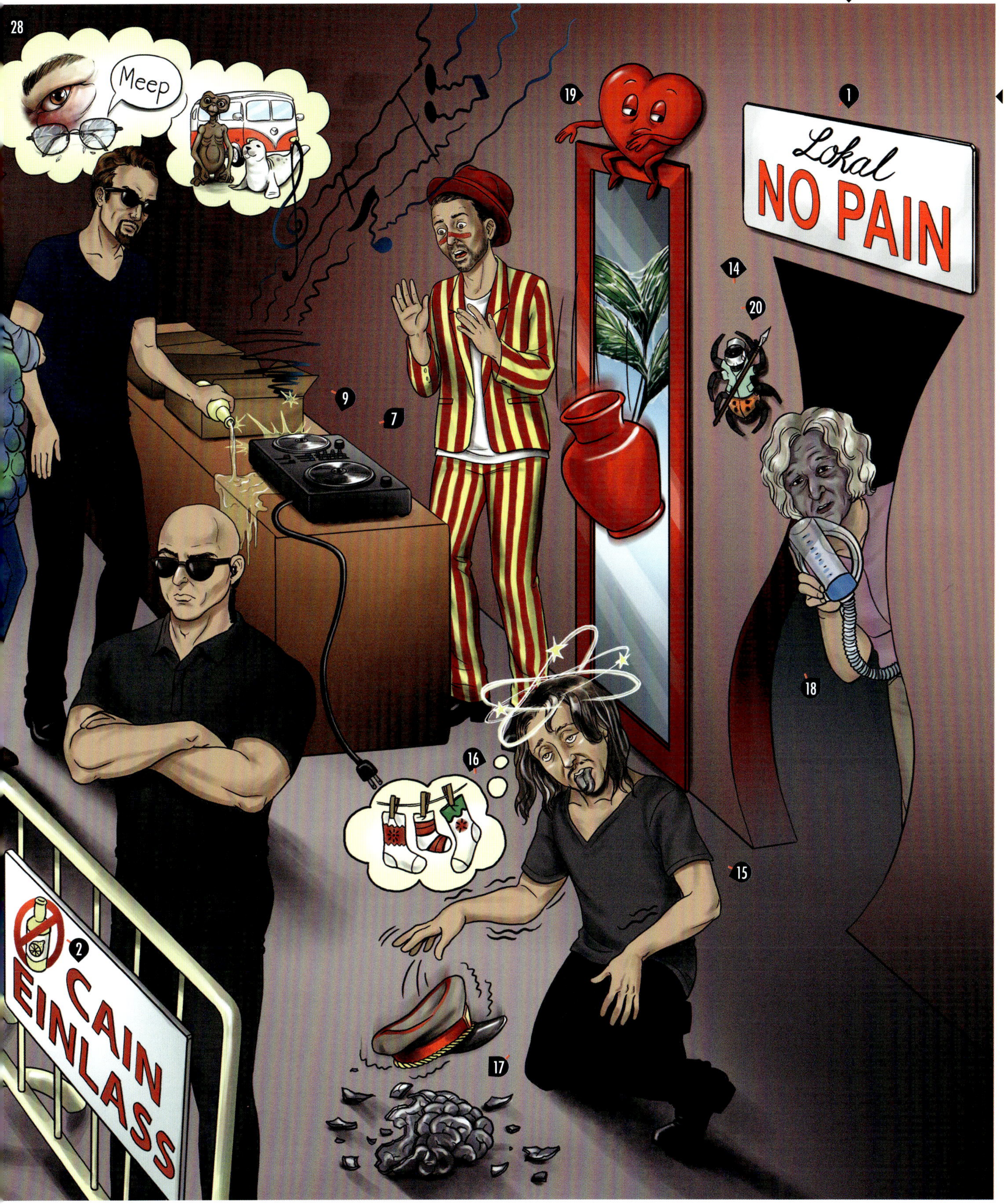

Limonadenschmuggel in das Lokal in L.A.

Ein Lokal in L.A., in Los Angeles. Nicht irgendeines: Es ist der angesagteste Club weit und breit. Ester und der Ami-Typ wollen rein, doch das geht nur mit dem richtigen Outfit. Gut, dass der Ami-Typ sich auskennt. Mit saurer Limonade wird man nämlich auch nicht eingelassen – die gilt es also zu verstecken. Vorbei am Türsteher und auf dem Gelände angekommen, merken Ester und der Ami-Typ sofort, dass der DJ keinen Rhythmus halten kann – seine Musik schmerzt. Kurzerhand entscheiden sie, eines seiner Mischpulte mit der geschmuggelten Limo zu blockieren. Derweil schickt die Polizei eine Notärztin für Blutkontrollen vorbei – neben dem Lokal gibt es nämlich noch einen ominösen Club, in dem alles außer Rand und Band läuft. Was haben die da konsumiert? Weitere Querulanten werden vom Türsteher gar nicht erst reingelassen.

Lokalanästhetika unterbrechen die Reizweiterleitung und dienen damit im Fall von Schmerzfasern der Anästhesie. Man nutzt sie für örtliche Betäubungen (Lokalanästhesie).

Bei kleineren Operationen blockiert man mit Lokalanästhetika ganze Nervenstränge (Plexusanästhesie). Hierdurch können auch Schmerzmittel bei größeren Operationen eingespart werden. Ihre (physiko)chemischen Eigenschaften bedingen, dass sie in saurem Milieu, z.B. bei Entzündungen, nicht mehr adäquat wirken. Lokalanästhetika besitzen auch Einfluss auf Nerven des ZNS und des Herzens – dies birgt erhebliche Nebenwirkungen, sollten sie versehentlich in Gefäße injiziert werden.

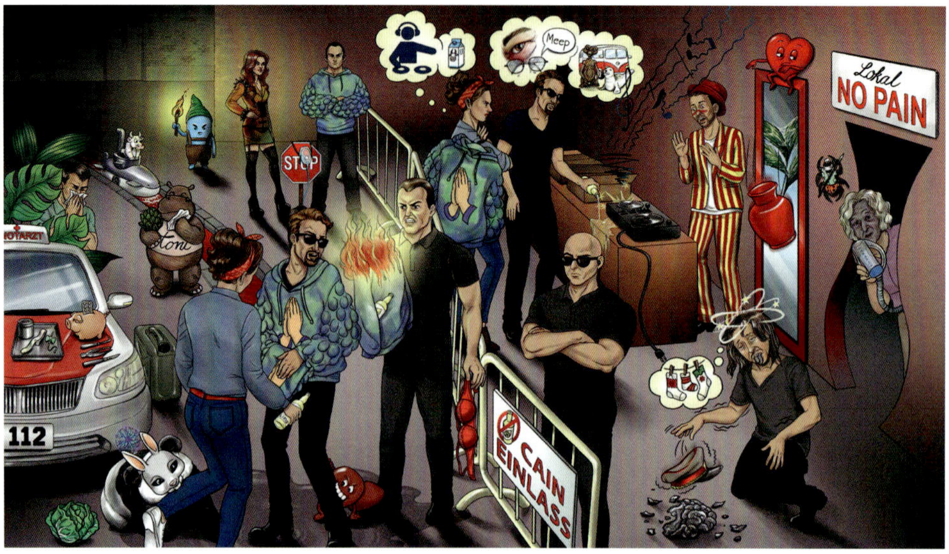

28

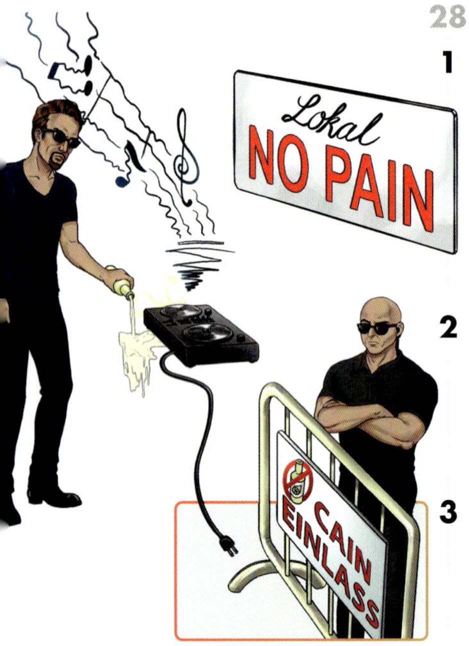

1 **Lokalanästhetika (LA) hemmen die Erregungsbildung und die -fortleitung: örtliche Betäubung und antiarrhythmisch**

Lokal "No Pain" in L.A. (Los Angeles): keine Fortsetzung der fürchterlich unrhythmischen Musik

Lokalanästhetika (LA) hemmen die Erregungsentstehung und die Erregungsfortleitung. Sie dienen der örtlichen Betäubung und als Antiarrhythmika (Lidocain ist ein Klasse Ib Antiarrhythmikum).

Das Lokal mit dem Namen „No Pain“ in Los Angeles (=L.A.) zeigt hier die Anwendung als Lokalanästhetika, diese unterdrücken die Schmerzen lokal.

Der Protagonist unterdrückt hier die unrhythmische Musik des DJs und zeigt so die Hemmung der Fortleitung von Schmerzen, sowie die antiarrhythmische Wirkung.

2 **Lokalanästhetika enden auf „-cain“**

Vor dem Lokal steht "cain Einlass"

Die Namen aller Lokalanästhetika enden mit dem Suffix „-cain“.

Hier hat der Türsteher das Lokal dicht gemacht und es herrscht „cain Einlass“. Insbesondere mit sauren Getränken ist der Einlass untersagt. Dies weist darauf hin, dass LA in protonierter Form (saures Getränk) nicht gewebegängig sind.

3 **Lokalanästhetika vom Ester- und Amid-Typ**

Vor dem Lokal: Ester und der Ami-Typ

Die LA lassen sich in den Ester- und den Amid-Typ unterteilen.

Die zwei Protagonisten repräsentieren hier den Ester- und den Amid-Typ: Ester und der Amerikaner (Ami-Typ).

1 Wirkmechanismus

4 **LA sind schwach basische, lipophile Amine (gewebegängig)**

Mit Batik-, Lipid- und Amen-Look ist der Eintritt möglich

Lokalanästhetika sind schwach basische Amine und durch ihre Lipophilie gewebegängig. Der Türsteher repräsentiert hier die Membran. Ester und der Ami-Typ wissen, dass sie an ihm nur vorbeikommen, wenn sie die sauren Limonaden verstecken und sich entsprechend kleiden: Die Batik-Klamotten mit Amen-Zeichen und Lipid-Ärmeln stehen für die basischen Amine, welche durch ihre Lipophilie die Membran passieren können.

5 **Der Zielort der LA ist der Nerv: basische, lipophile Amine erreichen ihn**

Das Ziel, der nervengelbe Club, ist erreichbar mit richtigem Look: Batik, Amen und Lipid-Ärmel

Als lipophile Substanzen durchdringen LA die Plasmamembranen und sind gewebegängig. Diese Form ist also die Transportform und kann die Axonmembranen übertreten und somit zum Zielort, dem Nerven, gelangen.

An der Zielstruktur, dem Na^+-Kanal, können die LA in basischer Form jedoch nicht wirken. In basischer Form sind sie unprotoniert und damit ungeladen. Vor der endgültigen Wirkung kommt es zu einer Umwandlung der basischen Amine.

Der Ami-Typ und Ester sind schlau. Sie wissen, dass sie sich für den Eintritt verstellen müssen und haben somit die Batik-Klamotten und ihren ganzen Look, nur für den Türsteher, vorgetäuscht. Sobald sie im Lokal sind, ziehen sie die Pullis wieder aus.

Dies zeigt, dass sich die LA, um an den Wirkungsort zu kommen, temporär in ihrer physiologischen Eigenschaft verändern müssen.

6 **In wässrigen Lösungen: Gleichgewicht zwischen lipohiler Base und hydrophilem Kation**

In der Pfütze stehend: Austausch von Lipid-Look-Batik-Klamotten und saurer Limonade

In wässrigen Lösungen bildet sich ein Gleichgewicht zwischen nicht-dissoziierter, lipidlöslicher Base ("Transportform") und dissoziiertem, wasserlöslichem Kation ("Wirkform").

Ester und der Ami-Typ tauschen ihre Gegenstände aus: Sie gibt ihm eine saure Limo und er ihr ein Batik-Oberteil. Dies verbildlicht das Gleichgewicht zwischen Säure (Limonade) und Base (Batik-Oberteil) in wässriger Lösung (in der Pfütze stehend).

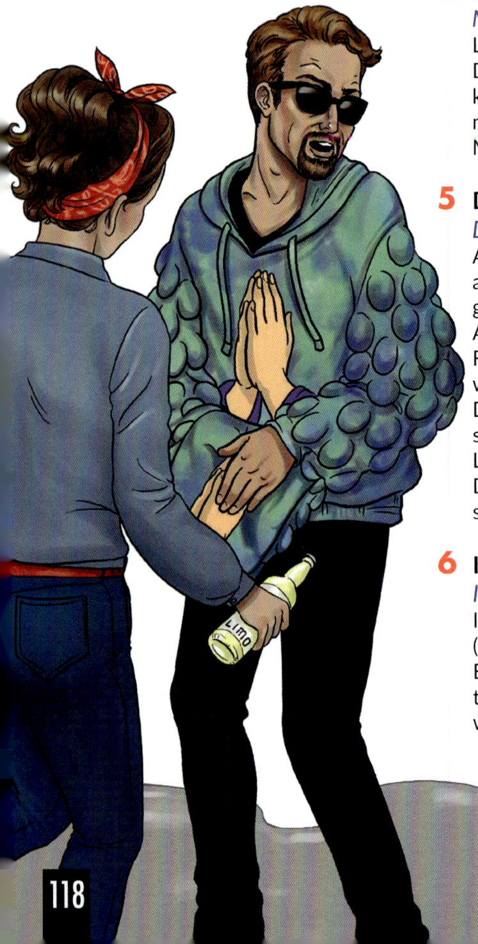

7 Das protonierte LA (saures Salz) wirkt am Na^+-Kanal → Nervenblockade

Sie kippen Säure in das Mischpult → DJ in nervengelben Klamotten ist blockiert

Als dissoziiertes, wasserlösliches Kation kann das LA am Na^+-Kanal wirken. Die Wirkform am Rezeptor ist also die protonierte, geladene, hydrophile Form. Die Wirkung am Na^+-Kanal führt dann zur Nervenblockade.

Der desaströse DJ nervt mit seiner Musik. Ester und der Ami-Typ wollen ihn stoppen und schütten ihre saure Limo in seinen Mischpult. Der DJ im nervengelben Outfit ist fassungslos, jetzt in seinem weiteren Vorgehen aber glücklicherweise blockiert. Dies zeigt, dass das LA als saures Kation (saure Limo) den Na^+-Kanal der Nerven blockiert (nervengelbes Outfit und blockierter DJ).

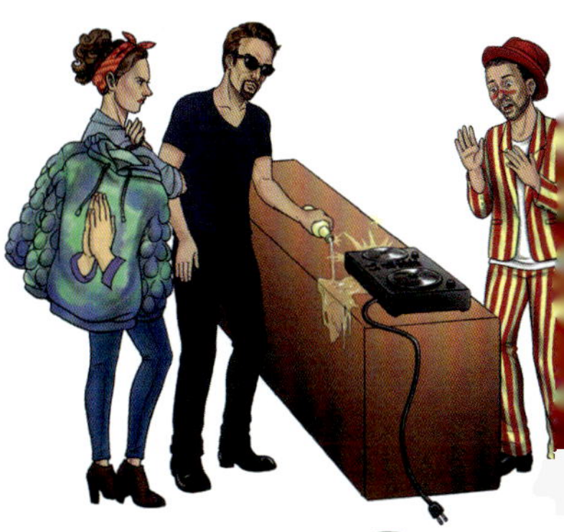

8 In hydrophiler Form gelangen LA kaum an den Wirkort: schlechte Wirkung im entzündeten, sauren Gewebe

Kein Einlass mit entzündeten Klamotten und Limo

Im entzündeten Gewebe ist der pH-Wert niedrig (d.h. sauer). Die injizierten LA liegen dann in protonierter (mit H^+ beladen), hydrophiler Form vor. Dies entspricht zwar der Form, die für die Wirkung am Na^+-Kanal nötig ist, jedoch können sie in dieser Form die Axonmembran nicht passieren. Der Wirkstoff gelangt nicht an den Wirkort.

Mist! Der Türsteher hat Ester und den Ami-Typen durchschaut: Er entdeckt die Limo und verhindert ihren Bluff, indem er die Klamotten anzündet. In dieser Form kommen Ester und der Ami-Typ nicht an ihm vorbei. Ergo: In entzündetem Gewebe (flammende Kleidung) ist der pH-Wert niedrig, die LA liegen hydrophil vor und können die Membran nicht passieren. Der Türsteher hält hier einen roten BH ganz tief nach unten, dies repräsentiert den niedrigen pH-Wert (sauer= rot).

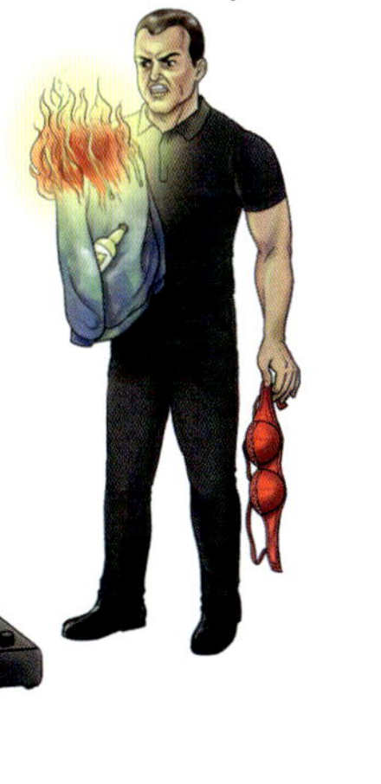

9 LA bindet α-UE des Na^+-Kanals (im inaktiven Zustand) → verhindert Öffnung → keine Depolarisation

Sabotage des nicht verbundenen Na^+-Kanal-Interfaces → keine nervige Musik mehr

Die Na^+-Kanäle der Axonmembran durchlaufen während des Aktionspotenzials drei Zustände: geschlossen, offen und inaktiviert. Als Kationen binden LA an die alpha-Untereinheit des Na^+-Kanals, vor allem an die im inaktivierten Zustand.

Sie verhindern dann die Öffnung der Natrium-Kanäle. Sind genügend Kanäle blockiert, kommt es nicht mehr zur Depolarisation (kein Erreichen der Depolarisationsschwelle). Die Fortleitung der Erregung (des Schmerzsignales) ist verhindert.

Die drei Interfaces am DJ Pult repräsentieren die drei Zustände der Natrium-Kanäle. Ester und der Ami-Typ kippen die Limo in das Interface, das noch nicht angeschlossen ist (inaktiver Zustand).

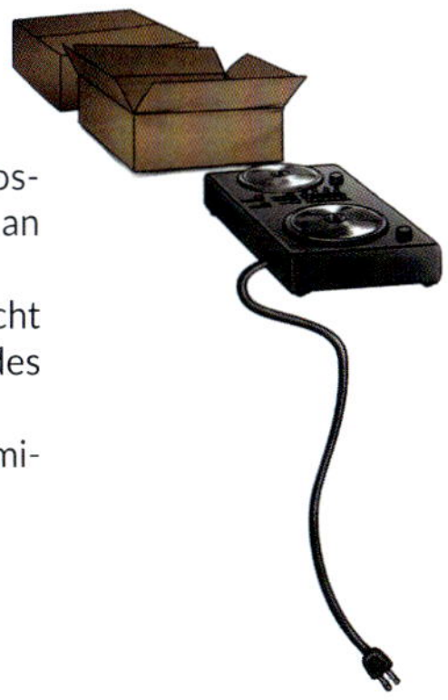

10 Die Lipophilie korreliert mit der Potenz des LA

Übertriebener Lipid-Look an besonders starkem Gast

Je lipophiler, desto potenter ist ein Lokalanästhetikum.

Die extrem vielen Lipid-Bläschen am Oberteil des starken Gastes zeigen die positive Korrelation von Lipophilie und Wirkung.

2 Pharmakodynamik

11 In der Leber enzymatischer Abbau der LA vom Amid-Typ

Leber nagt am Ami-Typ

Der Abbau der LA vom Amid-Typ geschieht enzymatisch in der Leber.

12 Hydrolytische Spaltung durch Pseudocholinesterase im Plasma der LA vom Ester-Typ

(Panda-)Pseudo-Kohl-Hase mit Plasma nagt an Ester

Die Pseudocholinesterase spaltet die LA vom Ester-Typ hydrolytisch im Plasma. Es entsteht dann Paraaminobenzoesäure. Diese ist teils verantwortlich für allergische Reaktionen.

Der Panda mit Osterhasen-Maske repräsentiert hier den Pseudo-Kohl-Hase, also die Pseudocholinesterase. Er nagt an Ester.

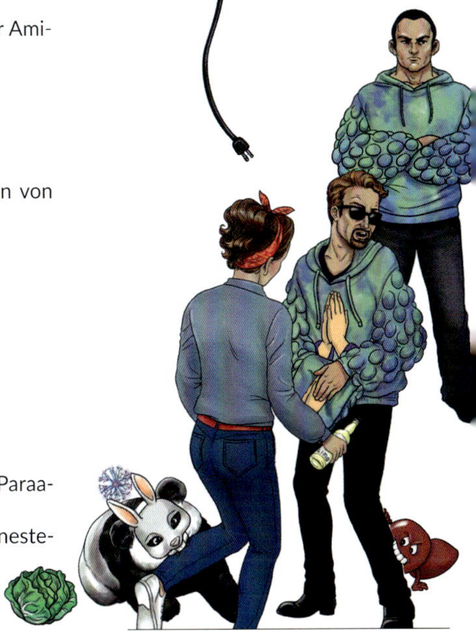

3 Nebenwirkungen

13 Bei LA des Ester-Typs: allergischen Reaktionen durch das Abbauprodukt Paraaminobenzoesäure

Esters Papa niest von der Paar-Amen-Benzin-Säure

Der Abbau der LA vom Ester-Typ geschieht im Plasma. Dabei fällt Paraaminobenzoesäure an (PABA). Dieses Abbauprodukt löst, v.a. über Kreuzallergien, allergische Reaktionen aus. LA vom Ester-Typ verwendet man daher v.a. topisch und nicht per Injektion. Die Lipidlöslichkeit – zum Überwinden der Haut – muss dabei besonders hoch sein (bspw. Tetracain 45x so hoch wie Procain). Esters frommer Papa möchte sie unbedingt davon abhalten, in den Club zu gehen. Er hält seine Hände fürs Amen aneinander und möchte danach mit einem Benzin-Säure-Kanister den Club abfackeln (Para-Amino-Benzoe-Säure). Alles nur, damit seine Tochter nicht hineingehen kann. Sein Versteck hinter tropischen Blättern steht für die topische Gabe.

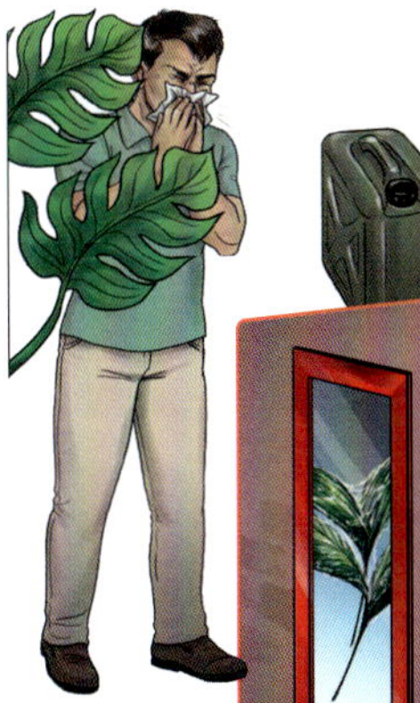

14 Zentralnervöse und kardiale NW bei zu hohen Blutspiegeln (CAVE: versehentliche intravasale Injektion)

Hoher großer roter Spiegel und Tür in Vasenform

Zu zentralnervösen und kardialen NW kommt es vorrangig, wenn die Blutspiegel der LA zu hoch sind. Dies geschieht z.B. bei versehentlicher intravasaler Injektion oder durch zu schnelles Anfluten bei topischer Gabe über die Schleimhäute. Die Maximaldosis von Lidocain ist dabei z.B. 300mg/d. Der hohe rote Spiegel repräsentiert die NW, die bei zu hohen Blutspiegeln auftreten. Die Tür in Vasenform zeigt, dass dies bei versehentlicher intravasaler Gabe auftreten kann. Die tropische, schleimige Pflanze im Spiegel steht für die möglichen hohen Blutspiegel bei topischer Gabe über die Schleimhäute.

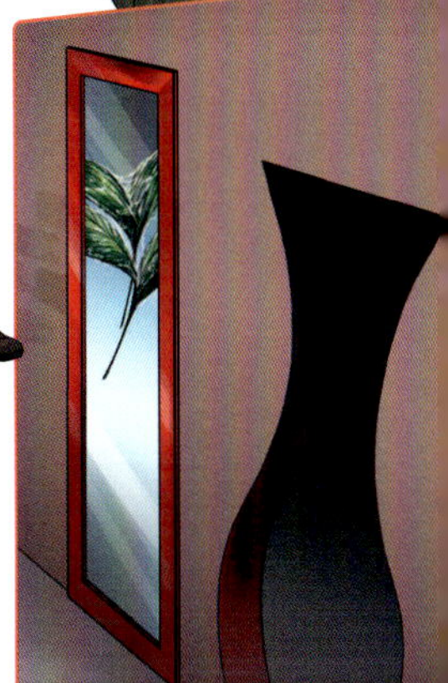

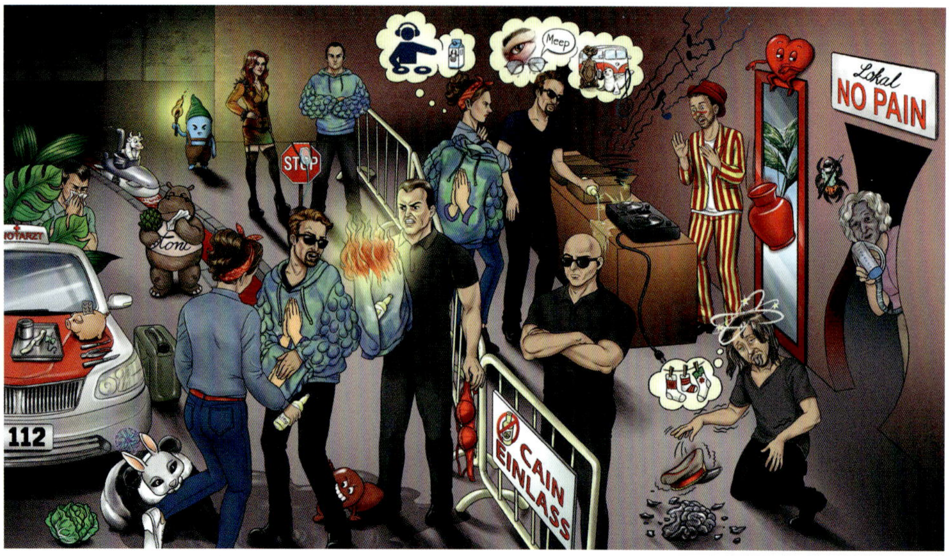

28

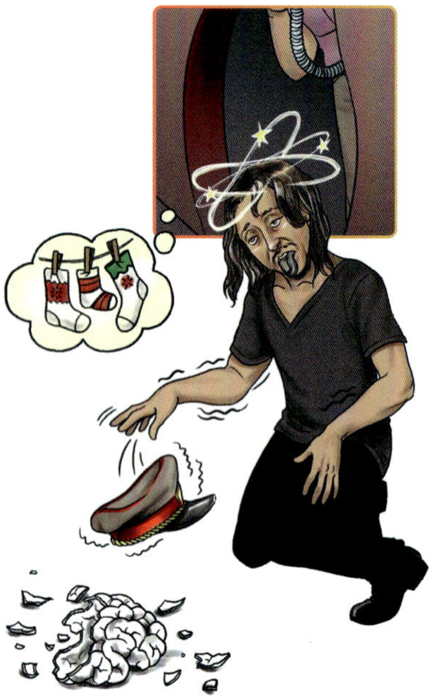

15 ZNS-NW: Erregbarkeit gefolgt von Dämpfung: Warnzeichen → Krampfanfälle → Koma

Durchgeknallter Junkie kommt aus der vasenförmigen Tür

Die NW im ZNS beginnen mit allgemeinen Warnzeichen, gefolgt von erhöhter Erregbarkeit mit generalisierten Krampfanfällen und letztendlich dem Koma. Der durchgeknallte Junkie repräsentiert hier die Nebenwirkungen im ZNS. Er kam durch die vasenförmige Tür in den Club. Es kommt vor allem bei intravasaler Injektion zu schwerwiegenden ZNS-NW.

16 Warnzeichen der ZNS-NW: Taubheit der Zunge und Lippen, Metallgeschmack, verwaschene Sprache, …

Junkie mit Metallzunge, Sprechblase mit Wäsche, …

Neben Taubheit von Zunge und Lippen, Metallgeschmack sowie einer verwaschene Sprache, sind Hör- und Sehstörungen, Schwindel und Muskelzittern als Warnzeichen für ZNS-NW zu deuten. Der Junkie repräsentiert hier durch sein Verhalten die Warnzeichen für die ZNS-NW. Er hat eine metallige Zunge (Metallgeschmack). Die Sprechblase mit der Wäsche symbolisiert die verwaschene Sprache. Ihm ist schwindelig, seine Muskeln zittern und seine Ohren schwingen (Hörstörungen).

17 Erregbarkeit bei ZNS-NW: generalisierte Krampfanfälle mit irreversiblen Hirnschäden

Generalsmütze krampft, kaputtes Hirn-Getränkeglas

LA hemmen inhibitorische Zentren im ZNS und führen so zur Enthemmung. Folgen sind generalisierte Krampfanfälle mit teils irreversiblen Hirnschäden. Diese zählen zu den schwerwiegenden NW im ZNS, die mitunter auf die Warnzeichen folgen. Der Junkie hat seine Generalsmütze verloren. Diese krampft auf dem Boden (generalisierte Krampfanfälle). Das zerbrochene Gehirn-Glas verbildlicht die dadurch entstehenden irreversiblen Hirnschäden.

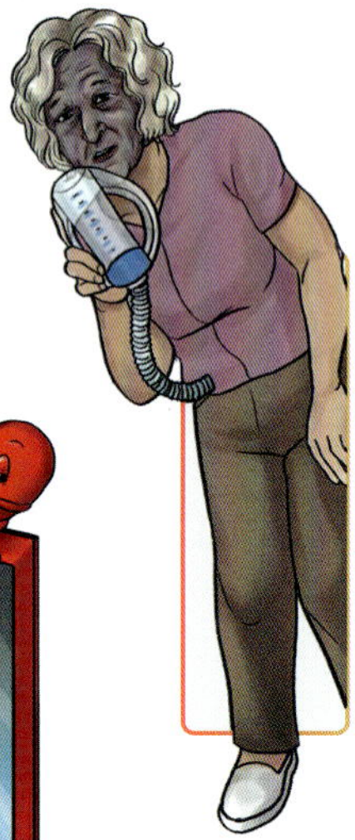

18 Dämpfung bei ZNS-NW: Koma und Atemlähmung

Koma-Oma mit Atemgerät

Im Verlauf können die ZNS-NW im Koma und/oder in der Atemlähmung enden. Die Oma mit Atemgerät schaut hier durch die vasenförmige Tür in den Club. Ihr blaues Gesicht und das Atemgerät verbildlichen die Atemlähmung. Die ausgewählte Figur ist hier eine Oma. Sie zeigt zum einen, dass dies die späten ZNS-NW sind und zum anderen verdeutlicht sie phonetisch das Koma (Koma-Oma).

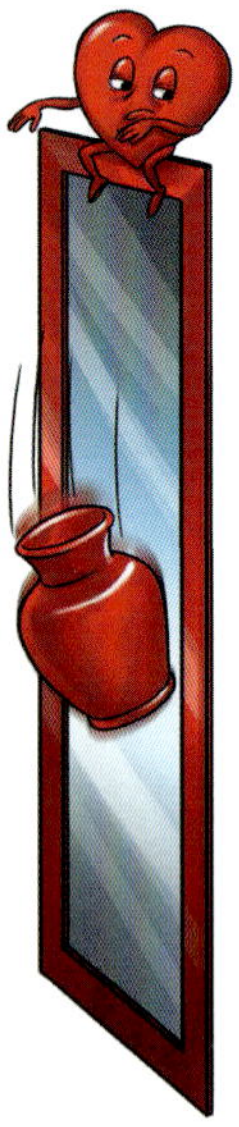

19 Bei sehr hohen Plasmaspiegeln kommt es zu kardialer Depression und Vasodilatation

Herz oben auf rotem Spiegel: ist depressiv und lässt große Vase fallen

Zu kardialen Nebenwirkungen kommt es erst bei sehr hohen Plasmaspiegeln. Die Symptome sind eine kardiale Depression und Vasodilatation mit Blutdruckabfall. Die kardiale Depression bedeutet negativ inotrope, chronotrope und dromotrope Effekte – bis hin zum AV-Block Grad III, Asystolie oder Kammerflimmern. Das Herz sitzt hier ganz oben auf dem blutroten Spiegel. Es kommt erst bei sehr hohen Blutspiegeln zu kardialen NW. Die depressiven Gesichtszüge zeigen die kardiale Depression (bis zur Asystolie) und die fallende große Vase die Vasodilatation.

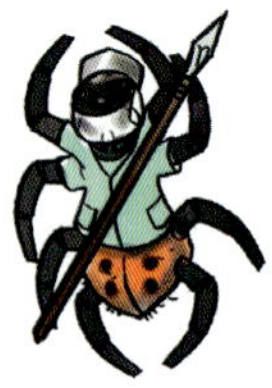

20 Vasodilatatorischer Blutdruckabfall vs. initialer Blutdruckabfall bei Spinal- oder Periduralanästhesie

Die blockierende Spinne

Bei Spinal- und/oder Periduralanästhesie kommt es initial oft zu einem Blutdruckabfall. Dafür ist die Sympathikusblockade ursächlich. Diesen Blutdruckabfall muss man vom vasodilatatorischen Blutdruckabfall, als kardiale NW, abgrenzen. Die Spinne im adretten Anästhesie-Outfit fällt hier neben der großen Vase auf den Boden. Sie repräsentiert die Hypotonie, die durch die Spinalanästhesie bedingt ist. Der Speer auf ihrem Rücken soll die Sympatikusblockade verdeutlichen.

4 Klinische Aspekte

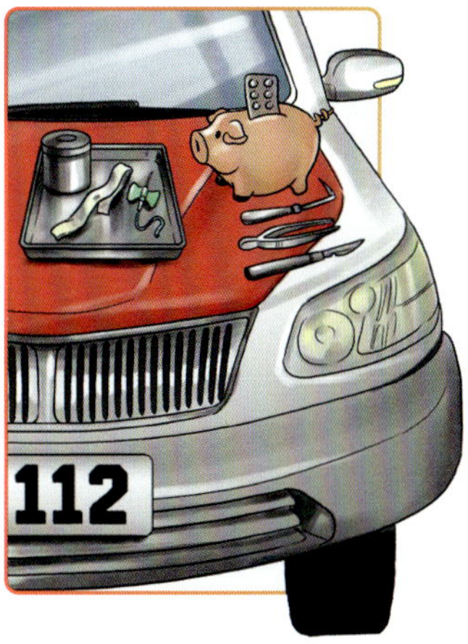

21 Aspiration vor Injektion: Vermeidung intravasaler Gabe

Aspirierte Alkoholkontrolle

Um eine intravasale Injektion zu vermeiden, sollte man vor der Injektion immer aspirieren. Die Alkoholkontrolle (also die Blutkontrolle) vor dem Einlass repräsentiert hier die Aspiration vor Injektion. Eintritt erhält nur der, der reines Blut hat.

5 Indikationen

22 Schmerzblockade bei lokalen Operationen, Einsparen von Analgetika bei großen Eingriffen

Operationsbesteck auf Motorhaube, Sparschwein mit Tablettenblister

Bei kleineren Operationen dienen LA der Schmerzblockade. Bei größeren Eingriffen helfen sie, den Bedarf von Schmerzmitteln zu reduzieren. Via Leitungsblockade (d.h. Ausschalten von Nervenästen) in Form von Spinal-, Epidural- und Plexusanästhesie, kann man den Bedarf anderweitiger Analgetika senken. Die Operationsmesser auf der Motorhaube zeigen die Indikation bei lokalen Eingriffen. Die Blisterpackung ist, neben einem OP-Besteck, im Sparschwein und veranschaulicht das Einsparen von Analgetika bei größeren Eingriffen.

6 Kontraindikationen

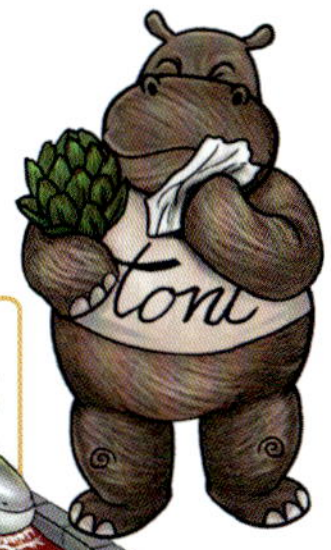

23 Hypovolämie, Allergie und Schock

Ausgetrocknetes Hippo mit Taschentuch und Artischocke

Zu den Kontraindikationen von Lokalanästhetika zählen Hypovolämie, Allergie und Schock. Das ausgetrocknete Hippo mit Taschentuch und Artischocke verdeutlicht das.

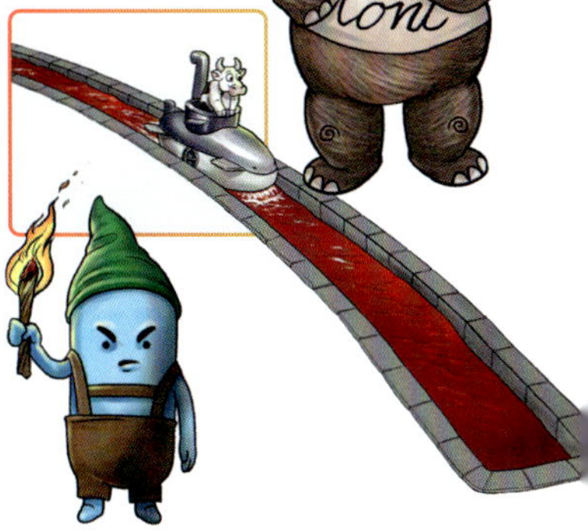

24 Gerinnungsstörungen, Antikoagulantientherapie (wie Cumarine)

Blut im Rinnstein, Kuh-Marine

Weitere Kontraindikationen für die Gabe von LA sind Gerinnungsstörungen und eine bestehende Antikoagulantientherapie (z.B. Cumarine). Das Blut am Rinnstein verbildlicht die Gerinnungsstörung und die Kuh mit dem schicken Namen Marine die Cumarintherapie.

25 Lokale Entzündung, Bakteriämie, Sepsis

Seppel-Bakterium mit Fackel

Auch bei lokaler Entzündung, Bakteriämie und bei Sepsis sollte man keine LA geben. Das Seppel-Bakterium mit Fackel veranschaulicht diese drei Kontraindikationen: Seppel die Sepsis, das Bakterium die Bakteriämie und die Fackel die lokale Entzündung.

7 Intoxikation

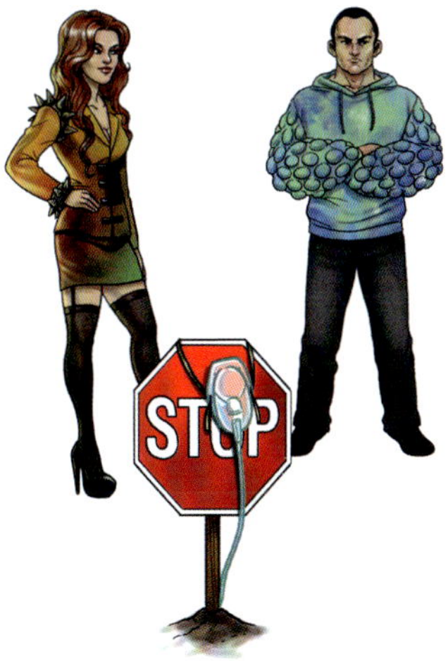

26 Gefahr bei lipophilen LA mit langer HWZ und Nähe zu großen Gefäßen

Punk-Kollegin des Starken mit langer Haarsträhne

Je lipophiler ein LA und je längere seine Halbwertszeit (HWZ), desto größer ist die Gefahr der Intoxikation. Auch die Nähe zu großen Gefäßen und die verabreichte Menge korrelieren mit der Intoxikationsgefahr. Die Kollegin des starken Punkers mit Lipid-Jacke verdeutlicht hier die Gefahr der Intoxikation. Diese ist besonders hoch bei lipohilen LA (Lipid-Jacke), bei großer applizierter Menge (starker Kerl), bei langer HWZ (lange wertvolle Haarsträhne) und bei Injektion in der Nähe von großen Gefäßen.

27 Therapie der Intoxikation: LA-Stop und Oxygenierung

Stopschild mit Sauerstoffmaske

Da Hypoxie und Azidose die Toxizität der LA verstärken, ist die adäquate Oxygenierung bei Intoxikation essentiell. LA wirken verstärkt im protonierten Zustand und die Oxygenierung wirkt der Protonierung entgegen. Das Stoppschild mit der Sauerstoffmaske zeigt hier die Therapie bei Intoxikation.

8 Substanznamen

28 Substanznamen und Wirkdauer

Sprechblasen mit Objekten

Die Gedankenblasen Esters und des Ami-Typs zeigen hier einige Vertreter der Ester-LA und der Amid-LA. Ihre Wirkdauer steigt von links nach rechts an. Ester träumt von einem Profi-DJ (Procain), der nach einem Tetrapak greift (Tetracain). Der Ami-Typ denkt an das zerschundene Augenlid des Türstehers (Lidocain). Dazu denkt er an eine Brille „Prille" (Prilocain). Diese Brille macht „Meep" (Mepivacain). Die langwirksamen LA sind in den Gedanken an einen Bus (Bupivacain) mit ET (Etidocain) und einer Robbe (Ropivacain), verbildlicht.

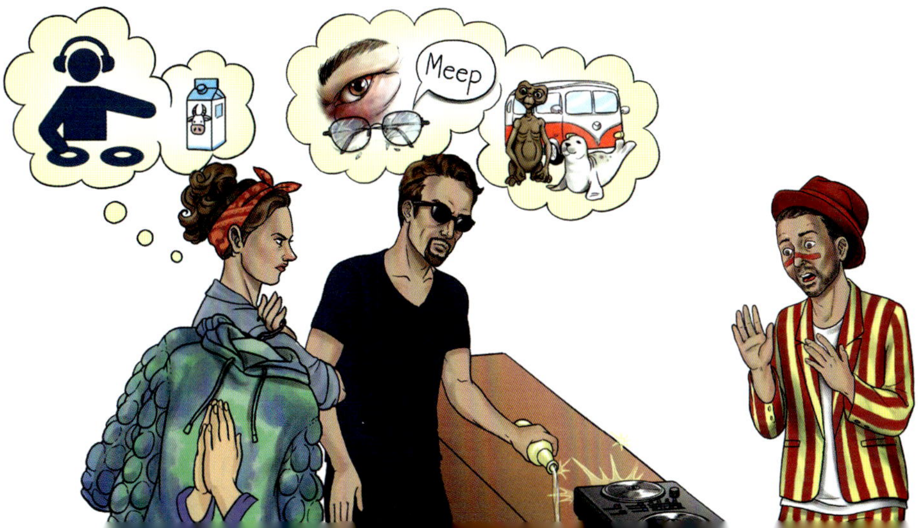

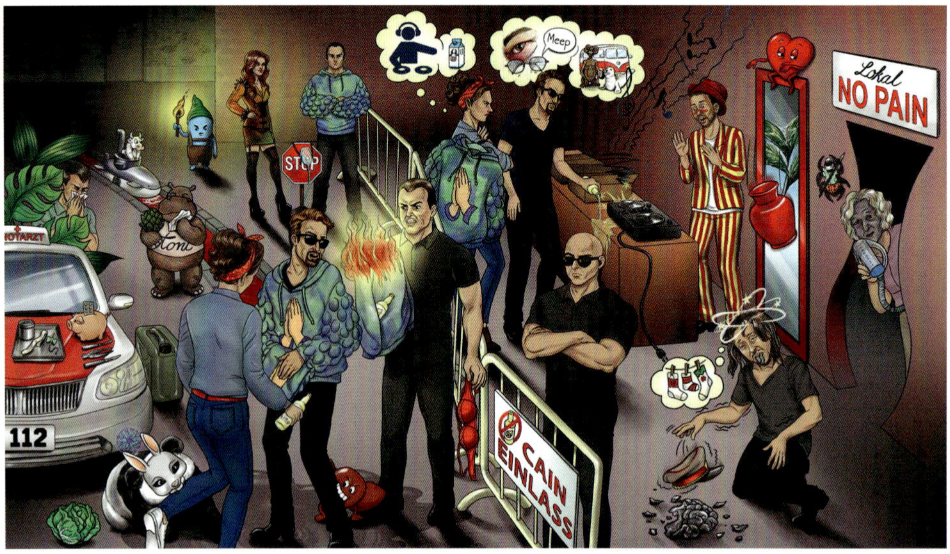

28

Quintessence

Wirkmechanismus

Q1 Lokalanästhetika (LA) sind schwach basische Amine, lipophil – und damit gewebegängig. Hier gezeigt durch Ester und den Ami-Typ, die in ein Lokal in LA wollen. Hinein kommt man aber nur mit dem richtigen Outfit: Dem Lipid-Look.

Q2 LA sind basische Amine und erreichen den Zielort Nerv in ihrer lipophilen Form. Mit dem Lipid-Outfit gelangt man am Türsteher vorbei auf das eingezäunte Lokal-Gelände.

Q3 In wässrigen Lösungen besteht ein Gleichgewicht der LA zwischen ihrer lipidlöslichen Base ("Transportform"; diese ist nicht protoniert, nicht-geladen) und ihrem dissoziiertem, wasserlöslichen Kation ("Wirkform", dieses ist protoniert und damit geladen). Ester und der Ami-Typ tauschen eine Lipid-Jacke gegen die saure Limonade – nur mit den Jacken ("Transportform") kommen sie in den Club und können dort dann mit der Limonade etwas anstellen ("Wirkform").

Q4 In ihrer wasserlöslichen (geladenen bzw. protonierten) Form (als saures Salz, als dissoziiertes Kation), blockieren Lokalanästhetika Na+-Kanäle der Nerven und führen somit zur Nervenblockade. Ohne Jacken, den sauren Drink wieder hervorgezaubert, blockieren Ester und der Ami-Typ das DJ-Pult, indem sie Säure hineingießen.

Q5 LA wirken schlecht in entzündetem, saurem Gewebe – hier gelangt nur wenig lipidlösliche Base (unprotoniert, nicht-geladen) zum Nerv. Ein zweiter Türsteher zeigt, was passiert, wenn die saure Limonade entdeckt wird: senkt einen BH und lässt niemanden mehr rein.

Q6 Lokalanästhetika binden an alpha-Untereinheiten des Na-Kanals, v.a. im inaktiven Zustand. So verhindern sie die Öffnung des Kanals; sie verhindern damit die Depolarisation und folglich die Reizweiterleitung. Ester und der Ami-Typ sabotieren mit der sauren Limonade eines der drei DJ-Interfaces, nämlich das ausgepackte inaktive. Schluss mit der furchtbaren Musik – Schluss mit Übertragung.

Nebenwirkungen

Q7 LA vom Ester-Typ bedingen allergische Reaktionen, durch ihr Abbauprodukt Paraaminobenzoesäure. Ester Papa mit dem Paar-Amen-Benz-Tank muss heftig niesen.

Q8 Nebenwirkungen im ZNS sind Erregbarkeit, später Dämpfung. Warnzeichen sind Krampfanfälle. Später kommt es bis zum Koma. Aus dem extremen Club mit Vasen-Tür (für die intravasale Injektion) kommt ein Junkie, der deutliche ZNS-Probleme hat und krampft. Daneben steht eine Oma.

Klinische Aspekte

Q9 Nebenwirkungen entstehen v.a. bei versehentlicher intravasaler Applikation. Daher sollte immer eine Aspiration vor Injektion erfolgen – um sicherzustellen, dass kein Gefäß getroffen wurde. Eine Notärztin ist zur Stelle und überprüft den Alkoholpegel der Besucher per Aspiration, sprich Blutentnahme.

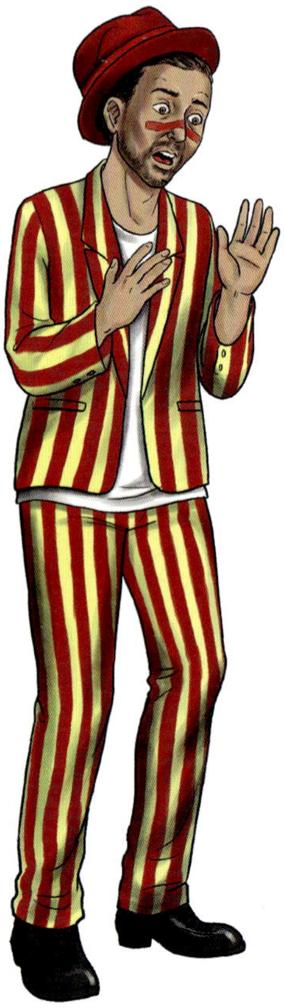

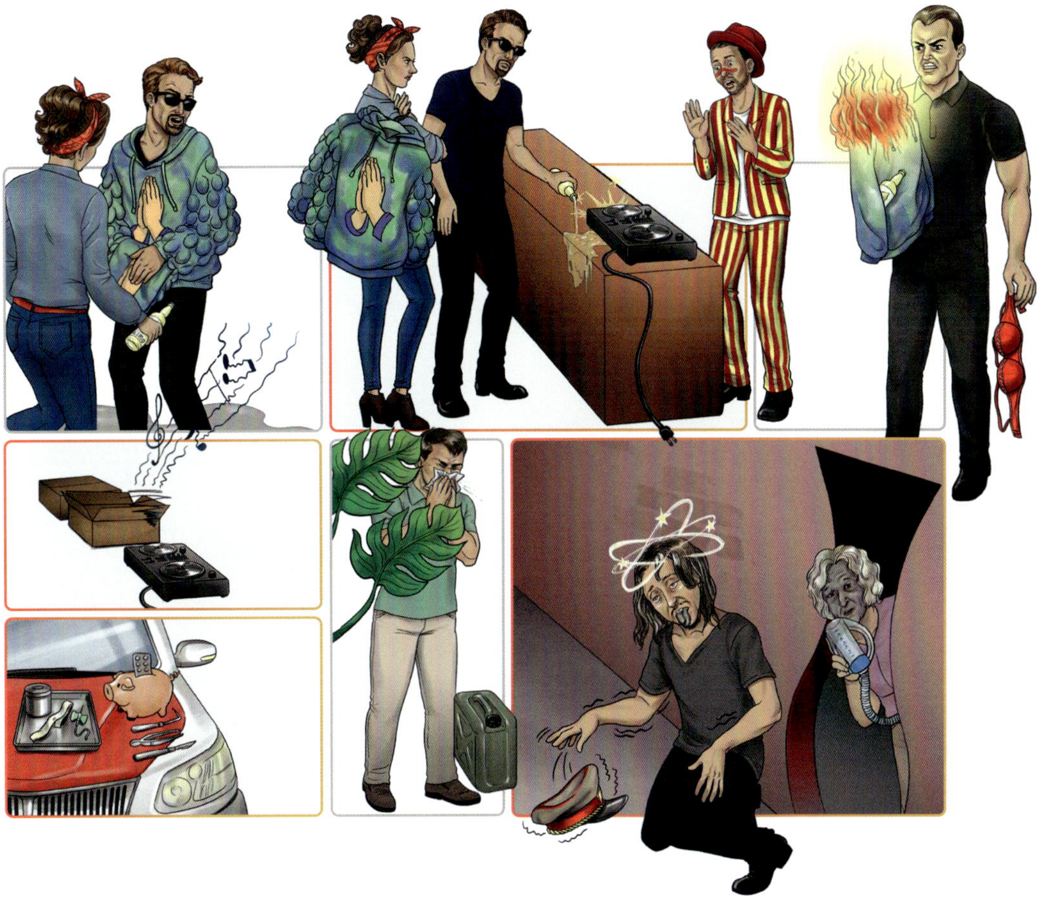

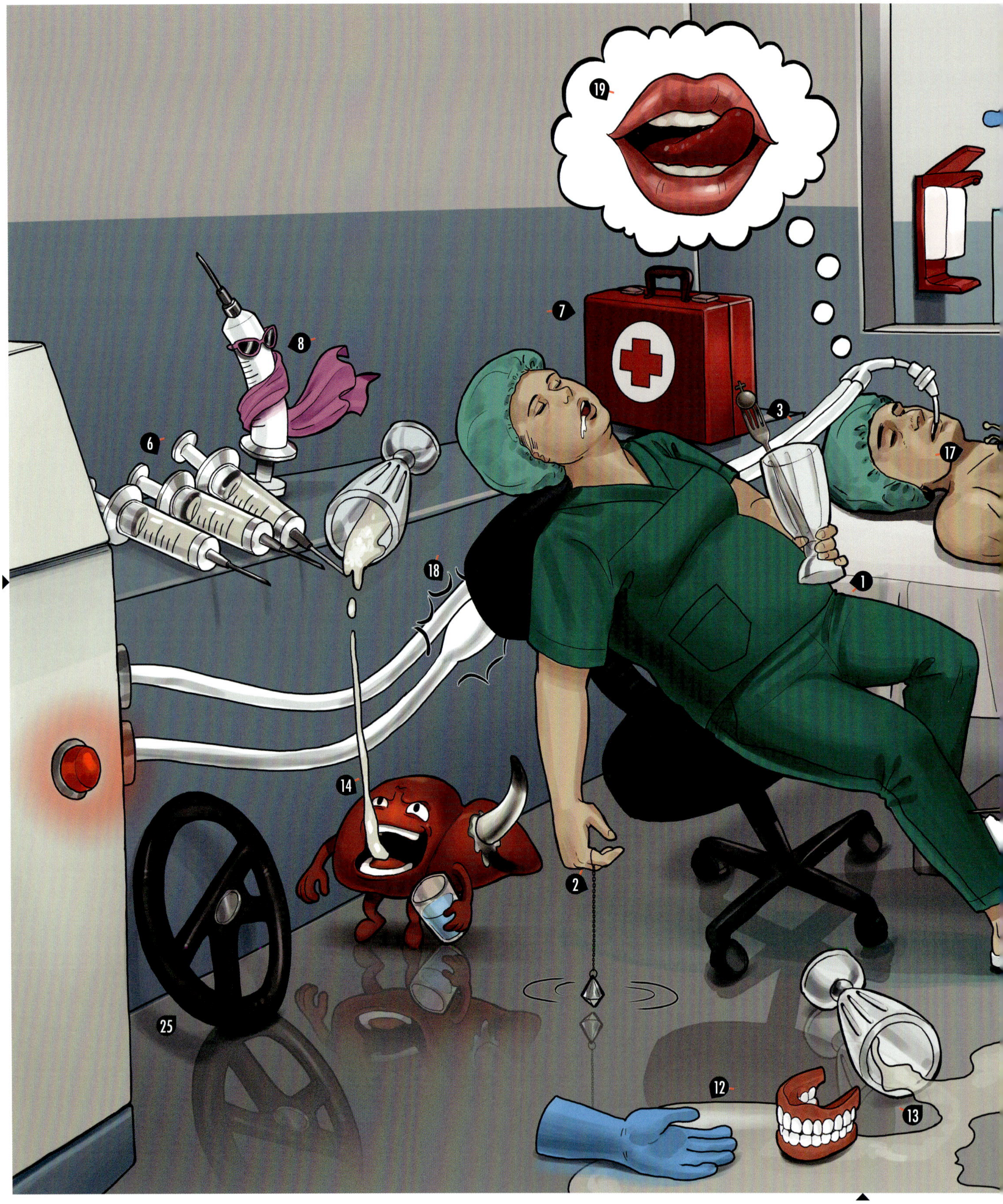

Propofol

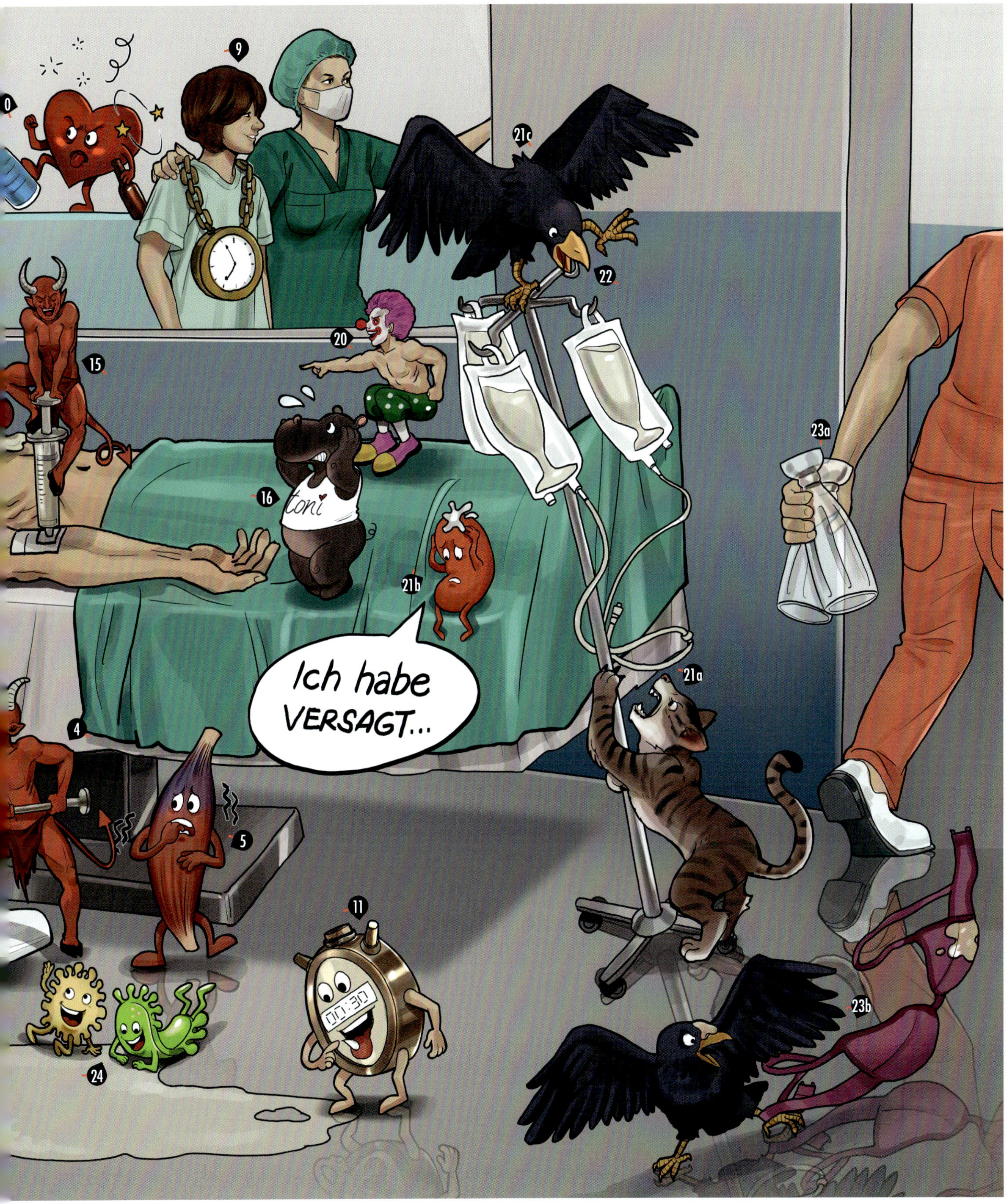

Die proppevolle Anästhesistin

Eine frisch gebackene Anästhesistin an ihrem ersten Tag an der neuen Klinik: Da will sie alles besonders gut machen. Sie ist unglaublich nervös und trinkt zur Beruhigung ein wenig von dem fettigen weißen Milchshake. Tja, der war dann wohl doch zu viel, so dass die Anästhesistin einfach eingeschlafen ist... Und so merkt sie nicht, wie der Schmerzteufel den Patienten plagt, wie Katze und Rabe in den OP schlüpfen und wie all die anderen kleinen Wesen ihren Schabernack treiben. Und jeden Moment kann die Chirurgin zur Tür reinkommen – ob das gut geht?

Propofol ist ein intravenöses Anästhetikum – es ist das Standardmedikament zur Narkoseeinleitung.

Propofol hat einen sehr schnellen Wirkungsbeginn und eine kurze Wirkdauer. Propofol muss in einer lipidhaltigen Emulsion gegeben werden, da es sehr lipophil ist. Bei Injektion kommt es häufig zum Injektionsschmerz, zudem ist das Risiko einer bakteriellen Kontamination hoch. Häufige Nebenwirkungen sind ein Blutdruckabfall und Atemdepression. Eine selten auftretende, aber schwere Komplikation ist das Propofol-Infusionssyndrom. Dabei entsteht z.T. eine Azidose und Rhabdomyolyse mit Nierenversagen. Daher prüft man bei längerer und hochdosierter Gabe Laktat-, pH- und CK-Wert.

25

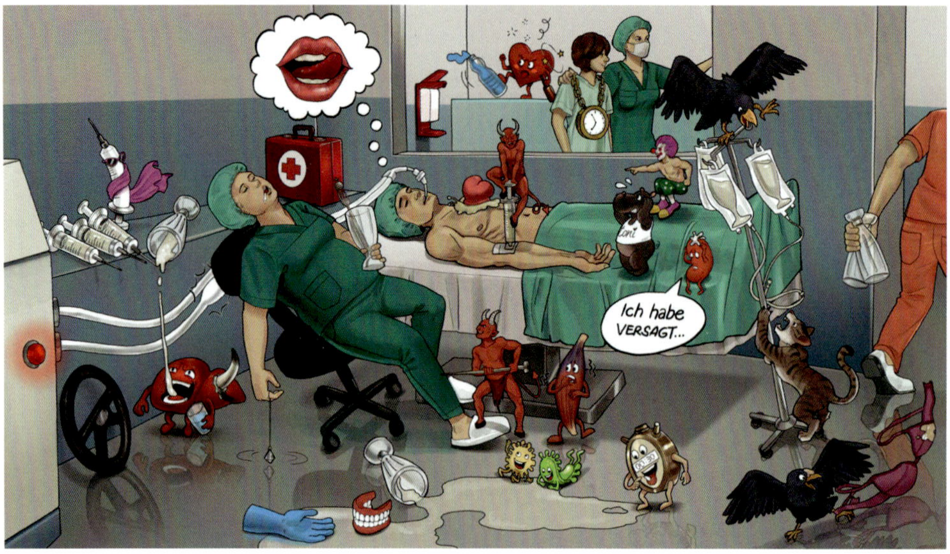

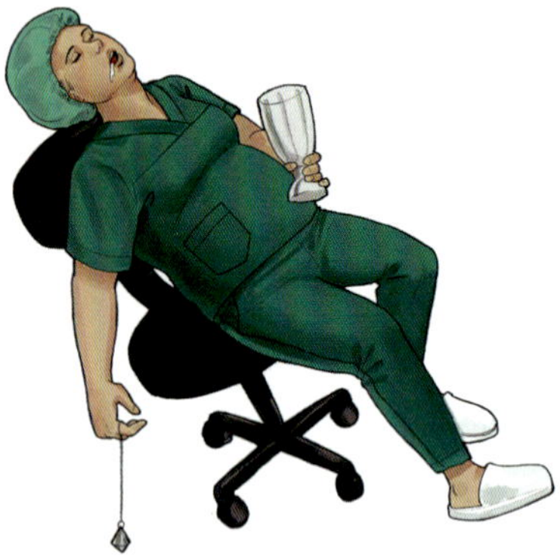

1 Allgemein

1 Propofol ist intravenöses Anästhetikum

Proppevolle Anästhesistin

Propofol ist ein intravenöses Anästhetikum. In der OP-Einleitung schlummert eine proppevolle (Propofol) Anästhesistin. Das liegt vermutlich daran, dass sie so viel Milchshake getrunken hat.

2 Wirkmechanismus

2 Propofol hat eine Bewusstseins-trübende Wirkung (hypnotisch)

Schlafende Anästhesistin, Hypnosependel

Propofol wirkt bewusstseinstrübend (hypnotisch). Es sorgt für ein angenehmes Einschlafen und Aufwachen. Die Anästhesistin schläft zufrieden in ihrem Stuhl (Bewusstseinstrübung). Von ihren Fingern hängt noch ein Hypnosependel (hypnotische Wirkung).

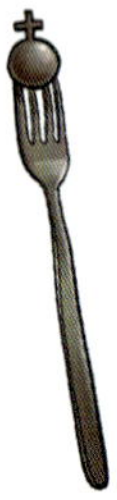

3 Über GABAa-Rezeptor

Gabel-Zepter

Der Wirkmechanismus ist nicht abschließend geklärt. Man nimmt an, dass die zentrale Dämpfung über den GABA-A-Rezeptor und Natrium-Kanäle in der Formatio reticularis vermittelt ist. Im leeren Milchshake der Anästhesistin steckt ein Gabel-Zepter (GABA-A-Rezeptor). Damit hat sie noch die Reste aus dem Shake gekratzt und ist direkt müde geworden.

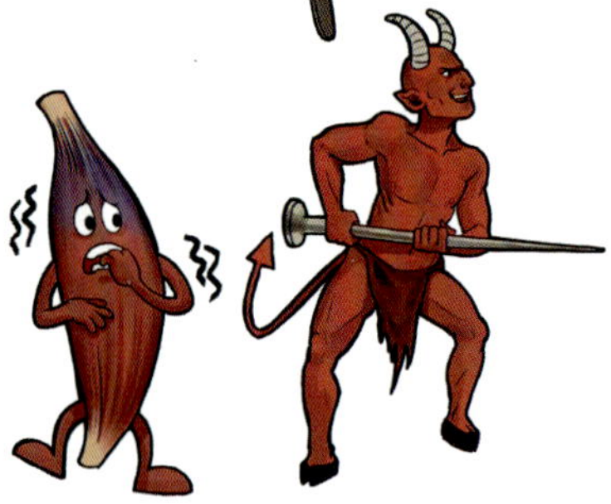

4 Keine analgetische Wirkung

Quälender Schmerzteufel

Propofol hat keine analgetische Wirkung. Die Anästhesistin wird auch im Schlaf nicht in Frieden gelassen. Der fiese Schmerzteufel, der sie gerne drangsaliert, setzt gerade an, um ihr eine Nadel ins Bein zu rammen.

5 Keine muskelrelaxierende Wirkung

Unentspannter Muskel neben Schmerzteufel

Propofol hat keine muskelrelaxierende Wirkung. Der Kollege vom Schmerzteufel – ein Muskel – beobachtet dessen Aktion sichtlich unentspannt.

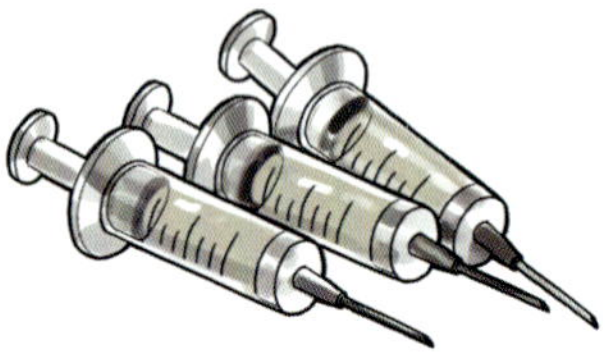

3 Indikationen

6 Narkoseeinleitung und -unterhaltung

Aufgezogene Narkosespritzen

Propofol ist indiziert zur Narkoseeinleitung und -unterhaltung. Auf der Arbeitsfläche liegen zur Verwendung aufgezogene Narkosespritzen (Narkoseeinleitung und -unterhaltung) bzw. die proppevolle Anästhesistin ist vor Ort für die Narkose des Patienten.

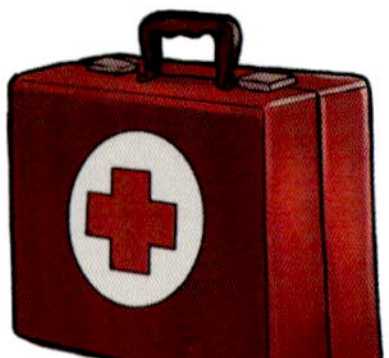

7 Kurznarkose/Sedierung in Intensivmedizin

Notfallkoffer

Propofol ist indiziert zur Kurznarkose, z.B. bei der Endoskopie und Sedierung in der Intensivmedizin. Auf der Arbeitsfläche steht dafür ein Notfallkoffer (Intensivmedizin).

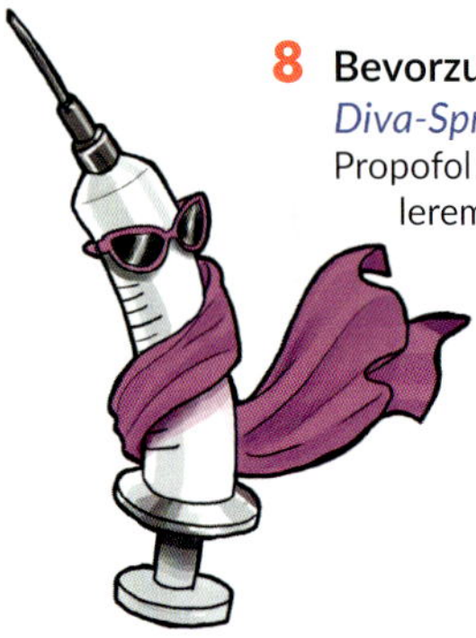

8 Bevorzugtes Medikament zur TIVA

Diva-Spritzen

Propofol ist das bevorzugte Medikament zur TIVA (totale intravenöse Anästhesie) bei Patienten mit mittlerem bis hohem Risiko für PONV (postoperative Nausea und Erbrechen). Bei der TIVA verzichtet man auf Narkosegase, ausschließlich kurzwirksame und gut steuerbare intravenöse Anästhetika kommen zum Einsatz. Zum Teil handelt es sich bei den Narkosespritzen um Diva-Spritzen (TIVA).

4 Kontraindikationen

9 Langzeitsedierung von Kindern unter 16 Jahren

16-jähriger Sohn mit überdimensionaler Uhr

Propofol ist kontraindiziert zur Langzeitsedierung von Kindern unter 16 Jahren. Heute war Boys-Day und die Chirurgin hat ihren 16-jährigen Sohn mitgebracht (Kinder <16 Jahren). Der will den OP-Saal stürmen, aber wegen seiner fetten anhängenden Uhr (Langzeitsedierung) darf er nicht rein.

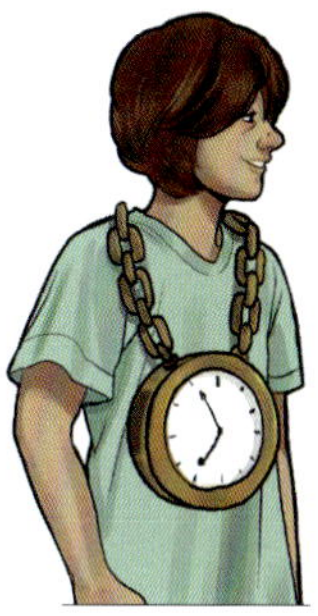

10 Herzinsuffizienz und Hypovolämie

Herz im Suff und ausgelaufene Wasserflasche

Vorsicht ist geboten bei kardiovaskulärer Insuffizienz und Hypovolämie. Im Waschsaal tummelt sich ein Herz-im-Suff (KI Herzinsuffizienz), das ein paar Flaschen umgeworfen hat (KI Hypovolämie).

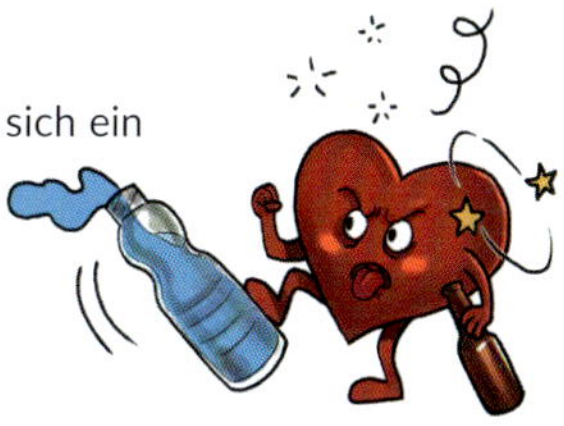

5 Pharmakokinetik

11 Schneller Wirkeintritt, unter 1 min.

Fröhliche Stoppuhr

Propofol hat einen schnellen Wirkungseintritt. Er erfolgt bereits nach 15-45 Sekunden. Eine fröhliche Stoppuhr (schneller Wirkeintritt) hat sich schon am Milchshake vergriffen.

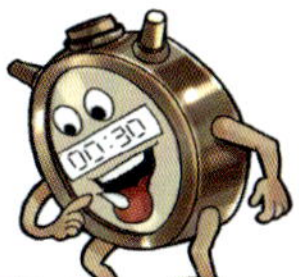

12 Wirkdauer 5-10 min.

Milchshake auf Handschuh und Gebiss

Die Wirkdauer beträgt 5-10 Minuten. Ein Milchshake ist über einen Handschuh (5 Finger für 5 Minuten) und das Gebiss vom Patienten (Zähne, lautmalerisch wie ‚zehn') gelaufen.

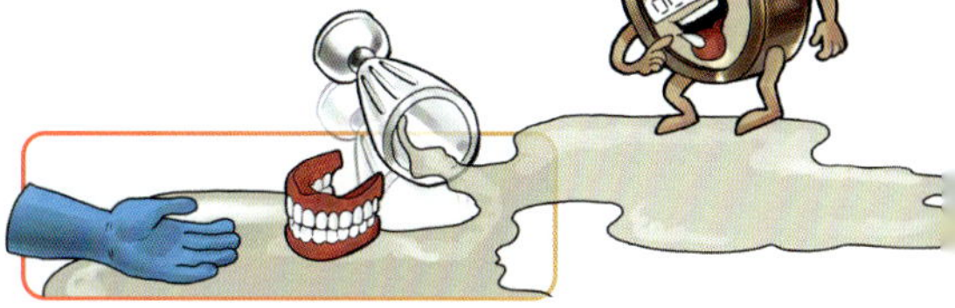

13 Stark lipophil, in Lipidemulsion gelöst

Fettiger Milchshake

Propofol ist stark lipophil und daher gelöst in einer Lipidemulsion. Auf der Arbeitsfläche ist noch der umgekippte fettige weiße Milchshake (lipophile Substanz; weiße, dickflüssige Propofol-Konsistenz) zu sehen, wegen dem die Anästhesistin so proppevoll (Propofol) im Fresskoma ist.

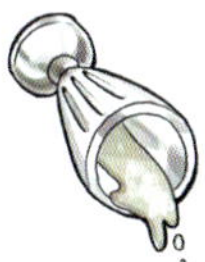

14 Hepatische Metabolisierung

Leber frisst Milchshake

Propofol wird hepatisch metabolisiert, durch Glucuronidierung und Hydroxylierung. Eine Leber frisst gierig den vom Tisch tropfenden Milchshake (hepatische Metabolisierung). Sie hält ein Wasserglas (Hydroxylierung) und hat ein angeklebtes Kuhhorn (engl. glue 'Kleber' und Kuh für Glucuronidierung).

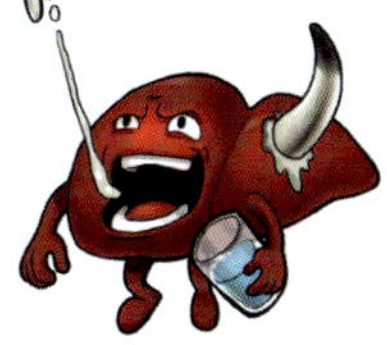

6 Nebenwirkungen

15 Injektionsschmerz

Fieser Schmerzteufel mit Spritze

Bei Injektion von Propofol leiden Patienten häufig unter lokalen Schmerzen. Um diese zu minimieren, wählt man größere Venen des Unterarms beziehungsweise der Ellenbeuge, oder man verabreicht Propofol gemeinsam mit Analgetika (Opioiden, Lidocain). Ein Schmerzteufel setzt an, um dem Patienten etwas Milchshake zu spritzen (Infusionen + Schmerz). Jetzt, da die Anästhesistin schläft, kann er gemeine Experimente wagen.

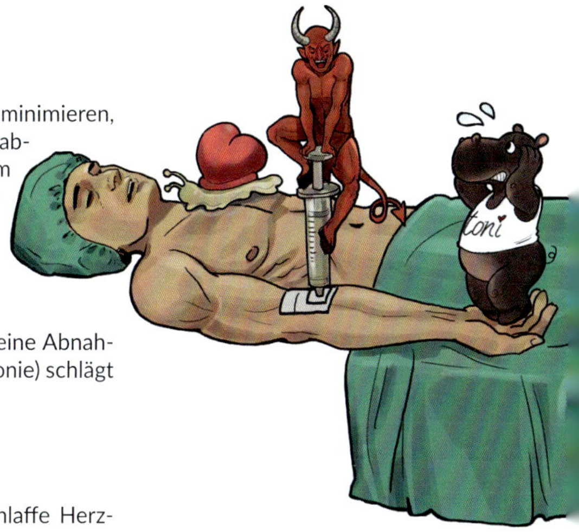

16 Kreislaufdepression mit Hypotonie

Trauriges Hippo Toni

Eine weitere mögliche Nebenwirkung ist die Kreislaufdepression mit Blutdruckabfall durch eine Abnahme des peripheren Gefäßwiderstands. Das traurige Hippo Toni (Kreislauf-Depression, Hypotonie) schlägt die Hände über dem Kopf zusammen, als es den Schmerzteufel sieht.

17 Bradykardien

Schlaffe Herzschnecke

Patienten leiden unter Bradykardien, jedoch sind ernsthafte Bradykardien selten. Eine schlaffe Herzschnecke (Bradykardie) kriecht langsam und unbeeindruckt über die Brust des Patienten.

18 Atemdepression

Abgedrückter Beatmungsschlauch

Propofol wirkt atemdepressiv bis hin zur Apnoe. Die eingeschlafene Ärztin drückt mit ihrem Stuhl den Beatmungsschlauch ab. Es wird dringend Zeit, dass sie wieder aufwacht!

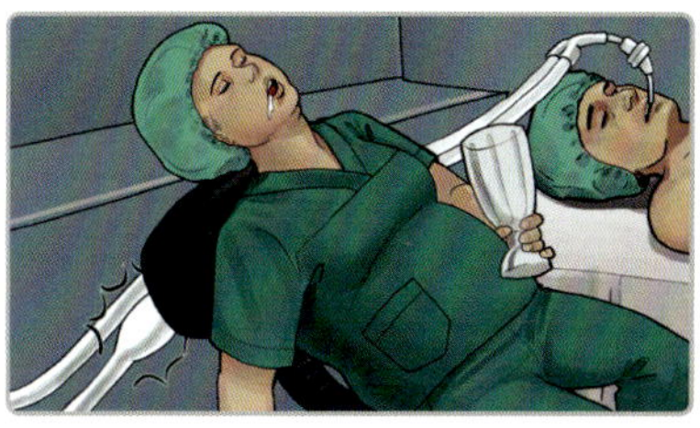

19 Lebhafte Träume mit sexuellen Phantasien

Traumwolke mit Lippen

Unter Propofol kommt es zuweilen zu lebhaften Träumen mit sexuellen Phantasien, insbesondere in der Aufwachphase. Hier gezeigt an der Gedankenblase, die tiefrote Lippen enthält.

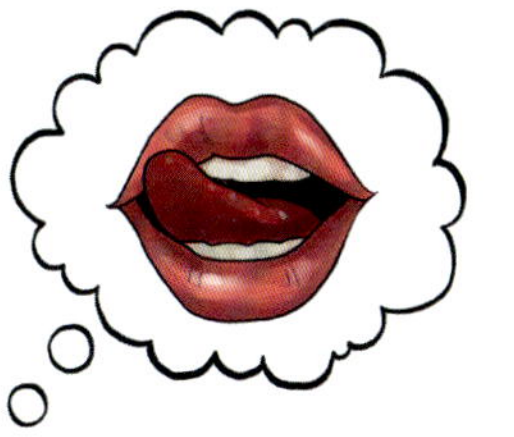

20 Neuro-psychiatrische Erregung: Myoklonien, Spontanbewegungen, Krampfanfall

Aufgeregter Muskel-Clown

Propofol führt zur neuro-psychiatrischen Erregung mit möglichen Myoklonien, spontanen Bewegungen und in seltenen Fällen Krampfanfällen. Diese können auch noch Stunden nach Propofolgabe auftreten. Ein aufgedrehter muskulöser Clown (neuro-psychiatrische Erregung, Myo-clown-ien) feuert den Schmerzteufel an.

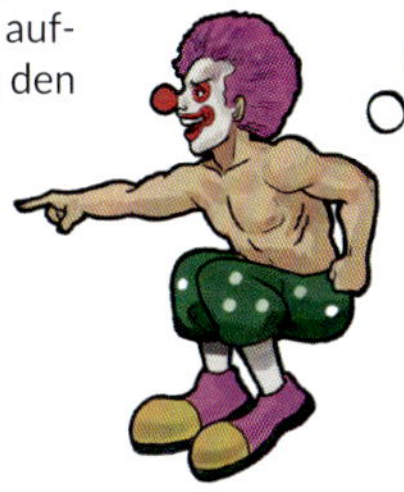

25

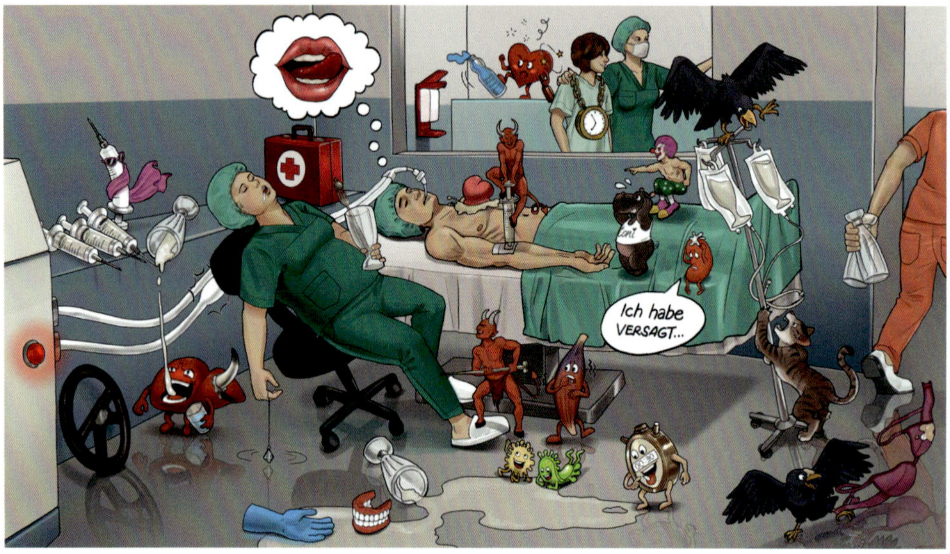

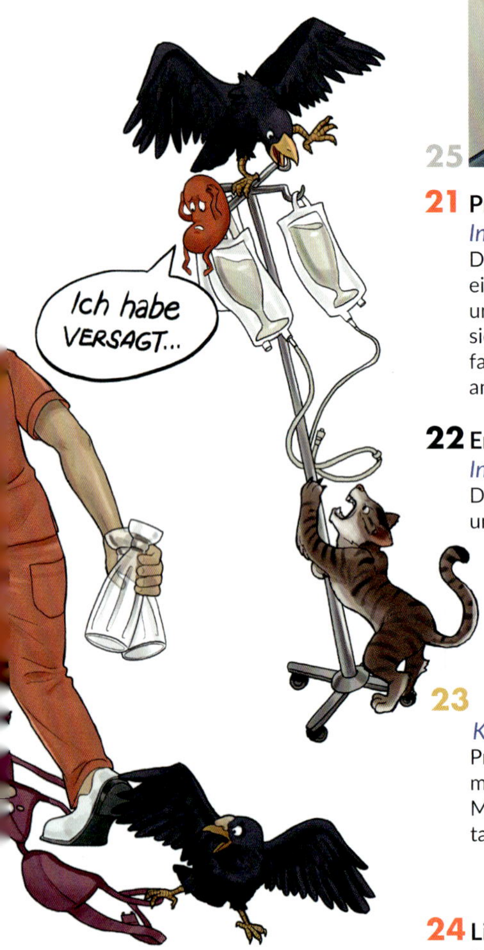

21 **Propofol-Infusions-Syndrom mit metabolischer Azidose, Rhabdomyolyse, Nierenversagen**

Infusionsständer mit Katze, Rabe; verätzte Niere

Das Propofol-Infusions-Syndrom (PRIS) ist eine sehr seltene, schwere Nebenwirkung. Sie geht einher mit einer schweren metabolischen Azidose, Rhabdomyolyse mit möglichem Nierenversagen, Arrhythmien und Herz-Kreislauf-Versagen. Zwei Tiere sind im OP-Saal: Gejagt von einer Katze (K-Azidose), flüchtet sich ein Rabe (Rhabdomyolyse) auf einen Infusionsständer (Propofol-Infusions-Syndrom), von dem ebenfalls die weiße Flüssigkeit in den Patienten laufen soll. Vom Vogelexkrement wird die Niere des Patienten angeätzt (Rhabdomyolyse führt zu Nierenversagen). Die Niere sagt: "Ich habe versagt".

22 **Erhöhtes Risiko bei hochdosierter und langer Propofolgabe**

Infusionsständer wackelt unter Infusionslast und Rabe

Das Risiko für ein Propofol-Infusions-Syndrom steigt bei hochdosierter und langer (>48h) Propofolgabe und schwerkranken Patienten. Die Pathophysiologie des PRIS ist multifaktoriell und nicht in allen Einzelheiten geklärt. Es gibt Hinweise auf komplexe Störungen des mitochondrialen Fettsäuremetabolismus mit Entkopplung der Atmungskette. Die Folge ist eine unzureichende Energiebereitstellung mit konsekutivem Zelluntergang bei erhöhtem Energiebedarf. Der Rabe ist quasi der Tropfen, der das Fass zum Überlaufen bringt; der Ständer wackelt bereits unter der Last der vielen Infusionen (erhöhtes Risiko bei hochdosierter Propofolgabe).

23 **Prophylaxe: Begrenzung der Dauer und Dosis; Laktat-, pH- und CK-Kontrollen**

Kollegin schafft Milchshakes weg; verliert BH mit Milch und Krähe mit Nase

Prophylaktisch begrenzt man die Propofol-Dosis und -dauer (max. 7 Tage), zudem kontrolliert man regelmäßig Laktat, pH und CK. Eine Kollegin in lachs-farbenem Anästhesie-Dress schafft vorsorglich einige Milchshake-Packungen weg (Prophy-Lachs-e). Dabei verliert sie ihren BH (pH). Am BH haften Milch (Laktat) und eine Krähe mit Nase (Creatinkinase).

7 Klinische Aspekte

24 **Lipidemulsion ist gute Nährlösung – Gefahr bakterieller Kontamination**

Bakterien angelockt durch umgekippten Milchshake

Propofol ist gelöst in einer Lipidemulsion, die eine gute Nährlösung bei bakterieller Kontamination darstellt. Daher: Hygienisches Aufziehen, angebrochene Ampullen verwerfen und nicht für mehrere Patienten verwenden! Der umgekippte Milchshake ist ein großer Faux-pas im OP! Die ersten gierigen Bakterien machen sich schon darüber her.

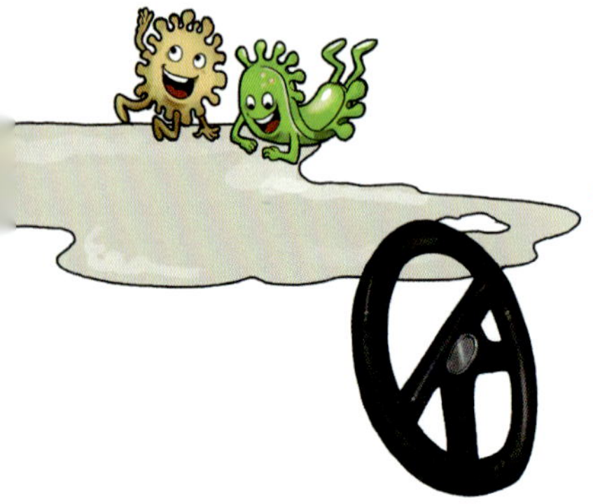

25 **Gut steuerbar**

Steuerrad

Die Sedation mit Propofol ist gut steuerbar und daher weit verbreitet. Das liegt am schnellen Wirkeintritt und der kurzen Halbwertszeit. Die Anästhesistin traut dem Mitarbeiterparkplatz nicht und hat sicherheitshalber ihr Lenkrad mit in den OP genommen.

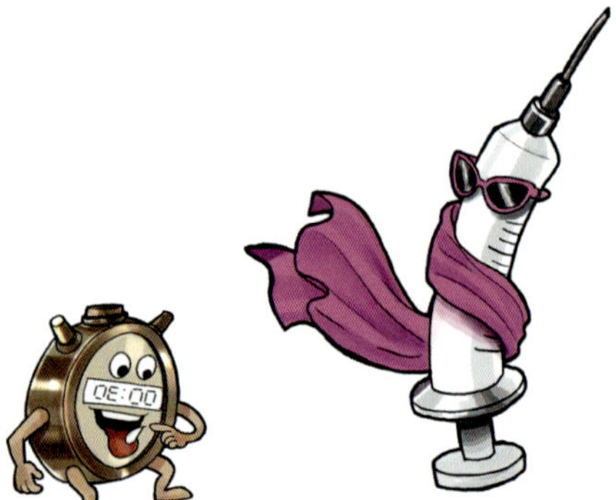

Quintessence

Grundlagen/Wirkmechanismus

Q1 Propofol ist ein intravenöses Anästhetikum, hier die proppevolle Anästhesistin, die nach übermäßigen Milchshake-Konsum eingeschlafen ist.

Q2 Propofol hat eine bewusstseinstrübende Wirkung (hypnotisch), hier gezeigt an der schlafenden Anästhesistin mit Hypnosependel.

Indikationen

Q3 Propofol verwendet man zur Narkoseeinleitung und -unterhaltung, hier gezeigt an den aufgezogenen Narkosespritzen.

Q4 Propofol ist bevorzugtes Medikament zur totalen intravenösen Anästhesie (TIVA), hier gezeigt an den Diva-Spritzen.

Pharmakokinetik

Q5 Propofol ist stark lipophil und wird daher in Lipidemulsion gelöst verabreicht, hier gezeigt am fettigen Milchshake.

Nebenwirkungen

Q6 Propofol führt zur Atemdepression, hier gezeigt am Beatmungsschlauch, den die Anästhesistin abdrückt.

Q7 Bei Infusion kommt es häufig zum Injektionsschmerz, hier gezeigt am Schmerzteufel mit Spritze.

Q8 Eine schwerwiegende Nebenwirkung ist das Propofol-Infusions-Syndrom mit Azidose, Rhabdomyolyse, Nierenversagen, hier gezeigt am überladenen Infusionsständer mit Rabe, gejagt von einer Katze und der verätzten Niere.

Klinische Aspekte

Q9 Die Propofol-Lipidemulsion begünstigt bakterielle Kontamination, da sie gute Nährlösung ist. Ein paar Bakterien machen sich über den verschütteten Milchshake her.

Q10 Propofol ist gut steuerbar wegen seines schnellen Wirkbeginns und der kurzen Wirkdauer, hier das Steuerrad der Anästhesistin, die dem Krankenhausparkplatz misstraut.

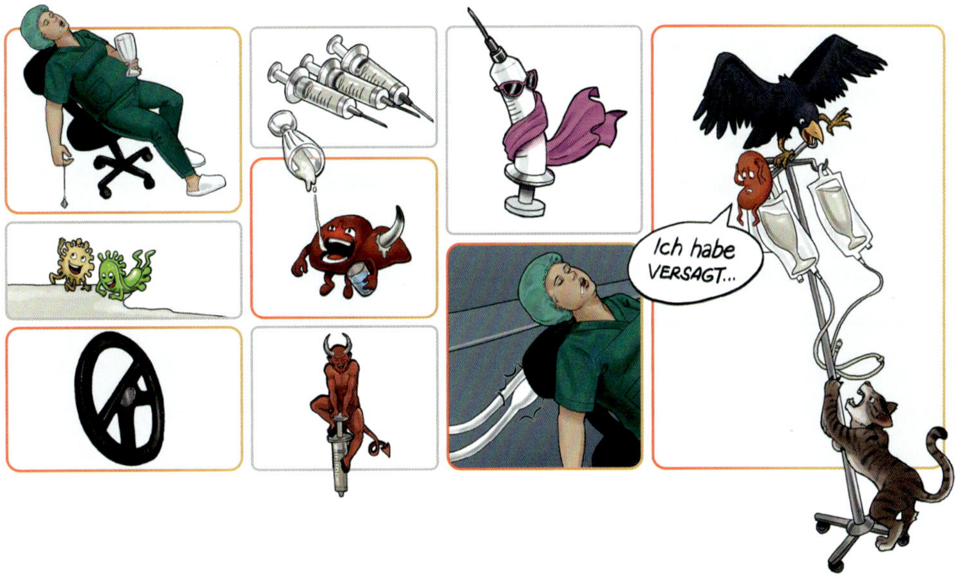

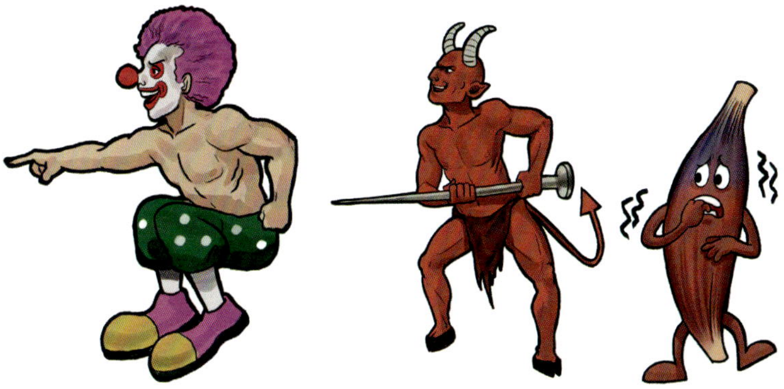

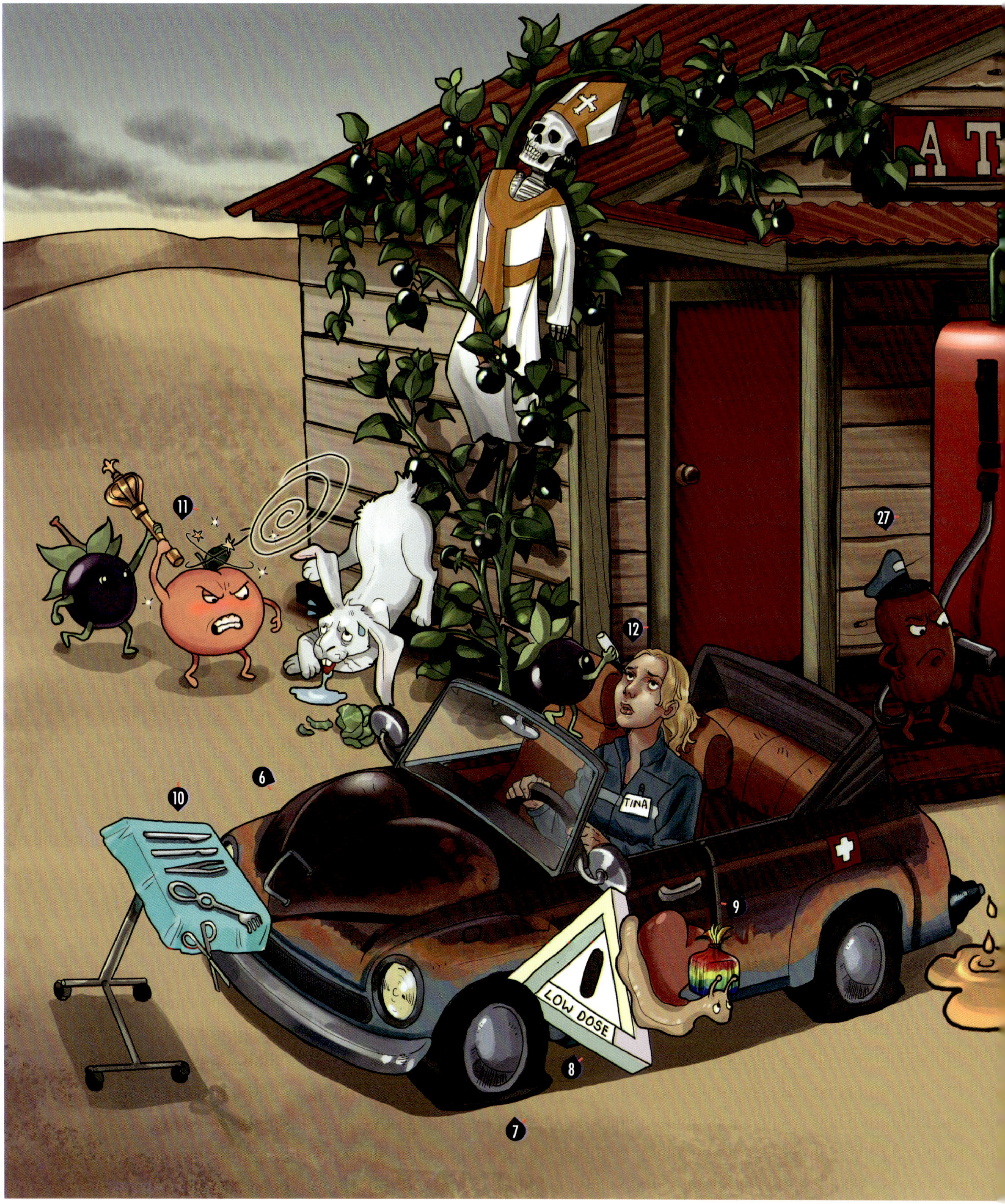

Atropin

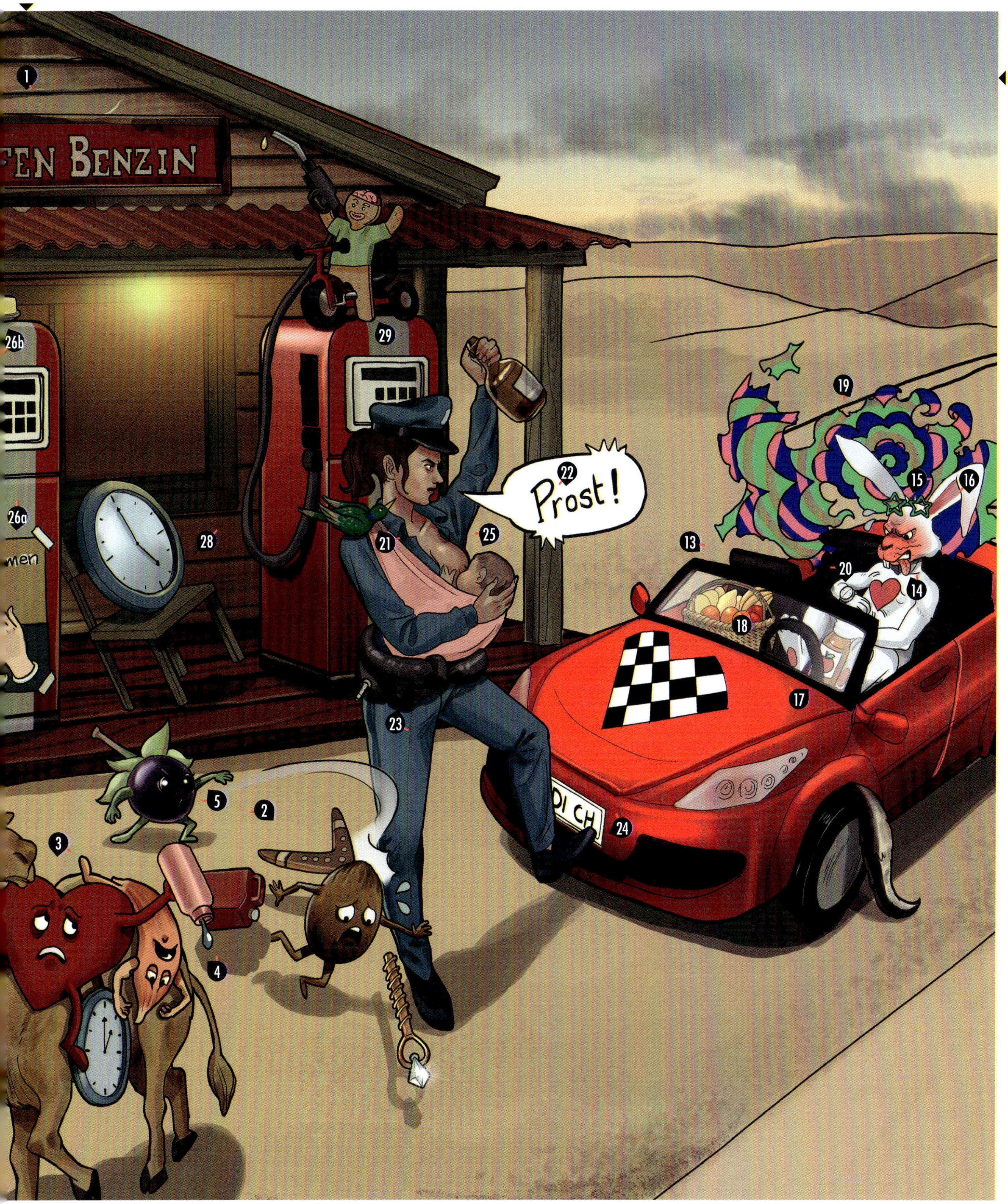

A Tropfen Benzin

Notärztin Tina fährt gefährliche Einsätze in der Wüste, ganz auf sich alleine gestellt. Ihr alter Schrottwagen macht schlapp – eine echte Brady-Karre. Sie braucht dringend 'a Tropfen Benzin', um zum nächsten Noteinsatz zu gelangen. So landet sie an einer skurrilen Tankstelle, die von Tollkirschen betrieben wird. Diese versuchen, den toten Papst und eine Schlägerei im Hintergrund zu vertuschen... Vielleicht lässt sich hier noch a Tropfen Benzin auftreiben? Auch der ungeduldige anticholinerge Hase möchte Benzin für seinen protzigen Sportwagen und hupt wild! Solch Ungeduld kann die Tankwärtin nicht abhaben und verbietet ihm, auch nur a' Tropfen Benzin zu tanken.

Atropin ist der Hauptvertreter der Parasympatholytika. Es konkurriert mit Acetylcholin um muskarinerge Acetylcholin-Rezeptoren des Parasympathikus, dessen Wirkung es hemmt (Parasympathikolyse).

In der Notfallmedizin dient Atropin zur Therapie bradykarder Herzrhythmusstörungen. Aufgrund von starken Nebenwirkungen sind seine Indikationen beschränkt: Atropin wird in der Anästhesie bei Bradykardien, Asystolie oder Laryngo-/Bronchospasmen verwendet. Es ist ein wichtiges Antidot bei Alylkylphosphatintoxikationen. Bei Intoxikation mit Atropin kommt es zum anticholinergen Syndrom.

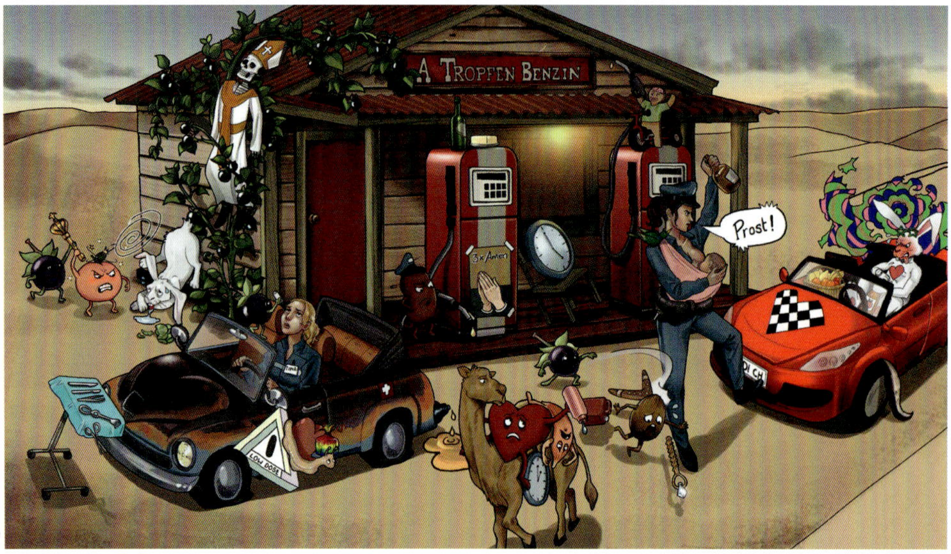

29

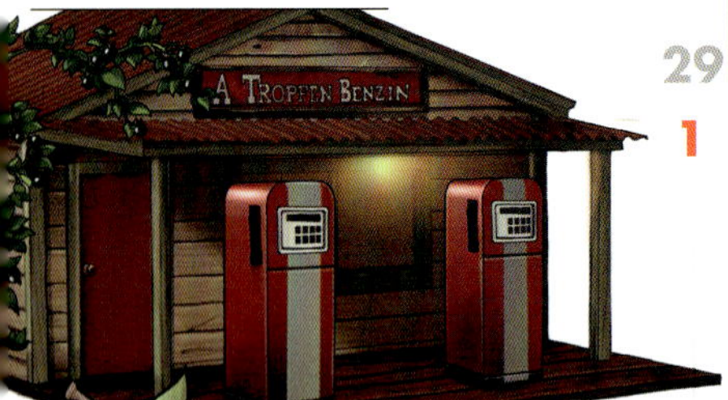

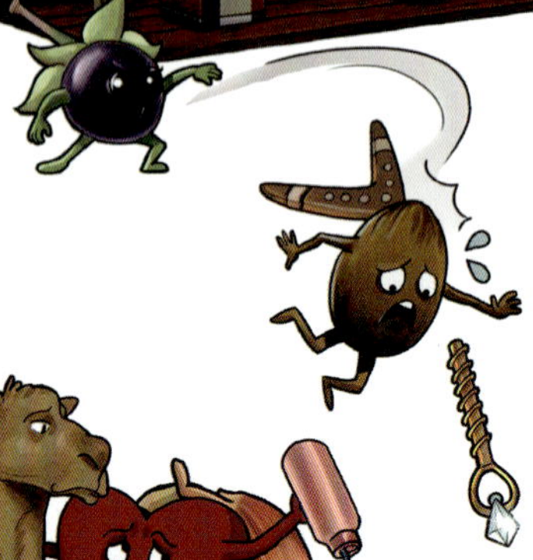

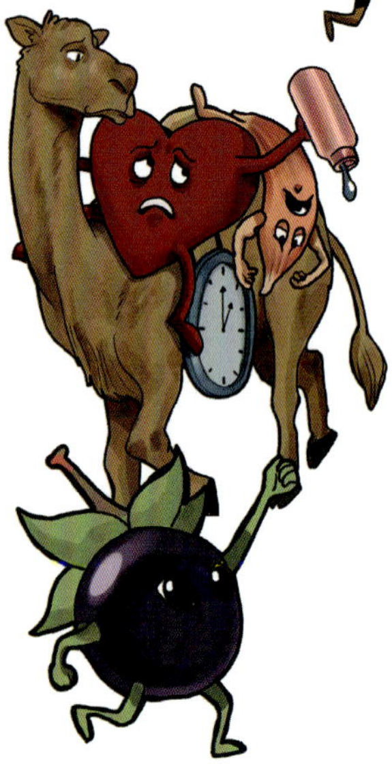

1 Atropin entstammt der Tollkirsche und ist Hauptvertreter der Parasympatholytika

Tankstelle "A Tropfen Benzin" betrieben von Tollkirschen

Atropin ist Hauptvertreter der Parasympatholytika mit vielfältigen Anwendungsgebieten. Der Wirkstoff stammt aus der Tollkirsche, Atropa belladonna. In der Wüste ist die Tankstelle "A Tropfen Benzin" die einzige weit und breit und wird von den Tollkirschen betrieben: Aus der Zapfsäule kommt auch nur "a Tropfen Benzin" (Atropin). Die Zapfsäule ist umrankt von einer Tollkirsche (Atropa belladonna). In der Pflanze hängt ein toter Papst (Parasympatholytikum).

2 Kompetitive, reversible Hemmung der muskarinergen Acetylcholinrezeptoren

Tollkirsche erwischt mit Bumerang Muskatnuss mit einem Zepter

Atropin hemmt kompetitiv und reversibel die Effekte von Acetylcholin an Muskarinrezeptoren. Dadurch vermindert es die Wirkung des Parasympathikus. In der Wüste möchte jeder Benzin stehlen, so auch die Muskatnuss. Die Tollkirsche (Atropin) schlägt der diebischen konkurrierenden Muskatnuss (Muskarinrezeptoren) mit einem Bumerang (reversibel) an den Kopf.

3 Atropin wirkt am Herzen positiv chronotrop und dromotrop

Herz mit großer Uhr auf Dromedar

Der Sympathikus und der Parasympathikus wirken beide auf die Taktgeber des Herzens (Sinusknoten, AV-Knoten). Wird der Parasympathikus gehemmt, überwiegt der Sympathikus. Die überwiegende parasympathische Wirkung am Herzen führt zu einer positiven Chronotropie (erhöhte Herzfrequenz, hier das Herz mit der großen Uhr) und Dromotropie (verkürzte AV-Überleitungszeit, hier das Dromedar für Dromotropie).

4 Hemmung der Sekretion und glatten Muskulatur

Leere Wasserflasche, schlappe glatte Muskelzelle auf Dromedar

Viele Drüsen werden durch parasympathische Fasern zur Sekrektion angeregt, darunter die Speichel-, Bronchial-, Schweiß- und viele Gastrointestinal-Drüsen. Auch die glatte Muskulatur im Gastrointestinaltrakt und in der Blase wird vom Parasympathikus zur Kontraktion angeregt. Atropin führt deshalb zur Hemmung der entsprechenden Sekretion und Peristaltik bzw. Kontraktion der glatten Muskulatur. Das prägt auch das klinische Bild der Nebenwirkungen. Die Wasserflasche des Herzens ist komplett leer (Sekretionshemmung). Das hat besonders die glatte Muskelzelle getroffen, die leblos hinten auf dem Dromedar hängt.

5 Mydriasis

Großen Augen der Tollkirschen

Durch Hemmung des Parasympathikus kommt es zur Mydriasis mit Akkommodationshemmung. Alle Tollkirschen haben weite Pupillen (Mydriasis).

1 Indikationen

6 Herzfrequenzsteigerung bei akuten bradykarden Herzrhythmusstörungen

Brady-Karre liegen geblieben

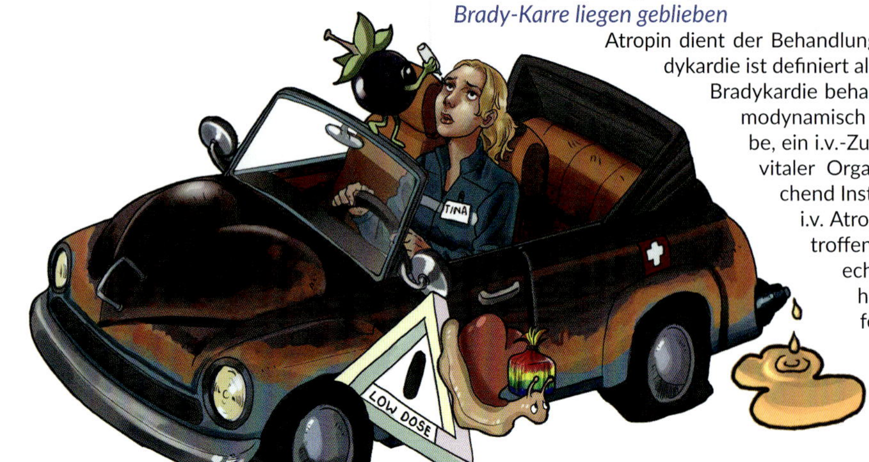

Atropin dient der Behandlung akuter bradykarder Herzrhythmusstörungen. Eine Bradykardie ist definiert als eine Herzfrequenz <60 Schläge/min. Eine symptomfreie Bradykardie behandelt man nicht unbedingt. Die Basismaßnahmen bei hämodynamisch bedeutsamer akuter Bradykardie sind eine Sauerstoffgabe, ein i.v.-Zugang und 12-Kanal-EKG. Erst bei einem für die Perfusion vitaler Organe unzureichenden Herzzeitvolumen und dementsprechend Instabilitätszeichen – meist ab einer HF <40/min – setzt man i.v. Atropin ein. Notärztin Tina ist gerade an der Tankstelle eingetroffen. Sie muss dringend weiter, aber ihr Schrottwagen ist eine echte Brady-Karre (Bradykardie), die sie ins Herz geschlossen hat. Sie ist liegen geblieben und braucht dringend "A Tropfen Benzin".

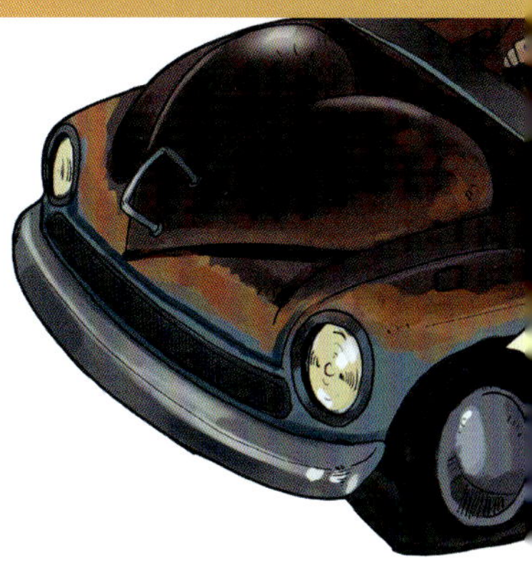

7 Grad der Frequenzsteigerung abhängig vom Vagotonus

Wagen-Tonus (Reifen platt)

Das Ausmaß der Herzfrequenzsteigerung durch Atropin ist abhängig vom bestehenden Vagotonus. Junge Erwachsene haben eher einen höheren Vagotonus und erfahren dementsprechend einen stärkeren Herzfrequenzanstieg unter Atropin. Kinder und Alte haben dagegen einen niedrigen Vagotonus und haben daher unter Atropin einen geringen bis fehlenden Herzfrequenzanstieg. Der Wagen ist sehr alt (hohes Alter) und hat einen sehr niedrigen Druck in den Reifen a.k.a. Wagen-Tonus (Vagotonus). Beides Faktoren, die den sehr hohen Benzin-Verbrauch des Wagens begründen. Er tropft schon aus dem Auspuff (bei alten Patienten mit niedrigerem Vagotonus steigt der Atropin-"Bedarf", um die Herzfrequenz zu steigern).

8 Paradoxe Bradykardisierung bei niedriger Dosierung

Paradox-Warndreieck mit Herzschnecke verlangsamt Auto

In niedriger Dosierung (0,4-0,6 mg) oder bei langsamer Gabe kommt es zum Teil zu einer geringen Abnahme der Herzfrequenz, erst bei höherer Dosierung (2 mg) nimmt die Herzfrequenz zu. Ursächlich dafür ist vermutlich, dass Atropin in niedrigen Dosierungen vornehmlich präsynaptische Negative-Feedback-Rezeptoren blockiert, die normalerweise dazu führen, dass weniger Acetylcholin ausgeschüttet wird, d.h. die parasympathische Aktivität reduziert wird. Werden sie von Atropin blockiert, steigt die Acetylcholin-Ausschüttung. In höheren Dosierungen blockiert Atropin auch die postsynaptischen Rezeptoren und damit auch die parasympathische Aktivität. Ein paradoxes Warndreieck (paradox) mit Herzschnecke (Bradykardie) klemmt vorne im Reifen, es verlangsamt das Auto. Auf dem Warndreieck steht "Low Dose" (Effekt bei niedrigen Atropin-Dosierungen).

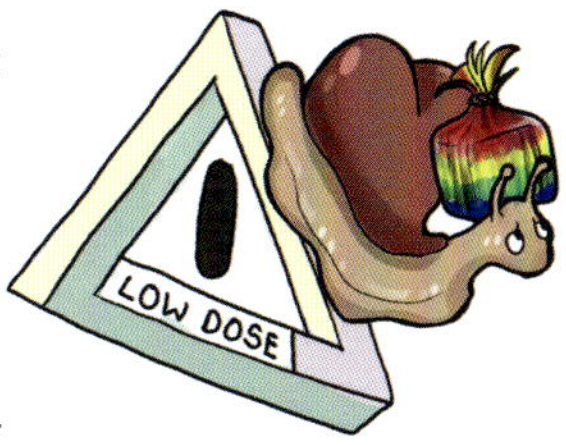

9 Infra-his-ärer Block (auch paradoxe Bradykardisierung)

Paradox-Warndreieck mit Herzschnecke mit Infrarot-Haar-Block

Auch bei infra-his-ären Leitungsblockaden (Lokalisation unterhalb der His-Bündel-Region) kommt es zur paradoxen Bradykardisierung unter Atropin, da der Parasympathikus nur auf den Sinusknoten und auf den AV-Knoten wirkt. Daher behandelt man bei diesen Blockade-Typen eine Bradykardie primär mit Katecholaminen. Die Herzschnecke hat einen infraroten (Infra-) Hair/Haar (-hisär)-Block auf.

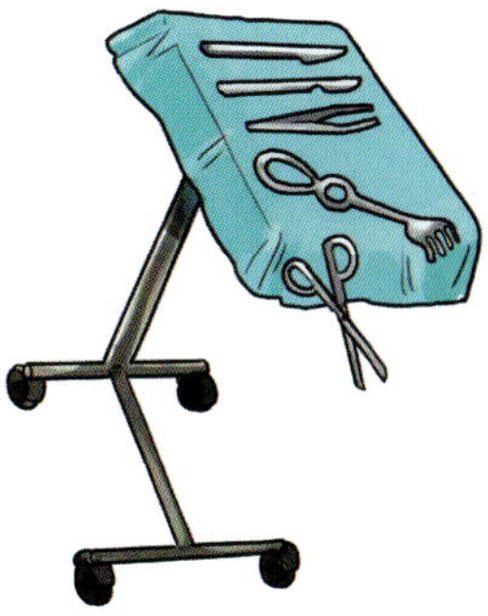

10 Verwendung in der Anästhesie

Umgefahrenes OP-Besteck

Atropin wird häufig in der Anästhesie zur Herzfrequenzsteigerung verwendet. Eine generelle Prämedikation mit Atropin gilt heute als obsolet, jedoch kann ein verminderter Vagotonus vor Bradykardie und Asystolie schützen, sowie vor Laryngo-/Bronchospasmus. Zudem verringert Atropin die Bronchial- und Speichelsekretion. Mit ihrer braden Karre hat Notärztin Tina einen Instrumententisch mit leicht verrostetem OP-Besteck angefahren (der steht für die Prämedikation), der umzukippen droht (Bedeutung abnehmend).

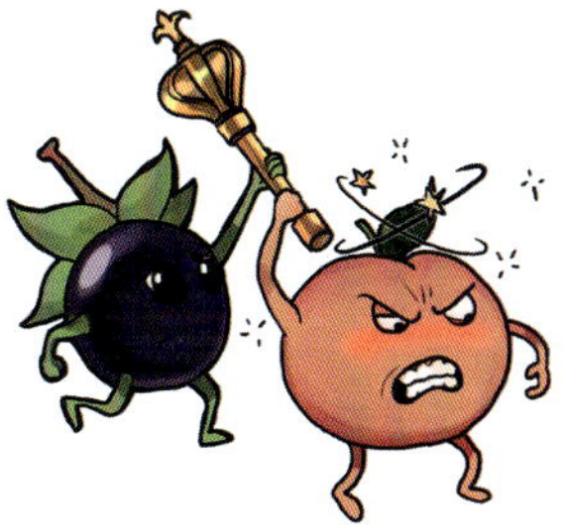

11 Atropin ist Antidot bei Alkylphosphatintoxikation

Tollkirsche stoppt eine vergiftete Pfirsich

Atropin wird eingesetzt bei Alkylphosphatintoxikation. Alkylphosphate sind Insektizide, die auch für den Menschen hoch toxisch sind. Sie führen zur irreversiblen, nicht-kompetitiven Hemmung der Cholinesterase durch Phosphorylierung. Dadurch kommt es zur inneren Acetylcholinvergiftung. Die Patienten leiden unter Steigerung der Drüsensekretion (Speichel, Schweiß, Bronchien), Bronchokonstriktion/-spasmus, erhöhter Peristaltik, Bradykardie bis zur Asystolie und Vasodilatation. Dagegen gibt man hochdosiert Atropin bis zum Verschwinden der Vagussymptomatik. Eine alkoholvergiftete Pfirsich (für Alkylphosphatintoxikation) verprügelt hier gerade den Kohl-Osterhasen (Cholin-Esterase) mit einem Zepter (Acetyl-Cholin-Rezeptor-Überstimulation). Der Osterhase schwitzt und sabbert (klinisches Bild der Alkylphosphatintoxikation). Doch eine Tollkirsche kommt dem Osterhasen zur Rettung und nimmt der Pfirsich das Zepter weg (Atropin blockiert die Rezeptoren).

12 Therapeutische Mydriasis

Notärztin bekommt Augentropfen für müde Augen

Atropin nutzt man in der Augenheilkunde: Es verursacht bei lokaler Anwendung eine Mydriasis. Die lokale Wirkung hält sehr lange an (etwa eine Woche). Deshalb ist Atropin nur indiziert zur therapeutischen Mydriasis (nicht zur Augenhintergrundspiegelung). Das ist z.B. bei bakterieller Keratitis indiziert, um Verwachsungen zwischen Iris und Hornhaut zu verhindern. Die Notärztin hat ganz müde Augen vom Wüstensand. An der Tankstelle verabreicht eine Tollkirsche mit weiten Augen der Ärztin Augentropfen.

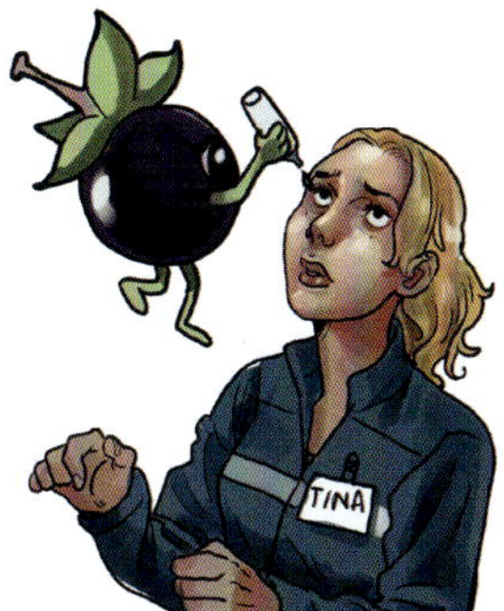

2 Nebenwirkungen

13 Bei Intoxikation anticholinerges Syndrom

Anti-Collie-Hase wartet ungeduldig im Sportwagen

Bei Intoxikation mit Atropin kommt es zu peripheren und zentralen Symptomen, auch "anticholinerges Syndrom" genannt. Der anticholinerge Hase wartet ungeduldig in seinem Sportwagen aufs Tanken. Der leblose Collie-Hundeschwanz im Reifen zeigt, dass er anscheinend genauso gegen Collies (anticholinerg) ist wie Andi (s. Meditrick „Anticholinerges Sydrom").

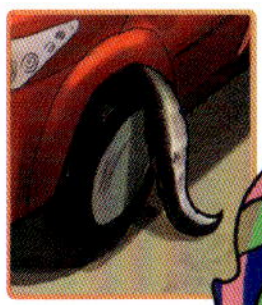

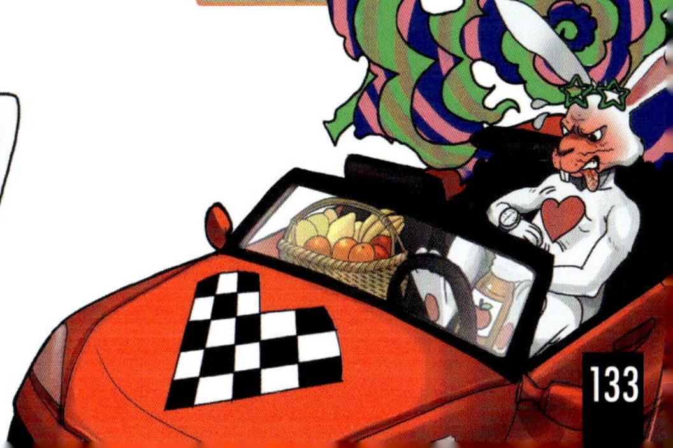

14 Mundtrockenheit

Trockene Zunge hängt aus dem Hals

Patienten leiden unter Mundtrockenheit. Dies liegt an der verminderten Speichelsekretion. Der anticholinerge Hase hat eine trockene Zunge.

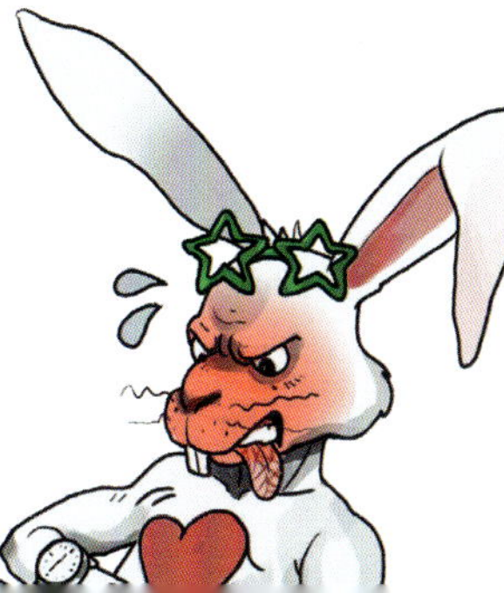

Trivia

Um diese Anekdote kommt man im Medizin studium kaum herum, was solls, here we go: Die Bezeichnung »Belladonna« findet sich zuerst im Kräuterbuch des Pietro Andrea Mattioli (1501–1577). Der italienische Botaniker erklärte, in Venedig hieße die Pflanze so, da die Beeren so reizvoll und verlockend seien wie eine schöne Frau. Spätere Quellen bringen den Namen mit kosmetischen Präparaten in Verbindung, die den Damen zu großen Pupillen verhalfen, weil sie möglichst feurig und verlockend erscheinen wollten. So träufelten sich die Italienerinnen im Mittelalter vor einem Rendezvous den Saft aus Tollkirschen in die Augen. Danach wirkten sie mit ihren schwarzen Augen anziehend auf die Männer, konnten diese aber aus der Nähe leider nicht mehr so gut erkennen.

pharmazeutische-zeitung.de

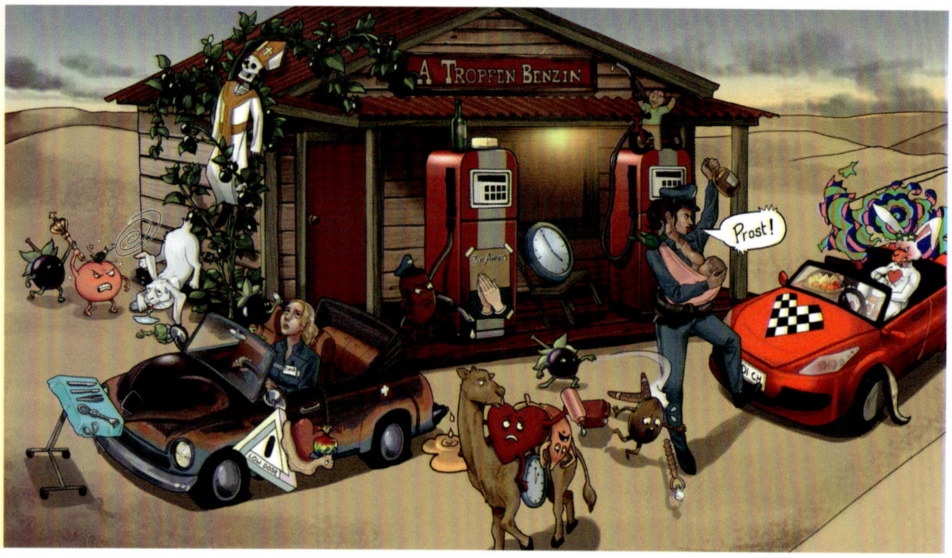

29

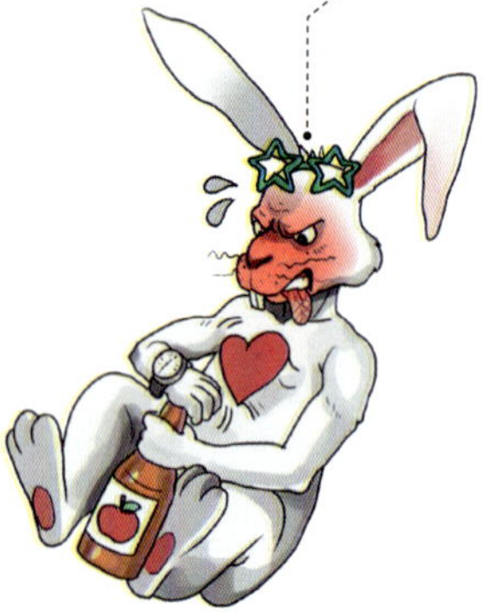

15 Engwinkelglaukom

Grüne Sternenbrille des Hasen

Atropin ist kontraindiziert bei (Engwinkel-)Glaukom. Atropin führt zu einer Mydriasis, die eine Verlegung des Kammerwinkels verursachen kann. Der anticholinerge Hase hat eine grüne Sternenbrille auf (grüner Star).

16 Hyperthermie

Rote Ohren

Patienten leiden nach Atropingabe unter Hyperthermie durch verminderte Schweißsekretion. Das führt zu einer kutanen Vasodilatation mit dem Ziel einer Wärmeabgabe, daher hier die Hautrötung: Der anticholinerge Hase hat ein knallrotes Gesicht und gibt über seine Ohren Wärme ab (Hyperthermie).

17 Miktionsbeschwerden

Volle Flasche Apfelsaft

Es kommt zur Tonusabnahme des M. detrusor vesicae und damit zu Miktionsbeschwerden. Vielleicht ist der anticholinerge Hase so sauer, weil er die volle Apfelsaftflasche neben sich nicht aufkriegt (Miktionsbeschwerden).

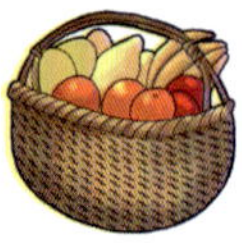

18 Obstipation

Obstkorb

Es können auch Verdauungsstörungen mit Obstipation auftreten, da die Darmmotilität abnimmt. Neben dem anticholinergen Hasen steht ein Obstkorb (Obstipation).

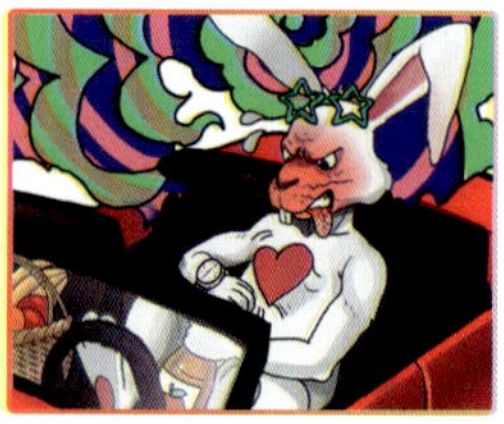

19 Zentrale Erregung und Halluzinationen bei Überdosierung

Anticholinerger Hase ist wütend und halluziniert

Atropin führt vor allem bei Überdosierung zu einer zentralen Erregung mit Unruhe und Halluzinationen. Der anticholinerge Hase ist aufgebracht, wütend und halluziniert.

20 Nebenwirkungsdauer übersteigt Wirkungsdauer

Anticholinerger Hase blickt ungeduldig auf seine Uhr

Die Nebenwirkungsdauer von Atropin übersteigt oft die Wirkungsdauer. Der anticholinerge Hase (NW) blickt ungeduldig auf seine Uhr – wann kann er endlich tanken?

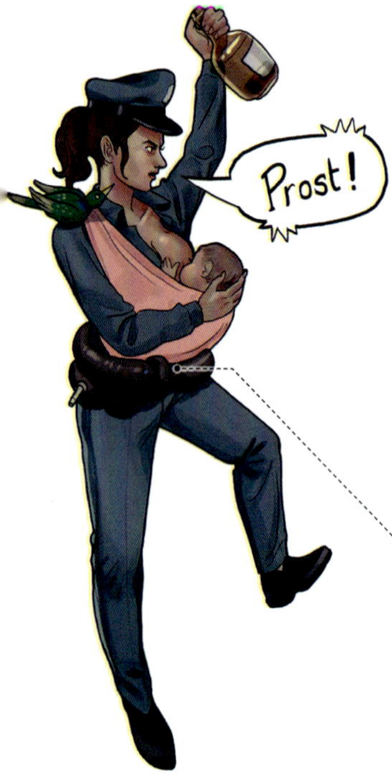

3 Kontraindikationen

21 (Engwinkel-) Glaukom

Grüner Star auf Schulter der Tankwärtin

Die Kontraindikationen sind an der Tankwärtin gezeigt, die den anticholinergen Hasen nicht Benzin tanken lassen möchte (KI). Atropin ist kontraindiziert bei (Engwinkel-) Glaukom. Atropin führt zu einer Mydriasis, die eine Verlegung des Kammerwinkels verursachen kann. Auf der Schulter der Tankwärtin sitzt ein grüner Star (KI grüner Star).

22 Prostatahyperplasie mit Restharnbildung

Hält Bier hoch und ruft "Prost!", in blasenförmiger Flasche ist noch ein Rest

Atropin ist kontraindiziert bei Blasenentleerungsstörungen mit Restharn, also zum Beispiel bei Prostatahyperplasie. Durch Gabe von Atropin steigt die Restharnbildung durch Hemmung der glatten Blasenmuskulatur. Die Tankwärtin hält ein Bier hoch und ruft "Prost!" (Prostatahyperplasie). Die Bierflasche erinnert in der Form an eine Blase und es ist noch ein Rest drin (Restharnbildung).

23 Stenosen/Paralysen des GIT

Verknoteter Darm

Bei Stenosen des Verdauungstrakts erfolgt keine Atropingabe. Bei Pylorusstenose, paralytischem Ileus oder Megakolon führt Atropin zur Verschlimmerung der Transportstörung. Um den Bauch der Tankwärtin ist ein verknoteter Reifenschlauch gewickelt. Dieser erinnert an einen paralysierten, aufgeblähten Darm (Stenosen/Paralysen des GIT).

24 Tachykardie/-arrhythmie: Erhöht Risiko für Herzrhythmusstörungen

Tankwärtin blockiert Raser-Auto

Bei Tachykardie oder Tachyarrhythmie erhöht Atropin das Risiko für Herzrhythmusstörungen, die selten zu Kammerflimmern führen. Die Tankwärtin blockiert den schnellen blutroten Sportwagen (Tachykardie als KI) des anticholinergen Hasen.

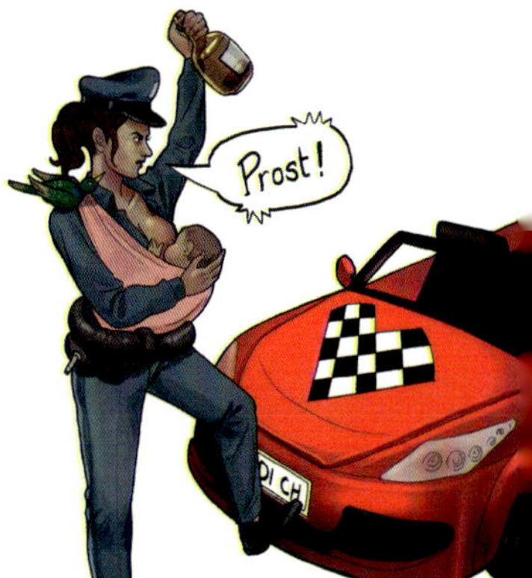

25 Muttermilchgängig: Kontraindiziert in Stillzeit

Stillende Tankwärtin verhindert, dass jemand 'A Tropfen Benzin' bekommt

In der Stillzeit darf Atropin nicht gegeben werden, da es muttermilchgängig ist. Zudem verringert es die Milchbildung. Die Tankwärtin stillt ihr Baby (KI Stillen).

4 Parmakokinetik

26 Lipophiles Amin: gute orale Bioverfügbarkeit, liquorgängig

Amen-Poster, Stück Butter, Likör

Atropin ist ein lipophiles, tertiäres Amin. Es wird schnell und nahezu vollständig nach oraler Gabe resorbiert. Zudem ist es liquorgängig, daher treten zentrale Symptome (Unruhe, Halluzinationen) bei Überdosierung auf. An der Tanksäule heftet ein Poster mit Aufschrift "3x Amen" (Tertiäres Amin) und an der Tanksäule hat jemand Butter (lipophil) und Likör (liquorgängig) vergessen.

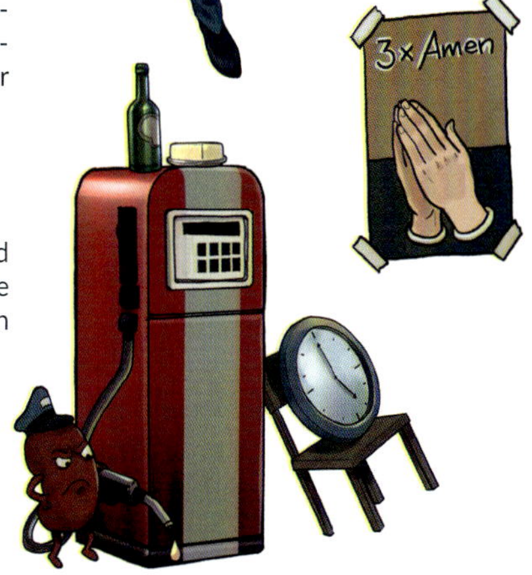

27 Ausscheidung über Nieren

Tankhahn wird von Niere gehalten, daraus laufen gelbe Tropfen

Etwa 50% der verabreichten Atropindosis wird unverändert über die Nieren ausgeschieden. Zum Teil wird Atropin auch in der Leber metabolisiert. Die dabei gebildeten Metaboliten werden größtenteils über die Nieren ausgeschieden. Eine kleine Niere hält den Tankhahn (Ausscheidung über Niere), aus dem Hahn laufen gelbe Tropfen (Urin).

28 Wirkdauer 4 Stunden bei intravenöser, intramuskulärer und oraler Gabe

Stuhl lehnt an Zapfsäule

Die Wirkdauer von Atropin beträgt vier Stunden bei nicht-lokaler Gabe. Ein Stuhl mit einer Uhr darauf lehnt an der Tanksäule (vier Stuhlbeine für vier Stunden).

5 Interaktionen

29 Wirkungsverstärkung durch Amantadin, TZA, Neuroleptika

Tankhahn hochgehalten durch Neurolebkuchen auf Dreirad

Atropin muss man sehr vorsichtig einsetzen, bei gleichzeitiger Gabe von anderen anticholinerg wirkenden Medikamenten wie z.B. Amantadin, trizyklischen Antidepressiva oder Neuroleptika. Ein Neurolebkuchen (Neuroleptika) auf einem Dreirad (trizyklische Antidepressiva) hält den Tankhahn hoch (Wirkungsverstärkung).

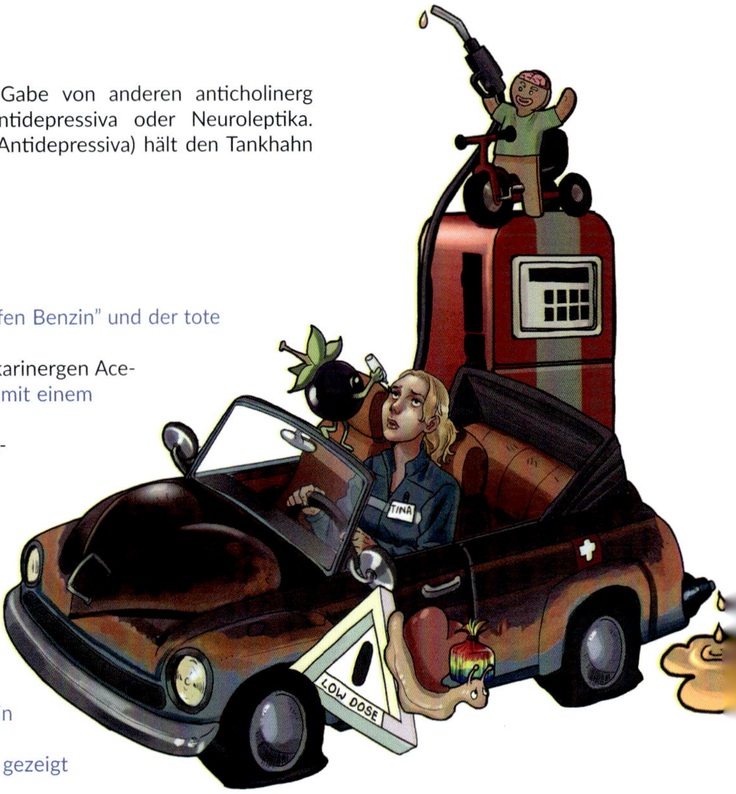

Quintessence

Q1 Atropin ist Hauptvertreter der Parasympatholytika, hier "A Tropfen Benzin" und der tote Papst.

Q2 Atropin führt zur kompetitiven, reversiblen Hemmung der muskarinergen Acetylcholinrezeptoren, hier zieht die Tollkirsche einer Muskatnuss mit einem Bumerang eins über den Kopf.

Q3 Dadurch kommt es zur Herzfrequenzsteigerung, Sekretionshemmung, Peristaltikhemmung, Mydriasis, gezeigt am Herzen mit Uhr und Dromedar, seiner leeren Wasserflasche und großen Augen.

Indikationen

Q4 Atropin dient der Herzfrequenzsteigerung bei bradykarden Herzrhythmusstörungen (HRST), hier die Brady-Karre der Notärztin, die dringend zum nächsten Noteinsatz muss, dafür fehlt ihr nur leider "a Tropfen Benzin".

Q5 Atropin nutzt man zur therapeutischen Mydriasis, die Notärztin bekommt Augentropfen.

Q6 Atropin setzt man ein als Antidot bei Alkylphosphatintoxikation, gezeigt am intoxikierten Pfirsich.

Kontraindikationen

Q7 Atropin ist kontraindiziert bei Glaukom, der grüne Star auf der Schulter der Tankwärtin.

Q8 Atropin erhöht das Risiko für Herzrhythmusstörungen bei Tachyarrhythmie, die Tankwärtin blockiert das schnelle rote Auto.

Nebenwirkungen

Q9 Atropin führt zu Hyperthermie, gezeigt am ungeduldig wartenden Hasen mit roten Ohren.

Q10 Vor allem bei Überdosierung mit Atropin kommt es zu Unruhe und Halluzinationen (zentrale Erregung). Der Hase halluziniert.

Q11 Eine Intoxikation mit Atropin führt zum anticholinergen Syndrom, hier der Anti-Collie-Hase, der ungeduldig in seinem Sportwagen wartet.

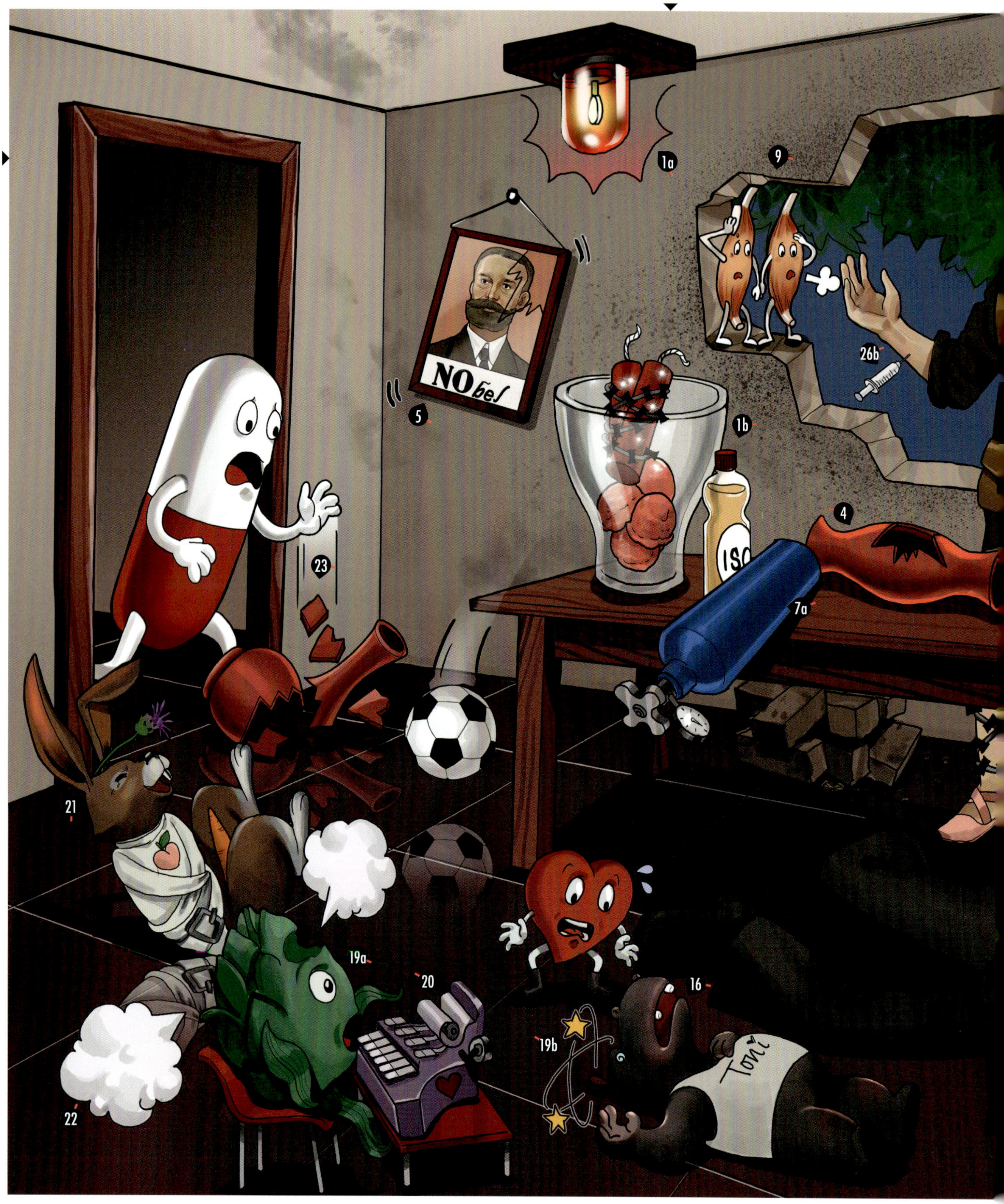

Nitrate

Glycerolnitrat und Isosorbiddinitrat

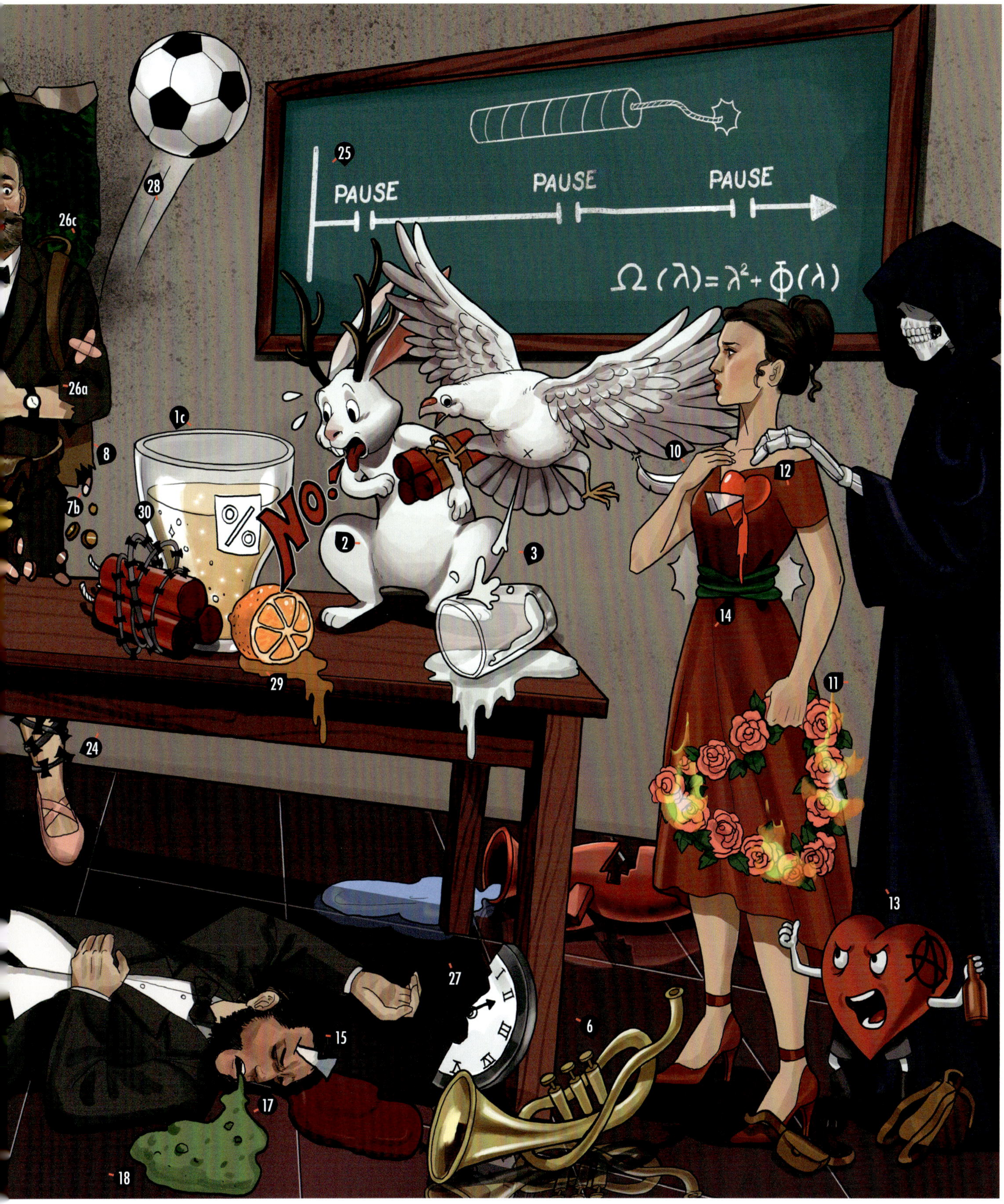

Nitrat-Explosion in Alfred Nobels Labor

Wir schreiben das Jahr 1864. Es ist ein fürchterlicher Tag. Alfred Nobel hatte seinen wissenschaftlichen Durchbruch schon, der ihm weltweiten Ruhm und großen Reichtum verschaffen hat – Dynamit! Aber der Ehrgeiz peitscht ihn voran: Er kann nicht genug bekommen und versucht noch mit Dynamit explosive Geschmäcker in Alkohol und Sorbet zu bringen. Gefährliche Experimente, die ihm nicht Ruhm, sondern eine riesige Explosion bringen, die alle Gefäße im Raum sprengt und seinen Liebsten den Tod bringt: Sein Bruder Emil ist tot und seine Liebhaberin ist mit dem Hippo dem Tode nahe. Seine schockierten Gehilfen, der Reh-Hase, die Möwe und die Artischocke, sind schockiert. Sein Nachbar kann es auch kaum fassen.

Die kurzwirksamen **Nitrate** Glyceroltrinitrat (Nitroglycerin) und Isosorbiddintrat (ISDN) sind Notfallmedikamente, sie dienen der Vasodilatation zur Entlastung des Herzens.

Über die Freisetzung von NO wirken sie relaxierend auf glatte Muskulatur. Diesen Mechanismus nutzt man bei stabiler Angina pectoris sowie dem akuten Koronarsyndrom. Die Vasodilatation führt zur Vor- und Nachlastsenkung und senkt dadurch den Sauerstoffbedarf des Myokards. Zudem kommt es durch Vasodilatation der Koronargefäße zur besseren Myokardperfusion. Dennoch wirken Nitrate nicht prognoseverbessernd.

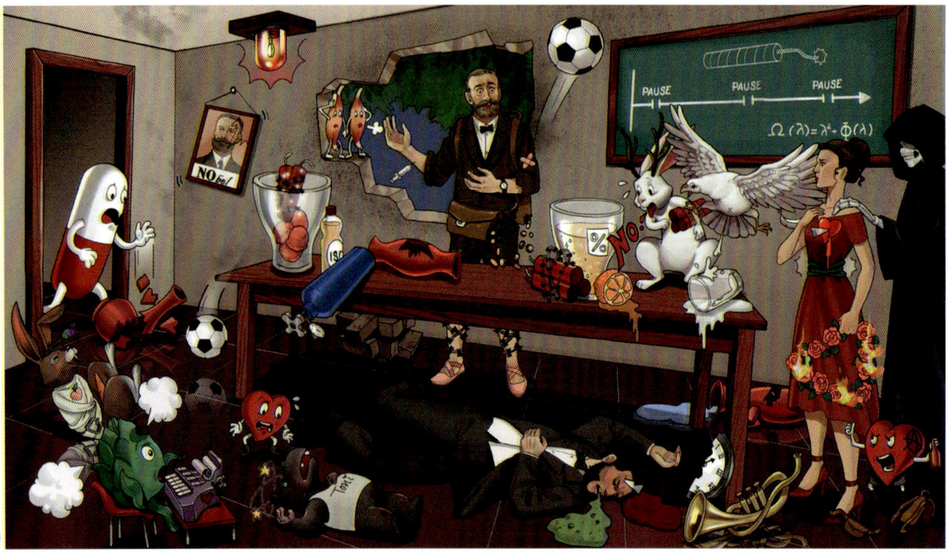

30

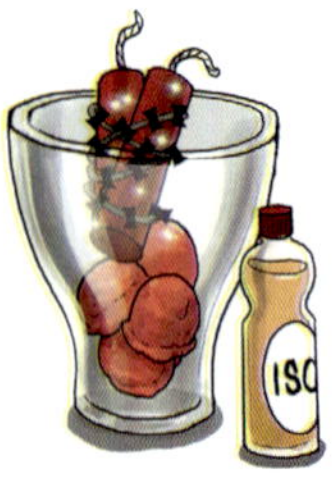

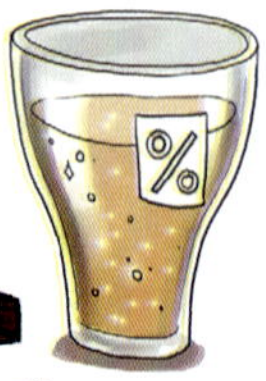

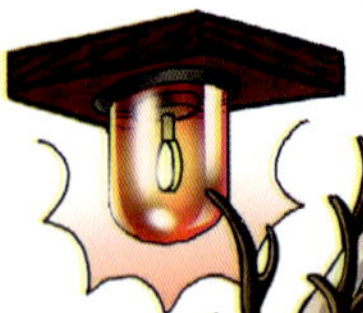

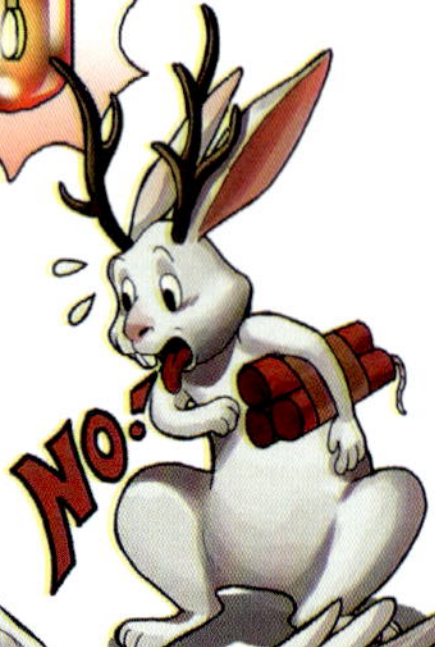

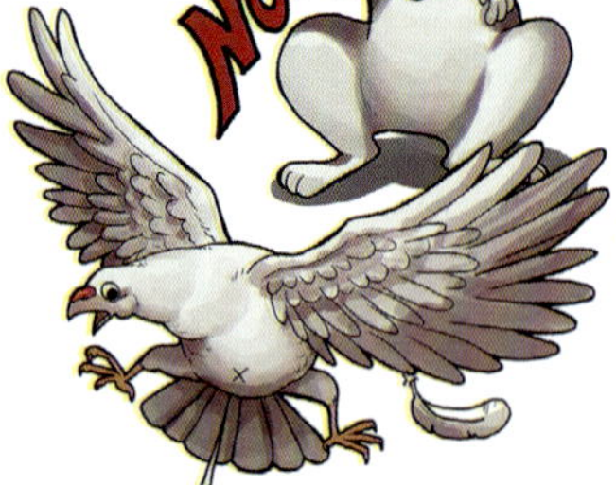

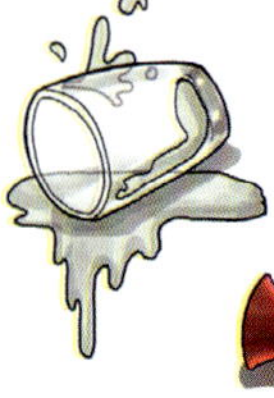

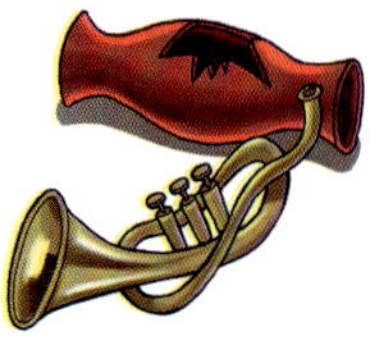

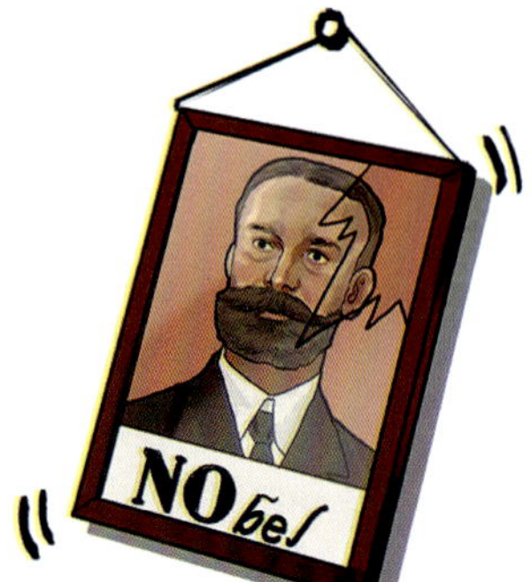

1 Glyceroltrinitrat (Nitroglycerin) und Isosorbiddintrat (ISDN) sind Notfallmedikamente bei Koronarer Herzkrankheit (KHK)

Nitratexplosion in Nobels Labor; Dynamit-Iso-Sorbet und Dynamit-Glitzeralkohol; Notfall-Alarm aktiviert

Glyceroltrinitrat und Isosorbiddinitrat (ISDN) sind Notfallmedikamente. Man setzt sie bei der Akutbehandlung des akuten Koronarsyndroms ein sowie bei stabiler Angina pectoris. Beides sind klinische Erscheinungen der koronaren Herzkrankheit (KHK). Alfred Nobel hat 1866 aus einer Kombination von Glyceroltrinitrat mit Kieselgur den Sprengstoff Dynamit erfunden. Hier sieht man auf Nobels Arbeitsbank zwei Wirkstoffe in großen Vasen: Dynamit-Iso-Sorbet (Iso-sorbit-dinitrat) und Dynamit-Glitzeralkohol (Glycer-ol-trinitrat). Es kam zur Nitratexplosion. Der leuchtende Notfallalarm an der Decke wurde durch die Explosion ausgelöst (I: Notfallmedikament).

1 Wirkmechanismus

2 Nitratreduktase setzt NO aus Isosorbiddinitrat/Glyceroltrinitrat frei

Spreng-Reh-Hase schreit "NO!"

Die Substanzen Glyceroltrinitrat und Isosorbiddinitrat sind Stickstoff-Monoxid (NO) Donatoren. Das Enzym Nitratreduktase setzt das NO enzymatisch aus Isosorbiddinitrat und Glyceroltrinitrat frei. Somit führt man im Endeffekt durch die Nitratgabe exogen NO dem Körper zu. Der Spreng-Reh-Hase (Nitrat-Reduktase), Assistent des Alfred Nobels, schreit laut „NO!", als dieser sich verkalkuliert. Dies zeigt die Freisetzung von NO durch die Nitrat-Reduktase.

3 NO aktiviert Guanylatcyclase → erhöht cGMP → senkt intrazelluläre Calciumkonzentration

Runde Möwe erschrickt → kackt Guano auf Milchglas → Milchglas kippt um

NO aktiviert die Guanylatcyclase und erhöht die Bildung von cGMP. Das senkt die intrazelluläre Calciumkonzentration und führt zur Relaxation der glatten Gefäßmuskulatur (v.a. an Venen und großen Koronararterien).Die runde (-cyclase), Guano kackende Möwe stellt hier die Guanylatcyclase dar. Als zweiter Assistent erschrickt sie von dem Aufschrei und kackt vor Schreck Guano auf ein Glas Milch. Dies zeigt die Erhöhung von cyclischem Guanylat-MP, durch aktivierte Guanylatcyclase. Das Glas Milch kippt um und die Milch tropft zu Boden (Erniedrigung des Calciums).

4 NO vermittelte Vasodilatation

Zerborstene Vasen

Die Relaxation der glatten Gefäßmuskulatur (v.a. an Venen und großen Koronararterien) führt zur Vasodilatation (zerborstene rote Vasen) und entfaltet somit die Wirkung auf Vor- und Nachlast des Herzens.

5 NO-vermittelte Hemmung der Thrombozytenaggregation

Verbogene Trompete

6 Lokaler NO-Mangel bei krankheitsbedingter Endothelschädigung

Kaputtes Nobel-Portrait an beschädigter Wand

Physiologischerweise bildet nur unbeschädigtes Endothel NO und setzt es bei mechanischer Stimulation frei. So z.B. durch Scherkräfte des strömenden Blutes oder pulsatile Dehnung, aber auch durch Serotonin, Histamin und Acetylcholin induzierte Rezeptoraktivierung. Bei Endothelschädigung (e.g. Arteriosklerose, Stenose) kommt es zum lokalen NO-Mangel, der nicht kompensierbar ist. In Abwesenheit von NO wirken Serotonin, Histamin und Acetylcholin hingegen vasokonstriktorisch. Die beschädigte Wand des Labors stellt die Endothelschädigung dar. Das schiefhängende Portrait von Nobel steht für NO. Es ist beschädigt und droht von der Wand zu fallen (gestörte NO-Freisetzung).

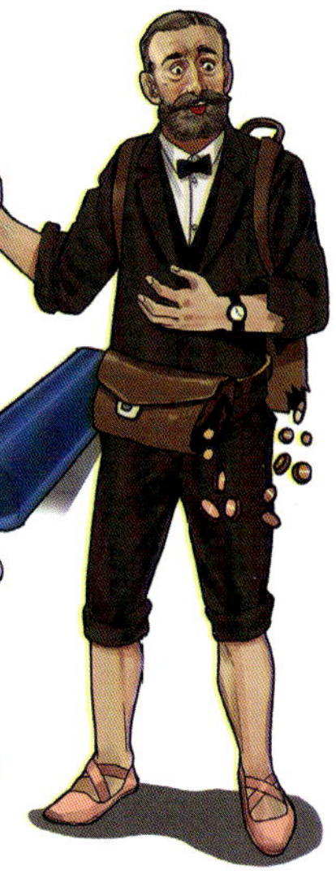

7 Vorlastsenkung und dadurch Besserung der Myokarddurchblutung; Senkung des Sauerstoffverbrauchs

Zerrissene Bauchtasche; O2-Flasche kippt um

Nitrate wirken bereits in geringer Dosis vorlastsenkend. Durch die venöse Dilatation nimmt das Volumen der Venen zu (Volumenkapazität). Dadurch sinkt der linksventrikuläre enddiastolische Druck, der bei Ischämie oder Herzinsuffizienz deutlich erhöht ist. Die inneren Schichten des Myokards werden besser durchblutet und das Herzzeitvolumen ist bei überdehntem Ventrikel gesteigert. Zusätzlich sinkt der kardiale Sauerstoffverbrauch durch die Vorlastsenkung. Die zerrissene Bauchtasche Nobels zeigt die Senkung der Vorlast. Aus der Tasche, die vorne am Bauch hängt, fällt ihr Inhalt und sie wird leichter. Die Sauerstoffflasche, die er fallengelassen hat, zeigt die Senkung des O2-Verbrauchs.

8 Nachlastsenkung

Zerrissener Rucksack

Bei höheren Dosen kommt es auch zur arteriellen Vasodilatation. Dadurch sinkt die Nachlast. Aus Nobels zerrissenem Rucksack fällt der Inhalt zu Boden und die Last wird geringer.

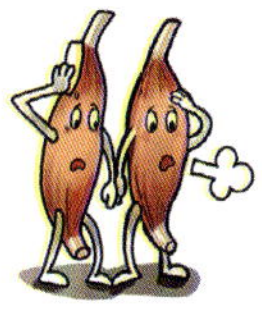

9 Relaxation glatter Muskulatur in Bronchien, Gallenwegen, Harnleitern und GIT

Glatte Muskeln entspannen sich nach der Explosion

In den Bronchien, Gallenwegen, Harnleitern und im Gastrointestinaltrakt kommt es zur Relaxation der glatten Muskulatur und dadurch zur Schmerzlinderung bei Koliken. Allerdings ist die Wirkdauer von Glyceroltrinitrat und Isosorbiddinitrat sehr kurz. Nobels Handlanger sind die zwei glatten Muskeln. Sie wischen sich über die Stirn, da sie sich nach der Explosion erstmal entspannen müssen.

2 Indikationen

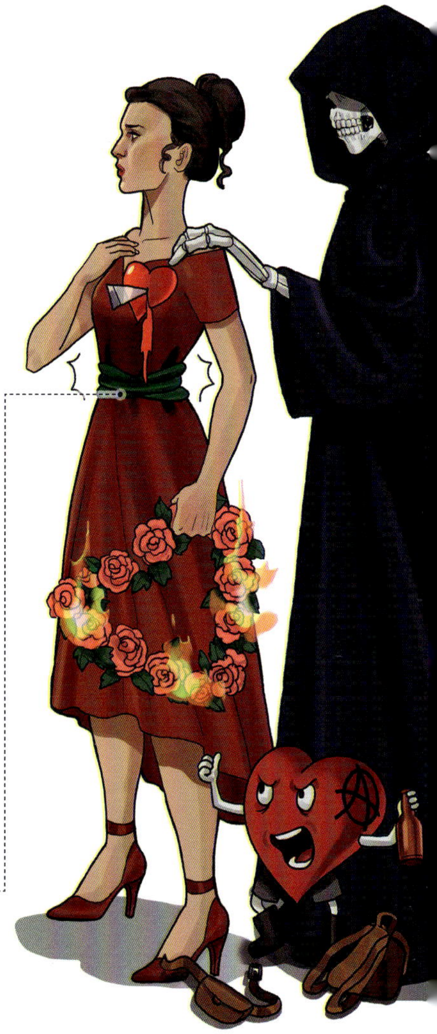

10 Stabile Angina pectoris

Latina greift sich an Brust

In Kombination mit Betablockern oder frequenzsenkenden Calciumantagonisten bilden Glyceroltrinitrat/Isosorbiddinitrat die Erstlinientherapie bei symptomatischer KHK/stabiler Angina pectoris. Die Latina (Angina) möchte Alfred Nobel beeindrucken. Sie greift sich leidenschaftlich an die Brust und ihren M. pectoralis major (Angina pectoris).

11 Akutes Koronarsyndrom

Brennender Herz-Kranz

Auch bei akutem Koronarsyndrom (ACS), d.h. bei instabiler Angina pectoris, NSTEMI und STEMI, gibt man Glyceroltrinitrat/Isosorbiddinitrat. Mit der linken Hand hält die Latina einen brennenden Herz-Kranz (akutes Koronarsyndrom).

12 Symptomlinderung bei Angina pectoris und akutem Koronarsyndrom (Prognose unverändert)

Erleichterte Latina bemerkt tödliche Wunde nicht

Durch Senkung des kardialen Sauerstoffverbrauchs verbessern Glyceroltrinitrat bzw. Isosorbiddinitrat die Symptomatik bei stabiler Angina pectoris und dem akutem Koronarsyndrom. Sie haben jedoch keinen prognostisch günstigen Effekt. Die Latina ist erleichtert, dass Alfred Nobel nichts passiert ist (Erleichterung der Symptomatik). Sie selbst übersieht ihre tödliche Wunde am Herzen. Der Gevatter Tod steht hinter ihr und verbildlicht die unverändert schlechte Prognose.

13 Akute Linksherzinsuffizienz

Anarchie-Herz im Suff zieht am linken Rockzipfel

Glyceroltrinitrat/Isosorbiddinitrat sind indiziert bei akuter Linksherzinsuffizienz. Dosisabhängig senken sie Vor- und Nachlast und erhöhen so das Schlagvolumen. Die Gabe erfolgt zunächst sublingual, dann intravenös. Bei akuter Herzinsuffizienz ist die Kombination von Furosemid mit Nitrat der alleinigen Furosemid-Gabe überlegen. Das politisch "linke" Anarchie-Herz im Suff, welches an Latinas Rockzipfel zieht, zeigt die Indikation von Nitraten bei Linksherzinsuffizienz. Es hat seine Bauchtasche und seinen Rucksack verloren (Vor- und Nachlastsenkung).

14 Hohlorganspasmen u.a. Gallenkolik und Ösophagusspasmus

Gallegrüner Spaß-Schlauch um Latinas Hüften

Glyceroltrinitrat/Isosorbiddinitrat relaxieren kurzfristig die glatte Muskulatur und sind daher indiziert bei Spasmen von Hohlorganen. Also u.a. bei Gallenkolik oder Ösophagusspasmus. Die Latina trägt einen gallegrünen hohlen Spaß-Schlauch um ihre Hüften (Hohlorganspasmen). Er ist viel zu eng geschnürt und wartet auf die Nitrate zur Relaxation.

Trivia

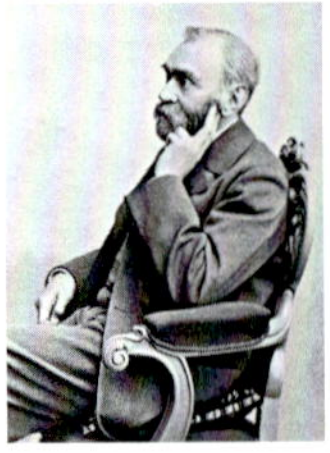

Alfred Nobel war der dritte Sohn des schwedischen Ingenieurs und Industriellen Immanuel Nobel. Sein jüngerer Bruder Emil Oskar Nobel starb zusammen mit vier weiteren Personen am 3. September 1864 bei einem durch Experimentieren mit Nitroglycerin verursachten Unfall in Helenenborg. Alfred Nobel war nicht anwesend, als der Unglücksfall geschah.

aus Wikipedia
Bild: Wiki Commons CC0

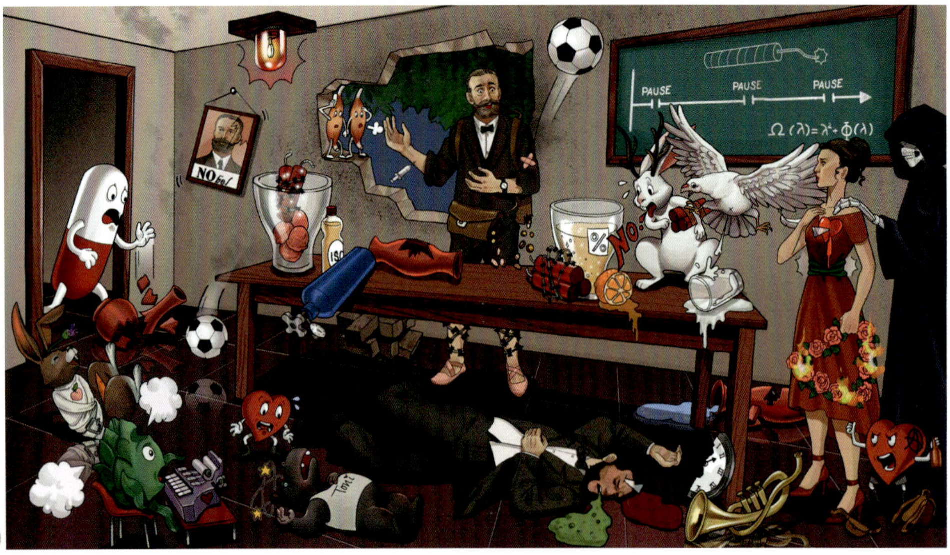

30

3 Nebenwirkungen

15 Nitratkopfschmerz

Vasensplitter in Emils Kopf

Durch die Dilatation von Hirngefäßen kommt es sehr häufig zum sogenannten Nitratkopfschmerz. Dieser bildet sich oft im Verlauf der Therapie zurück. Tatsächlich kam es bei Nobels Experimenten oft zu Unfällen. In einem kam sein Bruder Emil ums Leben. Ein Splitter hat sich in Emils Stirn gebohrt (Kopfschmerz).

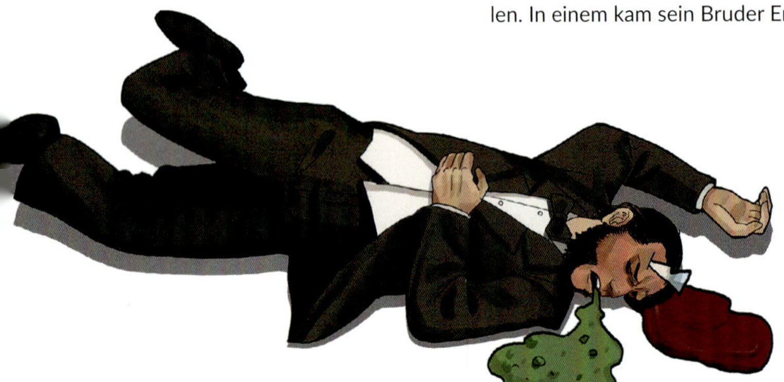

16 Kreislaufdysregulation

Hippo Toni liegt mit Schwindel am Boden

NO führt u.a. zur Erweiterten der venösen Kapazitätsgefäße. Ein relevantes Blutvolumen sammelt sich in diesen Gefäßen (venöses Pooling). Dadurch kann es zu orthostatischem Schwindel und reflektorischer Tachykardie kommen. Hippo Toni liegt bewusstlos am Boden (orthostatische Dysregulation bei Hypotonie). Neben ihm steht ein panisches Herz (reflektorische Tachykardie).

17 Flushsymptomatik

Emils roter Kopf

Patienten leiden z.T. unter einer Flushsymptomatik mit flüchtiger Hautrötung. Emils Kopfhaut ist rot angelaufen.

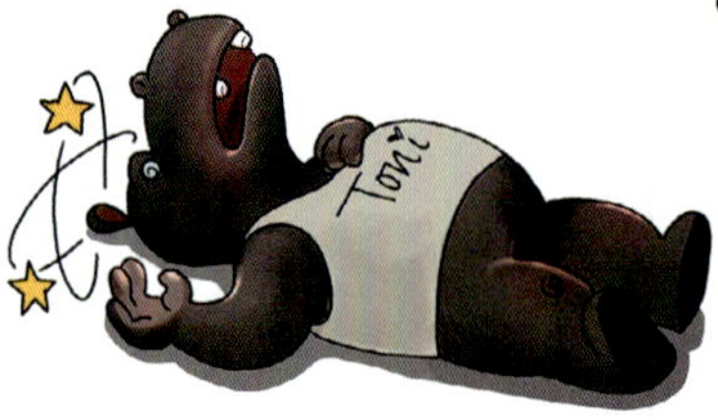

18 Übelkeit, Erbrechen

Grünes Erbrochenes läuft aus Emils Mund

Sehr häufig kommt es zu Übelkeit und Erbrechen. Aus Emils Mund läuft Erbrochenes.

4 Kontraindikationen

19 Schock und Hypotension

Geschockte Artischocke und Hippo Toni

Glyceroltrinitrat/Isosorbiddinitrat sind kontraindiziert bei Schock und Hypotension mit systolischem Blutdruck unter 90 mmHg. Die neben Hippo Toni sitzende schockierte Artischocke zeigt die Kontraindikation bei Schocksymptomatik und Hypotension.

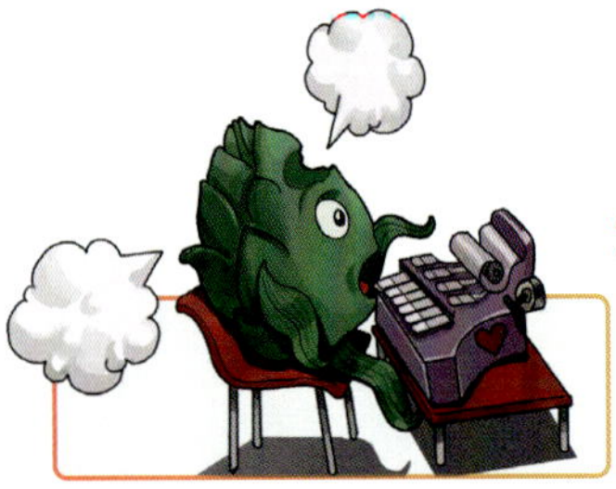

20 Stenosierende Herzvitien

Stenograph mit Herz

Glyceroltrinitrat/Isosorbiddinitrat sind kontraindiziert bei schweren stenosierenden Herzvitien, z.B. bei Aortenklappenstenose oder hypertropher obstruktiver Kardiomyopathie. Es besteht die Gefahr einer Dekompensation. Die Artischocke sitzt an einem Stenographen mit Herzsymbol (stenosierende Herzvitien).

21 Phosphodiesterase-Hemmer

Gehemmter Pfirsich-Distel-Hase in Zwangsjacke

Die Kombination von Glyceroltrinitrat/Isosorbiddinitrat mit Phosphodiesterase-Hemmern (Sildenafil, Vardenafil, Tadalafil) ist kontraindiziert. Phosphodiesterase-Hemmer potenzieren den blutdrucksenkenden Effekt von Nitraten und anderen NO-Donatoren. Es kann zu schwerwiegenden therapieresistenten Hypotensionen kommen. Diese sind teils sogar lebensbedrohlich. Die Artischocken-Helferin hält den Pfirsich-Distel-Hasen in einer Zwangsjacke fest (Phosphodiesterase-Hemmer). Die Karotte zeigt die Indikation der Phosphodiesterase-Hemmer. Diese gibt man u.a. bei Erektionsproblemen.

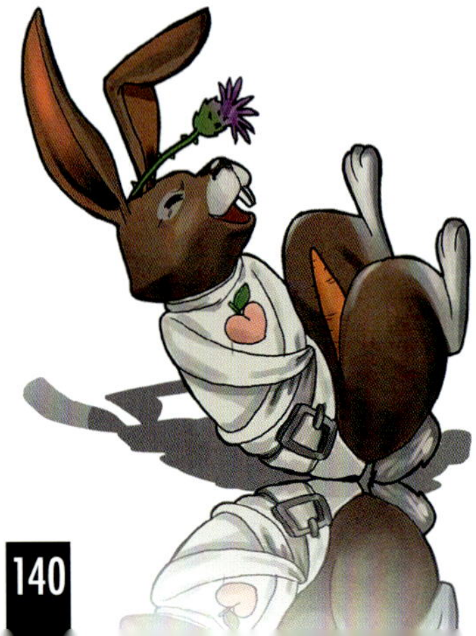

22 Erhöhter intrakranieller Druck

Dampfwolken schießen aus dem Kopf der Artischocken-Helferin

Durch die Vasodilatation besteht eine Gefahr der Druckerhöhung im Gehirn. Bei bereits vorbestehender intrakranieller Hypertension sind Nitrate daher kontraindiziert. Aus dem verbeulten Kopf der Artischocken-Helferin schießt Dampf (erhöhter Druck im Schädel).

5 Interaktionen

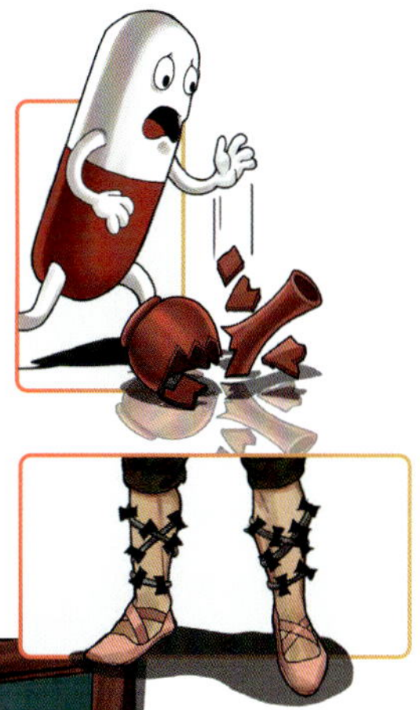

23 Additive Blutdruck-Senkung bei Kombination mit blutdrucksenkenden Pharmaka

Nachbar Pille fällt Vase herunter

Glyceroltrinitrat/Isosorbiddinitrat interagieren mit anderen blutdrucksenkenden Pharmaka wie z.B.: Antihypertensiva, Betablockern, Diuretika, Vasodilatatoren, Barbituraten, sowie Phenothiazine, Trizyklische Antidepressiva und Alkohol. Es kommt zur additiven Blutdrucksenkung. Die zur Tür hereineilende Pille lässt eine Vase fallen und repräsentiert Pharmaka mit blutdrucksenkenden Wirkungen.

6 Klinische Aspekte

24 Nitrattoleranz

Tolle Tanzschuhe mit Nieten-Draht

Bei kontinuierlicher Gabe von Nitraten kommt es zur Toleranzentwicklung. Das liegt an einer vermehrten Bildung reaktiver Sauerstoffspezien. Diese bewirken eine verstärkte Umwandlung von NO in Peroxynitrit und dadurch eine verminderte Vasodilatation. Alfred Nobel trägt seine tollen Tanzschuhe (Toleranz) mit Nieten-Draht (Nitrat) im Labor (Nitrat-Toleranzentwicklung).

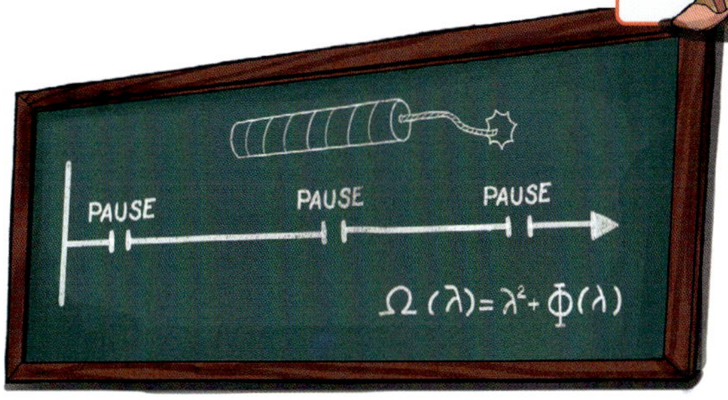

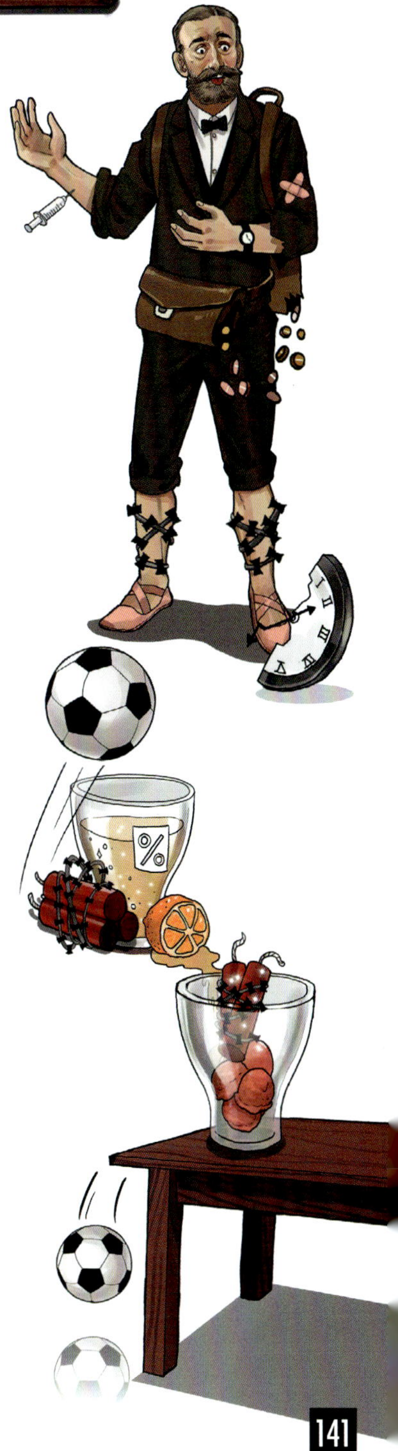

25 Nitrat-Gabe im Intervall um Toleranzentwicklung zu vermeiden

Zeitplan der Experimente in Intervallen

Um einer Toleranzentwicklung entgegenzuwirken, sollte eine chronische Nitrattherapie in Intervallen erfolgen. Ein nitratfreies nächtliches Intervall ist oft erste Wahl. Der Plan für die folgenden Experimente ist an der Tafel zu sehen. Die unterbrochene Zeitachse zeigt die Anordnung der Experimente in Intervallen.

26 Chronische Gabe per Pflaster; akut: sublingual oder intravenös

Pflaster und Armbanduhr; Zunge und Spritze

Nitratpflaster eignen sich zur Intervalltherapie. Bei akuter Angina pectoris verwendet man sublinguale oder intravenöse Nitrate. Das Pflaster an Nobels zerfetztem Ärmel und die Armbanduhr erinnert an die Therapie mit Pflastern bei chronischer Gabe. Seine herausgestreckte Zunge und Spritze im anderen Arm zeigen die sublinguale und intravenöse Gabe bei akuter Therapie.

27 Wirkdauer 30-60 Minuten

Halbierte Uhr

Die Wirkung tritt bei parenteraler Gabe nach 1-3 Minuten ein. Die Wirkdauer beträgt etwa 30 bis 60 Minuten. Die in zwei Hälften zerbrochene Uhr zeigt die Wirkdauer von 30-60 Minuten an.

7 Pharmakokinetik

28 Glyceroltrinitrat hat starken First-Pass-Effekt

Hochfliegender Fußballpass über Glitzeralkohol

Auf Grund des hohen First-Pass-Effekts in der Leber hat Glyceroltrinitrat eine geringe orale Bioverfügbarkeit. Der über der Vase mit Glitzeralkohol und den drei Dynamitstangen nach oben fliegende Fußballpass zeigt den hohen First-Pass-Effekt von Glyceroltrinitrat.

29 Glyceroltrinitrat schwächt Wirkung der Heparine

Gequetschte, saftende Mandarine

Die Wirkung von Heparin ist bei gleichzeitiger Gabe von Glyceroltrinitrat abgeschwächt. Nach Absetzen von Glyceroltrinitrat ist die Heparinwirkung hingegen teils sprunghaft erhöht. In diesem Fall muss man die Heparindosis reduzieren, da die Blutgerinnung sonst deutlich vermindert sein kann (PTT erhöht). Die zerquetschte Mandarine steht für die Wirkungsabschwächung der Heparine.

30 Isosorbiddinitrat hat geringeren First-Pass-Effekt und längere Wirkdauer

Iso-Sorbet mit zwei Dynamitstangen; fallender Fußball

Isosorbiddinitrat unterliegt einem geringeren First-Pass-Effekt. Eine orale Gabe ist daher möglich. Die Nitratreduktase metabolisiert Isosorbiddinitrat zunächst zu Isosorbidmononitrat. Dies ist Grund für die protrahierte Wirkung. Der Fußball bei der Vase mit dem Iso-Sorbet und den zwei Dynamitstangen fällt Richtung Boden (geringer First-Pass-Effekt).

Trivia

Nobel suffered from poor health for most of his life: he viewed himself as sickly and frail, complaining of indigestion, headaches and depression, and often felt lonely. In later life, he suffered appreciably from the intense pain of angina pectoris. It is therefore greatly ironic that, in 1890, Nobel's physicians recommended NG for his heart complaint. He wrote, in October 1896, just 7 weeks before his death:

„...isn't it the irony of fate that I have been prescribed nitroglycerine to be taken internally! They call it Trinitrin, so as not to scare the chemist and the public."

A Short History Of Nitroglycerine And Nitric Oxide In Pharmacology And Physiology
Neville Marsh & Alexander Marsh

30

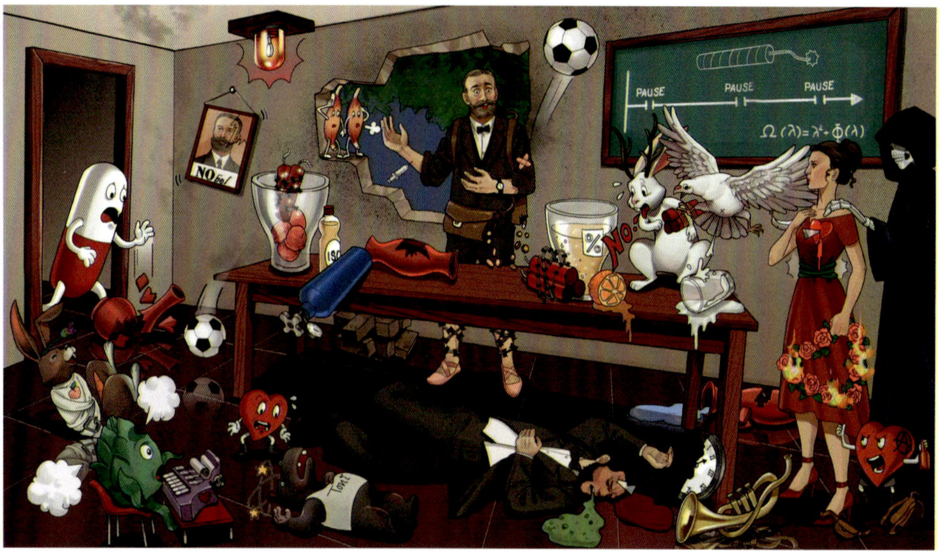

Quintessence

Q1 Die Nitrate Glyceroltrinitrat und Isosorbiddinitrat dienen der Akutbehandlung des ACS und der stabilen Angina pectoris, sie unterscheiden sich durch die Wirkdauer. Nobel experimentiert mit Glitzeralkohol und Iso-Sorbet und verursacht eine große Nitratexplosion.

Wirkmechanismus

Q2 Die NO-vermittelte Vasodilatation ist hier gezeigt an der durch die Explosion geborstene Vase.

Q3 Nitrate wirken über eine Vorlastsenkung. Dies bessert die Myokarddurchblutung und den -sauerstoffverbrauch, hier gezeigt an der zerrissenen Bauchtasche von Nobel.

Indikationen

Q4 Die Indikation stabile Angina pectoris wird gezeigt an der Latina, die sich an den Pectoralis greift.

Q5 Die Indikation des akuten Koronarsyndroms ist hier der brennende Herzkranz.

Kontraindikation

Q6 Kontraindiziert sind Phosphodiesterase-Hemmer, da diese den blutdrucksenkenden Effekt potenzieren. Dies ist gezeigt an dem Pfirsich-Distel-Hasen in Zwangsjacke.

Q7 Stenosierende Herzvitien sind ebenfalls eine KI, da hier das Dekompensationsrisiko steigt, hier gezeigt am Stenographen.

Nebenwirkungen

Q8 Nitratkopfschmerzen treten häufig auf, hier gezeigt am Splitter in Emils Kopf.

Klinische Aspekte

Q9 Es tritt bei dauerhafter Gabe rasch eine Nitrattoleranz auf, als Gegenmaßnahme dient eine Intervalltherapie. Gezeigt wird dies an Nobels tollen Tanzschuhen und seinem Experimentenplan.

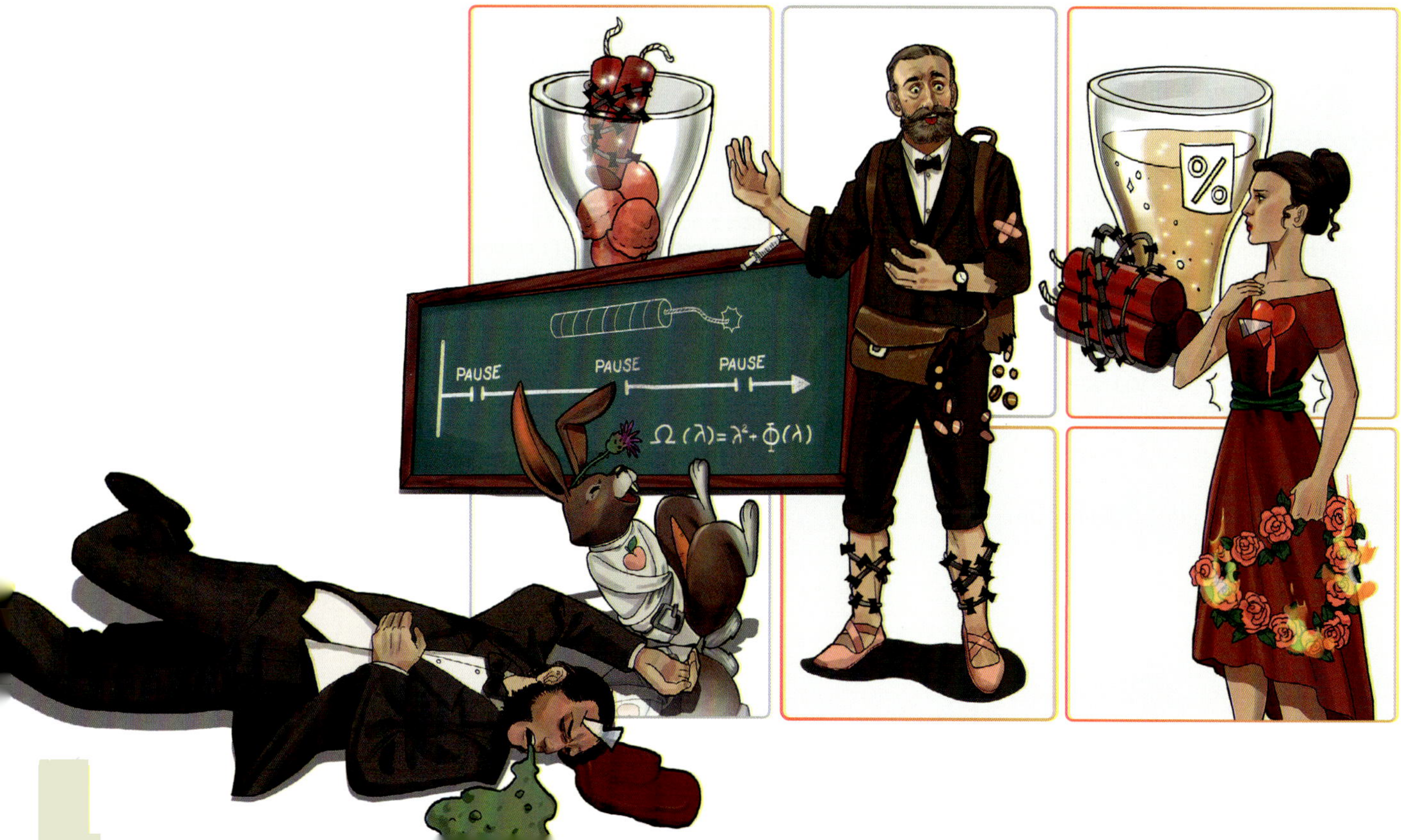

Blog

Warum diese 100 Pharmaka?

Inspiriert hat uns die Seite infomed.ch. Diese bietet eine Pharma-Kritik von 100 wichtigen Medikamenten, die genügen, um ca. 90% aller Erkrankungen der Primärmedizin zu behandeln (solange sie sich überhaupt pharmakologisch behandlen lassen).
Für unsere Auswahl haben wir vor allem auf drei Quellen zurückgegriffen: Erstens gibt es die Model List of Essential Medicines der WHO. Hier haben wir 570 Pharmaka (Stand 2019) aufgenommen. Zweitens gibt es Die 300 wichtigsten Wirkstoffe zur Prüfungsvorbereitung, ein Projekt des Instituts für Pharmakologie und Toxikologie der Technischen Universität München (TUM), daher die TUM300 genannt. Drittens gibt es eben die Liste von Infomed.ch: 100 wichtige Medikamente von 2005, aktualisiert 2020.
Aus der Schnittmenge dieser drei Listen haben wir wiederum eine Liste von 100 Substanzen definiert, die wir in unseren Meditricks abbilden wollen. Hierzu gehören Standardmedikamente wie Ibuprofen oder Acetylsalicylsäure (ASS). Vereinzelt haben wir weitere Substanzen aufgenommen, da wir diese aktuell und in Zukunft für wichtig halten bzw. weil sie schwer zu merken sind. Hierzu zählen die direkten oralen Antikoagulantien, die DOAKs, oder etwa die neuen oralen Antidiabetika wie die SGLT2-Hemmer. Ein kleines Schmankerl ist unser Meditrick zu Koffein und Kaffee – mit Bezug zu gesundheitlichen Auswirkungen von Koffein und Kaffe sowie ihrem Einfluss auf das Lernen.

Die Länge der Texte

Uns ist wichtig, dass Lernende ihr eigenes Tempo bestimmen können wie auch die Detailfülle, die sie brauchen. Vergleicht man unsere aktuellen, neuen Meditricks, wird schnell klar, dass sich etwas getan hat – nicht nur visuell. Die erklärenden Texte sind länger als früher. Dieser Unterschied zeigt sich auch an den Texten im Buch – die ersten Meditricks zu Medikamenten sind schon ein paar Jahre her, während aktuelle sich 2020 noch im Release befinden.
Einen ganzen Meditrick durchzulesen dauert heute sicherlich länger als zu den Kindertagen unseres Projektes. Dies soll schnelle Lerner aber nicht daran hindern, wie gewohnt, das Wichtigste in aller Kürze zu erfahren. Unsere Texte sind online wie auch in den Büchern meist so gegliedert, dass zunächst der Fakt und dann die Assoziation genannt wird. Anschließend folgt der längere Erklärtext. Wer es eilig hat, sich nur bestimmte Aspekte zu merken braucht oder die Grundlagen schon kennt, kann sich auf die Fakten und Assoziationen beschränken und braucht nicht mehr den ausführlichen Text zu lesen. Wir alle lernen unterschiedlich und wir versuchen so, ein möglichst individuelles Angebot zu schaffen.

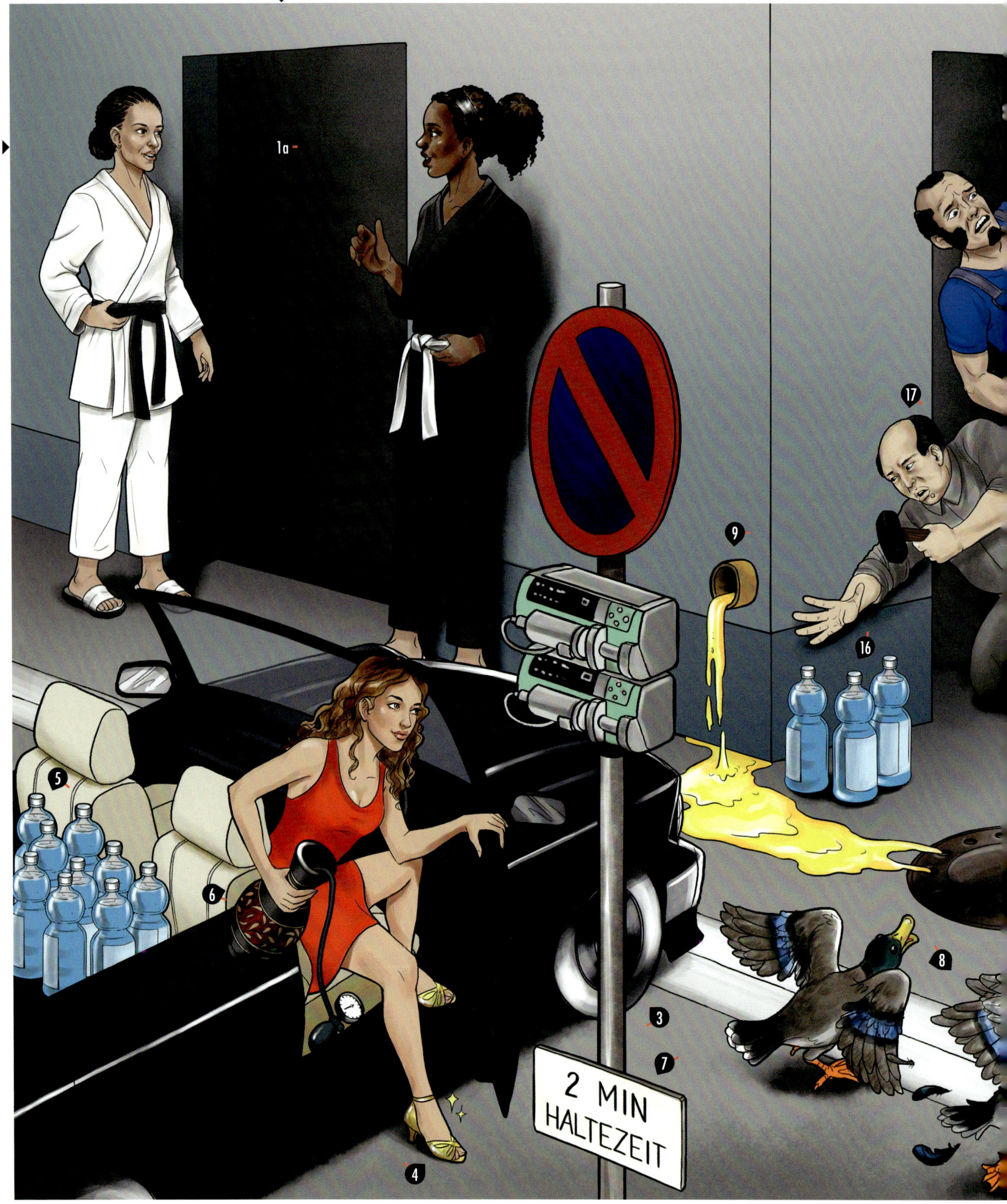

Katecholamine

Dobutamin

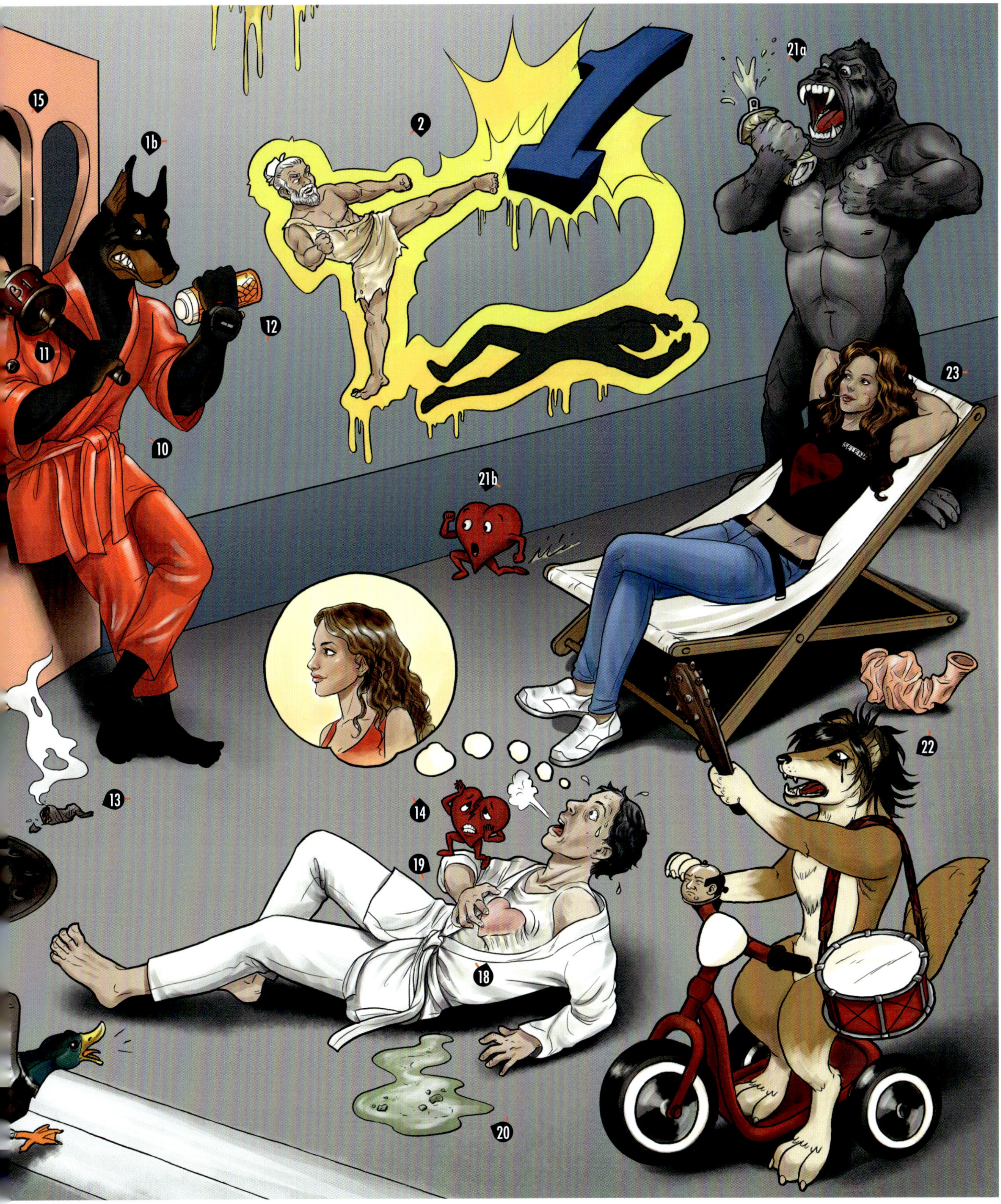

Karate-Schule und Dobermann-Trainer

Warum hält der muskulöse Dobermann-Trainer die Hintertür zur Karateschule zu? Und warum liegt der ihm anvertraute Schüler völlig erschlagen am Boden? Der Trainer hat wohl etwas zu verheimlichen! Der arme Karateschüler hat ein gebrochenes Herz … seine Angebetete erwidert seine Gefühle nicht! Der Dobermann-Trainer hat (trotz guter Intentionen) dubiose pädagogische Ansichten: Durch intensivstes Training möchte er seinen Schützling zu einem "echten Mann" erziehen. Dies soll ihn über den Herzschmerz hinwegtrösten. Der Schüler ist nun endgültig geschafft, denkt aber trotz allem nur an seine Flamme. Doch wer hätte es geahnt: Vor der Karateschule hält ein schicker Sportwagen – ist das seine Herzensdame?!

Adrenalin, Noradrenalin & **Dobutamin** sind Sympathomimetika – sie führen zur Aktivierung des sympathischen bzw. adrenergen Systems. Sie sind stark wirksame Medikamente der Notfall- und Intensivmedizin und unverzichtbar bei Reanimation und Schocksituationen.

Adrenalin ist indiziert bei Reanimation und Anaphylaxie, Noradrenalin beim *septischen* und das synthetische Katecholamin Dobutamin beim *kardiogenen* Schock. Aufgrund der geringen Bioverfügbarkeit müssen die Medikamente intravenös verabreicht werden, wobei auf eine gleichmäßige Wirkstoff-Zufuhr zu achten ist, um gefährliche Blutdruckspitzen und Tachy-Arrhythmien zu vermeiden.

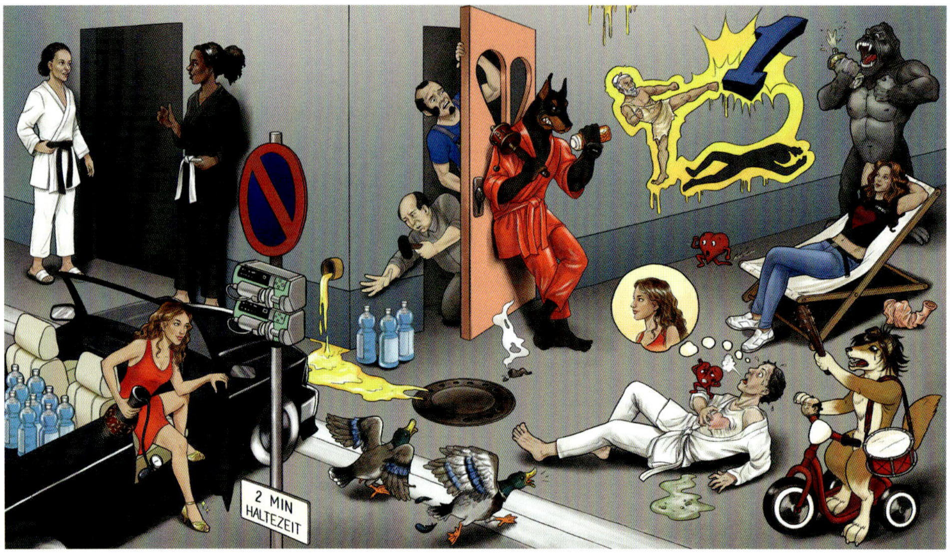

23

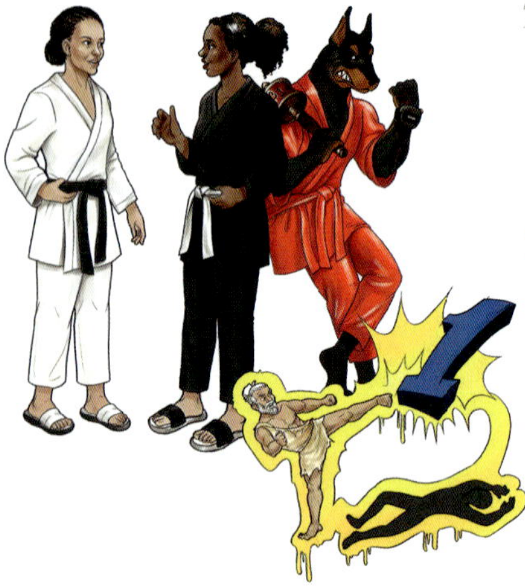

1 Adrenalin, Noradrenalin, Dobutamin: Katecholamine

Trainerin, schwarze Trainerin, Dobermann vor der Karate-Schule

Adrenalin, Noradrenalin (gezeigt durch die zwei Frauen im Karateanzug) und Dobutamin sind Katecholamine (hier die Karate-Schule). Hinterm Gebäude steht der Dobermann-Trainer (Dobutamin).

2 Katecholamine wirken sympathomimetisch, 1. Wahl bei Kreislaufversagen

Graffiti an der Karateschule: Steinzeitkrieger macht 1a-Kick um Gegner auszuschalten

Katecholamine wirken sympathomimetisch. Sie sind Medikamente erster Wahl bei schwerem Kreislaufversagen und somit Notfallmedikamente. Die Karateschule (Katecholamine) ziert ein Graffiti: Ein sympathischer Steinzeitkrieger (Stellvertreter des Sympathikus mit Fight or Flight) kickt seinen Gegner mit einem 1a-Knockout-Kick (1te Wahl), sodass dieser kollabiert (Kreislaufversagen).

1 Klinische Aspekte

3 Gabe von Katecholaminen so niedrig und kurz wie möglich

Niedriger gelegtes Auto im Halteverbot

Katecholamine setzt so niedrig dosiert und kurz wie möglich ein. Das liegt an den NW. Die Freundin des Karate Schülers ist gerade mit ihrem niedrig gelegten Sportwagen (so niedrig wie möglich) vor die Karateschule vorgefahren und hält dreist im Haltverbot (so kurz wie möglich).

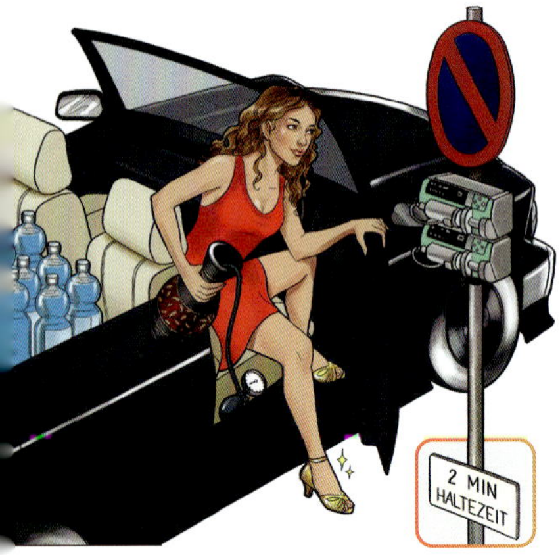

4 Schnelle Toleranzentwicklung

Tolle Tanzschuhe

Es tritt unter Katecholamintherapie schnell eine Toleranz ein durch Downregulation der ß-Rezeptoren. Die Freundin steigt mit tollen Tanzschuhen (Toleranzentwicklung) an den Füßen aus dem Auto.

5 Begleitende Volumentherapie

Getränke im Auto

Parallel zur Katecholamintherapie muss immer ein eventuelles Volumendefizit ausgeglichen werden. Die Freundin bringt Plastikflaschen mit Getränken für den Sportler (begleitende Volumentherapie).

6 Intraarterielle Blutdruckkontrolle

Vase mit Blutdruckmanschette

Begleitend ist eine intraarterielle Blutdruckkontrolle sinnvoll, bei höheren Dosen obligat. Die Freundin hält eine interessante Vase (intravasal) mit Manschette (Blutdruckkontrolle) in der Hand.

2 Pharmakokinetik

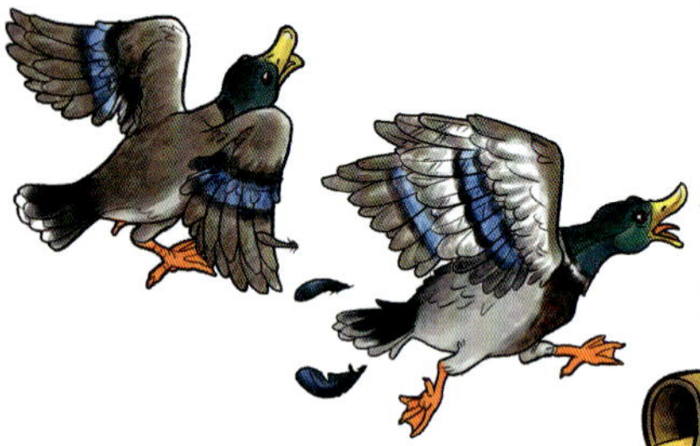

7 Sehr kurze HWZ

Sehr kurze Haltezeit

Katecholamine haben eine sehr kurze HWZ von etwa zwei min, daher ist eine kontinuierliche Gabe notwendig. Bei hohen Katecholamin-Dosen verwendet man zwei Perfusoren, um einen überlappenden Perfusor-Wechsel zu ermöglichen. Parken ist nur sehr kurz erlaubt vor der Schule, hier steht ein Schild mit dem Hinweis "2 Min Haltezeit". Am Schild sind zwei Perfusoren befestigt.

8 Parenterale Gabe

Paar Enten

Aufgrund der schlechten Bioverfügbarkeit gibt man Katecholamine parenteral. Vor dem Haupteingang laufen ein paar Enten (parenterale Gabe), sie wurden vom Auto aufgescheucht.

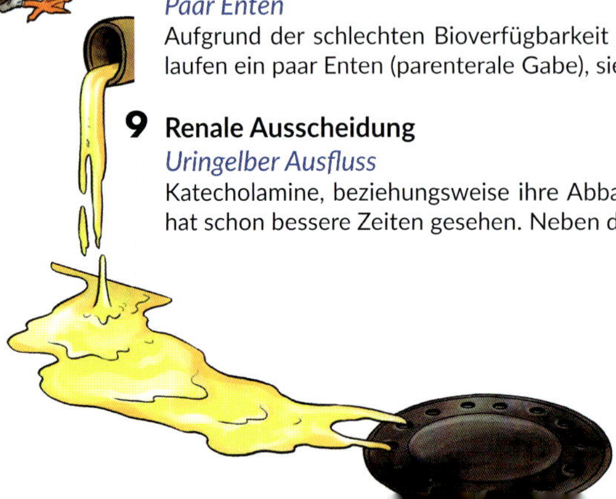

9 Renale Ausscheidung

Uringelber Ausfluss

Katecholamine, beziehungsweise ihre Abbauprodukte, werden renal ausgeschieden. Die Karate-Schule hat schon bessere Zeiten gesehen. Neben der Tür fließt es gelb aus einem Rohr in den Abfluss.

3 Wirkmechanismus

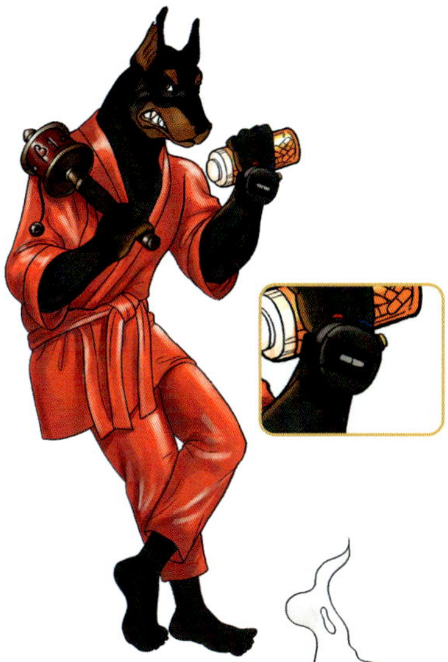

10 **Synthetisches Katecholamin**

Doberman im synthetischen Karateanzug

11 **ß1-Agonismus: Positive Ino-/Chronotropie**

Beete in muskulösen Arm; Stoppuhr

Dobutamin stimuliert vor allem ß1-Rezeptoren und hat somit eine positive inotrope und chronotrope Wirkung auf das Herz. Es kommt zur Verbesserung der Kontraktilität des Herzens und dadurch zur Erhöhung des Schlagvolumens. Der Dobermann hat sehr starke Arme (positiv inotrop) und eine Stoppuhr am Arm (positiv chronotrop). In seiner starken Hand hält er eine rötliche Gebetsmühle (beten für den ß1-Agonismus).

12 **Positive Chronotropie ist dosisabhängig**

Stoppuhr an Arm, Pillendose in der Hand

Bei niedriger Dosierung wirkt Dobutamin vor allem positiv inotrop, der myokardiale Sauerstoffverbrauch bleibt dabei gleich. Bei hoher Dosierung steigt auch die Herzfrequenz und damit der Sauerstoffverbrauch. Der Trainer hält eine Pillendose in der Hand (dosisabhängig), am Arm trägt er seine Stoppuhr (Chronotropie).

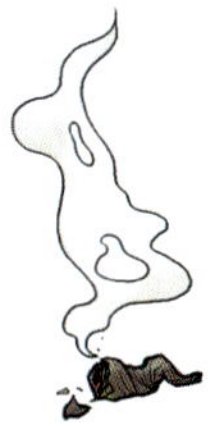

13 **Keine Stimulation von Dopaminrezeptoren**

Zertretener Joint

Dobutamin stimuliert keine Dopaminrezeptoren. Der Dobermann ist ein strenger Trainer und lässt keine unerlaubten Substanzen zu. Gerade hat er einen Joint zertreten (keine Stimulation von Dopaminrezeptoren).

4 Indikationen

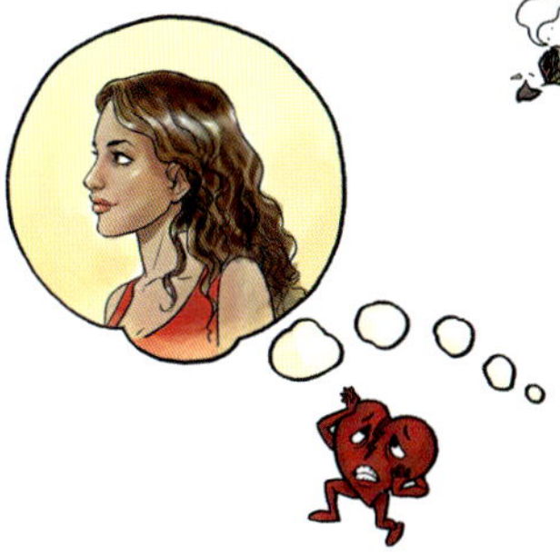

14 **Kardiogener Schock**

Geschocktes Herz denkt an Geliebte

Dobutamin ist Mittel der Wahl im kardiogenen Schock, wenn das Herzzeitvolumen unzureichend ist: also bei Hypotension oder peripherer Minderperfusion trotz ausreichendem Volumenstatus. Der Schüler des Dobermanns hat ein gebrochenes Herz (kardiogener Schock). Es steht neben ihm und denkt mit an die Geliebte: Nämlich die Frau am Eingang der Karateschule.

5 Kontraindikationen

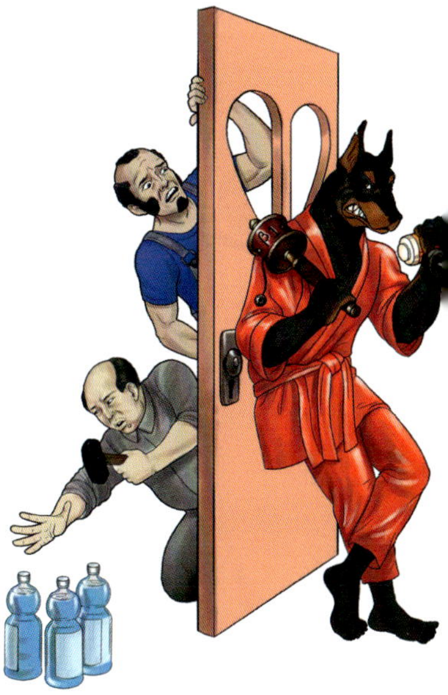

15 **Mechanische Behinderung des kardialen Ein- und Ausflusses**

Dobermann hält herzförmige Hintertür vor Mechaniker zu

Dobutamin ist kontraindiziert bei mechanischer Behinderung der ventrikulären Füllung (Perikardtamponade) oder des Ausflusses (Aortenklappenstenose). Hinter der herzförmigen Tür sieht man einen Mechaniker (mechanische Behinderung des kardialen Ein-/Ausflusses). Der Dobermann verhindert, dass dieser Einfluss auf das Kampfgeschehen nimmt.

16 **Volumenmangel**

Wasser außer Reichweite

Dobutamin ist kontraindiziert in Schockzuständen mit bestehendem Volumenmangel, z.B. bei Exsikkose. Also vor Dobutamingabe erstmal den Wasserhaushalt ins Reine bringen! Im Hinterhof steht der Wasservorrat der Karateschule. Weil der Dobermann die Tür zuhält, kommt der extrem durstige Mao nicht ans Wasser.

17 **MAO-Hemmer**

Mao-mit-Hammer kommt nicht durch Tür

Dobutamin darf nicht gemeinsam mit MAO-Hemmern gegeben werden. Die Monoaminoxidase baut Dobutamin ab, bei Hemmung besteht die Gefahr einer überschießenden Wirkung und daher einer hypertensiven Krise.

6 Nebenwirkungen

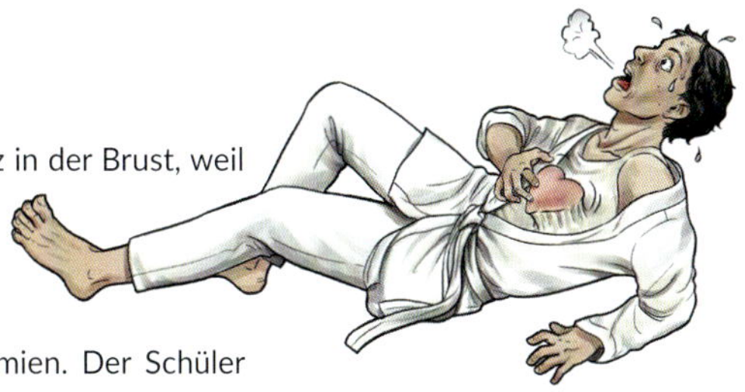

18 **Tachy-/Arrhythmien**

Schnell schlagendes Herz

Patienten leiden unter Tachy- und Arrhythmien. Dem Karate-Schüler springt das Herz in der Brust, weil er sich so sehr anstrengt (Tachy-/Arrhythmien).

19 **Myokardiale Minderperfusion**

Greift sich ans Herz

Es besteht ein erhöhtes Risiko für Angina pectoris beziehungsweise Myokardischämien. Der Schüler greift sich an die Brust (myokardiale Minderperfusion), er ist völlig außer Puste.

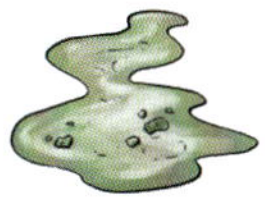

20 **Übelkeit, Kopfschmerzen**

Pfütze Erbrochenes

Patienten leiden unter Übelkeit und Kopfschmerzen. Der Schüler hat vor lauter Anstrengung erbrochen.

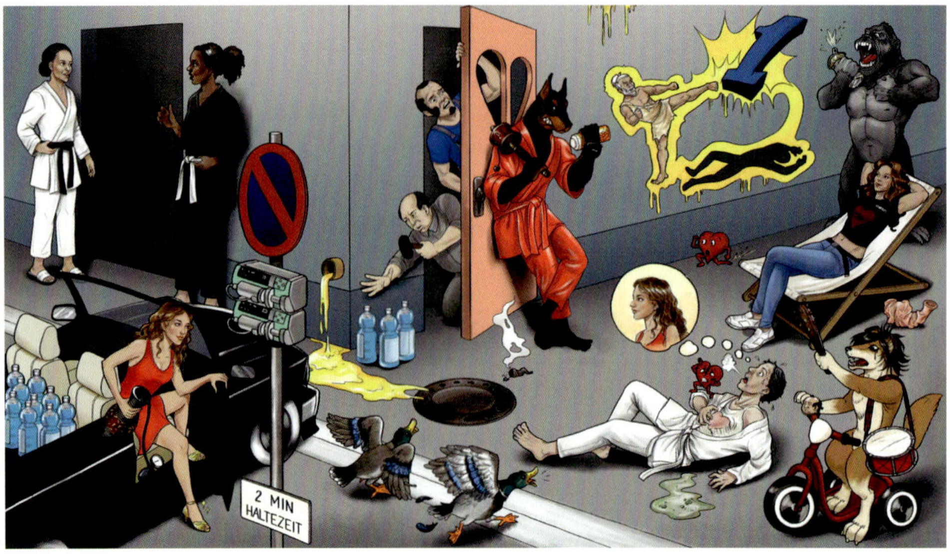

23

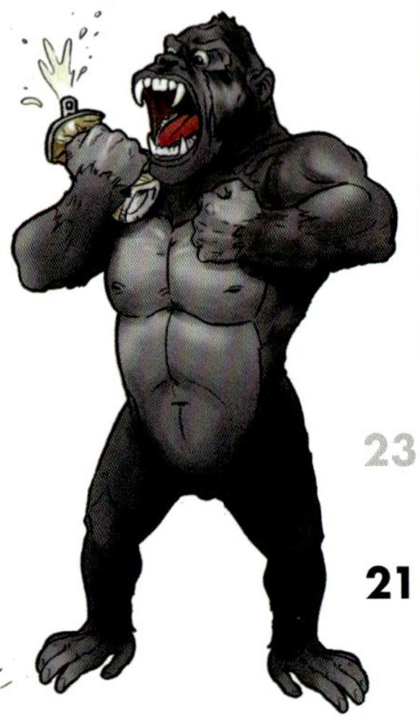

7 Interaktionen

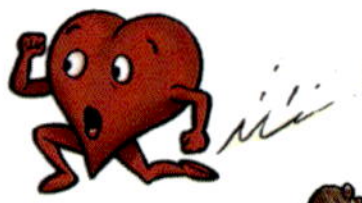

21 Alpha-Blocker erhöhen Tachykardie Risiko

Zerquetschter Alpha-Energy-Drink; Herz rennt weg

Bei gleichzeitiger Gabe von Alpha-Blockern besteht ein erhöhtes Risiko für Tachykardie und eine Blutdrucksenkung. Ein Zuschauer ist ein Alpha-Tier, das den Alpha-Energy-Drink blockiert (Alpha-Blocker). Dies erschreckt ein Herz, das panisch wegrennt (Tachykardie bei Kombination mit Alpha-Blockern).

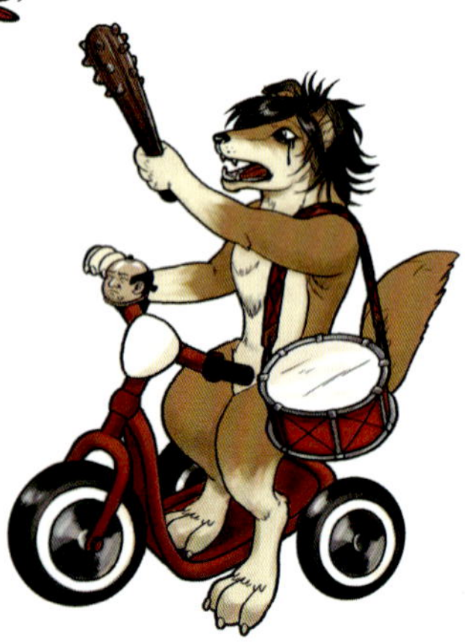

22 Anticholinergika, Sympathomimetika, TZA, MAO-Hemmer: Erhöhung des Tachy-/Arrhythmie-Risikos

Anti-Collie mit Knüppel und Dreirad mit Mao-Klingel feuert Kampf mit Trommel an

Bei gleichzeitiger Gabe von Anticholinergika, anderen Sympathomimetika, TZA sowie MAO-Hemmern besteht ein erhöhtes Risiko für Tachy-/Arrhythmien. Ein Anti-Collie als wütender Emo-Collie (Anticholinergika), feuert den Kampf an (Erhöhung des NW-Risikos). Er trägt einen Knüppel (auch NW Erhöhung durch Sympathomimetika), sitzt auf einem Dreirad (drei Räder für TZA) und schlägt dabei auf einer Trommel einen schnelle Rhythmus (Tachykardie-Risiko).

23 ß-Blocker senken positive Inotropie

Bettler-Blockerin zu faul zum Trainieren

Die gleichzeitige Gabe von ß-Blockern führt zur verminderten positiven Inotropie (Kontraktilität des Herzmuskels) und peripheren Vasokonstriktion mit Blutdruckanstieg. Eine Bettler-Blockerin sitzt im Liegestuhl neben dem Geschehen, sie hat ganz schwache Arme (geringere positive Inotropie) und faulenzt. Sie hat eine Vase zerdrückt und weggeworfen (periphere Vasokonstriktion).

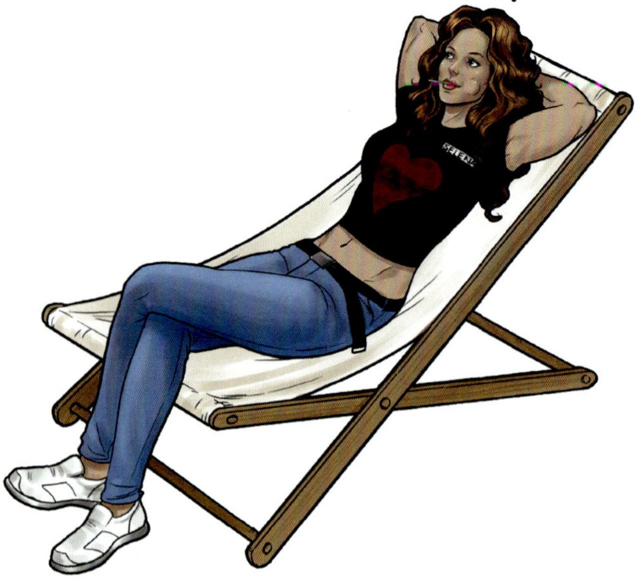

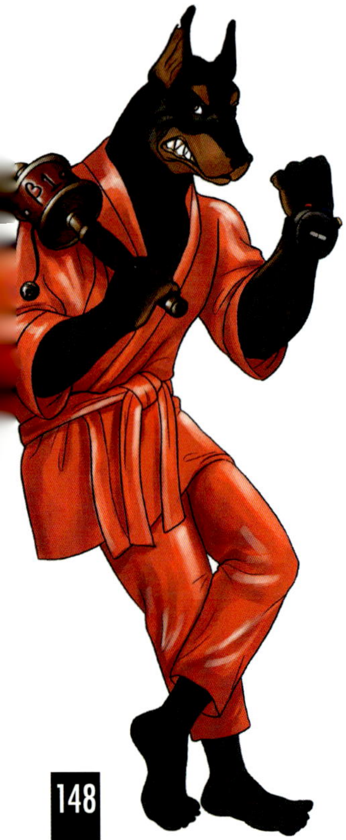

Quintessence

Q1 Adrenalin, Noradrenalin und Dobutamin sind Katecholamine, hier gezeigt an der weißen und der schwarzen Trainerin und dem Dobermann-Trainer vor der Karate-Schule.

Q2 Es sind Sympathomimetika; sie sind erste Wahl bei Kreislaufversagen, hier gezeigt am Graffiti, mit dem 1a-Knockout-Kick und dem kollabierten Gegner.

Q3 Die Katecholamine Adrenalin, Noradrenalin und Dobutamin unterliegen einer schnellen Toleranzentwicklung. Dies ist gezeigt an den tollen Tanzschuhen der Geliebten des Karate-Schülers.

Q4 Sie haben eine sehr kurze HWZ. Hier die kurze Haltezeit vor der Karateschule.

Q5 Dobutamin ist ein synthetisches Katecholamin, der Dobermann-Trainer trägt einen synthetischen Karateanzug.

Q6 Über ß1-Rezeptoren (ß1-Agonismus) führt Dobutamin zur positiven Ino- und Chronotropie, d.h. zur Steigerung der Schlagkraft (positive Inotropie) und es erhöht die Schlagfrequenz des Herzens (positive Chronotropie). Dies ist gezeigt an den starken Armen des Dobermanns mit Gebetsmühle und Stoppuhr.

Q7 Wichtigste Indikation für Dobutamin ist der kardiogene Schock, hier das Herz-im-Schock des Karateschülers.

Q8 Dobutamin ist kontraindiziert bei mechanischer Behinderung des kardialen Ein- oder Ausflusses, hier gezeigt an der blockierten herzförmigen Hintertür mit Mechaniker.

Q9 Dobutamin ist kontraindiziert bei Volumenmangel, hier gezeigt an dem Arm, der aus der Hintertür nach Wasser greift.

Q10 Dobutamin kann zu Tachy-Arrhythmien führen, hier gezeigt an dem schnell schlagenden Herzen des Karateschülers.

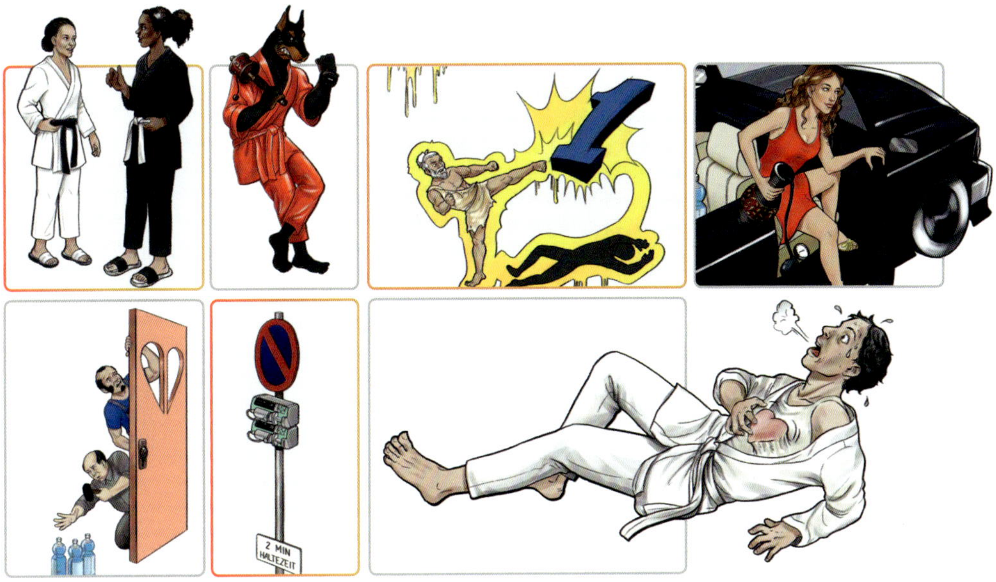

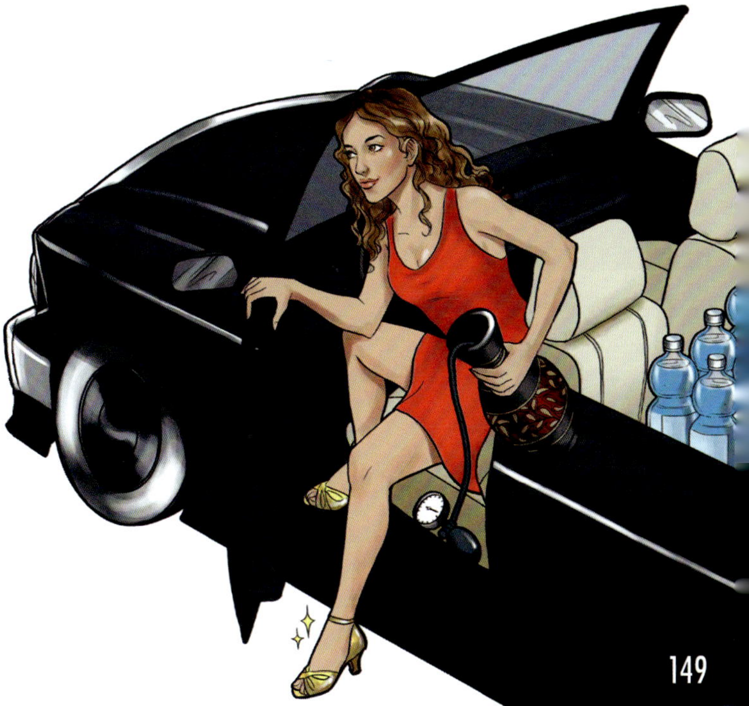

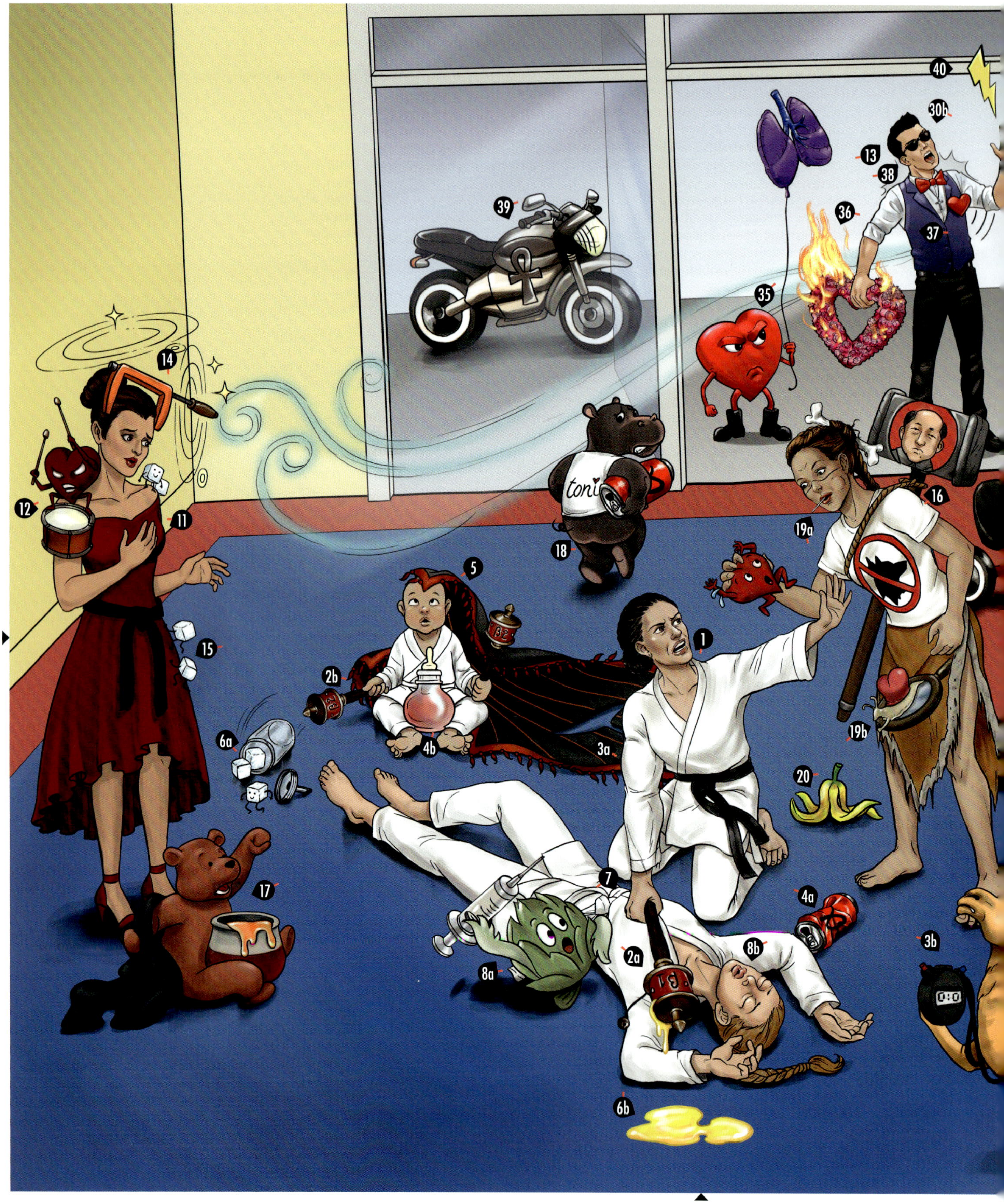

Katecholamine

Adrenalin, Noradrenalin

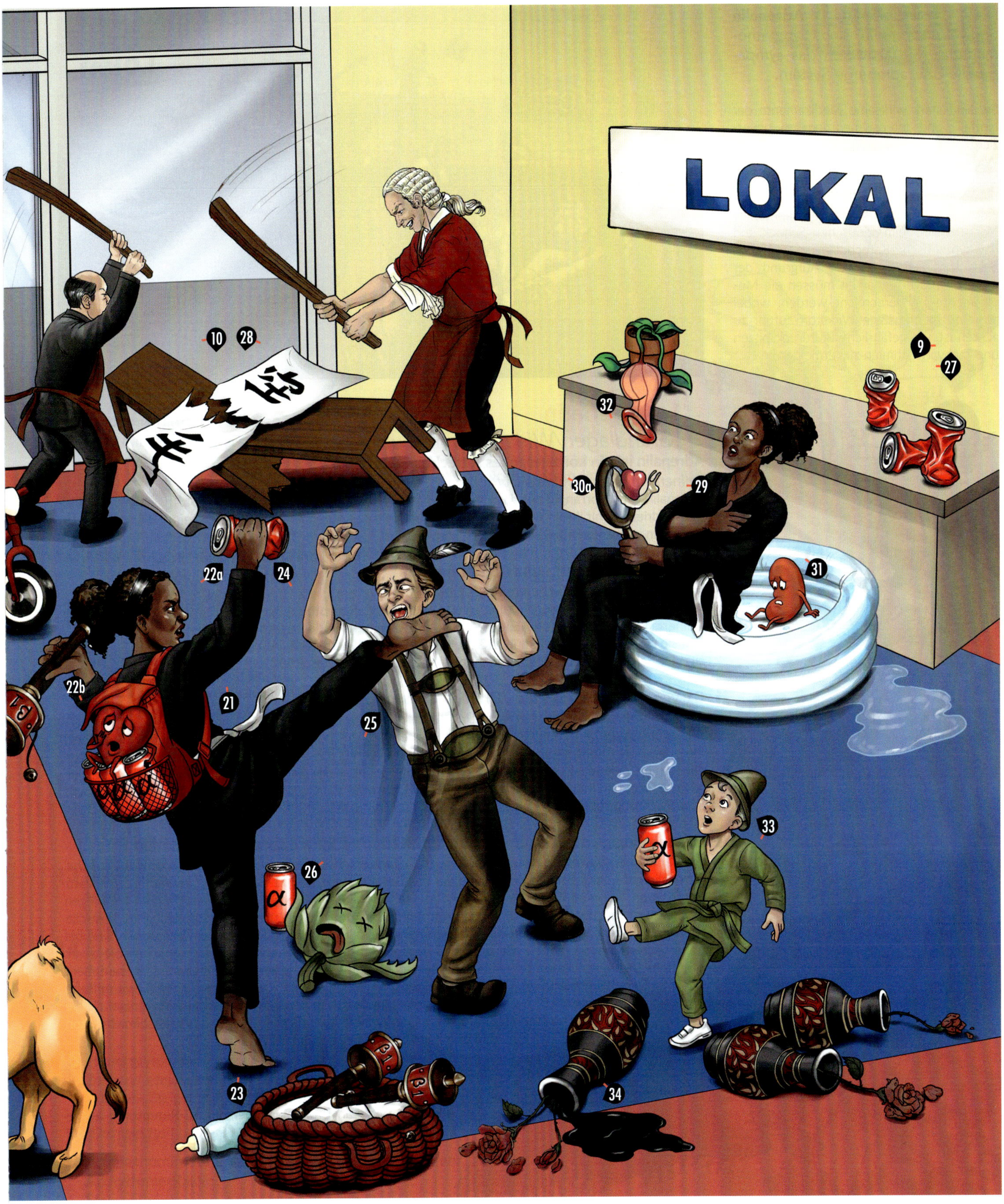

Adrienne und Nora greifen durch!

Die adrette Trainerin Adrienne muss eingreifen: Ana-Phylaxie ist ihn Ohnmacht gefallen, nachdem ihre Rivalin, die Steinzeitkriegerin, sie zu besiegen drohte. Gerade erst durch die Tür gekommen, entledigt sich die Trainerin im weißen Outfit ihres Ponchos und gibt der steinzeitlichen Widersacherin aufs Maul; Adrienne macht den Weg frei, um Ana zu reanimieren. So viel Gewalt! Die schwarze Trainerin Nora wiederum hat ganz andere Probleme: Sie kämpft gegen Sepsis-Seppel und seinen jüngsten Sprössling und muss sich gleichzeitig gegen die Avancen von Hyper Toni wehren. Doch mit ihrem Alpha-Energy-Drink ist sie bestens gewappnet! Hyper Toni bekommt prompt Hausverbot in der Karateschule und versucht nun, vor der Tür doch noch die Aufmerksamkeit der beiden starken Ladies auf sich zu ziehen.

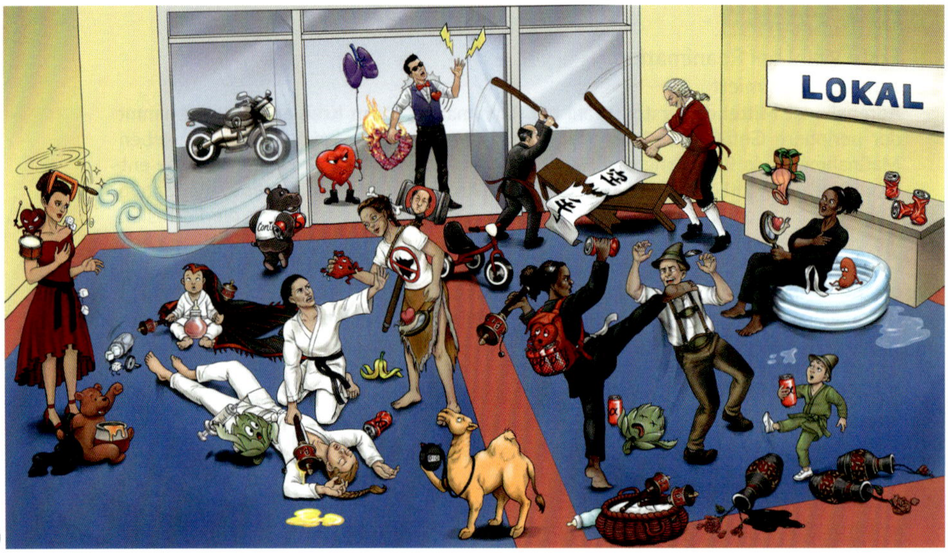

40

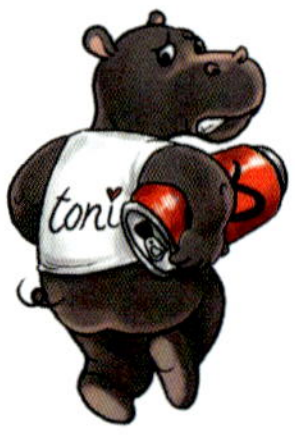

18 **Wirkungsumkehr bei gleichzeitiger Gabe von α-Blockern mit Hypotonie**

Hippo Toni klaut Alpha-Energy-Drink

Die gleichzeitige Gabe von Alpha-Blockern führt zu einer Wirkungsumkehr von Adrenalin mit Vasodilatation und daraus resultierender Blutdrucksenkung. Das Hippo-Toni stiehlt hier den Alpha-Energy-Drink.

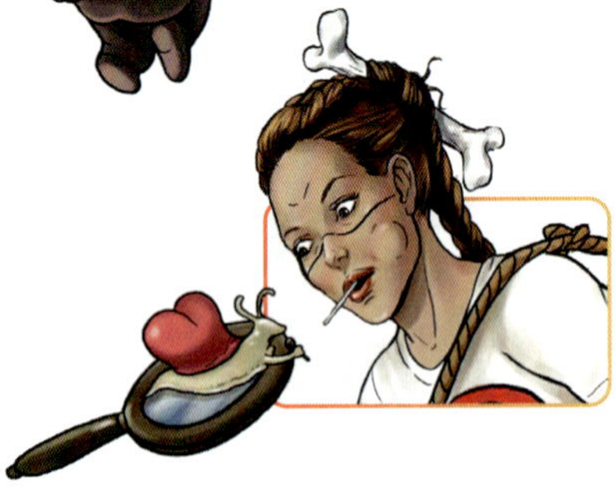

19 **Bei ß-Blockern kommt es zu reflektorischer Bradykardie**

Lutscht Lollipop, Spiegel mit Herzschnecke

Bei gemeinsamer Gabe von ß-Blockern und Adrenalin sind die ß-Rezeptor-vermittelten Effekte durch die Adrenalin-Effekte gehemmt (positive Ino-/Chrono-/Dromotropie). Daher entsteht nur ein Blutdruckanstieg durch die α-vermittelte Vasokonstriktion. Durch die fehlende ß-Stimulation ist eine reflektorische Bradykardie möglich. Der Lollipop zeigt hier die ß-Blocker, welche auf -olol enden und der Spiegel, der eine Schnecke reflektiert (die ebenfalls einen Lolli lutscht), steht für die reflektorische Bradykardie.

Klinische Aspekte

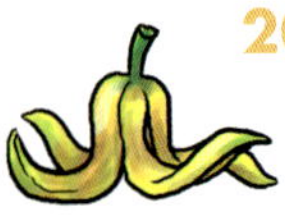

20 **Adrenalin senkt den Kaliumspiegel**

Bananenschalen

Durch ß-Adrenozeptoren vermittelt, nimmt die Skelettmuskulatur mehr Kalium auf. Das senkt das Serum-Kalium. Nach erfolgreicher Reanimation mit hochdosierter Adrenalingabe maskiert unter Umständen die entstandene Hypokaliämie die Ursache des Kreislaufstillstandes. Die weggeworfene Bananenschale zeigt hier die Senkung des Kaliums.

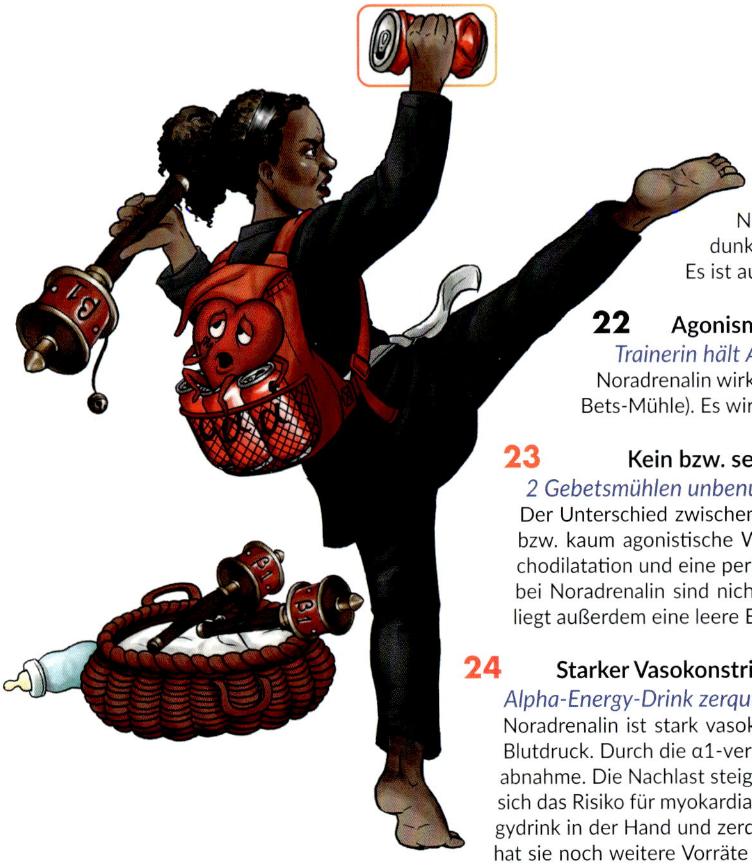

2 Noradrenalin

Grundlagen/Wirkmechanismus

21 **Noradrenalin ist körpereigenes Katecholamin**

Trainerin im schwarzen Karate-Outfit

Noradrenalin ist ebenfalls ein körpereigenes Katecholamin. Die zweite, dunkelhäutige Trainerin trägt ein schwarzes Karate-Outfit (Noir-Adrenalin). Es ist aus reiner Baumwolle (d.h. es ist körpereigen und nicht synthetisch).

22 **Agonismus an α1- und ß1-Rezeptoren**

Trainerin hält Alpha-Energy-Drink und Gebetsmühle

Noradrenalin wirkt agonistisch an α1- und ß1-Rezeptoren (Alpha-Energy-Drink und Ge-Bets-Mühle). Es wirkt kaum am ß2-Rezeptor.

23 **Kein bzw. sehr geringer Agonismus an ß2-Rezeptoren**

2 Gebetsmühlen unbenutzt im bauchigen Korb, leere Babyflasche

Der Unterschied zwischen Adrenalin und Noradrenalin besteht darin, dass Noradrenalin keine bzw. kaum agonistische Wirkung an ß2-Rezeptoren hat. ß2-Rezeptoren vermitteln eine Bronchodilatation und eine periphere Vasodilatation (bauchiger, roter Korb). Die zwei Gebetsmühlen bei Noradrenalin sind nicht in Aktion, sondern liegen unbenutzt im bauchigen Korb. Daneben liegt außerdem eine leere Babyflasche.

24 **Starker Vasokonstriktor**

Alpha-Energy-Drink zerquetscht in Hand

Noradrenalin ist stark vasokonstriktorisch und erhöht somit den systolischen und diastolischen Blutdruck. Durch die α1-vermittelte Vasokonstriktion kommt es zur reflektorischen Herzfrequenzabnahme. Die Nachlast steigt und der myokardiale Sauerstoffverbrauch nimmt zu, dadurch erhöht sich das Risiko für myokardiale Ischämien. Die schwarze Karatekämpferin hat einen großen α-Energydrink in der Hand und zerquetscht die Dose (α1-vermittelte Vasokostriktion). In ihrem Rucksack hat sie noch weitere Vorräte (Nachlast steigernd) und es schaut ein müdes Herz heraus (erhöhtes Risiko für myokardiale Ischämien).

Indikation

25 1. Wahl bei septischem Schock

Trainerin kämpft mit Seppel

Noradrenalin ist das Medikament erster Wahl beim septischen Schock. Die schwarze Trainerin kämpft hier mit Seppel (septischer Schock).

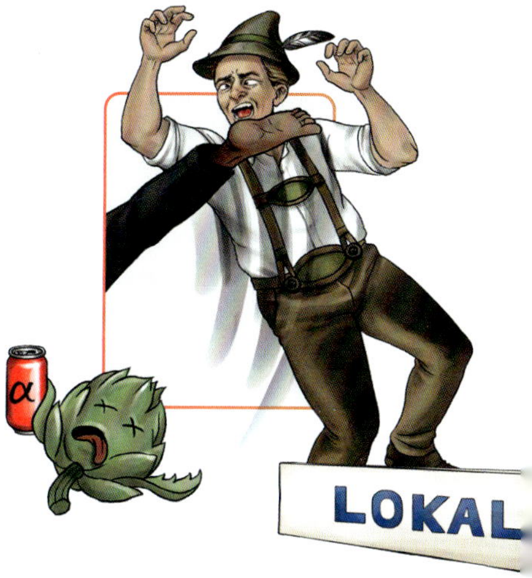

26 Ultima ratio bei anderen therapierefraktären Schockformen

Artischocke

Noradrenalin ist die Ultima ratio bei anderen therapierefraktären Schockformen. Noradrenalin dient dem Versuch, den arteriellen Druck hoch zu halten, um die Durchblutung der Vitalorgane sicherzustellen. Bei Anurie oder Zentralisation sollte die Therapie überdacht werden, da hier die Gefahr einer Organschädigung besteht. Die schwarze Karatetrainerin besiegt die Artischocke (für Schock). Die Organdurchblutung muss durch ausreichende Flüssigkeitsgabe aufrecht erhalten werden (hier die Dose).

27 Lokal als Vasokonstriktor

Lokal mit zerdrückten Dosen

Noradrenalin setzt man auch lokal ein als Vasokonstriktor-Zusatz bei Lokalanästhesie oder in der HNO zur Blutstillung. Hier zeigt das Lokal den lokalen Einsatz und die zerdrückten Vasen in Dosen-Form die vasokonstriktorische Komponente im lokalen Einsatz.

Pharmakokinetik

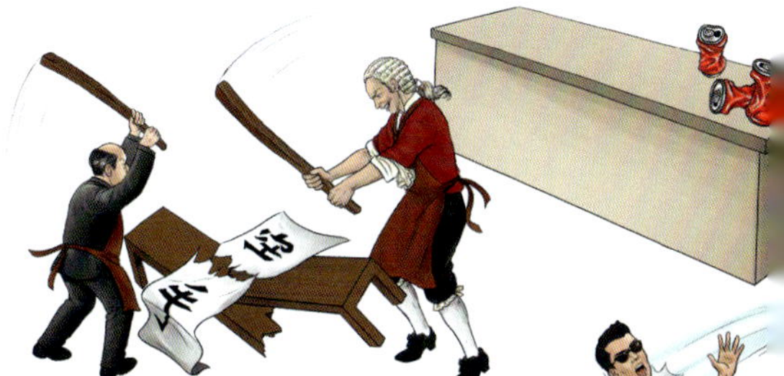

28 Abbau durch COMT und MAO

Comte und Mao zerschlagen die Einrichtung

Noradrenalin wird, genau wie Adrenalin, abgebaut durch die Catechol-O-Methyltransferase (COMT) und Monoaminoxidase (MAO).

Nebenwirkungen

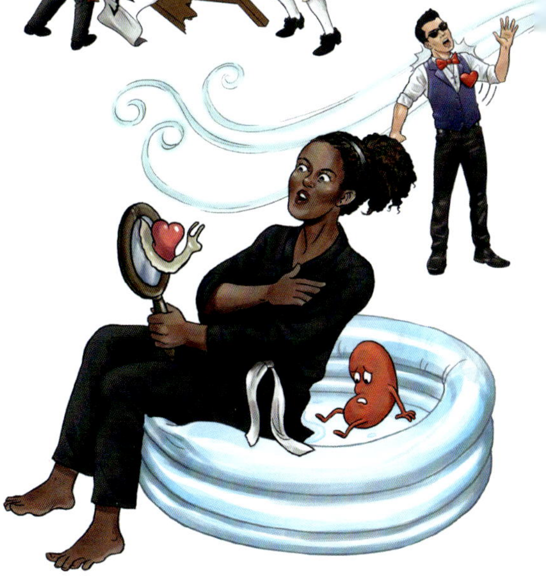

29 Myokardischämie

Myokard-Ische greift sich ans Herz

Unter Noradrenalin kann es zur Myokardischämie kommen. Die Freundin der schwarzen Karatetrainerin greift sich bei diesem nervenaufreibenden Kampf ans Herz.

30 Exzessiver Blutdruckanstieg mit reflektorischer Bradykardie

Myokard-Ische sieht im Spiegel eine Herzschnecke, Herz-Toni singt exzessiv

Im Gegensatz zum Tachykardie-/Arrhythmie-Risiko unter Adrenalin besteht bei Noradrenalingabe die erhöhte Gefahr für eine reflektorische Bradykardie bei exzessivem Blutdruckanstieg. Die exzessiv lauten Hyper-Toni-Balladen zeigen den exzessiven Blutdruckanstieg und die schlaffe Herzschnecke im Spiegel der Myokard-Ische steht für die reflektorische Bradykardie.

31 Oligo-/Anurie

Ausgetrocknete Niere im leeren Planschbecken

Patienten mit exzessivem Blutdruckanstieg leiden unter Oligo- oder Anurie durch Minderperfusion der Nieren und des Splanchnikusgebiets. Die Niere im leeren Planschbecken repräsentiert die Minderperfusion der Niere und des Splanchnikusgebietes.

32 Uteruskontraktionen

Uterus-Blume

In der Schwangerschaft kommt es durch Noradrenalin zu Uteruskontraktionen (Uterus-ähnliche-Blume).

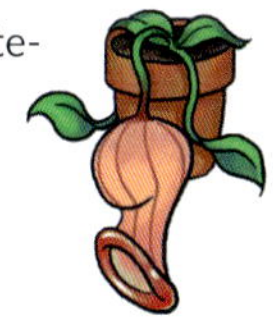

Klinische Aspekte

33 Frühe Katecholamingabe bei septischem Schock

Seppel hat kleinen Sohn

Die Sterblichkeit beim septischen Schock senkt sich deutlich durch eine frühe zielgerichtete Volumen- und Katecholamintherapie mit dem Ziel der Kreislaufstabilisierung. Ziel ist ein MAP (mittlerer arterieller Druck) von >65 mmHg. Noradrenalin kommt erst zum Einsatz, wenn der Ziel-MAP nicht durch alleinige Volumengabe erreichbar ist. Ziel ist eine ausreichende Organperfusion unter minimalem Katecholamin-Einsatz. Seppels kleiner Sohn soll schon früh Karate trainieren (frühe Katecholamingabe beim septischen Schock) und bekommt Getränke (Organperfusion aufrecht erhalten).

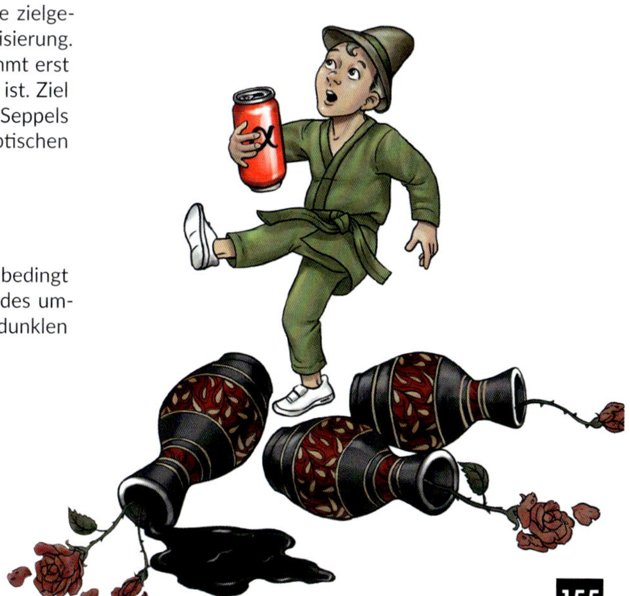

34 Paravasate vermeiden!

Vasen mit verschüttetem, dunklen Inhalt und vertrockneten Rosen

Bei paravenöser Gabe besteht Nekrose Gefahr. Man muss den Infusion-Ort unbedingt auf freie Flüssigkeit kontrollieren und die Vene beobachten. Ein weißwerden des umliegenden Areals spricht für Extravasion. Die Vasen mit ihrem verschütteten, dunklen Inhalt zeigen die Paravasate, die zu Nekrosen führen.

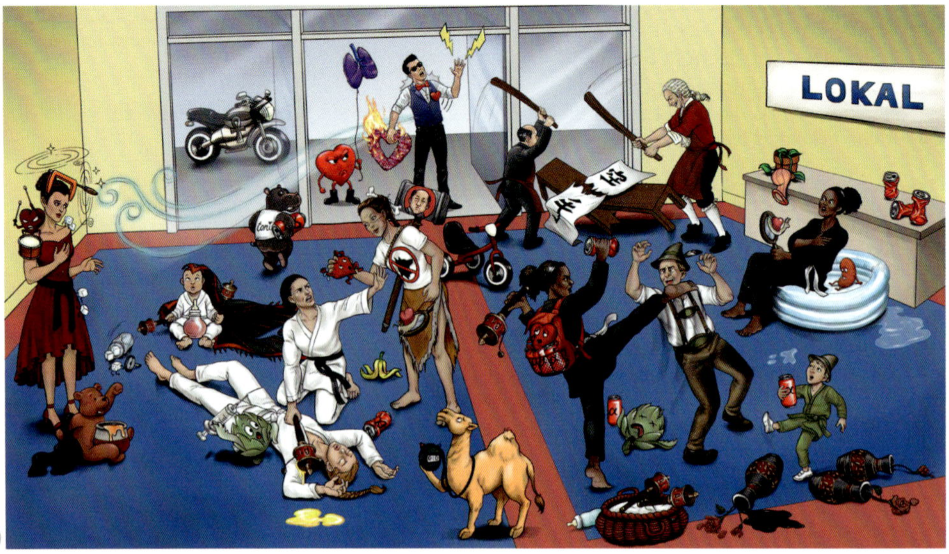

40

3 Gemeinsame Kontraindikationen

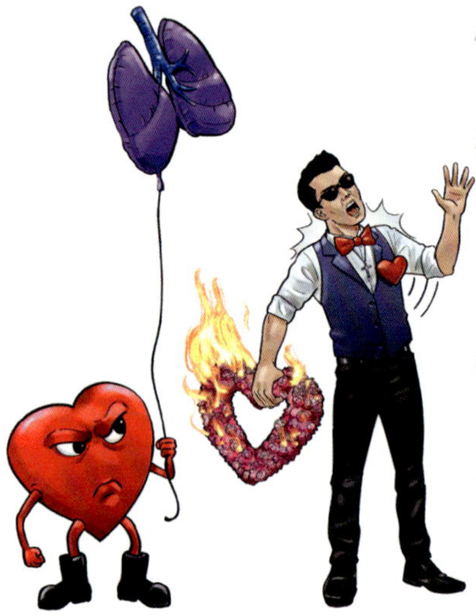

35 **Schwere arterielle Hypertonie, Cor pulmonale**

Hyper-Toni, rechtes Herz mit Lungenluftballon

Adrenalin und Noradrenalin sind kontraindiziert bei arterieller Hypertonie und einem Cor pulmonale. Das Cor pulmonale beschreibt ein druckbelastetes rechtes Herz. Hyper-Toni ist hier aus dem Karatestudio verbannt (KI: Hypertonie). Er versucht mit den Lungenluftballons zu beeindrucken und hat ein politisch rechtes Herz (KI: Cor pulmonale).

36 **Schwere Arteriosklerose, KHK**

Brennender Rosen-Herzkranz

(Nor-)adrenalin ist kontraindiziert bei schwerer Arteriosklerose und koronarer Herzerkrankung.

37 **Tachykardie, Tachyarrhythmie**

Schnell schlagendes Herz

Adrenalin und Noradrenalin sind kontraindiziert bei Tachykardie/-arrhythmie. Die Liebe von Hyper-Toni bleibt unerwidert (KI Adrenalin, Noradrenalin) und das Herz schlägt ganz aufgeregt und schnell.

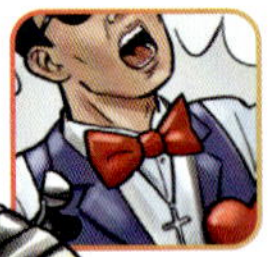

38 **Hyperthyreose**

Hyper-Fliege

Zustände mit erhöhter Katecholamin-Sensibilität sind ebenfalls Kontraindikationen für die Therapie mit Adrenalin und Noradrenalin. Dies liegt z.B. vor bei einer Hyperthyreose. Die hyperaktive tolle Fliege um Tonis Hals zeigt die Hyperthyreose.

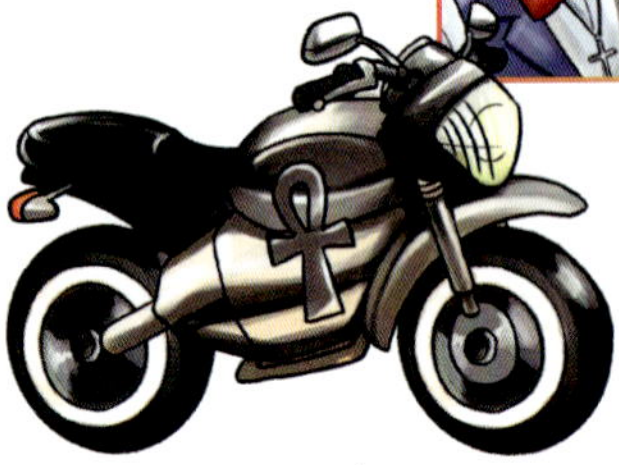

39 **Phäochromozytom**

Phänomenales Chrom-Motorrad

Das Phäochromozytom ist ein Katecholamin-produzierender Tumor des Nebennierenmarks. Bei Vorliegen eines Phäochromozytoms sind Katecholamine kontraindiziert. Auch das phänomenalen Chrom-Motorrad beeindruckt die Trainerinnen hier nicht. Selbst mit Motorrad hat Toni keinen Zutritt (KI: Phäochromozytom).

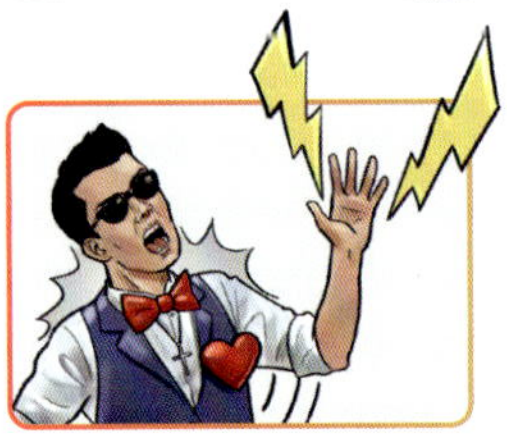

40 **Vasokonstriktor-Zusatz bei Lokalanästhesie an den Akren**

Stromschläge an den Fingern

Adrenalin und Noradrenalin gibt man nicht als Vasokonstriktor-Zusatz bei Lokalanästhesie an Fingern, Zehen, Nase, Ohren oder Genitalien. Dies liegt an dem erhöhten Nekrose-Risiko. Toni möchte die Türe öffnen, um ins Lokal zu kommen, aber bekommt sofort Stromschläge.

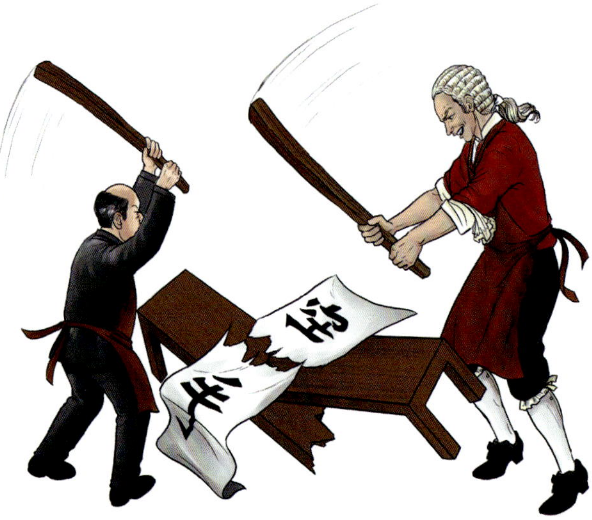

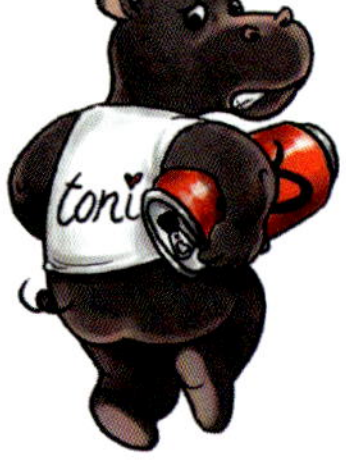

Quintessence

Adrenalin

Q1 Adrenalin ist ein körpereigenes Katecholamin, hier gezeigt an der Trainerin Adriette im weißen Karateanzug.

Q2 Adrenalin wirkt v.a. agonistisch an a1-, ß1- und ß2-Rezeptoren, hier die Alpha-Energy-Drinks, die rötlichen Gebetsmühlen und das Baby.

Q3 Adrenalin bewirkt eine Bronchodilatation. Die Trainerin wirft ihren übergroßen Poncho weg.

Q4 Adrenalin ist erste Wahl bei Reanimation, hier reanimiert die Trainerin ihre Schülerin.

Q5 Adrenalin wirkt bei Anaphylaxie, hier die Karate-Schülerin Ana-Phylaxia mit geschwollenem Gesicht.

Q6 Wichtige Nebenwirkungen von Adrenalin sind Tachykardie und kardiale Arrhythmien, hier das panisch trommelnde Herz.

Noradrenalin

Q7 Noradrenalin ist körpereigenes Katecholamin, hier gezeigt an der dunkelhäutigen Trainerin im schwarzen Karateanzug.

Q8 Noradrenalin hat keinen Agonismus an ß2-Rezeptoren. Die schwarze Trainerin hat kein Baby, hier liegt nur eine leere, umgekippte Baby-Flasche neben einem rot-bauchigen Korb mit 2 Gebetsmühlen.

Q9 Noradrenalin ist ein starker Vasokonstriktor. Die schwarze Trainerin zerdrückt einen Alpha-Energy-Drink in der Hand.

Q10 Noradrenalin ist erste Wahl bei septischem Schock, hier der Kampf mit Seppel.

Q11 Noradrenalin führt zur Myokardischämie, hier greift sich die Myokard-Ische ans Herz.

Q12 Noradrenalin bewirkt einen exzessiven Blutdruckanstieg mit reflektorischer Bradykardie. Die Myokard-Ische sieht im Spiegel eine schlaffe Herzschnecke, während Toni exzessiv singt.

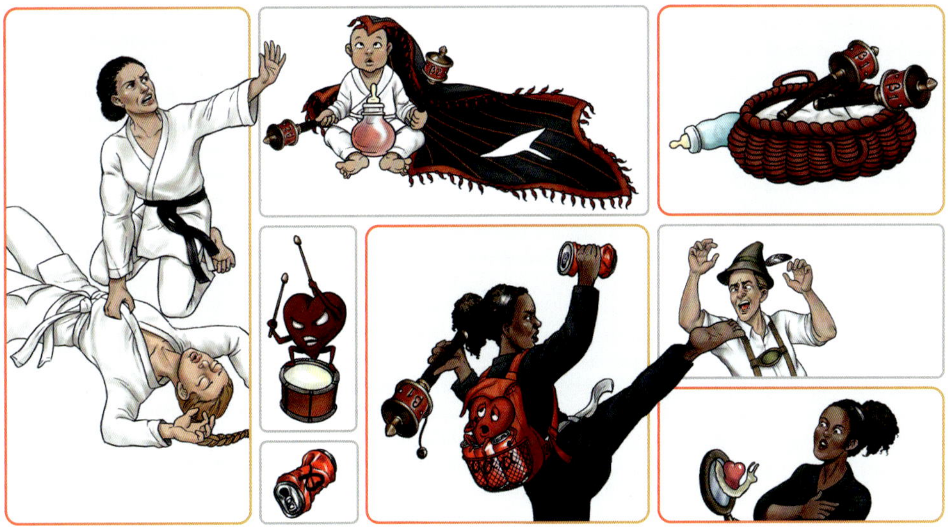

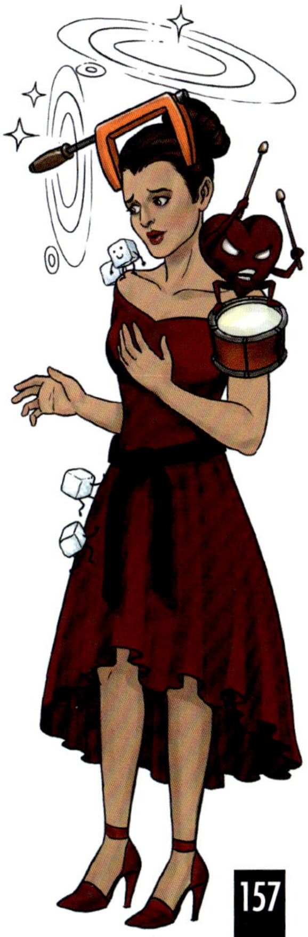

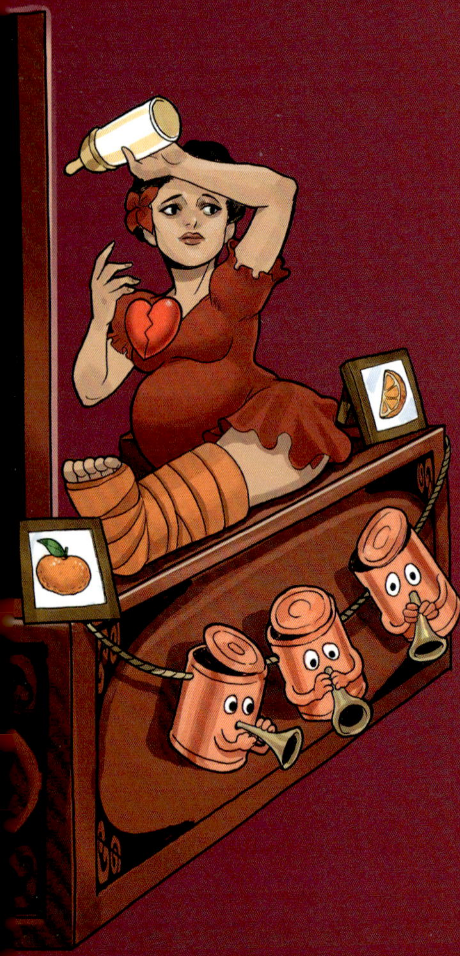

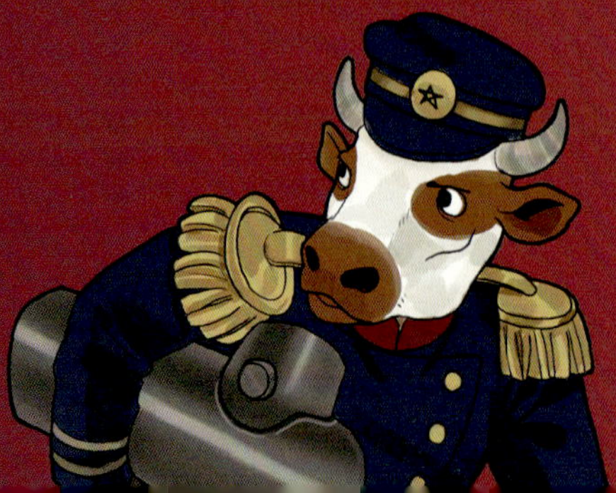

4 Herzkreislauf

Antiarrhythmika
Antihypertensiva
Antikoagulantien
Diuretika

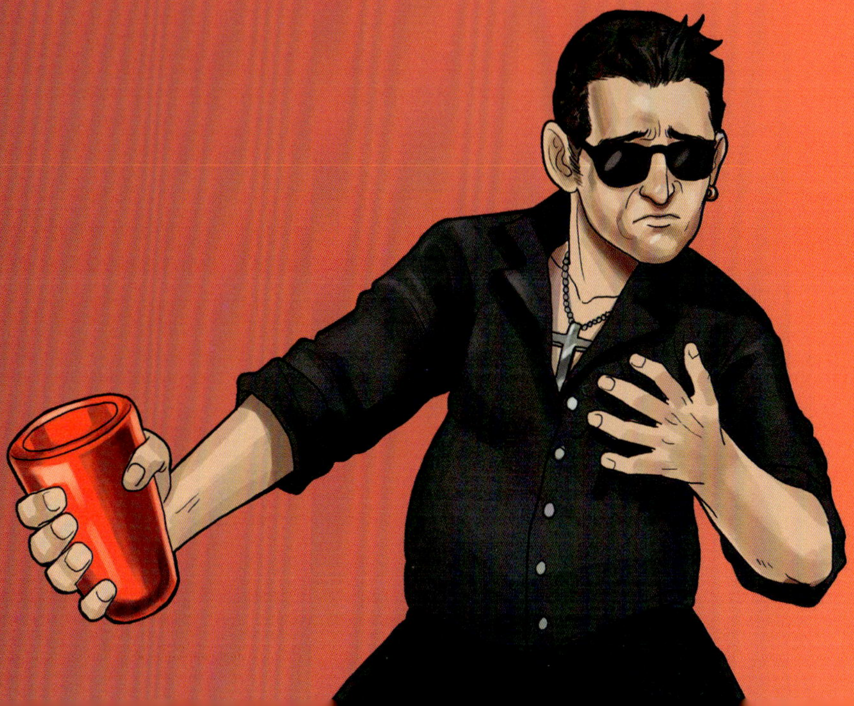

Antiarrhythmika

164
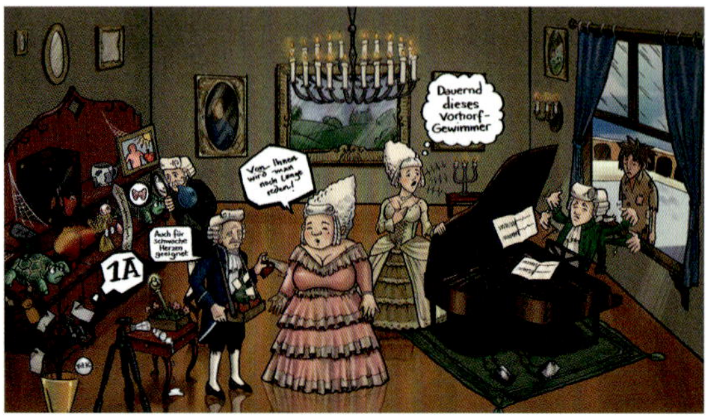

Amiodaron

Der arme Jod-Baron

Amiodaron zählt zu den Klasse-III-Antiarrhythmika – es ist ein Kaliumkanal-Blocker. Es wirkt fast nicht negativ inotrop (Kontraktionskraft-reduzierend) und ist daher auch bei eingeschränkter kardialer Ejektionsfraktion anwendbar.

Amiodaron ist problematisch im Hinblick auf Schilddrüsenerkrankungen, da es Jod-haltig ist; und Amiodaron kann sich in die Kornea einlager. Amiodaron dient sowohl der Akut- als auch Dauertherapie: akut als Mittel der ersten Wahl bei eingeschränkter kardialer Ejektionsfraktion und dauerhaft bei therapieresistenten ventrikulären und supraventrikulären Herzrhythmusstörungen.

170
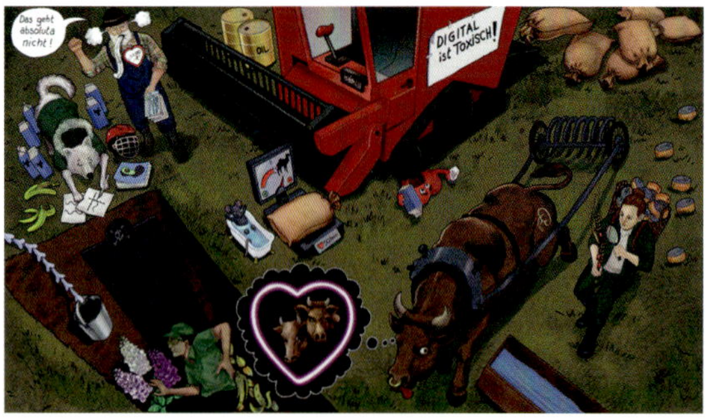

Herzglykoside: Digitalis

Digitalisierung

Die Herzglykoside Digoxin und Digitoxin haben einen engen therapeutischen Bereich und dienen der Therapie von Vorhofflimmern und Herzinsuffizienz.

Digitoxin und Digoxin sind Herzglykoside, die eine Hemmung der Natrium/Kalium-ATPase in den Kardiomyozyten bedingen. Dadurch steigt der intrazelluläre Natriumgehalt, wodurch sich der Wirkgradient des Natrium/Kalzium-Antiporters verringert und der Calciumgehalt intrazellulär steigt. Dies führt zu einer Kontraktionskraftsteigerung (positiv inotrop) und einer Verlangsamung der Erregungsleitung im Herzen (negativ dromotrop).

Antihypertensiva

176

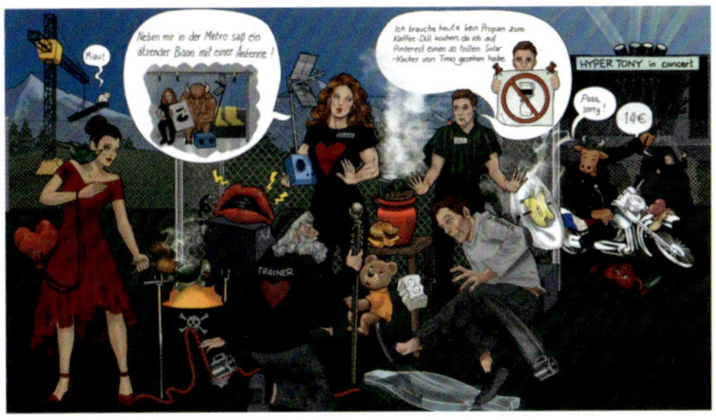

Beta-Blocker

Bettler-Blocker

Hoher Blutdruck ist u.a. durch die Wirkung adrenerger Substanzen am Herzen bedingt. Betablocker blockieren β1- und β2-Rezeptoren und reduzieren dadurch die Schlagkraft des Herzens. Diesen Effekt macht man sich auch bei der Therapie der Herzinsuffizienz zu Nutzen.

Man unterscheidet β1-selektive Betablocker, die v.a. am Herzen wirken, von unselektive Betablocker.

182

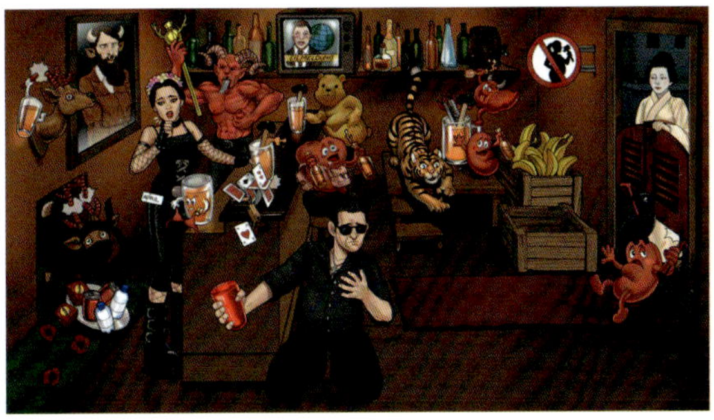

ACE-Hemmer & Sartane

Hammer ACE-Saft & Satan

Der Blutdruck wird u.a. durch das Renin-Angiotensin-Aldosteron-System, kurz RAAS, reguliert. Hier setzen ACE-Hemmer und Sartane an. ACE-Hemmer mindern die Bildung von Angiotensin II, während Sartane die Wirkung von Angiotensin II am Angiotensin-1-Rezeptor antagonisieren.

Die Substanzen haben sich als günstig nach Herzinfarkten erwiesen sowie bei der Behandlung der chronischen Herzinsuffizienz. Auch bei Diabetes werden sie bevorzugt eingesetzt, da sie sich günstig auf die Niere auswirken.

188

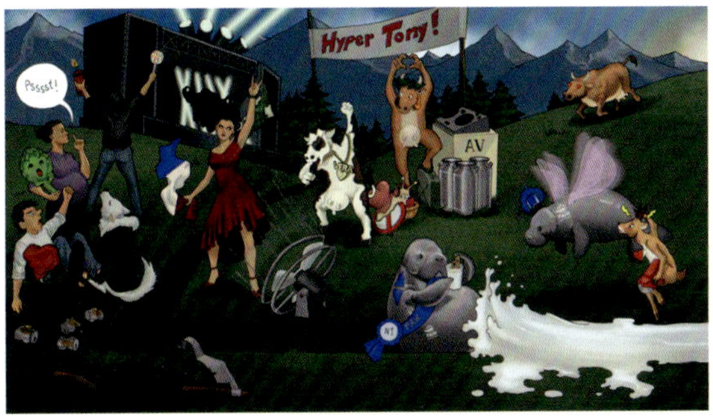

Calciumantagonisten

Protestkühe im L-Kanal

Für die Herz- und Muskelkontraktion der Gefäßwände sind u.a. Calciumkanäle vom L-Typ verantwortlich. Hier greifen Calciumantagonisten an – abhängig vom Typ, es gibt drei.

Die peripher wirksamen Dihydropyridine relaxieren den Gefäßtonus und sind so sinnvoll bei Hypertonie einsetzbar. Die eher kardial wirksamen Nicht-Dihydropyridine wirken auf Herzmuskelzellen sowie die Erregungsbildung- und leitung des Reizleitungssystems. Man nutzt sie bei Herzinsuffizienz.

Antikoagulantien

194

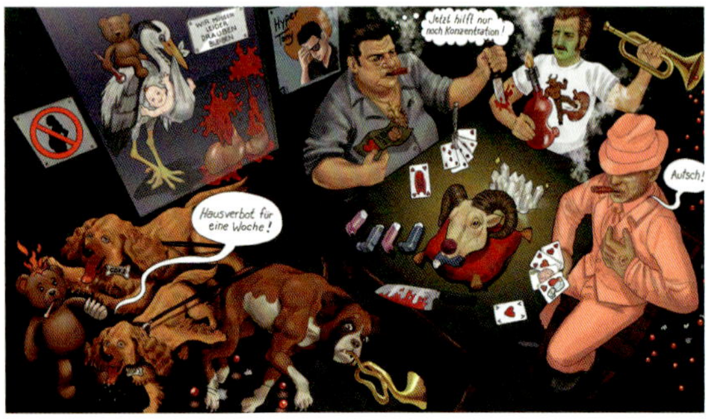

Acetylsalicylsäure, ASS

ASS im Ärmel

Bei diversen Indikationen wie Myokardinfarkt oder pAVK drohen Thromben die Gefäße zu verschließen. Die Thrombozytenaggregation wird u.a. durch das Enzym Cyclooxygenase (COX) beeinflusst. Subtypen des gleichen Enzyms sind ebenfalls bei der Vermittlung von Entzündungs- und Schmerzreaktionen beteiligt. Acetylsalicylsäure (ASS) ist ein Hemmer der COX.

ASS hemmt abhängig von seiner Dosierungshöhe somit sowohl Schmerzen (hohe Dosen) wie auch die Thrombozytenaggregation (niedrige Dosen).

200

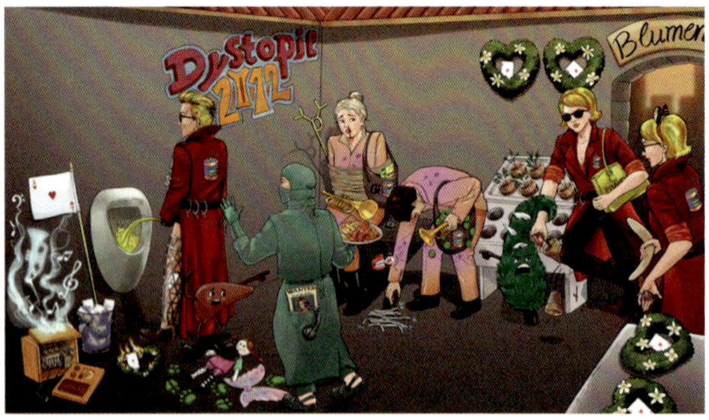

Clopidogrel

Ins Klo pieseln, grell

Die ADP-Rezeptorantagonisten wie Clopidogrel hemmen die ADP-Vermittelte Thrombozytenaggregation – ADP stammt dabei aus den Thrombozyten selbst, nachdem diese durch Kontakt mit von-Willebrand-Faktor (vWF) aktiviert wurden.

Clopidogrel, Prasugrel und Ticagrelor sind Hemmer des P2Y12-Subtyps des ADP-Rezeptors. Clopidogrel gilt dabei als Standardsubstanz. Indikationen sind in die Kombination mit ASS zur Prävention atherothrombembolischer Ereignissen, nach Stentimplantation oder perkutaner transluminaler Angioplastie (PTA). Clopidogrel gilt als nebenwirkungsarm.

206

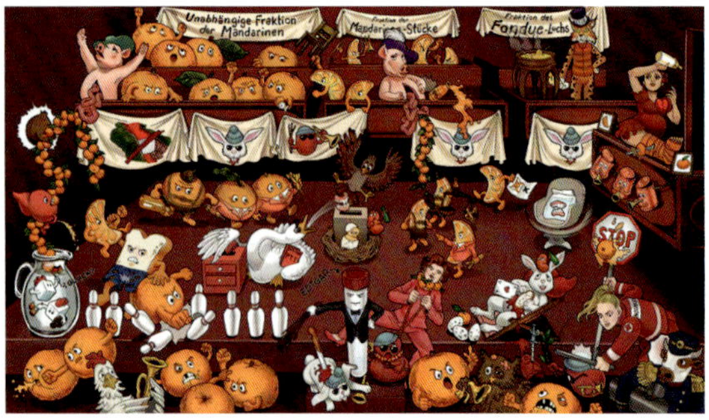

Heparine

Parlament der Mandarinen

Heparine sind Ketten gerinnungshemmender Disaccharide unterschiedlicher Länge. Man unterscheidet die tierischen Produkte unfraktioniertes Heparin (UFH) und fraktioniertes bzw. niedermolekulares Heparin (NMH) vom synthetischen Fondaparinux.

Heparine fördern die Antithrombin vermittelte Thrombin-Hemmung, indem sie (UFH) an beide binden. Sie alle binden an Thrombin, was zur Hemmung von Faktor Xa führt.

214

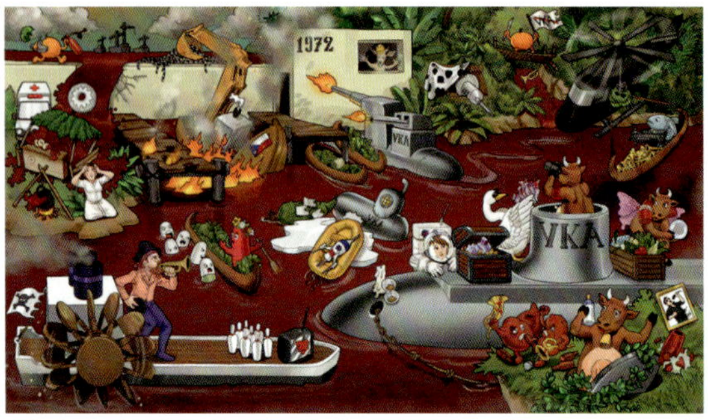

Cumarine

Putsch der Kuh-Marine

Gängige Vitamin-K-Antagonisten (VKA) sind Phenprocoumon (Marcumar, Falithrom) und Warfarin (Coumadin). VKA hemmen die Synthese der Vitamin K-abhängigen Gerinnungsfaktoren II, VII, IX und XI ("1972") sowie der fibrinolytischen Protein S, C und Z.

Hauptindikation der VKA ist die Behandlung und Prävention thromboembolischer Ereignisse. VKA sind erste Wahl bei Vorhofflimmern (VHF) und mechanischem Klappenersatz.

222

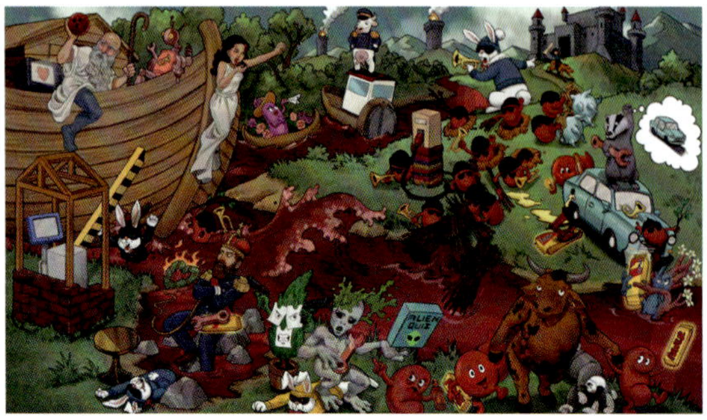

NOAKs / DOAKs

NOAKs Arche im Blutfluss

DOAKs bedeutet direkte orale Antikoagulantien, da sie direkt an Gerinnungsfaktoren wirken und nicht indirekt wie die Vitamin-K-Antagonisten, die Cumarine, welche die Synthese von Gerinnungsfaktoren stören. Heparine wiederum beschleunigen die Inaktivierung von Gerinnungsfaktoren.

Unterschieden werden Faktor-II-Hemmer (F. II=Thrombin) wie Dabigatran von Hemmern des Faktors Xa (=aktivierte Thrombinkinase), endend auf -xaban wie Edoxaban, Apixaban und Rivaroxaban.

Diuretika

230

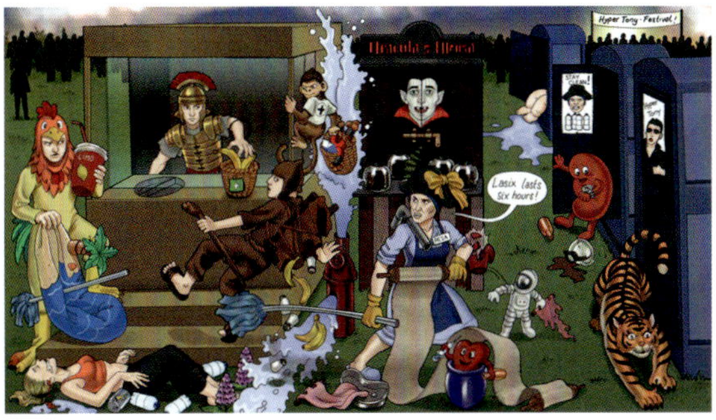

Schleifendiuretika wie Furosemid

Furie mit Schleife im Haar

Schleifendiuretika dienen der Therapie von Ödemen, besonders von akuten, da ihre Wirkung schnell einsetzt. Dies nutzt man bspw. bei kardialer Dekompensation oder Lungenödemen. Schleifendiuretika hemmen im aufsteigenden Ast der Niere den NKCC-Kanal. Die Physiologie hilft zu verstehen, wie die Schleifendiuretika wirken (Hemmung der Natrium-, Kalium und Chloridaufnahme, osmotischer Verlust von Wasser) und welche Nebenwirkungen das mit sich bringt (u.a. Hypokaliämie).

236

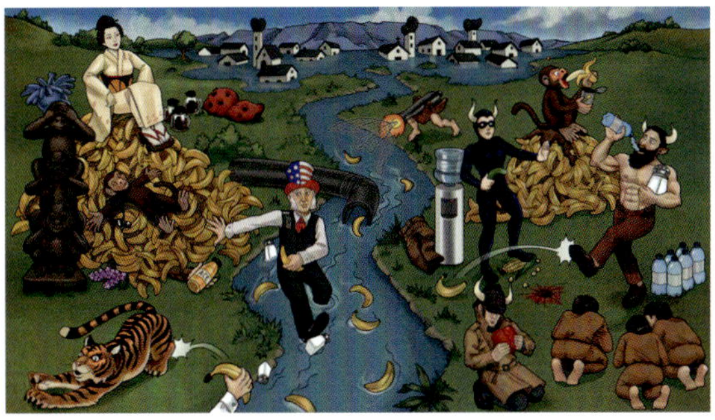

Kalium-sparende Diuretika

Wettstreit im Bananen Sammeln

Kaliumsparende Diuretika wirken am distalen Tubulus und in den Sammelrohren des Nephrons. Dies geschieht zum einen durch Aldosteronantagonisten wie Spironolacton und Eplerenon, welche kompetitiv die Bindung von Aldosteron an den cytosolischen Rezeptor für Mineralocorticoide hemmen. Aldosteronunabhängige Diuretika wie Amilorid und Triamteren blockieren von luminal Na+-Kanäle, dadurch die Na+-Rückresorption und vermindern somit die K+-Exkretion. Bei beiden Arten kommt es als schwerwiegende Nebenwirkung zu Hyperkaliämie, die folglich eine Kontraindikation darstellt.

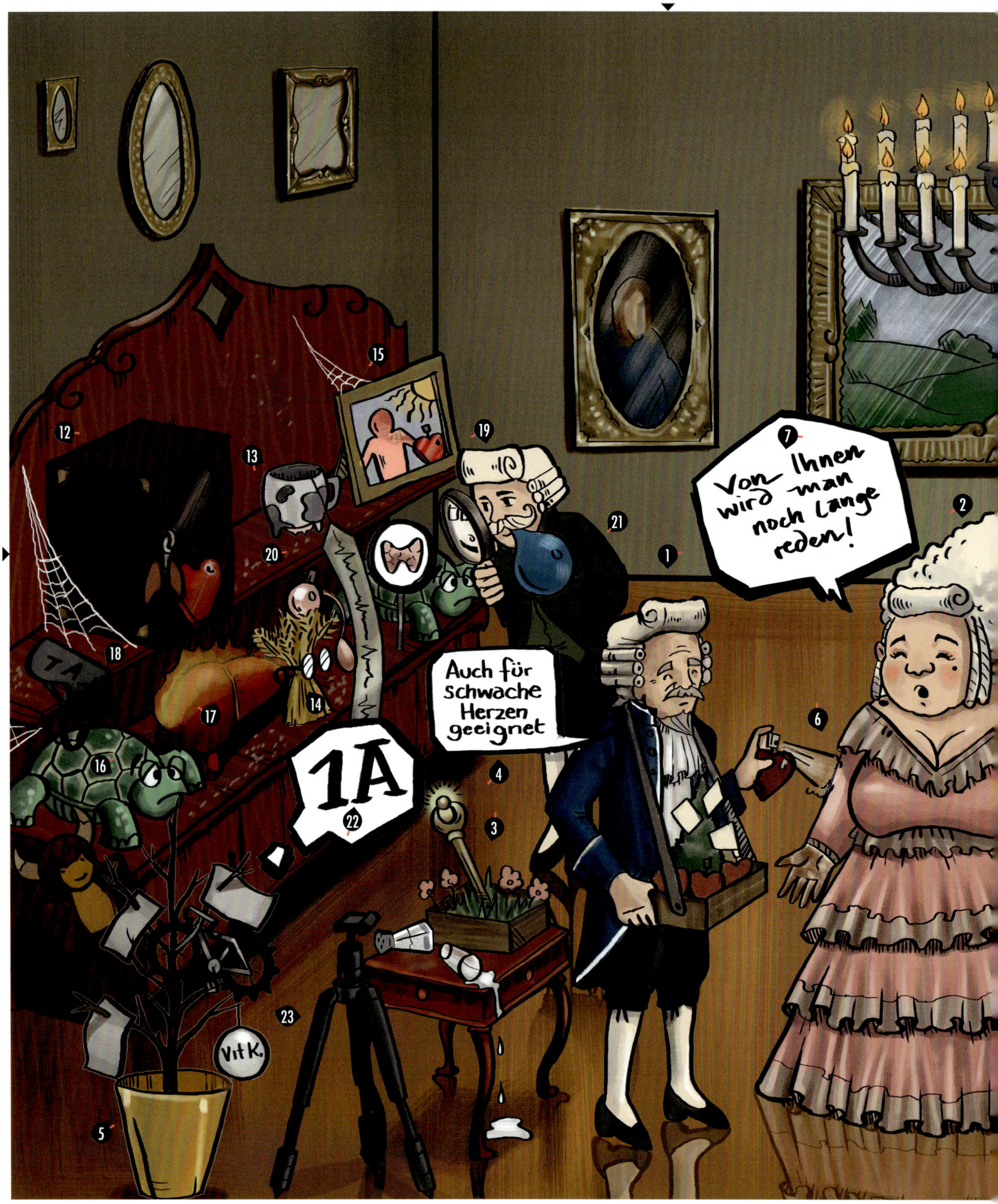
Von Ihnen wird man noch lange reden!
Auch für schwache Herzen geeignet
1A
TA
Vit K.
1
2
3
4
5
6
7
12
13
14
15
16
17
18
19
20
21
22
23

Amiodaron

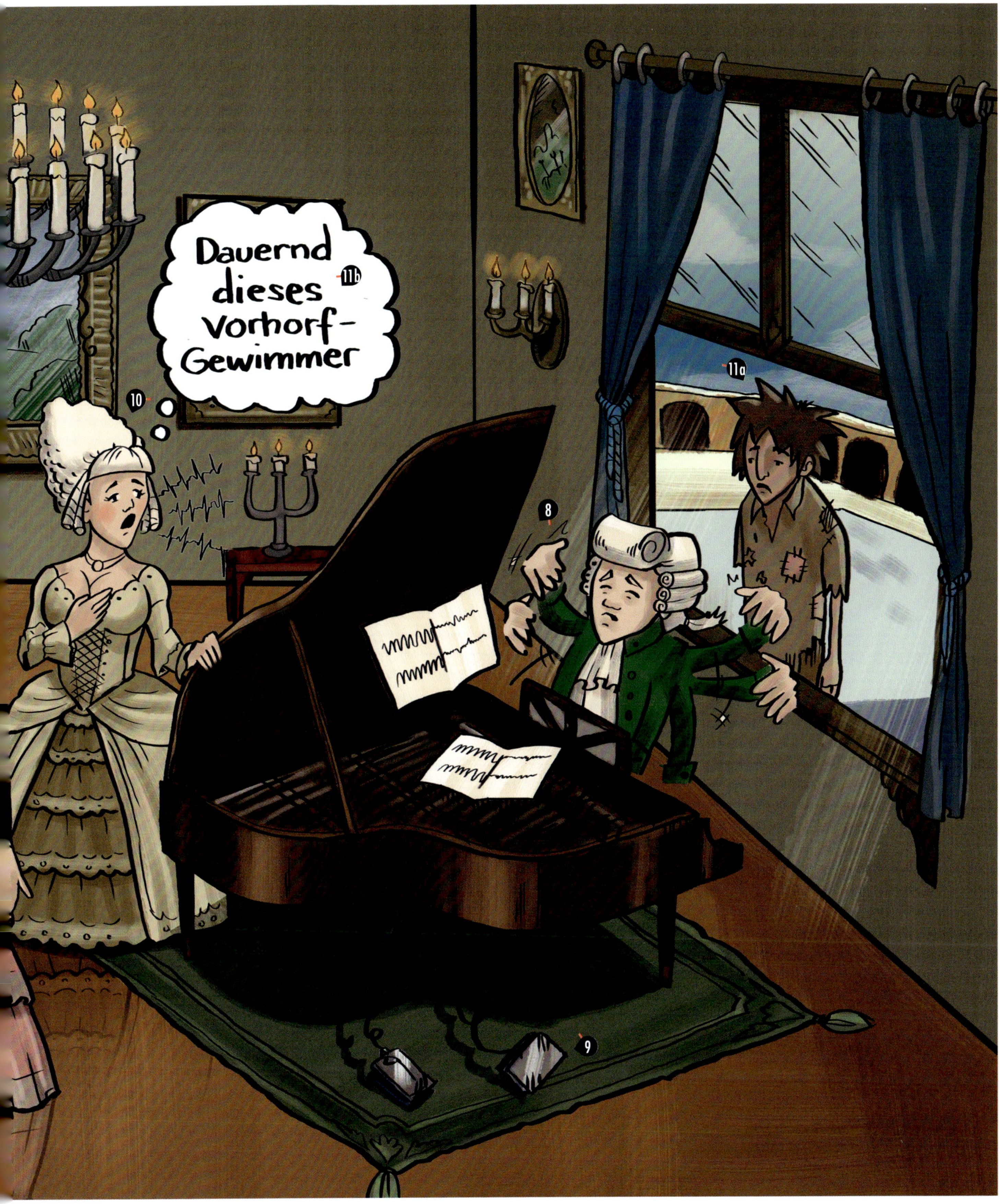

Die Geschichte vom armen Jod-Baron
Der arme Jod-Baron wurde aus den Kreisen der Adeligen verstoßen – seiner Familie mangelte es an Geld. Nun will er seinen Stand zurückgewinnen. Bei einer Soirée der feinen Gesellschaft versucht er diese von seinem selbstbräunenden Jod-Spray zu begeistern. Dieses soll die Herzen der Damen höher schlagen lassen – oder vielmehr langsamer schlagen lassen.

Amiodaron zählt zu den Klasse-III-Antiarrhythmika – es ist ein Kaliumkanal-Blocker. Es wirkt fast nicht negativ inotrop (Kontraktionskraft-reduzierend) und ist daher auch bei eingeschränkter kardialer Ejektionsfraktion anwendbar.

Amiodaron ist problematisch im Hinblick auf Schilddrüsenerkrankungen, da es Jod-haltig ist; und Amiodaron kann sich in die Kornea einlagern. Amiodaron dient sowohl der Akut- als auch Dauertherapie: akut als Mittel der ersten Wahl bei eingeschränkter kardialer Ejektionsfraktion und dauerhaft bei therapieresistenten ventrikulären und supraventrikulären Herzrhythmusstörungen.

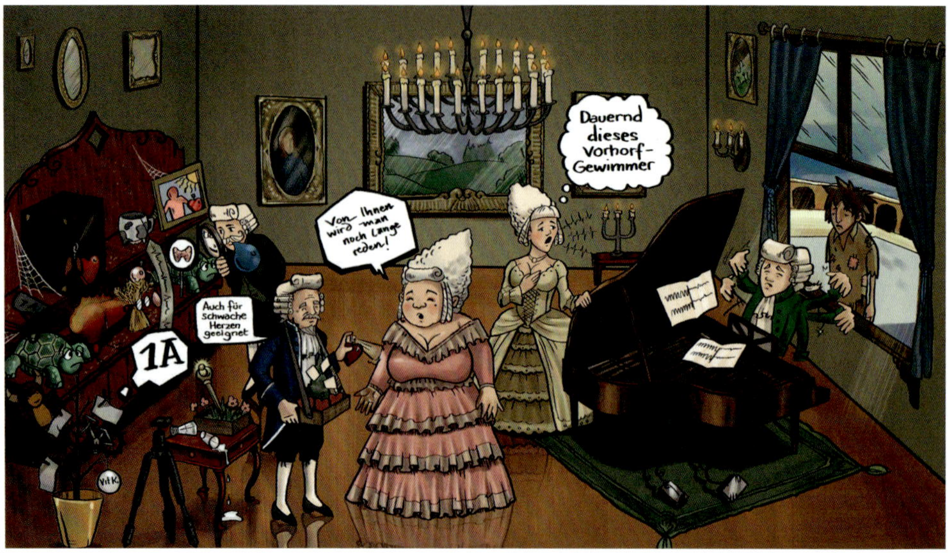

23

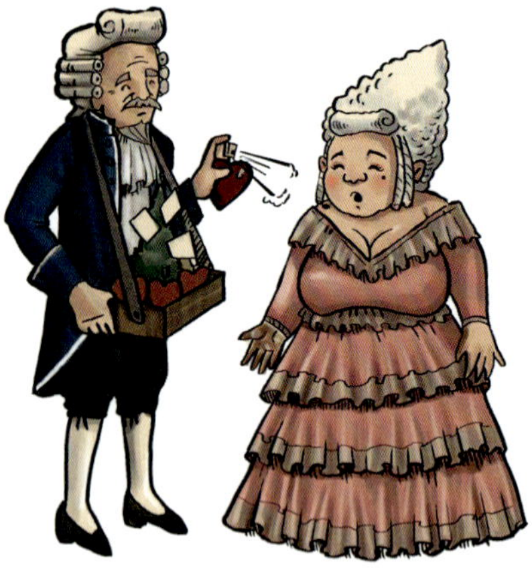

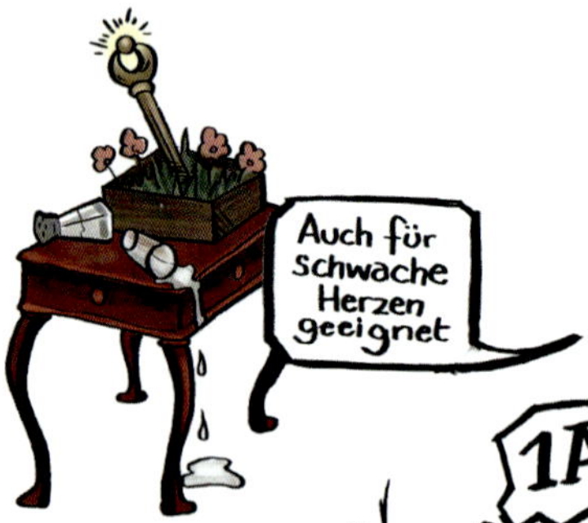

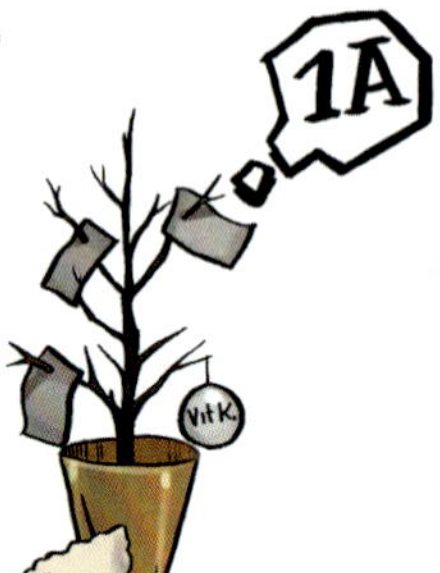

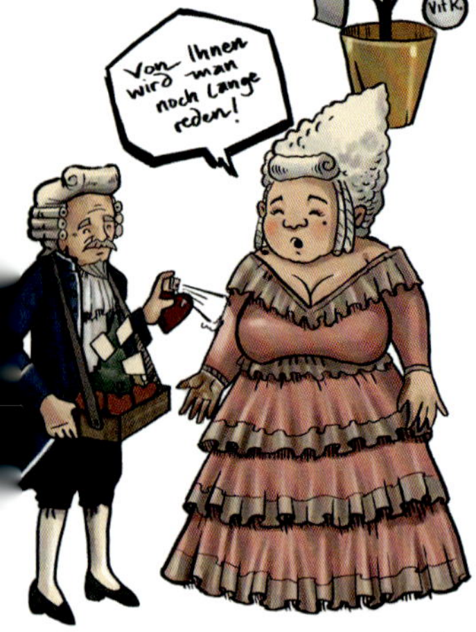

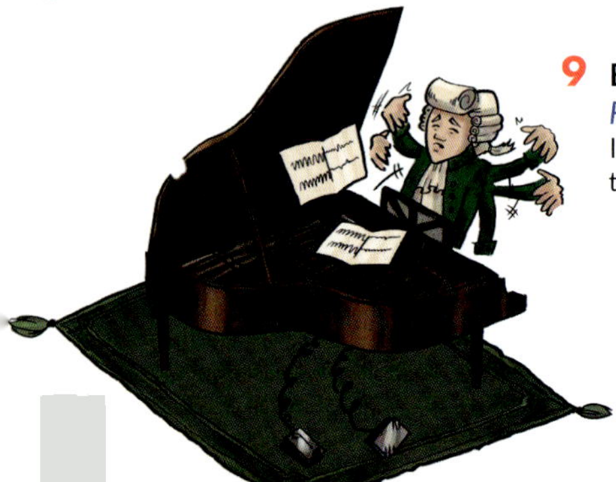

1 Wirkung und Wirkmechanismus

1 Amiodaron

Armer Jod-Baron

Amiodaron ist ein jodhaltiges Herzmedikament. Der arme Jod-Baron versprüht Jod aus einem Herz-Flakon auf die dicke Dame Karla Kaliumera. Sie hat Jod-braune Flecken an den Händen.

2 Blockade K-Kanäle → Refraktärperiode verlängert

Baron nimmt sensationssüchtige Karla Kaliumera in Beschlag

Die Hauptwirkung von Amiodaron ist die Blockade von repolarisierenden spannungsabhängigen Kalium-Kanälen (sensationssüchtige Karla Kaliumera), was die Refraktärperiode in allen Herzabschnitten verlängert.

3 Inhibierung von ß-Rezeptoren, Natrium- und Calcium-Kanälen

Umgeworfenes Zepter im Beet, Salzstreuer, Milchglas

Amiodaron inhibiert Beta-Rezeptoren (Zepter im Beet) sowie Natrium- (Salzstreuer) und Calcium-Kanäle (Milchglas).

4 Nicht negativ inotrop → Einsatz bei eingeschränkter EF

„Auch für schwache Herzen geeignet"

Amiodaron wirkt als einziges Antiarrhythmikum (fast) nicht negativ inotrop, daher kann der Einsatz auch bei eingeschränkter kardialer Ejektionsfraktion (EF) erfolgen. Die EF entspricht dem Prozentsatz des Blutvolumens, das ein Ventrikel während einer Herzaktion auswirft, bezogen auf das Gesamtventrikelvolumen.

2 Pharmakokinetik

5 CYP3A4-abhängige Metabolisierung

Zypresse mit drei DIN-A4 Blättern

Amiodaron wird CYP3A4 abhängig metabolisiert.

6 Lipophil → Verteilung in Myokard, Muskulatur

Dicke Dame, Herzflakon sprüht auf Armmuskel

Da Amiodaron sehr lipophil (fettliebend) ist, verteilt es sich zunächst in Myokard (Herzmuskel, hier der Herzflakon) und Muskulatur (Karlas Arm).

7 Fettgewebe → sehr langsame Freisetzung: lange Wirkdauer

Dicke Dame: „Von Ihnen wird man noch lange reden!"

Die Einlagerung von Amiodaron im Fettgewebe beträgt Wochen bis Monate. Aus dem Fettgewebe erfolgt eine langsame Freisetzung. Daraus folgt eine lange Wirkdauer.

8 Erste Wahl bei akuter ventrikulärer Tachykardie

Flotte Kammermusik, Notenblatt

Amiodaron ist das Mittel der ersten Wahl bei akuten ventrikulären Tachykardien (100-250 Herzschläge/min). Der Pianist spielt eine flotte Kammermusik. Sein Notenblatt zeigt das EKG-Bild einer ventrikulären Tachykardie, die in Kammerflimmern übergeht.

3 Indikationen

9 Erste Wahl bei Kammerflimmern nach erfolgloser Defibrillation, i.v.

Flotte Kammermusik, Defipaddles

Intravenöse Amiodarongabe erfolgt bei Kammerflimmern (320 Schläge/min) nach erfolgloser Defibrillation (Defipaddles).

10 **Supraventrikuläre Tachykardie bei Links-Herzinsuffizienz, i.v.**

Supersängerin greift sich ans Herz, SVT-Noten

Amiodaron gibt man intravenös bei akut behandlungsbedürftiger supraventrikulärer Tachykardie (SVT). Hier dargestellt durch die Supersängerin, die einen SVT-Rhythmus singt. Amiodaron ist sehr geeignet bei Herzinsuffizienz mit stark eingeschränkter linksventrikulärer Pumpfunktion (EF <30%). Die Supersängerin greift sich ans Herz.

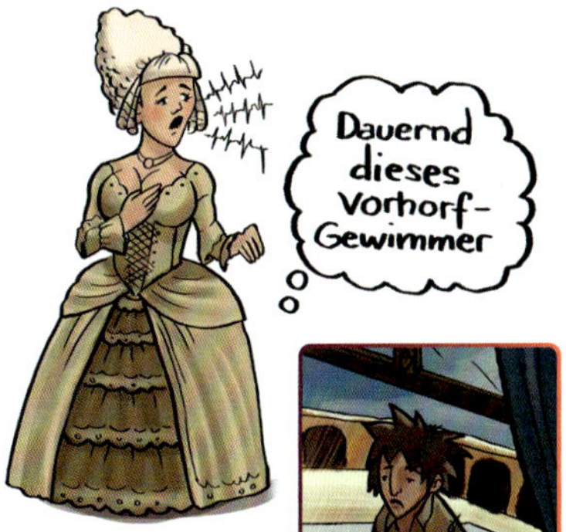

11 **Starkes Vorhofflimmern → Dauertherapie zur Rhythmuskontrolle, p.o.**

Armer Junge im Vorhof, Sängerin: „Dauernd dieses Vorhofgewimmer"

Amiodaron ist geeignet als orale Dauertherapie zur Rhythmuskontrolle bei therapierefraktärem, stark beeinträchtigendem Vorhofflimmern („Vorhofgewimmer"). Ziel ist die Wiederherstellung, beziehungsweise der Erhalt, des Sinusrhythmus. Zur alleinigen Frequenzkontrolle ist Amiodaron nicht indiziert.

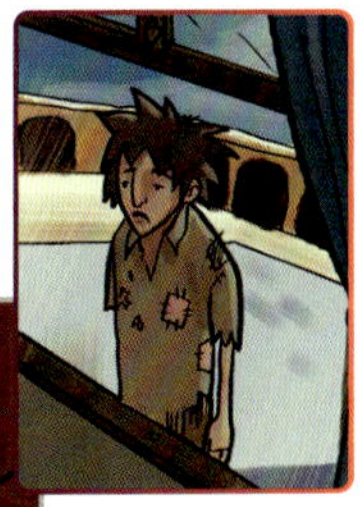

4 Nebenwirkungen

12 **Irreversible Lungenfibrose, selten**

Flakon hinter Lungen-Vorhängeschloss, Spinnwebe am Schrank

Eine schwere, selten auftretende Nebenwirkung ist die irreversible Lungenfibrose (staubiger Schrank, lungenförmiges Vorhängeschloss). Pathophysiologisch kommt es zur Lungenfibrose durch Einlagerungen von Amiodaron (Schloss ohne Schlüssel).

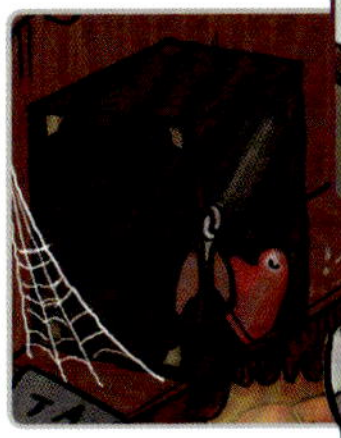

13 **QT-Zeit-Verlängerung**

Kuh-Tee mit pathologischem EKG-Befund

Nebenwirkung von Amiodaron ist die QT-Zeit-Verlängerung (langziehender Kuh-Tee). Die Gefahr der verlängerten QT-Zeit sind dabei ventrikuläre Extrasystolen und Torsade-de-Pointes-Tachykardien (siehe EKG-Befund).

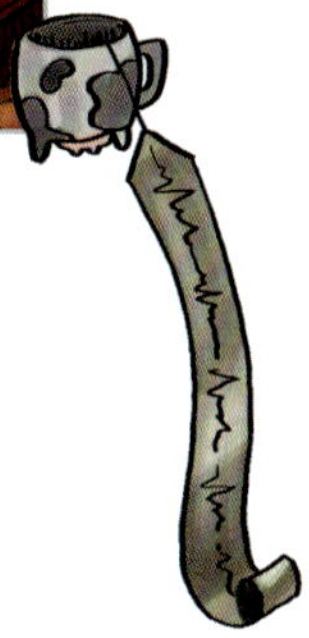

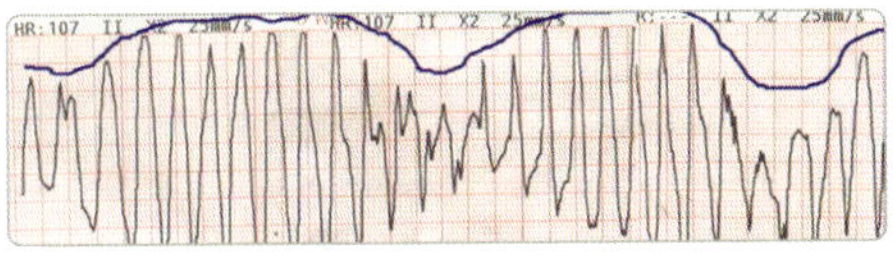

Torsades-de-Pointes
Panthro
Wikimedia Commons
CC0

14 **Reversible Korneaeinlagerung**

Flakon und Korn-Brille

Eine sehr häufige Nebenwirkung ist die Einlagerung von Amiodaron in die Kornea (Hornhaut, hier Flakon auf Korn-Brille). Dies führt zu reversiblen Beeinträchtigungen des Sehvermögens.

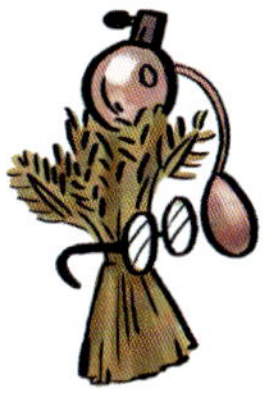

15 **Haut-Photosensibilität erhöht**

Sonnenbrand-Bild

Amiodaron erhöht sehr häufig die Photosensibilität der Haut, das heißt die Sonnenbrandgefahr steigt.

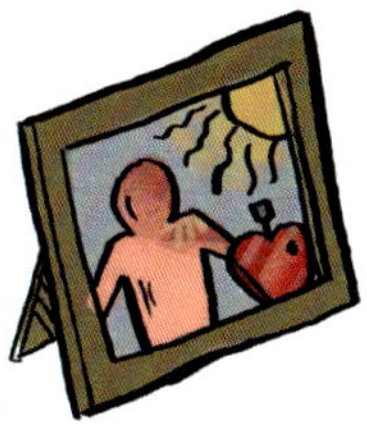

16 **Hypo- und Hyperthyreose**

Verdatterte Schildkröte

Schilddrüsenfunktionsstörungen (verdatterte Schildkröten: Hypo- oder Hyperthyreose) kommen häufig vor.

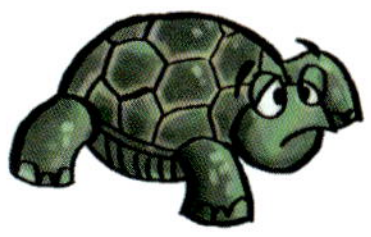

17 **Schwere Leberfunktionsstörung, akute Hepatitis**

Brennendes Leberkissen

Häufige Nebenwirkung ist eine schwere Leberfunktionsstörung, sowie eine akute Hepatitis.

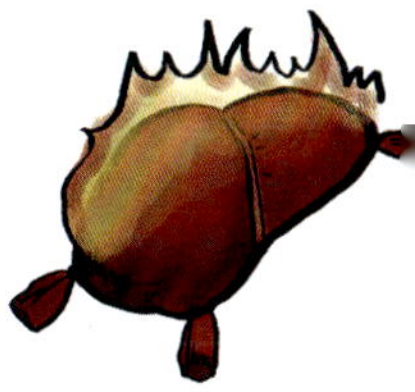

18 **Ataxie, Schlafstörung**

„Taxi"-Schlafmaske

Häufig auftretende Nebenwirkungen sind Ataxien (Koordinationsstörung von Bewegungen, hier „Taxi") und Schlafstörungen (Schlafmaske).

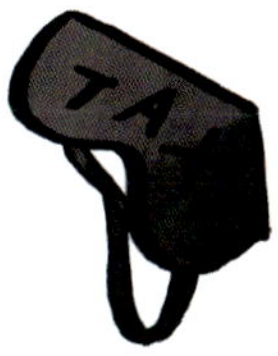

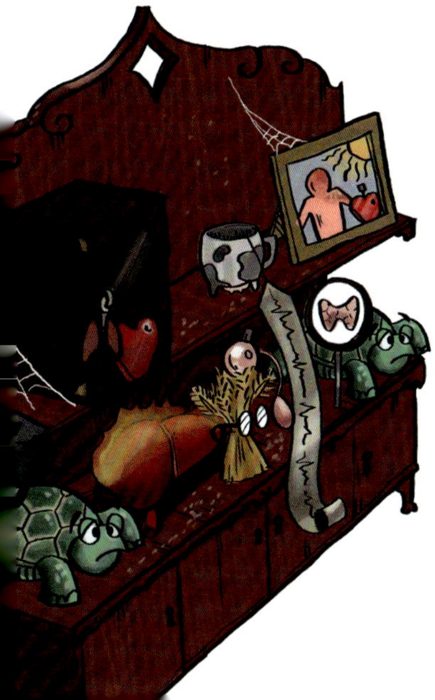

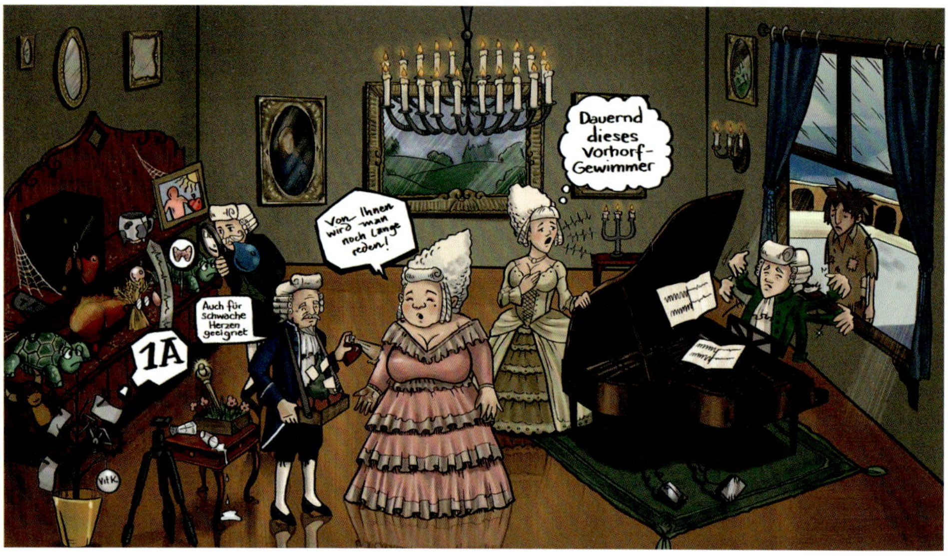
Dauernd dieses Vorhof-Gewimmer
Von Ihnen wird man noch Lange reden!
Auch für schwache Herzen geeignet
1A

23

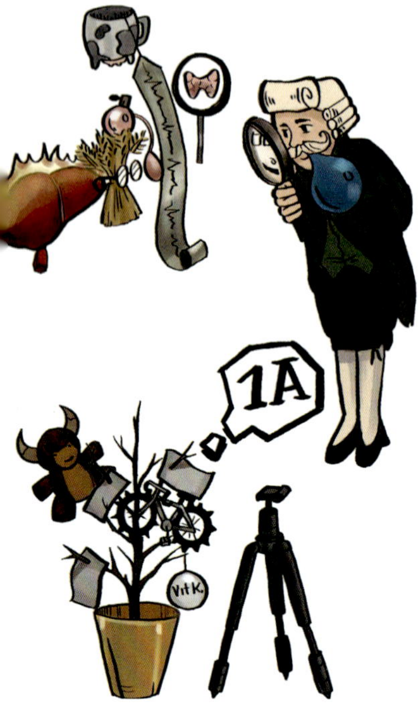
1A
Vit K

5 Klinische Aspekte

19 Vor Therapie: Schilddrüsenfunktion, Röntgen-Thorax, Lungenfunktion

Gast inspiziert Schildkröte, bläst Luftballon auf

Aufgrund der Nebenwirkungen testet man vor Therapiebeginn die Schilddrüsenfunktion. Außerdem sollte ein Röntgen-Thorax und eine Lungenfunktion durchgeführt werden (Gefahr der Lungenfibrose).

20 Während Therapie: augenärztliche Kontrollen, EKGs, Leberwerte

Lupe vor Leberkissen, Korn-Brille, EKG

Regelmäßige augenärztliche Kontrollen, EKGs und Leberwertmessungen sind während der Therapie indiziert.

21 Lange Halbwertszeit → schlecht steuerbar

Viele Jod-Flecken

Amiodaron ist aufgrund der langen Halbwertszeit (HWZ) schlecht steuerbar (viele Jod-Flecken auf der Jacke).

22 Hemmung CYP3A4 und CYP1A2

Vertrocknete 3DINA4-Zypresse denkt: „1A..."

Amiodaron hemmt mehrere CYP-Enzyme, vor allem CYP3A4 (vertrocknete Zypresse mit drei DINA4 Blättern) und CYP1A2.

23 CYP-Hemmung: Wirkverstärkung Vitamin-K-Antagonisten, Ciclosporin, Simvastatin, Digoxin

Zypresse mit Vit. K-Kugel, Sporen-Rad, Stativ, dicker Ochse

Die CYP-Hemmung verstärkt die Wirkung von Vitamin-K-Antagonisten (Vit. K-Kugel), Ciclosporin (engl. cycle ‚Rad' mit Sporen), Digoxin (dicker Ochse) und Simvastatin (Stativ). Da Simvastatin mit der Gefahr einer Rhabdomyolyse (Muskelzerfall) assoziiert ist und unter CYP-Hemmung verstärkt wird, steigt das Risiko einer Rhabdomyolyse unter Amiodaroneinahme.

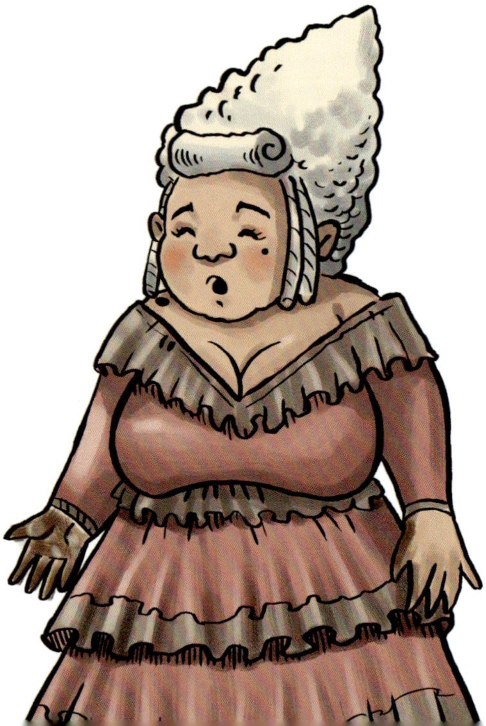

Quintessence

Q1 Amiodaron ist ein Antiarrhythmikum. Es blockiert vor allem repolarisierende, spannungsabhängige Kaliumkanäle, wodurch die Refraktärperiode in allen Herzabschnitten verlängert wird. Hierfür steht der Jodbaron, der um Karla Kaliumera wirbt.

Q2 Es ist das einzige Antiarrhythmikum, das fast nicht negativ inotrop wirkt und daher auch bei eingeschränkter Ejektionsfraktion anwendbar ist. Der Baron deklariert: Auch für schwache Herzen geeignet.

Q3 Amiodaron ist stark jodhaltig. Dies ist problematisch im Hinblick auf Störungen der Schilddrüse. Die zu beeindruckende Dame hat Jodflecken an den Händen. Den Schildkröten im Schrank geht es nicht gut.

Q4 Es ist die Therapie der ersten Wahl bei akuten ventrikulären Tachykardien sowie Kammerflimmern nach erfolgloser Defibrillation, der schnell spielende Kammermusiker sowie die Defipaddles.

Q5 Eine wichtige, aber seltene Nebenwirkung ist die Einlagerung in die Lunge, die irreversibel ist. Hier die irreversible hinter Glas verschlossene Lunge.

Q6 Amiodaron kann sich in die Kornea einlagern und das Sehvermögen beeinträchtigen, regelmäßige augenärztliche Kontrollen sind wichtig. Hier das Kornbüschel mit Sehhilfe.

Q7 Schilddrüsenfunktionsstörungen zeigen die Schildkröten.

Q8 Amiodaron ist sehr lipophil und lagert sich ins Gewebe ein, was in einer langen Halbwertszeit von Wochen bis Monaten resultiert. Es ist daher auch schlecht steuerbar, dafür stehen die Jodflecken auf der Jacke des Gasts.

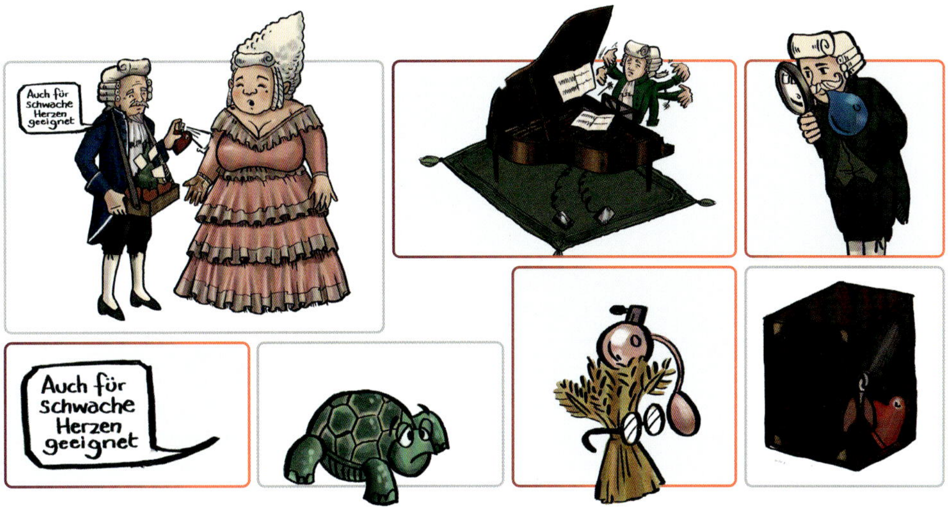

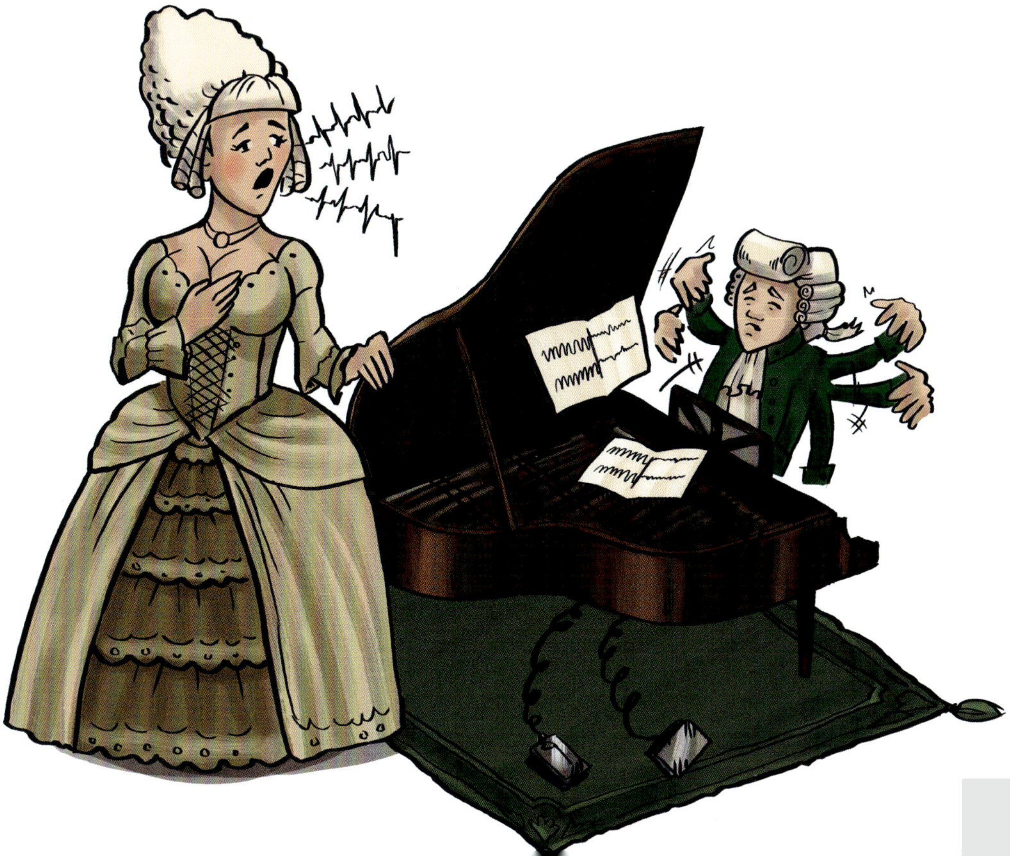

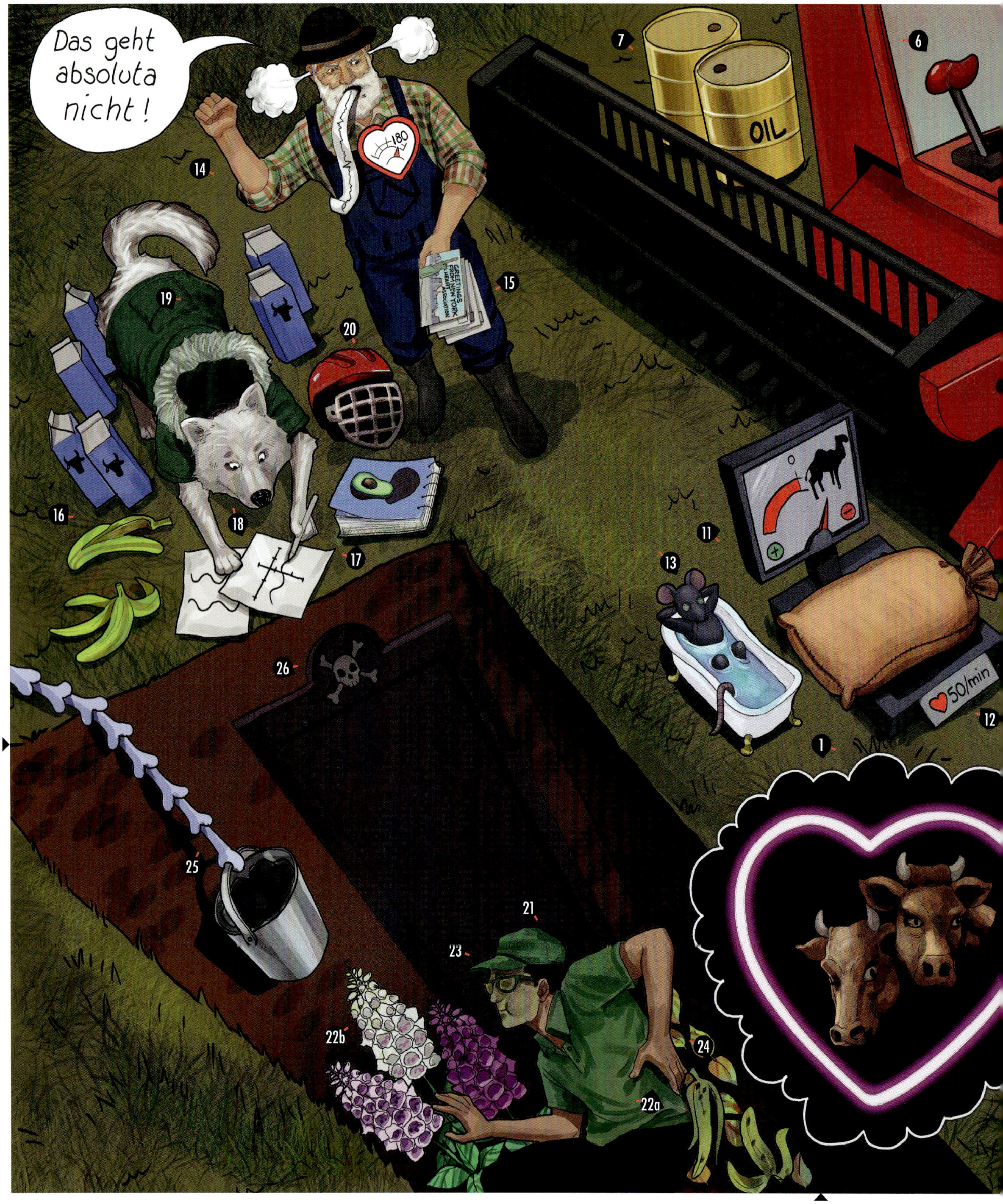

Herzglykoside

Digitalis

Digoxin, Digitoxin

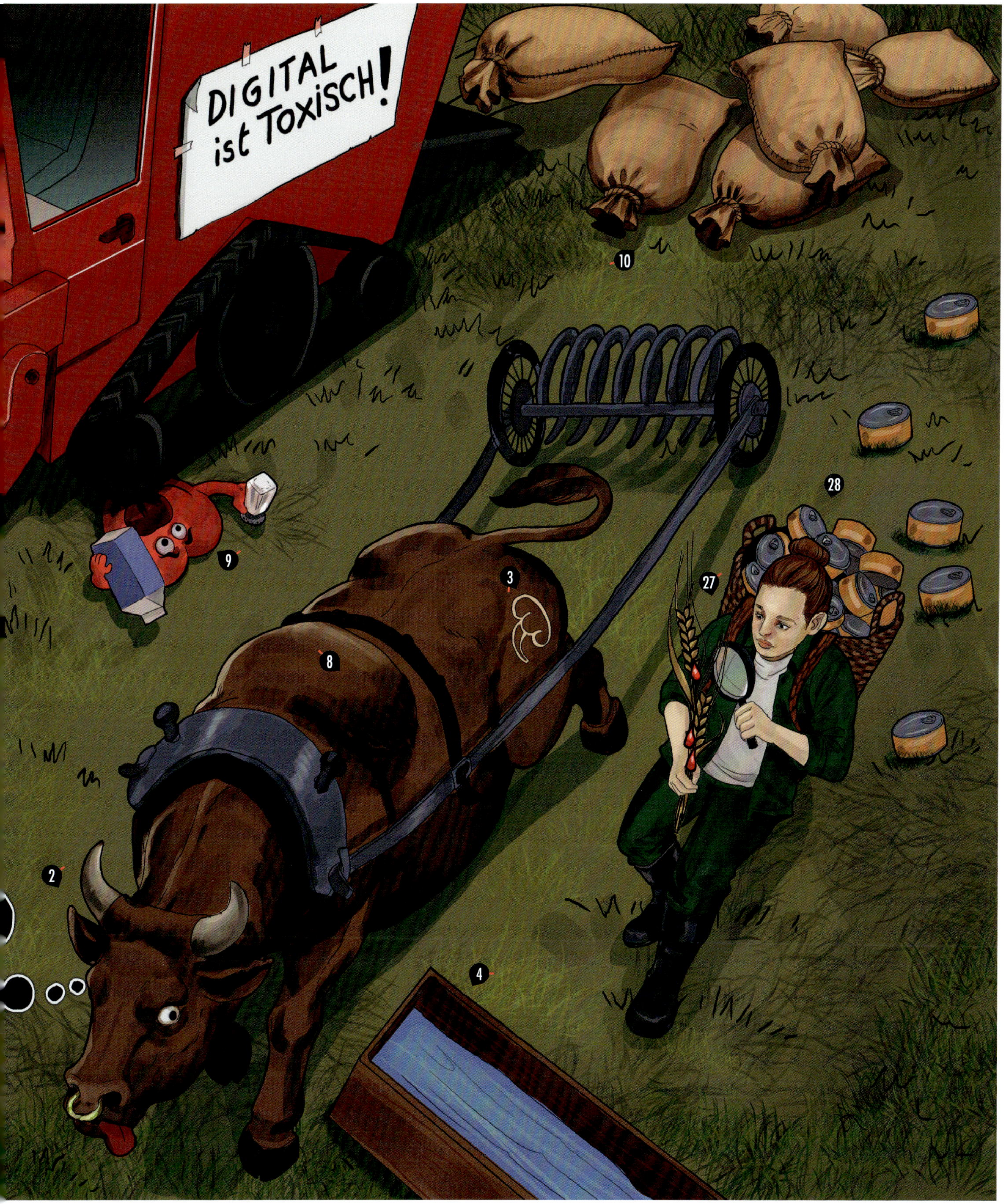

Aufstand des dicken Ochsen gegen die Digitalisierung

Der dicke Ochse ist enttäuscht von seinem Bauern – erst diese fiese Nierenbrandmarkung und nun auch noch das Ersetzen seiner Arbeitskraft durch den neuen digitalen Mähdrescher mit Hebelfunktion. Wundermaschine? Digitales Gift! – Meint jedenfalls der Ochse. Ganz unrecht hat er nicht, denn der Mähdrescher wirft nicht nur viele Getreidesäcke aus, sondern überrollt auch kurzerhand das arme Herz. Aber auch unser muskelbepackter Ochse ist nicht ohne: Hat er doch vor lauter Neid den Mähdrescherfahrer vergiftet! Nun liegt der Arme ganz grün im Gesicht in der Grube. Zum Glück nur hat das Herbst-Laub seinen Fall gebremst! Kein Wunder, dass der Bauer nun wütend ruft „Das geht absoluta nicht!".

Die **Herzglykoside** Digoxin und Digitoxin haben einen engen therapeutischen Bereich und dienen der Therapie von Vorhofflimmern und Herzinsuffizienz.

Digitoxin und Digoxin sind Herzglykoside, die eine Hemmung der Natrium/Kalium-ATPase in den Kardiomyozyten bedingen. Dadurch steigt der intrazelluläre Natriumgehalt, wodurch sich der Wirkgradient des Natrium/Kalzium-Antiporters verringert und der Calciumgehalt intrazellulär steigt. Dies führt zu einer Kontraktionskraftsteigerung (positiv inotrop) und einer Verlangsamung der Erregungsleitung im Herzen (negativ dromotrop).

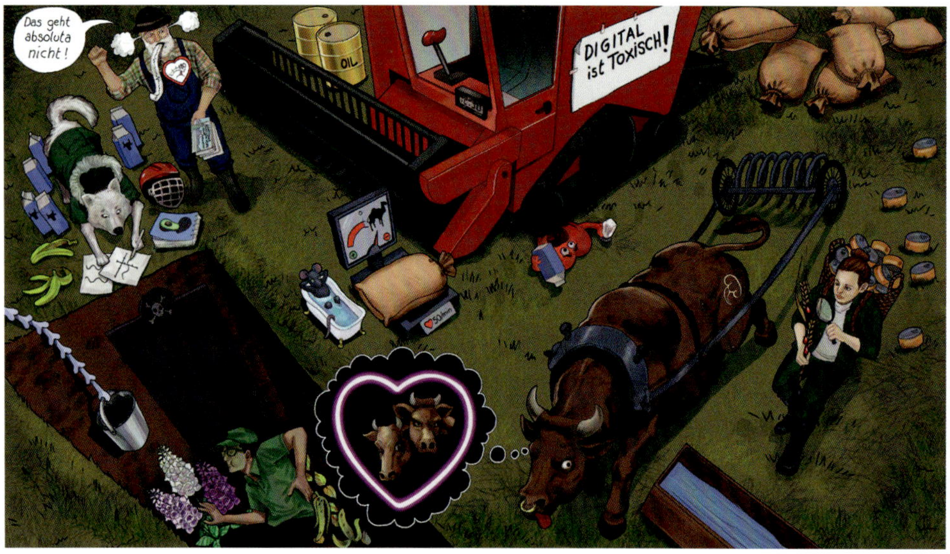

28

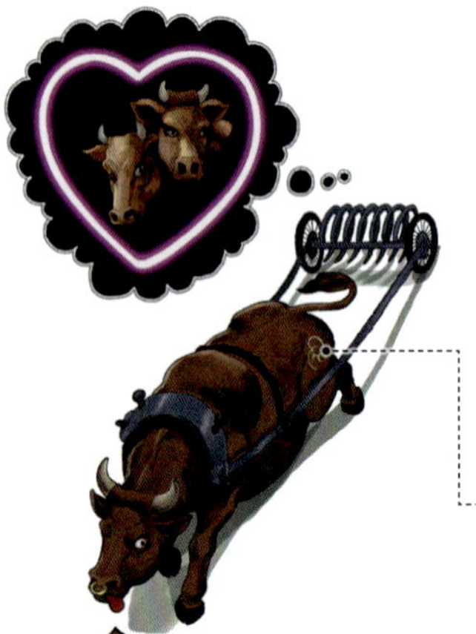

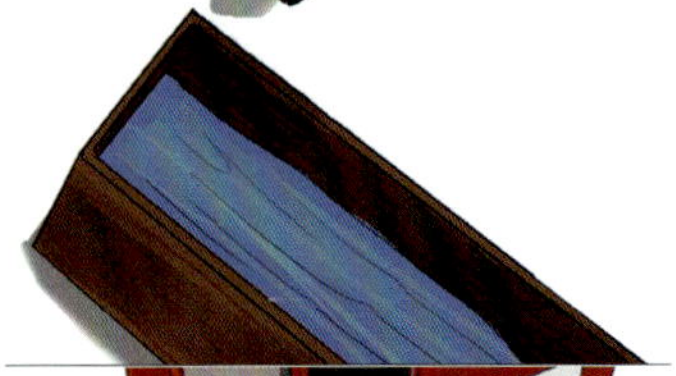

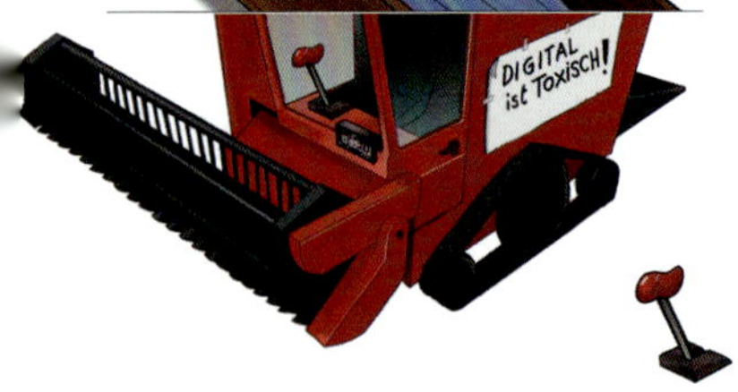

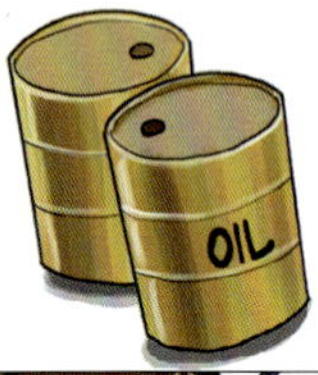

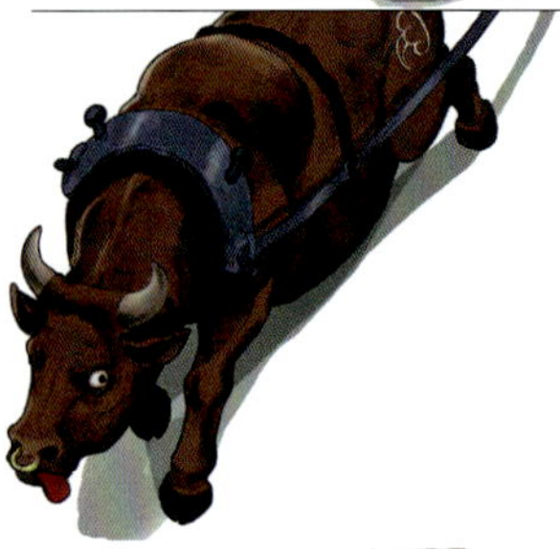

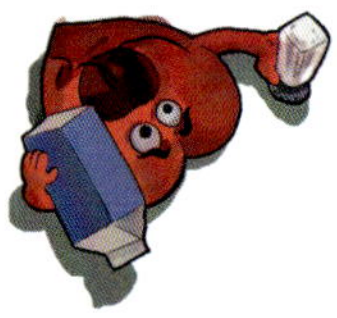

1 Wirkstoffe und Pharmakokinetik

1 Herzglykoside

Das Herz glüht für Kühe

In diesem Bild geht es um Herzglykoside. Das Herz des Ochsens glüht für Kühe. Herzglykoside nennt man auch Digitaloide oder einfach Digitalis. Digitalis leitet sich vom lateinischen Namen des Fingerhuts ab, welcher die Wirkstoffe der Herzglykoside enthält.

2 Digoxin

Dicker Ochse

Das Herzglykosid Digoxin wird durch den dicken Ochsen präsentiert.

3 Renale Elimination von Digoxin

Nieren-Brandzeichen

Digoxin wird renal eliminiert (Nieren-Brandzeichen).

4 Digoxin - hydrophil, geringe BV, kurze Plasma-HWZ

Wassertrog, kurzes Ochsenleben, kürzere Arbeitszeit

Digoxin ist ein hydrophiles Herzglykosid (hechelnder Ochse braucht Wasser). Außerdem hat Digoxin eine geringere Bioverfügbarkeit (BV) und eine kürzere Plasmahalbwertszeit als das Herzglykosid Digitalis (lebt kürzer und kann nicht so lange arbeiten wie der digitale Mähdrescher).

5 Digitoxin

Digitaler, vollautomatisierter Mähdrescher

Das Herzglykosid Digitoxin wird hier durch den vollautomatischen Mähdrescher mit Digitalanzeige dargestellt. Er macht dem dicken Ochsen (Digoxin) Konkurrenz.

6 Hepatische Metabolisierung von Digitoxin

Leber-Hebel

Digitoxin wird hepatisch metabolisiert (Leber-Hebel am Mähdrescher).

7 Digitoxin - lipophil, höhere BV, längere Plasma-HWZ

Ölfässer, Mähdrescher lebt und arbeitet länger

Digitoxin ist lipophil (Ölfässer neben Mähdrescher) und hat eine höhere Bioverfügbarkeit (BV), sowie eine längere Plasmahalbwertszeit als Digoxin (der Mähdrescher lebt länger und kann länger arbeiten als der dicke Ochse).

2 Wirkmechanismus

8 Positiv inotrop, negativ dromotrop

Muskelbepackter Ochse mit hängendem „Dromedar"-Höcker

Der Wirkmechanismus der beiden Herzglykoside ist identisch. Sie sind positiv inotrop (sie steigern die Kontraktionskraft des Herzens, hier der muskelbepackte Ochse) und negativ dromotrop (sie verlangsamen die Herzerregungsleitung, hier der hängende „Dromedar"-Höcker des Ochsen).

9 Hemmung Na/K-ATPase -> Anstieg Natrium, Calcium

Zerquetsches Herz, Salzstreuer, Milchtüte

Herzglykoside hemmen die Natrium-Kalium-ATPase in den Kardiomyozyten (zerquetschtes Herz). Durch die Hemmung der ATPase steigt intrazellulär der Natriumgehalt (Salzstreuer). Dadurch verringert sich die Wirkung des Natrium-Calcium-Antiporters. Dieser transportiert normalerweise Natrium in die Zelle und Calcium aus der Zelle. Durch die Hemmung des Antiporters steigt der intrazelluläre Calciumgehalt an (Milchtüte).

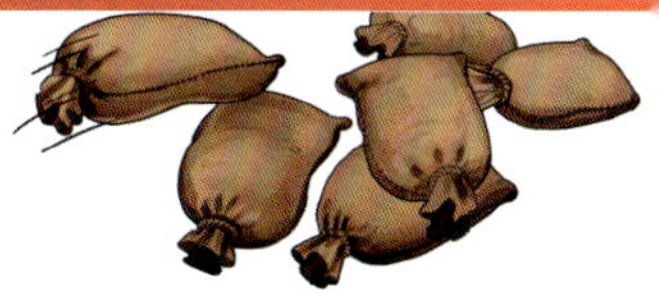

10 Erhöhte Auswurffraktion

Auswurf vieler Kornsäcke

Der erhöhte Calciumgehalt steigert die Kontraktionskraft (positiv inotrop) und verlangsamt die Erregungsleitung im Herzen (negativ dromotrop). Dies bedingt eine erhöhte Auswurffraktion (Auswurf vieler Kornsäcke).

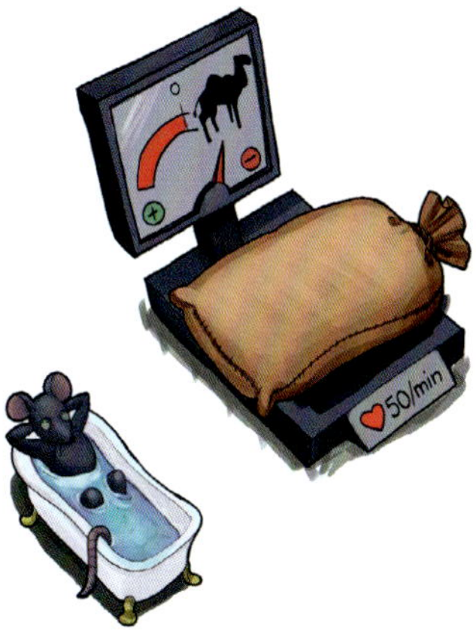

11 Parasympathikusaktivierung über Vaguskerne, negativ dromotrop

Getreidewaage zeigt negatives Dromedar

Herzglykoside wirken negativ dromotrop (Waage schlägt zum negativen Dromedar aus). Der Wirkungsmechanismus besteht in einer direkten Aktivierung des Parasympathikus über eine zentrale Aktivierung der Vaguskerne. Die Waage steht für den Vagus und wird hier durch den Getreidesack aktiviert.

12 Parasympathikusaktivierung über Vaguskerne, negativ chronotrop

Waage mit Herzfrequenz „50/min"

Die direkte Aktivierung des Parasympathikus über die zentrale Vaguskernaktivierung (Getreidesack auf Waage) senkt reflektorisch den Sympathikotonus. Dadurch wirken Herzglykoside negativ chronotrop (Herzfrequenz „50/min") und senken die Herzfrequenz vor allem in Ruhe.

13 Positiv bathmotrop

Entspannte Maus badet in Badewanne

Herzglykoside wirken positiv bathmotrop (Maus badet in der Badewanne). Positiv bathomotrop bedeutet eine herabgesetzte Reizschwelle und damit eine gesteigerte Erregbarkeit von Herzmuskelzellen.

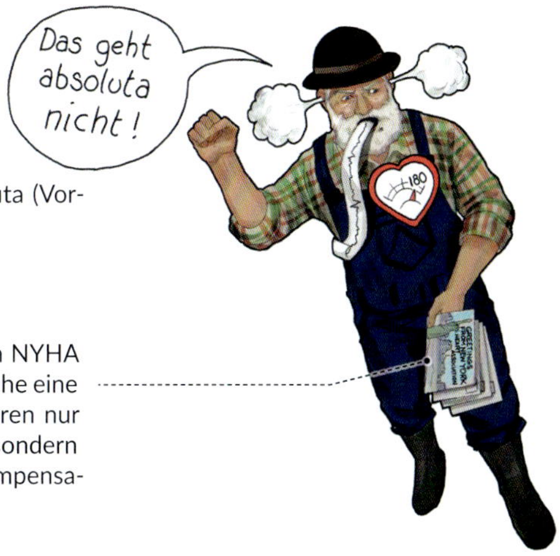

3 Indikationen

14 Frequenzkontrolle Tachyarrythmia absoluta

Herztacho auf 180, Bauer brüllt „Das geht absoluta nicht!", EKG

Man nutzt Herzglykoside zur Frequenzkontrolle (EKG, Herztacho) einer Tachyarrhythmia absoluta (Vorhofflimmern). Der Bauer hat eine Frequenz von 180 und brüllt: „Das geht absoluta nicht!"

15 Reserve bei Herzinsuffizienz bei NYHA III und IV

New York Postkarten

Niedrigdosiert verabreicht man Herzglykoside als Reservemittel bei einer Herzinsuffizienz in den NYHA Stadien drei und vier (New York Postkarten). NYHA steht für die New York Heart Association, welche eine vierstufige Herzinsuffizienzklassifikation vorsieht. Studien zur Gabe bei Herzinsuffizienz existieren nur für Digoxin. Man gibt es als Reservemittel, da durch Digoxin keine Prognosebesserung eintritt, sondern nur eine Symptomlinderung und die Verhinderung von stationär behandlungsbedürftigen Dekompensationen.

4 Kontraindikationen

16 Hypokaliämie und Hyperkalziämie

Leere Bananenschalen, viel Milch

Die Herzglykoside werde in ihrer Wirkung verstärkt durch Hypokaliämie (Bananen sind kaliumreich, hier leere Banenschalen) und Hyperkalziämie (Milch).

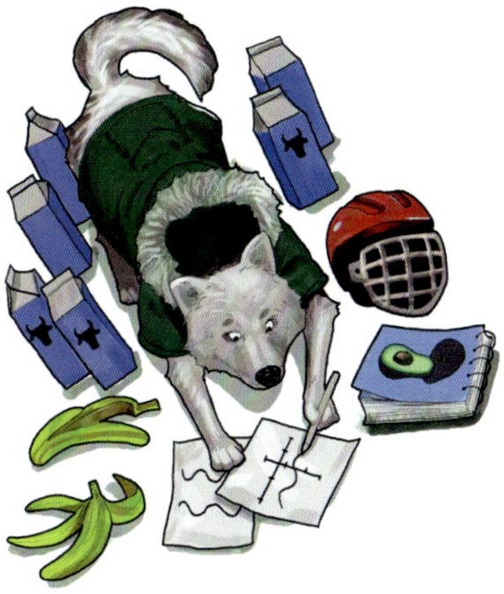

17 AV-Block zweiten oder dritten Grades

Schreibblock mit zwei Avocados

Kontraindikation für Herzglykoside ist ein AV-Block zweiten oder dritten Grades (Schreib-Block mit zwei AV-ocados).

18 Sick-Sinus-Syndrom

Hund zeichnet krankhaft Sinuskurven

Das Sick-Sinus-Syndrom ist eine Kontraindikation für Herzglykoside (Hund zeichnet krankhaft Sinuskurven). Der Ursprung für Herzrhythmusstörungen im Rahmen des Sick-Sinus-Syndroms liegt im Sinusknoten.

19 Wolff-Parkinson-White-Syndrom

Weißer Wolfshund mit Parka

Eine weitere Kontraindikation stellt das Wolff-Parkinson-White-Syndrom dar (WPW). Das WPW-Sydrom bezeichnet eine atrioventrikuläre Reentrytachykardie, welche verursacht wird durch akzessorische Leitungsbahnen am Herzen. Die negative dromotrope Wirkung (verlangsamte Erregungsleitung) der Herzglykoside wirkt auch am AV-Knoten. Dies würde bei einem WPW-Syndrom die Leitung über akzessorische Bündel begünstigen.

20 Hypertrophische obstruktive Kardiomyopathie (HOCM)

Hockeyhelm

Hypertrophische obstruktive Kardiomyopathien (kurz HOCM, hier der HOCkeyhelM) behandelt man nicht mit Digoxin oder Digitoxin. Der krankhaft zeichnende Hund schützt sich mit dem Helm, damit ihm der Himmel nicht auf den Kopf fällt. Die genetisch bedingte HOCM geht einher mit einer Hypertrophie des Myokards vom linken Ventrikel, welche zu einer Obstruktion führt. Durch Herzglykoside würde man die Obstruktion verstärken.

Herzglykoside und die Natur

Trivia: Der Monarchfalter ist ein Schmetterling, der schon durch seine grelle orange Färbung heraussticht. Diese auffällige Tracht kann er sich leisten, denn er frisst Seidenpflanzen, die Herzglykoside enthalten. Diese Gifte speichert der Monarchfalter in seinen Geweben und macht sich damit ungenießbar. Nicht nur für Vögel – auch Parasiten wachsen deutlich schlechter, wenn die Monarchfalter-Raupen von Seidenpflanzen mit einem sehr hohen Gehalt an Herzglykosiden gefressen haben. Monarchfalter-Weibchen bevorzugen die Seidenpflanzen, die eine besonders hohe Konzentration an Herzglykosiden enthalten. Dann legen die Weibchen ihre Eier gezielt auf die giftigeren Gewächse ab und sorgen so dafür, dass die schlüpfenden Raupen vermehrt Herzglykoside fressen.

28

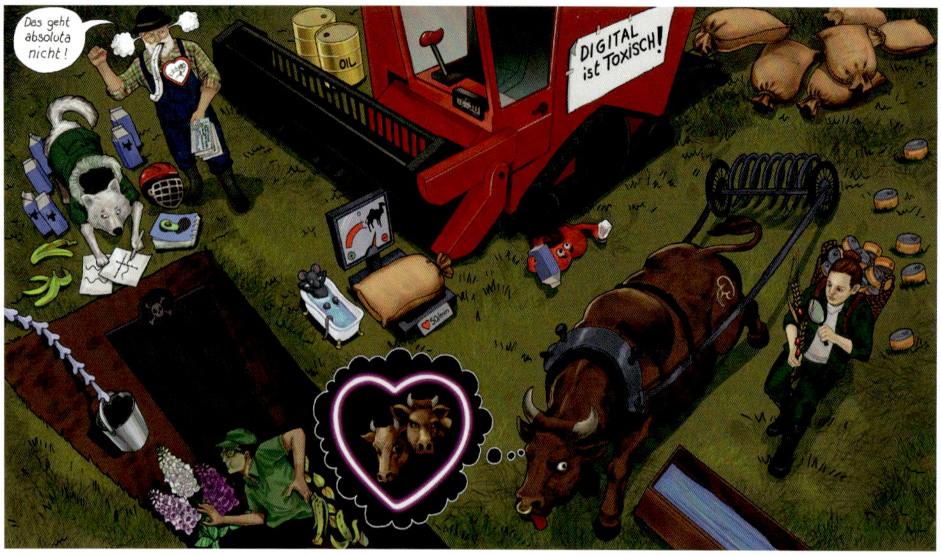

5 Nebenwirkungen

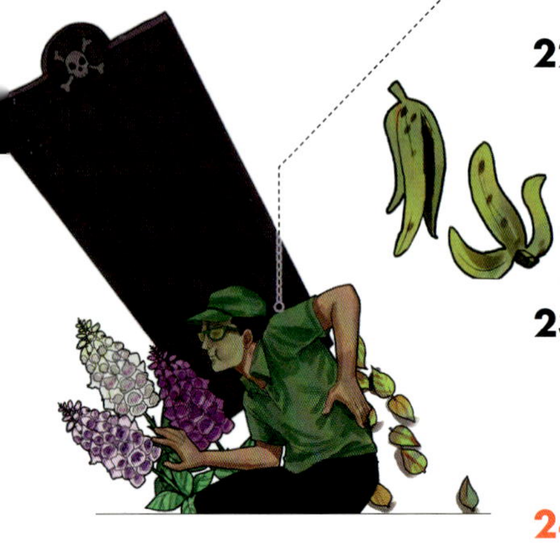

21 Digitalis-Intoxikation

Mähdrescherfahrer in Grube

Zu einer Intoxikation (vergifteter Mähdrescherfahrer in der Grube) kommt es häufiger, da Herzglykoside eine geringe therapeutische und starke interindividuelle Dosierungsmaße aufweisen.

22 Ursachen - Intoxikation durch Hypokaliämie, Niereninsuffizienz (Digoxin), Fingerhutverzehr, Überdosierung

Bananenschalen, Nierenschmerz, Fingerhutpflanzen

Zur Intoxikation mit Herzglykosiden kommt es vermehrt bei Hypokaliämie (Bananenschalen) und Niereninsuffizienz (nur bei Digoxin, da renale Elimination, hier die schmerzende Nierengegend des Fahrers). Weitere Ursachen einer Intoxikation sind der Verzehr herzglykosidhaltiger Pflanzen wie Fingerhut oder generell eine Überdosierung mit Herzglykosiden.

23 Symptome der Intoxikation - Übelkeit, Bauchschmerzen, Erbrechen, Durchfall, Sehstörungen

Grünes Gesicht, gelb-grüne Sonnenbrille

Symptome der Digitalix-Intoxikation sind Übelkeit, Bauchschmerzen und Erbrechen (dem gekrümmten, grün angelaufenen Fahrer ist übel). Auch Durchfall und Sehstörungen mit Gelb- und/oder Grünstich (gelb-grüne Sonnenbrille) kommen vor.

24 Symptome - HRST, muldenförmige ST-Senkung

Grube mit Herbst-Laub

Ein Symptom der Herzglykosidintoxikation ist die muldenförmige ST-Senkung (hier die Grube) im EKG. Desweiteren treten jegliche Art von Herzrhythmusstörungen auf (kurz HRST, hier das Laub für HERBST wie HRST). Die Herzglykoside wirken selbst arrythmogen.

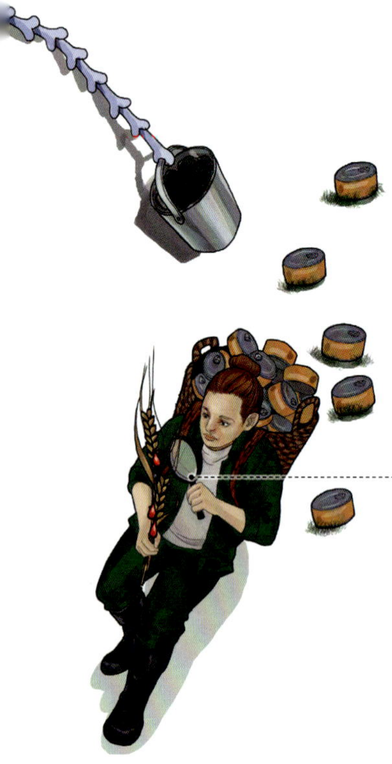

25 Therapie - Digitalis Antitoxin, Magen-Darm-Spülung, Aktivkohle, Kaliumkorrektur

Antikörperseil, Kohle-Eimer

Zur Therapie der Intoxikation verwendet man das Digitalis-Antitoxin. Hier binden Fab-Antikörperfragmente von IgG die Präparate (Antikörper-Seil hängt in die Grube). Außerdem zur Therapie anwendbar: Magen-Darm-Spülungen, Aktivkohle (Kohleeimer) und eine hochnormale Einstellung des Kaliumwerts.

26 Therapie mit Cholestyramin, Hämoperfusion bei Digitoxin

Kohleschwarzer Türrahmen mit toxischem Totenkopf

Einzig bei einer Digitoxin-Intoxikation („TOX"ischer Totenkopf, da nur Digi"TOX"in) kann man wegen der hohen Lipophilie auch Cholestyramin (hier Kohle-(schwarzer)-Tür-Rahmen) geben. Eine weitere Option ist eine Hämoperfusion (extrakorporales Dialyseverfahren) aufgrund der hohen Plasma-Eiweiß-Bindung von Digitoxin.

6 Klinische Aspekte

27 Blutspiegelkontrollen aufgrund geringer therapeutischer Breite

Tierpflegerin begutachtet Blutstropfen

Die Herzglykoside weisen nur eine geringe therapeutische Breite auf. Daher sind strenge Blutspiegelkontrollen nötig. Die Tierpflegerin begutachtet die Blutstropfen des dicken Ochsens. CAVE: Aufgepasst vor allem bei älteren oder untergewichtigen Patienten!

28 Aufsättigung und Erhaltungsdosis

Großer Dosenfuttervorrat in Korb bei kleiner Dosenspur

Grundsätzlich verabreicht man bei der Frequenzkontrolltherapie mit Digitalis zunächst eine höhere Dosis (sogenannte Aufsättigungsdosis, hier der Korb mit viel Dosenfutter zur Ochsensättigung). Im Therapieverlauf wird die Dosis reduziert auf eine geringere Erhaltungsdosis. Die Erhaltungsdosis wird beibehalten: im Bild liegt auf dem Weg hinter der Tierpflegerin konstant weniger Dosenfutter.

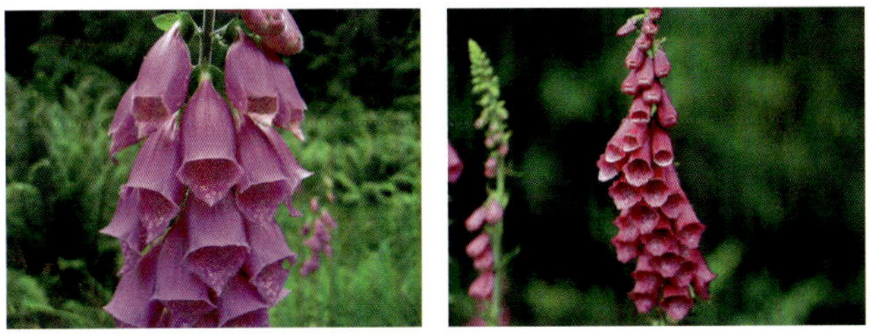

Digitalis purpurea
Tim Bekaert und Isasza
Wikimedia Commons
CC BY 2.0

Quintessence

Q1 Digoxin wird renal eliminiert (der dicke Ochse rennt), Digitoxin hepatisch metabolisiert (Hebel am digitalen Gift – Mähdrescher).

Q2 Die Hemmung der Na+/K+-ATPase in den Kardiomyozyten (platte Herzzelle mit Salz und Milch) führt zur Steigerung des intrazellulären Natriumgehaltes und verringert den Wirkgradienten des Na+/Ca2+-Antiporters.

Q3 Der intrazelluläre Ca2+-Gehalt steigt an. Dies führt zur Kontraktionskraftsteigerung und Verlangsamung der Erregungsleitung im Herzen und damit auch zu einer Erhöhung der Auswurffraktion (viele ausgeworfene Getreidesäcke).

Q4 Hauptindikation ist die Frequenzkontrolle bei einer Tachyarrhythmia absoluta (Bauer mit 180-Tacho).

Q5 Symptome bei einer Digitalis-Intoxikation sind Übelkeit, Bauchschmerzen, Erbrechen, Durchfall und Sehstörungen (Mähdrescherfahrer mit farbiger Sonnenbrille und Bauchschmerzen).

Q6 Im EKG sieht man eine muldenförmige ST-Senkung und HRST jeglicher Art (Fahrer liegt in einer Mulde mit Herbstlaub darin).

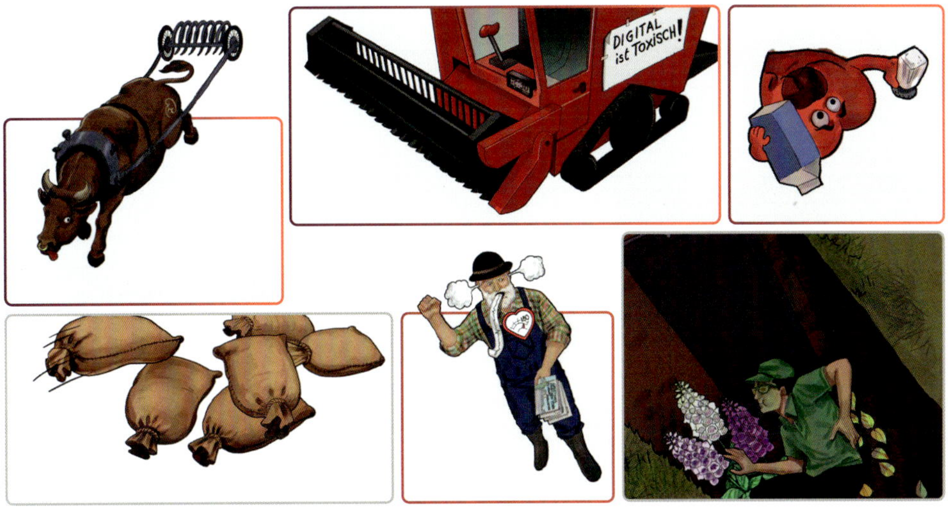

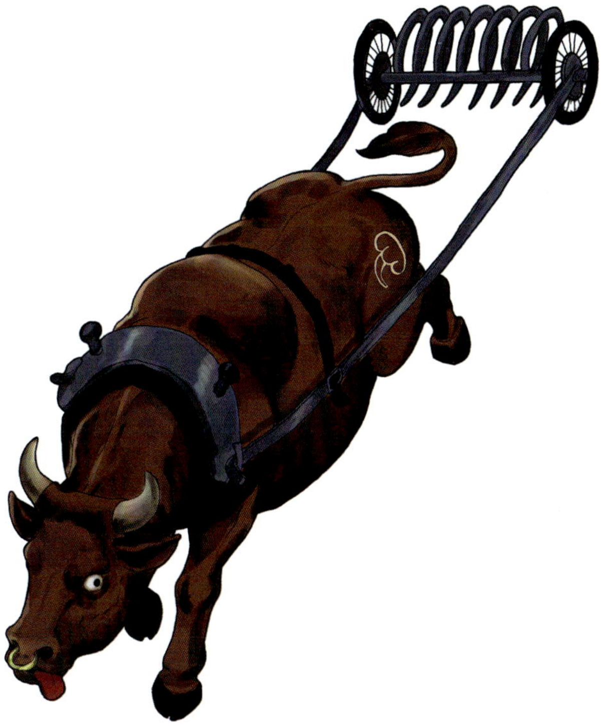

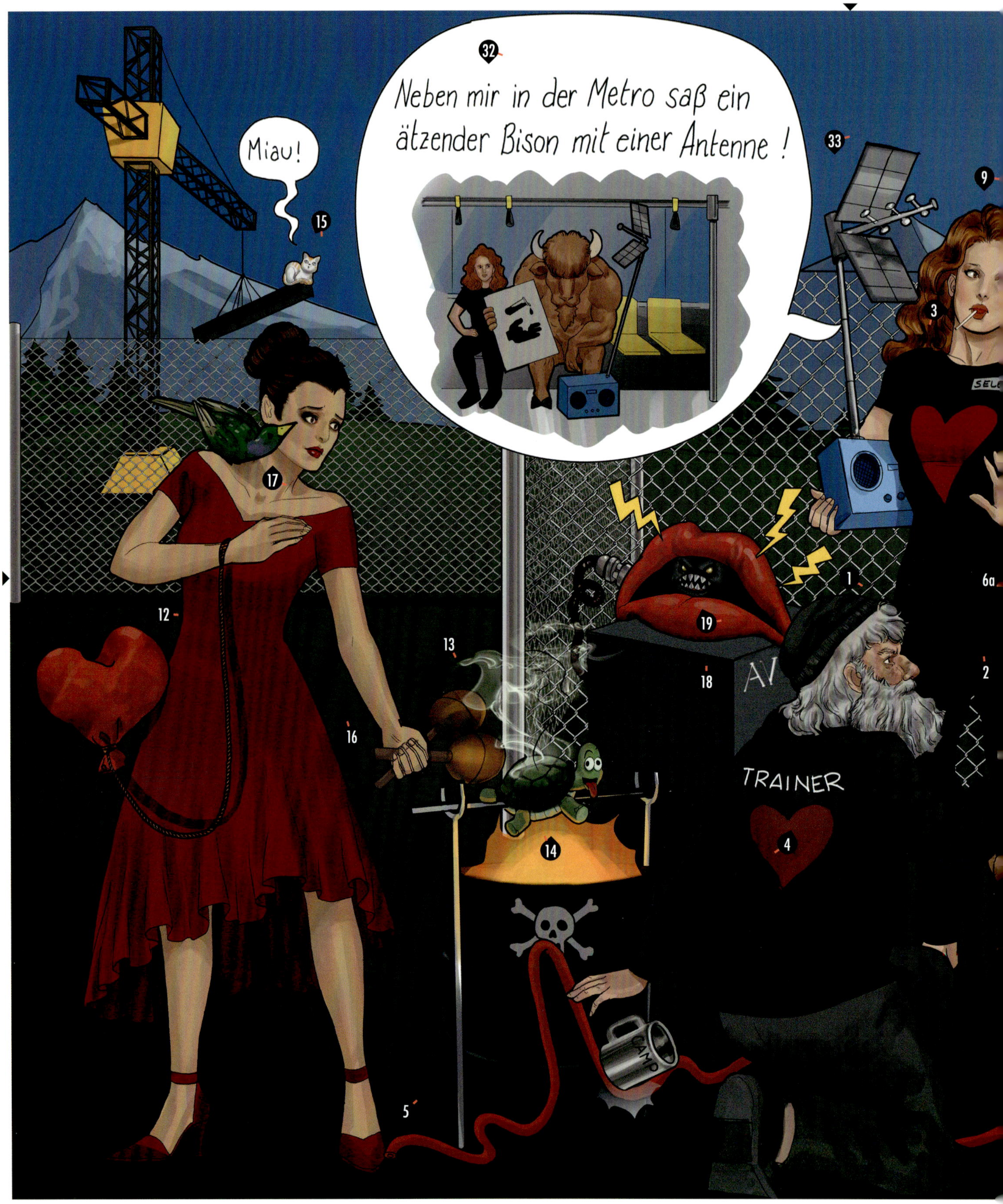

Betablocker

Selektive u.a.: Nebivolol, Metoprolol, Acebutolol, Bisoprolol, Atenolol
Unselektive u.a.: Propranolol, Carvedilol, Pindolol, Sotalol, Timolol

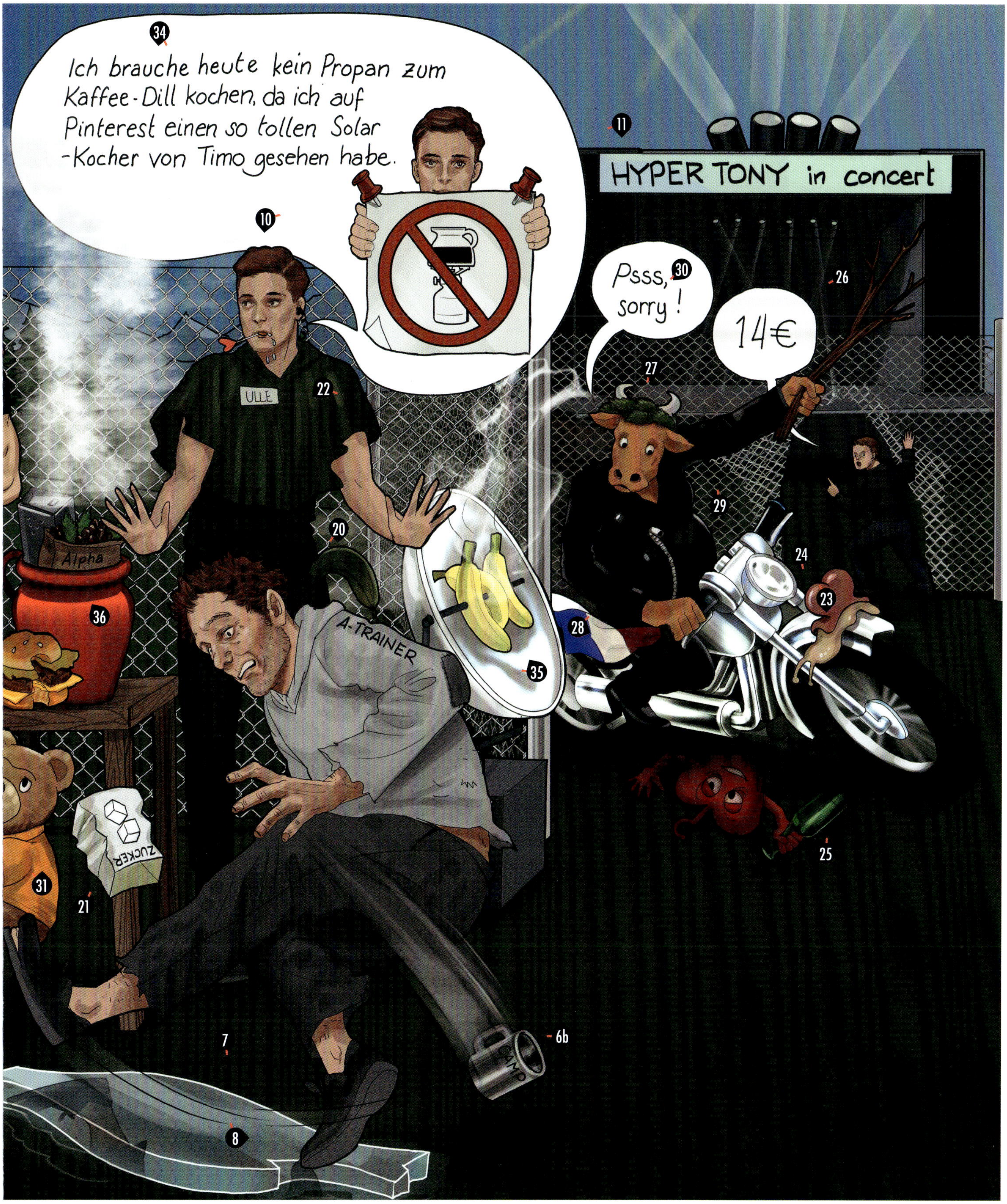
Ich brauche heute kein Propan zum Kaffee-Dill kochen, da ich auf Pinterest einen so tollen Solar -Kocher von Timo gesehen habe.
HYPER TONY in concert
Psss, sorry!
14€
ULLE
A-TRAINER
Alpha
ZUCKER
CAMP
34
11
10
30
26
27
22
20
29
24
23
28
35
36
25
31
21
7
6b
8

Krawall am Festivaleingang – die Bettlerblocker

Vor dem Einlass zum Konzertgelände des allseits bekannten “Hyper Toni”-Festivals tut sich was. Die unsympathischen TürsteherInnen führen heute eine ganz harte Blockade durch. Sie sollen vor allem die Bettler fernhalten, da diese die ganze Stimmung herunterziehen und die Festivalgäste belästigen. Vor lauter Wut und Anspannung lässt der linke ansässige Bettler im schwarzen Herz-Pulli seinen cAMP-Bettler-Becher fallen. Der rechte Bettler war mal ein A-Trainer und hat noch seinen Jogginganzug an. Er steht auf einer glatten Eisfläche, rutscht fast aus und schmeißt auch seinen Becher zu Boden. Die TürsteherInnen lassen sich jedoch durch nichts aus der Ruhe bringen und schlecken erstmal gemütlich ihren leckeren Lolli, während sie locker die Bettler abweisen. Gerade ist wieder Ruhe eingekehrt, dann gibt es schon wieder Ärger! Die schwangere Rocker-Kuh mit dem Dill-Diadem hatte vor, das Festival zu sabotieren, da sie überhaupt nichts von dieser Großveranstaltung hält. Die aufmerksamen Türsteher schmeißen sie zum Glück prompt vom Gelände.

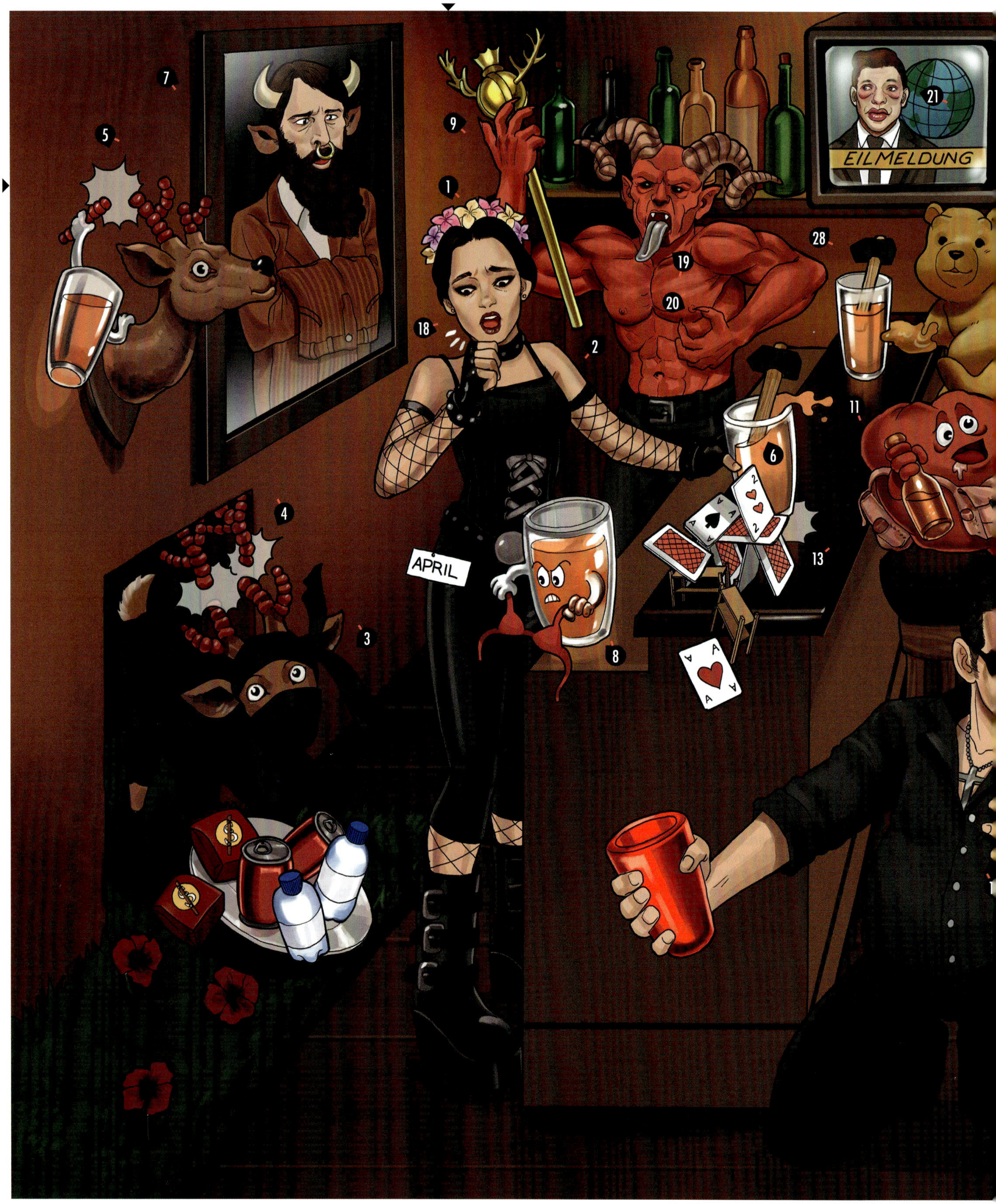

ACE-Hemmer
und Sartane

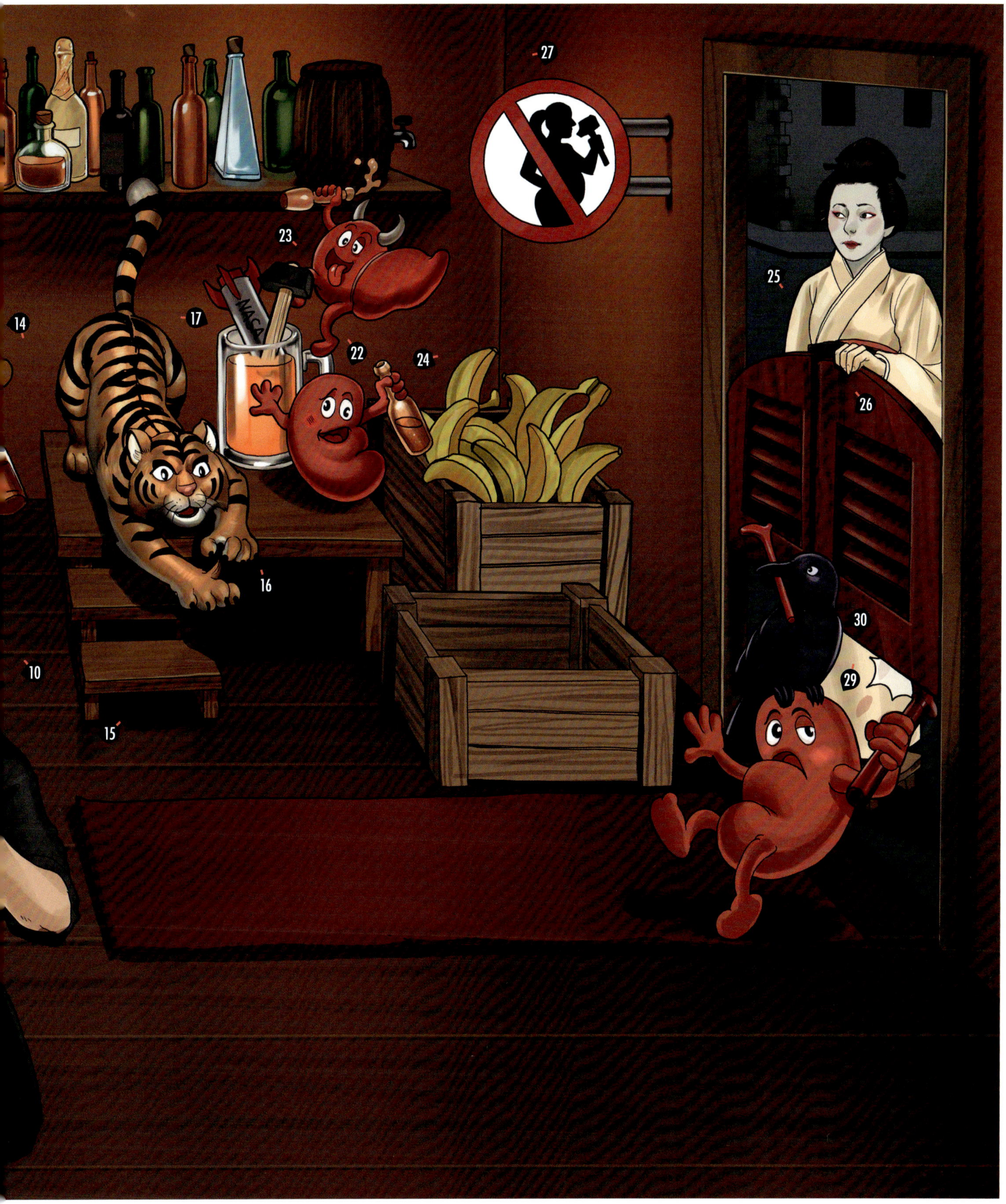

ACE-Saft vom Satan!

Wir befinden uns in einer Kneipe am Rande des Hyper-Toni-Festivals. Hier stehen April und Satan als Barkeeper hinter der ACE-Saft-Theke. Für sie arbeitet auch der Reh-Ninja, der salzige Snacks und Wasser heranschafft. Beide machen sich einen Spaß daraus, die Arbeit des Reh-Ninja zu sabotieren; damit die Hauptgäste, Hyper Toni und das Herz im Suff, Durst leiden. April mixt ihren ACE-Hammer-Saft, der den Stammgästen wie Hyper Toni den Rest geben soll. Sie verschluckt sich jedoch an den Spritzern und beginnt zu husten.
Zeit, dass Satan die Schicht übernimmt.

Der Blutdruck wird u.a. durch das Renin-Angiotensin-Aldosteron-System (kurz RAAS) reguliert. Hier setzen **ACE-Hemmer und Sartane** an. ACE-Hemmer mindern die Bildung von Angiotensin II, während Sartane die Wirkung von Angiotensin II am Angiotensin-1-Rezeptor antagonisieren.

Die Substanzen haben sich als günstig nach Herzinfarkten erwiesen sowie bei der Behandlung der chronischen Herzinsuffizienz. Auch bei Diabetes werden sie bevorzugt eingesetzt, da sie sich günstig auf die Niere auswirken. Die klassische Nebenwirkung der ACE-Hemmer ist ein Bradykinin-bedingter Reizhusten – hier wird meist auf Sartane umgestellt.

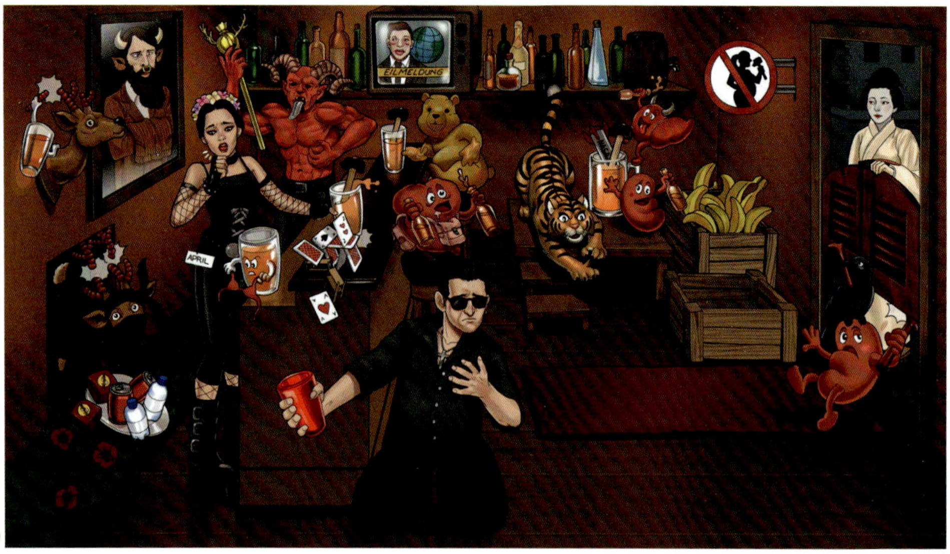

30

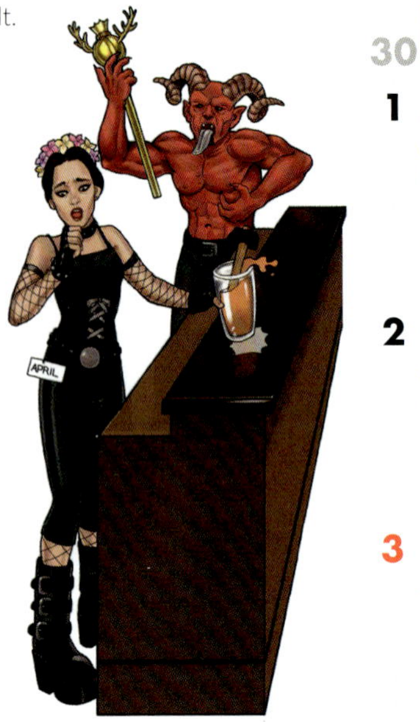

1 ACE-Hemmer enden auf -pril

Barkeeperin April mixt saftige ACE-Hammer-Säfte

Die Besitzerin der ACE-Saft-Bar mit April-Blumen im Haar hält nichts vom Star Hyper-Tony (Hauptindikation: Hypertonie) und dessen poppiger Musik. Dennoch mixt sie ihm ihren berühmtberüchtigten ACE-Hammer-Saft (ACE-Hemmer). Ihr Name und der Blumenkranz erinnern daran, dass ACE-Hemmer auf „-pril" enden (bpsw. Ramipril, Lisionpril, Captopril).

2 Sartane enden auf -sartan

Kollege Satan steht ebenfalls hinter der Theke

Aprils Kollege ist der Satan (Sartan). Er steht ebenfalls hinter der Theke und kratzt sich an der Brust. Sartane enden auf „-sartan" wie z.B. Valsartan und Candesartan.

1 Wirkmechanismus

3 ACE-Hemmer beeinflussen das Renin-Angiotensin-Aldosteron-System (RAAS)

Der Reh-Ninja bringt salzige Snacks und Wasserflaschen

Der Reh-Ninja (Renin) kommt mit salzigen Snacks und Wasserflaschen (Na- und H2O-Rückresorption) aus dem Vorratslager. Zwei pralle, rote Bierdosen für Hyper-Tony (Hypertonie) trägt er ebenfalls über den Rasen (für RAAS). Die Mohnblumen erinnern daran, dass das RAAS ein hormonelles System ist.

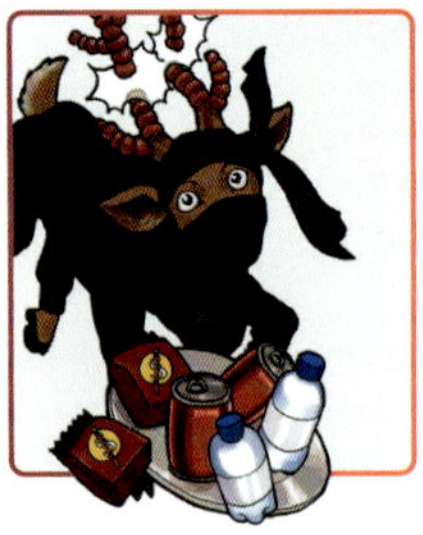

4 Renin wandelt Angiotensinogen zu Angiotensin I

Der Reh-Ninja bricht sich das Geweih

Beim Durchqueren der Tür bricht sich der Reh-Ninja (Renin) sein rotes Geweih (Angiotensinogen) und verkürzt es so (Renin spaltet Angiotensinogen zu Angiotensin I).

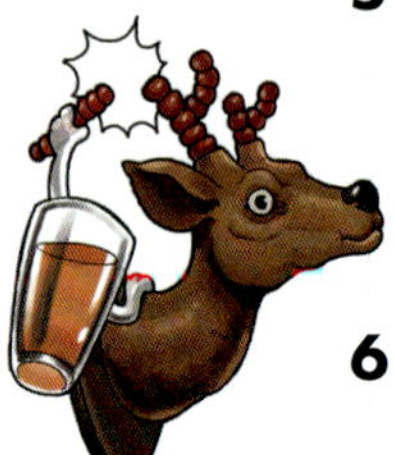

5 ACE spaltet Angiotensin I zu Angiotensin II

ACE-Saft bricht eine Sprosse des Geweihs ab

Über dem Reh-Ninja hängt eine Reh-Trophäe, an der die Spaltung von Angiotensin 1 zu Angiotensin 2 durch ACE dargestellt wird: Das Angiotensin-1-Converting-Enzyme (ACE, daher ACE-Hemmer) ist hier am ACE-Saft gezeigt. Es kürzt die erste Sprosse des Geweihs (Angiotensin 1) – die zweite kürzere Sprosse stellt das kürzere Peptidhormon Angiotensinogen 2 dar.

6 ACE-Hemmer hemmen die Umwandlung von Angiotensin I zu Angiotensin II

Aprils ACE-Hammer-Säfte machen jedem ACE-Saft Konkurrenz

Aprils hauseigen Kreation, der ACE-Hammer-Saft, macht jedem ACE-Saft Konkurrenz. Die Gabe eines ACE-Hemmers führt zur kompetitiven Blockade der ACE Bindungsstelle und somit zu weniger Angiotensin II. Angiotensin II ist ein starker Vasokonstriktor. Weniger ATII führt daher zu weniger Vasokonstriktion und schlussendlich zu niedrigerem Bluthochdruck. Außerdem wird durch die ATII Hemmung weniger Aldosteron ausgeschüttet und es wird vermehrt Natrium und Wasser renal ausgeschieden.

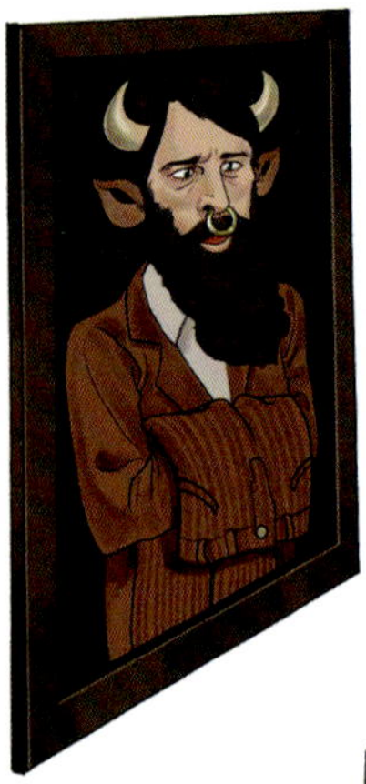

7 Angiotensin II fördert die Freisetzung von Aldosteron

Portrait von Dostojewskis Sohn

Neben der Reh-Trophäe hängt ein Bildnis von Dostojewskis Sohn (Aldosteron). Es ist unverkennbar! Sein Vater muss wohl ein Cordhosenstier gewesen sein. Aldosteron ist ein Mineralocorticoid und gehört zu den Corticosteroiden (Cordhosenstier). Aldosteron fördert den Einbau von ENaC in den distalen Nierentubulus und führt so zu einer erhöhten Natriumretention (salzige Snacks und Wasserflaschen). Wasser folgt dem Konzentrationsgradienten.

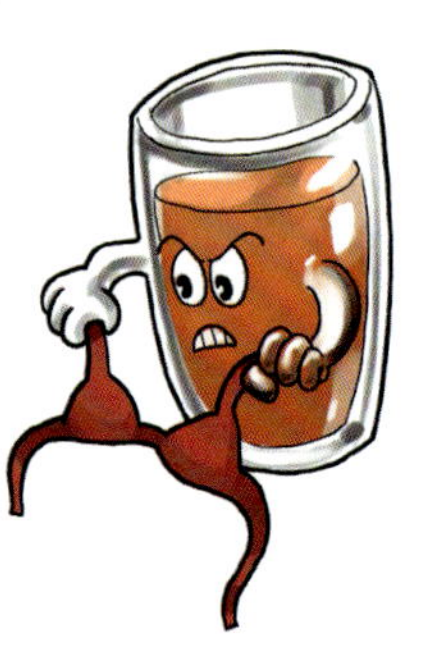

8 ACE katalysiert den Abbau des Bradykinins

Der ACE Saft zerreißt einen Bade-Bikini

Das Enzym ACE katalysiert zusätzlich den Abbau des vasodilatorischen Bradykinins (Bade-Bikini). Die Hemmung des ACEs führt so zur vermehrten peripheren Vasodilatation, was sich blutdrucksenkend äußert. Erhöhte Bradykininspiegel bedingen vermutlich auch den Reizhusten als häufige Nebenwirkung. Dieser Wirkmechanismus bleibt bei Sartanen aus.

9 **Sartane sind Antagonist an AT1-Rezeptoren**
Satan umgreift die Bindungsstelle seines Geweih-Zepters
Sartane wirken als selektive AT1-Rezeptor-Blocker. CAVE: Sartane hemmen hauptsächlich Angiotensin II (nicht AT1), da diese an AT1-Rezeptoren binden. AT2 kann somit nicht mehr vasokonstriktiv wirken.

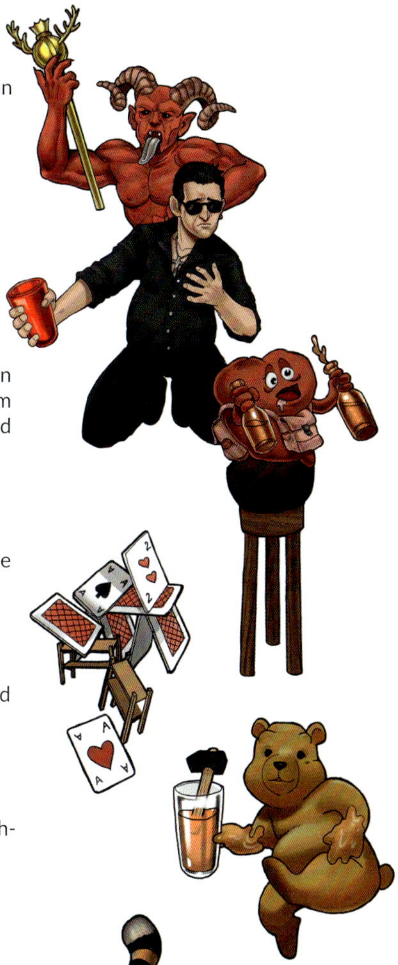

2 Indikationen

10 **Hypertonie**
Hyper-Tony kniet vor der Saftbar
Hypertonie ist eine wichtige Indikation für ACE-Hemmer und Sartane.

11 **Chronische Herzinsuffizienz NYHA1-4**
Das Herz im Suff sitzt auf einem der Barhocker.
ACE-Hemmer werden mit Diuretika bei chronischer Herzinsuffizienz (NYHA1-4) gegeben. Sie senken in Kombination die Vor- und Nachlast. Dafür stehen die Last die unser Herz trägt: einen Rucksack auf dem Bauch und einen auf dem Rücken. Sie führen zur Abnahme einer linksventrikulären Hypertrophie und wirken somit kardioprotektiv.

12 **Direkte Gabe von ACE-Hemmern bei und nach Herzinfarkt**
Hypertonie greift sich an die linke Brust
Die direkte Gabe von ACE-Hemmern und Sartanen senkt die Mortalität nach Herzinfarkt (Hypertonie greift sich ans Herz).

13 **ACE-Hemmer haben eine kardioprotektive Wirkung**
Der ACE-Hammer-Saft bringt das Kartenhaus zum Einsturz
ACE-Hemmer und Sartane finden Anwendung nach Myokardinfarkt, da sie in Studien Reinfarkte und Gesamtmortalität reduzieren. Sie unterbinden das nachteilige Remodelling des Myokards nach Infarkt.

14 **Diabetische Nephropathie**
Der honigliebende Bär greift sich zufrieden an die Niere
Diabetes (honigliebender Bär) führt oft zu Nierenschäden; ACE-Hemmer und Sartane wirken hier nephroprotektiv.

3 Anwendung

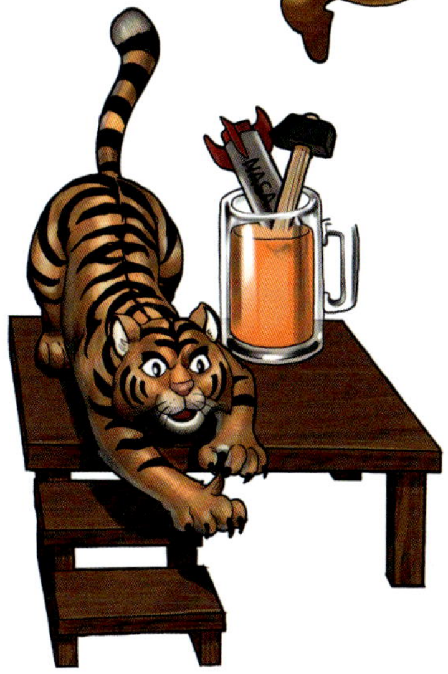

15 **Schrittweise Aufdosieren bei Hypertonie**
Kindertisch weist zwei Stufen auf
Prinzipiell wird empfohlen, die Dosis alle zwei Wochen anzupassen. Sonst kann es zu Hypotonien kommen.

16 **Kombination mit Thiaziden sinnvoll**
Junger Tiger zieht seine distalen Tier-Haare
Eine Kombination von ACE-Hemmern oder Sartanen mit Thiaziden kann sinnvoll sein. Thiazide führen zur Kaliurese im distalen Tubulus und wirken so einer Hyperkaliämie entgegen (junger Tiger mit Tierhaaren für die Thiazide).

17 **Dosisreduktion der ACE-Hemmer bei eingeschränkter Nierenfunktion**
Notlandung der NASA Rakete im ACE-Hammer-Saft
Bei eingeschränkter Nierenfunktion, und daher insbesondere bei älteren Patienten oder NSAR-Gabe, muss eine Dosisreduktion der ACE-Hemmer bedacht werden. Sartane bedürfen tendenziell keiner Dosisanpassung. Sie werden primär über die Leber verstoffwechselt. Deshalb tanzt die teuflische Leber mit satanischen Hörnern weiter auf dem Tisch, wohingegen die Niere im Suff sich erstmal eine Auszeit gönnen muss und sich an das Glas lehnt.

4 Kontraindikationen und Nebenwirkungen

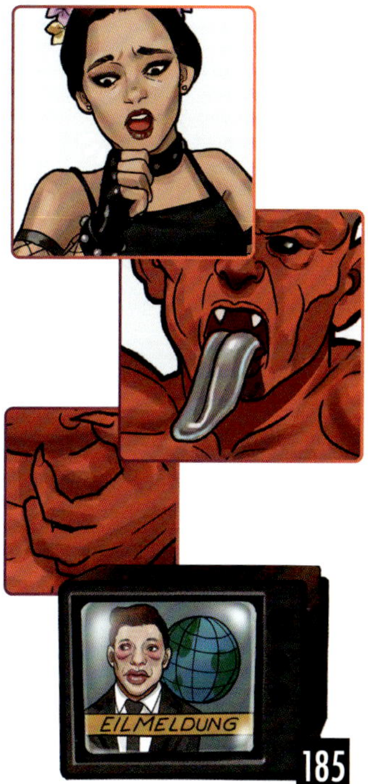

18 **Reizhusten bei ACE-Hemmern**
April hat sich an ihrem eigenen Saft verschluckt
Nicht-produktiver, hartnäckiger Husten kann auftreten. Er verschwindet nach Absetzen der ACE-Hemmer-Gabe. Sartane bilden die Therapiealternative, da hier der Reizhusten nur gelegentlich vorkommt. April hustet heftig und wirft fast einen ACE-Hammer-Saft um. Zum Glück ist Satan schon zur Stelle und kann die Schicht übernehmen.

19 **Geschmacksstörungen, ggf. metallischer Geschmack**
Satan streckt uns seine metallene Zunge entgegen
Zu den häufigen Nebenwirkungen bei Sartanen zählt das Auftreten von Geschmacksstörungen. Gegebenenfalls äußert sich dies in einem metallischen Geschmack, der nach Absetzen verschwindet.

20 **Juckreiz**
Satan kratzt sich an der Brust
Häufig kann es zu einem Juckreiz (Pruritus) kommen.

21 **Angioödem in der Voranamnese**
Eilmeldung vorgetragen vom dicklippigen Moderator
Vererbte oder idiopathische Angioödeme stellen eine Kontraindikation dar. Angioödeme können jederzeit (Eilmeldung) unter Therapie auftreten, kommen jedoch nur gelegentlich vor. Man setzt die ACE-Hemmer oder Sartane sofort ab und überwacht den Patienten. Symptome bilden sich auch ohne Behandlung meist zurück. Cave: Ist die Glottis betroffen, ist die subkutane Gabe von Adrenalin, sowie die Sicherung der Atemwege, nötig.

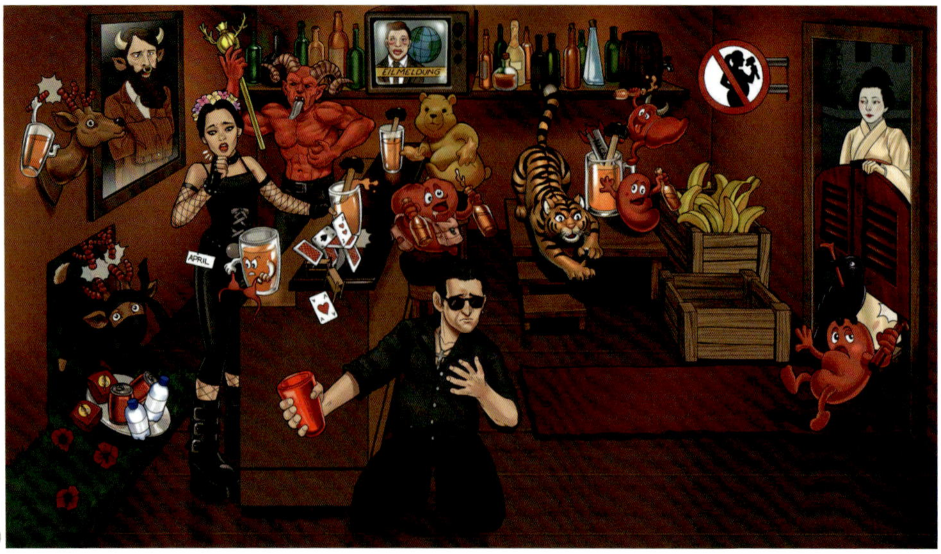

30

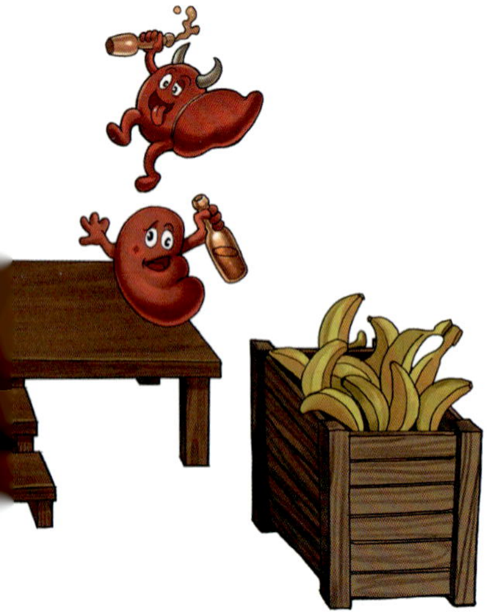

22 Nierenfunktionsstörungen

Niere im Suff feiert auf dem Tisch

Die Niere im Suff hat sich auf dem Tisch einen Platz gesichert. Selten kann zu einer Niereninsuffizienz kommen.

23 Leberinsuffizienz

Leber im Suff trägt Satans-Hörner am Kopf

Selten kommt es insbesondere bei Sartanen zur Leberinsuffizienz, bis hin zum cholestatischen Ikterus. Bei Leberinsuffizienz muss die Dosis reduziert oder die Gabe abgesetzt werden.

24 Hyperkaliämie

Voll gepackte Bananenkiste im Eck neben dem Tisch

Vor allem in Kombination mit Kalium-sparenden Antidiuretika kann es zu Hyperkaliämien kommen. Die leere Bananenkiste davor zeigt an, dass es auch zu Hypokaliämien kommen kann.

25 Therapiekombination mit Lithium

Lee-Zium muss von draußen zuschauen

Eine Kombination von ACE-Hemmern oder Sartanen mit Lithium wird nicht empfohlen, da die Lithium-Toxizität erhöht wird. Grund ist die reduzierte Ausscheidung von Lithium über die Niere, da vermehrt Natrium ausgeschieden wird. Lithium und Natrium konkurrieren um die Rückresorption.

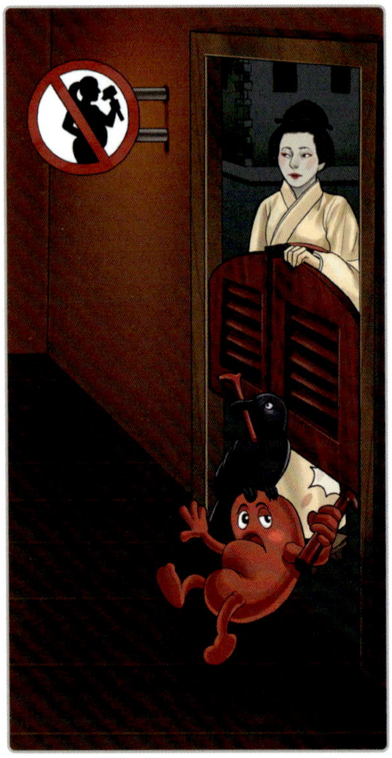

26 Aorten- und Mitraklappenstenose

Rote Saloon-Tür mit Klappmechanismus

Um in die Kneipe zu kommen, muss man an der Saloon-Tür mit rostigem Klappmechanismus vorbei. Die Türen stehen für die Herzklappen (Kontraindikation Aorten- und Mitraklappenstenose).

27 Schwangerschaft

Verbotsschild für Schwangere

Es besteht Kontraindikation für ACE-Hemmer und Sartane für das zweite und dritte Trimenon, sowie in der Schwangerschaft. Im ersten Trimenon sind beide nicht empfohlen.

28 Duale Blockade des RAAS

Satan ersetzt April in ihrer Schicht

Prinzipiell wird empfohlen, keine Kombination von ACE-Hemmern, Sartanen oder Aliskiren (Renin-Inhibitor) zu verschreiben. Bei Kombination steigt das Risiko für Hypotonien, Hyperkaliämien und Nierenfunktionsverlust deutlich an. Die Kombination ist Spezialisten vorbehalten. Hier ersetzt Satan April in ihrer Schicht.

29 Nierenarterienstenose

Die rote Niere bleibt mit ihrem Gehstock an der Saloon-Tür hängen

Eine Nierenarterienstenose (Niere mit Gehstock) führt zu einer renovaskulären Hypertonie. In diesem Fall muss man vorsichtig hochdosieren. Durch die Stenose besteht bereits eine post-stenotische Minderperfusion, welche sich durch ACE-Hemmer oder Sartane weiter verschlimmern kann.

30 Kreatininanstieg

Krähe mit Gehstock im Schnabel

Bei der ACE-Behandlung muss man auf das Kreatinin (Krähe) achten: steigt es in der ersten Behandlungswoche im Plasma um 30 % an, ist eine bilaterale Nierenarterienstenose wahrscheinlich.

Quintessence

Q1 ACE-Hemmer und Sartane sind häufig genutzte Substanzen zur Hypertonie-Therapie, hier der ACE-Hammer-Saft und Satan.

Q2 ACE-Hemmer verhindern das Remodeling nach Myokardinfarkt – sie sollten früh eingesetzt werden. Hier das Kartenhaus samt Baugerüst, das wegen des ACE-Hammer-Safts einstürzt.

Q3 Sie greifen an verschiedenen Stellen in das Renin-Angiotensin-System (RAAS) ein und reduzieren so die Aldosteron-gesteuerte Resorption von Natrium und Wasser. Hier gezeigt am Reh-Ninja auf dem Rasen; seine Hörner wie auch die von der Trophäe brechen ab, für die Enzym-Modulierung. Endstrecke ist der Cordhosen-Stier als Dostojewskis Sohn, für Aldosteron.

Q4 ACE-Hemmer und Sartane sind nephroprotektiv, wichtig bei Nierenschäden, bspw. bei Diabetes mellitus, der Honig-liebende Bär hält fröhlich seine Hand an die Nierengegend.

Q5 Der klinisch relevanteste Unterschied zwischen ACE-Hemmern und Sartanen: ACE-Hemmer verursachen sehr häufig Reizhusten, hier April, die böse hustet. Dann ist die Umstellung auf Sartane sinnvoll, Satan übernimmt die Schicht.

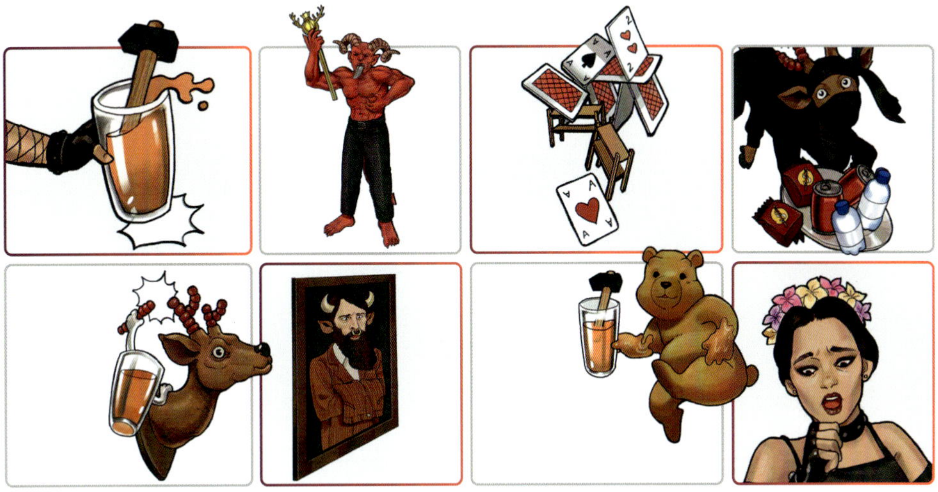

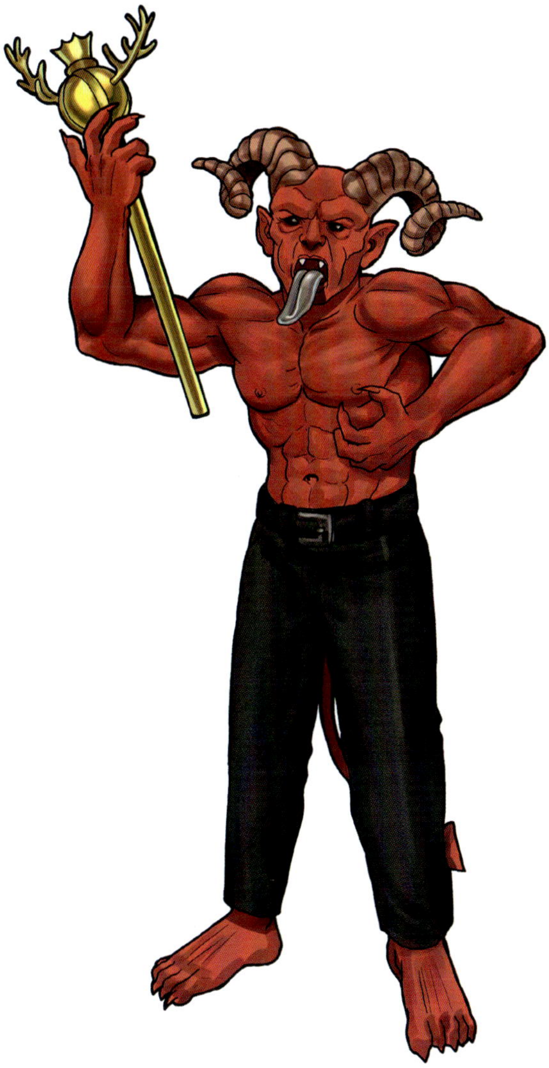

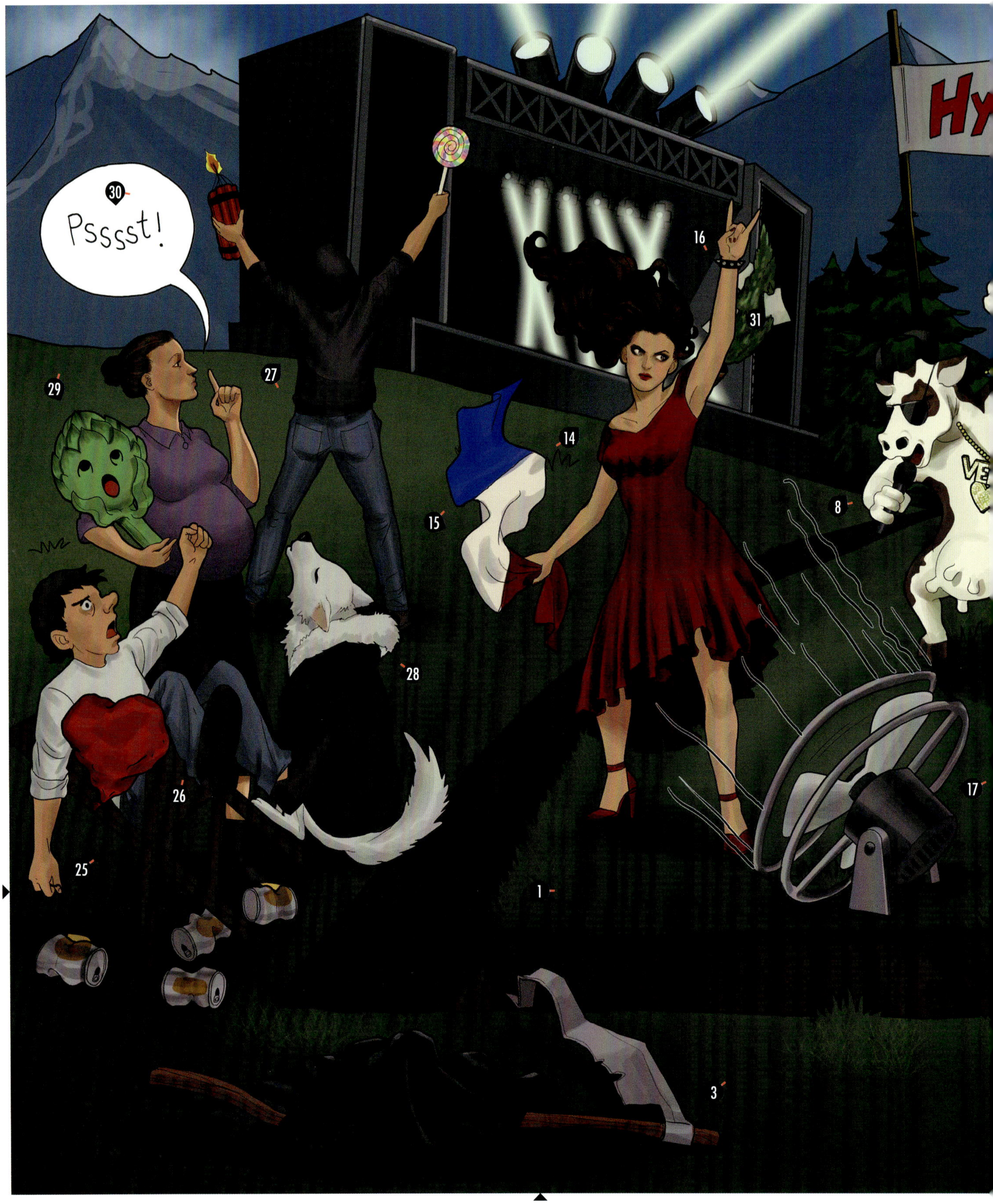

Calciumantagonisten

Dihydro- & Nicht-Dihydropyridine

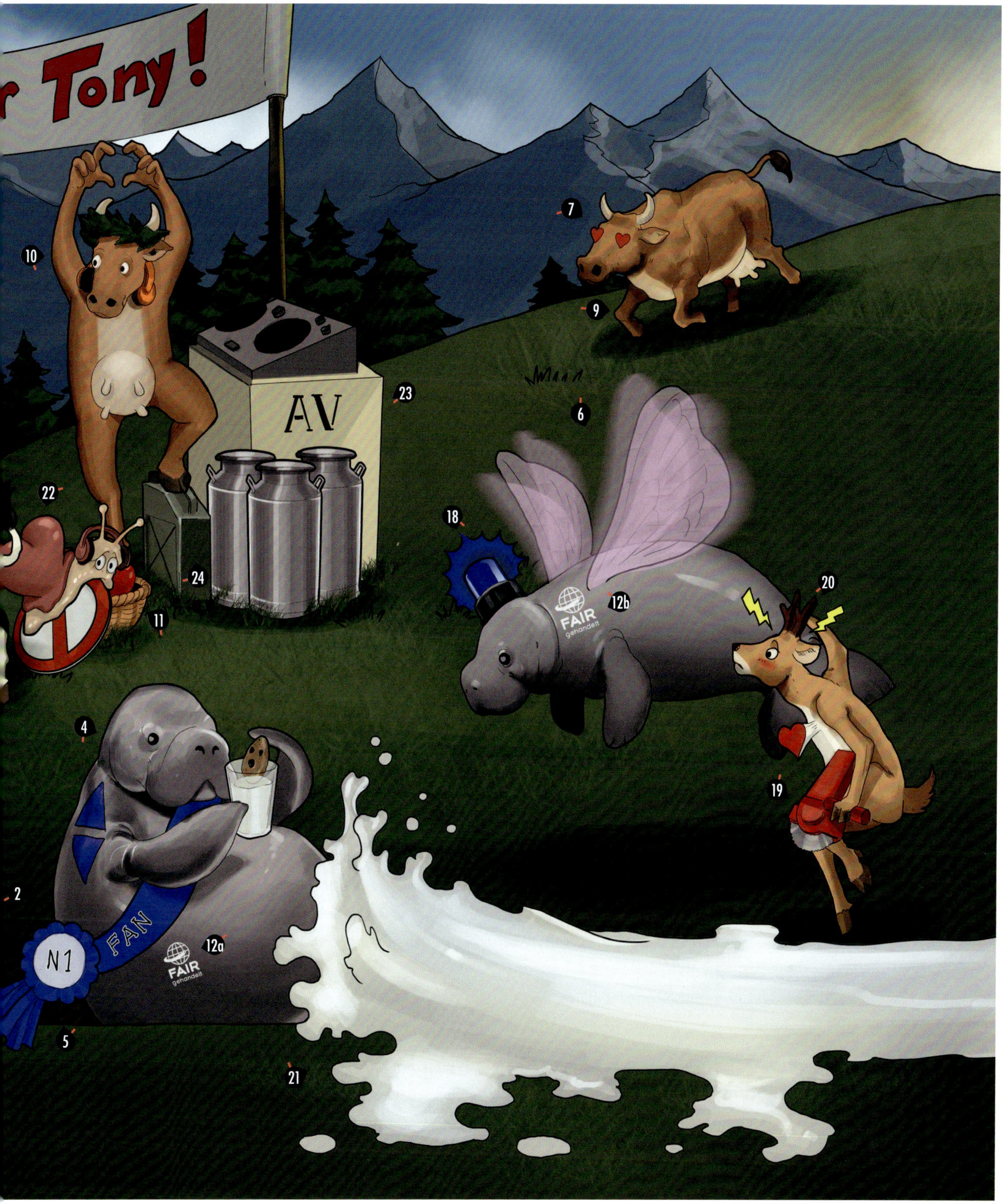

Die Protestkühe im L-Kanal

Jetzt haben es die musisch talentierten Alpenkühe wirklich satt. Sie spielen auf dem allseits bekannten Hyper-Toni-Festival nur die Rolle der Werbeträger. Sie mussten sich schon mal lila anmalen lassen, um für Alpenmilchschokolade zu posieren, und heute sollen sie nur am anderen Ufer des ansässigen Milchkanals (ihre Muttermilch) stehen und süß aussehen. Eine dicke, fette See-Kuh schmeißt sich in den Kanal rein und staut das Wasser bzw. die Milch auf. Jetzt ist der Moment! Die Kühe legen erstmal einen ordentlichen Beat auf. Vera, die rappende Kuh, glänzt mit ihren Vibes. Am Ufer steht außerdem eine wilde Meute, die gegen das Festival protestiert, die Kontra-Indies. Sie sind schockiert von dem Menschenauflauf und wollen die Fans von ihrer Meinung überzeugen. Ganz am Rande steht der traurige Sensenmann, der über seine zerbrochene Sense weint. Er hatte eigentlich vor, die heranströmenden Fans mit dem sicheren Tod zu begrüßen.

Für die Herz- und Muskelkontraktion der Gefäßwände sind u.a. Calciumkanäle vom L-Typ verantwortlich. Hier greifen **Calciumantagonisten** an – abhängig vom Typ, es gibt drei.

Die peripher wirksamen Dihydropyridine relaxieren den Gefäßtonus und sind so sinnvoll bei Hypertonie einsetzbar. Die eher kardial wirksamen Nicht-Dihydropyridine wirken auf Herzmuskelzellen sowie die Erregungsbildung- und leitung des Reizleitungssystems. Man nutzt sie bei Herzinsuffizienz.

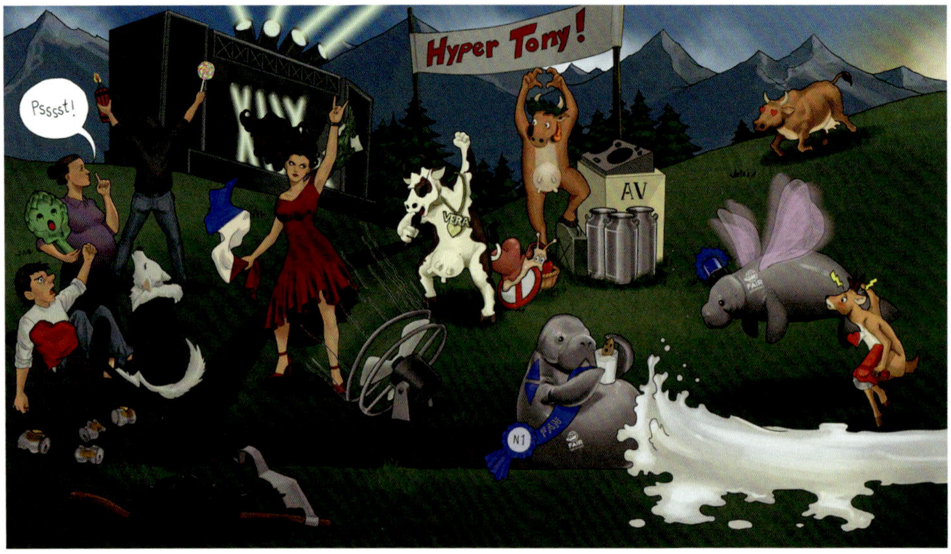

31

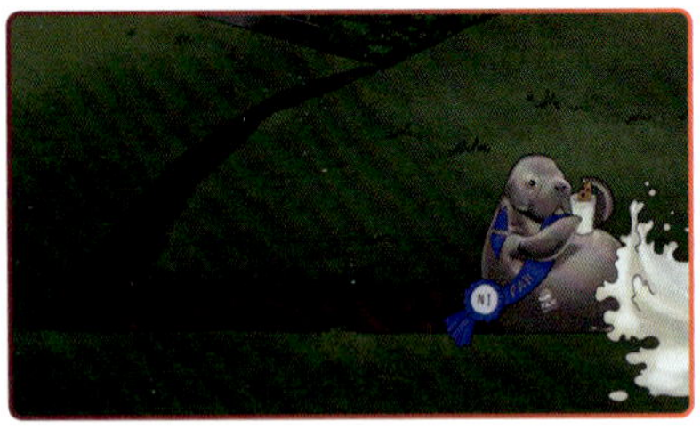

1 Allgemein

1 L-Typ Ca-Kanal

L-förmiger Milch-Kanal

L-Typ Ca-Kanäle nennt man auch Dihydropyridin (DHP)-Kanäle. Sie sind spannungsabhängig. DHP-Kanäle sitzen auf der Zelloberfläche von Herzmuskelzellen und leiten Calcium nach intrazellulär: Der Milchkanal leitet Milch zum Hyper-Tony-Festival.

2 Calciumkanalblocker blockieren den Dihydropyridin-Kanal

Fette Seekuh blockiert den Milchkanal

Calciumkanalblocker (Ca-Kanal-Antagonisten) blockieren den Einstrom von Calcium in den L-Typ Ca-Kanal. Somit setzen sie die Kontraktilität von glatten Muskelzellen herab. Dies senkt den Druck im Gefäßsystem.

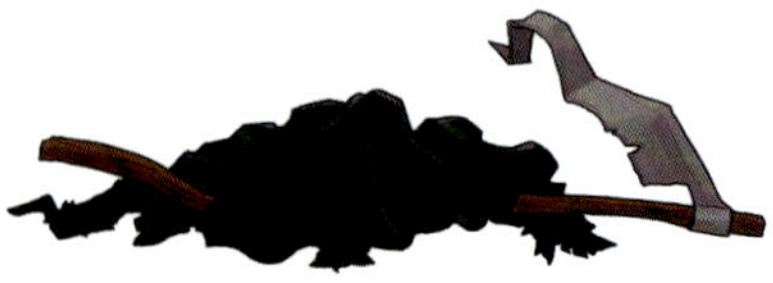

3 Senkung der Mortalität bei Hypertonikern

Zerbrochene Sense des Sensenmannes

Calciumkanalblocker senken die Mortalität bei Hypertonikern. Mit zerbrochener Sense ist der Sensenmann erfolglos: den Hyper-Tony-Festivalbesuchern geht es gut.

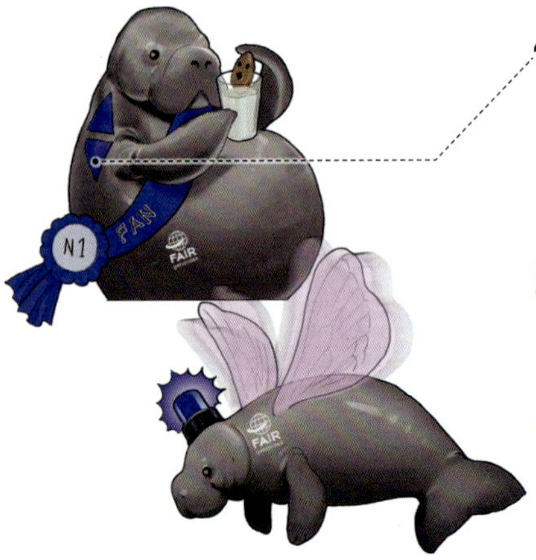

2 Substanzen

4 Dihydropyridine (DHP)

Seekuh mit zwei blauen, dreieckigen Kuhflecken dippt einen Keks

Dihydropyridine (DHP) haben die Endung "-dipin", bspw. Nitrendipin. Sie wirken peripher blutdrucksenkend durch direkte Erschlaffung der Gefäßmuskeln. Der Wirkeintritt erfolgt erst nach mehreren Stunden. Wir zeigen sie hier durch die wasserliebende (hydro) Seekuh mit zwei (di) blauen, dreieckigen Pyramiden, sie dippt (engl. dip in) einen Keks für Di-Hydro-Pyri-dine.

5 Mittel der ersten Wahl bei Hypertonie

Schärpe mit einem Nr.1-Fan Emblem

Mittel der ersten Wahl bei Hypertonie sind Nitrendipin, Amlodipin und Isradipin.

6 Nifedipin

Seekuh mit Feenflügeln

Nifedipin hat eine schnelle Anflutung mit einem Wirkeintritt nach ca. einer halben Stunde. Die Feenflügel schlagen schnell.

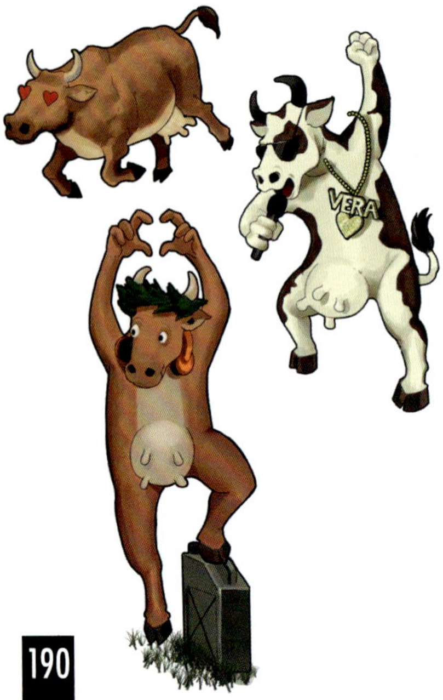

7 Nicht-Dihydropyridine (nDHP) mit Wirkung nur am Myokard

Normale Kühe mit Herzsymbol

Nicht-Dihydropyridine (nDHP) wirken am Myokard. Sie senken den Blutdruck und die Herzfrequenz.

8 Verapamil

Rappende Kuh Vera

Verapamil, ein Phenylalkylamin, zählt zu den Nicht-Dihydropyridinen.

9 Gallopamil

Galoppierende Kuh

Gallopamil ist ein Nicht-Dihydropyridin.

10 Dilthiazem

Kuh-DJ mit Dill-Diadem

Dilthiazem zählt ebenfalls zu den Nicht-Dihydropyridinen.

11 **Dilthiazem ist ein Benzothiazepin**

Kuh mit Dill-Diadem auf Benzinkanister

CAVE: Benzothiazepine (nDHP) nicht mit Benzodiazepinen (Psychopharmakon, bei uns Bens Zoo Dias) verwechseln.

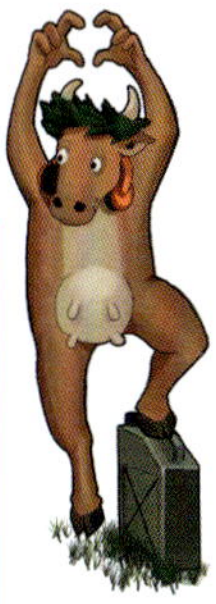

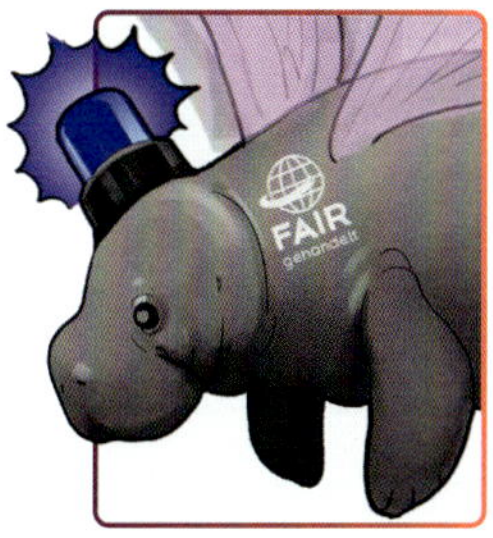

3 Wirkungsweise

12 **DHPs wirken peripher**

Seekühe mit Fair-Brandzeichen

DHPs wirken nur peripher an den Gefäßen. nDHPs dagegen nur am Herzen (Kühe mit Herzzeichen).

4 Indikationen

13 **Arterielle Hypertonie**

Hyper-Toni-Banner

Calcium-Antagonisten sind erste Wahl bei arterieller Hypertonie.

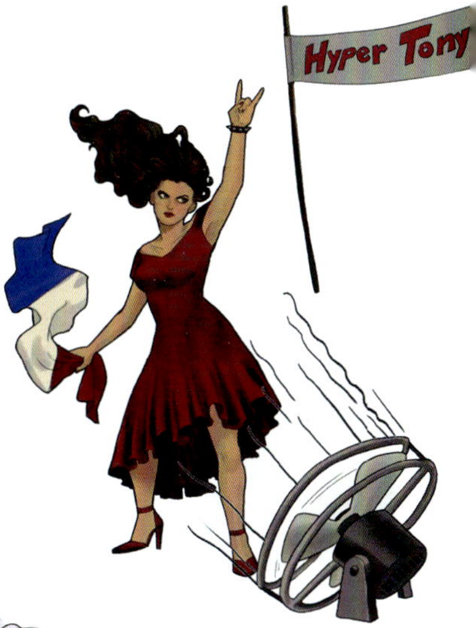

14 **Stabile Angina pectoris**

Fitte stabile Latina mit Herzblut

CAVE: Calcium-Antagonisten sind jedoch kontraindiziert bei instabiler Angina pectoris.

15 **Raynaud-Syndrom mit "Trikolore-Phänomen"**

Französische Flagge

Beim Raynaud-Syndrom kommt es zu einer typischen Verfärbung der Finger, dem sog. Trikolore-Phänomen. Die Finger färben sich in folgender Reihenfolge: weiß (Zeichen der Ischämie), blau (Zeichen der Hypoxie) und rot als Zeichen der verstärkten Durchblutung (reaktiven Hyperämie).

16 **Prinzmetal Angina**

Tanzende "Prinzessin" ist Metal-Fan

Die Prinzmetal-Angina (vasospastische Angina Pectoris) ist eine Sonderform der Angina Pectoris. Ihre Symptomatik tritt belastungsunabhängig auf, verursacht durch Koronarvasospasmen.

17 **Supraventrikuläre Tachyarrhythmien**

Supergroßer Ventilator mit arrhythmischen Luftstößen

Supraventrikuläre Tachyarrhythmien sind eine Indikation für Verapamil. Der Ventilator steht vor Vera.

18 **Hypertensiver Notfall**

Fee-Seekuh mit Blaulicht

Ein hypertensiver Notfall indiziert Nifedipin.

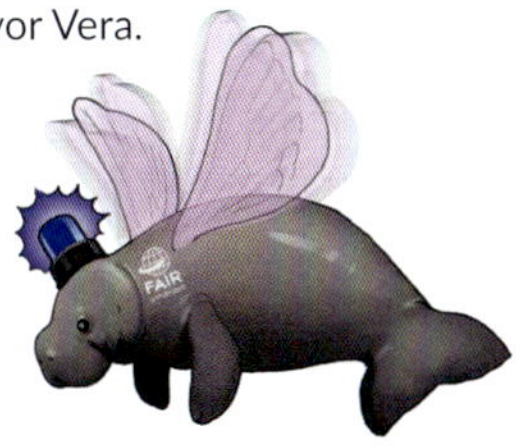

5 Nebenwirkungen

19 **Reflextachykardie bei Nifedipin**

Reh mit Flex hat pulsierendes Herz

Durch Nifedipin (Reh hängt an der Fee-Seekuh) kommt es vermehrt zu Reflextachykardien.

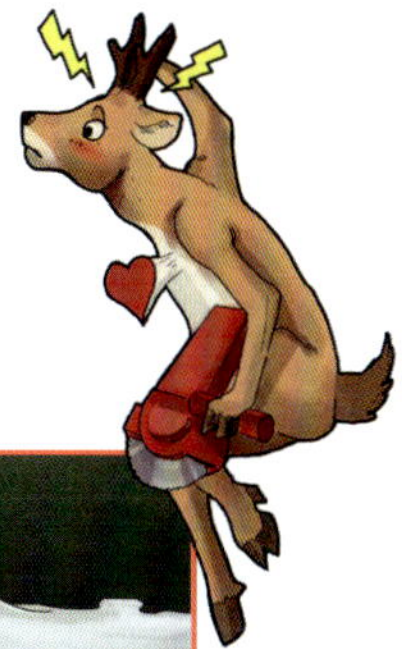

20 **Kopfschmerzen, Schwindel, Flush**

Reh hat dröhnenden Schädel, wacklige Beine, rote Wangen

Häufige Nebenwirkungen bei DHP sind Kopfschmerzen, Schwindel, Flush und Wärmegefühl.

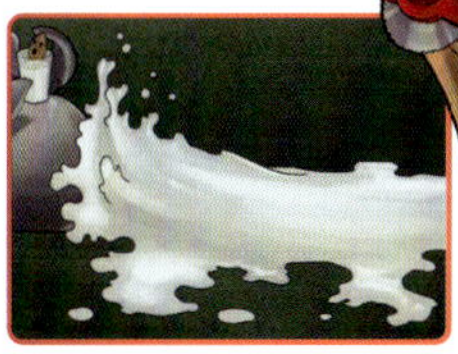

21 **Knöchelödeme**

Milchkanal tritt übers Ufer

Bei DHP treten vermehrt Knöchelödeme auf (in bis zu 20% der Fälle). Die Vasodilatation der peripheren Gefäße führt zu erhöhtem kapillären Druck und mehr Flüssigkeit tritt ins Gewebe.

22 **Bradykardie**

Langsame Herzschnecke

Eine Nebenwirkung der nDHP (v.a. Verapamil) ist die Bradykardie (Schnecke). Im Kontrast ist die Nebenwirkung der DHP eine Reflextachyarrhythmie (Reh).

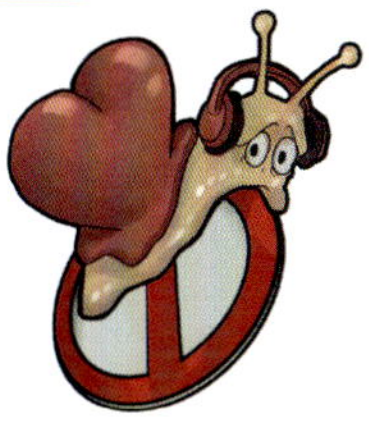

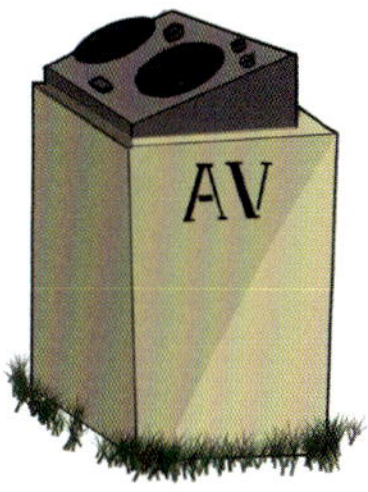

23 **AV-Block**

Beton-Block mit "AV"-Aufschrift

Eine weitere Nebenwirkung der nDHP ist der AV-Block.

24 **Obstipation**

Obstkorb bei Vera

Verpamil erzeugt in bis zu 25% der Fälle Obstipation.

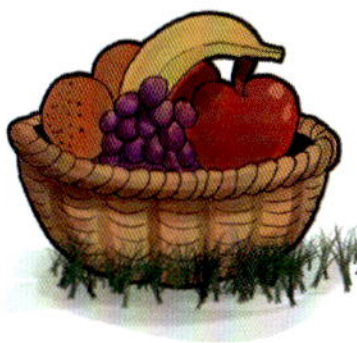

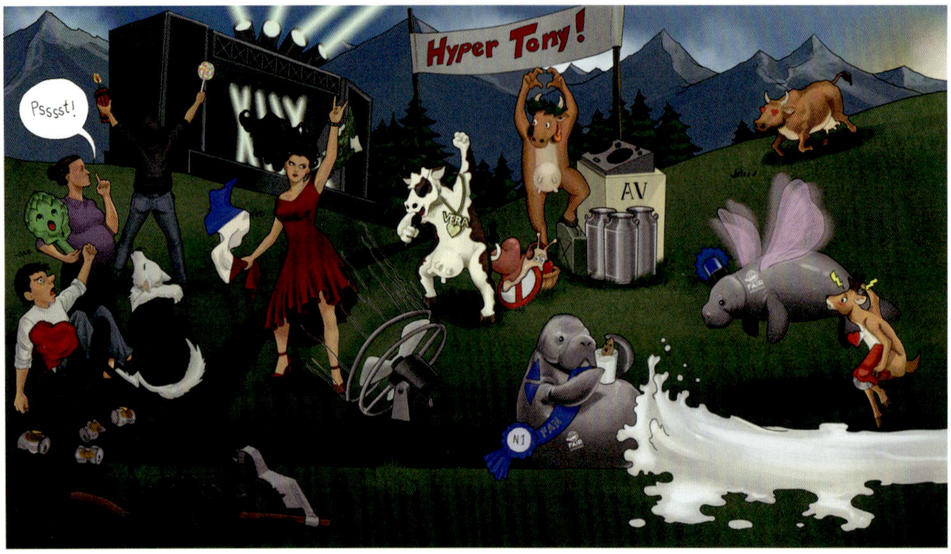

31

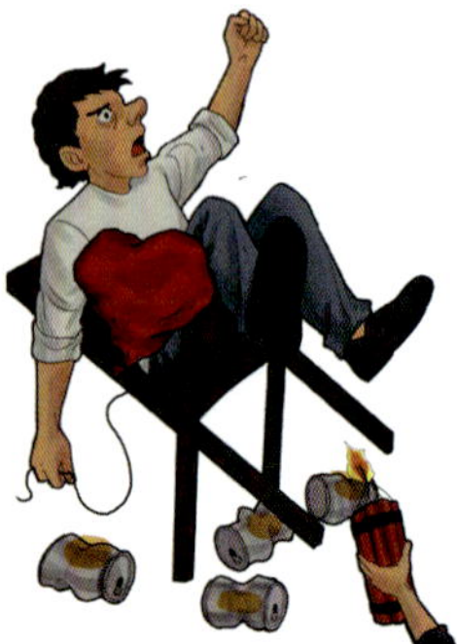

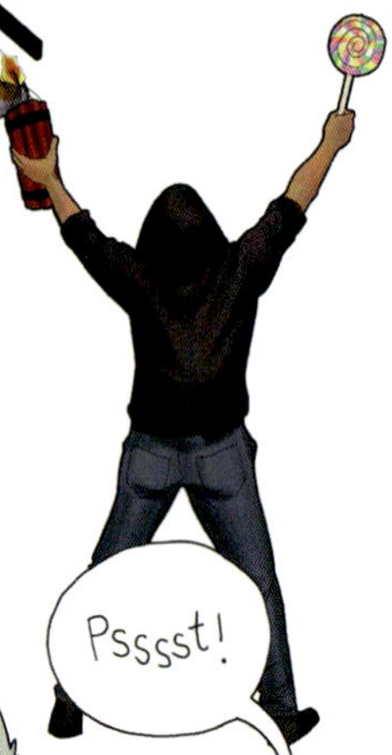

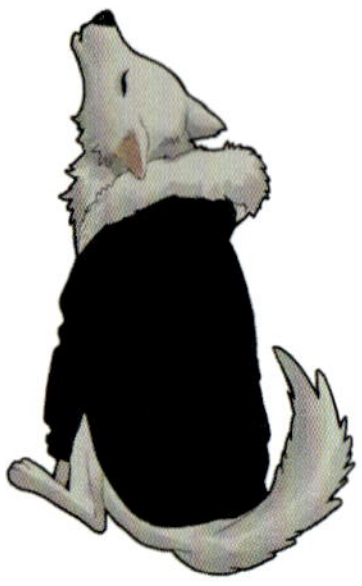

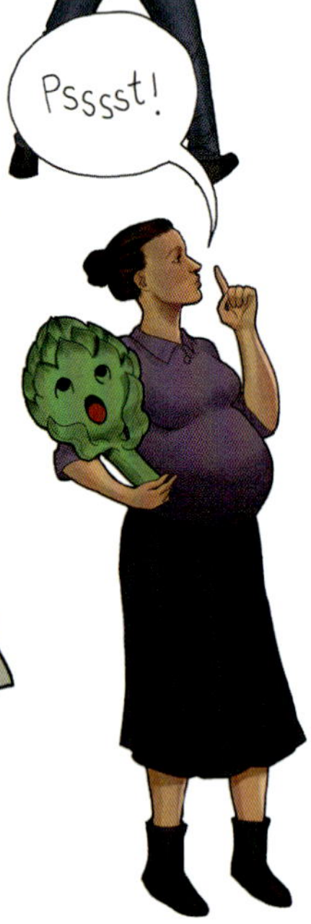

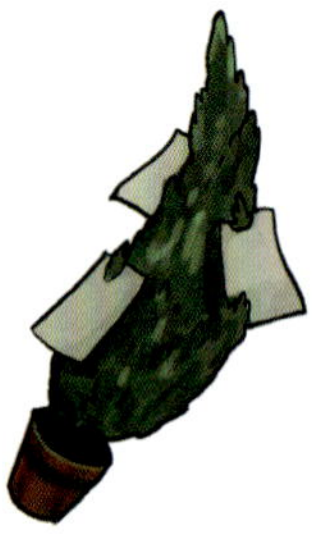

6 Kontraindikationen

25 Herzinsuffizienz im NYHA Stadium III-IV

Herzluftballon und Bierdosen (Herz-im-Suff)

Kontraindikation ist eine Herzinsuffizienz im NYHA-Stadium III-IV. Aufgrund der negativen chronotropen und inotropen Effekte der Calcium-Antagonisten wäre das Herz sonst zu sehr belastet.

26 Stenosierte Herzklappen

Enger Klappstuhl

Stenosen und Erkrankungen der Herzklappen sind eine weitere Kontraindikation.

27 Kombination mit Betablockern oder Nitraten

Kontraindi mit Dynamit und Lollipop

Die Kombination mit Betablockern (Suffix -olol, hier der Lolli) oder Nitraten (Dynamit) ist kontraindiziert (Kontraindi). Gefahr besteht in einem starkem Blutdruckabfall durch verstärkte Vasodilatation.

28 Wolff-Parkinson-White-Syndrom (WPW-Syndrom)

Weißer Wolf mit Parker

Das WPW-Syndrom bezeichnet eine atrioventrikuläre Reentrytachykardie, verursacht durch akzessorische Leitungsbahnen.

29 Schock

Schockierte Artischocke

Beim Schock dürfen keine Calcium-Antagonisten verabreicht werden. Der Blutdruck würde dann noch mehr abfallen.

30 Schwangerschaft, Stillzeit

Schwangere will Ruhe: "Psssst!"

Kontraindikation der Calcium-Antagonisten sind Schwangerschaft und Stillzeit (Psssst!).

7 Interaktionen

31 CYP-3A4-Induktion/-Inhibition

Zypresse mit drei A4-Blättern

Für Calcium-Antagonisten besteht eine Interaktion mit CYP3A4. Die CYP3A4-Induktion führt zu einem vermehrten Abbau von Verapamil. Die Zypresse fällt auf die Kuh Vera.

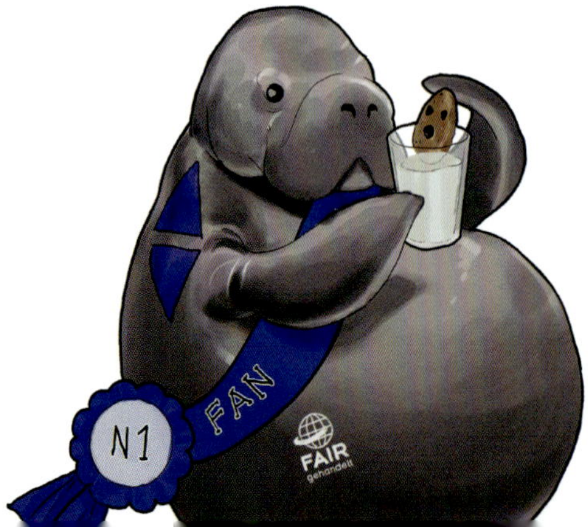

Quintessence

Q1 Kalziumantagonisten hemmen den L-Typ-Kalzium-Kanal, hier hemmen die Kühe den L-förmigen Milchkanal.

Q2 Sie werden häufig gegen arterielle Hypertonie eingesetzt, hier die Gegenveranstaltung zum Hyper-Toni-Auftritt.

Q3 Es gibt zwei große Gruppen an Kalziumantagonisten, die Dihydro-Pyridine und Nicht-Dihydro-Pyridine. Sie werden anhand der Seekühe mit wasserblauen Pyramidentattoos und den Alpenkühen gezeigt.

Q4 Wichtig zu wissen ist, dass Dihydropyridine nur peripher wirken, was am Fairtrade-Zeichen zu sehen ist, und Nicht-Dihydropyridine auch am Herzen wirken, was die Herzzeichen der Alpenkühe verbildlichen, #nurLiebe.

Q5 Nebenwirkungen der Dihydropyridine sind Reflextachykardie, Flush, Schwindel und Kopfschmerzen, welche am Reh mit der Flex und dessen Symptomen zu sehen sind.

Q6 Nebenwirkungen der Nicht-Dihydropyridine sind unter anderem Bradykardie, an der Herzschnecke gezeigt.

Q7 Weitere Indikationen sind die stabile Angina pectoris, an der fitten Latina zu sehen, und das Raynaud-Syndrom, an der Frankreichfahne zu sehen.

Q8 Wichtige Kontraindikationen sind eine schwere Herzinsuffizienz, der Fan mit Herzluftballon im Suff, sowie schwere stenosierende Herzklappenfehler, am engen Klappstuhl zu sehen.

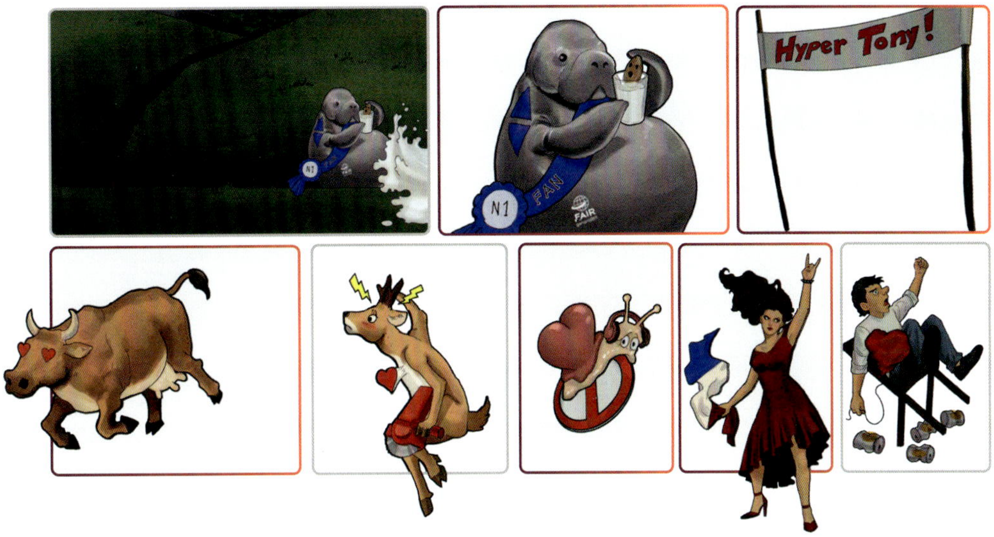

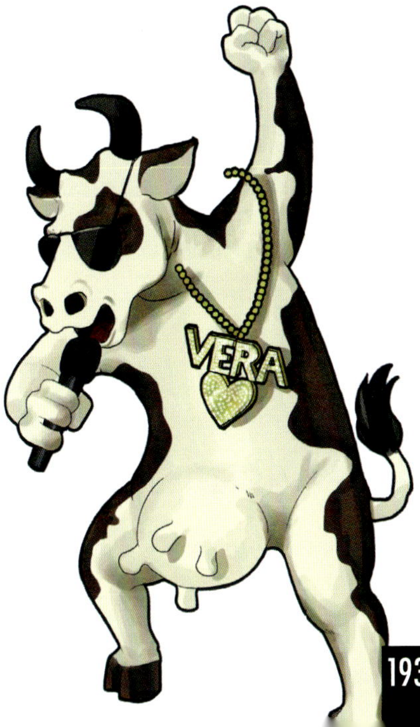

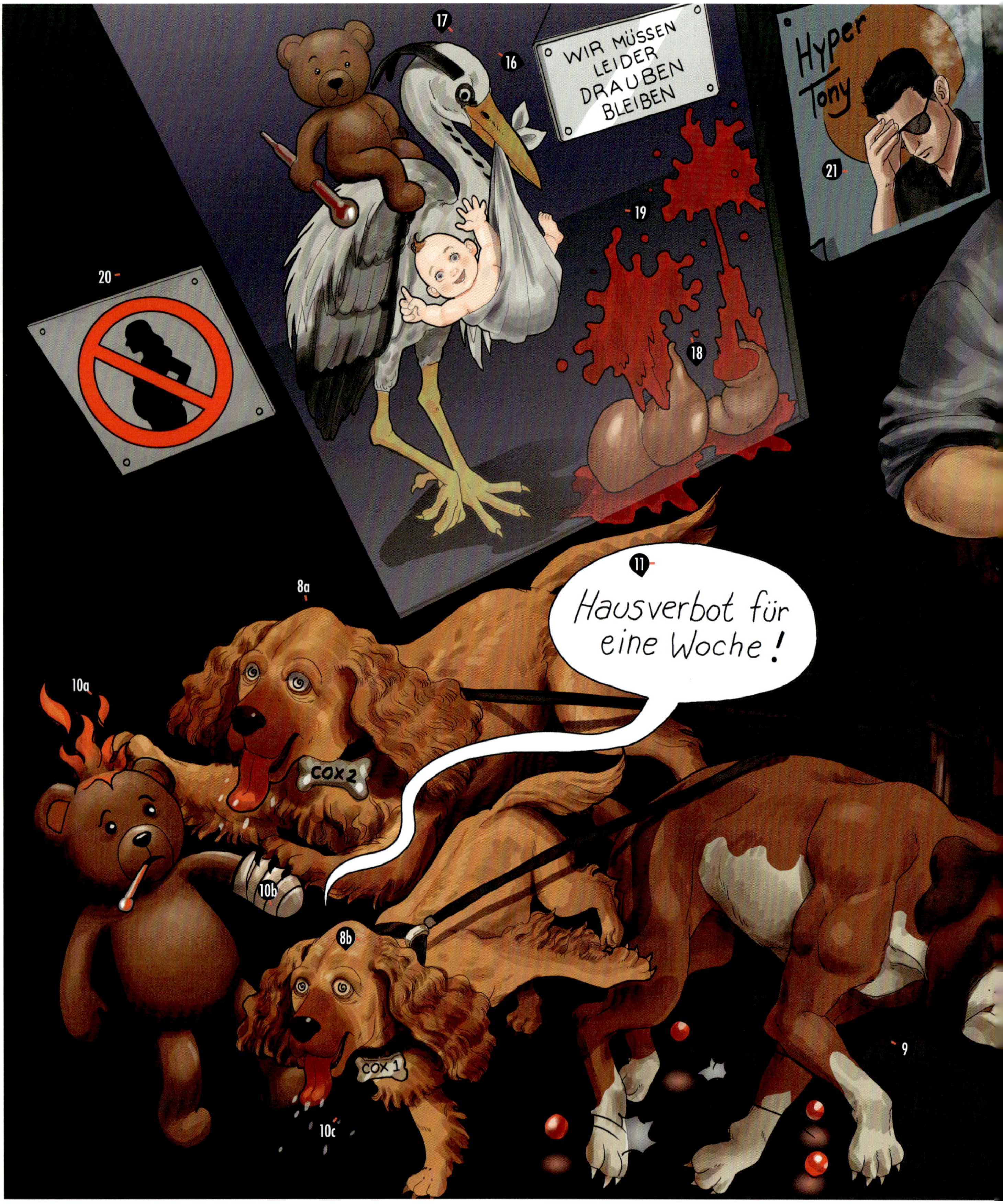

ASS

Acetylsalicylsäure

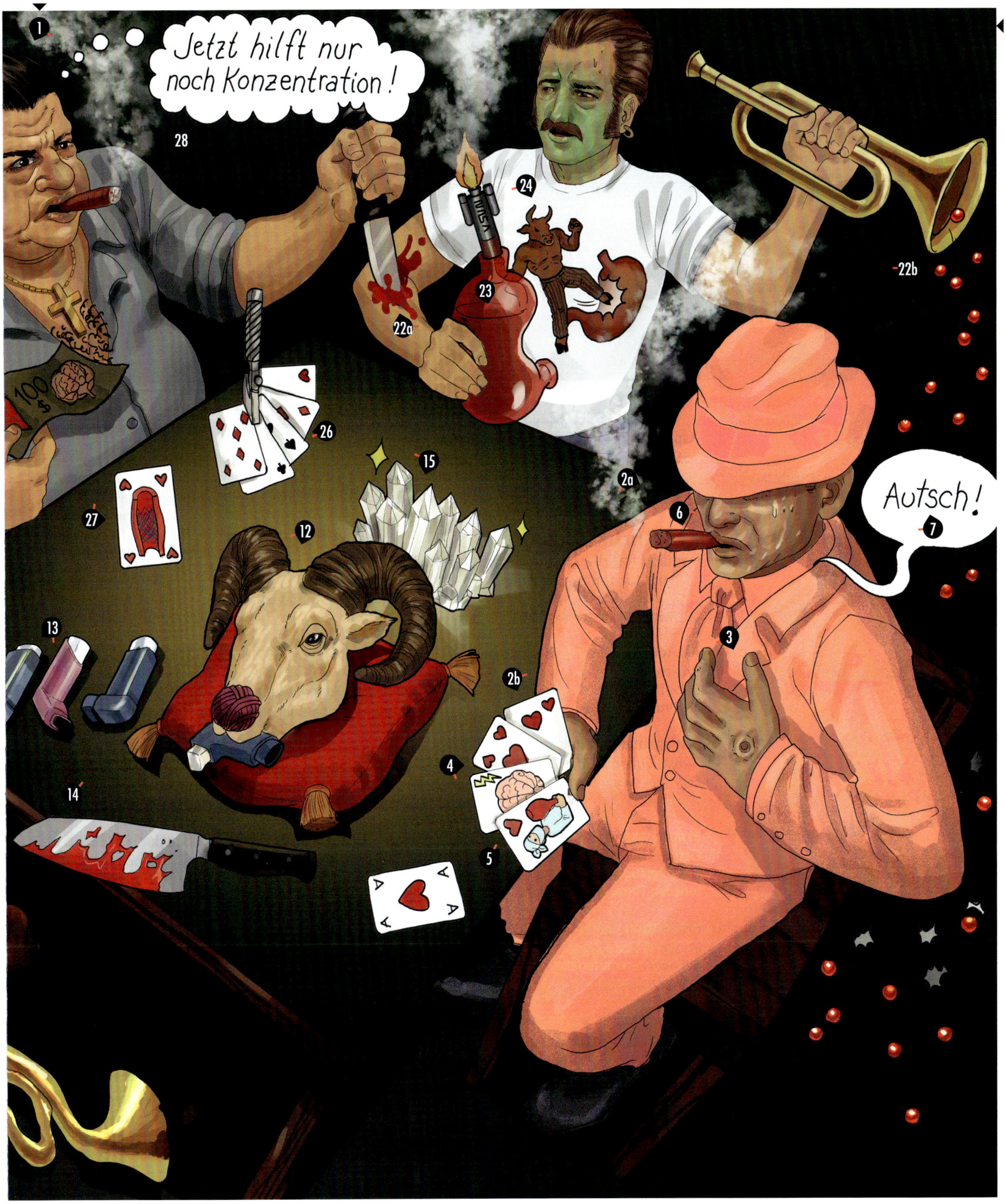

Die Gangster-Pokerrunde

Die Nerven sind zum Zerreißen gespannt: Der düstere Gangster-Boss ist dabei, die Pokerpartie gegen diesen seltsamen Pokerprofi zu verlieren! Noch nie ist so etwas vorgekommen. Dabei war er sich so sicher, gegen diese lächerliche Witzfigur im lachsfarbenen Anzug zu gewinnen, und hat sogar seine liebsten persönlichen Trophäen aufs Spiel gesetzt! Doch gegen das perfekte Blatt des Profis, der gerade ein Ass ausspielt, hat er keine Chance. Sein Berater versucht, ihn mit Schnaps und seiner Lieblings-Trompete zu besänftigen, doch das geht gehörig daneben, denn der nervöse Berater zerstört sie versehentlich und der Boss lässt ihn seinen Zorn spüren… Derweil sorgt das irre Cockerspaniel-Pärchen dafür, dass der Boxer (Hund) des Profis die Runde nicht durch sein Trompetenspiel stört.

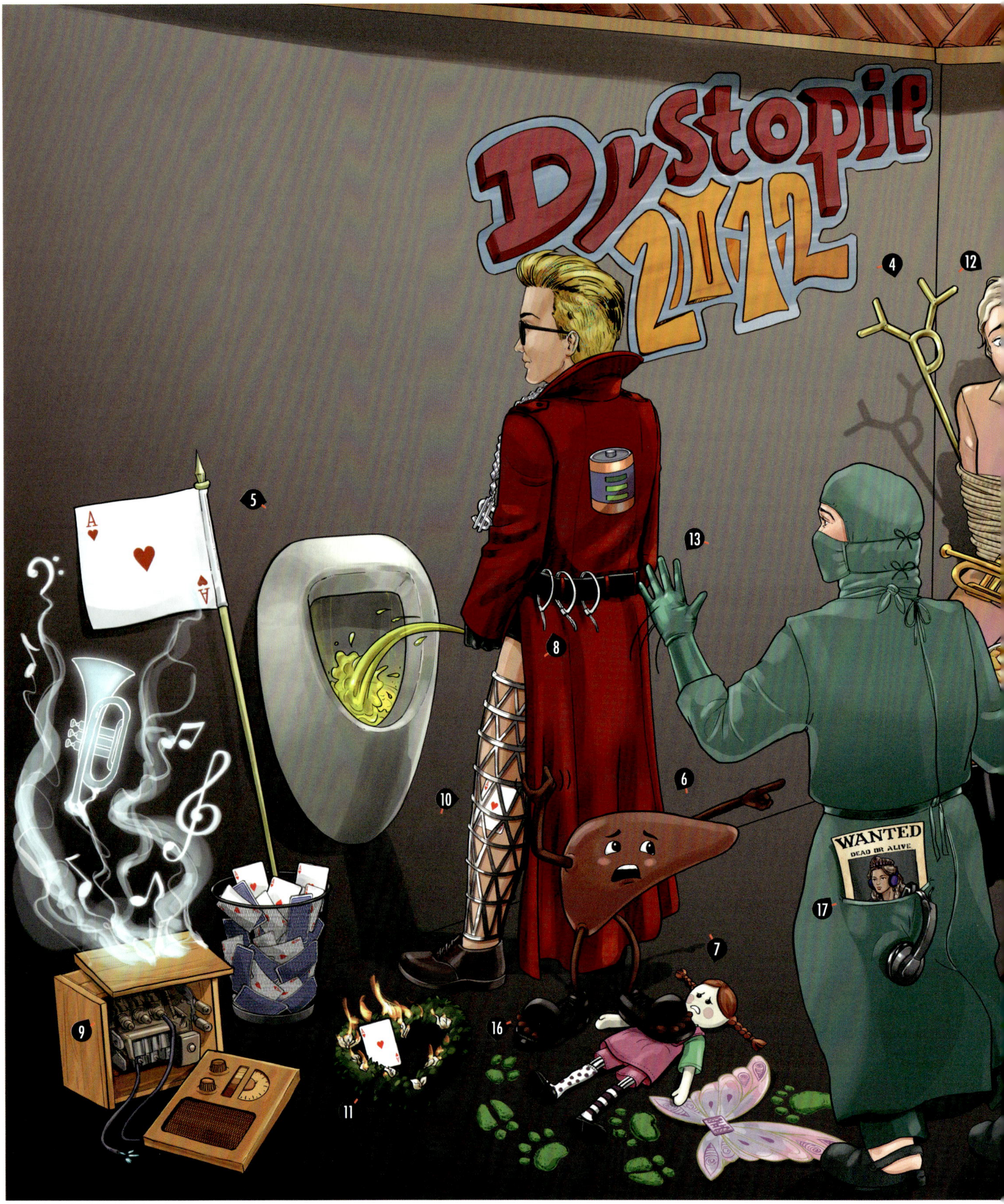

Clopidogrel

ADP-Antagonisten

Prasugrel und Ticagrelor

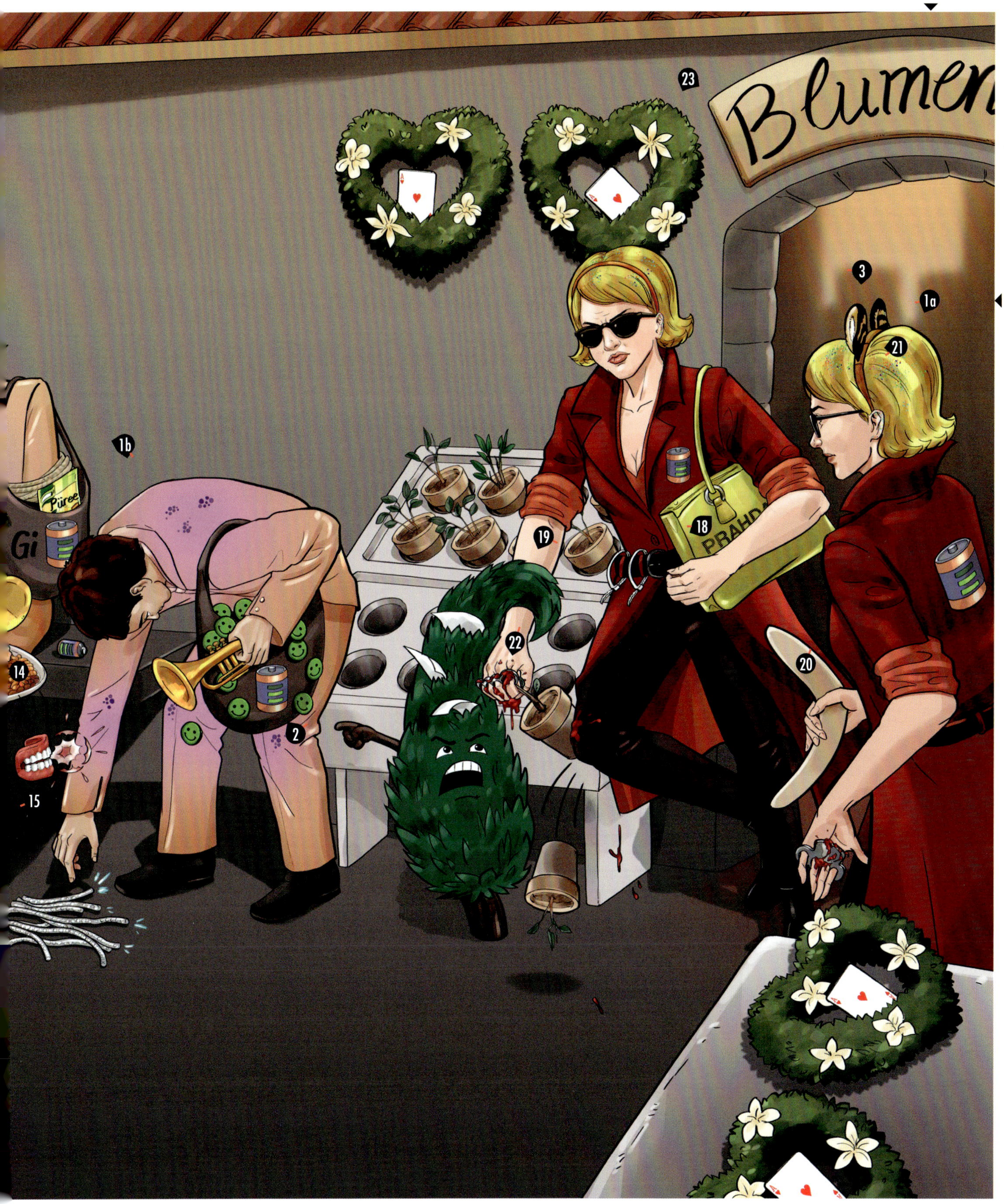

Agent, der ins Klo pieselt, und zwar grell – Dystopie 2012

Dystopie 2012: Es herrscht ein gesetzliches Batterieverbot, doch widerspenstige Trompetenspieler können es nicht unterlassen, sich zu versammeln und halbgeladene Batterien auszutauschen. Das gesetzliche Batterieverbot wird mehr oder minder freundlichst durch staatliche Batterie-Agenten durchgesetzt; ihr Markenzeichen: grelle Gel-Gegenstände. Einer der grellen Batterie-Agenten pieselt gerade ins Klo und die denunziantische Leber lenkt seine Aufmerksamkeit auf die sich gerade versammelnden Trompetenspieler. Eine Trompetenspielerin hat der Agent bereits isoliert und auf einer Bank gefesselt, die arme bekommt Nasenbluten. Mit einem High-Five erhält der Piesel-Agent Ablöse durch den Operateur, eine Chirurgin und zwei weitere junge Agentinnen treten unauffällig und schnell in Erscheinung, sie schleichen sich aus einem Blumenladen mit Herz-Kränzen an: Eine erscheint mit greller Prada-Tasche und Kabelbinder-Handschellen, die andere mit grellem Tiger-Ohr und droht, einen Bumerang zu werfen.

Die ADP-Rezeptorantagonisten wie **Clopidogrel** hemmen die ADP-vermittelte Thrombozytenaggregation – ADP stammt dabei aus den Thrombozyten selbst, nachdem diese durch Kontakt mit von-Willebrand-Faktor (vWF) aktiviert wurden.

Clopidogrel, Prasugrel und Ticagrelor sind Hemmer des P2Y12-Subtyps des ADP-Rezeptors. Clopidogrel gilt dabei als Standardsubstanz. Indikationen sind die Prävention atherothrombotischer Ereignisse, nach Stentimplantation oder perkutaner transluminaler Angioplastie (PTA) in Kombination mit ASS. Clopidogrel gilt als nebenwirkungsarm, vermehrte Blutungskomplikationen sind relevant.

23

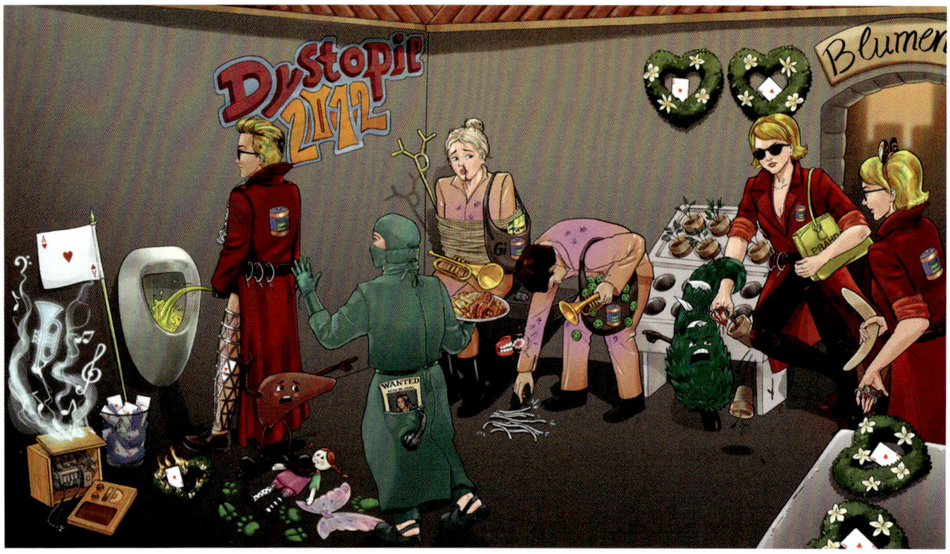

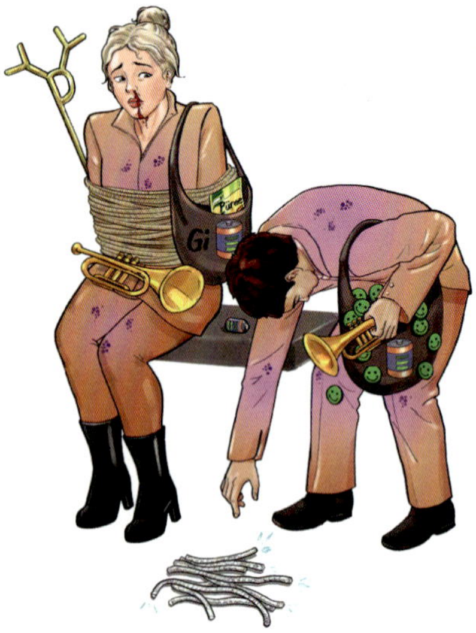

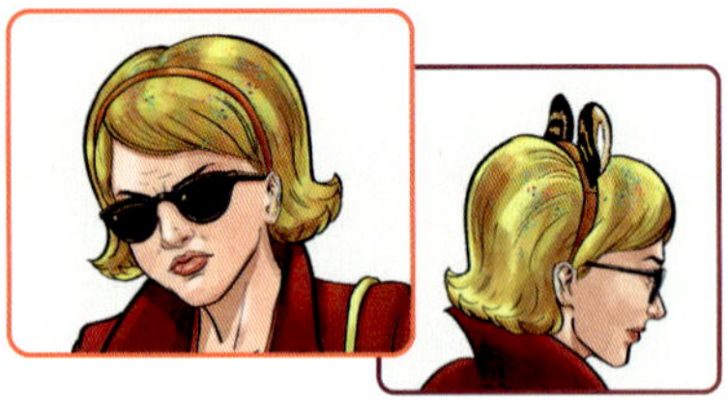

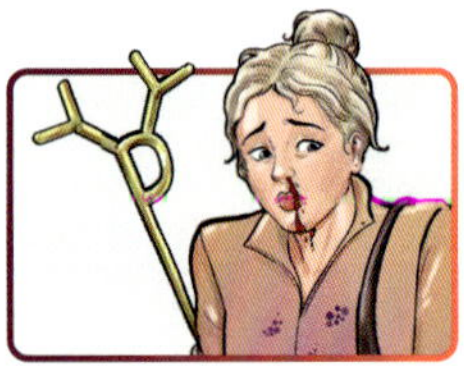

1 **ADP-Rezeptor-Antagonisten verhindern Thrombozyten-Aggregation**
Batterie-Agenten verhindern Versammlung der Trompetenspieler
ADP-Rezeptor-Antagonisten verhindern die Aggregation von Thrombozyten, indem sie einen der dafür nötigen Rezeptoren reversibel oder irreversibel blockieren. In dieser dystopischen Welt ist es den Trompetenspielern (Thrombozyten) verboten, Batterien zu tauschen und sich zu versammeln (Thrombozyten-Aggregation). Dennoch treffen sich hier zwei Spieler, um ihre zu zwei Drittel geladenen Batterien (Adenosin-Di-Phosphat, ADP) auszutauschen. Zu dumm, dass einige Batterie-Agenten zugegen sind, um sie auffliegen zu lassen (ADP-Antagonisten).

2 **ADP bedingt positives Feedback, verstärkt Aggregation**
Doppelbalken-Batterien mit positiven Smileys, Versammlung
ADP (Adenosindiphosphat) ist eine von mehreren aggregationsfördernden Substanzen, die vor allem von den Thrombozyten selbst aus Granula freigesetzt wird. ADP führt, neben weiteren Faktoren, zur Konformationsänderung membranständiger Fibrinogen-Rezeptoren. Fibrinogen wird daraufhin mit höherer Affinität gebunden, die Thrombozytenaggregation erfolgt.
Die Doppelbalken-Batterien (ADP) sind ein wesentlicher Grund, warum sich die Trompetenspieler versammeln. Einer trägt einen Sack voll mit Batterien (ADP aus Thrombozyten-eigener Granula), aus denen positive Smileys strömen (positiver Feedback Loop durch ADP). Der Spieler bückt sich gerade, um Fibrillen vom Boden aufzuheben (höhere Affinität zu Fibrinogen).

3 **ADP-Rezeptor-Antagonisten, enden auf -grel oder -grelor**
Doppel-Batterie-Agenten haben grelle Gel-Haare oder grelles Gel-Ohr
ADP-Rezeptor-Antagonisten enden auf -grel (Clopidogrel, Prasugrel) oder -grelor (Ticagrelor). Die Doppel-Batterie-Agenten (ADP-Rezeptor-Antagonisten) haben alle grelle Gel-Haare bzw. grelle Gel-Ohren (Endung auf -grel bzw. -grelor).

4 **P2Y12-Antagonisten, Gi-Protein-gekoppelter Purinrezeptor (GPCR)**
Trompetenspieler mit 2Y-Zepter
ADP-Rezeptor-Antagonisten hemmen einen Subtyp an ADP-Rezeptoren, den P2Y12-Rezeptor. Dies ist ein Gi-Protein-gekoppelter Purinrezeptor (GPCR). Adenosindiphosphat ist ein Purin. Dieser Subtyp ist auf der Oberfläche von Thrombozyten lokalisiert und vermittelt die ADP-induzierte Aggregation der Thrombozyten, die durch die Antagonisten unterbunden wird. Die Trompetenspielerin hält ein Zepter, das an ein P erinnert und an dem zwei Y befestigt sind (P2Y12-Rezeptor). Sie hat einen Beutel mit Püree mit einem "Gi" drauf (Gi-Protein-gekoppelter Purinrezeptor, GPCR). Eine weitere Anspielung ist hier die Dystopie 2012.

1 Clopidogrel

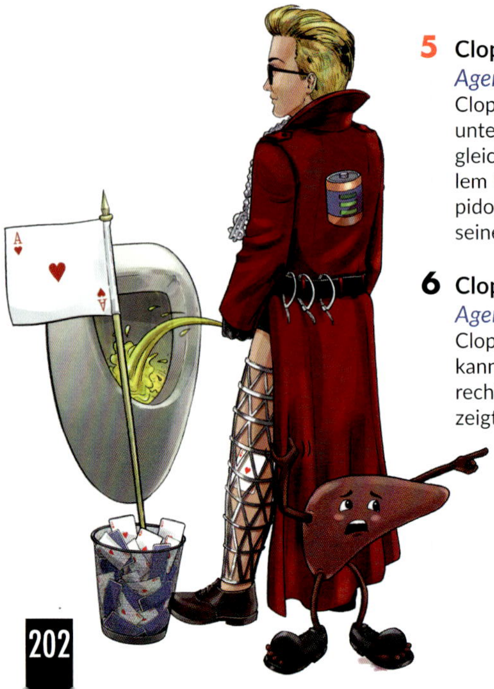

5 **Clopidogrel, Standard-ADP-Antagonist, Wirksamkeit ähnlich ASS**
Agent der ins Klo pieselt, Standarte mit Herz-Ass darauf
Clopidogrel ist der Standard-ADP-Antagonist. Die Wirksamkeit ist mit der von ASS vergleichbar, bei unterschiedlichem Wirkmechanismus. Daher sind beide Substanzen kombinierbar. Clopidogrel ist vergleichsweise teurer. Wir sehen einen Batterie-Agenten, der gerade ins Klo pieselt (Clopidogrel), mit grellem Urinstrahl. Neben ihm lehnt eine Standarte (eine spezielle Flaggenform nennt sich Standarte; Clopidogrel ist Standard-ADP-Antagonist) mit einer Herz-Ass-Karte darauf (Wirksamkeit ähnlich ASS). Um seinen Hals hängt eine teure Kette (Clopidogrel ist teurer).

6 **Clopidogrel ist ein Prodrug, Aktivierung in der Leber**
Agent wird durch Leber auf Trompeter aufmerksam gemacht
Clopidogrel ist ein Prodrug und via CYP2C19 aktiviert. Die Effektivität seiner Gerinnungshemmung kann daher durch CYP2C19-Inhibitoren beinflusst werden. Zunächst ist dieser Agent, der ins Klo pieselt recht unbeteiligt, doch neben ihm steht eine kleine Leber. Diese zieht ihm beunruhigt am Mantel und zeigt auf die Trompeter – das entspricht der Aktivierung von Clopidogrel durch die Leber. Die Leber hat kaputte Lederschuhe, wir sehen 9 ihrer Zehen (für CYP2C19).

7 Interaktion mit CYP2C19-Inhibitoren wie PPI (umstritten)

Leber tritt auf Pippi-Langstrumpf Puppe

CYP2C19-Inhibitoren wie PPI, Fluvoxamin (SSRI) oder Chloramphenicol vermindern die Aktivierung des Prodrugs Clopidogrel und somit die Hemmung der Thrombozytenaggregation. Die Interaktion mit PPI ist umstritten, die Kombination mit Chloramphenicol sollte vermieden werden. Die Leber tritt auf eine Pippi-Langstrumpf-Puppe (für die CYP2C19-Interaktion mit PPI), diese hat ihre Feen-Flügel verloren (im Meditrick zu Chloramphenicol sagt eine Fee: „Chlor, ähm, find ich nie cool."). Wir merken uns: die Kombination mit Chloramphenicol ist zu vermeiden.

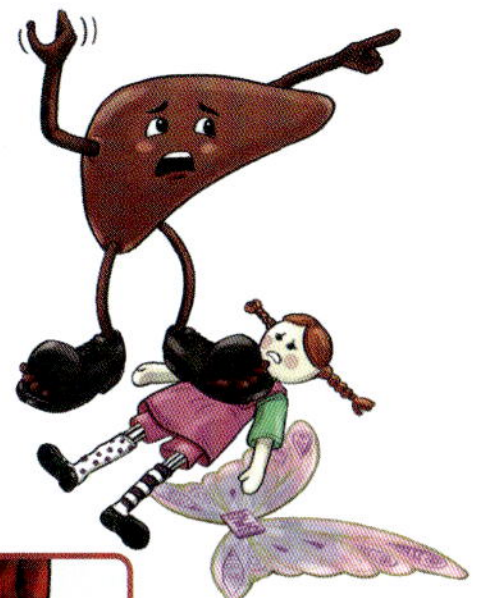

8 Clopidogrel ist ein irreversibler P2Y12-Rezeptor-Antagonist

Klo-Piesel-Agent hat Kabelbinder-Handschellen

Clopidogrel ist ein irreversibler P2Y12-Rezeptor-Antagonist, ebenso wie Prasugrel und im Gegensatz zum reversiblen Hemmer Ticagrelor. Der Agent, der ins Klo pieselt, hat Kabelbinder-Handschellen dabei (irreversibler Antagonist).

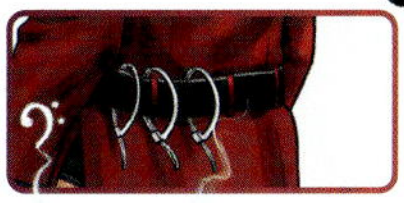

2 Indikationen

9 Prävention atherothrombotischer Ereignisse, Alternative zu ASS

Kaputtes Radio: Äther mit Trompetenmusik; Ass-Karten im Mülleimer

Clopidogrel wird verwendet zur Prävention atherothrombotischer Ereignisse (Herzinfarkt, Schlaganfall, PAVK). Bei diesen Indikationen stellt Clopidogrel eine Alternative zu ASS dar, gerade bei ASS-Unverträglichkeit. Der Agent, der ins Klo pieselt, hat präventiv ein Radio zertrümmert, aus diesem kamen gerade noch über den "Äther" die letzten Trompeten-Töne (Prävention von atherothrombotischen Ereignissen). Ein paar Herz-Ass-Karten hat er in einem Mülleimer daneben entsorgt (Alternative zu ASS).

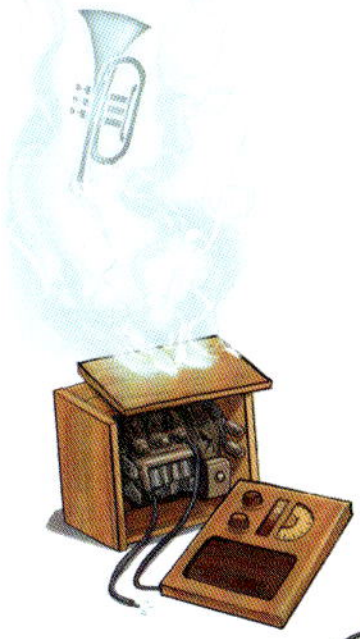

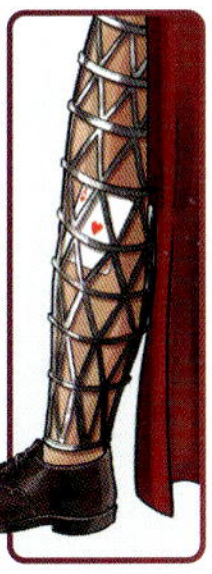

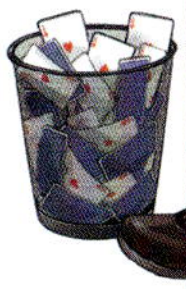

10 Nach Stentimplantation und PTA in Kombination mit ASS

Agent hat Netz-Strumpfhose mit Ass-Karten an

Clopidogrel wird nach Stenteinlage oder PTA (perkutaner transluminaler Angioplasie, meist eine Gefäßerweiterung mittels Ballondilatation) mit ASS kombiniert. Es gibt diverse differenzierte Schemata, je nach Stent, Verfahren und Lokalisation. Wir sehen ein Bein des Agenten in einer schicken Netz-Strumpfhose, die an einen Stent erinnert. In das Netz eingelassen ist eine Herz-Ass-Karte (Kombi mit ASS).

11 Nicht erste Wahl: Anwendung bei akutem Koronarsyndrom ohne ST-Streckenhebung plus ASS

Brennender und deshalb verwelkter Herz-Kranz

Clopidogrel wird in Kombination mit ASS bei Patienten mit akutem Koronarsyndrom (Herz-Kranz) ohne ST-Streckenhebung gegeben. Erste Wahl sind jedoch Prasugrel oder Ticagrelor (der Kranz ist verwelkt). Zu Füßen des Agenten, der ins Klo pieselt, liegt ein brennender Herz-Kranz (akutes Koronarsyndrom), der verwelkt (nicht erste Wahl). Im Herz-Kranz steckt eine As-Karte (Kombination mit ASS).

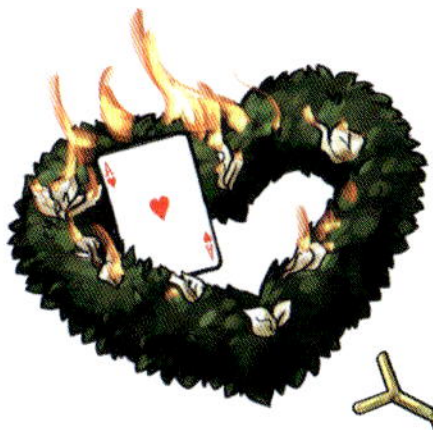

3 Nebenwirkungen

12 Insgesamt sehr verträglich, erhöhte Blutungswahrscheinlichkeit

Isolierte, ruhige Trompetenspielerin mit Nasenbluten

Insgesamt kann Clopidogrel als sehr verträglich bezeichnet werden. Wie bei den meisten Gerinnungshemmern kommt es unter Clopidogrel vermehrt zu Blutungen. Inwiefern diese statistisch signifikant sind, gerade in Bezug auf gefährliche Blutungen, variiert in den vorhandenen Studien. Der Agent, der ins Klo pieselt, hat eine Trompetenspielerin ohne Widerstand (gut verträglich) isoliert und gefesselt (Aggregations-Hemmung). Diese hat Nasenbluten (erhöhte Blutungswahrscheinlichkeit).

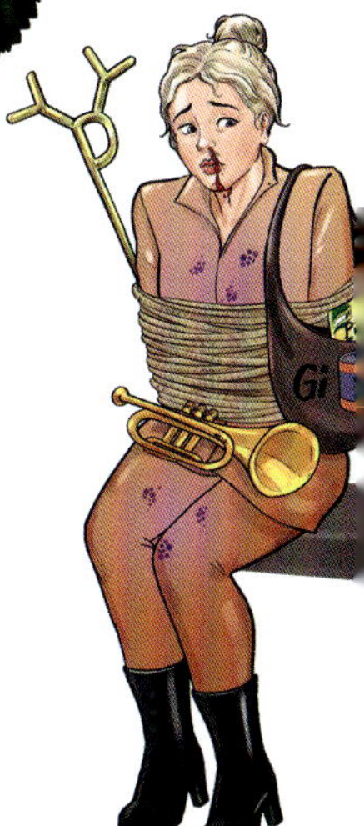

4 Klinische Aspekte

13 Clopidogrel 5 Tage vor OPs absetzen

Operateur löst Agent mit High-Five ab

Clopidogrel ist 5-7 Tage vor OPs abzusetzen, da seine Wirkdauer 3-10 Tage beträgt (High-five für fünf Tage).

14 Verzögerter Wirkungseintritt durch Aufsättigungsdosis verkürzt

Trägt Tablett mit sättigender "Dosis"

Die Gabe der Standarddosis (75mg) von Clopidogrel geht mit einen verzögerten Wirkungseintritt von 7-10 Tagen einher. Durch Aufsättigung mit einer erhöhten Initialdosis ("loading dose") wird der Wirkungseintritt beschleunigt (mit 300mg auf 6, mit 600mg auf 3 Stunden). Ähnliches gilt für Prasugrel und Ticagrelor. Der Operateur bringt dem Agenten ein Tablett mit einer ordentlichen Portion, der "Aufsättigungsdosis".

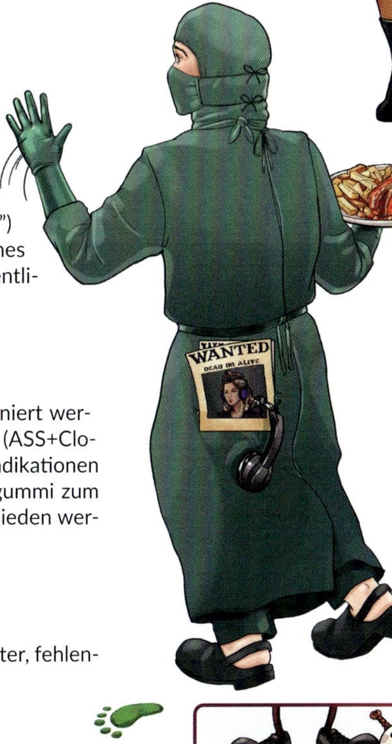

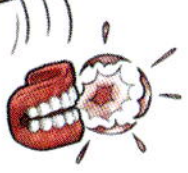

15 Kombination mit oralen Antikoagulantien vermeiden

Rotes Gebiss mit platzendem Kaugummi springt vom Tablett

Clopidogrel sollte nicht mit oralen Antikoagulantien wie Phenprocoumon (Marcumar) kombiniert werden, gerade in Dauertherapie. Weitgehend gänzlich obsolet ist die dreifache Antikoagulation (ASS+Clopidogrel+Marcoumar), diese ging mit erheblicher Blutungsneigung einher und ist speziellen Indikationen vorbehalten. Für die oralen Antikoagulantien steht hier ein rotes Gebiss, das ein roten Kaugummi zum Platzen bringt (Antikoagulation); es springt vom Tablett: Die Kombination mit OAKs soll vermieden werden.

16 CYP2C19-Polymorphismus

Verschiedene Moorspuren zu den 9 Zehen der Leber

CYP2C19 unterliegt einem Polymorphismus. Insofern gibt es Patienten mit normaler, reduzierter, fehlender oder erhöhter Enzymaktivität. Die Dosis von Clopidogrel ist entsprechend anzupassen.
Vom Operateur führen verschiedene Moorspuren (Polymorphismus) zur Leber.

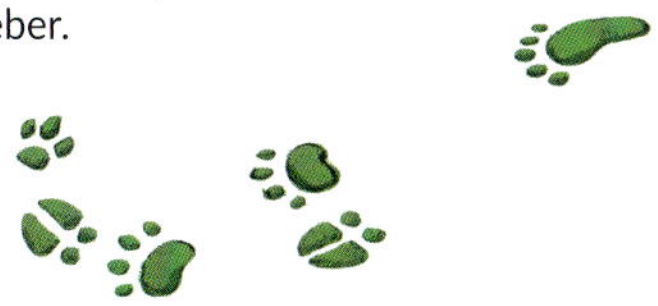

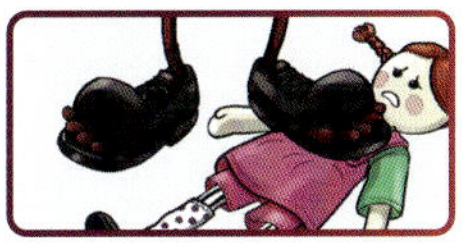

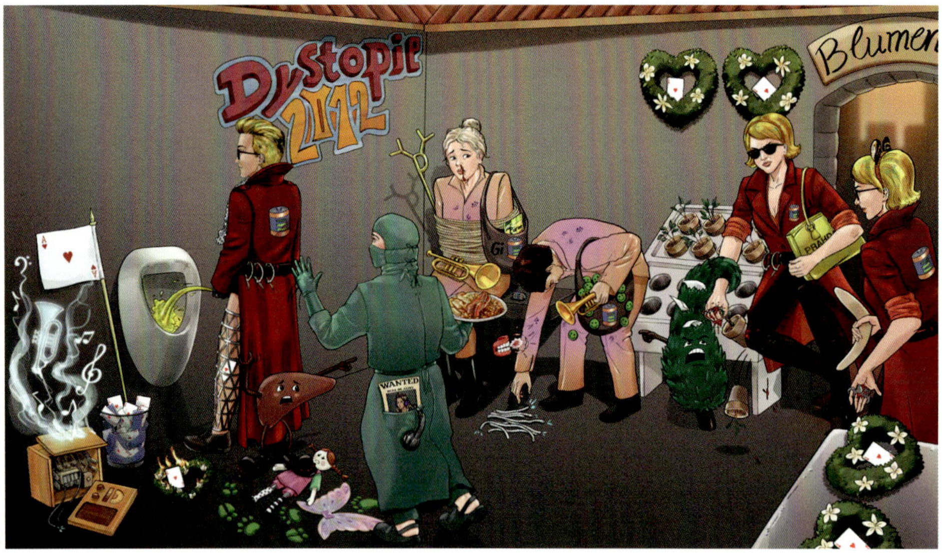

23

17 **Vorsichtige Kombination mit SSRI**

Sisi-Fahndungsfoto

Serotonin-Wiederaufnahme-Hemmer (SSRI) reduzieren die Aufnahme von Serotonin aus dem Blut in die Blutplättchen – ihr Serotonin-Transporter ähnelt dem des Gehirns. Die Thrombozyten verarmen an Serotonin. Serotonin fördert jedoch die Plättchenaggregation. Unter SSRI verläuft die Plättchenaggregation in reduzierter Form. In Kombination mit Clopidogrel erhöht dies die Wahrscheinlichkeit für Blutungen. Ferner wird CYP2C19 durch Fluvoxamin (SSRI) inhibiert. Der Operateur hat ein Fahndungsfoto von Kaiserin Sisi (SSRI) in der Tasche, für die vorsichtige Kombination von Clopidogrel und SSRI. In dieser Tasche hängt auch ein kaputter Zero-Tone-Kopfhörer, den Kaiserin Sisi den Thrompetenspielern geklaut hat – für die reduzierte Aufnahme von Serotonin (Zero-Tone) in Thrombozyten durch SSRI.

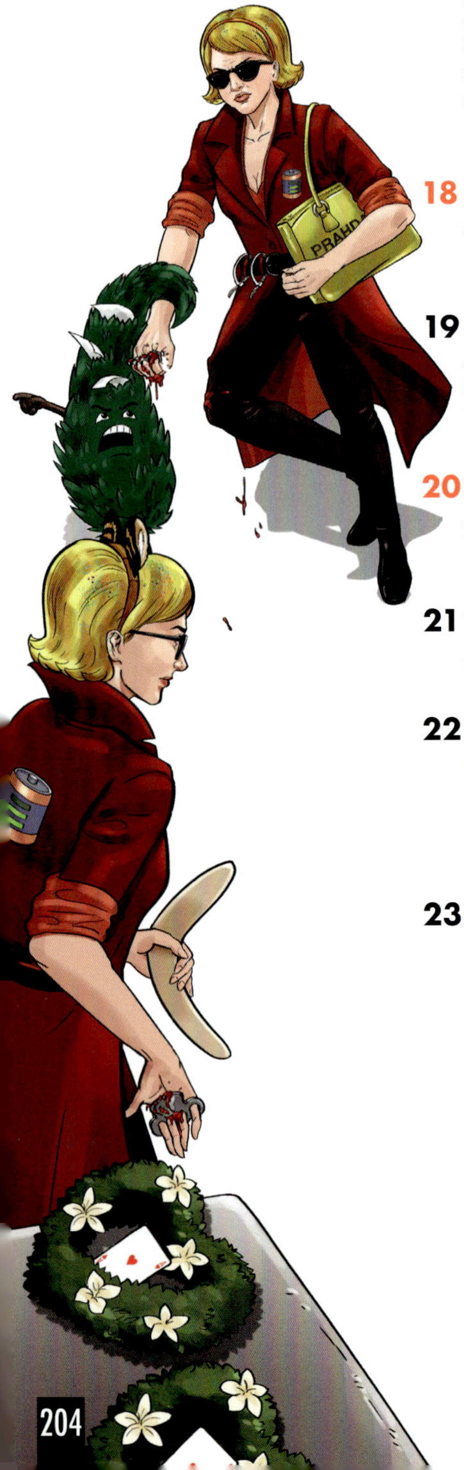

5 Prasugrel und Ticagrelor

18 **Prasugrel, irreversibler ADP-Antagonist**

Agentin mit Prahda-Tasche, Kabelbinder-Handschellen

Prasugrel ist ein irreversible ADP- bzw. P2Y12-Antagonist. Eine weitere Batterie-Agentin trägt eine grelle Prahda-Tasche (Prasugrel) und hat Kabelbinder-Handschellen dabei (irreversible Hemmung).

19 **Prasugrel ist ein Prodrug, v.a. CYP3A4**

Zypresse mit 3 A4-Blättern zerrt Agentin

Auch Prasugrel ist wie Clopidogrel ein Prodrug. Es wird v.a. durch CYP3A4 metabolisiert, sowie durch CYP2B6. Eine Zypresse mit 3 A4-Blättern (CYP3A4) aus dem Blumenstand zerrt die Agentin mit greller Prada-Tasche (Prasugrel) in Richtung der Trompetenspieler (Prodrug, Aktivierung durch CYP3A4).

20 **Ticagrelor, reversibler ADP-Antagonist**

Agentin mit grellem Tiger-Ohr und Bumerang

Tricagrelor ist ein reversibler ADP- bzw. P2Y12-Antagonist. Eine weitere Agentin kommt zum Vorschein. Sie hat ein grelles Tiger-Ohr (Ticagrelor) und ist mit einem Bumerang bewaffnet (reversibler Antagonist).

21 **Ticagrelor ist eine aktive Substanz**

Agentin mit grellem Tiger-Ohr geht direkt auf Trompeter zu

Ticagrelor selbst ist die aktive Substanz und erfordert daher keine enzymatische Aktivierung.

22 **Prasugrel, Ticagrelor: schneller, stärker, mehr Blutungen**

Hochgekrempelte Ärmel, kräftige Arme; blutige Schlagringe

Prasugrel und Ticagrelor sind neue ADP-Rezeptorantagonisten, im Gegensatz zum Standard Clopidogrel. Sie wirken schneller und stärker, gehen aber auch mit mehr Blutungen einher. Die Studienlage sei noch unzureichend (Karow), um Clopidogrel als Standard abzulösen. Diese Agentinnen sind flink unterwegs (schneller) und kräftig (stärker); sie tragen blutige Schlagringe (mehr Blutungen).

23 **Erste Wahl bei akutem Koronarsyndrom plus ASS**

Agentinnen kommen aus Blumenstand mit Herz-Kränzen und Ass-Karten

Prasugrel und Ticagrelor sind erste Wahl bei akutem Koronarsyndrom (ACS), in Kombination mit ASS. Die Agentin mit greller Prada-Tasche (Prasugrel) und die mit grellem Tiger-Ohr (Ticagrelor) kommen beide überraschend aus einem Blumenstand: Hier liegen frische, nicht verwelkte (erste Wahl) Herz-Kränze mit Ass-Karten (akutes Koronarsyndrom in Kombination mit ASS).

Quintessence

Q1 ADP-Antagonisten hemmen die durch Adenosindiphoshat (ADP) vermittelte Thrombozytenaggregation, hier die Geschichte um die Doppelbatterie-Agenten, welche die Versammlung der Thrompetenspieler verhindern sowie deren Austausch von Doppelbatterien (für ADP).

Q2 Clopidogrel ist der Standard-ADP-Antagonist, seine Wirksamkeit ähnelt der von ASS, hier der Agent, der ins Klo pieselt; neben ihm steht eine Standarte mit Herz-As drauf.

Indikationen

Q3 Clopidogrel dient der Prävention atherothrombotischer Ereignisse und ist eine Alternative zu ASS, der Agent, der ins Klo pieselt, hat ein Radio zertrümmert, das über den Äther Trompetenmusik sendet; daneben die Herz-As-Karten im Mülleimer (für die Alternative zu ASS).

Q4 Nach Stentimplantation und PTA wird Clopidogrel in Kombination mit ASS gegeben, der Agent, der ins Klo pieselt, trägt Stent-ähnliche Netzstrümpfe mit einer Herz-Ass-Karte darin.

Nebenwirkungen

Q5 Insgesamt ist Clopidogrel sehr verträglich, es besteht eine erhöhte Blutungswahrscheinlichkeit, hier gezeigt an der widerstandslos auf einer Bank isolierten Trompetenspielerin, die Nasenbluten bekommt.

Klinische Aspekte

Q6 Clopidogrel muss 5 Tage vor OPs abgesetzt werden, die Operateurin löst den Agenten, der ins Klo pieselt, mit einer High-Five-Geste ab.

Prasugrel & Ticagrelor

Q7 Prasugrel ist ein irreversibler ADP-Antagonist, hier die Agentin mit greller Prada-Tasche und Kabelbinder-Handschellen.

Q8 Ticagrelor ist ein reversibler ADP-Antagonist, hier die Agentin mit grellem Tiger-Ohr und Bumerang.

Q9 Prasugrel und Ticagrelor sind neue ADP-Rezeptorantagonisten, sie wirken schneller und stärker, gehen aber auch mit mehr Blutungen einher. Die Agentinnen haben blutige Schlagringe.

Q10 Erste Wahl sind Prasugrel und Ticagrelor bei akutem Koronarsyndrom, die Agentinnen erscheinen schnell und überraschend aus einem Stand mit Herzkränzen (akutes Koronarsyndrom).

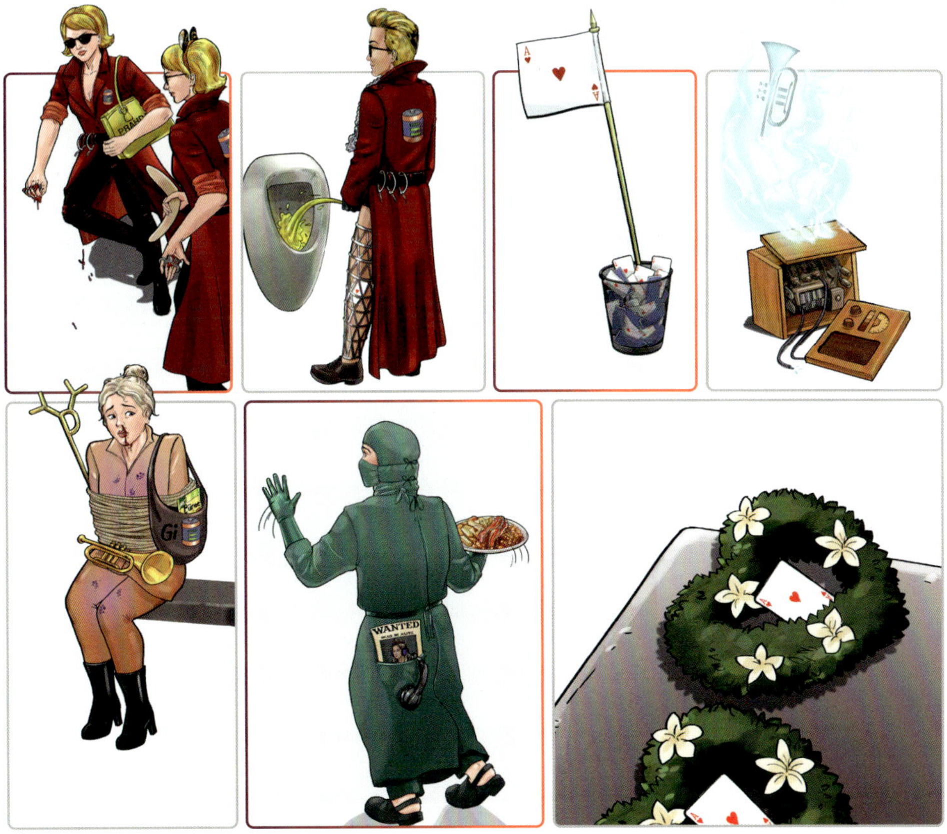

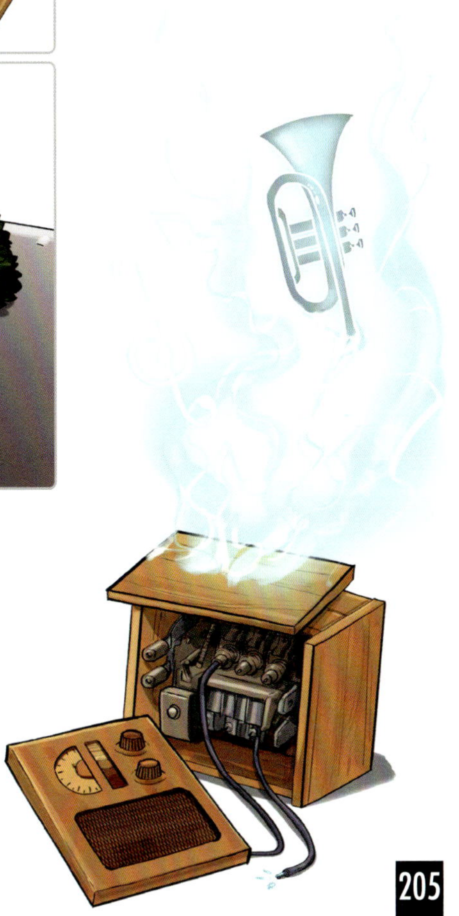

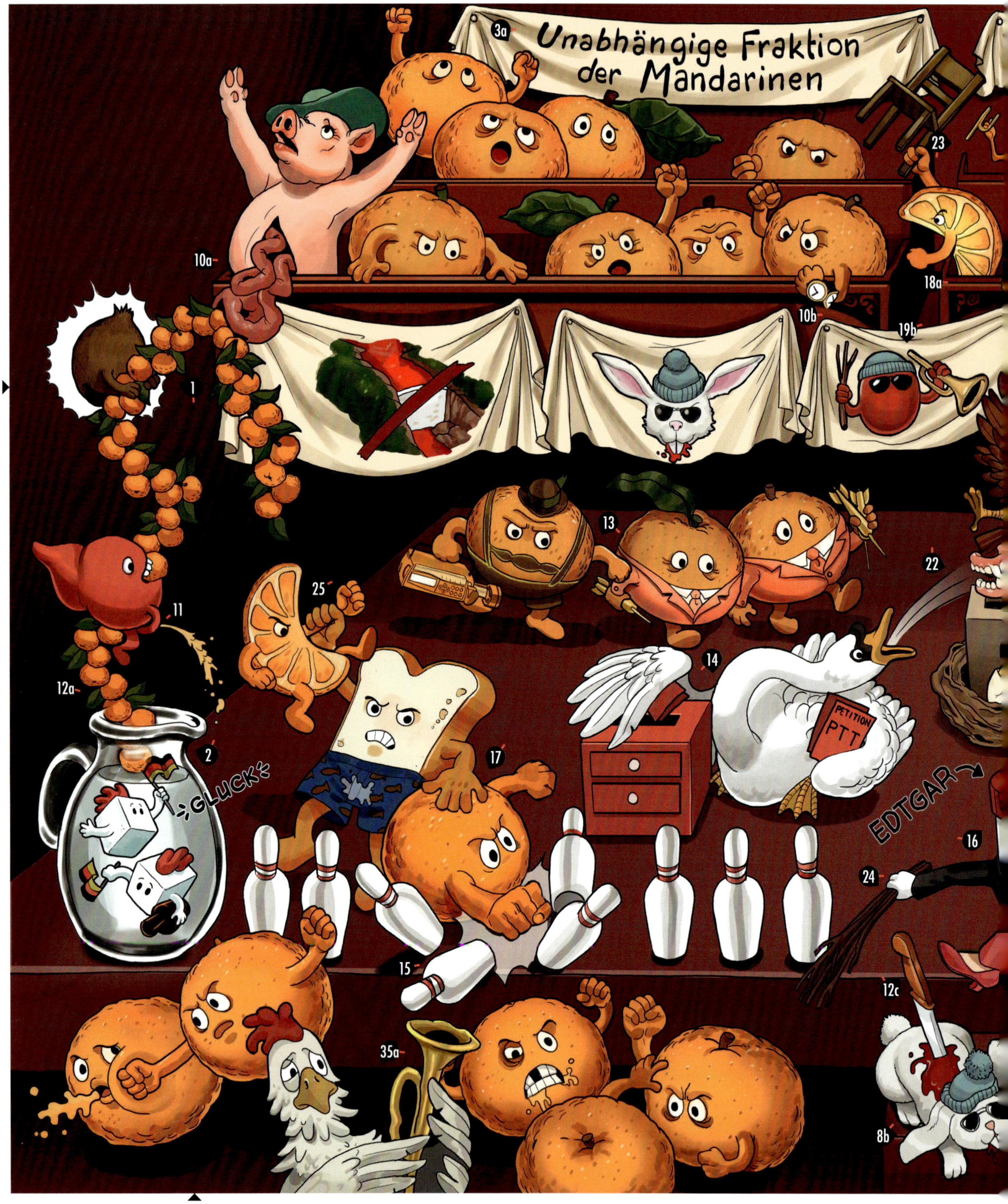

Heparine

Unfraktioniertes Heparin, UFH
Niedermolekulares Heparin, NMH
Fondaparinux

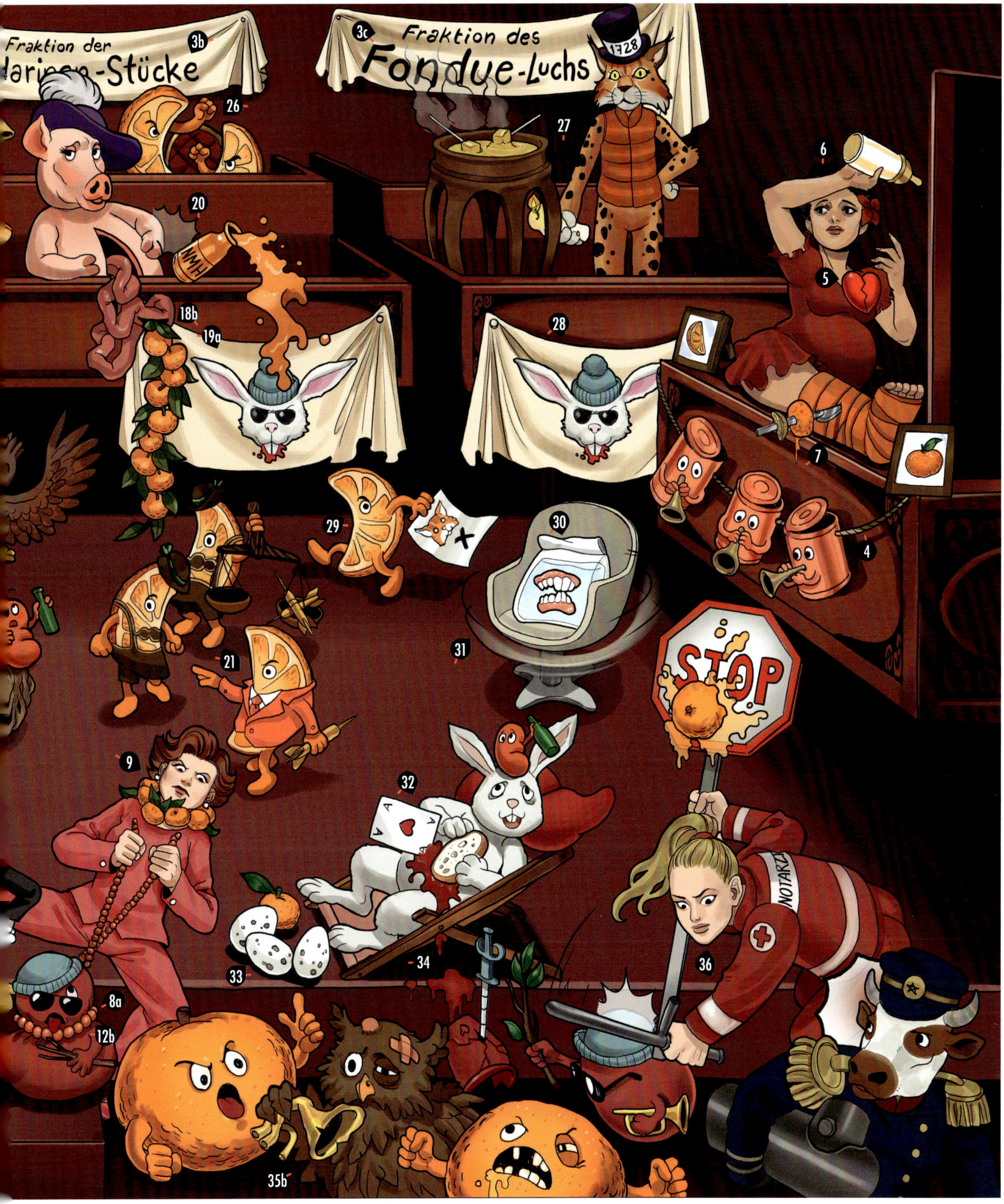

Aufruhr im provisorischen Mandarinen-Parlament

Im Mandarinen-Parlament soll einstimmig ein neues Projekt gekippt werden: Der Bau eines Staudammes im Blutfluss. Die Abstimmung erfolgt im Konzerthaus. Denn: Aktuell muss erst das neue Parlamentsgebäude gebaut werden, fiel das letzte doch einem Anschlag der Kuh-Marine zum Opfer – im Auftrag der unabhängigen Volksrepublik Klein-Antarsien. Können sich die drei Fraktionen einigen? Die Mehrheit bildet die unabhängige Fraktion der Mandarinen, gefolgt von der Fraktion der Mandarinen-Stücke. Die kleinste Fraktion bildet der Fondue-Luchs. Unterstützt werden soll die Wahl der Trompeten-Gegnerin, die vorne auf dem Pult auch gleich mal zeigt, was sie vorhat: Sie wird die Verursacher des Staudamm-Baus liquidieren. Ihr Zorn trifft die Trompeten-Diebin mit Zweig und den Trompeten-Ski-Hasen. Kontrolleure in den Rängen des "Parlaments" holen erste, vorläufige Abstimmungsergebnisse ein. Man will wissen, ob das Staudamm-Projekt erfolgreich gekippt wird oder aber die Abstimmung in handgreiflichen Streitereien ausartet – und genau so kommt es.

Heparine sind gerinnungshemmende Glykosaminoglykane (GAG), Disaccharide. Man unterscheidet die tierischen Produkte unfraktioniertes Heparin (UFH) und fraktioniertes bzw. niedermolekulares Heparin (NMH) vom synthetischen Fondaparinux mit dem kleinsten Molekulargewicht.

Heparine fördern die Antithrombin-vermittelte Thrombin-Hemmung. Sie alle binden an Thrombin, was zur Hemmung von Faktor Xa führt. UFH bindet auch an Antithrombin. NMH wird u.a. aus UFH gewonnen und meist bevorzugt gegeben. Warum? NMH ist einfach zu handhaben (s.c., 1-2 täglich) und hat weniger Nebenwirkungen (weniger HIT). Dafür ist NMH kaum wie UFH durch Protamin antagonisierbar; Fondaparinux gar nicht.

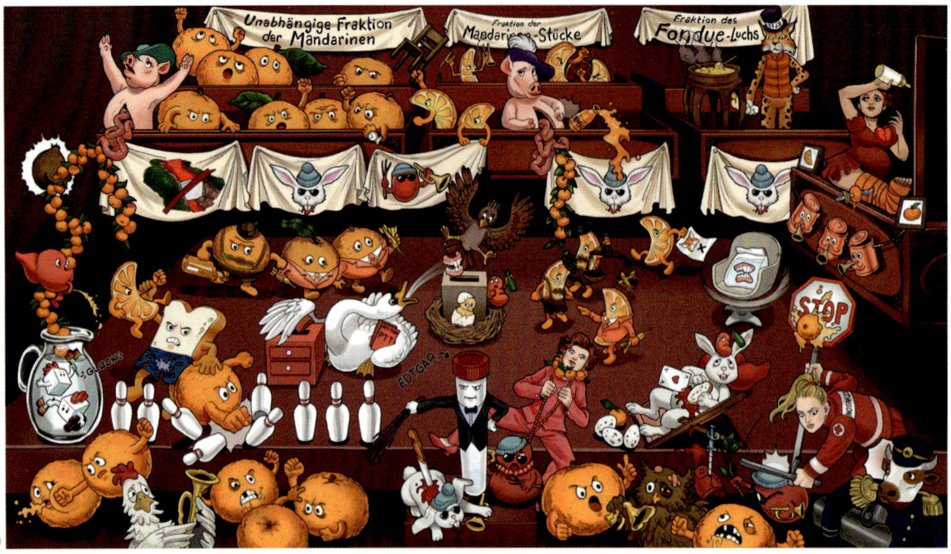

36

1 Grundlagen der Heparine

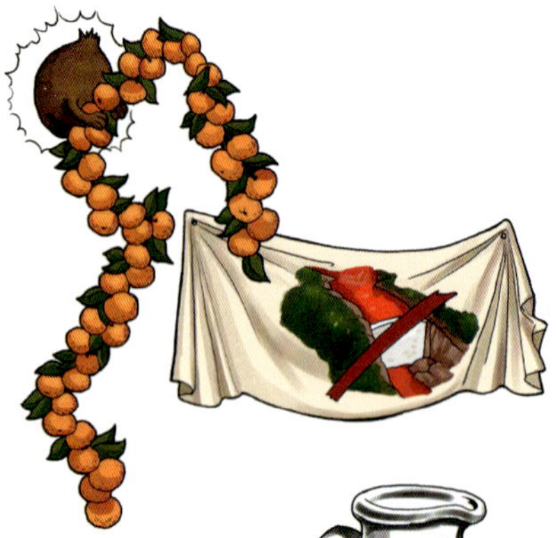

1 Heparine sind gerinnungshemmende Glykosaminoglykane (GAG) unterschiedlicher Länge

Abstimmung über Staudamm im Blutfluss; glühende Kokosnuss-mit-Armen; Mandarinen-Ketten

Heparine sind gerinnungshemmende Glykosaminoglykane (GAG) unterschiedlicher Länge. Glykosaminoglykane, ehemals Mukopolysaccharide genannt, sind repetitive, lineare Zweifachzucker, sprich Disaccharide. Sie werden meist aus der Darmschleimhaut von Schweinen gewonnen. Die drei Fraktionen des Mandarinen-Parlaments wollen den Bau eines Staudamms im Blutfluss verhindern (Heparine sind gerinnungshemmend). Sie stimmen ab. Jede Fraktion lässt verschieden lange Mandarinen-Ketten von der Loge hängen (lineare Zweifachzucker unterschiedlicher Länge). Eine glühende Kokosnuss-mit-Armen (Glykosaminoglykane) umarmt die längste Kette. Die ersten zwei Fraktionen im Parlament werden jeweils von einer Schweine-Dame besucht (Heparine aus dem Schweinedarm).

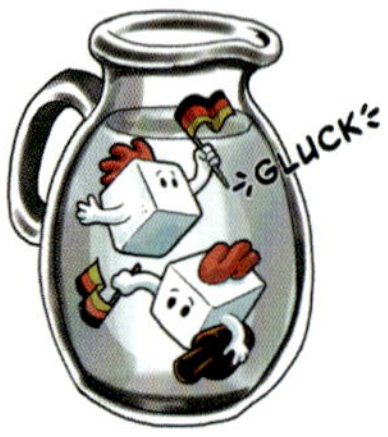

2 Heparine bestehen aus D-Glucosamin und D-Glucuronsäure

Zuckerwürfel mit Gluckenkamm und Armen (D-Glucosamin) bzw. mit Säure (D-Glucuronsäure)

Heparine sind Glykosaminoglykane, bestehend aus verschieden langen Ketten von D-Glucosamin und D-Glucuronsäure. Das Ende der längsten Mandarinen-Kette endet in einer Wasser-Karaffe. Hier gehen unter und machen „Gluck“: Ein Zuckerwürfelchen mit Gluckenkamm und kleiner Deutschlandfahne in den Armen (D-Glucosamin) und ein Zuckerwürfelchen mit Gluckenkamm, Deutschlandfahne und Säure (D-Gluroconsäure).

3 Unfraktioniertes Heparin (UFH), Niedermolekulares Heparin (NMH) und Fondaparinux

Unabhängige Fraktion der Mandarinen, Lieder-in-Moll-Mandarinen-Stückchen, Fondue-Luchs

Bei den Heparinen unterscheidet man drei Hauptvertreter: Das unfraktionierte Heparin (UFH), das fraktionierte Heparin, das meist als niedermolekulares Heparin (NMH) bezeichnet wird, und Fondaparinux als synthetisches Heparin mit noch geringerem Molekulargewicht als NMH. Die Mehrheit bildet die unabhängige Fraktion der Mandarinen (UFH), gefolgt von der Fraktion der Mandarinen-Stücke (fraktioniertes Heparin). Diese noch nicht volljährigen (unter 18 Zuckermoleküle) Parlamentarier singen Lieder in Moll vom Mandarin (Niedermolekulares Heparin, NMH = fraktioniertes Heparin). Die kleinste Fraktion bildet der Fondue-Luchs (Fondaparinux).

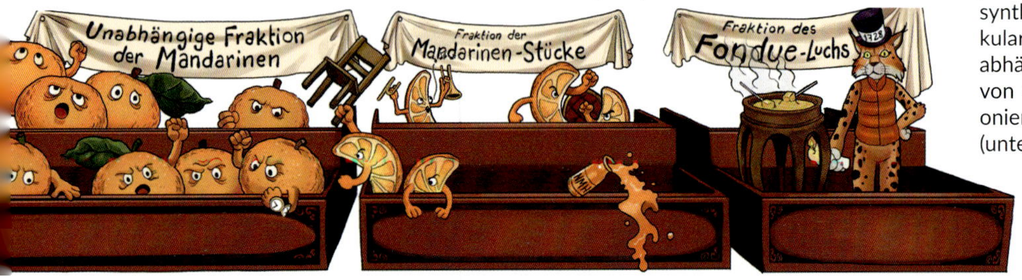

2 Hauptindikationen der Heparine

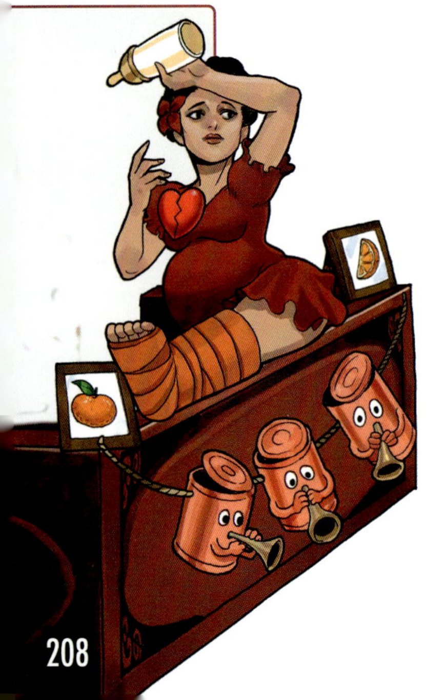

4 UFH, NMH und Fondaparinux zur Prophylaxe und Therapie von Thrombosen

Drei lachsfarbene Trompeten-Dosen

Alle drei Substanzen dienen der Prophylaxe sowie Therapie von Thrombosen. Die Dosierung zwischen beiden Indikationen unterscheidet sich. Auf dem Balkon stehen drei Dosen (alle drei Substanzen sind wirksam) – dies sind lachsfarbene Trompeten-Dosen (Prophylaxe von Thrombosen).

5 UFH und NMH bei akutem Herzinfarkt und instabiler Angina pectoris

Wahl zwischen UFH und NMH bricht Latina das Herz

UFH und NMH reduzieren beide die Sterblichkeit (Mortalität) und Ischämierezidive bei Herzinfarkt und instabiler Angina pectoris. Im Balkon sitzt eine Latina (Angina). Sie muss sich zwischen ihrer Liebe zu einer reifen Mandarine oder einem jungen Mandarinen-Stückchen entscheiden (UFH oder NMH bei Angina pectoris). So fasst sie sich ans Herz (Angina pectoris), das bricht (Herzinfarkt).

6 Heparine (UFH und NMH) sind Antikoagulans der Wahl in Schwangerschaft und Stillzeit

Latina ist schwanger, hat goldene Babyflasche

Heparine sind nicht plazenta- oder muttermilchgängig, anders als bspw. Phenprocoumon. Sie sind daher das Antikoagulans der Wahl in Schwangerschaft und Stillzeit. Nach dem Abstillen wird dann bspw. auf Cumarine oder DOAKs umgestellt. NMH geht geringgradig in die Muttermilch über, wird im Magendarmtrakt des Babys jedoch nicht resorbiert. Die Latina ist schwanger und hat eine vergoldete Babyflasche (Mittel der Wahl i.d. Schwangerschaft).

7 **NMH Mittel der Wahl zur peri- und postoperativen Thrombembolieprophylaxe**

Latina hat Gips mit Skalpell drin

Niedermolekulare Heparine sind Mittel der Wahl zur peri- und postoperativen Thrombembolieprophylaxe. Nach neuen Studien ist NMH vergleichbar effektiv wie UFH bei tiefer Beinvenenthrombose (TBVT), hämodynamisch stabiler Lungenembolie (LE) und instabiler Angina pectoris. Die Latina trägt einen mandarinenfarbenen Gips (postoperative Thrombembolieprophylaxe), in dem ein blutiges Skalpell steckt. Darauf gespießt ist eine Mandarine (auch UFH ist wirksam) und ein goldenes Mandarinen-Stückchen (NMH ist Mittel der Wahl bei perioperativer Thrombembolie-Prophylaxe).

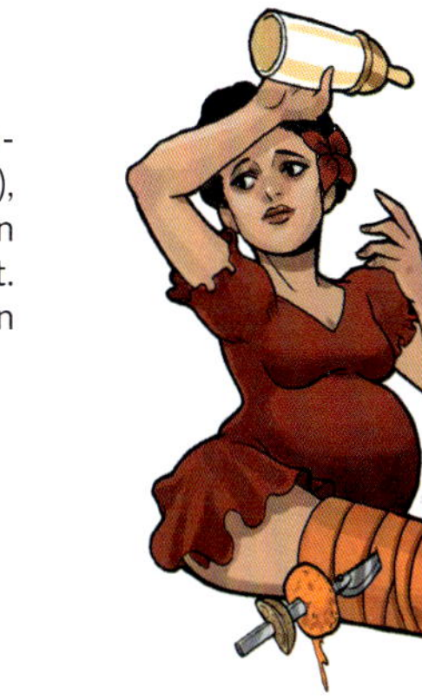

3 Wirkmechanismus

8 **Heparine verstärken Antithrombin-vermittelte Hemmung von Thrombin und Faktor Xa (aktivierte Thrombokinase)**

Trompeten-Gegnerin tötet Trompeten-Wesen mit Zweig (Faktor IIa) und Trompeten-Ski-Hasen mit scharfen Zähnen (Faktor X)

Antithrombin (AT, veraltet Antithrombin III, AT III) hemmt Thrombin (Faktor IIa) nur schwach. Langkettige, unfraktionierte Heparine binden an Antithrombin und gleichzeitig an Thrombin. So verbessern sie den Kontakt zwischen Thrombin und Antithrombin. Antithrombin kann Thrombin jetzt wesentlich effektiver deaktivieren. Diese Bindung beider Moleküle vermögen lediglich die Heparine mit mindestens 18 Zuckereinheiten, dem UFH entsprechend. NMH und Fondaparinux haben weniger als 18 Zuckereinheiten. Durch Heparine aktiviertes Antithrombin hemmt ebenfalls Faktor Xa (aktivierte Thrombokinase; der Skihase mit scharfen Zähnen) – ohne gleichzeitige Bindung von Faktor Xa durch Heparine. Hinter dem Dirigenten-Pult steht die Trompeten-Gegnerin (Antithrombin). Sie hat eine Trompeten-Diebin-mit-Zweig (Antithrombin deaktivert Thrombin, Faktor IIa) mit einer Mandarinen-Kette erdrosselt (UFH verbessert die Wirkung von Antithrombin auf Thrombin durch gleichzeitige Bindung). Die Unterstützung der Unabhängigen Fraktion der Mandarinen ist ihr sicher und wird sie stärken. Einen Trompeten-Ski-Hasen hat sie mit einem mandarinenfarbigen Messer erstochen (Hemmung von Faktor Xa durch alle Heparine).

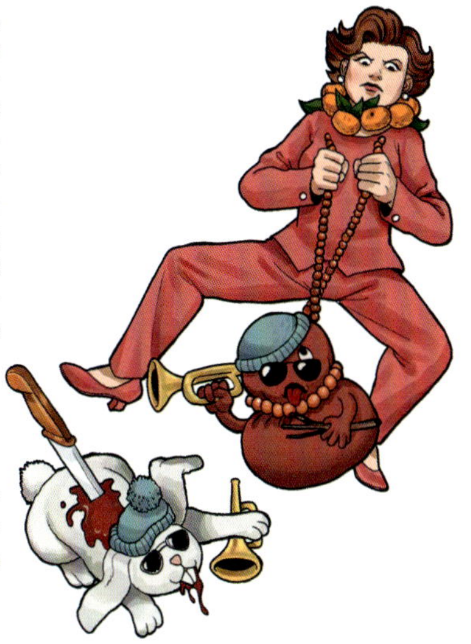

9 **Heparine wirken nur gerinnungshemmend, wenn Antithrombin vorhanden ist**

Ohne die Trompeten-Gegnerin sind die Mandarinen-Parlamentarier machtlos

Die gerinnungshemmende Wirkung von Heparinen ist an das Vorhandensein von Antithrombin III gebunden. Dies ist bspw. bei nephrotischem Syndrom kritisch, bei dem AT III verloren geht, oder bei angeborenem heterozygotem Antithrombinmangel oder Verbrauchskoagulopathie. Ohne die Trompeten-Gegnerin läuft nichts.

4 Unfraktioniertes Heparin (UFH)

10 **Unfraktioniertes Heparin (UFH) ist ein tierisches Produkt mit einer HWZ von 60-90 min**

Unabhängige Fraktion der Mandarinen; Schweine-Dame; Mandarine mit 1,5 Uhren

Unfraktioniertes Heparin ist ein tierisches Produkt mit einer Halbwertszeit (HWZ) von 60-90 min. UFH hat das größte Molekulargewicht (unfraktioniert) von durchschnittlich 15.000 Dalton oder 15 kDA (Kilo-Dalton; 3-50 kDa). Es ist ein heterogenes Produkt von Glykosaminoglykanen (GAG) unterschiedlicher Länge. Die größte Fraktion bildet die "Unabhängige Fraktion der Mandarinen". Ein Vertreter schaut auf seine ein-einhalb Uhren (HWZ 60-90 min), da er ungeduldig (kurze HWZ) wartet. Zu Besuch ist hier eine Schweine-Dame. Aus ihrem Darm kommt die lange Mandarinen-Kette (UFH ist ein tierisches Produkt, meist gewonnen aus Schweine-Darm).

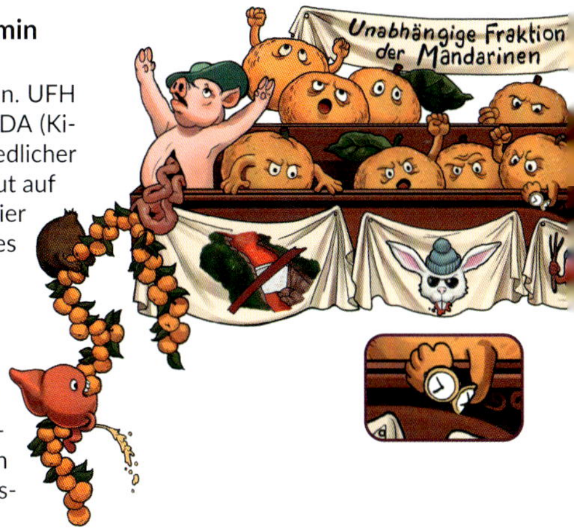

11 **UFH wird hepatisch abgebaut und renal ausgeschieden – Dosisanpassung**

Leber nagt an langer Mandarinen-Kette und pieselt Mandarinen-orange

UFH wird hepatisch abgebaut, u.a. durch Hydrolyse, und renal eliminiert. Entsprechend sind bei Insuffizienzen die Dosen anzupassen. Strittig und durch neuere Studien in Frage gestellt: Bei fortgeschrittener Niereninsuffizienz ist UFH dem NMH vorzuziehen. Eine Leber nagt an der langen Kette aus Mandarinen (hepatischer Abbau von UFH) und pieselt mandarinen-orange (renale Ausscheidung).

12 **UFH inaktiviert Thrombin (IIa) und Faktor Xa**

Mandarinen-Kette erwürgt Trompeten-Wesen, Messer erdolcht Trompeten-Ski-Hasen

Unfraktioniertes Heparin vermag durch seine Länge > 18 Zuckereinheiten simultan Antithrombin III und Thrombin zu binden. Es verstärkt somit die Hemmung von Thrombin (FIIa) durch Antithrombin (AT III). Gleichzeitig verstärkt es die Hemmung von Faktor Xa durch AT III. Mit Hilfe der langen Mandarinen-Kette erdrosselt die Trompeten-Gegnerin die Trompeten-Diebin (parallele Bindung von Antithrombin III und Thrombin, Faktor IIa). Ferner sind die Mandarinen-Parlamentarier erwachsen und über 18 (mehr als 18 Zuckereinheiten). Die Mandarinen-Kette ihrer Loge ist länger als die der Mandarinen-Stücke-Fraktion.

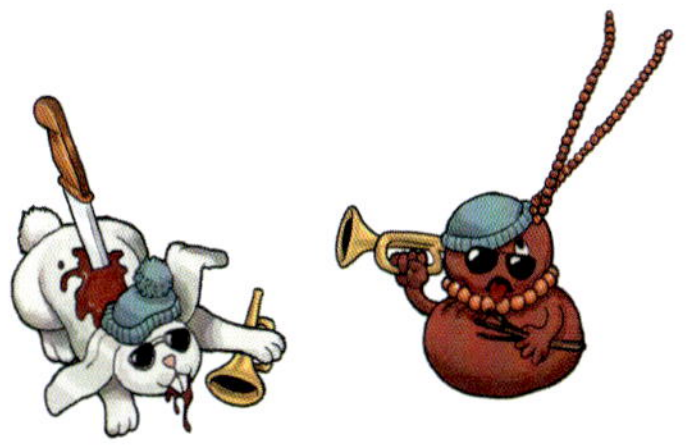

13 **UFH prophylaktisch: 2-3x/d s.c., ggf. /i.v.; UFH therapeutisch: kontinuierlich intravenös**

Unter UFH-Fraktion: Zwei lachsfarbene UFH-Vertreter, einer mit 2 Dartpfeilen; ein Volksvertreter

Zur Prophylaxe wird UFH 2-/3-mal täglich subkutan oder ggf. intravenös verabreicht. Zur Therapie wird UFH kontinuierlich intravenös gegeben, via Perfusor ("Vollheparinisierung"). Die UFH schickt zwei Mandarinen in profi-lachs-farbenen Anzügen (Prophlaxe), einer hält einen, einer zwei Dartpfeile (2-3x/d subkutan als Prophylaxe). Die Volks-Vertreter-Mandarine (Vollheparinisierung) ist schon älter und hat einen Perfusor dabei (kontinuierlich intravenös).

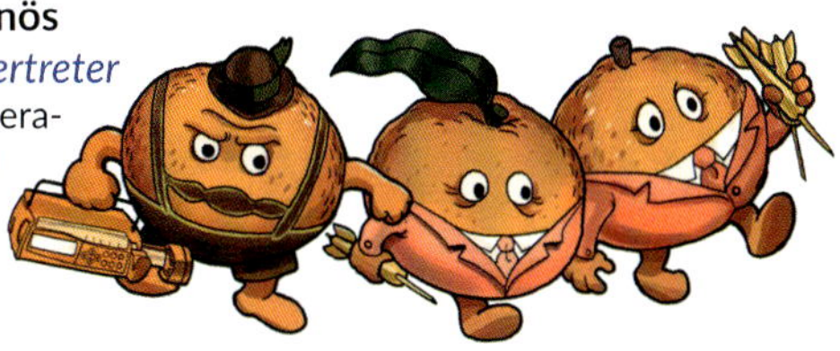

14 **Laborkontrolle bei Therapie mit UFH via PTT mindestens 2x täglich**

Schwan-Kontrolleur mit zwei roten Petitionen

Bei Anwendung in therapeutischer Dosierung kontrolliert man die Wirksamkeit der gegebenen Dosis zweimal täglich. Dies erfolgt durch Kontrolle der Partiellen Thromboplastinzeit (PTT). Die PTT sollte unter Therapie mit UFH das 1,5- bis 2-fache betragen. Ein Kontrolleur will nun die ersten Abstimmungsergebnisse überprüfen. Es ist ein Schwan (2x täglich). Dieser hält zwei blutrote Petitionen (PTT). Die Ergebnisse kommen in eine rote Box vor ihm, mit zwei Schubladen (PTT sollte 1,5- bis 2-fach verlängert sein).

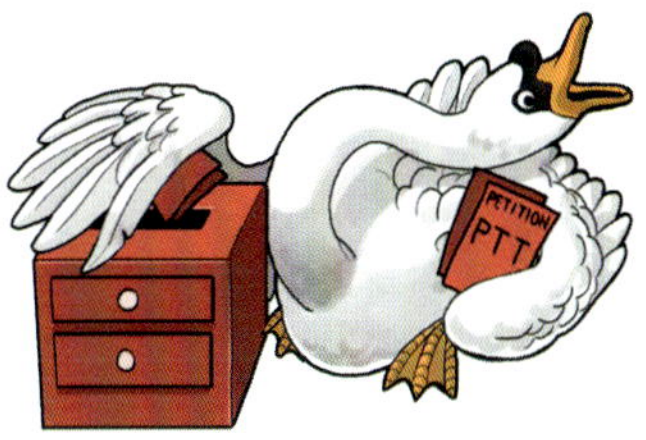

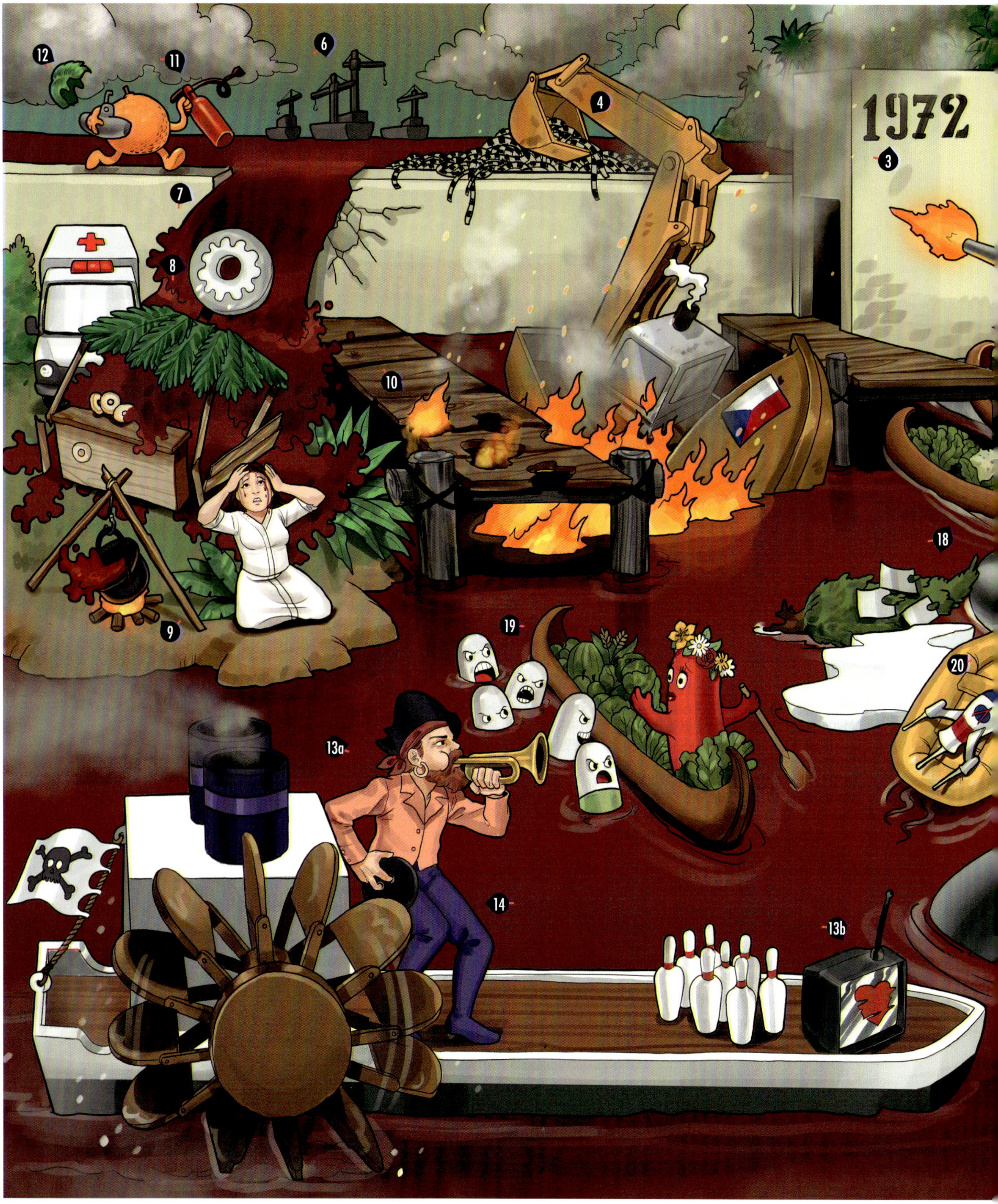

Cumarine

Vitamin-K-Antagonisten, VKA

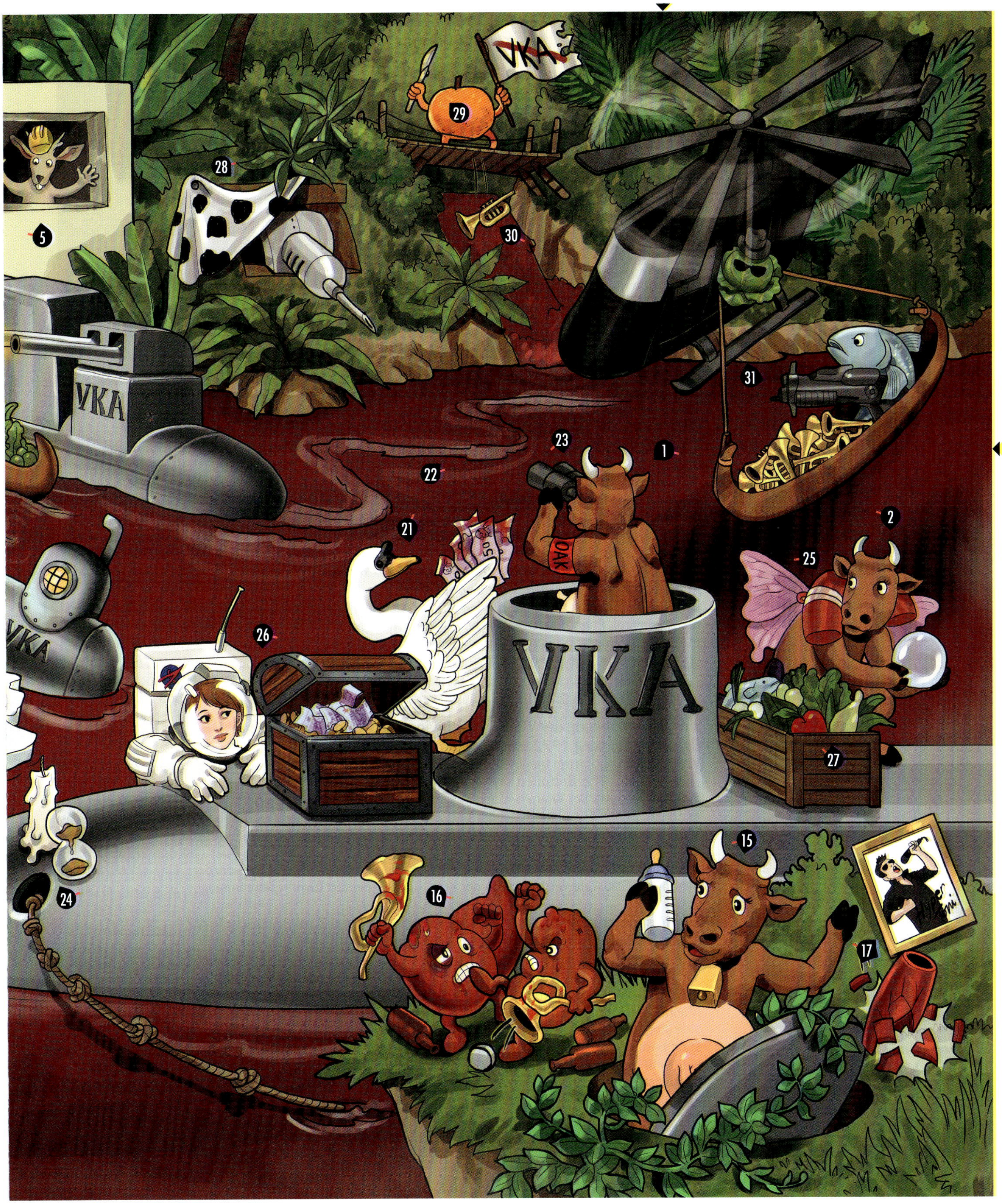

Putschversuch der Kuh-Marine

Militär-Putsch durch die Kuh-Marine. Sie ruft die Volksrepublik Klein-Antarsien aus, kurz VKA: Wir verfolgen, wie die Kuh-Marine die Aufsicht über den Blut-Fluss übernimmt. Bisher war hierfür das staatliche Regulierungs-Programm verantwortlich. Der Staat war zuletzt aber nicht mehr Herr der Lage, seitdem einigen Piraten mit Strumpfhosen mit ihrem Raddampfer den Blutfluss unsicher machen. Zeit also, dass die Kuh-Marine der VKA putscht. Entschlossen greift sie durch, überfällt die Staustufen und kapert den Fluss-Bagger. Der geht auch sofort unter – der Fluss droht jetzt zu verstopfen, wenn die Staustufen nicht schnell beseitigt werden. Auf dem Blut-Fluss herrscht reger Gegenverkehr und Gesetzlosigkeit: Eine herumtreibende Zypresse versenkt ein Schiff der Kuh-Marine und die Bakteriendame Flora wird von Antibiotika-Pillen überfallen. Auf dem U-Boot der Kuh-Marine geht es nicht minder hektisch zu: Die Steuerfrau will mit indischen Rupien bezahlt werden, das Boot fährt nur träge durch den Blut-Fluss und es gilt, auf eine Brücke sowie einen wehrhaften Bunker zu achten. Die internationale Staatengemeinschaft erwägt, mittels indischem Helikopter einen Kohl-Spion einzufliegen.

Trivia

Die Wirkung der Cumarine wurde entdeckt, als in Kanada und in den USA eine Viehkrankheit auftrat, die sich durch eine verstärkte Blutungsneigung auszeichnete. Als Ursache konnte immer festgestellt werden, dass das Vieh verdorbenen Süßklee gefressen hatte. Aus diesem Futter wurden allein etwa 40 Substanzen mit Vit-K-Antagonisten-Eigenschaften isoliert.

Wikipedia

31

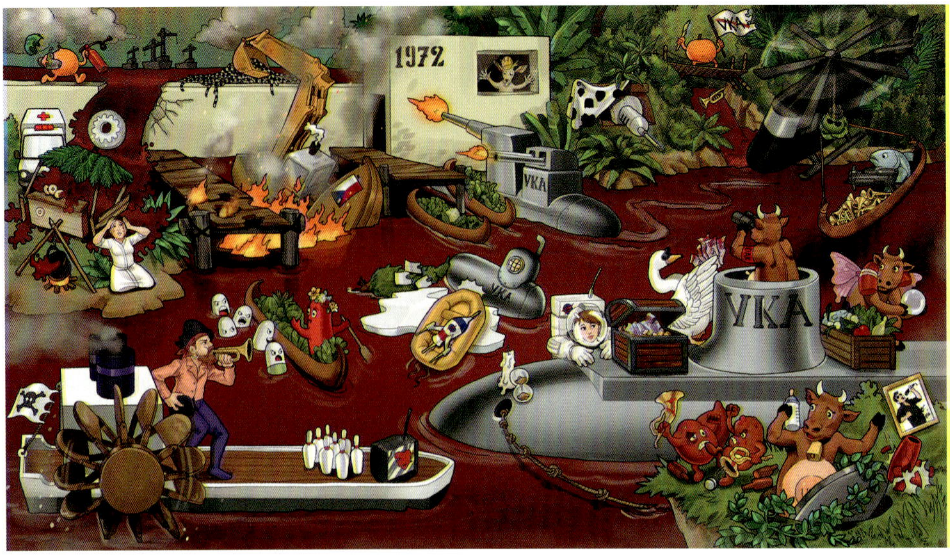

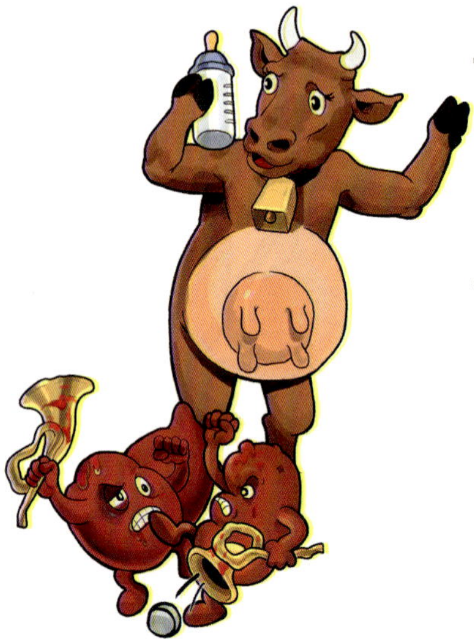

4 Kontraindikationen

15 Schwangerschaft und Stillzeit

Schwangere Kuh mit Milchflasche

Vitamin-K-Antagonisten sind während der Schwangerschaft und Stillzeit kontraindiziert, da sie plazenta- und muttermilchgängig sind. Die schwangere Kuh Karin weint der Kuh-Marine hinterher. Wäre es nach ihr gegangen, wären die Matrosen nicht in See gestochen: Kontraindikation in Schwangerschaft und Stillzeit (sie hält eine Babyflasche).

16 Erhöhte Blutungsbereitschaft, schwere Leber-/Niereninsuffizienz, Thrombozytopenie

Niere und Leber im Suff hauen sich mit Trompete und Pennies blutig

Kontraindiziert sind Vitamin-K-Antagonisten auch bei bereits erhöhter Blutungsgefahr. Hierzu führen unter anderem eine schwere Leber- und Niereninsuffizienz sowie eine schwere Thrombozytopenie. Die schwangere Kuh hat allen Grund, nicht zurückbleiben zu wollen: Um sie herum prügeln sich eine Niere und eine Leber im Suff (KI Leber-/Niereninsuffizienz) mit einer Trompete, aus der noch ein einzelner Penny zu Boden fällt (KI Thrombozytopenie). Leber und Niere sind ramponiert und blutig (KI erhöhte Blutungsbereitschaft durch Leber-/Niereninsuffizienz oder Thrombozytopenie). Die schwangere Kuh hat guten Grund, nicht zurückbleiben zu wollen: Um sie herum prügeln sich eine Niere- und eine Leber im Suff (KI Leber-/Niereninsuffizienz) mit einer Trompete, aus der noch ein einzelner Penny zu Boden fällt (KI Thrombozytopenie). Leber und Niere sind ramponiert und blutig (KI erhöhte Blutungsbereitschaft wegen Leber-/Niereninsuffizienz oder Thrombozytopenie).

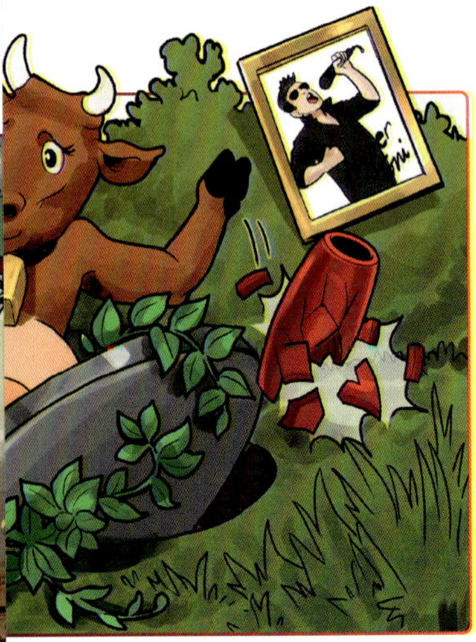

17 Läsion des Gefäßsystems, bei unkontrollierter, schwerer Hypertonie oder florider Endokarditis

Lädierte Vase, Hyper-Toni-Dia überwucherte Herz-Klappe

Besteht Verdacht auf Läsionen des Gefäßsystems, sind Vitamin-K-Antagonisten kontraindiziert – da es zu Massenblutungen kommen kann. Zu den Kontraindikationen zählen somit u.a. eine schwere, unkontrollierte Hypertonie (diastolisch > 110 mmHg), eine floride Endokarditis (mit Risiko für sekundäre Masseneinblutungen im ZNS) und viele weitere Ursachen wie Operationen und Traumen. Vor Schreck über den plötzlichen Aufbruch der Kuh-Marine hat die schwangere Kuh Karin eine rote, jetzt rissige Vase (KI: Läsionen des Gefäßsystems) fallen lassen. Unkontrolliert lässt sie ebenso ein Bildnis ihres Lieblingsstars Hyper- Toni (unkontrollierte Hypertonie) fallen. Es handelt sich um eine Dia-Aufnahme (erhöhte DIAstolische Werte >110mmHg). Kuh Karin kam aus einer überwucherten Herzklappe (KI: floride Entzündung der Herzklappen – Endokarditis). Vor Schreck über den plötzlichen Aufbruch der Kuh-Marine hat die schwangere Kuh Karin eine rote, jetzt rissige Vase fallen lassen (KI: Läsionen des Gefäßsystems). Unkontrolliert lässt sie ein Bildnis ihres Lieblingsstars, Hyper Toni, fallen. Es handelt sich um ein Dia (unkontrollierte Hypertonie mit erhöhten diastolischen Werten über 110mmHg). Kuh Karin kam aus einer überwucherten Herz-Klappe (floride Entzündung der Herzklappen – Endokarditis).

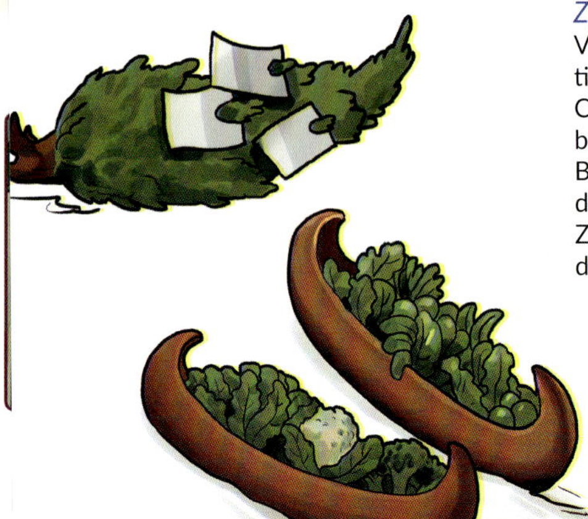

5 Interaktionen

18 Zahlreiche Interaktionen, v.a. durch CYP3A4

Zypresse mit drei A4-Blättern im Blut-Fluss, vitale Kähne mit grünem Gemüse

Vitamin-K-Antagonisten unterliegen zahlreichen Interaktionen. Diese betreffen zum einen Vitamin-K-haltige Lebensmittel (grünes Gemüse wie Spinat und Kohl) und zum anderen den Abbau der Cumarine durch CYP3A4 sowie CYP2C9. Substanzen mit Einfluss auf CYP3A4 beschleunigen oder verlangsamen die Abbaurate von VKA. Die Kuh-Marine der Volksrepublik Klein-Antarsiens bahnt sich ihren Weg durch den Blut-Fluss mit seinen zahlreichen Verkehrsteilnehmern (zahlreiche Interaktionen), u.a. die vitalen Kähne, die teils grünes Gemüse transportieren (grünes Gemüse als Vitamin-K-Lieferant). Im Fluss treibt eine Zypresse mit 3 A4-Blättern (CYP3A4), die gerade ein Schiff der Kuh-Marine zu versenken droht (Abbau durch CYP3A4).

19 **Abhängigkeit von Vitamin-K-synthetisierender Darmflora, Cave Antibiose**

Bakteriendame Flora von Antibiotika-Pillen überfallen

Vitamin K wird im Darm von Bakterien synthetisiert und von dem Körper aufgenommen. Unter Antibiose kann die Darmflora geschädigt werden und es steht weniger Vitamin K zur Verfügung. Dadurch überwiegt die Gerinnungshemmung und die Blutungsgefahr steigt. Der Blut-Fluss ist trotz staatlicher Regulierungsmaßnahmen ein rechtsfreier Raum. Auf ihrem vitalen Kahn (Vitamin K) sehen wir die Bakteriendame Flora (Darmflora), sie ist eine Lieferantin grünen Gemüses (grünes Gemüse ist guter Vitamin-K-Lieferant) und wird von einer Schar böser Antibiotika-Pillen überfallen (Einfluss von Antibiose auf Vitamin-K-synthetisierende Darmflora).

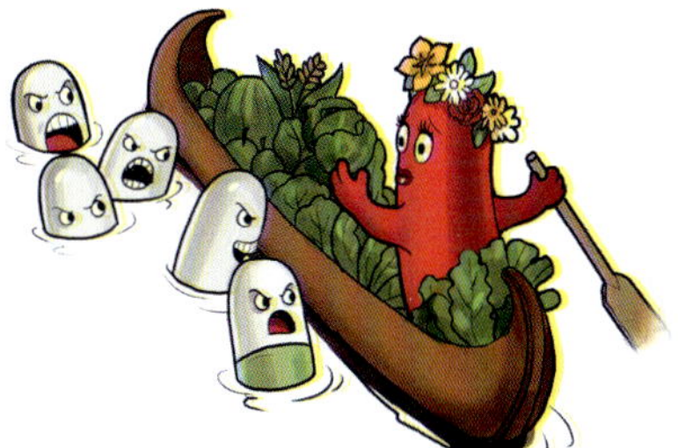

20 **Hohe Eiweißbindung, Verdrängung aus Plasmaeiweißbindung**

Schlauchboot verdrängt Kuh-Marine von weißer Eis-Scholle

Vitamin-K-Antagonisten haben eine hohe Eiweißbindung. Bereits eine geringe Verdrängung der VKA von den Plasmaproteinen kann die gerinnungshemmende freie Konzentration erhöhen. Mögliche 'Verdränger' sind einige NSAR, Sulfonamide und Sulfonylharnstoffe. Häufig ankern die Schiffe der Kuh-Marine an weißen Eis-Schollen (Eiweißbindung). Heute verdrängt sie ein gelbes Schlauchboot (Sulfonamide/Sulfonylharnstoffe – engl. sulfur, Schwefel: gelb) von der Eis-Scholle. Im Schlauchboot liegt eine NASA-Rakete (NSAR).

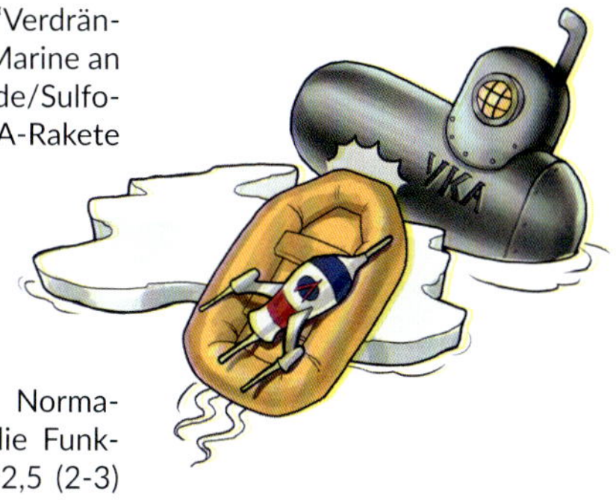

6 Klinische Aspekte

21 **Therapiekontrolle mittels INR – meist 2,5 (2-3)**

Steuerfrau wird mit Indischen Rupien bezahlt; Schwan mit fünf Scheinen

Die Therapiekontrolle von Vitamin-K-Antagonisten erfolgt mittels INR, der International Normalized Ratio. Dabei handelt es sich um die standardisierte Thromboplastinzeit – sie misst die Funktion des extrinsischen Gerinnungssystems. Für die meisten Indikationen wird eine INR von 2,5 (2-3) angestrebt; Ausnahme sind unter anderem mechanische Herzklappen mit Ziel-INR von 2,5-3,5. Die Steuerfrau des U-Boots der Kuh-Marine wird mit blutigen indischen Rupien bezahlt (Therapiekontrolle via INR). Ein Schwan hält fünf INR-Scheine hin (Zielwert 2,5; Schwan: Zahlensystem 2, fünf Scheine). Die Therapiekontrolle von Vitamin-K-Antagonisten erfolgt mittels INR, der International Normalized Ratio. Dabei handelt es sich um die standardisierte Thromboplastinzeit – sie misst die Funktion des extrinsischen Gerinnungssystems. Für die meisten Indikationen wird eine INR von 2,5 (2-3) angestrebt; Ausnahme sind unter anderem mechanische Herzklappen mit Ziel-INR von 2,5-3,5. Die Therapiekontrolle von Vitamin-K-Antagonisten erfolgt mittels INR, der International Normalized Ratio. Dabei handelt es sich um die standardisierte Thromboplastinzeit – sie misst die Funktion des extrinsischen Gerinnungssystems. Für die meisten Indikationen wird eine INR von 2,5 (2-3) angestrebt; Ausnahme sind unter anderem mechanische Herzklappen mit Ziel-INR von 2,5-3,5. Die Steuerfrau des U-Boots der Kuh-Marine wird mit blutigen Indischen Rupien bezahlt (Therapiekontrolle via INR). Ein Schwan hält fünf INR-Scheine hin (Zielwert 2,5; Schwan: Zahlensystem 2, fünf Scheine).

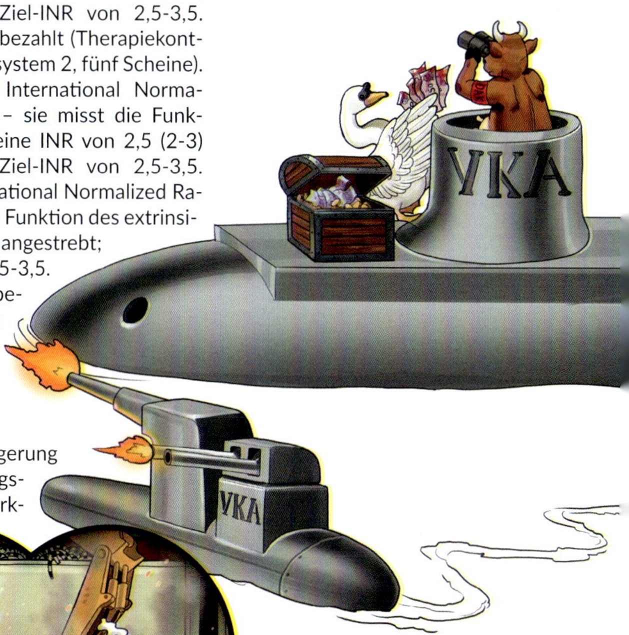

22 **Schlechte Steuerbarkeit von VKA, verzögerte Wirkung**

Schlingerkurs des U-Boots

Eine Analogie ist hier das Steuerverhalten großer Schiffe, die nur mit einer Verzögerung (Latenz) reagieren. Wiederholung: Es wird immer nur die Synthese neuer Gerinnungsfaktoren (1972) gehemmt, diese haben alle ihre eigene HWZ. Effekte einer verstärkten/geschwächten OAK mit Vitamin-K-Antagonisten (Dosisanpassung) treten somit verzögert ein, nach etwa 24-72 Stunden. Das Boot der Kuh-Marine fährt einen Schlingerkurs (verzögerte Wirkung, daher erschwerte Steuerbarkeit).

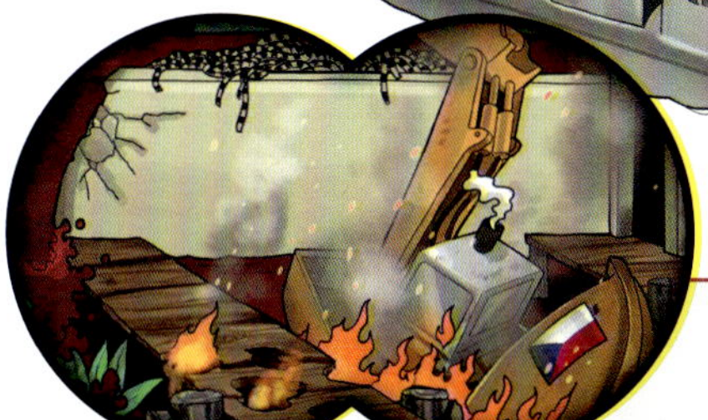

23 **Ziel-INR anstreben, bspw. 2,5; keine Spanne wie 2-3**

Steuerfrau hat ein Ziel-Fernrohr

Bei der Therapie mit Vitamin-K-Antagonisten sollte eine Ziel-INR angestrebt werden und keine Spanne: Dies erhöht die Therapiesicherheit. Um sicher durch den Blut-Fluss zu navigieren und ihre indischen Rupien zu erhalten, hält die Steuerfrau ein Ziel-Fernrohr.

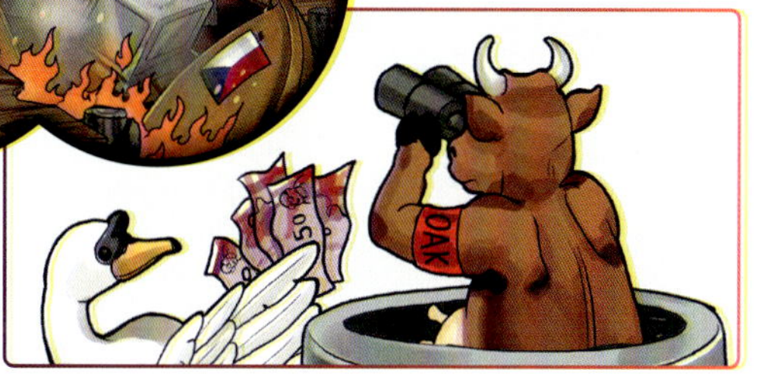

24 **Vorgehen im ambulanten Bereich**
Kontrollintervalle von 18 Tagen empfohlen

Geschwindigkeitsmesser im Wasser mit Knoten, Kerzen und Sanduhr

Im ambulanten Bereich werden Kontrollintervalle von 18 Tagen empfohlen. Innerhalb der ersten drei Monate sollte die INR-Kontrolle jedoch noch enger erfolgen, bis die Intervalle dann auf zwei Wochen verlängert werden können. Nach drei Monaten schließlich wird das Ziel dann oft stabil erreicht, die Intervalle können jetzt auf 18 Tage erhöht werden. Um den aktuellen Kurs zu bestimmen, wird ein Seil mit Knoten zu Wasser gelassen. Daran befestigt sind eine Kerze und eine Sanduhr (eins und acht, Kontrollintervalle 18 Tage); mit größerem Abstand zum Schiff werden auch die Knoten-Abstände länger (langfristige Erhöhung der Kontrollintervalle).

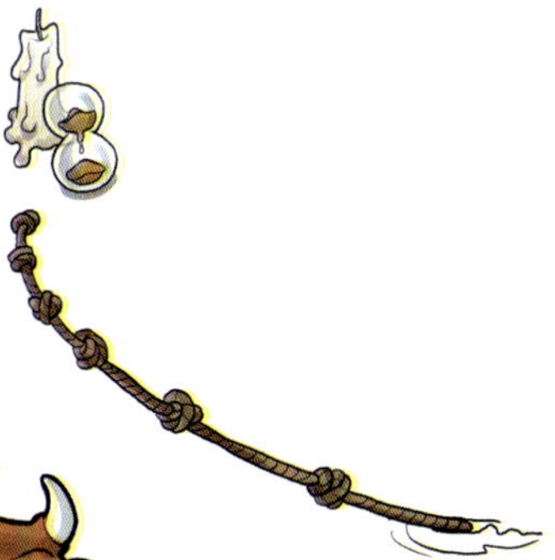

25 **12-Stundenregel bei vergessener Dosis**

Fee-Kuh hat halben Schwimmring vergessen

Wird eine Dosis von Phenprocoumon (Marcumar) vergessen, sollte diese laut Herstellern/Experten maximal innerhalb von 12 Stunden nachgeholt werden, ansonsten wird diese Dosis ausgelassen. Die Fee-Kuh (Phenprocoumon) hat ihren halben Rettungsring vergessen (vergessene Dosis von Phenprocoumon kann 12 Stunden nachgeholt werden). Die Fee-Kuh (Phenprocoumon) hat ihren halben Rettungsring vergessen (vergessene Dosis von Phenprocoumon kann 12 Stunden nachgeholt werden).

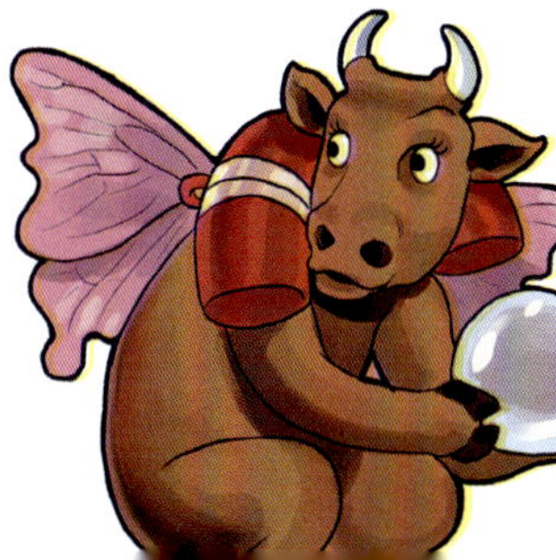

Trivia
In Deutschland nimmt täglich über eine halbe Million Patienten Phenprocoumon ein.
Orale Antikoagulation in der Hausarztpraxis
Jean-François Chenot et al.

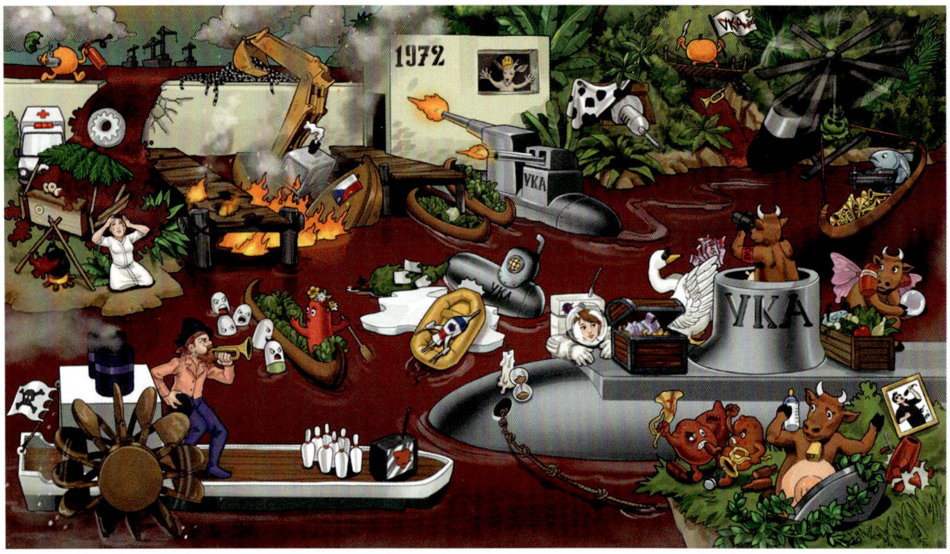

31

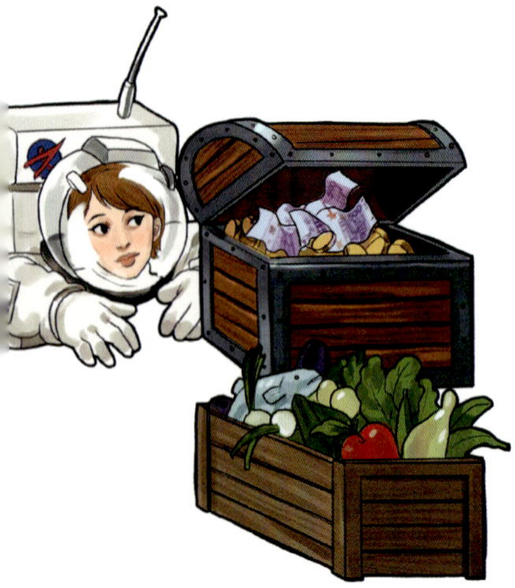

26 INR-Kontrollen bei zusätzlichen Medikamenten oder Dosisanpassungen, Cave: NSAR

NASA-Astronautin betritt Schiff und kontrolliert INR-Schatztruhe

INR-Kontrollen sollen unter OAK mit Vitamin-K-Antagonisten erfolgen bei: Gabe zusätzlicher Medikamente oder Anpassung der bisherigen Dosis bestehender Medikamente. Einige NSAR erhöhen das Blutungsrisiko jedoch auch über ihre Thrombozyten-hemmende Wirkung ohne Veränderung der INR. Ein neues Mitglied will an Bord (zusätzliche Medikation/Dosisanpassung): Die NASA-Astronautin (NSAR) kontrolliert die Schatzkiste mit Indischen Rupien (INR-Kontrolle bei Anpassung).

27 Keine generelle Anpassung der Ernährungsgewohnheiten

Ausgewogener Essensvorrat

Eine generelle Anpassung der Ernährungsgewohnheiten unter VKA-Therapie wird nicht empfohlen. Patienten unter OAK mit Vitamin-K-Antagonisten wird eine abwechslungsreiche Kost empfohlen –einseitige Ernährung vermeiden ("nur Kohl"). Der INR-Wert wird aber selbst durch grünes Gemüse nur unwesentlich beeinflusst. Die Kuh-Marine wird exzellent mit Lebensmitteln versorgt. Die Ernährungsgewohnheiten unter Vitamin-K-Antagonisten sind nicht anzupassen.

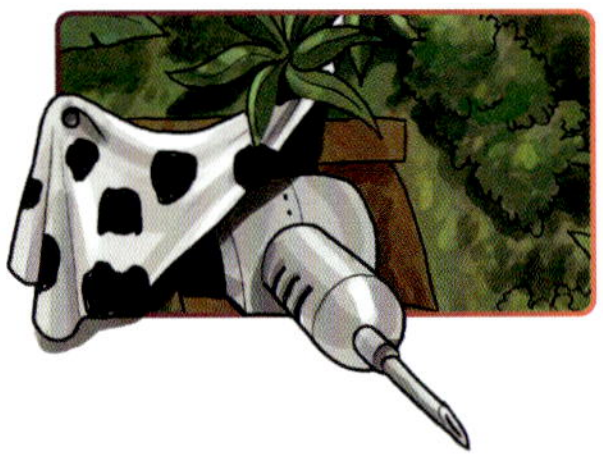

28 Impfung unter Medikation subkutan wegen Blutungsrisiko

Impf-Bunker im Kuh-Tarnmuster unter der Erde

Unter Vitamin-K-Antagonisten sollen wegen des erhöhten Blutungsrisikos keine intramuskulären Injektionen erfolgen. Die subkutane Gabe der Impfstoffe wird empfohlen, es liegen jedoch keine Studiendaten zur Effektivität dieser Impfungen vor. Hier gilt es für die Kuh-Marine aufzupassen: Es ragt eine Impf-Kanone aus einem Bunker (Impfungen unter VKA). Der Bunker mit Kuh-Tarnmuster ist in die Erde eingelassen (subkutan statt intramuskulär).

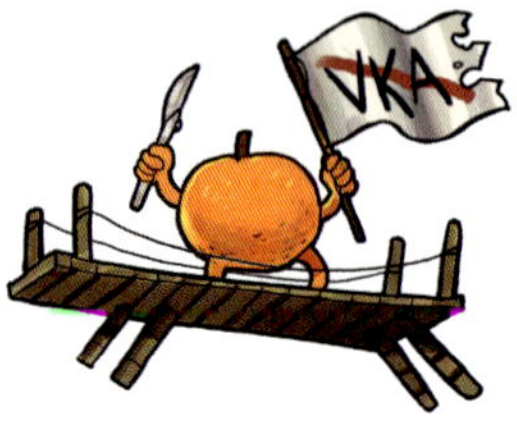

29 Phenprocoumon vor OPs absetzen und Bridging mit Heparin

Brücke mit Mandarine samt Skalpell

Vor Operationen wird Phenprocoumon (Marcumar) abgesetzt und Heparin ab einer INR von ca. 2,0 angesetzt, um die Gerinnungshemmung bis zur OP zu überbrücken (Bridging). Am OP-Tag selbst wird auch Heparin kurzzeitig ausgelassen. Postoperativ werden Phenprocoumon und Heparin gegeben, bis der INR-Wert wieder im sicheren, gerinnungshemmenden Bereich liegt. Phenprocoumon hat eine deutlich längere HWZ als Warfarin, so dass dieses Vorgehen hier nötig ist. Ein weiterer Grund aufzupassen: Auf einer Brücke (Bridging) lauert eine Mandarine (Heparin) mit Skalpell (vor OPs).

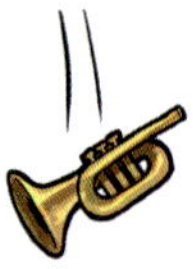

30 Keine Vitamin-K-Antagonisten bei Heparin-induzierter Thrombopenie (HIT)

Mandarine lässt Trompete fallen und demonstriert gegen VKA

Unter Heparin kommt es gelegentlich zur Heparin-induzierten Thrombozytopenie (HIT). In der Akutphase der HIT darf keine orale Antikoagulation (OAK) erfolgen, entsprechend auch keine Gabe von Vitamin-K-Antagonisten. Diese würden das Risiko für Thromboembolien und eine Cumarin-Nekrose erhöhen. Das scheint ein Widerstandsnest auf der Brücke zu sein: Die Mandarine lässt eine Trompete herunterfallen (Heparin-induzierte Thrombozytopenie) und zeigt eine Flagge, auf der VKA durchgestrichen ist.

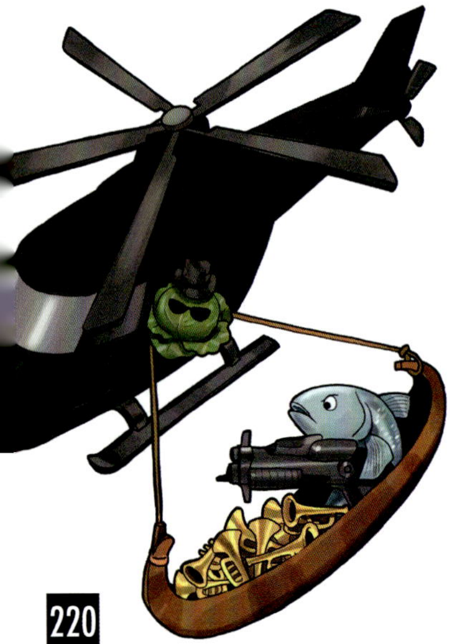

31 Überdosierung: Gabe von Konakion, Frischplasma oder PPSB

Kohl-Spion, Fisch mit Plasma-Kanone und viele, konzentrierte Trompeten auf vitalem Kahn

Von Überdosierung spricht man ab einer INR von > 5. Das Vorgehen hängt vom INR-Wert ab. Konakion, ein Vitamin-K-Präparat, ist ein aus Pflanzen stammendes, fettlösliches Vitamin. Gefrorenes Frischplasma (GFP), zu Englisch auch Fresh Frozen Plasma (FFP) enthält die flüssigen und gelösten Bestandteile des Blutes (inkl. der Gerinnungsfaktoren). PPSB ist ein Prothrombinkonzentrat mit Vitamin-K-abhängigen Gerinnungsfaktoren. Die internationale Gemeinschaft hat eine letzte Option zur Hand, sollte die Besetzung durch die Kuh-Marine eskalieren: Ein indischer Helikopter mit fünf Rotorblättern (INR > 5) fliegt den Kohl-Spion (Konakion) ein. Mit dabei: Der Fisch mit Plasma-Kanone (Frischplasma). Er sitzt im vitalen Kahn, der vom Kohl-Spion (Konakion als Vit. K) heruntergelassen wird. Der Kahn ist außerdem vollbepackt mit Trompeten (Prothrombinkonzentrat, PPSB), diese werden mit dem vitalen Kahn ins Wasser (Blut) gelassen.

Quintessence

Q1 Cumarine sind Vitamin-K-Antagonisten (VKA) und dienen der oralen Antikoagulation (OAK), hier die Kuh-Marine, sie putscht, um die Volksrepublik Klein-Antarsien auszurufen. Angeführt wird sie von der Kuh im U-Boot, diese hat das Ober-Aufsichts-Kommando inne (OAK).

Q2 Genutzte Cumarine sind v.a. Phenprocoumon und Warfarin, hier die Fee-Kuh (Phenprocoumon) als Wahrsagerin (Warfarin).

Wirkmechanismus

Q3 Cumarine führen zur Synthesehemmung der Vitamin-K-abhängigen Gerinnungsfaktoren II, VII, IX, X, ("1972"), die Kuh-Marine unterbindet den Bau der Staustufen im Blut-Fluss und übernimmt selbst dessen Regulation.

Nebenwirkungen

Q4 Hauptnebenwirkungen von VKA sind harmlose bis schwerwiegende Blutungen, der Damm bricht und der Blut-Fluss überflutet das Land.

Indikationen

Q5 VKA sind erste Wahl bei Thrombembolieprophylaxe von Vorhofflimmern und mechanischem Klappenersatz, hier die lachsfarbenen Piraten mit Trompete sowie der Vorhof auf dem Dampfschiff mit Klappen-Antrieb.

Interaktionen

Q6 VKA unterliegen zahlreichen Interaktionen, im Fluss gibt es diverse Verkehrsteilnehmer. Es besteht eine hohe pharmakokinetische und pharmakodynamische Variabilität, die Dosisfindung ist immer individuell unterschiedlich. Interaktionen bestehen durch: erstens Wechselwirkung durch den Abbau durch CYP3A4 und CYP2C9, zweitens eine hohe Plasmaeiweißbindung und Verdrängung durch andere Substanzen und drittens durch die Vitamin-K-Synthese der Darmflora (Antibiotika!) und Vitamin-K-haltige Nahrungsmittel (klinisch bei nicht-einseitiger Ernährung vernachlässigbar).

Q7 Klinisch relevant ist v.a. der Abbau durch CYP3A4 und damit interferierenden Medikamenten, im Fluss droht eine Zypresse mit 3 A4-Blättern ein Schiff der Kuh-Marine zu versenken.

Klinische Aspekte

Q8 Der Therapie- bzw. Dosierungserfolg der VKA wird durch den INR kontrolliert und liegt bei den meisten Indikationen bei 2,5 bzw. zwischen 2 und 3, die Steuerfrau wird von einem Schwan (2) mit 5 indischen Rupien (INR) bezahlt. Sie hält ein Ziel-Fernrohr.

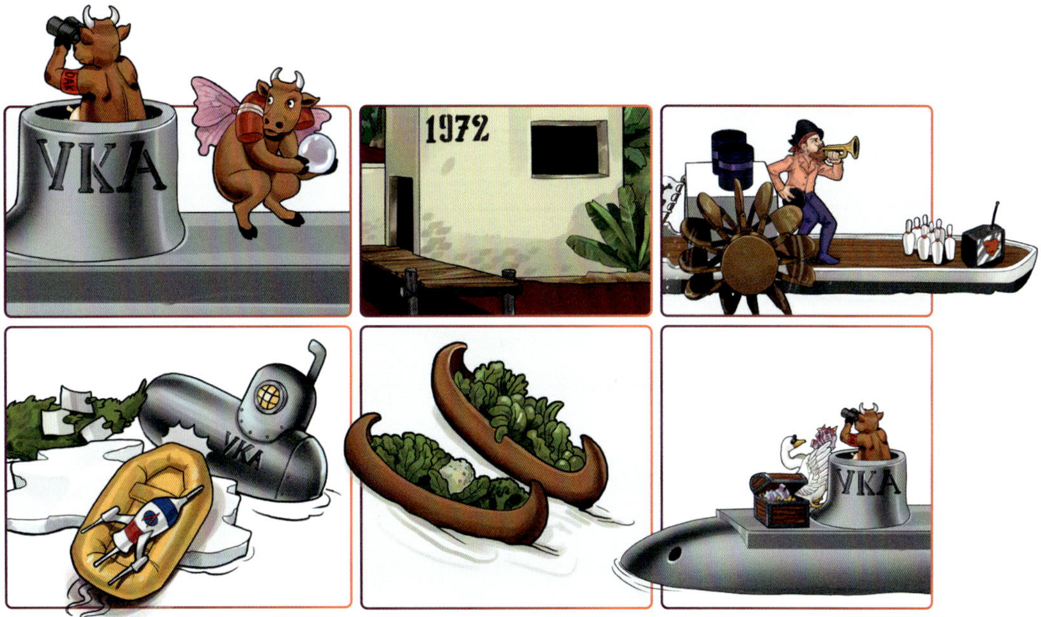

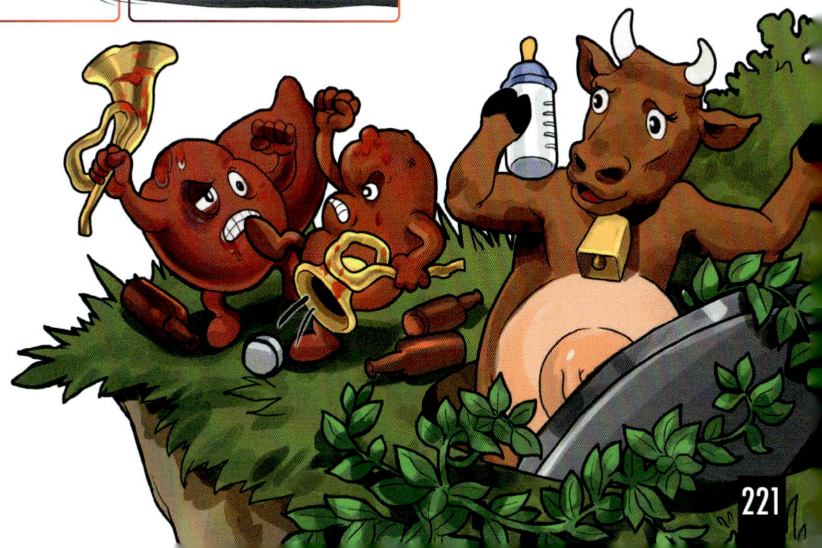

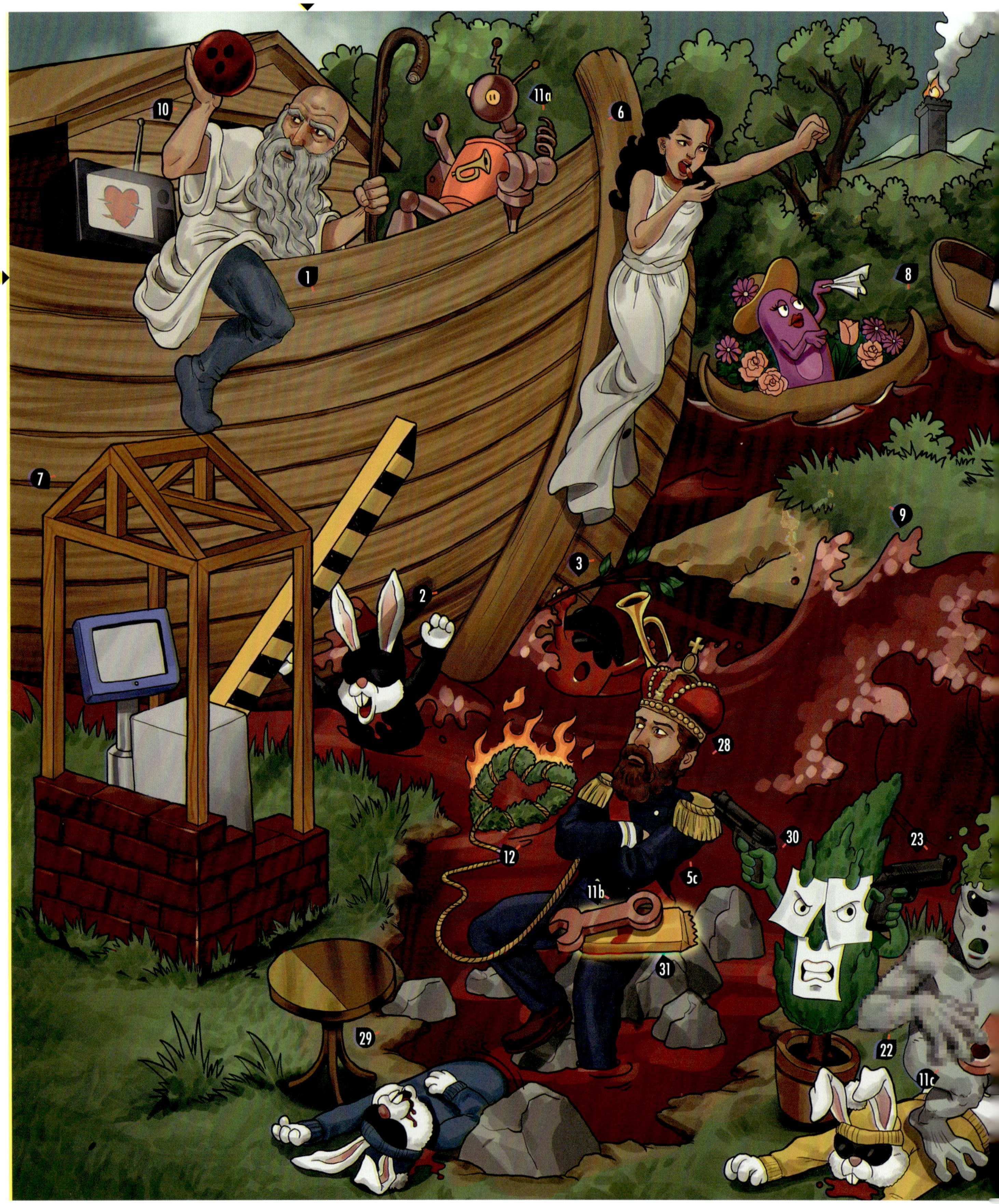

DOAKs/NOAKs

Direkte orale Antikoagulantien

Apixaban, Rivaroxaban
Edoxaban, Dabigatran

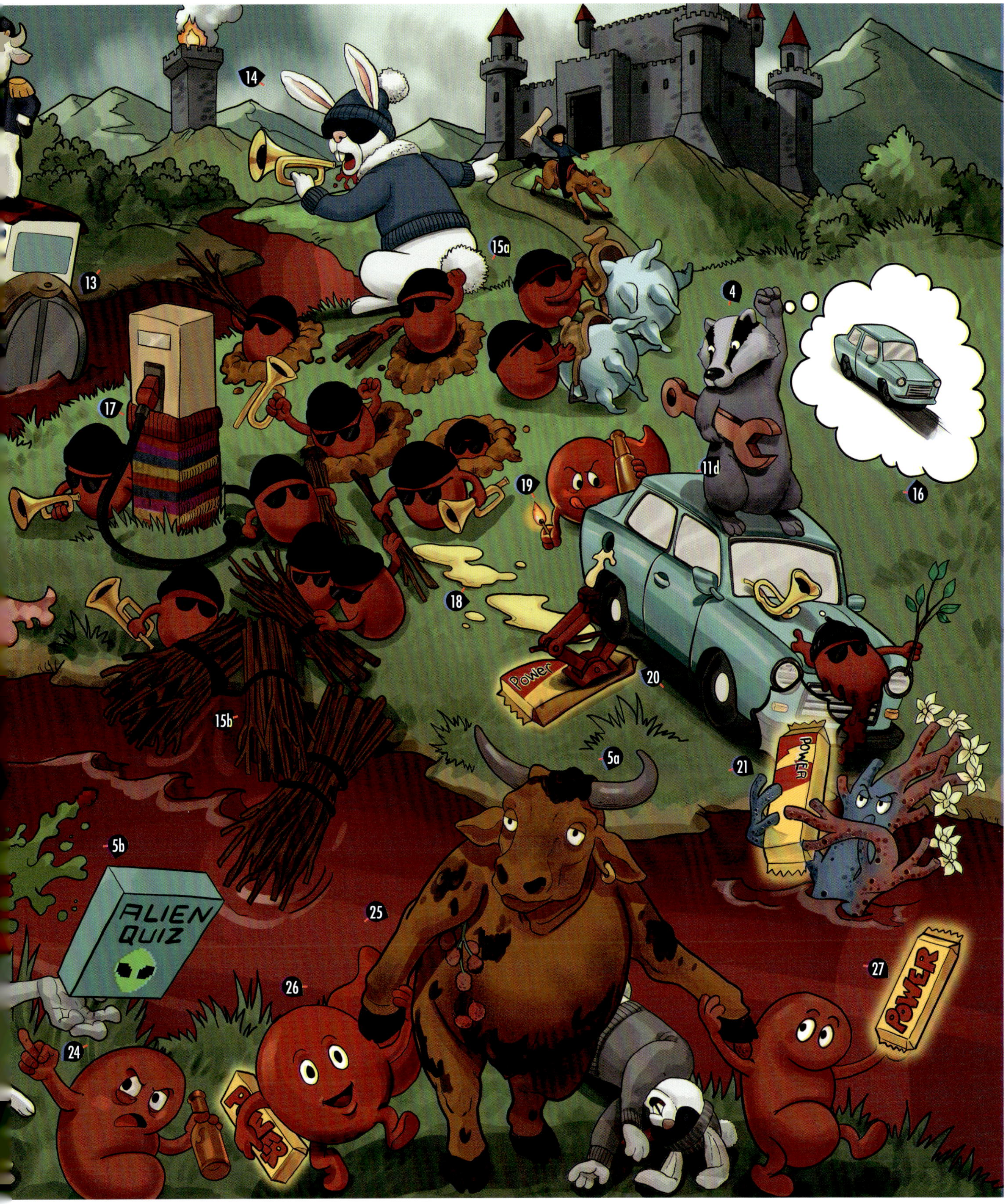

Zar Relto im Kampf gegen die Blutflussdurchquerung von Noaks Arche

Noaks Arche soll direkt durch den Blutfluss. Doch hier hausen Freibeuter. Alarmiert bläst der Trompeten-Ski-Hase zum Einsatz, woraufhin sich die Heerscharen dieser Räuberhorde in Bewegung setzen – die Profi-Thrombin-Diebinnen. Sie kommen, um den Blutfluss zu sperren. Kein Problem für Noaks Arche! Er überfährt kurzerhand alles und jeden im Weg Stehenden und schafft dabei eine nicht ganz ungefährliche Bug-Welle. Am Ufer sorgen derweil vier Helden für das ungehinderte Vorankommen von Noaks Arche: Der Prahl-Dachs kommt jenseits des Ufers auf dem Trabi gefahr'n. Diesseits erscheinen auf den Felsen im Fluss, den River-Rocks, die vom Schloss verbannten Helden: Der Alien mit seinem Pixel-Quiz, der Erd-Ochse und der Zar Relto. Bevor sie ihren Gegnern, dem Trompeten-Ski-Hasen und seinen Profi-Diebinnen, aufs Maul geben, gilt es noch ein paar Aufgaben zu lösen. Noak in seinen schicken blauen Strumpfhosen kümmert sich derweil mit seiner Bowling-Kugel um den flimmernden Fernseher der Arche und schickt den Helden Schraubenschlüssel für den Bau eines lachsfarbenen Prothesen-Roboters. Zar Relto sollte zudem fix den brennenden Herz-Kranz im Blutfluss löschen!

DOAKs bedeutet direkte orale Antikoagulantien, da sie direkt an Gerinnungsfaktoren wirken und nicht indirekt wie die Vitamin-K-Antagonisten, die Cumarine, welche die Synthese von Gerinnungsfaktoren stören. Heparine wiederum beschleunigen die Inaktivierung von Gerinnungsfaktoren.

DOAKs werden teils auch als NOAKs (Neue orale Antikoagulantien) bezeichnet – aber wann ist etwas noch neu.
Unterschieden werden Faktor-II-Hemmer (F. II=Thrombin) wie Dabigatran von Hemmern des Faktors Xa (=aktivierte Thrombinkinase), endend auf -xaban wie Edoxaban, Apixaban und Rivaroxaban.
Knifflig ist v.a. die Interpretation der aktuellen Studienlage – die DOAKs müssen sich erst in diversen Indikationen gegen die etablierten Cumarine oder Heparine beweisen, bevor sie zugelassen werden.

31

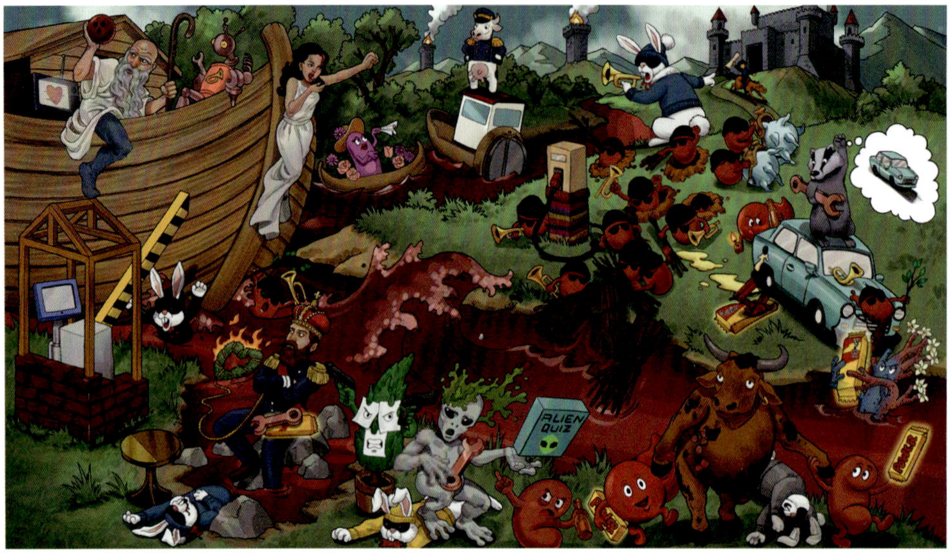

1 Allgemeine Fakten

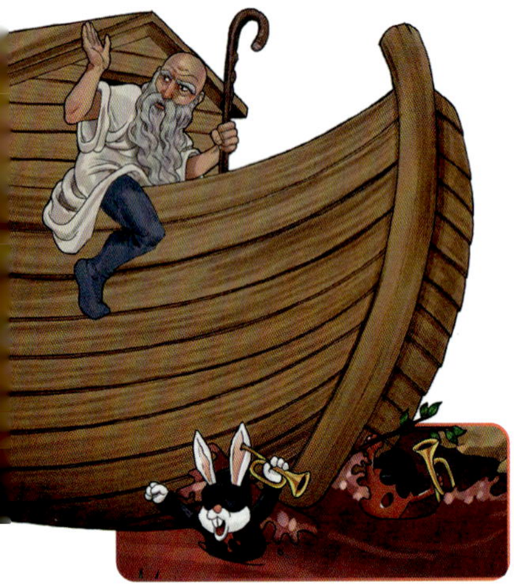

1 **NOAKs / DOAKs – Neue / direkte orale Antikoagulantien**

NOAKs Arche auf direktem Weg durch den Blutfluss

DOAKs steht für "direkte orale Antikoagulantien". DOAKs binden direkt an die Gerinnungsfaktoren, welche dadurch inaktiviert werden. Sie entfalten ihre Wirkung also direkt an den Gerinnungsfaktoren, im Gegensatz zu Vitamin-K-Antagonisten/Cumarinen (stören Synthese der Gerinnungsfaktoren) oder Heparinen (beschleunigen deren Inaktivierung). Als die DOAKs neu auf den Markt kamen, wurden sie auch als NOAKs (neue OAK) bezeichnet. NOAKs Arche soll auf direktem Weg (direkte Antikoagulation) den Blutfluss durchfahren. Dabei überfährt sie direkt einige Wichte (Gerinnungsfaktoren), die den Blutfluss stören.

2 **Faktor X/Xa: Thrombokinase**

Trompeten-Ski-Hase

Die Thrombokinase (Faktor X/Xa) ist eine Serinprotease. Sie spaltet Prothrombin in das aktive Thrombin. Ein Trompeten-Ski-Hase (Thrombokinase) wird von NOAKs Arche überfahren. Da helfen ihm auch seine scharfen blutverschmierten Zähne (Thrombokinase spaltet Prothrombin) nicht mehr. Aber wenigsten sieht er dabei noch gut aus. Mit seiner coolen Brille ist er auch beim Untergehen im Blutfluss noch sehr "in" (Brille ist "sehr in" – Serin-Protease).

3 **Faktor II/IIa: Prothrombin/Thrombin**

Profi-Trompeten-Diebin mit Zweig

Prothrombin (Faktor II) ist ebenfalls eine Serinprotease. Prothrombin wird von der Thrombokinase (Faktor Xa) zum aktiven Thrombin (Faktor IIa) gespalten. Diese kleine Profi-Trompeten-Diebin (Prothrombin/Thrombin) ist die Gefährtin des Trompeten-Ski-Hasen. Auch sie trägt eine coole Brille (die Brille ist "sehr in" = Serin) und hält einen Zweig (ZWEIg = Faktor zwei) in der Hand, um sich jederzeit dahinter verstecken zu können. Das hat ihr allerdings nicht geholfen, NOAKs Arche hat sie trotzdem gefunden - sie wird keine Trompeten mehr stehlen!

2 Substanzen und Gemeinsamkeiten

4 **Gegenüberliegendes Flussufer: Faktor-II-Inhibitor Dabigatran**

Prahlender Dachs aufm Trabi gefahr'n

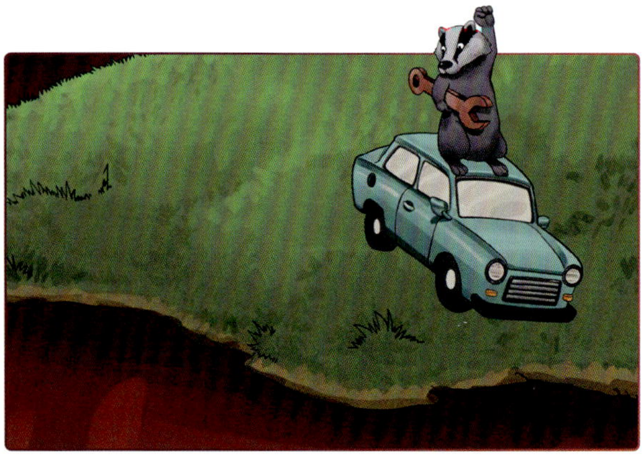

Dabigatran inhibiert Faktor II (Thrombin). Das "Bi" (lat. "zwei") in Da-BI-gatran erinnert an die Hemmung des Faktor II. Auf dem gegenüberliegenden Flussufer kommt ein Dachs aufm Trabi gefahr'n (Dachs Trabi gefahr'n = Dabigatran). Er prahlt (Gedankenblase) mit seinem tollen Trabi (Prahl-Dachs = Pradaxa, Handelsname von Dabigatran). Auf der gleichen Flussseite überfährt die Arche auch die Profi-Trompeten–Diebin (Dabigatran inhibiert Thrombin).

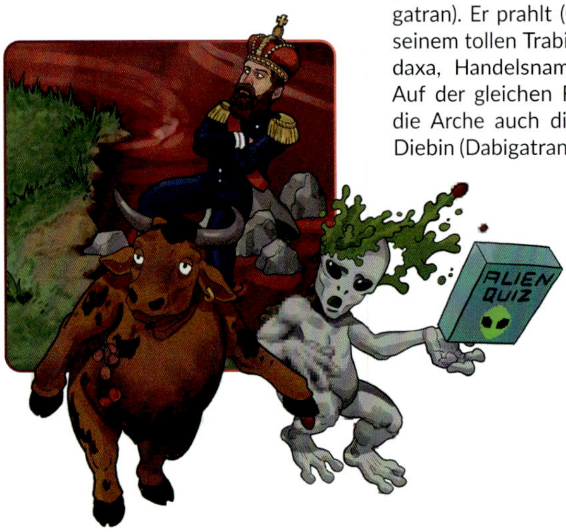

5 **Diesseitiges Flussufer: Faktor Xa-Inhibitoren Rivaroxaban, Apixaban, Edoxaban**

Zar Relto auf den River Rocks, verpixeltes Alien mit Quiz, Erd-Ochse mit Litschi

Rivaroxaban, Apixaban und Edoxaban sind Faktor Xa-Inhibitoren. Sie alle tragen "-xa-" für Faktor Xa im Namen. Zar Relto wurde von der Burg verbannt und muss deshalb auf der uns zugewandten Seite des Flusses bleiben. Seither sitzt er traurig auf den River Rocks (engl. Flusssteine; River Rocks = Rivaroxaban; Zar Relto = Xarelto, Handelsname). Seine treuen Gefährten, das verpixelte Alien mit Quiz (Alien-Pixel = Apixaban; Quiz = Eliquis, Handelsname) und der Erd-Ochse mit Litschi (Erd-Ochse = Edoxaban; Litschi = Lixiana, Handelsname) wurden mit ihm verbannt. Deshalb tragen sie alle "-ban" im Namen.

Klinische Aspekte

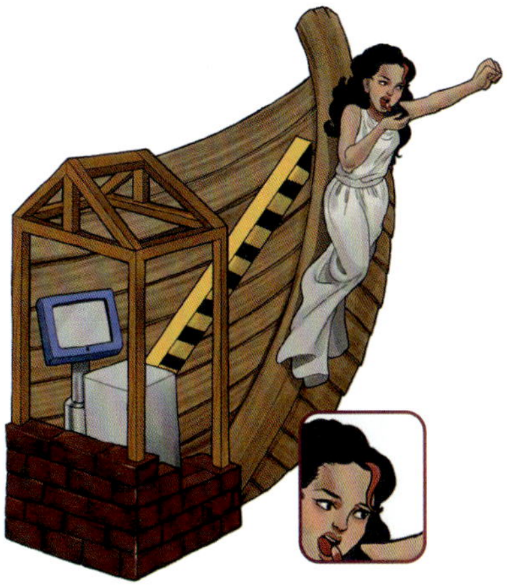

6 Orale Gabe, rascher Wirkbeginn, kurze Wirkdauer

Galionsfigur wirft Pille ein, gibt Tempo an, kurze rote Haarsträhne

Die Galionsfigur von NOAKs Arche wirft sich gerade eine Pille ein (orale Gabe), um noch schneller fahren zu können. Sie muss nämlich das Tempo angeben und streckt deshalb den Arm nach vorn (rascher Wirkbeginn). Ihr ganzer Stolz ist eine sehr wertvolle kurze rote Haarsträhne (kurze Haar-Wertszeit = kurze Halbwertszeit).

7 Kein Monitoring nötig/ möglich

Keine Kontrolle am Blutfluss möglich, da Zollhaus mit Monitor noch im Bau

DOAKs müssen nicht laborchemisch überwacht werden (kein Monitoring). Der Medikamentenspiegel für eine bestimmte Dosis ist relativ vorhersehbar und es wurde kein therapeutischer Bereich festgelegt. Ein Monitoring ist aktuell auch (noch) nicht möglich. Die Passage von NOAKs Arche durch den Blutfluss wird nicht kontrolliert (Zollschranke hochgefahren) - das ginge auch gar nicht, denn das Zollhaus mit Monitor befindet sich noch im Bau.

8 Weniger Interaktionen als Cumarine

Kuh-Marine wird von Bakteriendame Flora abgelenkt

DOAKs wirken im Gegensatz zu Cumarinen unabhängig von der Vitamin-K-Konzentration. Diese wird von der Vitamin-K-synthetisierenden Bakterienflora im Darm (Bakteriendame Flora) beeinflusst. Weshalb die Einnahme von Antibiotika einen Einfluss auf den Vit-K-Spiegel und die Wirkung von Cumarinen hat. Auf einem Seitenarm des Blutflusses flirtet die Bakteriendame Flora mit einem Offizier der Kuh-Marine und lenkt diesen so von seiner Arbeit ab (Einfluss der Darmflora auf Cumarine).

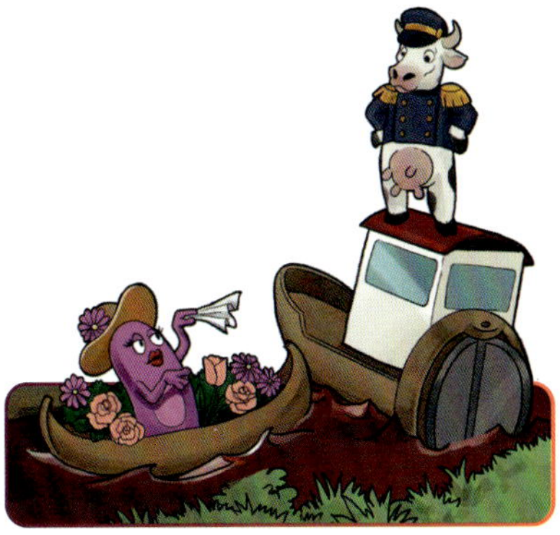

Gemeinsame Nebenwirkungen

9 Erhöhte Blutungsneigung unter DOAKs

NOAKs Arche löst hohe Blutwelle aus

Unter DOAKs kommt es zu erhöhter Blutungsneigung, die sich durch Hämatome bis hin zu intrazerebralen Blutungen manifestieren kann. Gut: NOAKs Arche überfährt Wichte, die den Blutfluss blockieren wollen (Gerinnungsfaktoren). Schlecht: Dabei verursacht sie dummerweise eine große Blutwelle (erhöhte Blutungsneigung).

Gemeinsame Indikationen

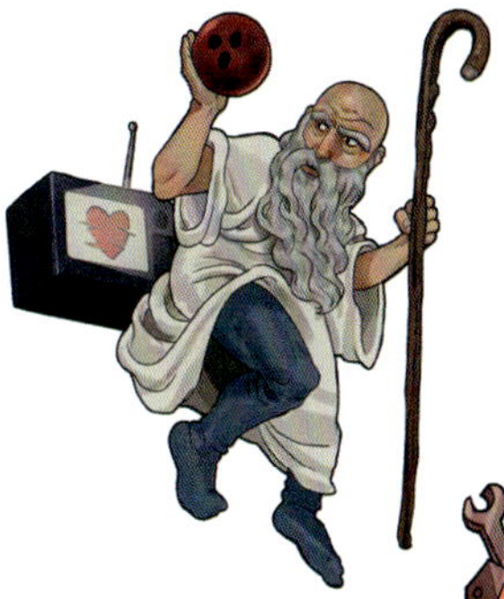

10 Phlebothrombose, Lungenembolie, Vorhofflimmern

NOAK trägt venenblaue Strumpfhose, hält Bowling-Kugel, flimmerndes Herz im TV

Gemeinsame Indikationen der DOAKs sind die Phlebothrombose, die Lungenembolie und das Vorhofflimmern. NOAK trägt seine schicke venenblaue Strumpfhose ("Phlebo-" = Venenthrombose) und hält seine blutrote Bowling-Kugel (Lungenem-bow-lie) in der Hand, um damit die Gerinnungswichte abzuwerfen. Im TV läuft derweil seine Lieblings-Telenovela "Das flimmernde Herz" (Vorhofflimmern; der Fernseher steht im Vorhof der Arche).

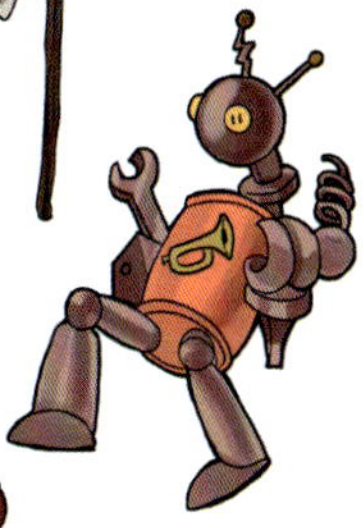

11 Thromboseprophylaxe nach Hüft- oder Kniegelenkersatz (außer Edoxaban)

Roboter aus lachsfarbener Trompetendose, Hüft- und Knieprothesen; Schraubenschlüssel

Eine weitere Indikation der DOAKs (außer Edoxaban) ist die Thromboseprophylaxe nach Hüft- oder Kniegelenkersatz. NOAK hat einfach keine Lust, diesen Roboter zusammenzubauen! Deshalb liegt er auch

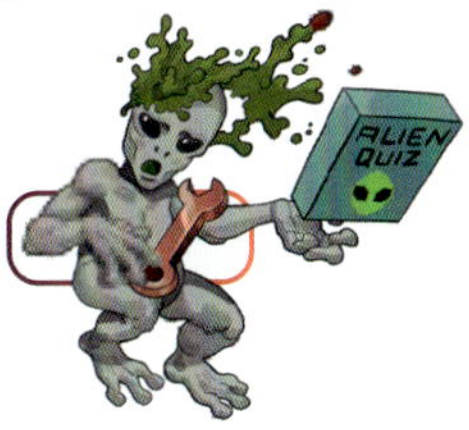

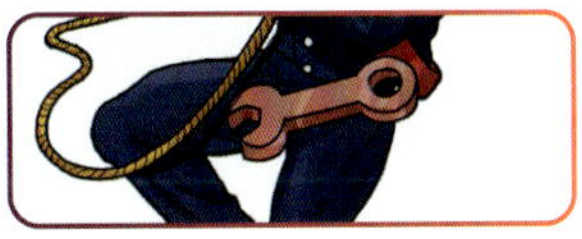

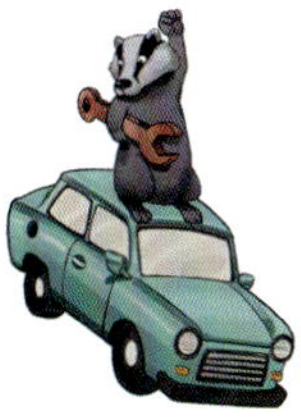

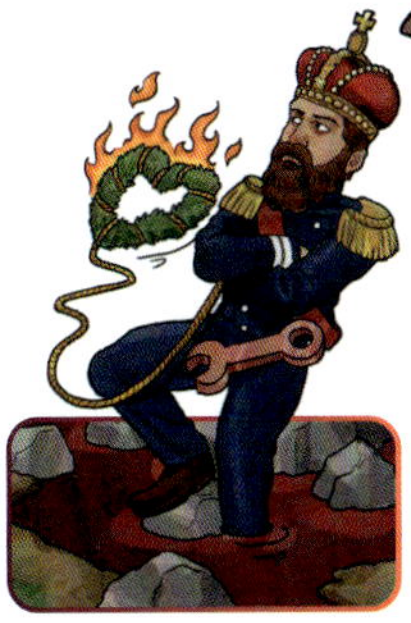

noch in Einzelteilen auf dem Deck herum: eine lachsfarbene Trompetendose (Thrombose-Prophylaxe) und ein paar alte Hüft- und Knieprothesen. NOAK hat in der Hoffnung auf Hilfe Schraubenschlüssel verteilt: an den Prahl-Dachs im Trabi (Dabigatran/Pradaxa), an den Zar Relto auf den River-Rocks (Rivaroxaban/Xarelto) und an das verpixelte Alien mit Quiz (Apixaban/Eliquis). Nur der Erd-Ochse (Edoxaban/Lixiana) mit seinen plumpen Hufen kann ihm eh nicht helfen, der bekommt deshalb keinen Schraubenschlüssel.

12 Rivaroxaban bei akutem Koronarsyndrom

River-Rocks: Zar Reltos brennender Herz-Kranz

Der Herz-Kranz von Zar Relto auf seinen River-Rocks (Rivaroxaban) hat Feuer gefangen! Er versucht ihn im Blutfluss zu löschen. Eine Indikation von Rivaroxaban ist das akute Koronar-Syndrom (brennender Herz-Kranz).

Gemeinsame Kontraindikationen

13 Mechanische Herzklappe (hier Cumarine besser)

Rad-Dampfer mit Herz-Klappe, gesteuert von Kuh-Marine

Die Kuh-Marine blockiert mit ihrem Raddampfer mit Herzklappen-Schaufeln den Seitenarm des Blutflusses. NOAKs Arche kommt hier also nicht durch. DOAKs sind bei mechanischen Herzklappen kontraindiziert, da sie hier den Vitamin-K-Antagonisten in Studien unterlegen sind.

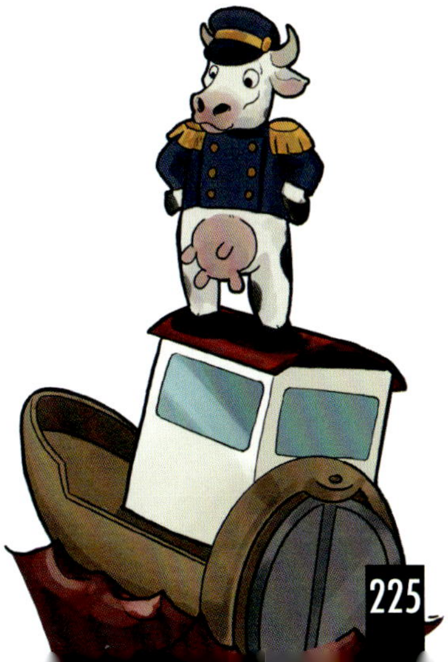

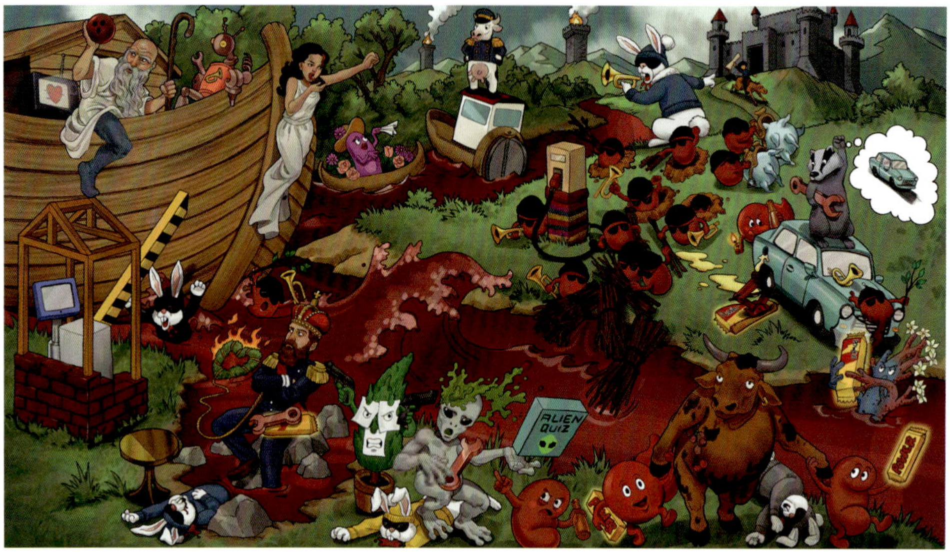

31

Wirkweise Gerinnungskaskade

14 Aktivierung des Faktor X (Thrombokinase) über ex- und intrinsisches System

Trompeten-Ski-Hase wird von außen (extrinsisch) und innen (intrinsisch) von der Burg gewarnt

Sowohl das extrinsische als auch das intrinsische Gerinnungssystem aktivieren Faktor X zu Faktor Xa. NOAKs Arche greift die Burg an und will die Gerinnung stoppen! Der Trompeten-Ski-Hase (Thrombokinase, Faktor X) muss so schnell wie möglich gewarnt werden! Weit in der Ferne werden außerhalb der Burg (extrinsisches System) die Lauffeuer entzündet und aus dem Inneren der Burg (intrinsisches System) kommt ein Bote geritten. Beide Signalwege alarmieren (aktivieren) den Trompeten-Ski-Hasen (Thrombokinase, Faktor X), der sofort in Kampfbereitschaft geht.

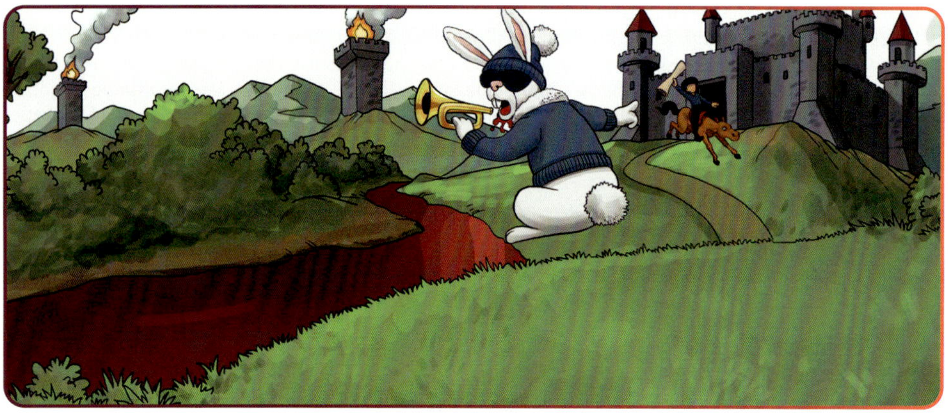

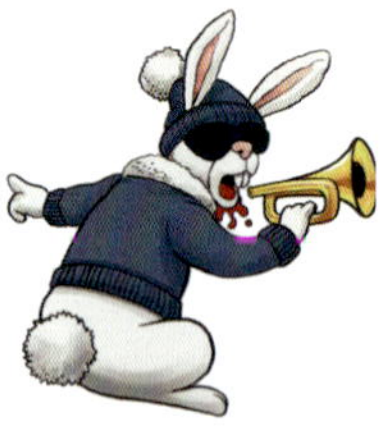

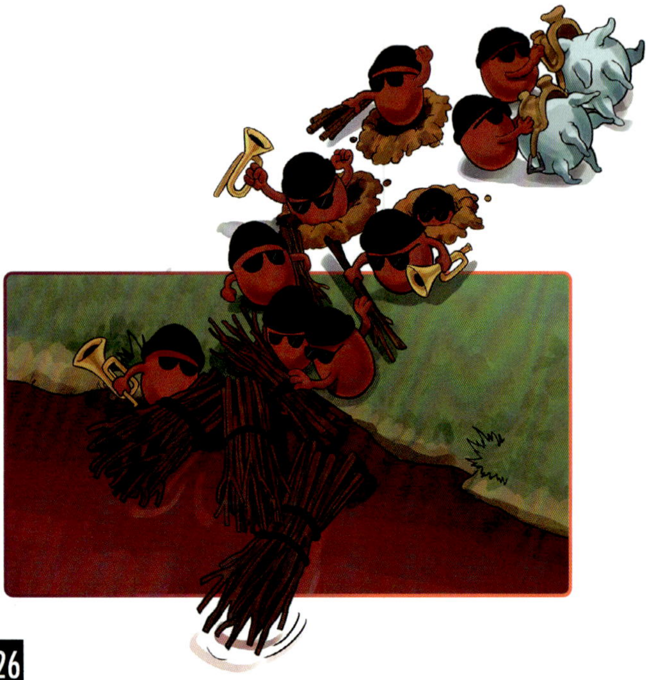

15 Thrombokinase (Faktor Xa) spaltet Prothrombin (Faktor II) zu Thrombin (Faktor IIa) – Fibrinpfropf und Thrombozyten-Aktivierung

Aktivierter Trompeten-Ski-Hase ruft Profi-Trompeten-Diebinnen → diese bauen Barrikade aus Reisig und satteln Thrombozyten-Pferde

Ein Molekül von Faktor Xa (Thrombokinase) kann mehr als 1000 Thrombinmoleküle generieren. Ein an Faktor Va gebundener Faktor Xa (Prothrombinase-Komplex) hat eine 300.000-fach höhere Reaktionsrate als ein freier Faktor Xa. Faktor-Xa verursacht so eine massive Entstehung von Thrombin. Thrombin (Faktor IIa) spaltet seinerseits Fibrinogen zu Fibrin (welches als Endprodukt der Gerinnungskaskade Fibrinpropfe bildet) und aktiviert Thrombozyten. Der Trompeten-Ski-Hase (Thrombokinase, Faktor Xa) aktiviert nun seine Armee aus Profi-Trompeten-Diebinnen (Faktor Xa spaltet Prothrombin zu Thrombin). Die Thrombin-Kavallerie sattelt ihre Thrombozyten-Pferde (Thrombin aktiviert Thrombozyten), während die Trompeten-Diebinnen der Infanterie sofort damit beginnen, Reisig zu sammeln und daraus Bündel zu schnüren (Thrombin spaltet Fibrinogen zu Fibrin, Bildung von Fibrinpolymeren). Mit diesen bauen sie eine Barrikade im Blutfluss (Fibrinpfropf), um die Angreifer zu stoppen.

3 Dabigatran

16 Dabigatran (Pradaxa): reversibler Thrombin-Inhibitor

Prahlender Dachs kommt im Trabi gefahr'n, überfährt Trompeten-Diebin, überlegt rückwärts wieder von ihr runterzufahren

Dabigatran (Handelsname Pradaxa) ist ein reversibler Thrombin-Inhibitor (Faktor-IIa-Inhibitor). Es hemmt sowohl freies Thrombin als auch fibringebundenes Thrombin und unterbricht so die Gerinnungskaskade. Dadurch wird ebenfalls die Thrombin-induzierte Thrombozytenaggregation inhibiert. Am jenseitigen Ufer kommt ein prahlender Dachs (Pradaxa) mit einem Trabi gefahr'n (Dabigatran). Er kämpft eigentlich auf NOAKs Seite und hat bereits eine Trompeten-Diebin überfahren (Thrombin-Inhibition). Mit ihr hat er jetzt jedoch Mitleid und überlegt rückwärts wieder von ihr herunterzufahren (reversible Inhibition).

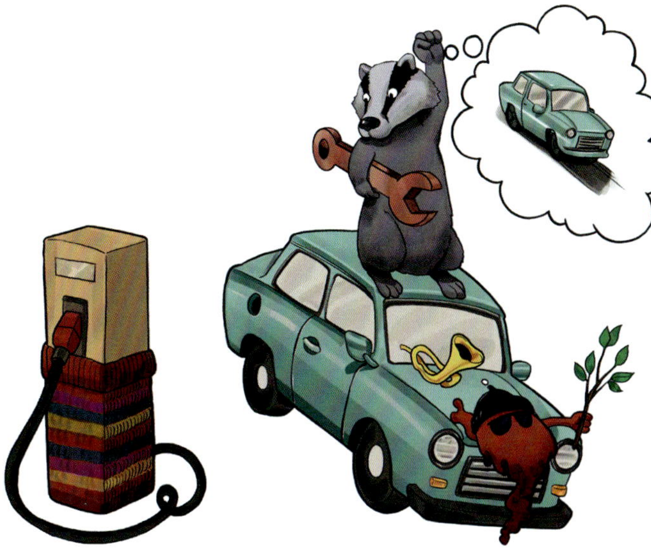

17 Prodrug Dabigatranetexilat

Elektronische Textil-Tanksäule

Dabigatran ist die pharmakologisch aktive Form, die durch Umwandlung aus der Prodrug Dabigatranetexilat gebildet wird. Der Dachs im Trabi hat an einer elektronischen Tanksäule im Textil-Look (DabigatranE-texilat) getankt, bevor er sich ins Kampfgetümmel stürzte.

18 Ausscheidung von Dabigatran hauptsächlich über Niere

Trabi-Tank läuft gelb aus

Dabigatran wird zu 80% über die Nieren ausgeschieden, weshalb es auch bei schwerer Niereninsuffizienz kontraindiziert ist. Von wegen elektronisch: Der Trabi ist doch hybrid und hat konventionell getankt. Nur hat er dummerweise vergessen, den Tankdeckel zu schließen – hier läuft gelbes Benzin (Urin) aus.

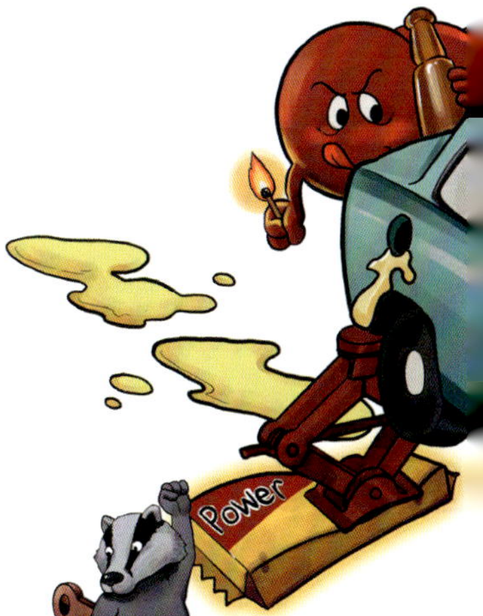

19 Schwere Leber- oder Niereninsuffizienz

Leber im Suff will gelbes Benzin anzünden

Sabotage! Eine Leber im Suff (KI Leberinsuffizienz) will das gelbe Benzin anzünden (KI Niereninsuffizienz). Dabigatran ist bei schwerer Leber- oder Niereninsuffizienz kontraindiziert.

20 Komedikation mit P-Glykoprotein-Inhibitoren (Dabigatran-Serumspiegel ↑)

Glühender Power-Proteinriegel unter Wagenheber

P-Glykoprotein (PG) ist ein Effluxtransporter, der u.a. Medikamente aus Zellen ausschleust. Im Fall von Dabigatran transportiert es dessen Vorstufe, Dabigatranetexilat, aus dem Blut zurück in das Darmlumen. PG-Inhibitoren konkurrieren mit Dabigatranetexilat um Bindungsstellen an diesem Transporter, sodass weniger Dabigatranetexilat aus dem Blut wieder in den Darm zurücktransportiert wird.

Mehr Dabigatranetexilat verbleibt so im Blut und wird in aktives Dabigatran umgewandelt, wodurch der Serumspiegel steigt.

PG-Inhibitoren: HIV-Protease-Inhibitoren, Azole (Antimykotika), Amiodaron, Verapamil, Clarithromycin. Ein glühender Power-Proteinriegel (P-Glykoprotein) wird unter einem Wagenheber zerquetscht (PG-Hemmer). Der Wagenheber (PG-Inhibitoren) hebt den Trabi an (Dabigatran-Serumspiegel ↑).

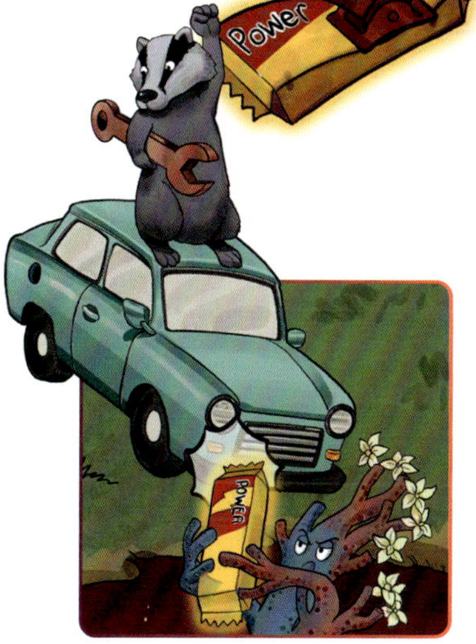

21 P-Glykoprotein-Induktoren: Rifampicin, Johanniskraut (Dabigatran-Serumspiegel ↓)

Riff mit Johanniskraut haut mit glühendem Power-Proteinriegel auf Trabi

Rifampicin und Johanniskraut sind P-Glykoprotein-Induktoren und vermindern so den Dabigatran-Serumspiegel (vermehrter Transport ins Darmlumen). Ein Riff (Rifampicin), auf dem Johanniskraut wächst, haut mit einem glühenden Power-Proteinriegel (P-Glykoprotein) auf den Trabi ein und versucht ihn so kleinzukriegen (Dabigatran-Serumspiegels ↓).

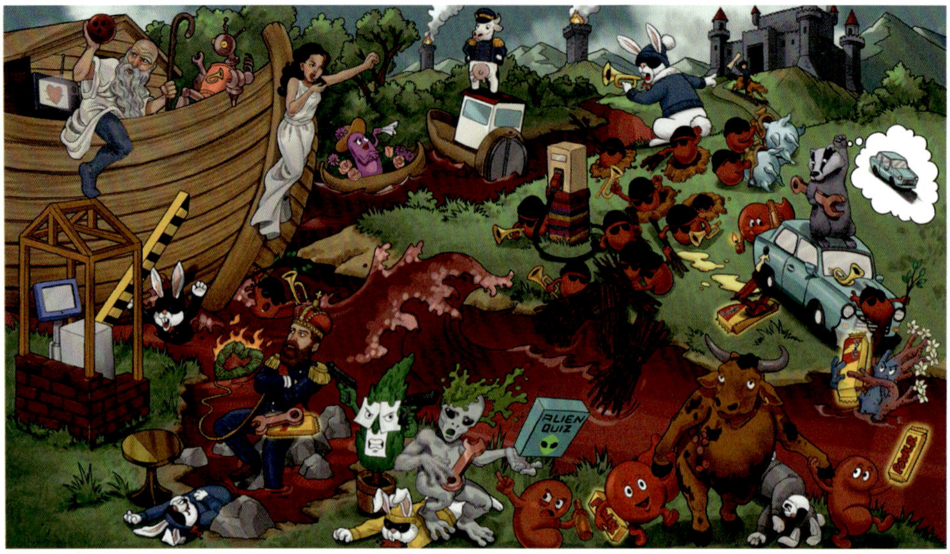

31

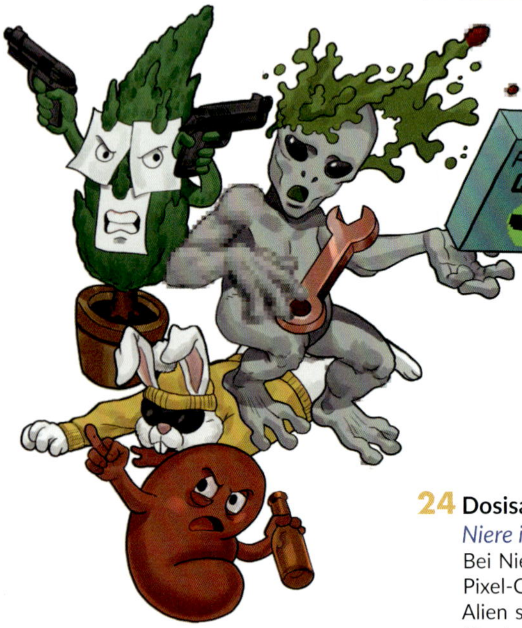

4 Apixaban

22 Apixaban (Eliquis)

Verpixeltes Alien mit Quiz, hat feindlichen Trompeten-Ski-Hasen niedergestreckt

Apixaban (Handelsname Eliquis) ist ein Faktor-Xa-Inhibitor. Das verpixelte Alien (Apixaban) mit Alien-Quiz (Eliquis) ist ein Verbündeter des Zaren Relto und wurde mit ihm zusammen von der Burg verbannt (Api-Xa-ban = Faktor Xa verbannt = gehemmt). Es hat gerade einen der feindlichen Trompeten-Ski-Hasen (Thrombokinase, Faktor Xa) erledigt und steht auf dessen Überresten (Faktor-Xa-Inhibition).

23 Inaktivierung durch CYP3A4, 75% biliäre Elimination

CYPresse mit 3 A4 Blättern schießt auf Pixel-Alien → galle-grünes Blut

Apixaban wird hauptsächlich hepatisch durch CYP3A4 inaktiviert und zu 75% biliär ausgeschieden. Eine Zypresse mit drei A4-Blättern hat auf das Alien geschossen (Inaktivierung durch CYP3A4). Aus dem Einschussloch spritzt galle-grünes Alienblut (biliäre Elimination).

24 Dosisanpassung bei Niereninsuffizienz

Niere im Suff zeigt Mittelfinger

Bei Niereninsuffizienz muss die Dosis von Apixaban angepasst werden. Das Alien versucht mit seinem Pixel-Quiz eine Niere zu beeindrucken. Die ist aber im Suff und zeigt ihm den Mittelfinger. Da muss das Alien sein Verhalten wohl noch ein bisschen anpassen, um die Niere im Suff beeindrucken zu können (Dosisanpassung bei Niereninsuffizienz).

5 Edoxaban

25 Edoxaban (Lixiana)

Verbannter Erd-Ochse mit Litschi, hat Trompeten-Ski-Hasen niedergeboxt

Auch Edoxaban (Handelsname Lixiana) ist ein Faktor-Xa-Inhibitor. Der starke Erd-Ochse hat einen Trompeten-Ski-Hasen (Thrombokinase, Faktor Xa) geboxt und am Boden liegen lassen (Faktor Xa-Inhibition). Er hält eine Litschi (Lixiana) in der Hand und ist mit Erde verschmiert (Erdochse – Edoxaban).

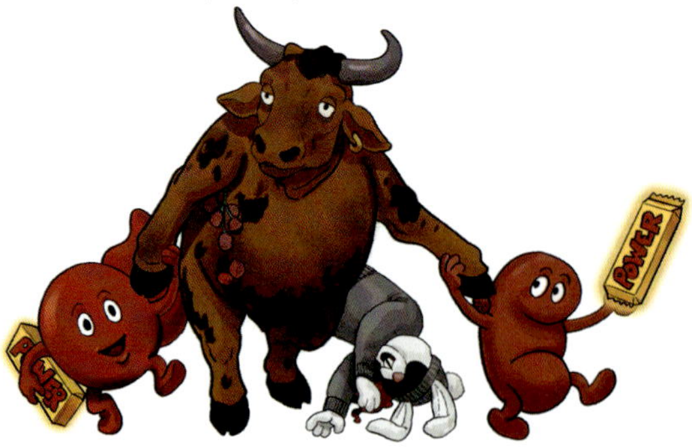

26 Ausscheidung Hälfte Niere, Hälfte Leber

Erd-Ochse wird von Niere und Leber mitgezogen

Die Ausscheidung von Edoxaban erfolgt jeweils zur Hälfte über die Niere und über die Leber, weshalb der Erd-Ochse links eine Niere und rechts eine Leber an der Hand hält. Beide ziehen ihn in entgegengesetzte Richtungen mit sich (Ausscheidung jeweils zur Hälfte).

27 Substrat von P-Glykoprotein

Niere und Leber haben glühende Power-Proteinriegel

Edoxaban ist ein Substrat des P-Glykoproteins. Es können die gleichen Wechselwirkungen wie bei Dabigatran auftreten. Die Leber und die Niere halten jeweils einen glühenden Power-Proteinriegel (P-Glykoprotein) in der Hand: die Niere nach oben, die Leber nach unten – für die Wechselwirkungen mit P-Glykoprotein-Inhibitoren oder -Aktivatoren.

6 Rivaroxaban

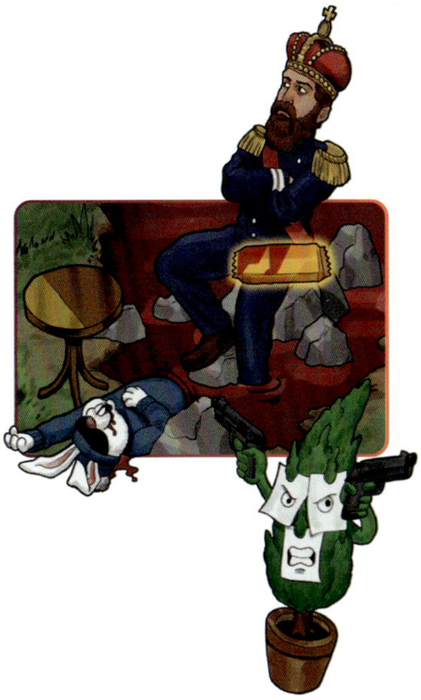

28 Rivaroxaban (Xarelto)

Verbannter Zar Relto auf den River-Rocks mit totem Trompeten-Ski-Hasen zu seinen Füßen

Rivaroxaban (Handelsname Xarelto) ist ein Faktor-Xa-Inhibitor. Der Zar Relto (Xarelto) wurde von seiner Burg verbannt und sitzt jetzt traurig auf den River Rocks (River Rocks verbannt = Rivaroxaban). Auch er hat einen toten Trompeten-Ski-Hasen zu Füßen liegen (Hemmung Thrombokinase, Faktor Xa).

29 Ausscheidung ⅔ hepatisch, ⅓ renal

Tisch neben Zar: ⅔ braun, ⅓ gelb

Rivaroxaban wird zu ⅔ über die Leber und zu ⅓ über die Niere ausgeschieden. Neben Zar Relto steht sein Lieblings-Tisch: zu ⅔ braun (⅔ hepatisch) und zu ⅓ gelb (⅓ renal).

30 Metabolisierung durch CYP3A4

CYPresse mit 3 A4-Blättern will Zar Relto erschießen

Rivaroxaban wird durch CYP3A4, sprich hepatisch, metabolisiert.
Die Zypresse mit drei A4-Blättern will auch den Zaren erschießen (Inaktivierung durch CYP3A4).

31 Substrat von P-Glykoprotein

Zar Relto abhängig von glühendem Power-Proteinriegel

Rivaroxaban ist ein Substrat des P-Glykoproteins. Wechselwirkungen wie bei Dabigatran können auftreten. Auch der Zar auf den River-Rocks ist abhängig von glühenden Power-Proteinriegeln (Rivaroxaban/Xarelto ist P-Glykoprotein-abhängig).

Quintessence

Q1 NOAKs bzw. DOAKs sind direkte orale Antikoagulantien, sie bewirken die direkte Hemmung von Gerinnungsfaktoren, hier Noaks Arche auf direktem Wege durch den Blutfluss, die Arche hat schon ein paar Gerinnungsfaktoren über den Haufen gefahren (hier Hase und Trompetenwichtel; sie wollen den Blutfluss blockieren).

Q2 DOAKs hemmen Faktor IIa sprich Thrombin (im Falle von Dabigatran) oder Faktor Xa (die Substanzen enden auf -xaban), sprich die Thrombinkinase. Noaks Arche überfährt ein Trompetenwesen, die Thrombin-Diebin mit Zweig, (Thrombin, Faktor IIa) und den Trompeten-Ski-Hasen (Thrombinkinase, Faktor X).

Q3 Erhöhte Blutungsneigung unter DOAKs sind die relevanteste Nebenwirkung. Noaks Arche verursacht eine hohe "Blutwelle".

Dabigatran

Q4 Dabigatran, Handelsname u.a. Pradaxa, ist ein reversibler Thrombin-Inhibitor, hier der prahlende Dachs (für den Handelsnamen Pradaxa). Er kommt mit seinem Trabi gefahren (für die Substanz Dabigatran).

Apixaban

Q5 Apixaban, Handelsname u.a. Eliquis, hier der verpixelte Alien (Substanz Apixaban) mit seinem Alien-Quiz (Handelsname Eliquis).

Edoxaban

Q6 Edoxaban trägt als Handelsname u.a. Lixiana, hier der Erd-Ochse (für Edoxaban) in Verbannung mit Litschi (für Lixiana).

Rivaroxaban

Q7 Rivaroxaban, Handelsname u.a. Xarelto. Zar Relto auf den River-Rocks (Substanz Rivaroxaban) in der Verbannung (für -xaban) von seinem Schloss auf der uns zugewandten Flussseite.

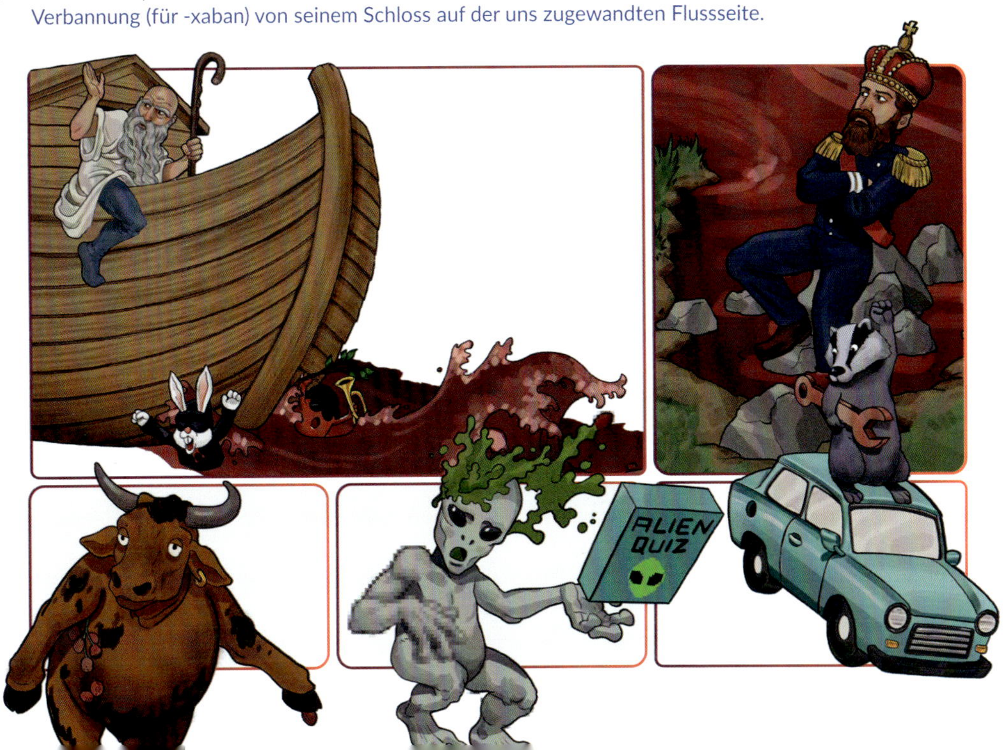

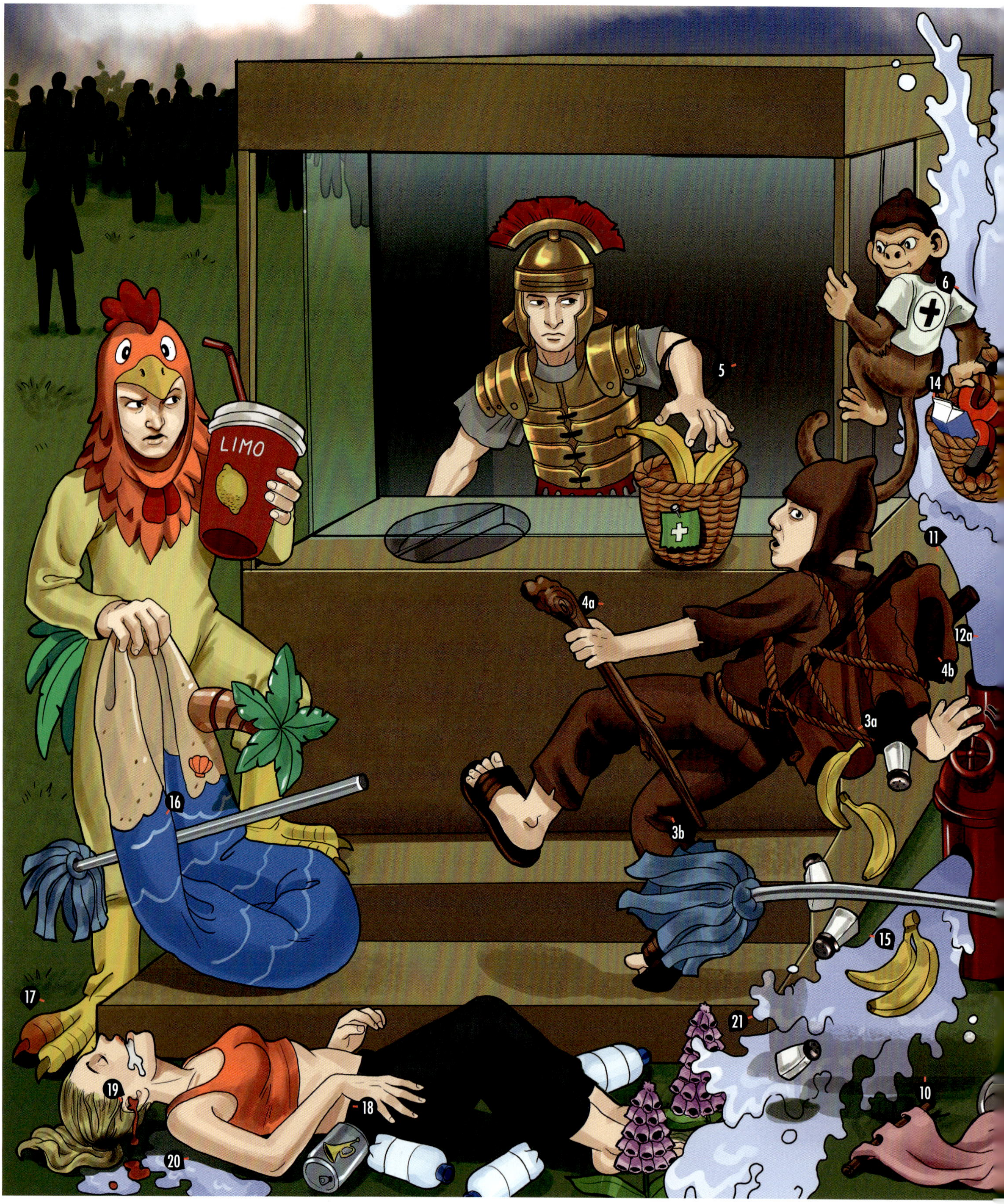

Schleifendiuretika

Furosemid, Torasemid, Piretanid

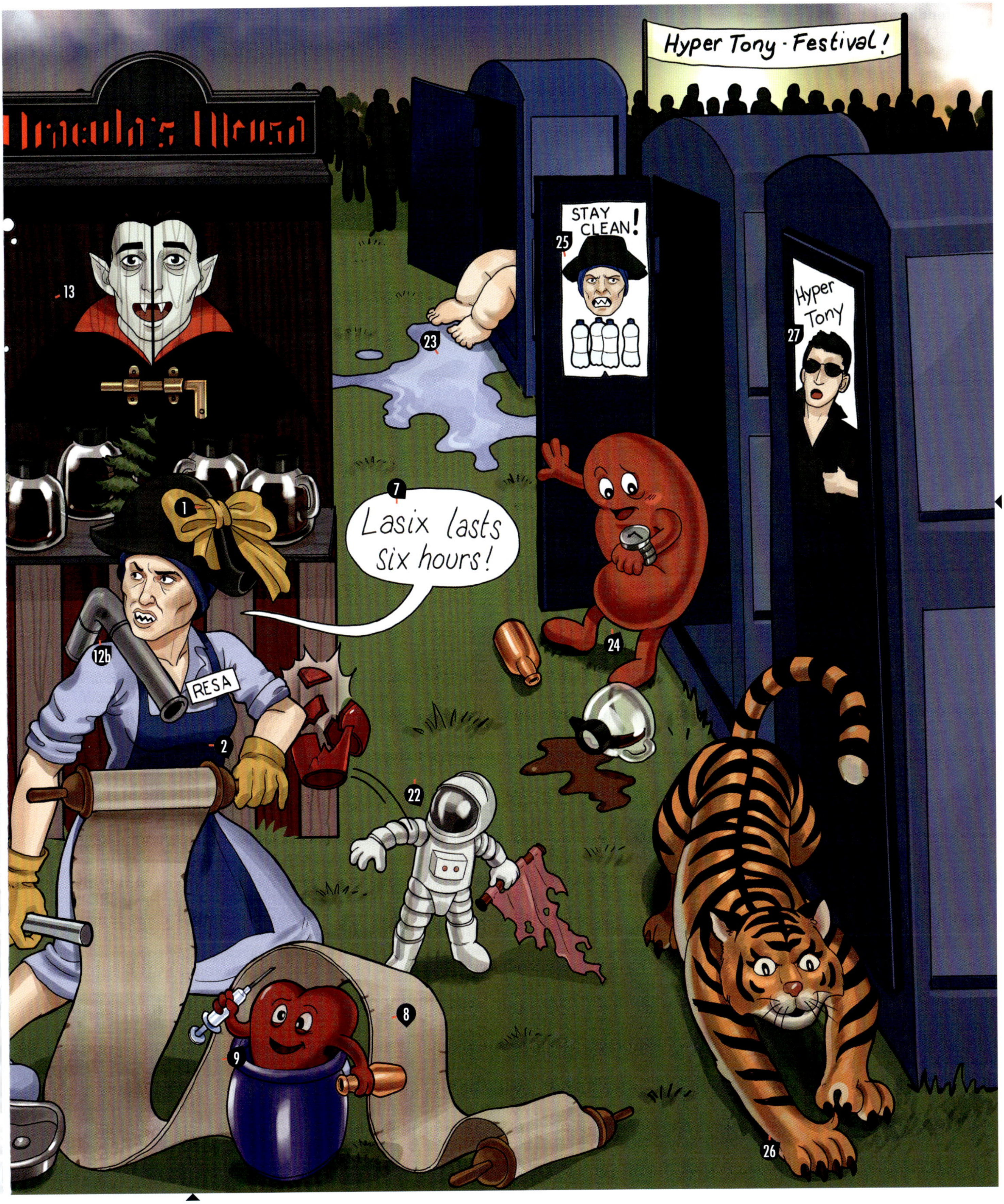

Schleifen der Furie mit Tora – Überschwemmung auf den Festival-Klos

Die Spülung der Klos auf dem Hyper-Toni-Festival funktioniert nicht mehr. Dabei wäre das so wichtig, um einigen Teilnehmern Erleichterung zu verschaffen. Zum Glück eilt schon die semi-tolerante Furie Resa mit langer Tora herbei, um das Problem zu lösen. Sie hindert den Nachschub-Träger daran, den Kiosk weiter mit Salz und Bananen zu beliefern. Dieser dreht bei seinem Sturz den Abfluss-Hahn voll auf, wodurch seine Lieferung davongerissen wird. Zwar sind die Festivalteilnehmer jetzt wieder erleichtert, doch fehlt jetzt das Wasser und schlussendlich folgen neue, andere Leiden. Von all dem Chaos überrascht werden so auch einige illustre Figuren auf den Dixiklos.

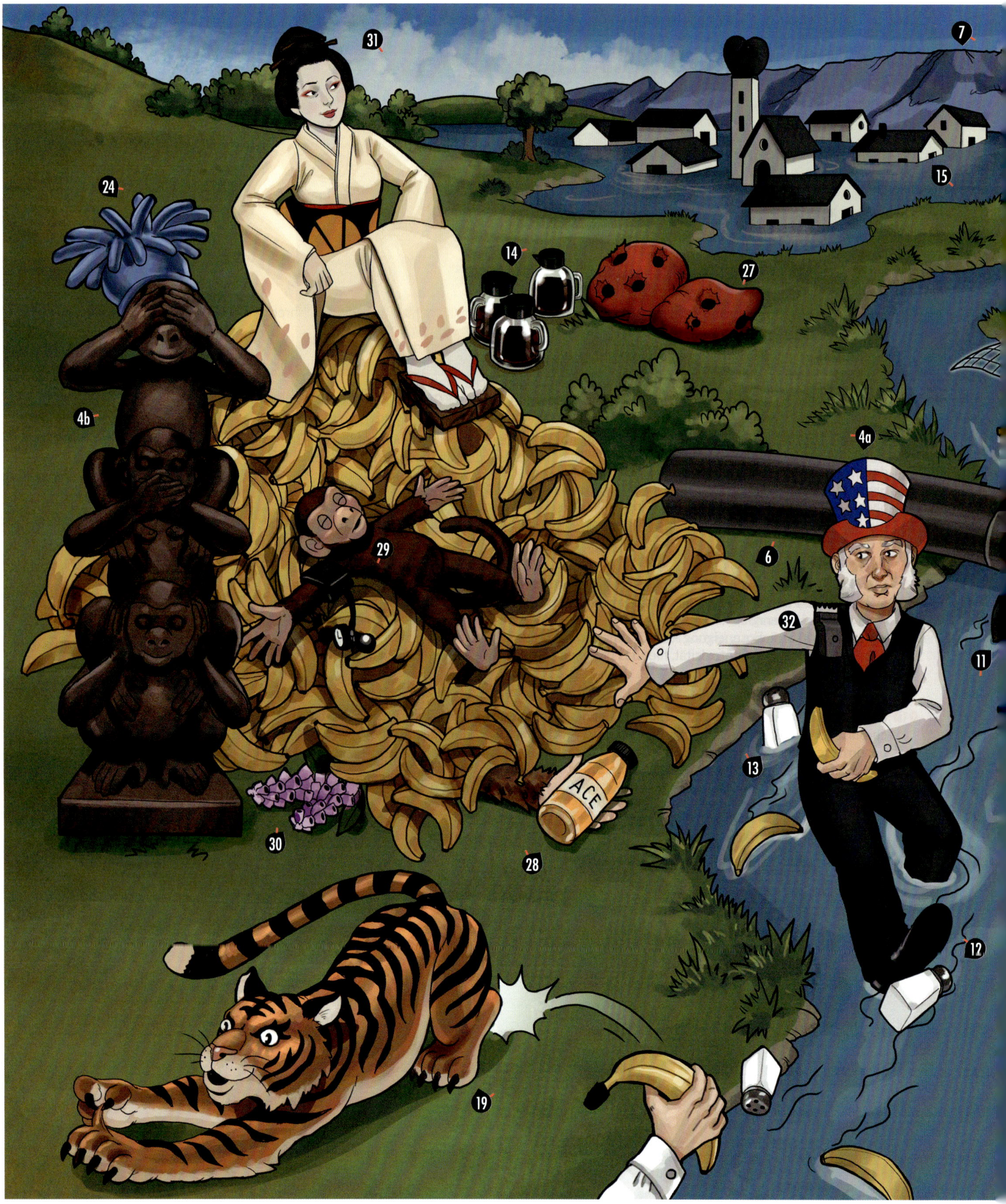

Kaliumsparende Diuretika

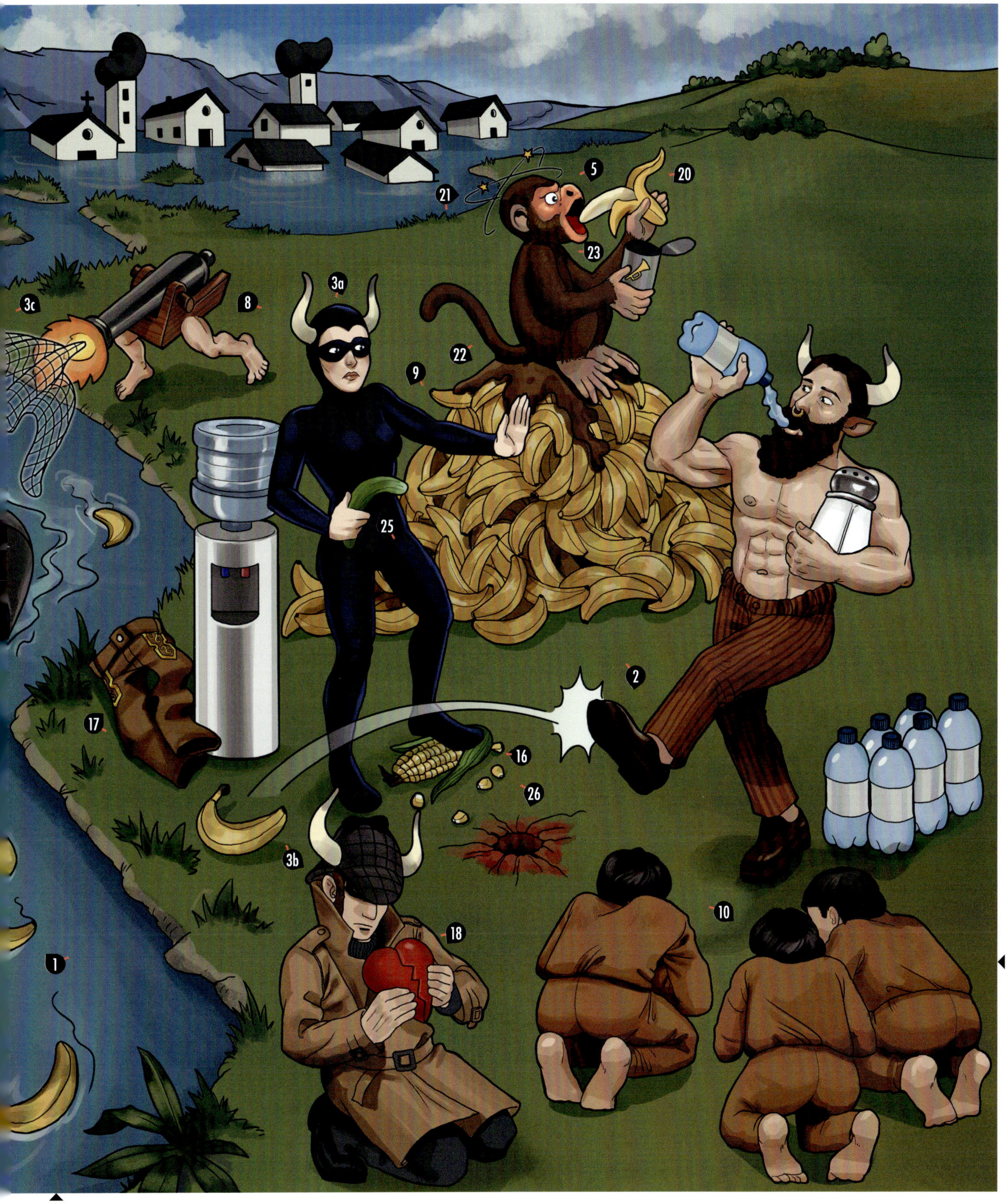

Wer spart am meisten Kalium-Bananen für den Winter?

Winter is coming. Wer sammelt den größten Vorrat Kalium-reicher Bananen? Hier konkurrieren zwei Dörfer. Der alte Mineral-Kordhosenstier, by the way Dostojewskis Sohn, hat die Schnauze voll. Er kann die ganzen Bananen nicht mehr sehen. Eine nach der anderen kickt er in den Fluss. Danach möchte er sein Leben nur noch in Mineralwasser ertränken. Den Dörfern links und rechts des Flusses kommt das genau recht. Auf der linken Flussseite tun der Ami-Lord (im Fluss stehend) und die Bewohner seines Dorfes ihr Bestes, möglichst viele Bananen zu horten. Auf der rechten Flussseite sieht es ähnlich aus. Das Dorf der Spione sammelt ebenfalls Bananen. Die Spione verehren den alten Cordhosen-Stier, aber er soll nicht an seinen Mineralwasserspender gelangen (für den Rezeptor). Dort könnte er zu viel Kraft tanken und Teile ihrer Ersparnisse (in Form von Bananen) zurück in den Fluss befördern. Die vielen Bananen ziehen natürlich die Affen an, die sich über die Vorräte hermachen…

Kaliumsparende Diuretika wirken am distalen Tubulus und in den Sammelrohren des Nephrons.

Dies geschieht zum einen durch Aldosteronantagonisten wie Spironolacton und Eplerenon, welche kompetitiv die Bindung von Aldosteron an den cytosolischen Rezeptor für Mineralocorticoide hemmen. Aldosteronunabhängige Diuretika wie Amilorid und Triamteren blockieren von luminal Na+-Kanäle, dadurch die Na+-Rückresorption und vermindern somit die K+-Exkretion. Bei beiden Arten kommt es als schwerwiegende Nebenwirkung zu Hyperkaliämie, die folglich eine Kontraindikation darstellt. Auch ist dadurch besondere Vorsicht geboten beim gleichzeitigen Einsatz von Kalium, ACE-Hemmern, AT1-Antagonisten oder anderen kaliumsparenden Medikamenten.

32

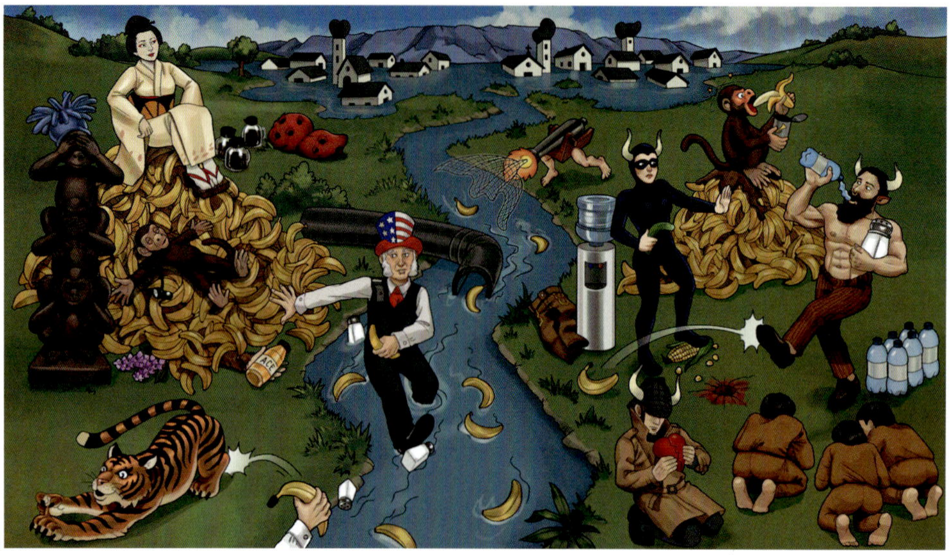

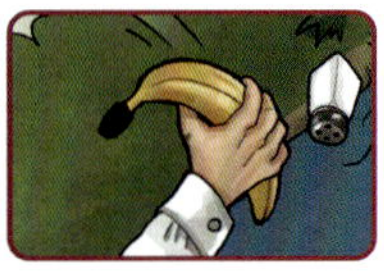

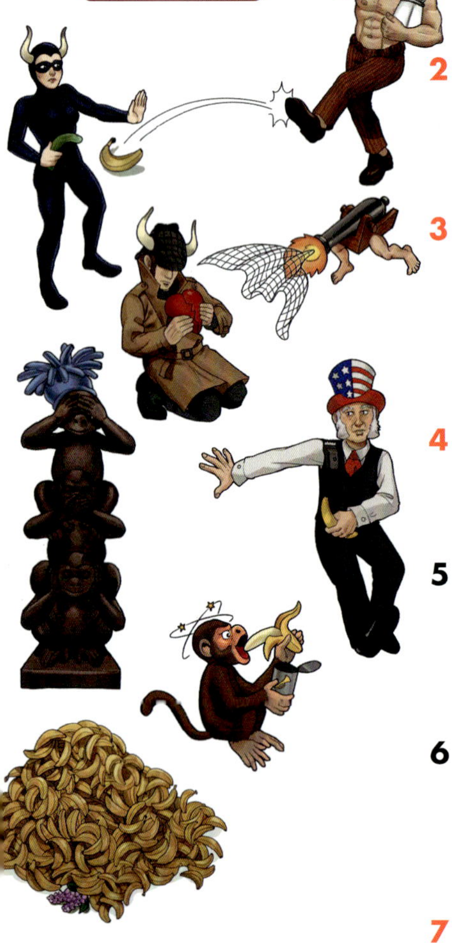

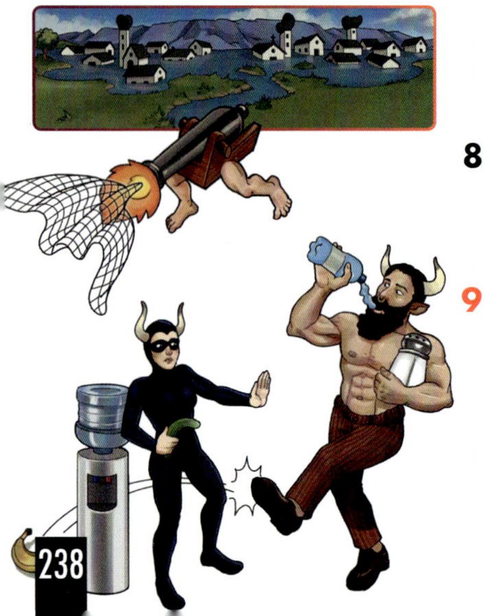

1 Kaliumsparende Diurese

Dorfbewohner fischen für den Winter Bananen aus dem Fluss

Der Winter steht vor der Tür und der Fluss (Harn) spült den Vorrat an Bananen (Kalium) aus den Dörfern. Zwei Dorfgemeinschaften haben es sich daher zur Aufgabe gemacht, ihren Vorrat an Kalium-reichen Bananen anzusparen (kaliumsparende Diuretika).

2 Aldosteron führt zu erhöhter Kaliumausscheidung

Dostojewskis Sohn kickt Bananen in den Fluss

Aldosteron-abhängige kaliumsparende Diuretika antagonisieren die Wirkung des körpereigenen Mineralcorticoids Aldosteron (Dostojewskis alter Sohn). Aldosteron wirkt vor allem in der Niere. Es steigert die Ausscheidung von Kalium und hemmt die Ausscheidung von Natrium (umarmt Salzstreuer) und Wasser.

3 Aldosteronantagonisten: Spironolacton, Eplerenon, Canrenoat

Lackanzug-Spion, Apple-Spion, rennende Kanone

Auf der rechten Seite liegt das Dorf der Spione, welche Dostojewskis alten Sohn (Aldosteron) verehren. Der Lackanzug-Spion (Spironolacton) sammelt fleißig Bananen ein und hindert Dostojewskis alten Sohn daran, an seinen Mineralwasserspender zu gelangen (Aldosteronantagonist). Ein Apfel-Spion, auch als Apple-Spion (für Eplerenon) bezeichnet, kniet am Fluss, weil dessen Herz gebrochen wurde. Oben im Bild schießt eine rennende Kanone (Canrenoat) Netze auf die Bananen.

4 Aldosteronunabhängig: Amilorid, Triamteren

Ami-Lord, Drei-Tiere-im-Teer-Statue

Zur linken hortet ein Ami-Lord (Amilorid) nebst der Drei-Tiere-im-Teer-Statue (Triamteren) ebenfalls Bananen.

5 Perorale Gabe der kaliumsparenden Diuretika

Ein Affe frisst Bananen

Auf dem rechten Haufen sitzt ein Äffchen und frisst Bananen (perorale Gabe). Einzig Canrenoat wird i.v. verabreicht.

1 Pharmakokinetik

6 Schnellerer Wirkeintritt aldosteronunabhängiger Diuretika

Der Haufen des Ami-Lords (links) ist größer

Der Ami-Lord war schneller beim Sammeln der Bananen als die Spione. Aldosteronantagonisten wirken erst nach etwa drei bis fünf Tagen.

2 Pharmakodynamik

7 Low-ceiling-Diuretika

Flaches Bergplateau im Hintergrund

Kaliumsparende Diuretika zählen zu den sogenannten low-ceiling-Diuretika. Das heißt, es besteht eine flache Dosis-Wirkungs-Kurve, sodass eine Dosissteigerung nicht unbedingt zu einer weiteren Wirkungsverstärkung führt.

8 Aktiver Metabolit Canrenon

Die rechte Seite nutzt eine rennende und netzschießende Kanone als Fangmethode

Strukturelle Aldosteronanaloga (Stierhörner) werden im Organismus zum aktiven Metaboliten Canrenon (rennende Kanone) transformiert. Canrenon wirkt dann als kompetitiver Antagonist zu Aldosteron.

9 Aldosteronantagonisten hemmen kompetitiv

Der Lackanzug-Spion bremst Dostojewskis Sohn aus

Aldosteronantagonisten hemmen Aldosteron kompetitiv. Dies führt zu einer verminderten Natriumresorption und Kaliumsekretion des distalen Tubulus (kontraindiziert bei Hyponatriämie). Der Lackanzug-Spion hemmt Dostojewskis Sohn dabei, an den Mineralwasserspender (Rezeptor) am Fluss zu gelangen.

10 **Aldosteronabhängig**

Einige Spione knien bettelnd vor Dostojewskis Sohn

Spironolacton und dessen Analoga sind abhängig von der endogenen Aldosteronsekretion. Bei gestörter oder fehlender endogenen Aldosteronsekretion sind sie wirkungslos (z.B. bei NNR-Insuffizienz, kochsalzreiche Ernährung).

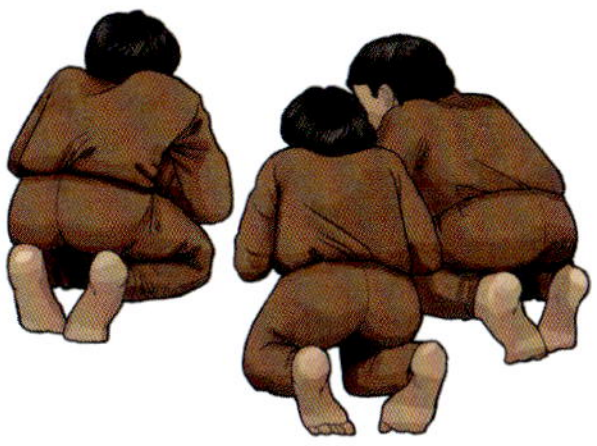

11 **Amilorid wird tubulär sezerniert**

Rohr im Fluss

Das große graue Sammelrohr (engl. tube) im Fluss steht für die tubuläre Sekretion und schnelle Wirkung des Amilorid, sowie für Triamteren im spätdistalen Tubulus und Sammelrohr.

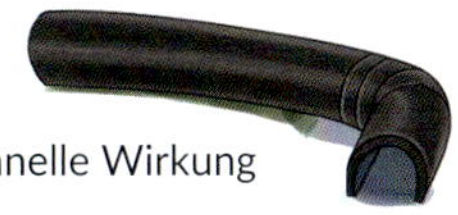

12 **Blockiert luminal Natriumkanäle**

Der Ami-Lord bremst einen Salzstreuer

Amilorid und Triamteren wirken von luminal durch Blockade der Natriumkanäle der distalen Tubuli und Sammelrohre. Diese Hemmung der Natriumrückresorption führt zu verminderter Kaliumsekretion (KI: Hyponatriämie). Der diuretische Effekt ist nicht stark ausgeprägt. Daher gibt man es meist in Kombination mit anderen Diuretika, um eine Hypokaliämie zu vermeiden.

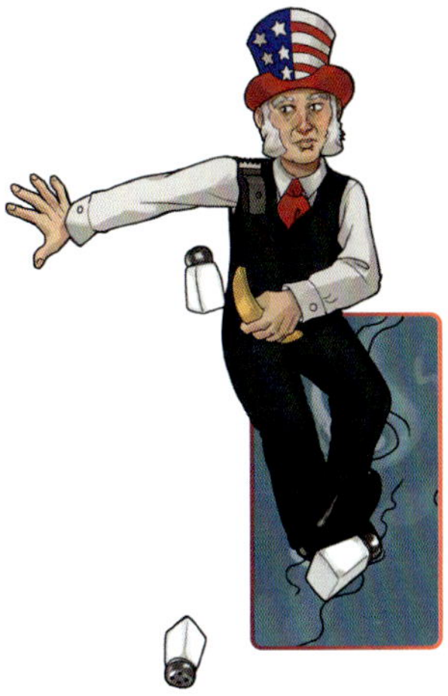

13 **Aldosteronunabhängige Diuretika verstärken die Wirkung anderer Diuretika**

Weitere Salzstreuer schwimmen zwischen den Beinen des Ami-Lords davon

14 **GFR unbeeinflusst durch Aldosteronunabhängige Diuretika**

Genug Filterkaffee für den fleißigen Ami-Lord

Die Glomeruläre Filtrationsrate (GFR) wird durch Filterkaffee dargestellt.

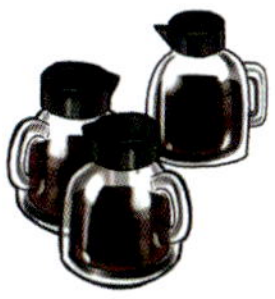

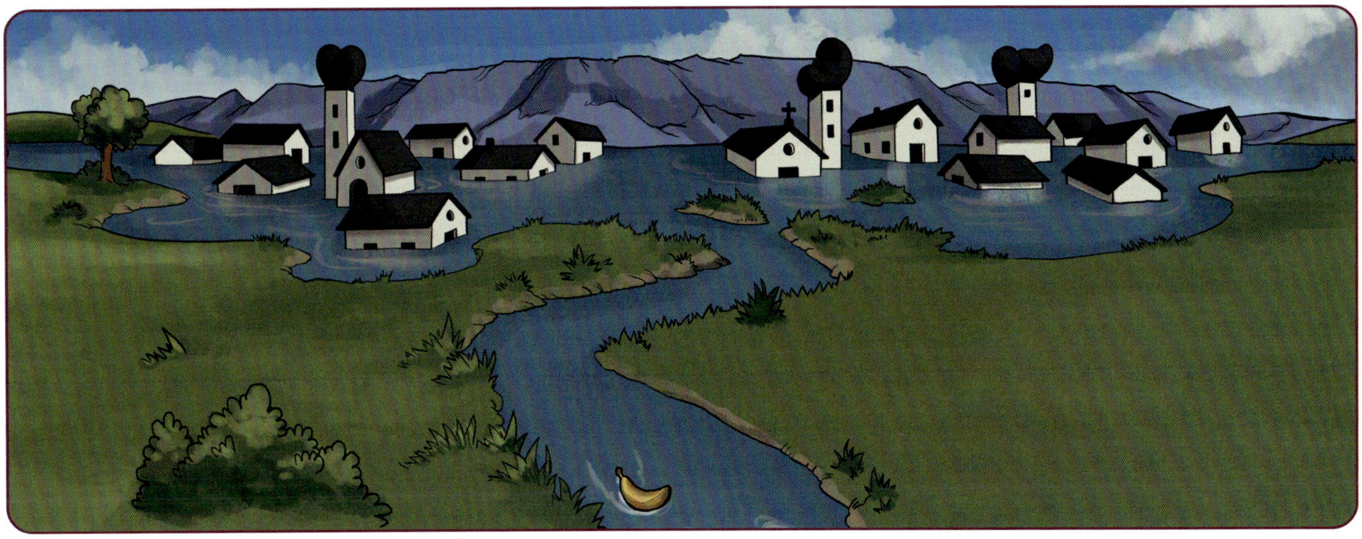

3 Indikationen

15 **Therapie chronischer beziehungsweise therapierefraktärer Ödeme**

Im Hintergrund stehen Dörfer unter Wasser

Kaliumsparende Diuretika werden zur Therapie chronischer, therapierefraktärer Ödeme jeglicher Herkunft (kardial, renal, hepatogen) eingesetzt, wenn gleichzeitig eine verminderte Kaliumausscheidung erwünscht ist. An die unterschiedlichen Ursachen der Ödeme erinnern der herzförmige, der nierenförmige und der leberförmige Turm.

16 **Primärer und sekundärer Hyperaldosteronismus**

Maiskolben

Beim primären und sekundären Hyperaldosteronismus kommt es zu einer erhöhten Synthese des Mineralocorticoids Aldosteron. Primärer Hyperaldosteronismus wird auch Conn-Syndrom (hier der Maiskolben, engl. corn für das Conn-Syndrom).

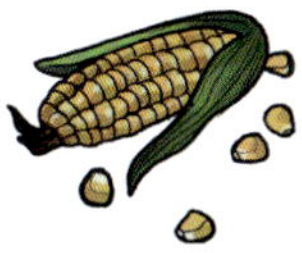

17 **Spironolacton ist Diuretikum der Wahl bei Leberzirrhose mit Aszites**

Die Leder-Zier-Hose des Lackspions liegt am Wasser

Leberzirrhose (Leder-Zier-Hose) führt zu Aszites (Flusswasser) und einer Aldosteronerhöhung. In diesem Fall ist Spironolakton das Diuretikum erster Wahl.

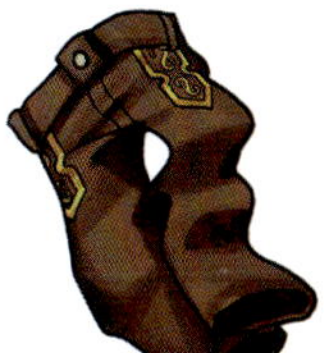

18 **Eplerenon additiv bei chronischer Herzinsuffizienz**

Der Apple-Spion hält ein gebrochenes Herz in Händen

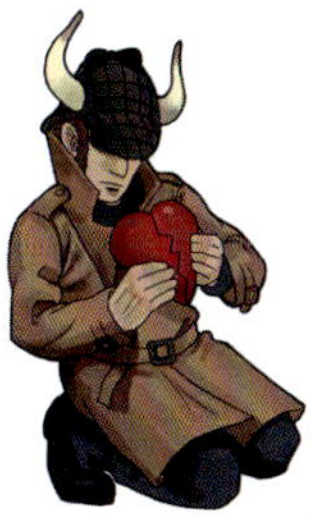

19 **Aldosteronunabhängige Diuretika meist in Kombination mit Thiaziddiuretika**

Ein Tiger tritt unabsichtlich eine Banane in den Fluss

Kalium-sparende Diuretika werden oft in Kombination mit Thiaziden (Tiger) verabreicht, um einer Hypokaliämie entgegenzuwirken. Ein Dorfbewohner fängt die Banane, die der Tiger in den Fluss kickt.

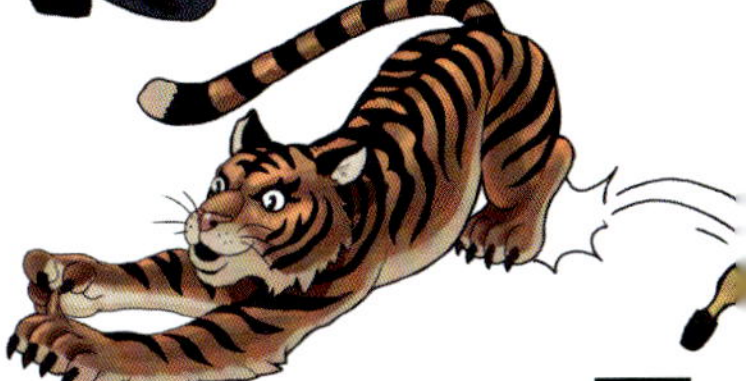

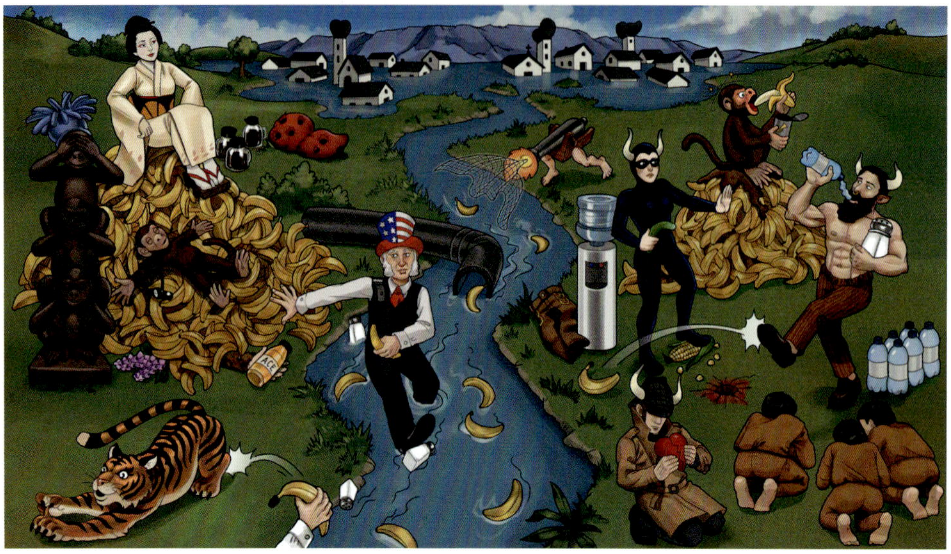

32

4 Nebenwirkungen

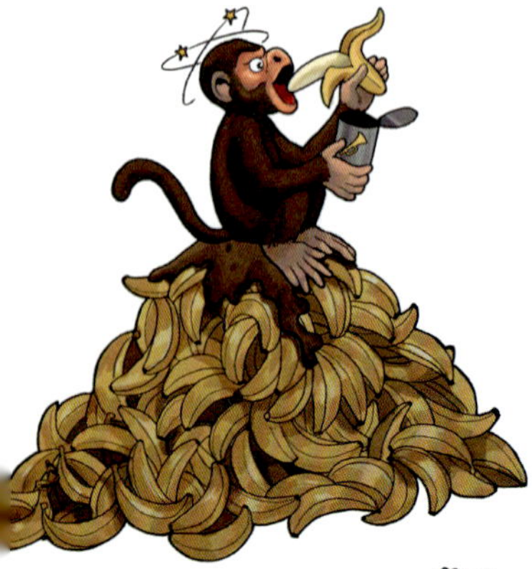

20 Hyperkaliämie
Der Affe erleidet eine Bananenüberdosis
Besondere Vorsicht ist bei Niereninsuffizienz und bestehender Hyperkaliämie geboten.

21 Dehydratation mit Schwindel, Schwäche, Kreislaufbeschwerden, Thromboseneigung
Dem Affen auf dem Bananenhaufen ist schwindelig
Die erhöhte Diurese kann zur Dehydration führen (KI Hypovolämie), gefolgt von Schwindel, Schwäche und orthostatischen Kreislaufeschwerden. Auch eine Thromboseneigung wird beobachtet (Thrombseprophylaxe beachten). Der Affe ist schon ganz ausgetrocknet und trinkt Wasser aus einer Trompeten-Dose (Thrombose).

22 Gastrointestinale NW wie Übelkeit, Erbrechen, Durchfall
Durchfall des Affen rinnt über die Bananen

23 Überempfindlichkeitsreaktionen
Der Affe hat einen geröteten Kopf

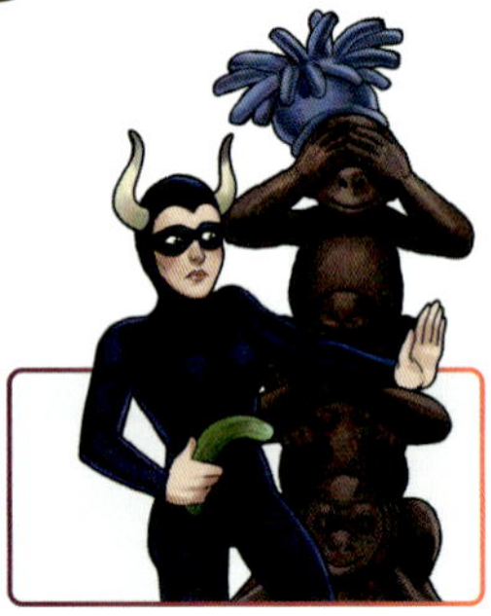

24 Megaloblastäre Anämie unter Triamteren
Riesenanemone auf geteerter Affenstatue
Die schwach Folsäureantagonistische Wirkung führt oft zu megaloblastärer Anämie.

25 Gynäkomastie, Impotenz und Menstruationsstörung
Der Spion im Lackanzug hat Brüste und eine schlaffe Gurke in der Hand
Spironolacton antagonisiert Testosteron und Progesteron. Dies führt zur Gynäkomastie und Impotenz bei Männern, sowie zu Menstruationsstörungen und Bartwuchs (Hirsutismus) bei Frauen.

26 Ulzera und gastrointestinale Blutungen
Eine Läsion des Bodens ist blutig rot

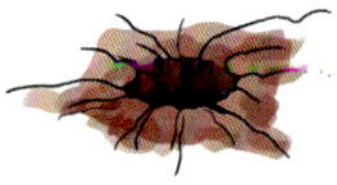

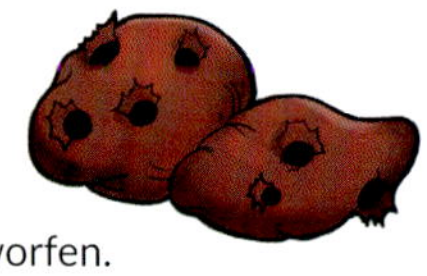

27 Schwere Leberfunktionsstörung
Durchlöcherte Leber
Die Dorfbewohner haben eine durchlöcherte Leber aus dem Dorf geworfen.

5 Interaktionen

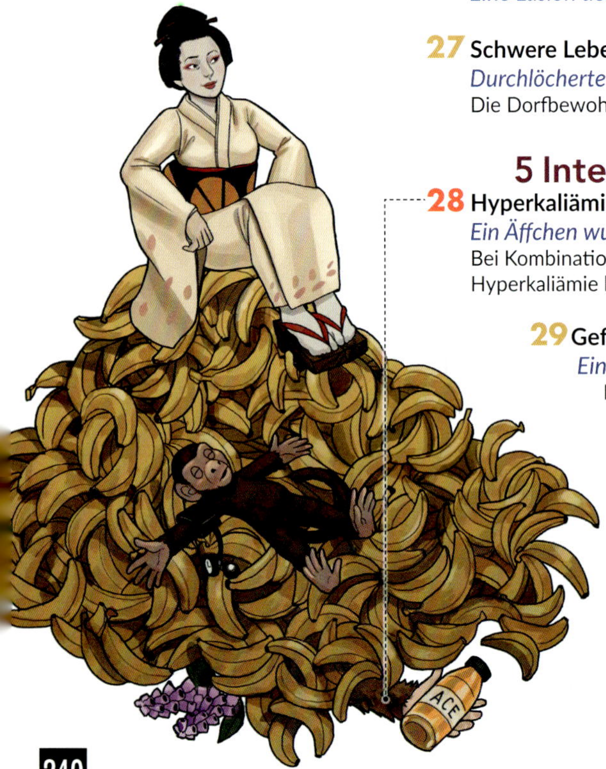

28 Hyperkaliämie bei Kombination mit kaliumsparenden Pharmaka
Ein Äffchen wurde vom Bananenhaufen erschlagen, hält aber noch einen ACE-Saft in der Hand
Bei Kombination mit kaliumsparenden Pharmaka wie ACE-Hemmern, AT1-Rezeptorblockern kann es zur Hyperkaliämie kommen.

29 Gefahr der additiven Blutdrucksenkung bei Kombination mit Blutdrucksenkern
Ein Äffchen mit Blutdruckmanschette
Das Äffchen liegt bewusstlos auf dem Bananenhaufen. Die Blutdrucksenkung war zu stark.

30 Verminderte Digitaliswirkung durch erhöhte Kaliumspiegel
Der Bananenhaufen zerquetscht Digitalis-Pflanzen
Digitalis (hier die Fingerhut-Pflanze) wirkt nicht mehr so gut, wenn der Kaliumspiegel erhöht ist.

31 Wirkungsverstärkung von Lithium
Lee-Zi-Um sitzt freudestrahlend dem Bananenhaufen auf
Durch eine verminderte renale Elimination kommt es zur Wirkungsverstärkung von Lithium und curareartigen Muskelrelaxantien.

32 **Trimethoprim ähnelt strukturell Amilorid**

Ein Koteletten-Trimmer befindet sich in der Brusttasche des Ami-Lords

Cotrimoxazol (Koteletten-Trimmer) ist eine Kombination aus Trimethoprim und Sulfamethoxazol. Trimethoprim ähnelt strukturell Amilorid und erhöht somit das Risiko für eine Hyperkaliämie.

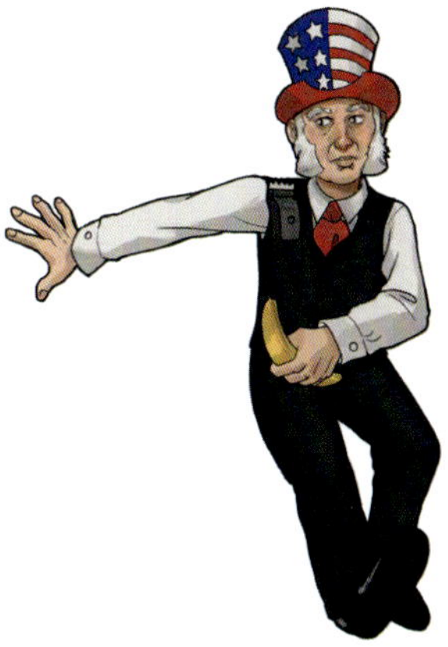

Quintessence

Q1 Kaliumsparende Diuretika zeigen wir hier durch die kaliumreichen Bananen, die aus dem Fluss gefischt werden. Hierzu gehören die Aldosteron-Antagonisten und die Aldosteron-unabhängigen Kalium-sparenden Diuretika.

Q2 Aldosteronantagonisten sind: Spironolacton (hier der Lack-Spion), Eplerenon (der Apple-Spion) und Kaliumcanrenoat (die rennende Kanone).

Q3 Aldosteron-unabhängig sind: Amilorid (hier der Ami-Lord) sowie Triamteren (hier die Tiere aus Teer).

Q4 Kalium-sparende Diuretika sind sogenannte "low-ceiling-Diuretika". Sie haben eine flache Dosis-Wirkungs-Kurve mit frühem Plateau (= früher maximaler Wirkung), eine Dosis-Steigerung geht nicht mehr mit einer Wirkungsverstärkung einher. Hier im Hintergrund das Berg-Plateau.

Wirkmechanismus

Q5 Aldosteronantagonisten hemmen kompetitiv die Bindung von Aldosteron an den cytosolischen Rezeptor für Mineralocorticoide. Dies führt zur Hemmung der durch Aldosteron verursachten Stimulierung der Na+- Resorption und K+-Sekretion im distalen Tubulus. Der Lack-Spion versucht, den alten Dostojewski-Sohn (für Aldosteron) daran zu hindern, an den Mineralwasser-Spender zu gelangen (für den blockierten Mineralocorticoid-Rezeptor).

Q6 Aldosteronunabhängangige Kalium-sparende Diuretika wirken von luminal durch Blockade der Na+-Kanäle in den distalen Tubuli und den Sammelrohren. Diese Hemmung der Natriumrückresorption geht mit einer verminderten K+-Sekretion einher. Der diuretische Effekt ist gering. Hier das große Rohr, engl. Tube, für tubulär. Der Ami-Lord steht im Fluss (für die luminale Wirkung), schmeißt Bananen raus und hält die Salzsteuer auf (für die Natriumblockade).

Indikationen

Q7 Bedeutend ist die Therapie chronischer bzw. therapierefraktärer Ödeme jeglicher Genese, sprich kardial, renal oder hepatogen. Und dies, wenn gleichzeitig eine verminderte K+-Ausscheidung erwünscht ist. Das Dorf im Hintergrund deutet die Ursachen an: Herz, Niere und Leber. Es steht unter Wasser.

Nebenwirkungen

Q8 Hyperkaliämie – besondere Vorsicht daher bei Niereninsuffizienz! Hier die großen Bananenhaufen.

Q9 Dehydratation mit Schwindel, Schwäche, orthostatischen Kreislaufbeschwerden und Thromboseneigung. Hier der Affe mit Schwindel sowie einer Thrompeten-Dose.

Q10 Vorsicht: Die Kombination mit Kalium und Kalium-erhöhenden Substanzen ist gefährlich. Hierzu zählen ACE-Hemmer, AT1-Rezeptorblocker sowie andere kaliumsparende Pharmaka. Hier die Hand unter dem Kalium-Stapel mit der ACE-Saftflasche für die ACE-Hemmer.

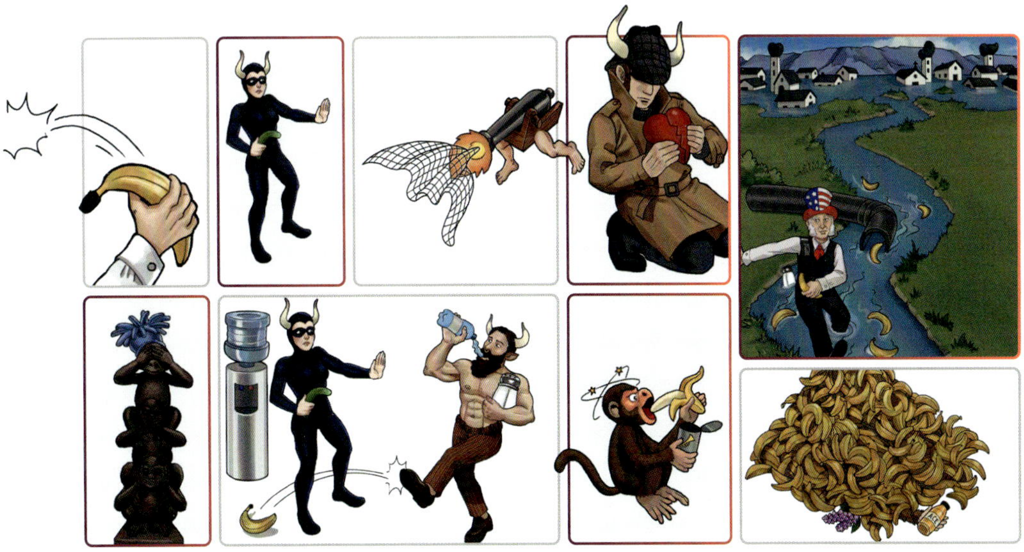

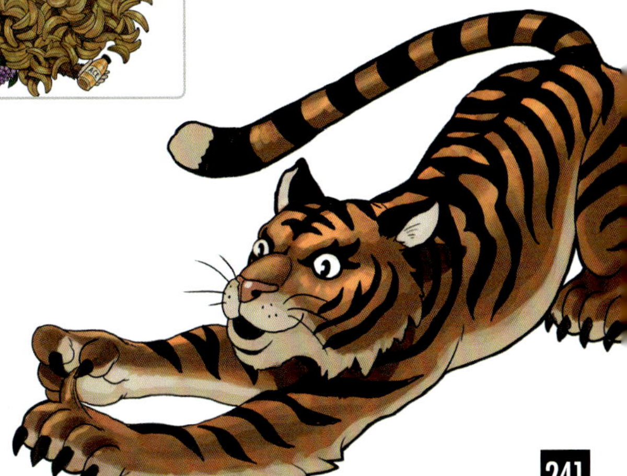

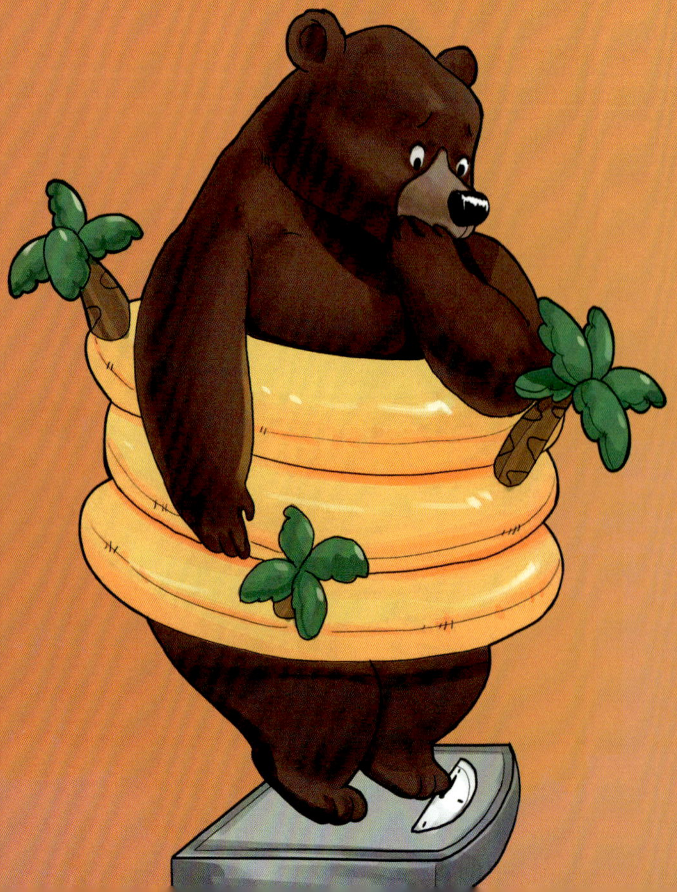

5 Endokrinologie

Orale Antidiabetika

Insuline

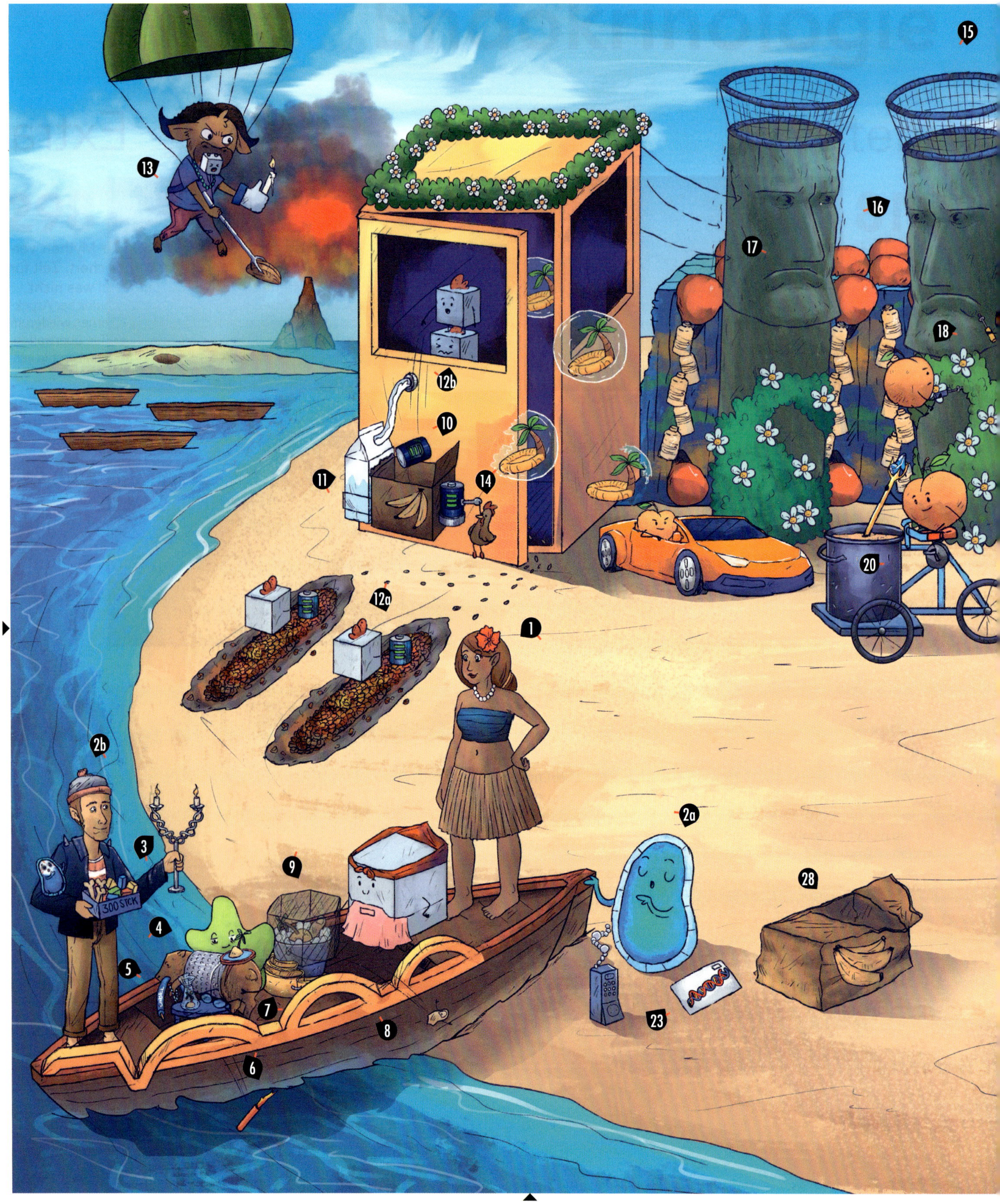

Insulin

Hormon, Freisetzung, Rezeptor und Effekte

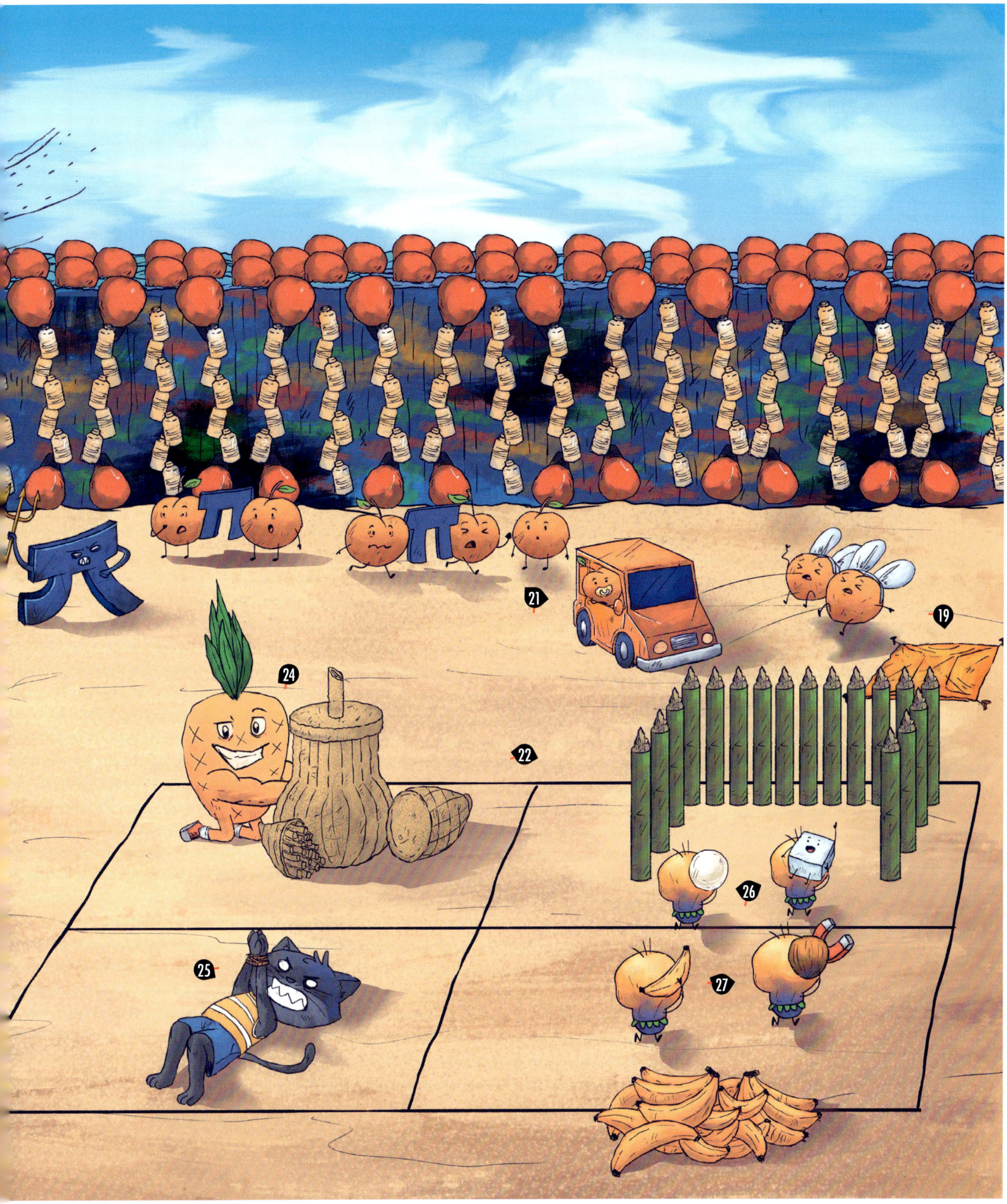

Insuline landet auf der Insel und sorgt für Aufruhr

Lange schon treibt die junge Insulanerin Insuline durch das Meer. Doch heute ist Land in Sicht. Sie macht sich auf, die neue, geheimnisvolle Insel zu betreten, während ihr Steuermann, der lange Hans, mit den anderen Boot-Insassen zurückbleibt. Insulines Erscheinen setzt einen merkwürdigen Mechanismus an einem Zaun in Gang – was wohl dahinter sein mag? Die kleinen Inselbewohner sind in Aufruhr versetzt, u.a. einige Pfirsiche, die jetzt ihre Camping-Zelte schnell abbauen. Auf der Insel steht auch eine angespülte Telefonzelle, die jetzt angebetet wird – vielleicht kann Insuline damit etwas erreichen? Insuline verunsichert weitere kleine Insel-Bewohner, dabei haben sie gerade noch dem Sandbau-Wettbewerb zwischen Muskel-Ananas und abgemagerten Kater beigewohnt. Jetzt verschanzen sie sich aber lieber hinter ihrem eigenen kleinen Zaun.

Insulin, das "Inselhormon", besteht aus einer Aminosäure-Sequenz, es ist ein Polypeptidhormon. Produziert wird Insulin in den Beta-Zellen der Langerhans-Inseln der Bauchspeicheldrüsen.

Hier wird es in Vesikeln gespeichert. Freigesetztes Insulin wirkt über transmembranäre Insulin-Rezeptoren und führt zu schnellen, Protein-vermittelten Effekten sowie langsamen, Gen-vermittelten Effekten. Diese betreffen den anabolen und katabolen Stoffwechsel sowie den Kaliumhaushalt. Ferner beeinflusst Insulin den Transport von Glucose, Aminosäuren und Elektrolyten an der Zellmembran.

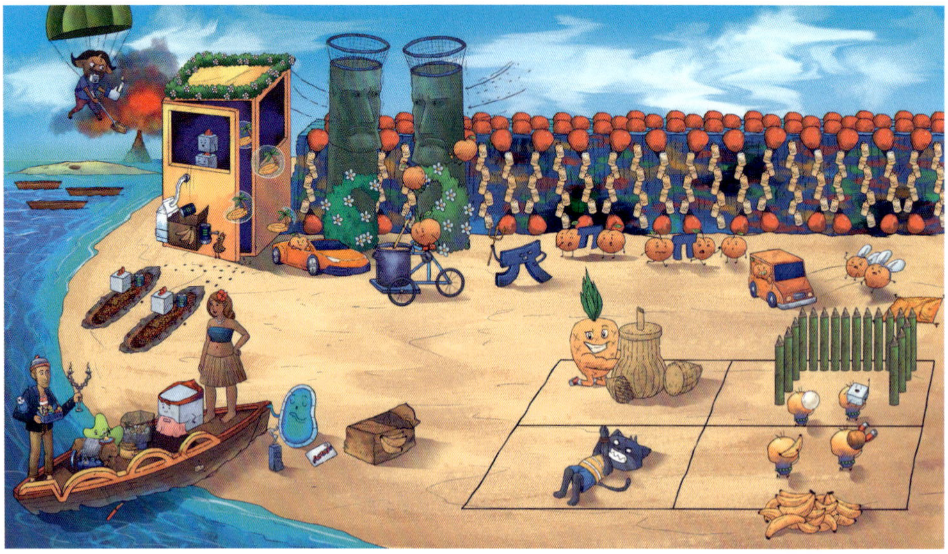

28

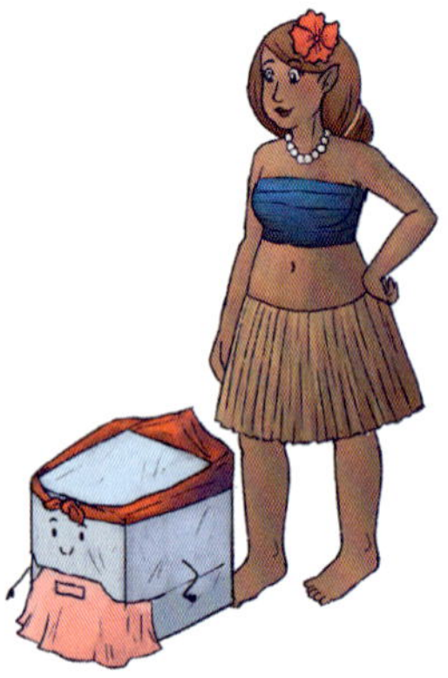

1 Insulin (Hormon)

1 Insulin (Inselhormon) ist ein Polypeptidhormon

Insuline mit Mohn im Haar und Perlenkette

Der Name Insulin leitet sich von der histologischen Beschreibung des Pankreasgewebes (Bauchspeicheldrüse) ab. Dort finden sich "Inseln" mit Beta-Zellen, die ein Polypeptidhormon produzieren. Dieses "Inselhormon" ist das Insulin.

Hier gezeigt durch die Insulanerin Insuline. Deren Sidekick ist ein kleiner Zuckerwürfel mit Schürze, da Insulin den Zuckerhaushalt mitreguliert. Insuline trägt eine Perlenkette und Mohn (Polypeptidhormon).

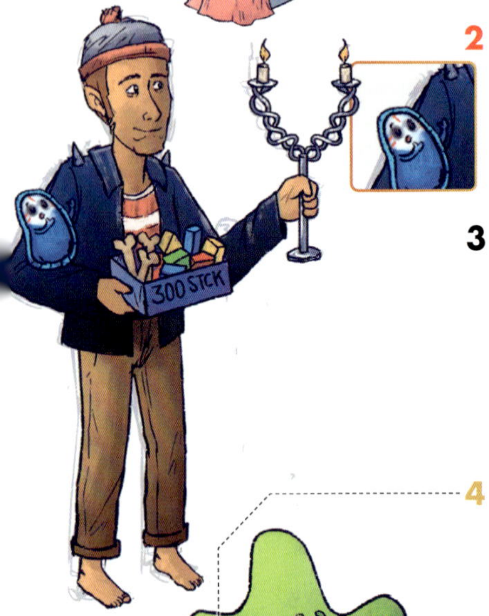

2 Insulin-Synthese erfolgt in den Beta-Zellen der Langerhans-Inseln des Pankreas

Betende Zelle, langer Hans mit "Punker-Gewebe"

Die Insulin-Synthese erfolgt in den Beta-Zellen der Langerhans-Inseln der Bauchspeicheldrüse (Pankreas). Insulines Steuermann ist der "lange Hans" (Langerhans-Inseln), der eine gewebte Punker-Jacke (Pankreas-Gewebe) trägt. Diese Jacke wird von einem Inselbewohner, einer kleinen Zelle, angebetet (Beter-Zelle wie Beta-Zellen; hier wird Insulin produziert).

3 Chromosom 11 kodiert Insulin-Gen, bestehend aus 300 Nukleotiden

Kerzenleuchter, drei Hundeknochen in bunten Bauklötzen

Die genetische Information für Insulin kodiert ein Genlocus auf dem kurzen Arm des Chromosom 11. Das Insulin-Gen besteht aus etwa 300 Nukleotiden. Der lange Hans freut sich auf einen romantischen Abend mit Insuline am Strand: in den Händen hält er einen zweigliedrigen, kurzen DNA-Kerzenleuchter (jeweils Zahlensystem 1; für Chromosom 11, kurzer Arm) sowie eine Kiste mit drei Hundeknochen (drei "Hund"ert) sowie bunten Bauklötzen darin (ca. 300 Nukleotide bilden das Insulin-Gen). Letztere dienen zur Ablenkung eines Präriehundes (siehe Expertenwissen).

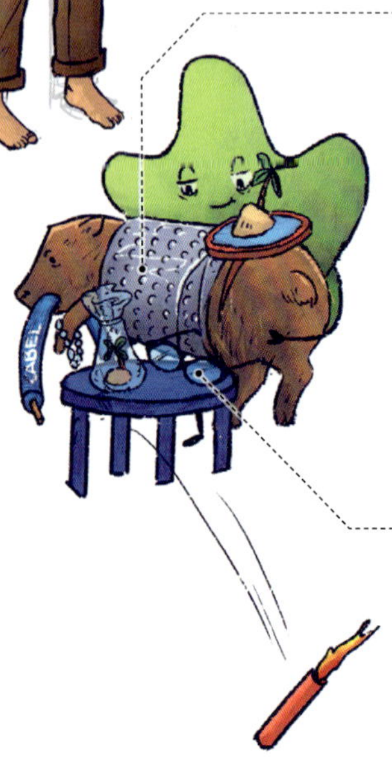

4 300 Nukleotide im rER translatiert zu Präproinsulin, 110 Aminosäuren

Ribosom mit Knisterfolie, Prärie-Hunde-Po, Hunde-Zeh

Ribosome des rauen endoplasmatischen Retikulums (rER) translatieren die mRNA aus den 300 Nukleotiden in ein Protein bestehend aus 110 Aminosäuren: das Präproinsulin. Ein Ribosom sitzt vor dem langen Hans und wickelt einen Prärie-Hund aus einer Knisterfolie (Translation im rauen endoplasmatischen Retikulum). Dieser Prärie-Hund zeigt uns seinen Po und trägt darauf einen Inselhut (Prärie-Po-Inselhut = Prä-pro-Insulin). Um seinen "Hunde-Zeh" (hundert-zehn) trägt er eine Perlenkette (110 Aminosäuren).

5 Präproinsulin besteht aus C-Peptid, A-Kette und B-Kette, L-Peptid

Prärie-Hund beißt in KABeL

Das Präproinsulin besteht aus dem L-Peptid (leader peptide, eine Signalsequenz), daran anschließend der B-Kette, dem C-Peptid und der A-Kette. Der Prärie-Hund beißt gerade in ein KABeL. Dieses steht als Akronym für die Bestandteile von Insulin: C-Peptid, A-Kette, B-Kette und L-Peptid = CABeL. Vorsicht: Deren Reihenfolge ist jedoch L, B, C, A!

6 Abspalten des Signalpeptids bei Eintritt in das rER: Proinsulin aus 84 Aminosäuren, gefaltet

Signallicht fällt ab, Po-Insel in Knisterfolie gewickelt – auf Stuhl mit Brille

Bei Eintritt in das raue endoplasmatische Retikulum (rER) wird das Signalpeptid (L-Peptid) abgespalten und das restliche Protein gefaltet. Übrig bleibt das Proinsulin, bestehend aus 84 Aminosäuren. Dem Prärie-Hund wird seine lustige Po-Insel nicht gegönnt. Der lange Hans zwingt ihn die "Po-Insel" (Proinsulin) auf einem Stuhl abzulegen, auf dem auch eine Brille liegt (8er-Brillenform und Stuhl mit 4 Beinen für 84 Aminosäuren); diese soll er in Knisterfolie einwickeln (Eintritt in das rER). Dabei fällt auch ein Signallicht zur Seite (Abspaltung des L-Signal-Peptids bei Eintritt in das rER).

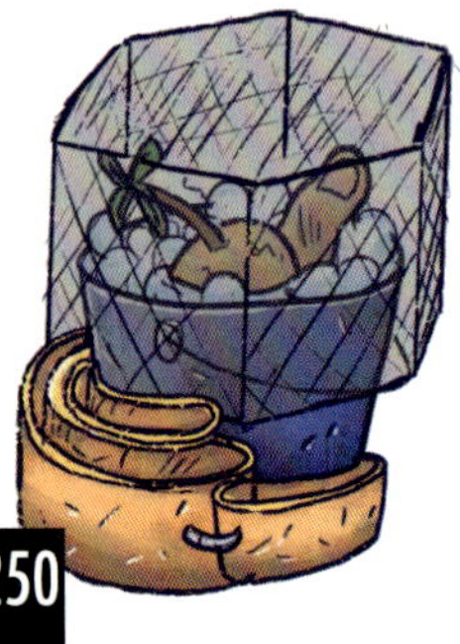

7 Proinsulin wird in den Golgi-Apparat aufgenommen und gespeichert

Goldener Apparat mit Speicher-Blasen

Proinsulin wird in den Golgi-Apparat aufgenommen und dort gespeichert. Bei (Insulin-) Bedarf wird das C-Peptid abgespalten. Insulin und C-Peptid verbleiben beide in Vesikeln und werden durch Zink-Ionen stabilisiert. An nächster Position in dem Boot liegt der Gold-Apparat (Golgi-Apparat). Dieser beinhaltet in kleinen Blasen (Vesikel) eine Insel (Insulin), sowie einen abgespaltenen Zeh (C-Protein, abgespalten) in einem Zinkeimer (Zink-Ion).

8 Insulin entsteht durch Faltung, drei Disulfidbrücken und Abspaltung des C-Peptids

Falte, drei Schwefel-gelbe Brücken, Zeh springt herunter

Insulin entsteht durch die Abspaltung des Signal- und C-Peptids, sowie durch die Ausbildung von drei Disulfidbrücken. Übrig bleibt das Insulinmolekül. Die grundlegenden Schritte zeigt die Bordwand des Bootes: Hier ist eine "Falte" eingelassen, drei gleiche Schwefel-gelbe Brücken (Disuldidbrücken), sowie ein kleiner Zeh. Dem Zeh wird es hier zu bunt und er springt über Bord (Abspaltung des C-Peptids).

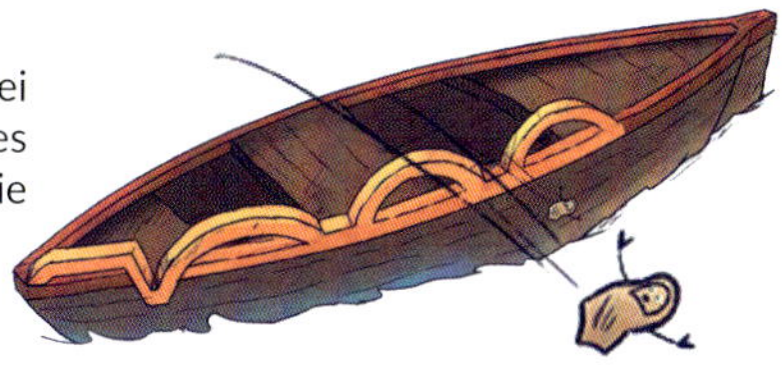

9 Speicherung Insulin als Hexamer an Zink-Ionen in Vesikeln des Golgi-Apparates

Sechseckiges Wurfnetz in Zink-Eimer neben Gold-Apparat

Insulin wird als Hexamer zusammen mit Zink-Ionen in Vesikeln des Golgi-Apparates gespeichert. Zink wirkt stabilisierend auf Insulin. Es wird zu diesem Zweck auch als Zusatz von Verzögerungsinsulinen eingesetzt und bedingt deren langsamere Resorption (Verzögerung) und somit länger andauernde Wirkung. Insuline verwahrt ihr sechseckiges Wurfnetz (Insulin- Hexamere) in einem Zink-Eimer neben dem Gold-Apparat (Speicherung an Zink-Ionen in Vesikeln).

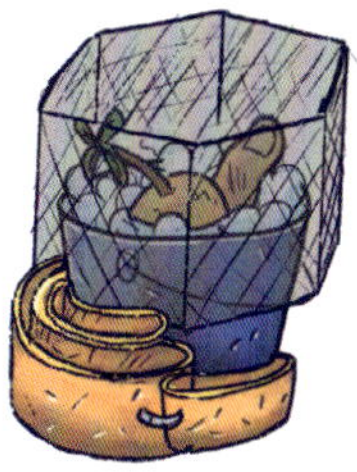

2 Insulin-Freisetzung

10 Insulin-Freisetzung durch Verschluss ATP-gesteuerter Kaliumkanäle

Freisetzung von Inseln durch Batterie-Verschluss von Bananen-Kiste

Voraussetzung für die Freisetzung von Insulin aus den Beta-Zellen ist der Verschluss ATP-gesteuerter Kaliumkanäle. Dies kann auf verschiedenen Wegen erreicht werden. Auf der Insel steht eine angespülte Telefonzelle, die nun von den Inselbewohnern angebetet wird: die Beter-Zelle (Beta-Zellen). Hier drin werden ein paar Schwimminseln (Insulin) verwahrt, die über verschiedene Mechanismen freigelassen werden (Insulinsekretion). Teil dieser Mechanismen ist eine Batterie (ATP) gesteuerte Bananenkiste (Kaliumkanal). Die Kiste ist aktuell noch offen.

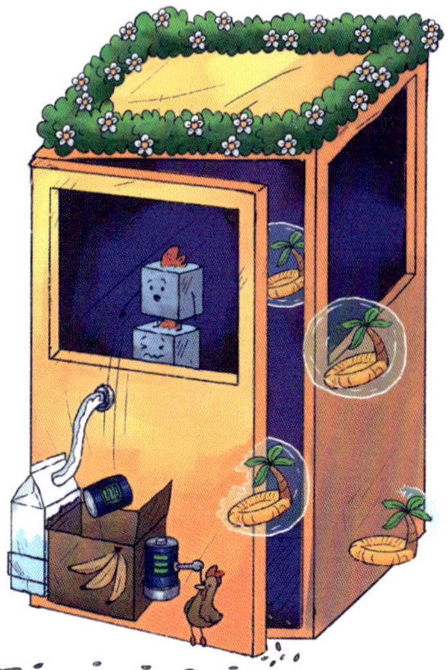

11 Verschluss Kaliumkanäle führt zur Depolarisierung der Plasmamembran; dies führt zum Ca-Einstrom und endgültig zur Vesikelfreisetzung

Kurzschluss, Milcheinschuss, Inselfreisetzung

Schließen die ATP-abhängigen Kaliumkanäle, depolarisiert die Plasmamembran der Zelle. Dies führt zur Öffnung von Calciumkanälen. Endresultat ist die Insulinfreisetzung durch Exozytose der Vesikel. Wird die Bananenkiste geschlossen, kommt es zum Kurzschluss. Dieser überträgt sich auf eine Milchtüte, die dann Milch in die Beter-Zelle gießt (Verschluss ATP-abhängiger Kaliumkanäle depolarisiert Membran, öffnet Calciumkanäle). Dadurch werden die Inseln aus der Beter-Zelle freigesetzt (Insulinfreisetzung).

12 Auslöser Glukose: Aufnahme durch GLUT2 → erhöhte mitochondriale ATP-Produktion

Zuckerwürfel über 2 Glutwege → reichen Batterie hoch

Glukose wird durch den insulinunabhängigen Glukosetransporter GLUT2 in die Beta-Zelle transportiert. Dies führt zur vermehrten mitochondrialen ATP-Bildung. ATP wiederum verschließt den ATP-gesteuerten Kaliumkanal. Es folgt die Insulin-Freisetzung. Die kleinen Zuckerwürfel sind auch in der Lage die Inseln freizusetzen. Hierzu müssen sie über zwei heiße Glutwege (GLUT2-Transporter) in die Beter-Zelle laufen. Dort machen sie eine Räuberleiter von innen (erhöhte intrazelluläre Glukose) und werfen eine Batterie in die Bananenkiste (ATP Bildung und Verschluss der Kaliumkanäle).

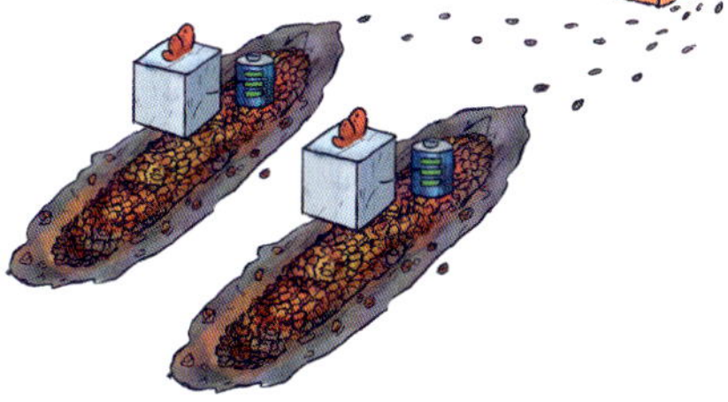

13 Auslöser GLP–1 bei orale Glukose-Aufnahme – GLP-1-Rezeptor aktiviert PKA → K-Kanal schließt

Gnu-Like-Peptid mit Kerze als Paragleiter – Zepter aktiviert Pekannuss, Bananenkiste schließt

Die orale Glukoseaufnahme bewirkt eine Freisetzung von Glucagon-like Peptid 1 (GLP-1) aus dem Intestinaltrakt. In Gegenwart von Glucose aktiviert GLP-1 den GLP-1-Rezeptor. Dies stimuliert die Proteinkinase A (PKA), welche den Kaliumkanal verschließt. Es folgt die Insulin-Freisetzung. Von oben segelt das paragleitende Gnu heran, es trägt einen "Like"-Daumen und eine Kerze (Zahlensystem 1; GLP1). Die Kerze ist ein obligates Mitbringsel für einen Besuch der Beter-Zelle. Um den Hals trägt das Gnu eine Peptidkette. Dies ist also das "Gnu-Like-Peptid 1". Es reißt den Mund weit auf und wirft ein Zuckerwürfelchen ein (für orale Aufnahme). Das Gnu zielt mit einer von einem Zepter (GLP1-Rezeptor) gehaltenen Pekannuss (PKA) auf die Bananenkiste. Diese schließt sich wenn es trifft.

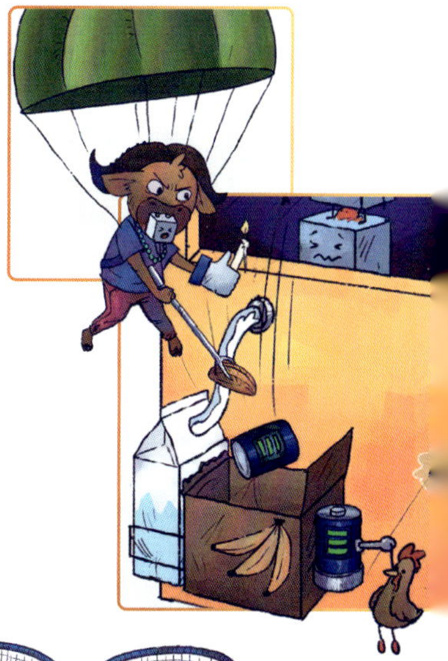

14 Auslöser Sulfonylharnstoffe – SUR1-Rezeptor der Beta-Zellen

Hahn aus Stoff als Schlüssel

Ein weiterer Auslöser für die Insulinsekretion können Sulfonylharnstoffe sein. Diese binden an SUR1-Rezeptoren (sulfonylurea receptor 1) der Beta-Zellen. Dadurch kommt es zum Verschluss der ATP-gesteuerten Kaliumkanäle und somit zur verstärkten Insulin-Freisetzung. In der Bananenkiste steckt ein Schlüssel, an dem ein Hahn aus Stoff (Sulfonylharnstoff) baumelt. Wird die Bananenkiste abgeschlossen, wird der bekannte Mechanismus in Gang gesetzt.

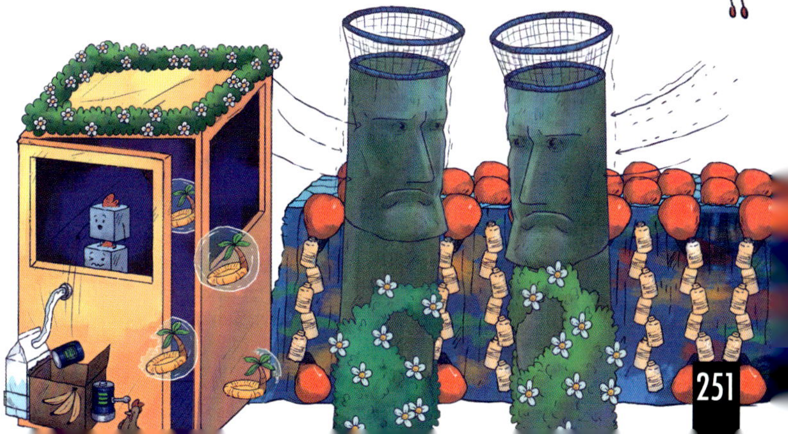

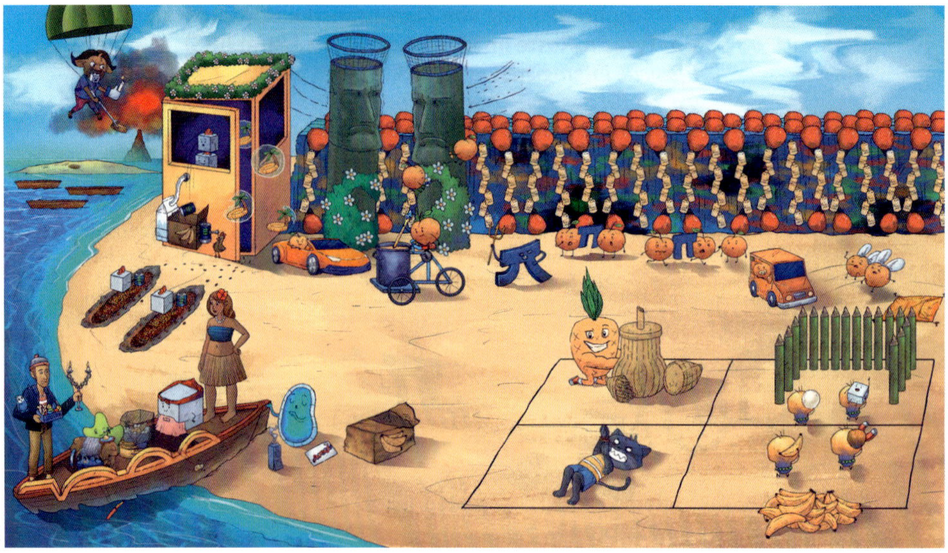

28

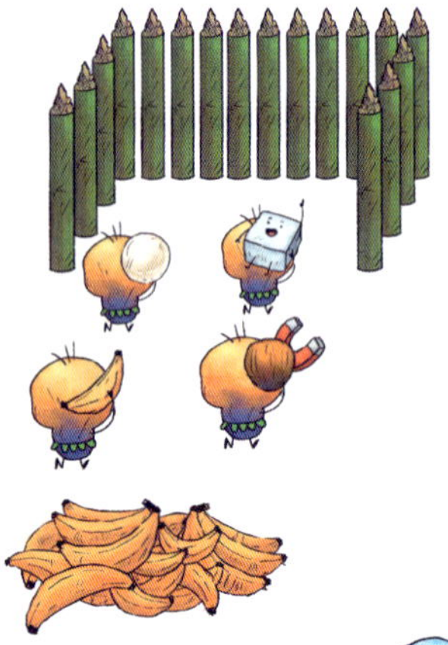

4 Insulin-Effekte

22 Insulin hat metabolische Effekte (anabole und katabole) sowie Membran-Effekte

Diabolischer Sandfiguren-Wettbewerb und Flucht hinter Palisaden-Mauer

Insulin hat metabolische Effekte, sowie Membran-Effekte. Die metabolischen Effekte beeinflussen sowohl den anabolen Stoffwechsel (Aufbauphase) als auch den katabolen Stoffwechsel (Abbauphase). Die Insulin-Effekte werden hier veranschaulicht durch das, was passiert, nachdem Insulines Erscheinen die kleinen Inselbewohner aufgescheucht hat. Nach ihrer Kettenreaktion müssen sie ihr übliches Treiben auf der Insel anpassen. Gerade läuft noch der diabolische Sandfiguren-Wettbewerb (metabolische Effekte), der muss jetzt angepasst werden. Des Weiteren verschanzen sich die Bewohner hinter einem Palisadenzaun (Membran-Effekte).

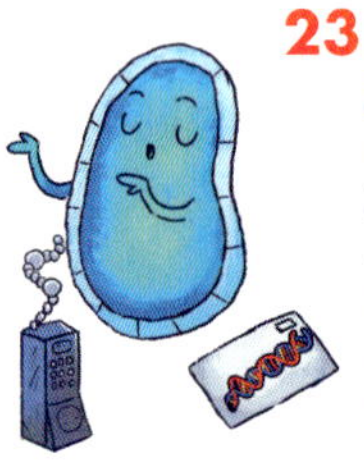

23 Insulin hat schnelle und langsame Effekte – Protein-vermittelt vs. Gen-vermittelt

Zell-Wichtel bei Insuline: Protein-Telefon (schnell) und DNA-Post (langsam)

Die hier genannten Insulin- Effekte treten einerseits schnell ein über die Aktivierung vorhandener Zell-Proteine; andererseits langsam, über die Induktion bzw. Repression von Genen. Bei der Vermittlung auf Transkriptionsebene werden durch Insulin u.a. Schlüsselenzyme der Stoffwechselwege angekurbelt. Insuline ist erschienen! Informiert die Bewohner! Aber besser auf zwei Wegen. Sicher ist sicher. Ein kleiner Zell-Wichtel hat hierfür ein "Protein-Telefon" (schnelle Effekte sind proteinvermittelt); sicherheitshalber schickt er aber noch eine DNA-Post ab (Gen-vermittelte Effekte, langsamer).

Anabole Effekte

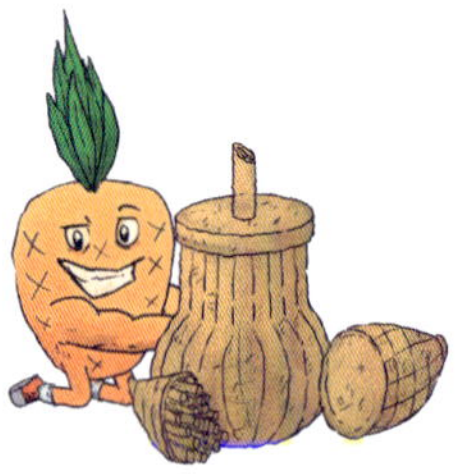

24 Insulin fördert Glykogensynthese (Leber), Lipidsynthese (Fettzellen) und Proteinsynthese (Muskel)

Anabolika-Ananas baut Zuckerstreuer, Fritten und Schinken

Insulin fördert den anabolen Stoffwechsel (Aufbauphase): Insulin verstärkt die Glykogensynthese in der Leber, es steigert die Lipidsynthese in den Fettzellen und kurbelt die Proteinsynthese in den Muskeln an. Der Sandfiguren-Wettbewerb läuft zwischen einer Ananas (anabol) und dem Kater (katabol). Die Ananas baut gerade aus Sand einen Zuckerstreuer (für Glykogen), eine Frittentüte (Form der Fritten für Fettsäuren der Lipidsynthese) sowie einen Schinken (Proteinsynthese).

Katabole Effekte

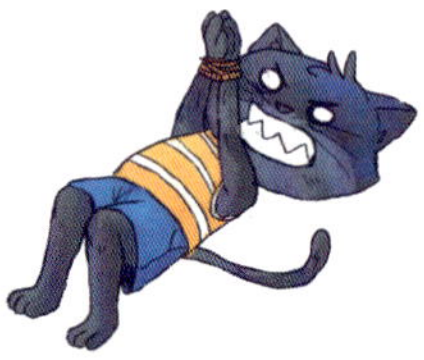

25 Insulin hemmt die Glykogenolyse, Glukoneogenese, Proteolyse und Lipolyse

Abgemagerter Kater will Sandfiguren zerhauen, doch die Ananas hat seine Pfoten verbunden

Insulin hemmt den katabolen Stoffwechsel (Abbauphase): Insulin hemmt die Glykogenolyse, die Gluconeogenese, die Proteolyse und drosselt die Lipolyse. Der abgemagerte Kater (katabol) hat eine ganz eigene Strategie, wie er nach Insulines Erscheinen den Wettbewerb ganz schnell für sich entscheiden kann: Er holt aus, um die drei Sandfiguren der Ananas zu zerhauen. Doch die Ananas hat geschickt seine Pfoten verbunden – dies repräsentiert die Hemmung des Glykogenabbaus.

i Der Sandfiguren-Wettbewerb zeigt in seiner Matrix die Effekte von Insulin:

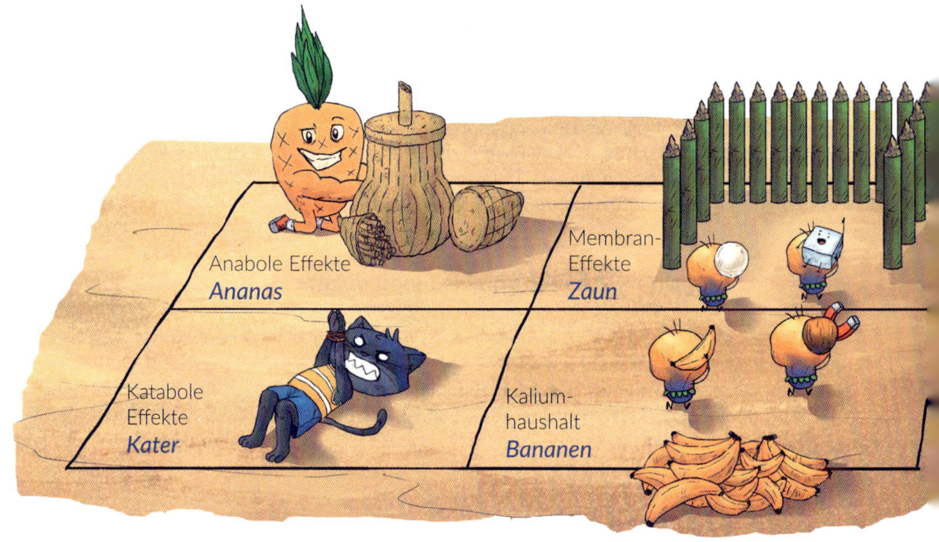

Membran-Effekte

26 Insulin fördert den Transport von Glucose und Aminosäuren in Muskel- und Fettzellen

Insel-Bewohner transportieren Zuckerwürfelchen und Perlen in Palisaden-Festung

Insulin fördert den Transport von Glucose und Aminosäuren in Muskel- und Fettzellen. Die kleinen Inselwichte verschanzen sich nach Insulines Erscheinen in einer Festung auf einer Parzelle (für Zelle) des Spielfelds . Hier transportieren sie Zuckerwürfelchen und Perlen (Aminosäuren) hinein.

27 Insulin fördert den Transport von Kalium und Magnesium in Leber-, Muskel- und Fettzellen

Insel-Wichtel transportieren Bananen und Magnet-Nüsse in ihre Festung

Insulin fördert den Transport von Kalium, Magnesium und weiteren Ionen in Leber-, Muskel- und Fettzellen. Weitere Vorräte müssen her. Die Inselbewohner transportieren sicherheitshalber noch Bananen (für Kalium) sowie "Magnet-Nüsse" (für Magnesium-reiche Nüsse) in ihre Festung.

28 Insulin kann eine Hypokaliämie verursachen

Leere Bananenkiste vor Insuline

Entsprechend seiner Effekte kann Insulin eine Hypokaliämie verursachen, diese ist potentiell lebensgefährlich. Tja, blöd gelaufen für Insuline – endlich Land in Sicht und dann erschrecken sich alle so sehr vor ihr, dass sie alle Bananen (Bananen sind sehr kaliumreich) abtransportieren, bis nichts mehr für sie bleibt.

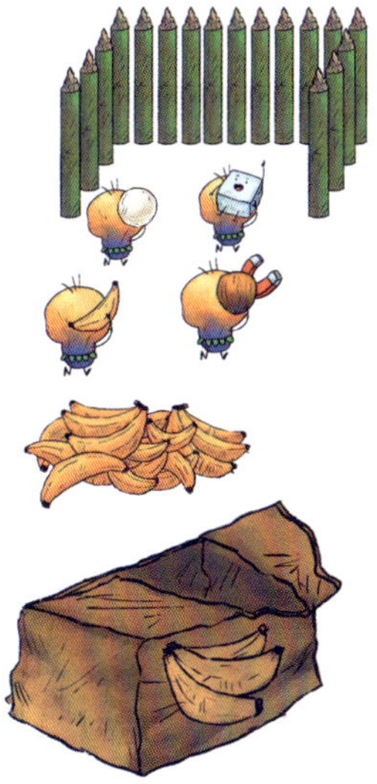

Quintessence

Q1 Insulin (Inselhormon) ist ein Polypeptidhormon, hier Insuline mit Mohn im Haar und Perlenkette.

Q2 Insulin-Synthese erfolgt in den Beta-Zellen der Langerhans-Inseln des Pankreas, hier die betende Zelle und der lange Hans mit "Punker-Gewebe", seine Punkerjacke.

Insulin-Freisetzung

Q3 Insulin-Freisetzung durch Verschluss ATP-gesteuerter Kaliumkanäle, hier die Freisetzung von kleinen Inseln durch den Batterie-abhängigen Verschluss-Mechanismus einer Bananenkiste.

Insulin-Rezeptor

Q4 Insulin wirkt über den transmembranären Insulinrezeptor, eine Tyrosinkinase, hier die geheimnisvolle Tür mit Kinn-Nase im Plastikmüll-Zaun.

Aktivierung des Insulin-Rezeptors

Q5 Tyrosinkinasen: Insulin führt zur Dimerisierung und Autophosphorylierung, dies führt zu einer gesteigerten Kinaseaktivität, Insulines Erscheinen führt zur Fusion der Tür-Einheiten; Pfirsiche erscheinen bei den Tür-Kinn-Nasen und polieren diese.

Q6 Insulin vermittelt seine metabolischen Effekte v.a. über die Senkung des cAMP-Spiegels, hier das abgebaute CAMPing-Zelt als Endstrecke der Kettenreaktion der panischen Pfirsiche.

Insulineffekte

Q7 Insulin hat metabolische Effekte (anabole und katabole) sowie Membran-Effekte, gezeigt durch den diabolischen Sandfiguren-Wettbewerb und die Flucht der kleinen Inselbewohner hinter die Palisaden-Mauer.

Q8 Insulin fördert den anabolen Stoffwechsel durch Glykogensynthese (Leber), die Lipidsynthese (Fettzellen) und die Proteinsynthese (Muskel), die anabole Muskel-Ananas baut aus Sand einen Zuckerstreuer, Fritten und Schinken.

Q9 Insulin hemmt den katabolen Stoffwechsel durch Hemmung der Glykogenolyse, Glukoneogenese, Proteolyse und Lipolyse, der abgemagerte Kater will die Sandfiguren zerhauen.

Q10 Insulin kann eine Hypokaliämie verursachen, gezeigt durch die leeren Bananenkisten vor Insuline.

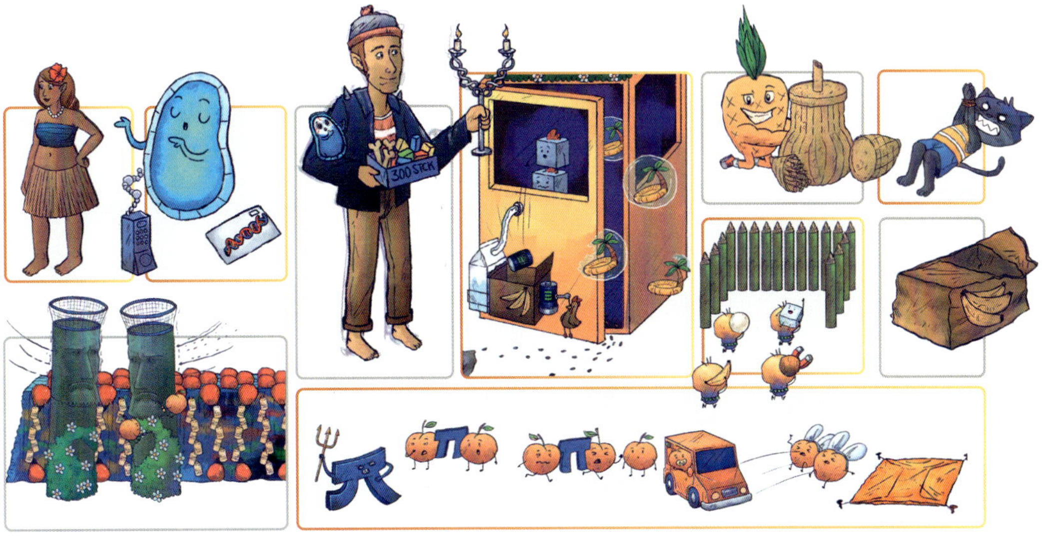

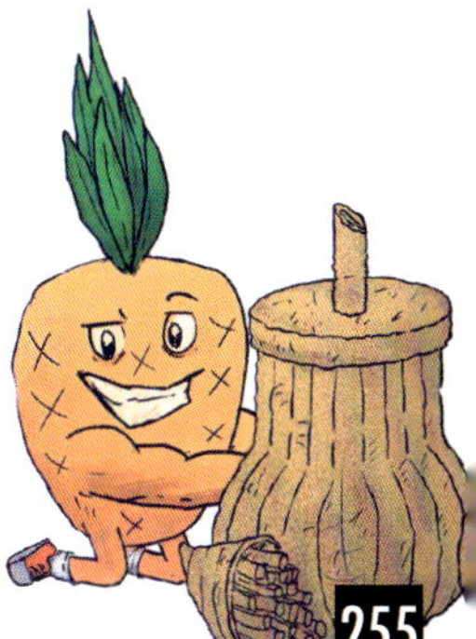

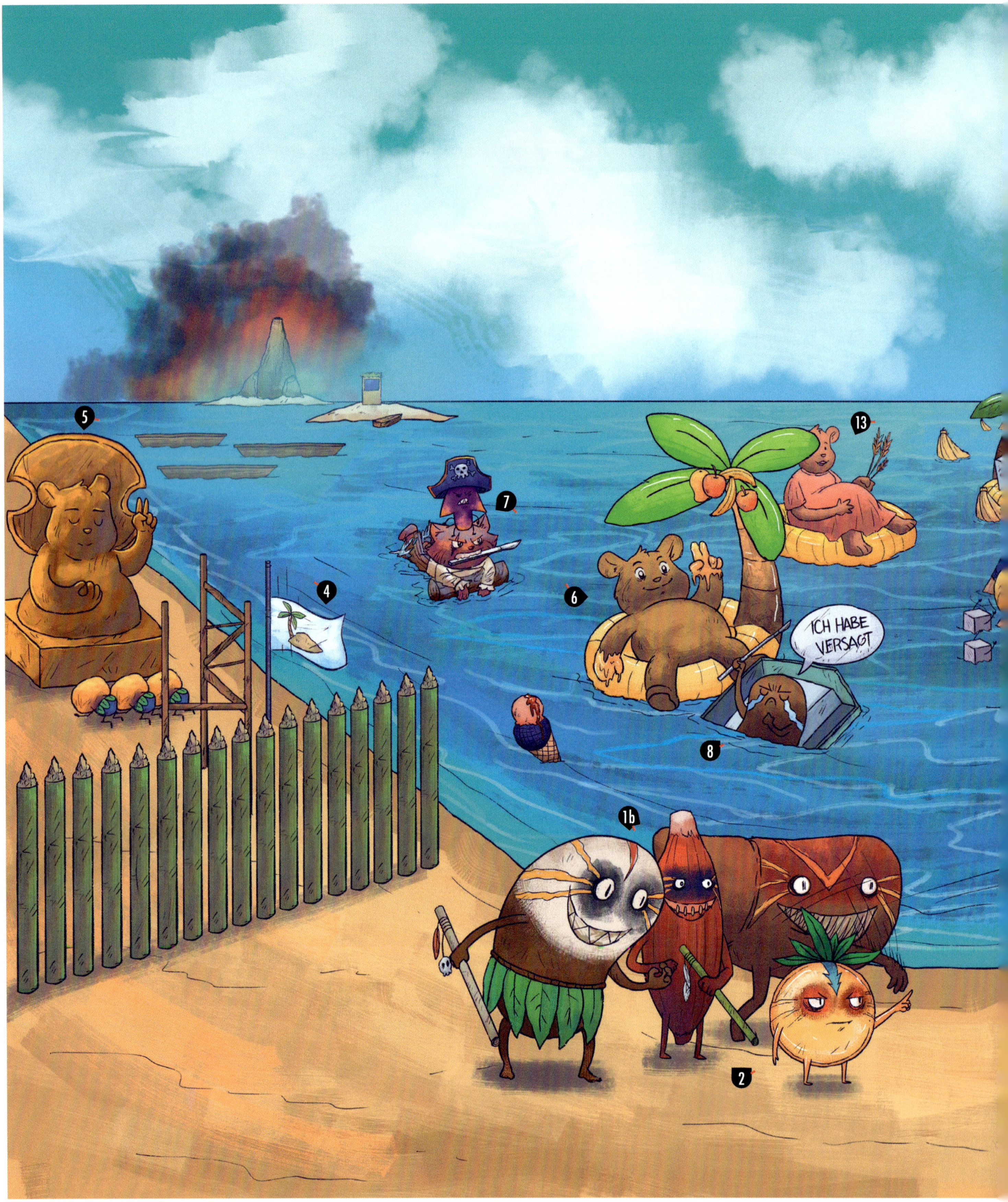

Insulin

Pharmakologie, Indikationen und Nebenwirkungen

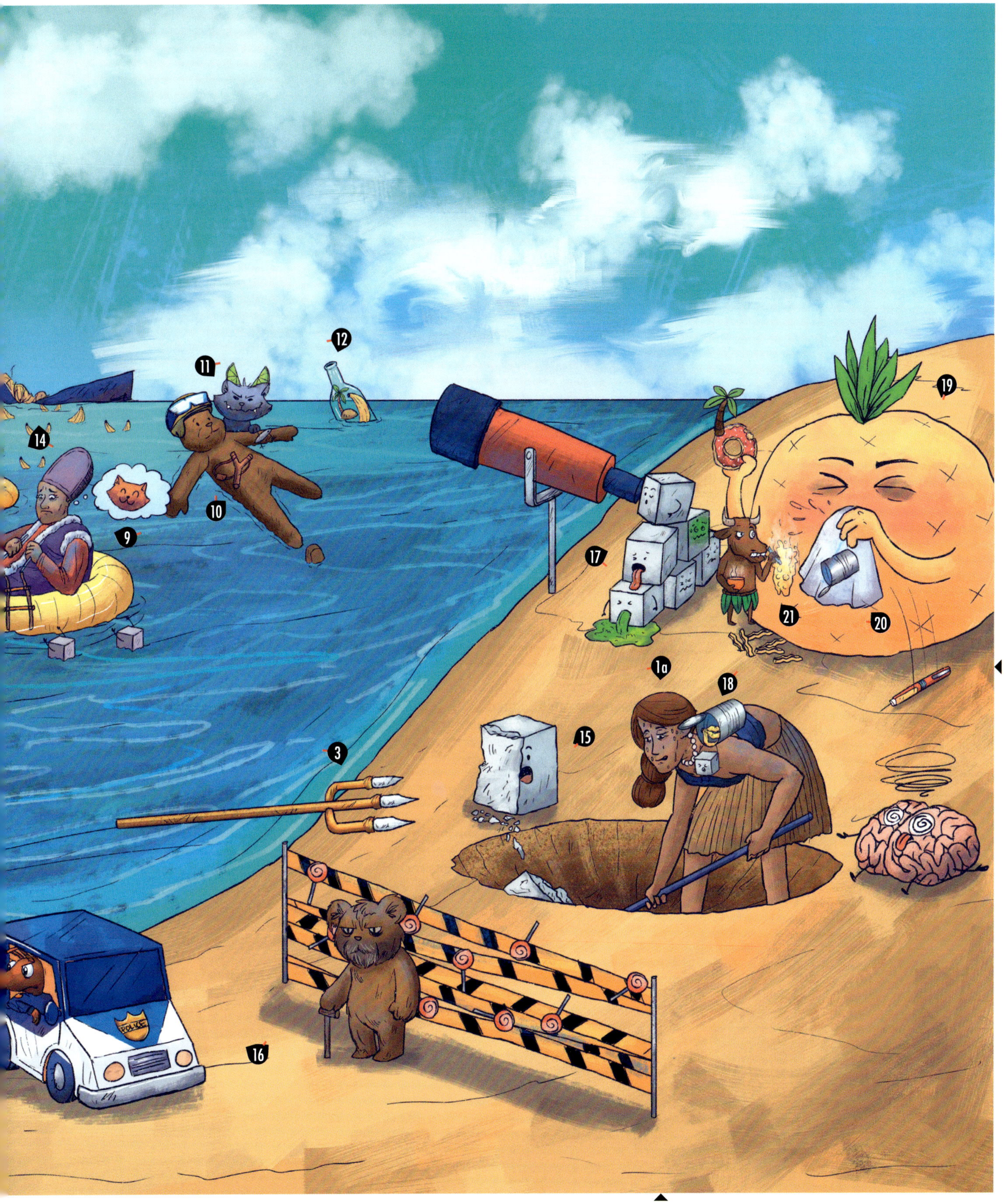

Seenot vor der Bucht - Insuline auf Schatzsuche

Insuline ist nun auf der Schatzinsel gelandet. In einer Bucht hofft sie, sagenumwobene Reichtümer zu bergen. Doch sie ist nicht allein: Die kannibalischen Bewohner der Insel, Leber und Niere, beobachten sie und warten nur darauf, zuzuschlagen. Für eine andere Gruppe, die kleinen Inselbewohner, ist Insulines Aufkreuzen hingegen kein gutes Zeichen – was will die Fremde hier? Die Inselbewohner verschanzen sich kurzerhand und bauen ihre Beobachtungsposten sicherheitshalber ab. Auf hoher See ereignet sich derweil Tragisches: Einige Schiffe drohen unterzugehen und so retten sich panisch die Schiffbrüchigen, um es auf die Insel zu schaffen. Auf hoher See lungern natürlich ein paar Piraten. Unbeeindruckt von alldem schaufelt Insuline intensiv weiter, um an den Schatz zu kommen. Dabei verausgabt sie sich völlig.

Insulin wird v.a. in der Leber und Niere abgebaut. Wann wird Insulin gegeben? Klassisch bei Typ-1- und Typ-2-Diabetes. Aber es gibt weitere Indikationen.

Verabreichtes Insulin wiederum hat Nebenwirkungen – am relevantesten ist die Hypoglykämie.

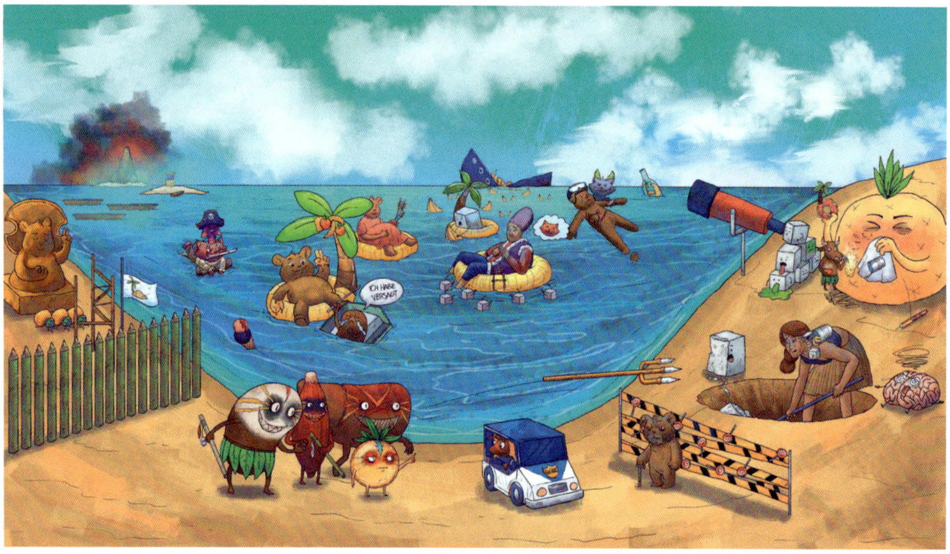

21

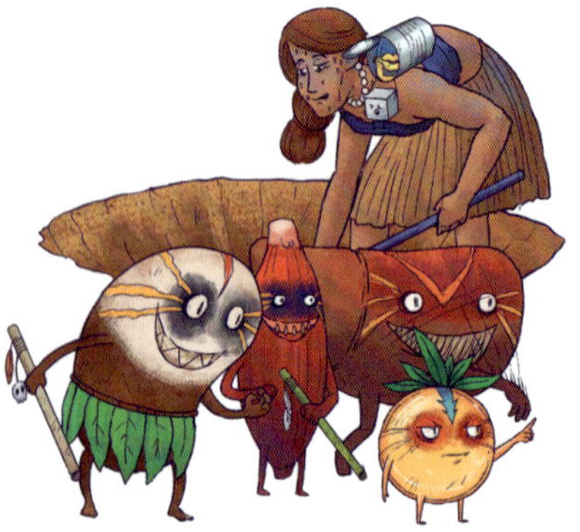

1 Pharmakologie

1 Insulin wird in Leber und Niere abgebaut

Insuline, frisch gelandet, wird von Leber und Niere belauert

Der Abbau von Insulin erfolgt in Leber und Niere. Insuline ist auf einer weiteren Insel, einer Schatzinsel, gelandet – hier hofft sie auf großen Reichtum zu stoßen. Doch auch hier ist sie nicht allein! Sie wird von zwei wilden Kannibalen belauert: Leber und Niere. Etwa 30% des Insulinabbaus bewerkstelligt die Niere durch ihre Tubuluszellen. Folglich sinkt bei Nieren- oder Leberinsuffizienz der Insulinbedarf, da es langsamer abgebaut wird. Diese wilden Kannibalen lauern nur darauf, Insuline zu verschlingen (Abbau). Die Niere hält angriffslustig ein Tubulus-Giftrohr (Abbau durch Tubuluszellen) in der Hand.

2 Ein geringer Teil wird auch in peripheren Geweben wie Muskel- und Fettgewebe abgebaut

Feindselig gegenüber Insuline: Muskel- und Fettzelle

Ein geringer Teil des Insulins wird auch in peripheren Geweben wie Muskel- und Fettgewebe abgebaut. Weitere zwielichtige Gestalten die Insuline auflauern sind eine wilde Muskel- und eine Fettzelle.

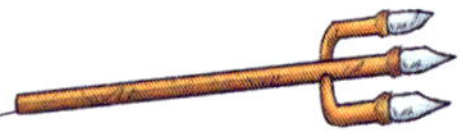

3 Eliminationshalbwertszeit intravenös verabreichten Humaninsulins beträgt 3-10 Minuten

Leber wirft Dreizack mit Zähnen

Die Eliminationshalbwertszeit von intravenös verabreichtem Humaninsulin beträgt 3-10 Minuten. Die Leber startet die erste Attacke: Sie wirft einen Dreizack (3) mit Zähnen (wie 10) nach Insuline (Eliminationshalbwertszeit von 3 bis 10 Minuten).

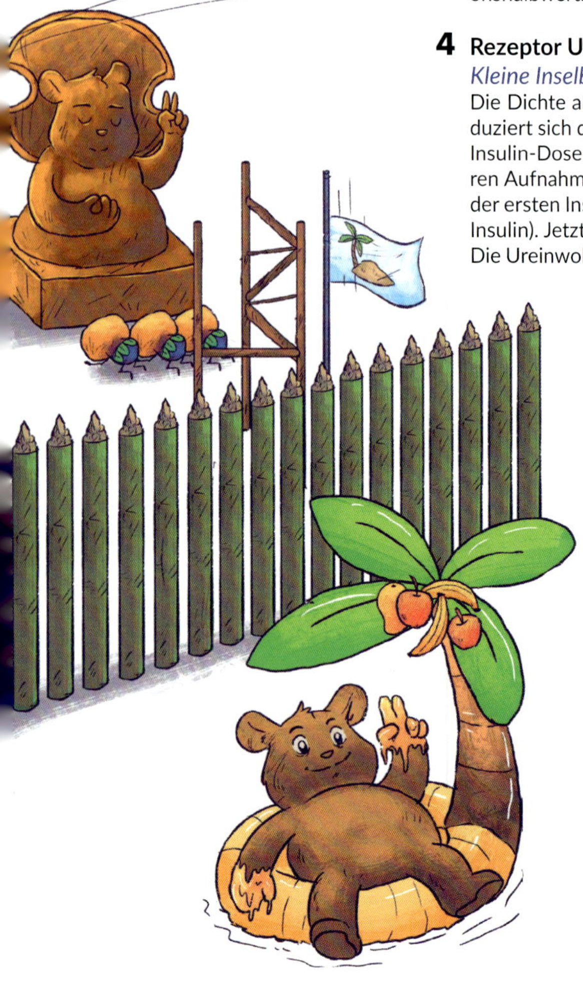

4 Rezeptor Up- und Down-Regulation bei wenig bzw. viel Insulin

Kleine Inselbewohner holen Flagge ein

Die Dichte an Insulinrezeptoren ist abhängig vom Insulinangebot. Bei einem Überangebot an Insulin reduziert sich die Rezeptordichte (Down-Regulation) – dies entspricht einer Insulinresistenz. Immer höhere Insulin-Dosen sind dann nötig, um die Signalkaskade noch in Gang zu setzen. Diese führt u.a. zur zellulären Aufnahme von Glukose. Bei Insulinmangel steigt die Rezeptoranzahl (Up-Regulation). Wie schon auf der ersten Insel fürchten auch hier die kleinen Inselbewohner eine Invasion von Insuline (Überangebot an Insulin). Jetzt wo sie erschienen ist, holen sie schnell ihre Signalflaggen ein (Rezeptor Down-Regulation). Die Ureinwohner wollen sich endgültig abschotten (Insulinresistenz) und bauen auch ihre Signaltürme ab.

5 Insulinresistenz ist Hauptmerkmal des Typ-2-Diabetes

Götze der abwehrenden (resistenten) Insulaner: Honigbär-Statue

Bei Typ-2-Diabetes findet sich langfristig (ohne Therapie) ein (relativer) Insulinmangel bei bestehender Hyperglykämie. Anfangs kompensiert eine erhöhte Insulinausschüttung die erhöhten Blutzuckerwerte. Durch Rezeptor Down-Regulation lässt die Wirkung jedoch nach und die Hyperglykämie wird nicht mehr kompensiert (relativer Insulinmangel). Die kleinen Inselbewohner leisten Widerstand gegen Insuline (Insulinresistenz) und bitten ihren Götzen, den Honigbären (Insulinresistenz als Hauptmerkmal des DM2), um Unterstützung. Dieser hält zwei Finger hoch (DM Typ 2). Dem Bären haben sie bereits eine goldene Statue erbaut, vor der einige Inselbewohner nun beten.

2 Indikationen

6 Typ-2-Diabetes, falls Lebensstiländerung und orale Antidiabetika nicht ausreichen

Dicker Honig-Bär in Seenot

Bei Typ-2-Diabetes wird heutzutage standardmäßig mit Lebensstiländerungen bzw. oralen Antidiabetika therapiert, falls erstere keinen Erfolg zeigen. Bei weiterhin frustraner Einstellung oder unter bestimmten Bedingungen wird die Therapie um Insulin erweitert bzw. auf Insulin umgestellt. Die kleinen Inselbewohner frohlocken: Der Honigbär scheint ihre Gebete erhört zu haben und ist auf dem Weg zu ihnen! Weniger erfreulich jedoch: Er ist in Seenot (bei DM2 nur bei Versagen der Basistherapie indiziert). Sein Schwimmring ist eine Fruchtinsel (Ernährungsumstellung). Seine Eiswaffel treibt davon (vergeblicher Einsatz oraler Antidiabetika, das Mikrofon-Eis als Symbol für die OADs).

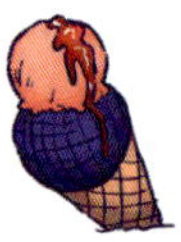

7 Typ-2-Diabetes in Stresssituationen mit erhöhtem Insulinbedarf, wenn OAD unzureichend

Stress: Ein Angriff durch Minipiraten, schnell auf die Insel!

Typ-2-Diabetes wird standardmäßig mit oralen Antidiabetika (OAD) wie Metformin behandelt. Unter besonderen Umständen kann diese Therapie jedoch unzureichend sein und muss ergänzt werden. Ursächlich hierfür können Stresssituationen sein, die zu einem erhöhten Insulinbedarf führen. Ein Piraten-Kater greift den Bären an – dieser sollte jetzt schnell die rettende Insel erreichen (ergänzende Therapie mit Insulin)! Zu den Auslösern solcher Stresssituationen gehören schwere katabole Zustände (dicker angreifender Kater) wie: Infekte (fieses Virus auf seinem Kopf), perioperativ bei Operationen (Skalpell im Katermaul) und Glukokortikoidtherapie (Kordhose des Katers). Unter Glukokortikoidtherapie wird bspw. 20% mehr Altinsulin bei 20mg Prednisolon-Äquivalent gebraucht; entsprechende Schemata sind hierfür vorhanden.

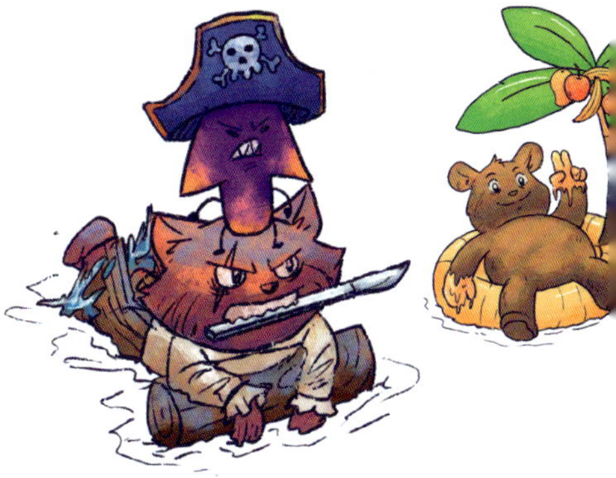

8 Umstellung auf Insulin bei Intensivbehandlung, akutem Nierenversagen und während OPs

Untergehend auf einem Bett: Versager-Niere mit Skalpell

In bestimmten Situationen werden orale Antidiabetika auf Insulin umgestellt. Dies gilt für: intensivmedizinische Behandlung, akutes Nierenversagen und die perioperative Umstellung. Welch ein Malheur! Die Niere sollte eigentlich den Honigbären vor dem Piraten-Kater beschützen – das hat wohl nicht geklappt. Denn sie geht mit ihrem Intensivbett unter (Umstellung bei Intensiv-Therapie). Wer wählt auch so ein Vehikel für hohe See? Am Boden zerstört ruft sie: "Ich habe versagt!" (Umstellung bei Nierenversagen) und hält noch ihr Skalpell (Umstellung bei Operationen) als letzte Abschreckung für den Kater hoch.

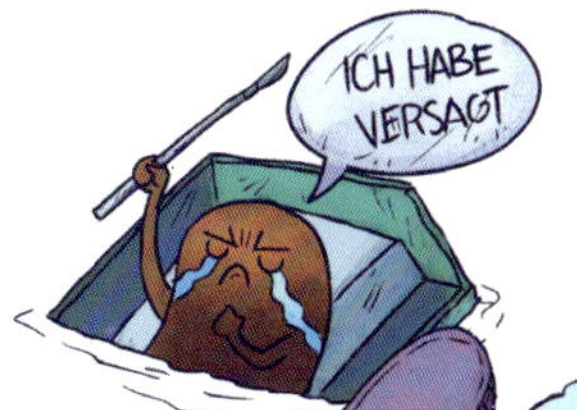

9 Hyperosmolares/ Diabetisches Koma ohne Ketoazidose, v.a. DM2

Osmanische Bären-Oma ohne Katze

Das hyperosmolare Koma, eine Form des diabetischen Komas, ist eine Komplikation oder gelegentlich auch Erstmanifestation des Typ-2-Diabetes. Da die restliche Insulinproduktion bei DM2 eine Lipolyse verhindert, kommt es nicht zur Ketoazidose. Jedoch bedingt der relative Insulinmangel eine verminderte Glukoseverwertung. Die Glukosefreisetzung aus der Leber wird gesteigert, da der Körper glaubt, es sei kein Zucker vorhanden, obwohl das Blut voll davon ist. Auf hoher See treibt auch die osmanische Bären-Oma (hyperosmolares diabetisches Koma). Diese strickt eigentlich eine kleine Leiter, damit die im Meer ertrinkenden Zuckerwürfelchen bei ihr an Bord klettern können. Das vergisst sie aber gerade (verminderte Glukoseverwertung). Warum nur? Die Bären-Oma denkt an ihre Katze, die sie so vermisst (fehlende Ketoazidose) - vielleicht ist die ja zwischenzeitlich ein Pirat geworden?

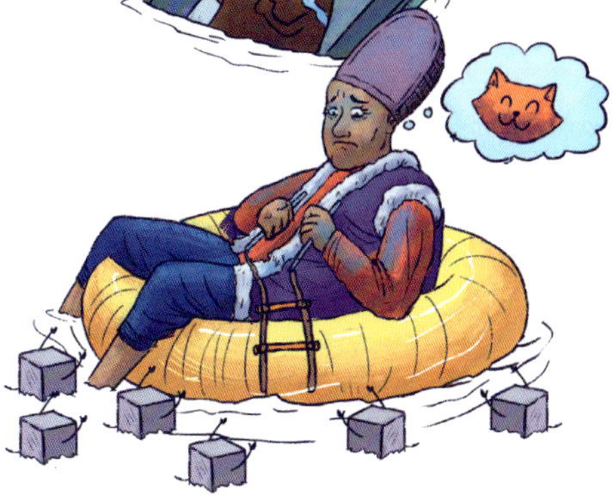

10 Typ-1-Diabetes (eher Junge, eher autoimmun-bedingt)

Junge Honigbärin mit Antikörper-Steinschleuder

Im Kontrast zum eher alten Honigbären (DM2) zeigen wir hier eine junge Honigbärin mit ihrer Antikörper-Steinschleuder und Oldtimer-Autofahrer-Mütze (autoimmun) – der Typ-1-Diabetes ist eine Autoimmun-Erkrankung und manifestiert sich in der Regel in jüngerem Lebensalter.

11 Diabetische (metabolische) Ketoazidose (gefährliche Hyperglykämie), v.a. Typ-1-DM

Diabolisches Kätzchen hinter junger Honigbärin

Die diabetische Ketoazidose (DKA, metabolische Azidose) ist eine Stoffwechselentgleisung bei Insulinmangel mit Übersäuerung durch Bildung von Ketonkörpern. Sie betrifft v.a. Typ-1-Diabetiker. Doch wer versteckt sich da hinter der jungen Honigbärin? Das diabolische (metabolische) Kätzchen (Ketoazidose). Dieses trägt Zitronenscheiben-Hörner (Übersäuerung) und einen Beton-Köder (Ketonkörper) für den Fischfang.

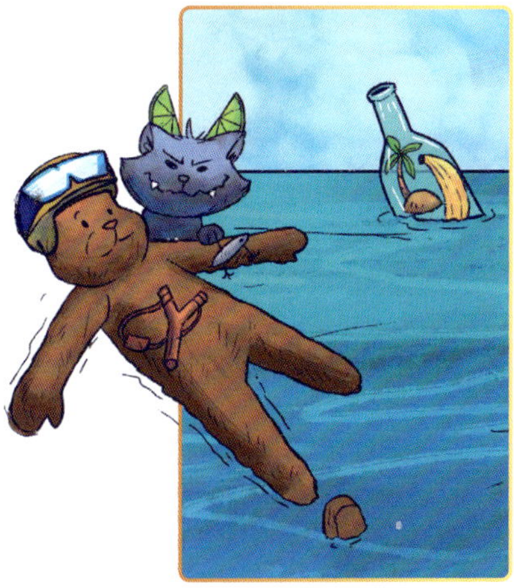

12 Diabetische Ketoazidose: Insulin + Flüssigkeit + Kalium

Diabolisches Kätzchen: Flaschenpost mit Insel und Banane

Entscheidend für die Behandlung der diabetischen Ketoazidose ist die Infusion von Flüssigkeit und Insulin sowie ausreichend Kalium. Auf die diabolische Katze (metabolische Ketoazidose) schwimmt eine Flaschenpost (Flüssigkeit) zu, sie enthält eine kleine Insel (Insulin) sowie eine Banane (Kalium) – diese kleine Stärkung könnte die Bärin vor dem Ertrinken retten.

13 Gestationsdiabetes, falls Ernährungsumstellung unzureichend

Schwangere Honigbärin mit Gerste

Insulin dient auch der Therapie des Gestationsdiabetes (Schwangerschaftsdiabetes), sollte eine alleinige Ernährungsumstellung unzureichend sein. Die schwangere Honigbärin hat auf ihrem Rettungsring nur Gerste (Gestationsdiabetes, wie Gerste) zur Verpflegung (unzureichende Ernährungsumstellung) dabei.

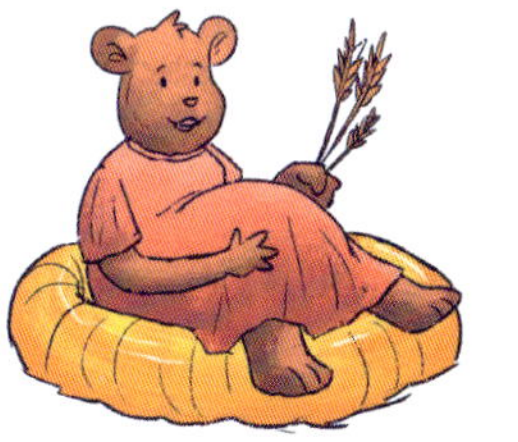

14 Bedrohliche Hyperkaliämie: Normalinsulin und Glucose zur Senkung des Serumkaliums

Bananenfrachter, Schwimm-Insel-Zuckerwürfel fischt Bananen heraus

Bei bedrohlicher Hyperkaliämie senkt Normalinsulin das Serumkalium, indem es die Kalium-Aufnahme in die Zellen fördert. Insulin wird hierzu mit Glucose kombiniert, da Insulin gleichzeitig die Glucose-Aufnahme erhöht, die gemeinsam mit Kalium erfolgt. Oh weh! Ein Bananenfrachter ist havariert und verliert seine gesamte Ladung im Meer (Hyperkaliämie). Ein panischer Zuckerwürfel (Glucose) in seiner Schwimm-Insel (Insulin) fischt die Bananen nun heraus (Senkung des Kaliumspiegels durch Gabe von Normalinsulin und Glucose).

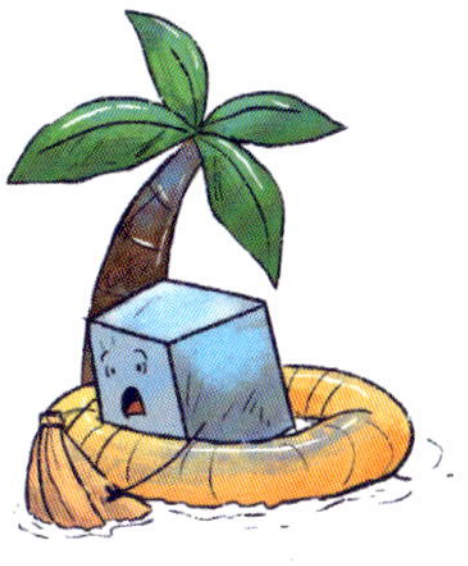

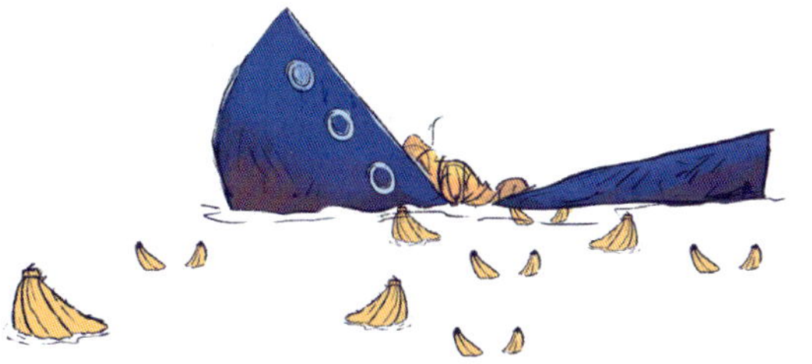

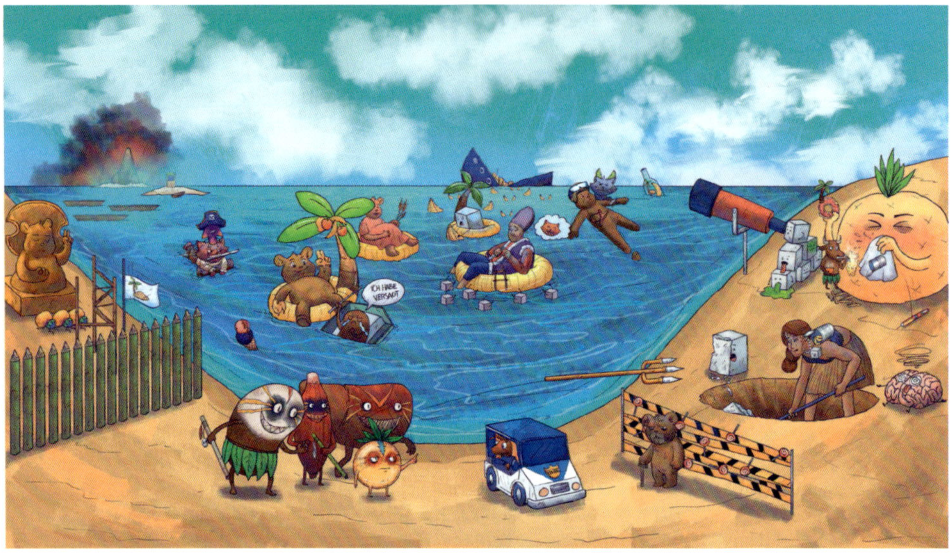

21

3 Nebenwirkungen

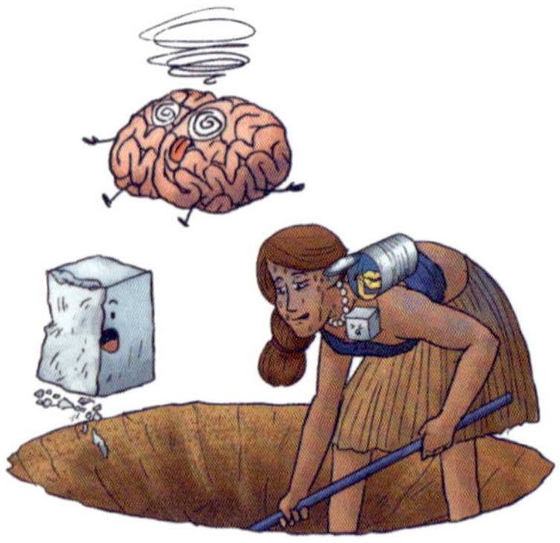

15 Hypoglykämien (häufigste NW), v.a. bei intensiver Therapie – Tachykardie, Hunger, Unruhe

Insuline verausgabt sich und reißt Zuckerwürfel ins Loch

Hypoglykämien sind die häufigste Nebenwirkung von Insulinen. Sie treten v.a. bei intensiver Insulintherapie auf. Mögliche Auslöser sind eine Antidiabetika- Überdosierung, Einfluss durch andere Zustände mit erhöhtem Glucoseverbrauch wie bspw. Sport und Infekte oder einflussnehmende Substanzen (siehe Interaktionen). Insuline ist überzeugt: Auf dieser Insel muss doch ein Schatz sein! Intensiv (intensive Insulintherapie) gräbt sie – ihr Herz schlägt schnell und sie wird unruhig. Neurovegetative Warnsymptome einer Hypoglykämie sind Tachykardie, Hunger, Zittern, Unruhe oder neurologische Ausfälle. Insgesamt sind die Symptome mannigfaltig. Länger andauernde Hypoglykämien bergen die Gefahr irreversibler Hirnschäden. Bei ihrer schweißtreibenden Aktion (Sport, Überdosierung) reißt Insuline ein Zuckerwürfelchen mit in das gegrabene Loch (Hypoglykämie). Insulines Gehirn hat bereits aufgegeben – als Hinweis für die Gefahr irreversibler Hirnschäden.

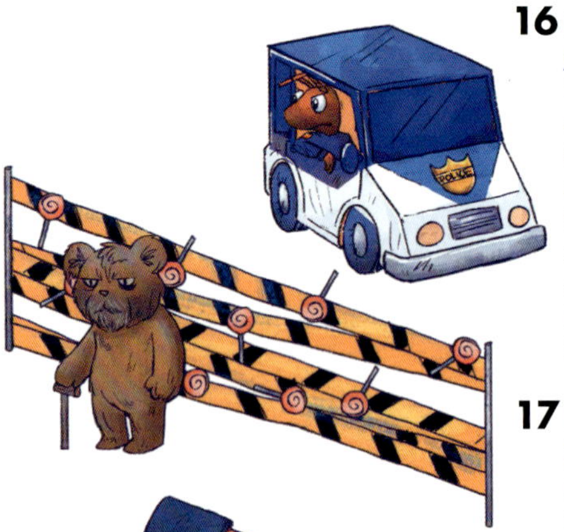

16 Hypoglykämien verdeckt durch längere Diabetesdauer, Betablocker und autonome PNP

Älterer Honigbär verdeckt Ausgrabung durch Absperrband mit Lollis, Ameise im Polizeiauto

Verschleiert werden die Symptome einer Hypoglykämie unter anderem durch Betablocker und eine autonome Polyneuropathie (PNP). Betablocker wirken der Tachykardie entgegen und senken den Blutzucker weiter. Eine autonome PNP - die durch den Diabetes gefördert wird – bewirkt, dass mit längerer Diabetesdauer Hypoglykämien für den Patienten schwerer wahrnehmbar sind. Nicht dass die Polizei noch bemerkt, wie sich Insuline hier verausgabt. Ein älterer Honigbär (längere Diabetesdauer) versucht das Ausgrabungsloch (Hypoglykämie) zu verschleiern. Dafür sperrt er es mit Absperrband ab – dieses zieren einige Lollis (Betablocker, enden auf -olol wie Lolli). In dem vorgefahren Polizeiauto (autonome PNP) sitzt eine streng ausschauende Ameise (Phänomen des „Ameisenlaufens" bei PNP).

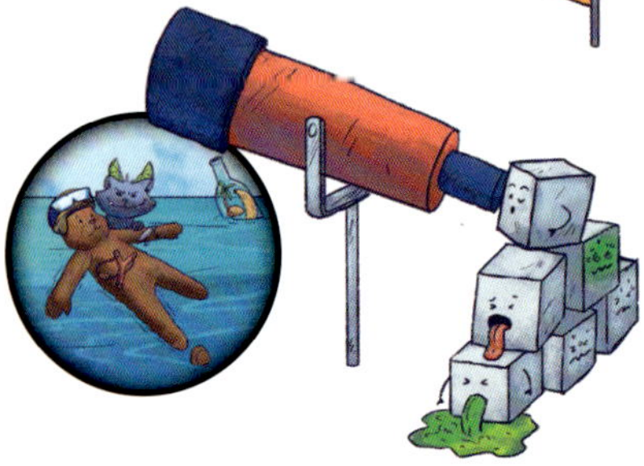

17 Hyperglykämie bei unzureichender Dosierung, v.a. bei DM1: Übelkeit, Schläfrigkeit, Durst

Zucker-Pyramide mit Fernrohrblick auf Bärin mit Automütze; Erbrechen, Dösen, Durstzunge

Hyperglykämien entstehen bei unzureichender Dosierung oder Unterbrechung der Therapie. Dies betrifft v.a. Typ-1-Diabetiker, deren Körper selbst kein bis kaum Insulin produziert. Erste Hyperglykämie-Symptome sind: Übelkeit, Schläfrigkeit, erhöhter Harndrang sowie Durst und ggf. Koma. Das diabetische Koma (Ketoazidose) äußert sich durch einen Azetongeruch des Atems. Dies ist durch die Bildung des Ketonkörpers Azeton bedingt, der abgeatmet wird.

Insuline ist so eingenommen von der Schatzsuche – sie kümmert sich nicht mehr um ihre kleinen Zuckerwürfelchen (unzureichende Insulindosierung). Diese treiben ihre Späße und türmen sich gerade zu einer Pyramide auf (Hyperglykämie). Der oberste Würfel (Hyperglykämie) wirft einen Blick durch das Fernrohr und sieht die Bärin (DM1) mit Antikörper-Steinschleuder (Hyperglykämien v.a. bei autoimmunem DM1). Von all dieser Akrobatik sind einige Würfelchen erschöpft: Einem ist schlecht (Übelkeit), ein anderer döst (Schläfrigkeit) und einem dritten hängt vor Durst die Zunge heraus (Durst).

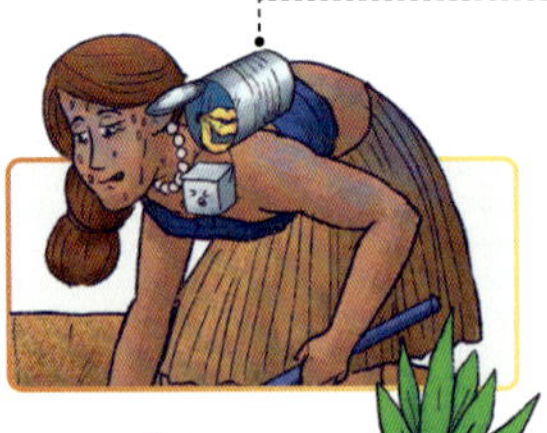

18 Hypokaliämie bei hohen Insulindosen bspw. bei Therapie schwerer Hypoglykämien

Leere Bananenschale in hoch getragener Dose an der ein schlappes Zuckerwürfelchen hängt

Insulin fördert die Aufnahme von Glucose zusammen mit Kalium in die Zellen. Bei hohen Insulindosen ist somit eine Hypokaliämie möglich. Insuline hat normalerweise immer einen Essensvorrat an Bananen dabei, den sie in einer Dose hoch oben an ihrer Schulter (hohe Insulindosen) verstaut. Darin liegt jetzt aber nur noch eine leere Bananenschale (bedingen Hypokaliämie). Ungünstig – denn darauf hatte das kleine Zuckerwürfelchen gehofft, das schlapp an der Dose hängt (Ursache ist bspw. die Therapie schwerer Hypoglykämien).

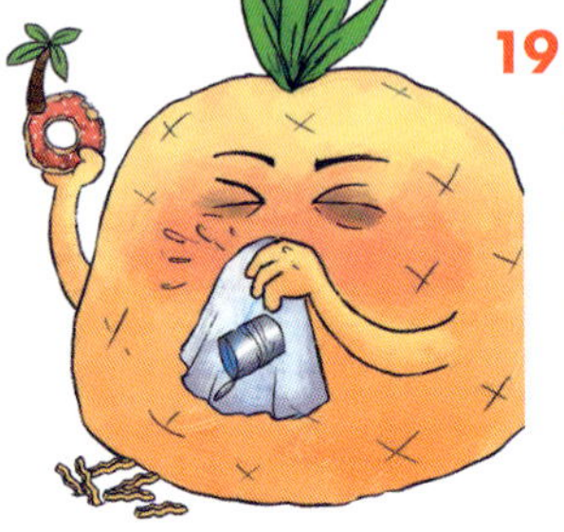

19 Gewichtszunahme durch gesteigerten anabolen Stoffwechsel ("Insulinmast")

Dicke Ananas, die sich mit Insel-Donuts mästet

Insulin fördert den anabolen Stoffwechsel, dadurch werden u.a. mehr Fette synthetisiert ("Insulinmast"). Bei dem bunten Treiben hat nur eine die Ruhe weg: die gemästete Ananas (Gewichtszunahme und anaboler Stoffwechsel), die seelenruhig ihren Insel- Donut („Insulin-Mast") mampft und Fritten (für langkettige Fettsäuren – vermehrte Fettsynthese) verspeist.

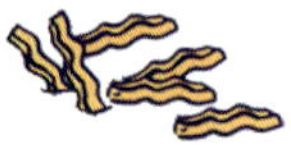

20 **Allergische Reaktionen, teils durch Konservierungsstoffe – Präparatewechsel ist Option**
Schnupfen und Hautausschlag der Ananas; Konserven auf Stofftaschentuch; zwei Insulin-Pens
Insulinbindende Antikörper verursachen allergische Reaktionen, diese sind bei tierischem Insulin häufiger. Reaktionen entstehen vor allem durch die beigesetzten Konservierungsstoffe, sodass ein Präparatewechsel helfen kann. Puh, die Ananas hat wohl das falsche Präparat erwischt – sie plagt ein wenig Hautausschlag und ein fieser Schnupfen (allergische Reaktion). Ihr Stofftaschentuch zieren Konserven (Konservierungsstoffe z.T. als Auslöser). Richtige Entscheidung: Sie hat ihren ersten Insulin-Pen weggeworfen (Präparatewechsel ist Option).

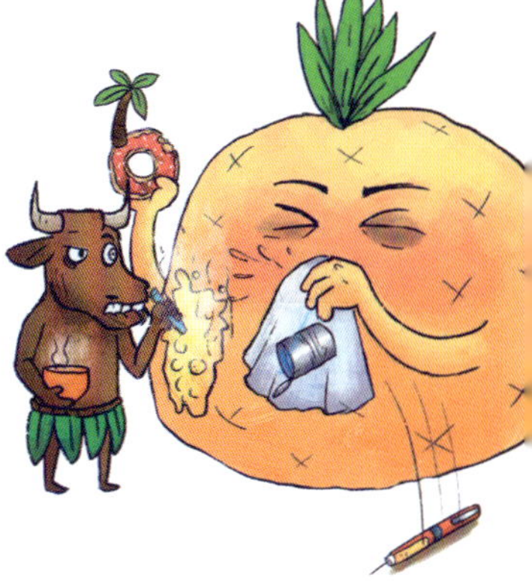

21 **Injektionsstelle: Lipodystrophie subkutanes Fettgewebe – Auswirkung auf Resorption!**
Injektion durch Suppenkuh; brutzelndes Fett – frustrane Injektion
Die wiederholten Injektionen verursachen lokale Veränderungen an der Injektionsstelle. Es kommt zur Lipodystrophie des subkutanen Fettgewebes mit Lipoatrophie und Lipohyerptrophie. Diese Veränderungen verursachen Blutzucker-Schwankungen, da die Resorption dadurch variiert. Einstichstellen sollten bei jeder Injektion gewechselt werden. Der zweite Insulin-Pen wird von der fetten Suppenkuh (subkutanes Fettgewebe) gehandhabt. Diese ist recht frustriert. Kein Wunder: Am Einstichort brutzelt das Fett der Ananas (Lipodystrophie) und es klappt nicht so recht mit der Injektion (Auswirkung auf Resorption). Zeit den Ort zu wechseln!

Quintessence

Pharmakologie

Q1 Insulin wird in Leber und Niere abgebaut, gezeigt an Insuline, die von wilden Leber- und Niere-Inselbewohnern belauert wird.

Q2 Rezeptor-Regulation: Die Insulinresistenz ist das Hauptmerkmal von Typ-2-Diabetes, die kleinen Inselbewohner bauen sich einen goldenen Götzen für den Honigbären.

Indikationen

Q3 Eine Hauptindikation ist der Typ-2-Diabetes, falls Lebensstiländerungen und orale Antidiabetika nicht ausreichen – hier der dicke Honig-Bär in Seenot, er muss die Insel erreichen. Eine weitere Indikation ist Typ-1-Diabetes. Dieser betrifft eher junge Patienten und ist meist autoimmun-bedingt, hier gezeigt an der jungen Honigbärin mit Antikörper-Steinschleuder.

Nebenwirkungen

Q4 Die häufigste Nebenwirkung sind Hypoglykämien, vor allem bei intensiver Therapie. Symptome sind unter anderem Tachykardie, Hunger und Unruhe. Insuline ist besessen davon, auf dieser Insel einen Schatz zu entdecken. Unruhig verausgabt sie sich bei ihrer intensiven Suche und reißt dabei eines ihrer Zuckerwürfelchen ins Loch.

Q5 Es kommt außerdem zur Gewichtszunahme durch den gesteigerten anabolen Stoffwechsel, die sogenannte "Insulinmast", hier dargestellt durch die dicke Ananas, die sich mit Insel-Donuts mästet.

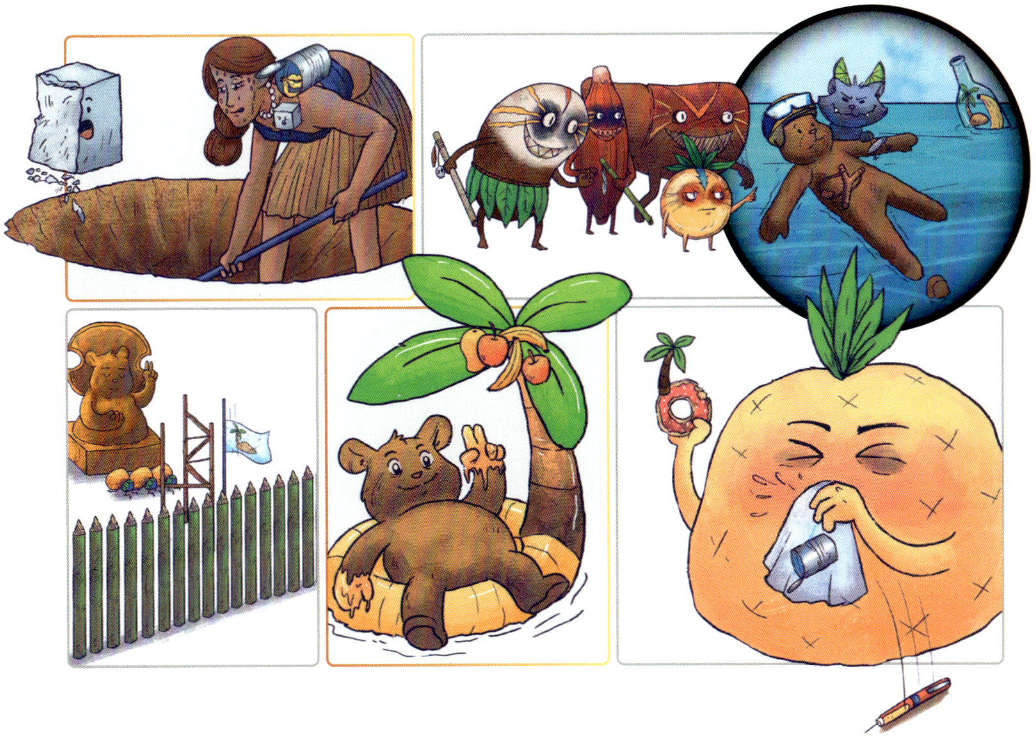

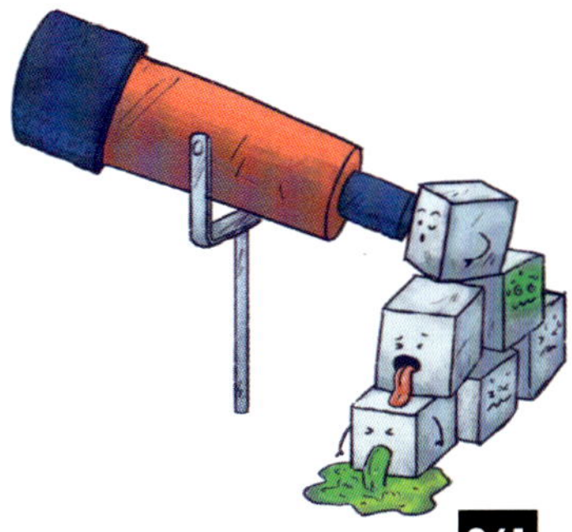

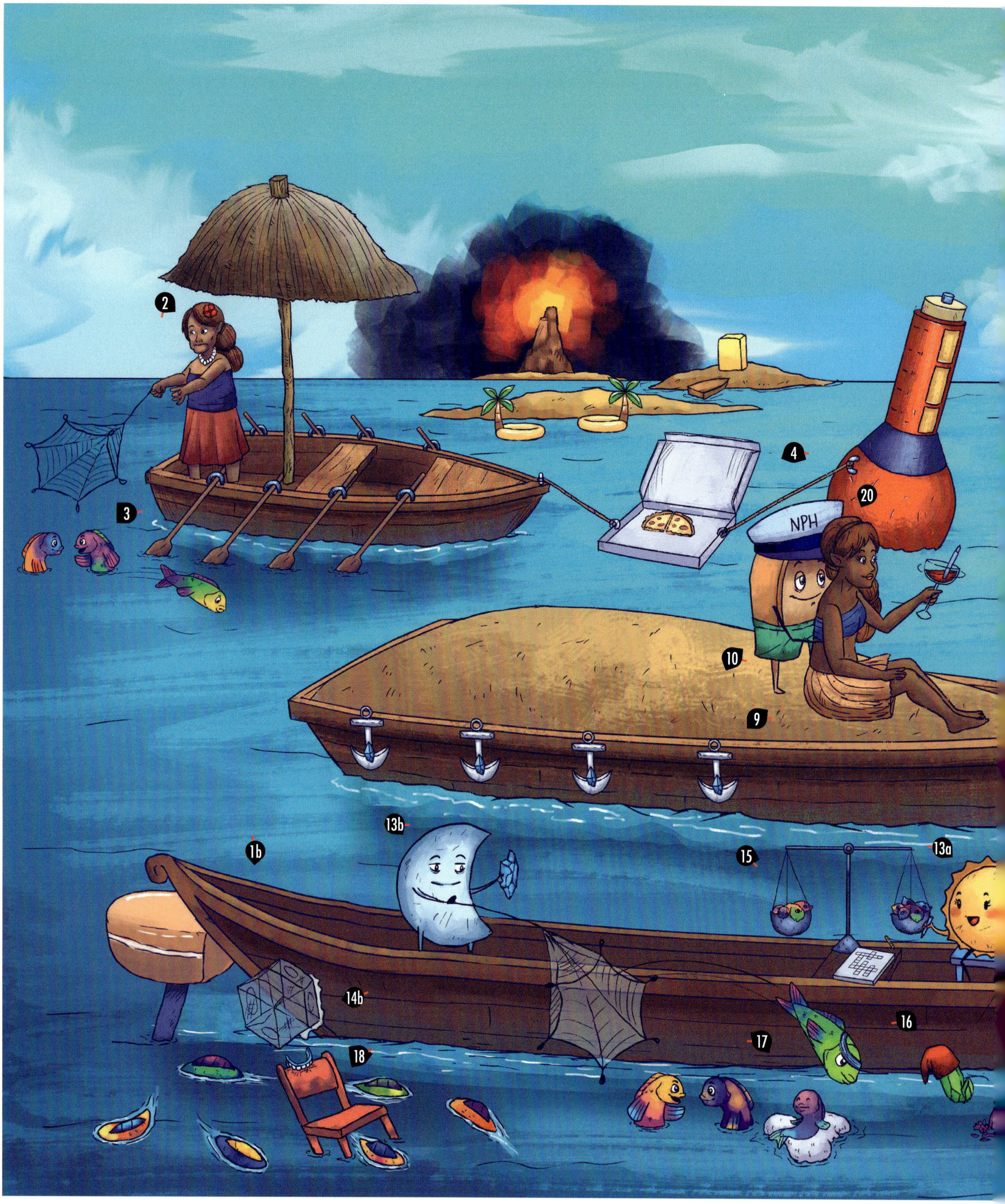

Insulin

Präparate

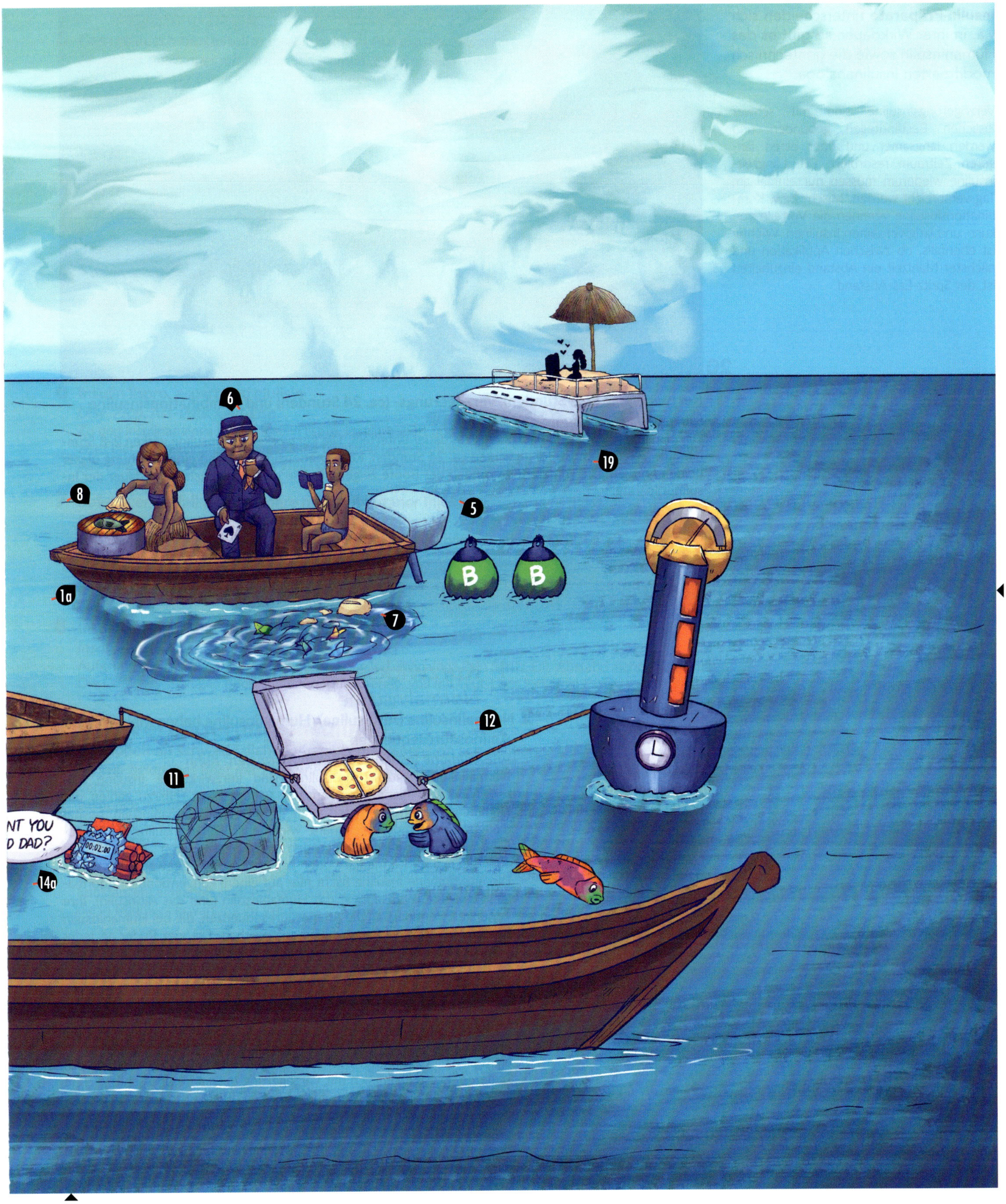

Die Boote der Insulaner

Auf den Inseln gab es bisher nichts Richtiges zu essen. Entweder die Bananen waren alle oder es gab nur Zucker, Zucker, Zucker… Zeit, fischen zu gehen! Hier haben die verschiedenen Insulaner ganz unterschiedliche Strategien, ganz unterschiedliche Boote – und auch ihr Durchhaltevermögen variiert.

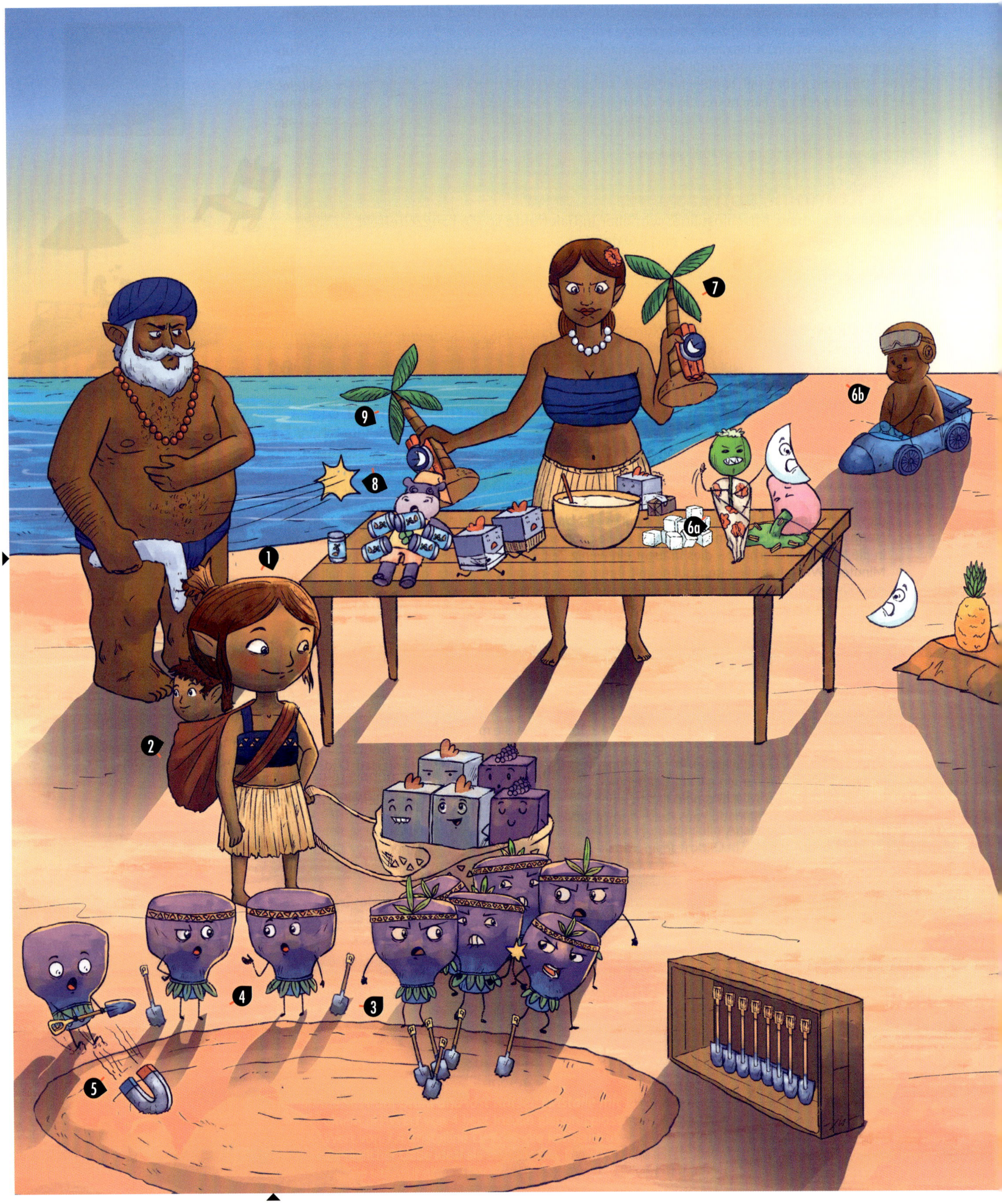

Insulin

Klinische Aspekte und Interaktion

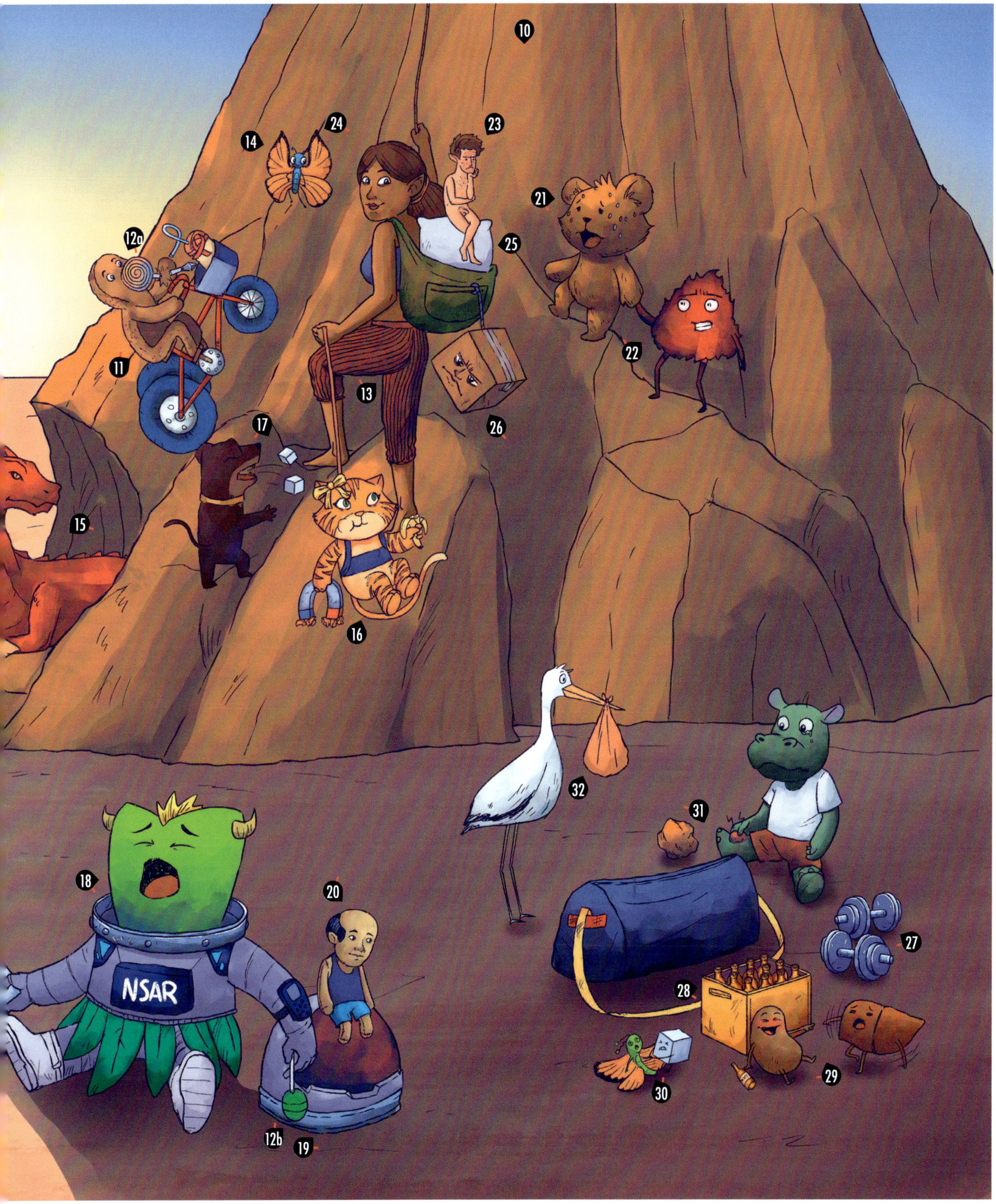

Insuline auf Schatzsuche am Schicksalsberg

Schatzsuche die zweite: Auf der ersten Schatzinsel ist Insuline nicht so recht fündig geworden – Zeit weiterzusuchen. Mit ihrer Tochter landet sie auf einer weiteren, bergigen Insel. Ihre Tochter versucht mit den Zuckerwürfelchen abermals den Schatz zu bergen. Doch sie findet nur einen Hinweis auf den Schicksalsberg. Insuline kräftigt sich kurzerhand bei einem Frühstück und beginnt dann, den Berg zu erklimmen. Doch das mit dem Frühstück ist gar nicht so einfach – die richtige Zuckerdosis wird ihr durch den Sumo-Jogi bzw. den Morgenmuffel, den Wachs-Tuch-Mohn, verdorben. Endlich am Berg begleitet sie der Fieber-Bär und sein etwas panischer Side-Kick “Stress”, während der NASA-Astronaut lieber unten bleibt und auf Insulines Tasche aufpasst.

Insulin unterliegt im Körper verschiedensten Einflussfaktoren und Wechselwirkungen mit anderen Medikamente. Nicht ohne Grund traut sich nicht jeder die Einstellung seiner Patienten auf Insulin auch selbst zu.

Bei der Einstellung kommt es zu verschiedenen Phänomen, auf die entsprechend zu reagieren ist. Auch besondere Stoffwechselsituatoinen oder pharmakologische Interaktionen erfordern die Anpassung der täglichen Insulindosis.

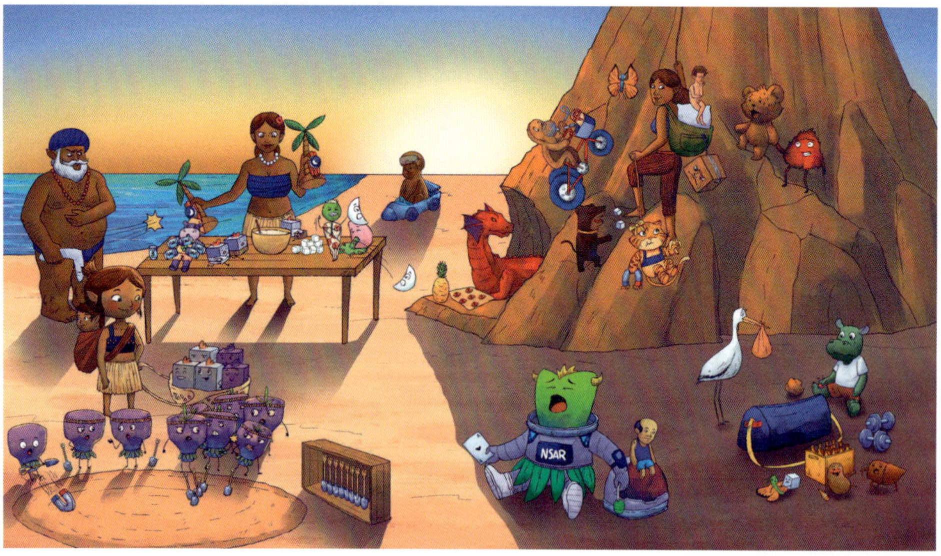

32

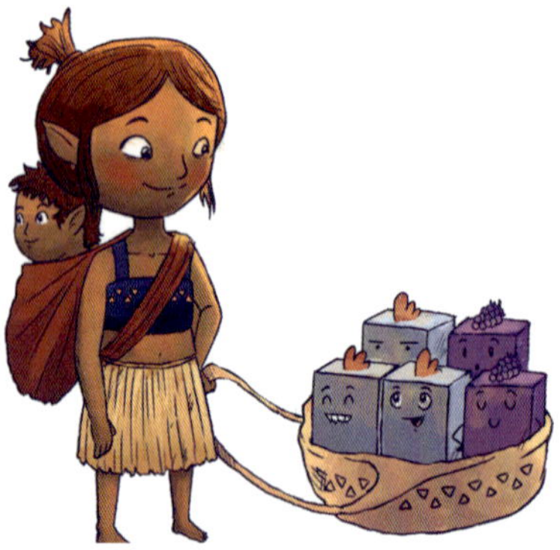

1 Klinische Aspekte

1 Diabetes-Patienten sollten immer Trauben- oder Würfelzucker mit sich führen

Insulines Tochter mit Vorrat an Trauben- und Zuckerwürfelchen

Es besteht das Risiko einer Hypoglykämie bei Überdosierung von Insulin, bei Anstrengung sowie in Stresszuständen. Insulinpflichtige Patienten sollten daher immer Trauben- oder Würfelzucker sowie einen Diabetikerausweis mit sich führen. Insulines Tochter begibt sich auf Schatzsuche zusammen mit ihren kleinen Spielgefährten: den Zuckerwürfelchen und den lila Traubenzuckerwürfelchen.

2 Insulin ist nicht plazentagängig: keine Einschränkung in Schwangerschaft und Stillzeit

Insulines Tochter hat ein Baby dabei

Da Insulin nicht plazentagängig ist, bestehen auch keine Einschränkungen während der Schwangerschaft und Stillzeit. Insulines Tochter trägt ein Baby in einem Tuch auf dem Rücken. Dieser enge Kontakt symbolisiert, dass keine Einschränkung der Insulintherapie während der Schwangerschaft und Stillzeit besteht.

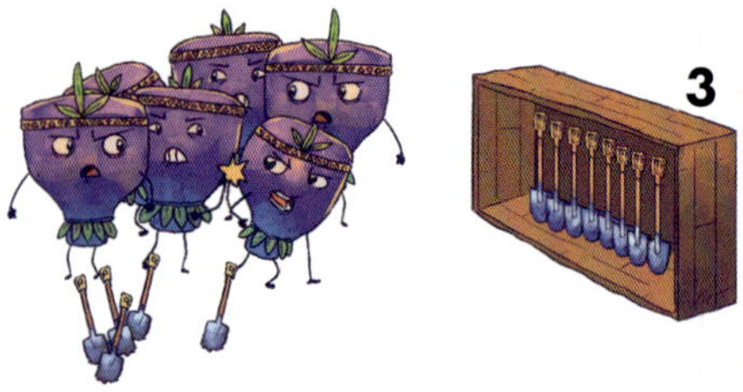

3 Größere Depots verlangsamen die Resorption

Stau unter den kleinen Insulanern

Die Insulinresorption ist bei größeren Hautdepots verlangsamt. Besteht eine bereits fortgeschrittene Insulinresistenz, so können diese größeren Depots den Therapieeffekt zusätzlich reduzieren. Die benötigte Insulindosis ist dann entsprechend höher. Die vielen kleinen Inselbewohner, die bei der Schatzsuche mithelfen wollen, stauen sich alle vor dem großen Schaufel-Depot. Dies veranschaulicht die verlangsamte Resorption bei großen Depots.

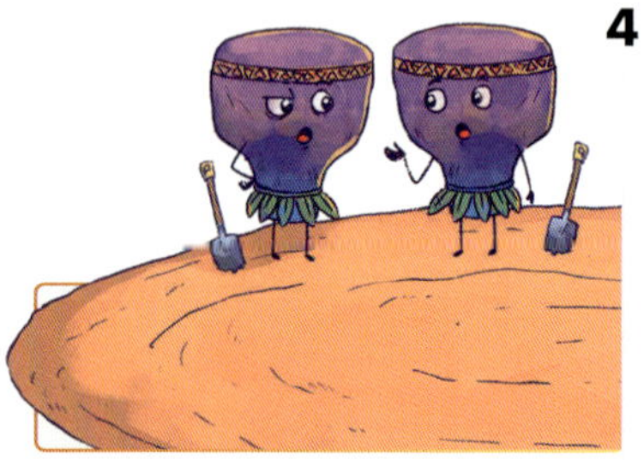

4 Die Resorption ist stark abhängig von:
Injektionsort, Injektionstechnik und Injektionstiefe -> Patientenschulung!

Insulaner erklären sich die Schaufeltechnik

Die Resorption - und damit auch die Wirkung - des Insulins ist von banalen Faktoren abhängig. Der Injektionsort, die Injektionstechnik sowie die Injektionstiefe beeinflussen die Wirkung. Eine angemessene Patientenschulung erhöht den Therapieeffekt deutlich. Die zwei Insulaner diskutieren angeregt über die richtige Vorgehensweise bei der Schatzsuche: wo sie am besten anfangen (Injektionsort), mit welcher Schaufeltechnik (Injektionstechnik) sie am schnellsten vorankommen und wie tief (Injektionstiefe) der Schatz wohl liegt. Das scheint ein komplexes Unterfangen zu sein, in das sie die anderen Bewohner am besten einweisen (Patientenschulung).

5 Adäquater Magnesiumspiegel verbessert Insulinwirkung

Magnet zieht Insulaner an

Magnesium moduliert die von Insulin ausgelösten, intrazellulären Signalkaskaden. Hochnormale Magnesiumspiegel verbessern dabei die Insulinwirkung. Insulin fördert allerdings die Aufnahme von Magnesium in die Zellen, weshalb es unter Insulintherapie oft zu Hypomagnesiämie kommt. Der Körper kompensiert diese durch Resorption von Magnesium aus den Knochen. Der Magnet an der Ausgrabungsstelle zieht hier einen Insulaner an. Dies zeigt die erhöhte Insulinsensitivität durch Magnesium.

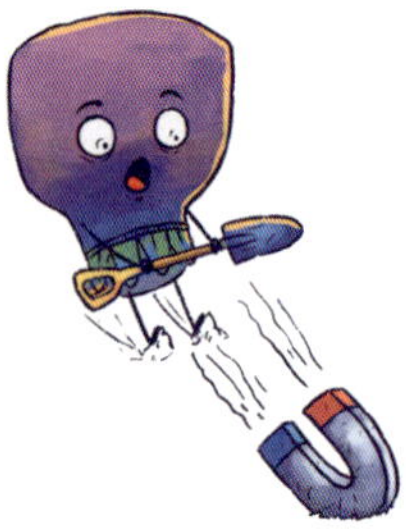

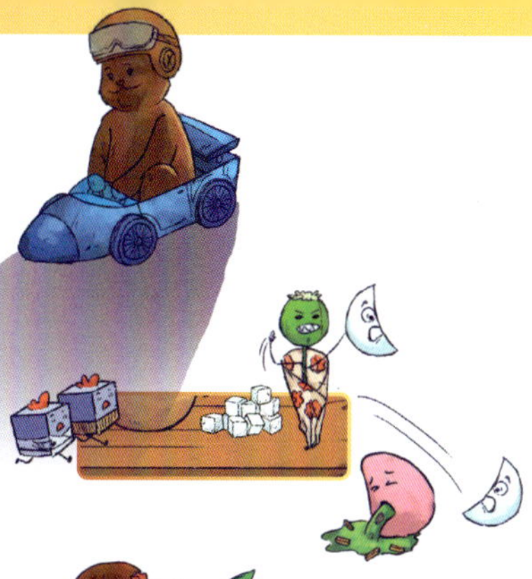

6 Dawn-Phänomen: frühmorgendliche Hyperglykämien (v.a. bei Typ-I-Diabetes)

Sonnenaufgang: Pyramide aus Zuckerwürfelchen

Wachstuch-Mohn winkt Zuckerwürfelchen herbei; junge Auto-Bärin

Die Sezernierung von Wachstumshormonen folgt einer zirkadianen Rhythmik und ist nachts am höchsten. Die Wachstumshormone (Somatotropin und Cortisol) führen zur Freisetzung gespeicherter Fette und vermindern die zelluläre Insulinempfindlichkeit. Dies führt zu einem erhöhten Insulinbedarf in der zweiten Nachthälfte. Ist deswegen morgens nur noch unzureichend Insulin vorhanden, kann es zu morgendlichen Hyperglykämien kommen (hier die Pyramide aus Zuckerüwrfelchen). Dieser Sachverhalt wird Dawn-Phänomen (engl. dawn – Dämmerung) genannt. Das Dawn-Phänomen ist vor dem Sonnenaufgang dargestellt: die junge Bärin mit Auto-Hut zeigt, dass dieses Phänomen v.a. bei dem autoimmun bedingten Typ-I-Diabetes vorkommt. Der Wachstuch-Mohn repräsentiert das Wachstumshormon. Er hat den Mond in zwei Hälften zerrissen und winkt Zuckerwürfelchen herbei (vermehrter Insulinbedarf in der zweiten Nachthälfte). Die kleine Zelle hat er k.o. geschlagen, woraufhin die ihre Fritten erbricht. Das zeigt die verminderte Insulinempfindlichkeit und die Freisetzung von Fetten.

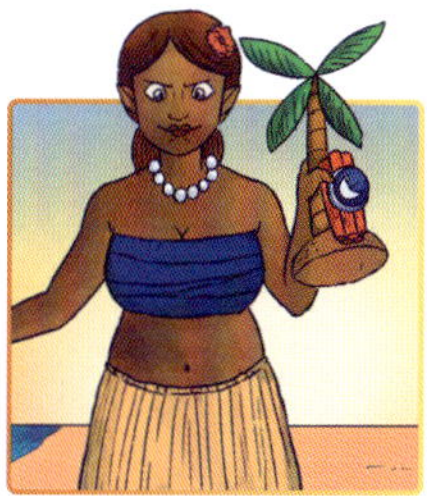

7 Therapie des Dawn-Phänomens:
Verzögerungsinsulin später geben oder vorsichtig erhöhen

Insuline hält Zeitbomben-Insel hoch

Um das Dawn-Phänomen zu vermeiden, verabreicht man die Abenddosis entweder später (ca. gegen 23 Uhr) oder man erhöht sie vorsichtig. Zuvor und auch als Verlaufskontrolle, sollte man die nächtlichen Blutzuckerspiegel kontrollieren. Ziel ist es, einen ausreichenden morgendlichen Insulinspiegel zu erreichen. Die Inselzeitbombe steht hier für die Verzögerungsinsuline. Insuline hält sie hoch, da man sie erhöhen soll.

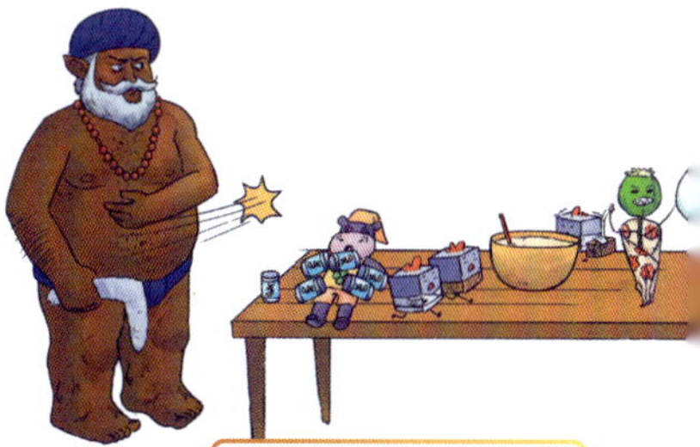

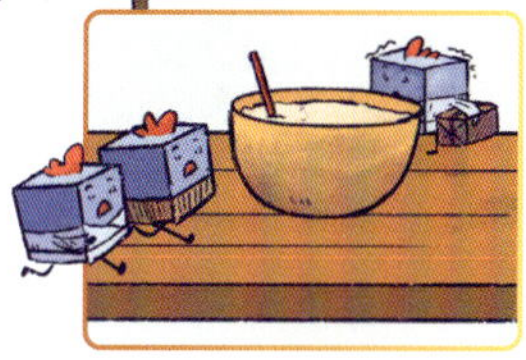

8 Somogyi-Effekt: Nächtliche Hypoglykämie
mit morgendlicher postprandialer Hyperglykämie

Sumo-Jogi; Glücks-Nanny mit Schlafmütze; Zuckerwürfelchen laufen hinter Müsli-Schale

Der Somogyi-Effekt ist auch als Rebound-Hyperglykämie bekannt. Kommt es nachts, z.B. durch zu hohe Insulindosen, zu Hypoglykämien, reagiert der Körper darauf kompensatorisch. Er schüttet Glucagon, Adrenalin, Cortisol oder Wachstumshormon aus, um den Blutzuckerspiegel wieder zu erhöhen. Wird im Anschluss daran gefrühstückt, führt dies zur typischen postprandialen Hyperglykämie. Der Sumo-Jogi mit seinem Zucker-Bumerang zeigt hier den Somogyi-Effekt, der sich als Rebound-Hyperglykämie präsentiert. Er wirft nachts die Insulin-Dosen um, welche die Hippo-Glücks-Nanny (Hypoglykämie) mit ihrer Schlafmütze treffen (nächtliche Hypoglykämien). Die Zuckerwürfelchen mit Karate-Outfit (Katecholamin) und Kordhose (Cortisol) rennen rüber zum Wachstuch-Mohn (Wachstumshormon), um Hilfe zu holen. Sie zeigen die kompensatorischen Mechanismen des Körpers auf die Hypoglykämie: Ausschüttung von Katecholaminen, Cortisol und Wachstumshormonen. Ein Zuckerwürfel versteckt sich hinter der Müslischale (additive blutzuckersteigernde Wirkung durch Nahrungsaufnahme), unter seinem Arm trägt er ein Postpaket (postprandiale Hyperglykämie).

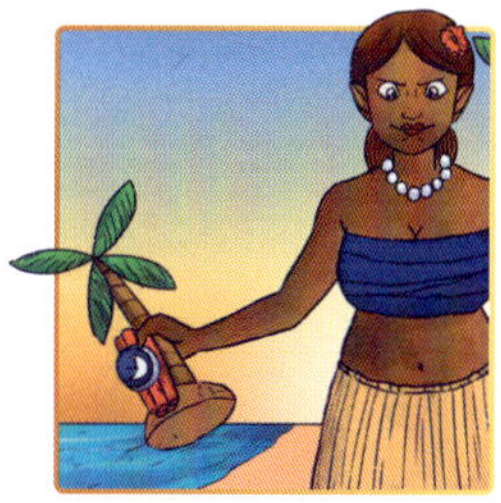

9 Therapie Somogyi-Effekt:
Dosisreduktion des abendlichen Verzögerungsinsulins

Senkt Insel-Zeitbombe mit Mond daran

Ziel ist es die nächtlichen Hypoglykämien zu eliminieren und somit auch die Gegenregulation des Körpers zu umgehen. Dazu senkt man die abendliche Dosis des Verzögerungsinsulins. Der Mond, der an der Insel-Palme baumelt, zeigt die abendliche Dosisreduktion. Insuline hält die Insel-Zeitbombe hier nach unten. Die Dosis der Verzögerungsinsuline ist zu senken.

Dawn-Phänomen:
Verzögerungsinsulin später
oder vorsichtig erhöhen
Vor Sonnenaufgang:
Hebt Insel-Zeitbombe an

Somogyi-Effekt:
Verzögerungsinsulin
abends reduzieren
Beim Sumo-Jogi:
Senkt Insel-Zeitbombe

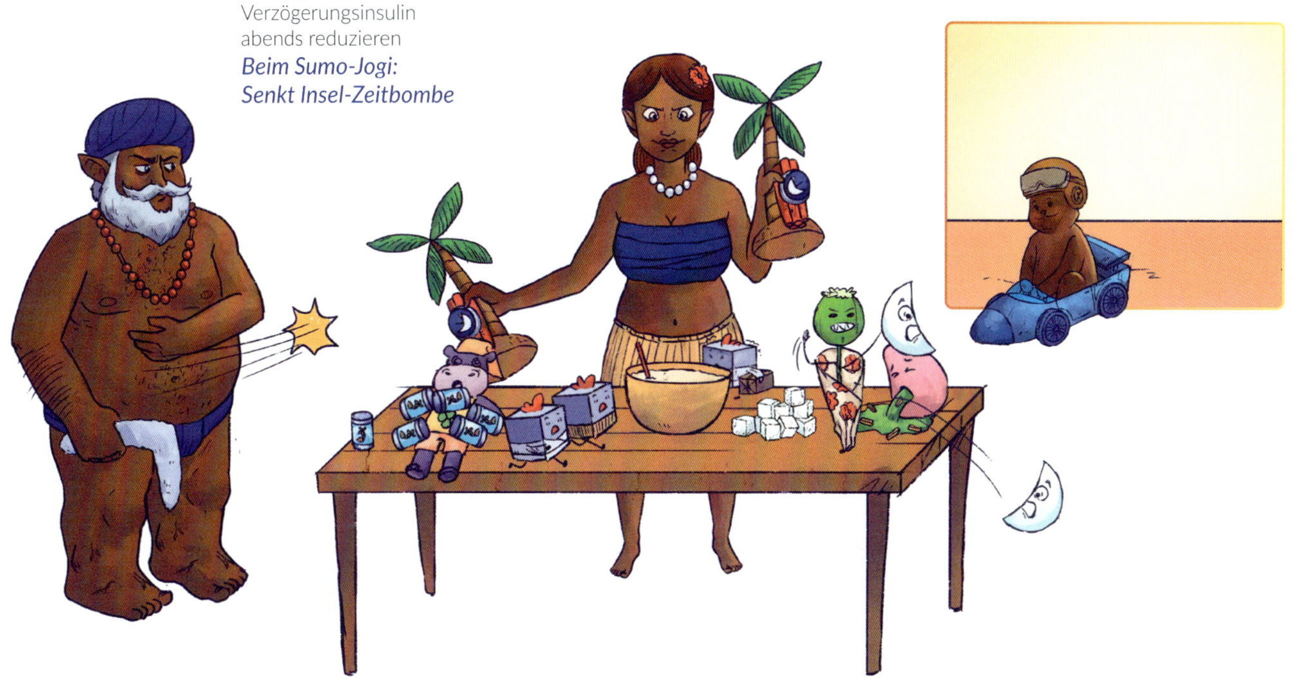

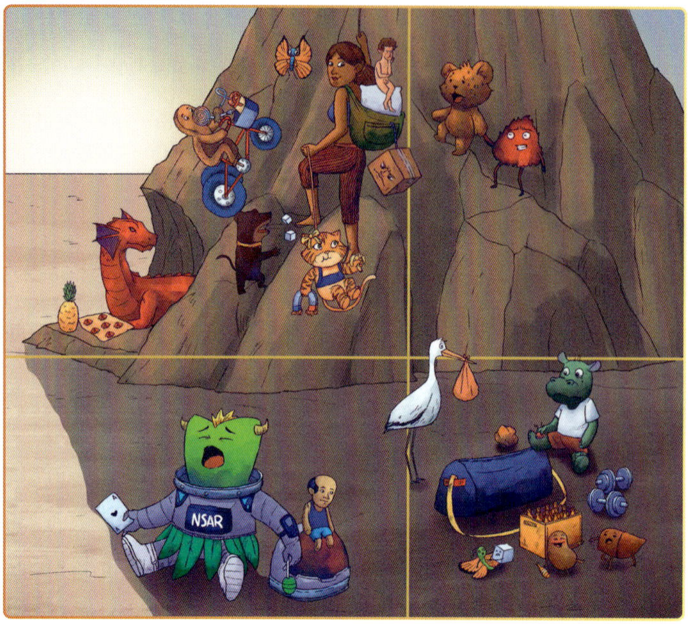

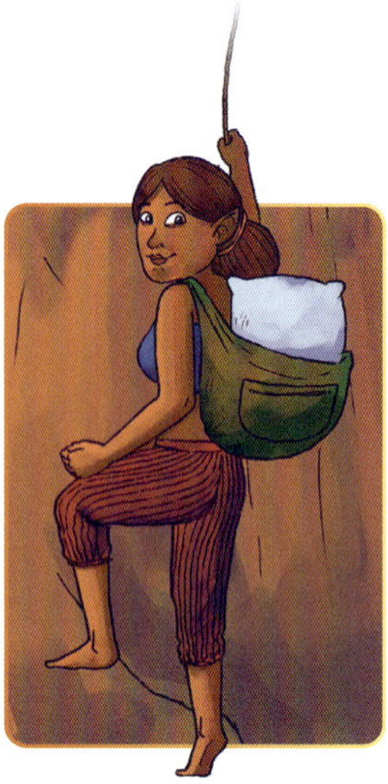

3 Interaktionen

10 Medikamente und Stoffwechselzustände beeinflussen Blutzucker und die nötige Insulinmenge

Figuren um Insuline sowie die Dinge auf dem Weg nach oben und das Zurückgelassene

Verschiedene Medikamente und Stoffwechselzustände beeinflussen den Blutzuckerspiegel und somit auch den Insulinbedarf. Dies macht eine Dosisanpassung erforderlich: vor Operationen oder in Stresssituationen ist die Insulinmenge und die Dosis von Medikamenten anzupassen. Insbesondere während einer Schwangerschaft sollte der Insulinbedarf kontrolliert werden, da sowohl Hypo- als auch Hyperglykämien das Risiko für Missbildungen und Fruchttod erhöhen. Der Berg repräsentiert hier Zustände mit erhöhtem Insulinbedarf, denn Insuline klettert ihn nach oben. Bei Insuline und links von ihr sieht man die medikamentösen Einflussfaktoren. Stoffwechselzustände, die den Insulinbedarf erhöhen, sind rechts von Insuline zu sehen. Oben am Berg sind Einflussfaktoren und Substanzen, die den Insulinbedarf erhöhen. Unten am Berg sind Einflussfaktoren abgebildet, die mit einem erniedrigten Insulinbedarf einhergehen.

4 Wechselwirkungen mit Medikamenten

Erhöhter Insulinbedarf

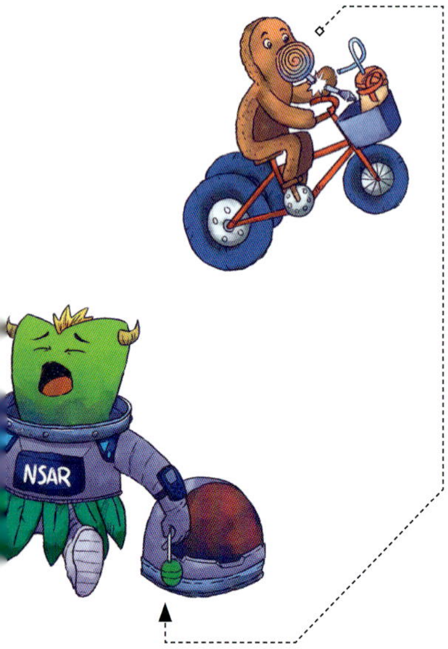

11 Erhöhter Insulinbedarf durch gewichtssteigernde Medikamente: TZA, Neuroleptika, Betablocker erhöhen Insulinresistenz

Dreirad-Fatbike mit dickem Neurolebkuchen und dickem Lolli

Da die Insulinresistenz mit dem Gewicht zunimmt, erhöhen gewichtssteigernde Medikamente die Insulinresistenz. Insulin und weitere Medikamente erhöhen tendenziell das Körpergewicht. Hierzu zählen u.a.: klassische trizyklische Antidepressiva (TZA), Neuroleptika (v.a. Haloperidol, Clozapin, Olanzapin, Risperidon und Quetiapin), Betablocker und HIV-Proteasehemmer. Der fette Neurolebkuchen stellt hier die Neuroleptika dar. Er fährt auf einem Fatbike-Dreirad (Dreirad wie trizyklisch – TZA), lutscht an seinem Lolli (Betablocker: "-olol") und trinkt einen Proteinshake mit HIV-Schleife (Proteasehemmer bei HIV).

12 Langzeittherapie mit Betablockern (akut: geringerer Insulinbedarf)

Fetter Lolli des Neurolebkuchens und NASA-Lolli unten

Unter Langzeittherapie mit Betablockern kommt es zu Veränderungen, die die Insulinresistenz fördern. Es kommt zu Gewichtszunahme, verringertem Sympathikotonus und verringerter Muskeldurchblutung. Insbesondere unselektive Betablocker wie Propranolol reduzieren zusätzlich die hepatische Glucoseaufnahme. Diese Veränderungen führen zu einem erhöhten Insulinbedarf. Betablocker in der Akuttherapie können jedoch den Insulinbedarf kurzfristig senken (Lolli des NASA-Astronauten). Der fette Lolli erinnert hier an die Gewichtszunahme unter Dauertherapie mit Betablockern. Der Stiel des Lollis, ein Steinzeitspeer, bricht ab. Zur Steinzeit waren die Sympathikus-vermittelten fight-or-flight-Reaktionen noch wichtiger als heutzutage. Der zerbrochene Stiel erinnert also an die Sympathikolyse unter Betablockertherapie.

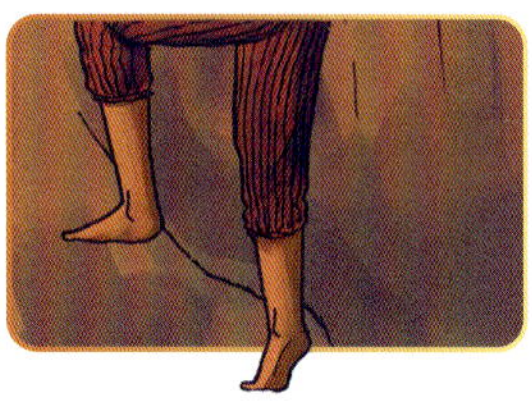

13 Glucocorticoide führen nach ca. 6 Stunden zu Hyperglykämien

Insuline mit Kordhose

Glucocorticoide (GC) bedingen eine Hyperglykämie. Diese Hyperglykämie beginnt ca. 6 Stunden nach Glucocorticoid-Gabe und dauert weitere 6 Stunden an. Nachts kommt es also wieder zur Normoglykämie. Bei Glucocorticoidtherapie ist demnach eine Anpassung der basalen Insulintherapie notwendig. Hierfür gibt es entsprechende Schemata. Grob gilt: Erhöhung des Altinsulins um 20% bei Gabe von 20 mg Prednisolon-Äquivalent. Insuline trägt hier beim Bergsteigen eine Hose aus Kord. Dies zeigt den ansteigenden Insulinbedarf unter Corticoidtherapie.

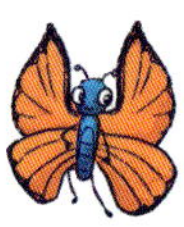

14 Schilddrüsenhormone verstärken die Hyperglykämieneigung

Schmetterling flattert um Insuline

Schilddrüsenhormone erhöhen den Katabolismus und die Glucose-Mobilisation (ins Blut), sie verstärken die Hyperglykämieneigung. Der Schmetterling, der an die Form der Schilddrüse erinnert, flattert hier um Insuline.

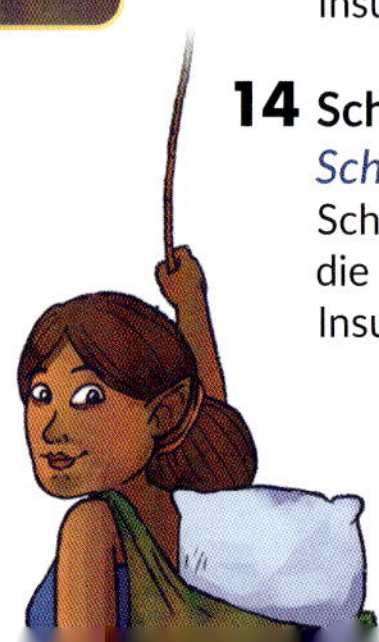

15 **Östrogene (Kontrazeptiva) → ↑Wachstumshormone → ↑Anabolismus und ↓Lipolyse**

Ess-Drache mit Wachs-Tuch-Mohn und Ananas

Östrogene steigern die Ausschüttung von Wachstumshormonen. Sie steigern den Anabolismus und drosseln die Lipolyse. Es kommt zu vermehrter Insulinresistenz. Im Berg wohnt ein Ess-Drache (Drache engl. dragon, lautmalerisch wie Estrogen), der hier das Estrogen repräsentiert. Sein Wachstuch-mit-Mohn zeigt die Erhöhung der Wachstumshormone unter Östrogenen und den folglich gesteigerten Anabolismus (gezeigt an der Ananas).

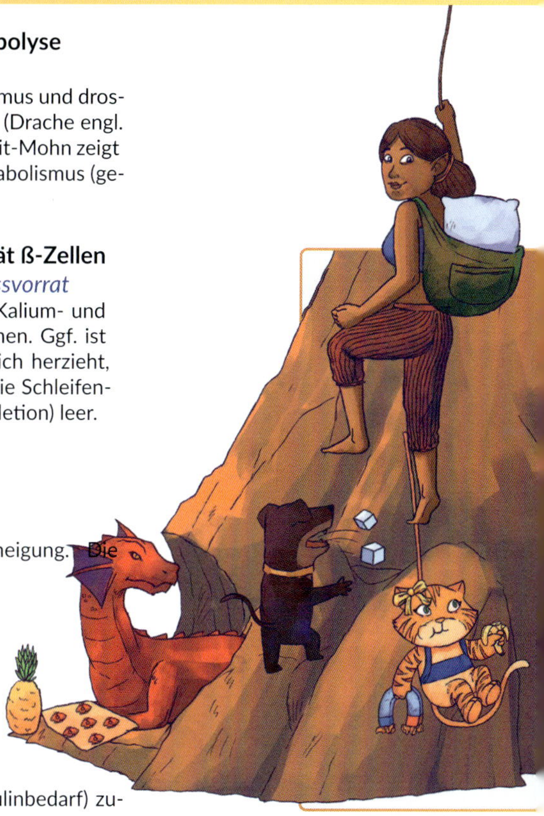

16 **Thiazide & Schleifendiuretika → Kalium- & Magnesiumdepletion → ↓Effektivität ß-Zellen**

Insuline zieht ein Tier mit gelber Schleife im Haar, dieses frisst den Bananen- und Nussvorrat

Diuretika wie Thiazide und Schleifendiuretika steigern den Insulinbedarf. Sie führen zur Kalium- und Magnesiumdepletion, wodurch die ß-Zellen des Pankreas' weniger effektiv arbeiten können. Ggf. ist dann eine Kaliumsubstitution notwendig. Das kleine getigerte Tier, das Insuline hinter sich herzieht, steht hier für die Thiazide (Tier, zieht - lautmalerisch wie Thiazide), die gelbe Schleife für die Schleifendiuretika. Das Tier isst alle Bananen (Kaliumdepletion) und Magnet-Nüsse (Magnesiumdepletion) leer.

17 **Beta-Sympathomimetika (z.B. Dobutamin) führen zur kurzfristigen Hyperglykämieneigung**

Doberman bellt Zuckerwürfel

Dobutamin (ein Beta-Sympathomimetikum) führt zur kurzfristigen Hyperglykämieneigung. Die Insulinperfusor-Therapie ist anzupassen. Der kleine Dobermann im Karateanzug zeigt hier das Dobutamin, welches ein Katecholamin ist. Er bellt Zuckerwürfel, was die Hyperglykämieneigung unter Beta-Sympatomimetika darstellt.

Verminderter Insulinbedarf

18 **NSARs (v.a. ASS und Salicylate)**

NASA-Astronaut und Herz-Ass-Karte

Bei einer Therapie mit NSARs, insbesondere ASS, sinkt der Bedarf an Insulin. Der NASA-Astronaut (NSAR) mit Herz-Ass-Karte (ASS) ist hier unten am Berg (verminderter Insulinbedarf) zurückgeblie.

19 **Akute Therapie mit Betablockern**

Astronaut hält Lolli kurz nach unten

Im Gegensatz zum gesteigerten Insulinbedarf bei Dauertherapie mit Betablockern, sinkt der Bedarf an Insulin bei einer akuten Therapie mit Betablockern kurzzeitig. Der NASA-Astronaut hält hier seinen Lolli kurz nach unten, was den kurzfristigen verminderten Insulinbedarf repräsentiert.

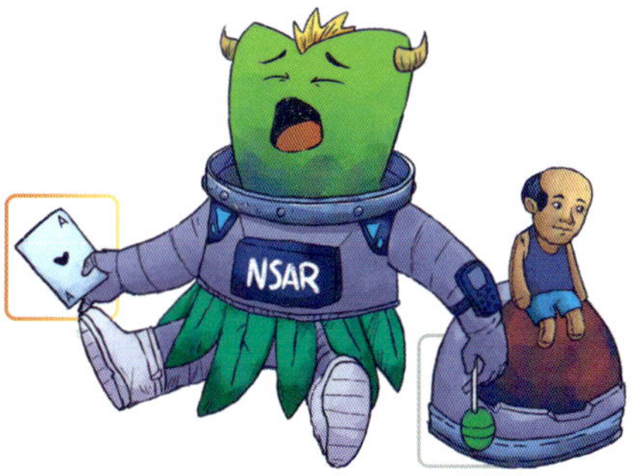

20 **MAO-Hemmer**

MAO-Puppe am Boden

MAO-Hemmer senken den Insulinbedarf. Der NASA-Astronaut hat eine MAO-Puppe dabei, die mit ihm am Fuß des Berges wartet.

5 Körpereigene Änderungen des Insulinbedarfs

Erhöhter Insulinbedarf

21 **Fieberhafte Infekte**

Fieber-Bär am Berg

Bei fieberhaften Infekten ist der Bedarf an Insulin erhöht. Der Fieber-Bär steigt hier auch den Berg hinauf.

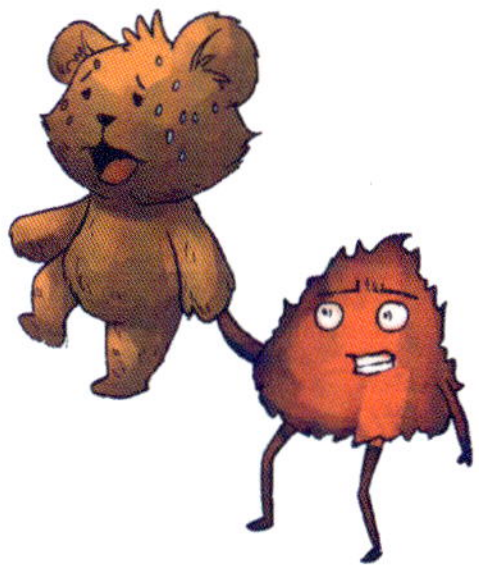

22 **Stress**

Stress-Monster am Berg

Bei körperlichem und psychischem Stress ist der Insulinbedarf ebenfalls erhöht. Das kleine Stress-Monster läuft hier an der Hand des Fieber-Bären den Berg nach oben.

23 **Pubertät**

Jugendliche Puppe

In der Pubertät steigt der Insulinbedarf. In Insulines Rucksack befindet sich ein ungewöhnliches Spielzeug: eine Pubertät-Puppe mit Akne.

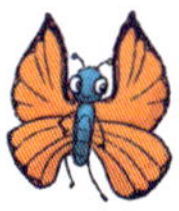

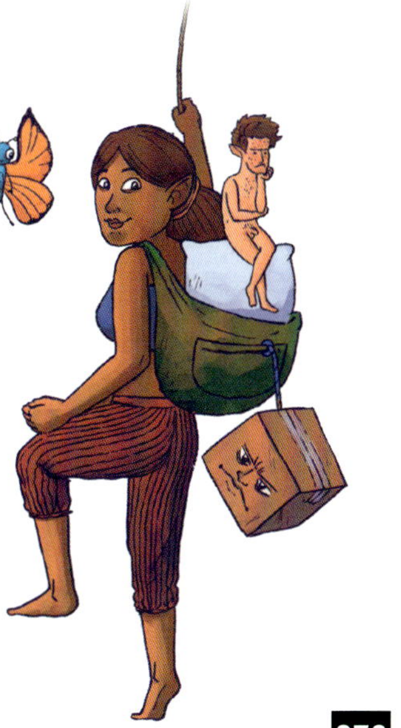

24 **Hyperthyreose**

Hyperaktiver Schmetterling

Bei hyperthyreoter Stoffwechsellage ist der Insulinbedarf erhöht. Der hyperaktive Schmetterling zeigt hier die Hyperthyreose.

25 **Morbus Cushing**

Kissen (engl.: cushion)

Bei bestehendem Morbus Cushing ist der Insulinbedarf erhöht. Insuline trägt hier in ihrem Rucksack ein Kissen. Das Kissen, auf Englisch "cushion", erinnert an den Morbus Cushing.

26 **Postagressions Syndrom**

Aggressives Postpacket

Bei dem Postaggressions-Syndrom ist der Metabolismus nach großen Traumata, Operationen, ausgedehnten Verbrennungen oder schweren Infekten intensiviert. Hier ist der Insulinbedarf erhöht. Das personifizierte, aggressive Päckchen (Post-Aggression) an Insulines Rucksack zeigt hier das Postaggressions-Syndrom.

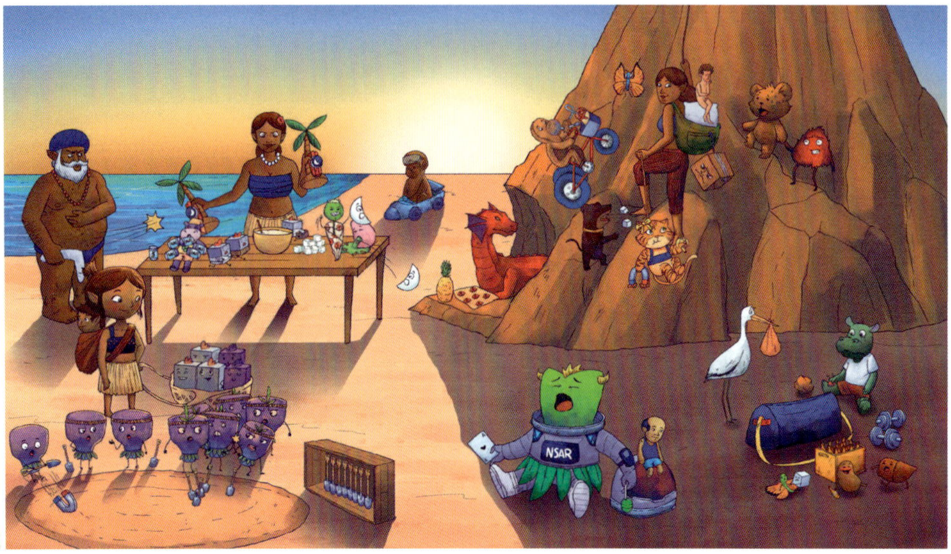

32

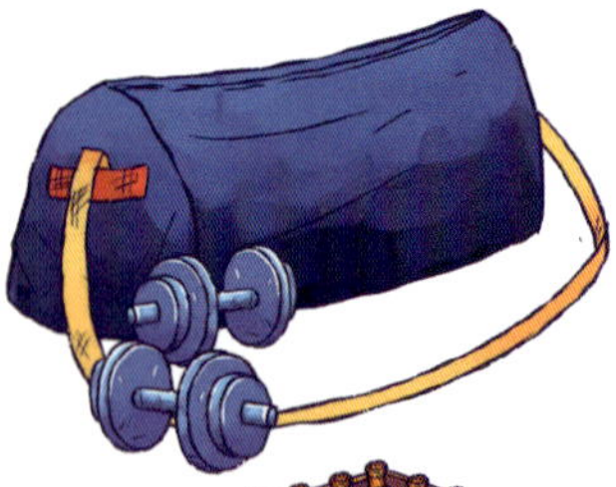

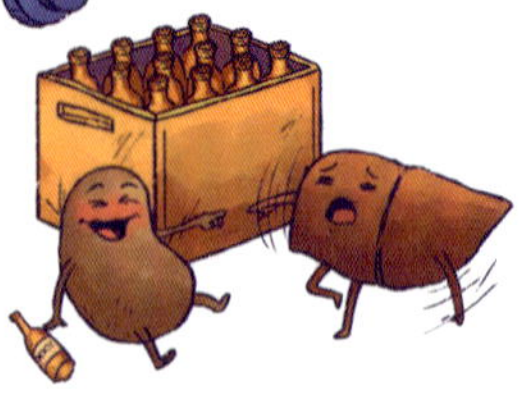

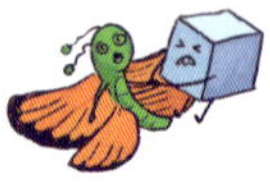

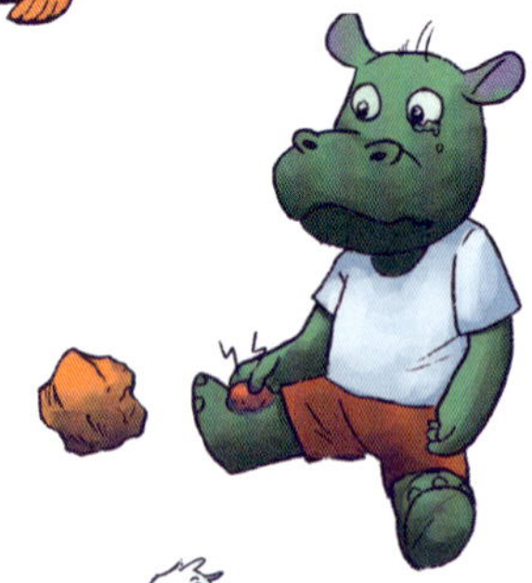

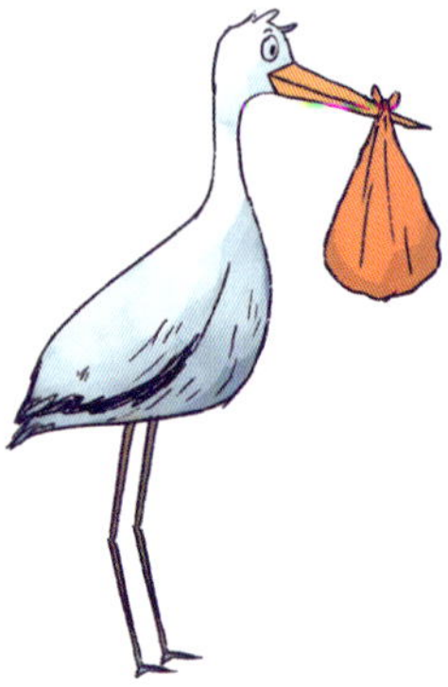

Verminderter Insulinbedarf (körpereigen)

27 Körperliche Aktivität

Hanteln

Bei körperlicher Aktivität ist der Insulinbedarf vermindert. Die Zustände, die einen verminderten Insulinbedarf mit sich bringen, sind hier an der Tasche neben dem NASA-Astronauten dargestellt. Ein paar Hanteln verdeutlichen hier den geringeren Insulinbedarf bei körperlicher Aktivität.

28 Alkohol

Bierkasten

Alkoholkonsum vermindert den Insulinbedarf. Der Bierkasten steht hier unten am Berg.

29 Leber- und Niereninsuffizienz

Leber und Niere im Suff

Bei Leber- und Niereninsuffizienz ist der Insulinbedarf vermindert. Hier haben die Leber und die Niere das Bier aus dem Bierkasten getrunken. Sie sind im Suff (Leber-, Niereninsuffizienz).

30 Hypothyreose

Kaputter Schmetterling

Bei Hypothyreose ist die Glucose-Mobilisation (ins Blut) reduziert, entsprechend sinkt auch der Insulinbedarf. Der Schmetterling liegt hier kaputt neben den Flaschen. Das Zuckerwürfelchen kann ihm nicht aufhelfen, da er zu schwach ist. Dies zeigt die verminderte Glucose-Mobilisation.

31 Hypophysenunterfunktion

Kaputte Hippo-Füße

Bei einer Unterfunktion der Hypophyse ist der Insulinbedarf vermindert. Hier hat Hippo einen kaputten Fuß und kann daher nicht den Berg hinauf. Der kaputte Hippo-Fuß zeigt hier die Hypophysen Unterfunktion.

32 Ende der Schwangerschaft

Storch liefert das Bündel ab

Nach der Schwangerschaft ist der Insulinbedarf vermindert. Am Fuß des Berges wartet ein Storch samt Baby auf Insuline.

Quintessence

Klinische Aspekte

Q1 Patienten sollten immer Trauben- oder Würfelzucker bei sich führen, hier Insulines Tochter mit Vorrat an Trauben- und Zuckewürfelchen.

Q2 Das Dawn-Phänomen beschreibt eine frühmorgendliche Hyperglykämie, v.a. bei Typ-1-Diabetikern. Vor der aufgehenden Sonne zu sehen: der Wachstuch-Mohn schlägt eine Zelle k.o. und ruft Zuckerwürfelchen herbei. Gerade frisch herangerollt: die junge Auto-Bärin.

Q3 Die Therapie des Dawn-Phänomens besteht in der späteren Verabreichung oder vorsichtigen Dosissteigerung des Verzögerungsinsulins. Insuline hält hier eine Zeitbomben-Insel hoch.

Q4 Der Somogyi-Effekt beschreibt nächtliche Hypoglykämien mit morgendlicher postprandialer Hyperglykämie. Hier veranschaulicht durch den Sumo-Jogi, welcher die Insel-Dosen auf die Glücks-Nanny mit Schlafmütze schubst. Dies erschreckt einige Zuckerwürfelchen, die sich hinter Insulines Müsli-Schale auftürmen.

Q5 Die Therapie beim Somogyi-Effekt besteht in der Reduzierung des abendlichen Verzögerungsinsulins. Insuline senkt die Insel-Zeitbombe mit Mond daran.

Interaktion

Q6 Verschiedene Medikamente und Stoffwechselzustände erhöhen oder erniedrigen den Insulinbedarf. Hier veranschaulicht durch Insulines Weg hoch zum Berg (erhöhter Insulinbedarf) bzw. die unten zurückgelassenen Gegenstände und Figuren (für den reduzierten Insulinbedarf).

Q7 Gewichtssteigernde Medikamente erhöhen die Insulinresistenz, hierzu zählen Trizyklika, Neuroleptika und Betablocker. Der dicke Neurolebkuchen rollt auf dem Dreirad-Fatbike mit einem fetten Lolli heran.

Q8 Betablocker erhöhen den Insulin-Bedarf v.a. bei Langzeittherapie, ggf. besteht jedoch akut ein geringerer Insulinbedarf, hier der fette Lolli vom dicken Neurolebkuchen sowie der kleinere Lolli unten beim Astronauten, der wartet (für den gesenkten Bedarf).

Q9 Glucocorticoide führen nach ca. 6h zur Hyperglykämie und erfordern eine Anpassung des Basalinsulins bei morgendlicher GC-Gabe. Insuline auf dem Weg nach oben trägt hier Cordhosen.

Q10 NSAR, v.a. ASS und auch Salicylate senken den Insulinbedarf, hier dargestellt durch den NASA-Astronaut mit Palmenblättern und Herz-Ass-Karte, der unten wartet.

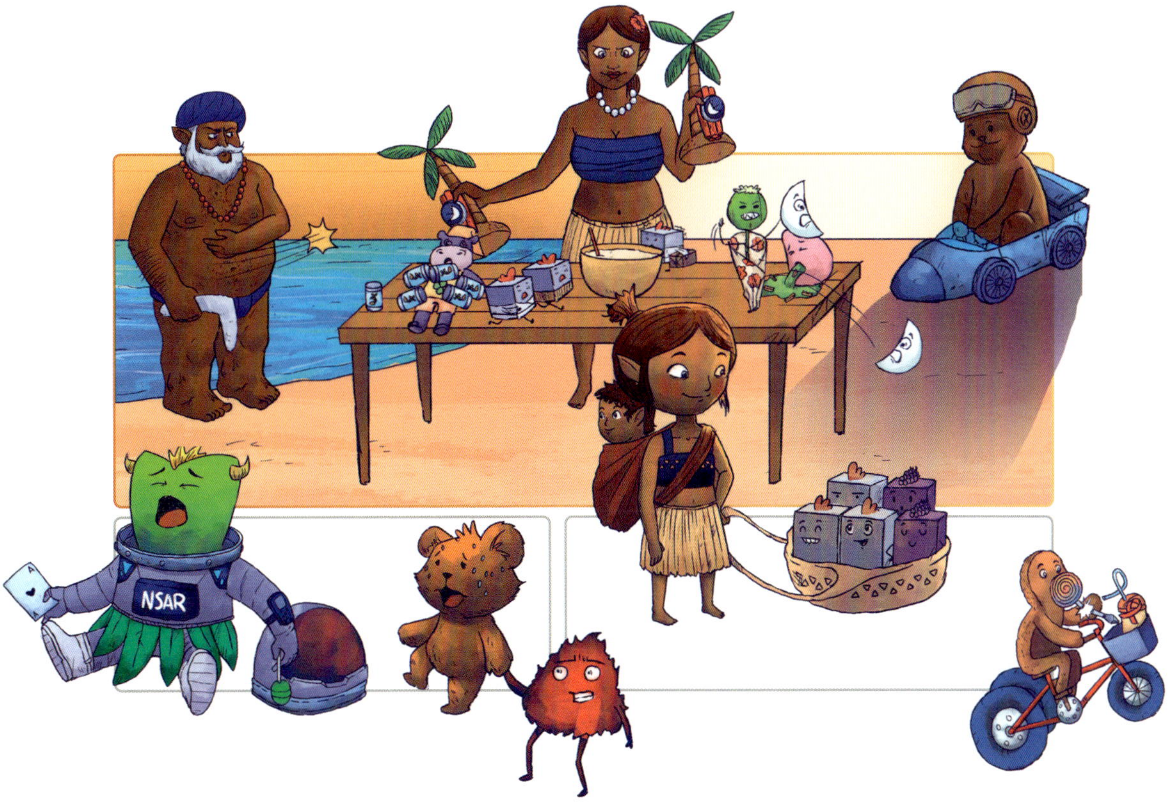

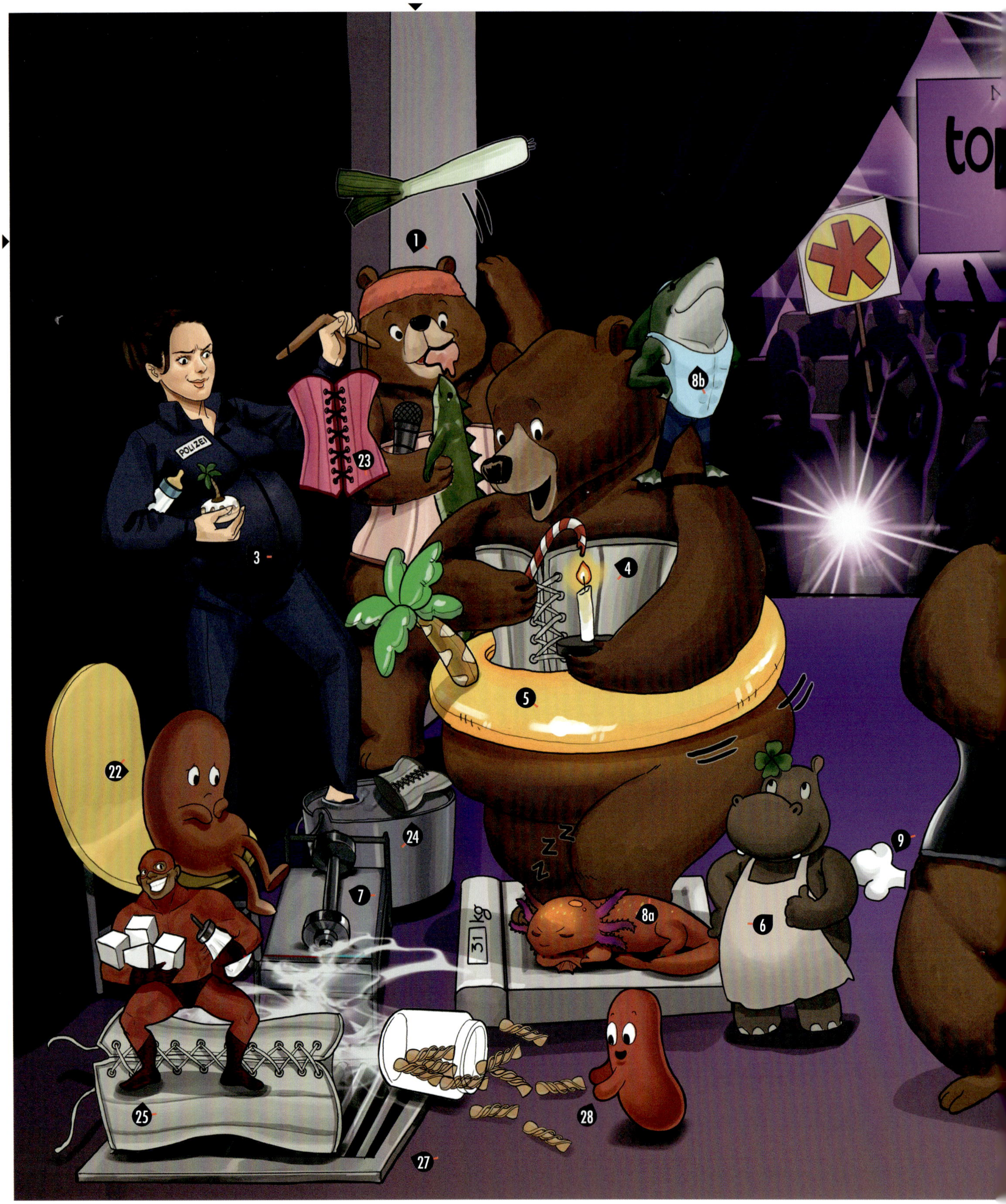

Metformin

Biguanide

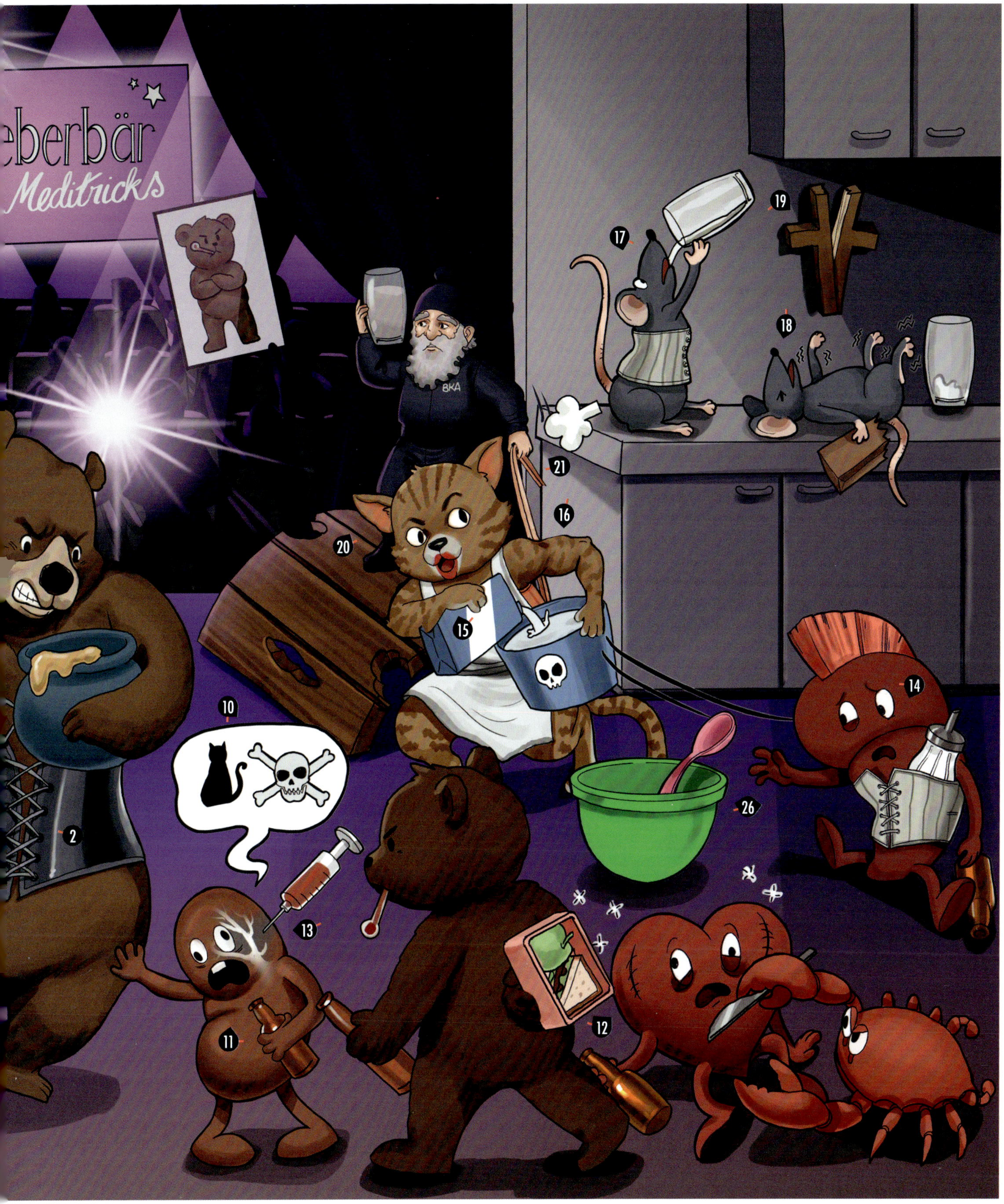

Korsett-für-ihn – Meditricks castet den neuen Fieber-Bären

Der Fieber-Bär verlangt mittlerweile abartige Gagen für seine Rolle als das Aushängeschild von Meditricks. Wir casten daher vorsichtshalber schon mal seine Nachfolge. Die aussichtsreichsten Kandidaten sind die Honig-liebenden Bären. Sie stehen Schlange – sie wollen unbedingt diesen Job haben. Doch als Aushängeschild sind die Honig-liebenden Bären einfach zu dick. Bei Meditricks herrscht immer noch der kapitalistisch-reaktionäre Schlankheitswahn des 21ten Jahrhunderts. Wie also schlanker werden? Her mit einem Korsett-für-ihn. Doch so ein Korsett drückt auf den Magen. Auch der Fieber-Bär ist nicht untätig – so einfach lässt er sich nicht abservieren. Wissend, dass der Honigbär wieder hungrig werden wird, animiert er das Milchkätzchen, eine vergiftete Milch-Dose zuzubereiten. Hierfür lockt er den Honigbären vom Casting der Meditricks-Crew weg. Doch die Polizistin im Overall hat Verdacht geschöpft und nimmt die Niere ins Kreuzverhör, ob sie etwas Ungewöhnliches mitbekommen hat…

Metformin ist erste Wahl bei der Ersteinstellung aller Typ-2-Diabetiker, bei denen nicht-medikamentöse Maßnahmen nicht genügen. Früher wurde Metformin wegen der Gefahr einer Laktatazidose nur selten eingesetzt.

Metformin gilt als sicher, berücksichtigt man die Kontraindikationen Niereninsuffizienz sowie begünstigende (katabole) Stoffwechselzustände wie Reduktionskost, kardiale oder respiratorische Insuffizienz sowie schwere Infekte oder Neoplasien.

Mittlerweile wird auch eine renale Clearance von 30 ml/min toleriert, solange die anderen Kontraindikationen bedacht werden.

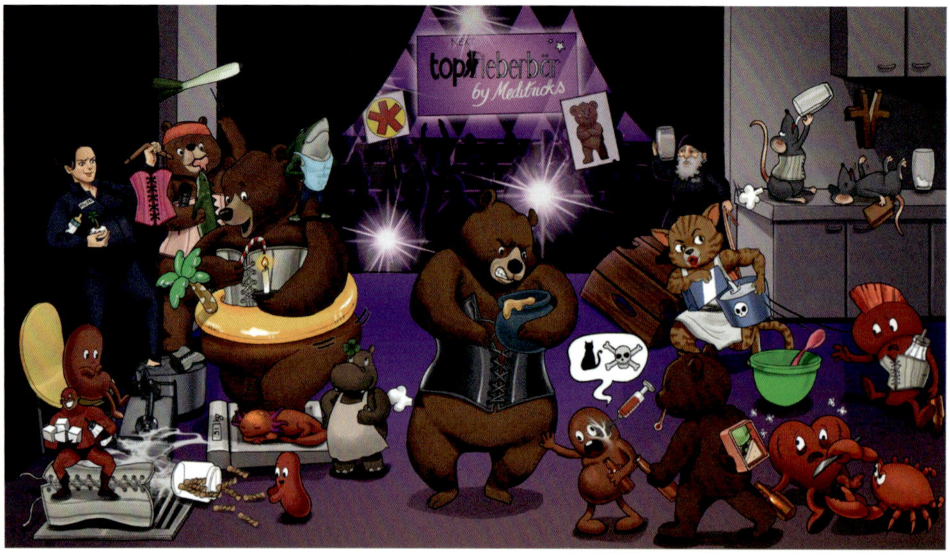

28

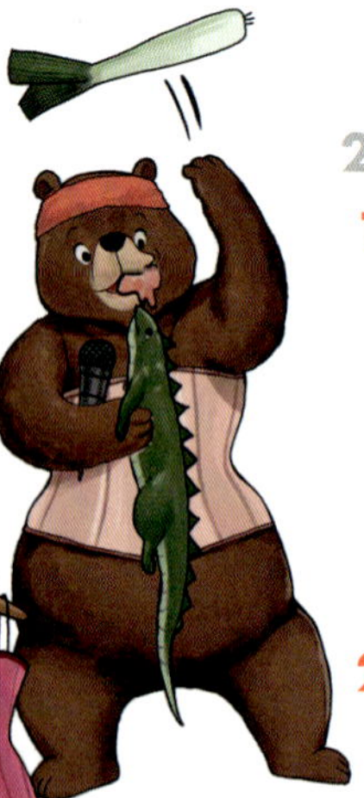

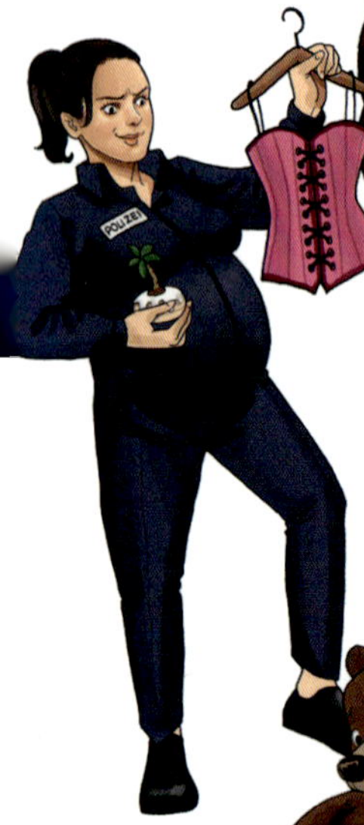

1 **Metformin, ein orales Antidiabetikum, ein Biguanid**

Der Bär trägt ein Korsett-für-ihn; isst ein biederes Iguana

Metformin ist ein orales Antidiabetikum (OAD) und zählt zu den Biguaniden. Weitere Biguanide sind wegen erhöhter Gefahr einer Laktatazidose aus dem Handel genommen.

Diabetes mellitus ist hier am Honig-liebenden Bär dargestellt (honigsüßer Durchfluss). Es gibt Ein-Korsett-für-ihn (Metformin), das seinen dicken Bauch versteckt. Er hat viel Hunger und mampft hier ein Mikrofon-Eis (orales Antidiabetikum) und ein biederes Iguana (Biguanid).

1 Indikationen

2 **Mittel der Wahl zur Ersteinstellung Diabetes Typ 2, wenn Lebensstiländerungen nicht ausreichen**

Alle Honig-Bären tragen ein Korsett; einer lässt einen Lauch links liegen

Bei Patienten mit Diabetes Typ 2 versucht man als erstes durch Lebensstiländerungen den HbA1c zu reduzieren. Ist dies nicht ausreichend, so ist das Mittel der ersten Wahl Metformin. Einer der Bären zerbricht hier nachlässig einen Lauch (Lebensstiländerung hat es nicht gebracht).

3 **Off-Label bei polyzystischem Ovarialsyndrom (PCOS) mit Hyperinsulinämie**

Eigentlich keine Bewerberin: Polizistin im Overall mit zuckrigem Inselgebäck

Beim Polyzystischen Ovarialsyndrom (PCOS) wirkt Metformin der Hyperinsulinämie und der Androgenisierung entgegen und verbessert die Fertilität. Es ist aber unter off-Label Gebrauch kategorisiert. Die Polizistin im Overall kommt hier ohne auf der offiziellen Bewerberliste zu stehen (Off-Label Gebrauch beim PCOS). Ihr zuckriges Inselgebäck zeigt den Nutzen bei Hyperinsulinämie.

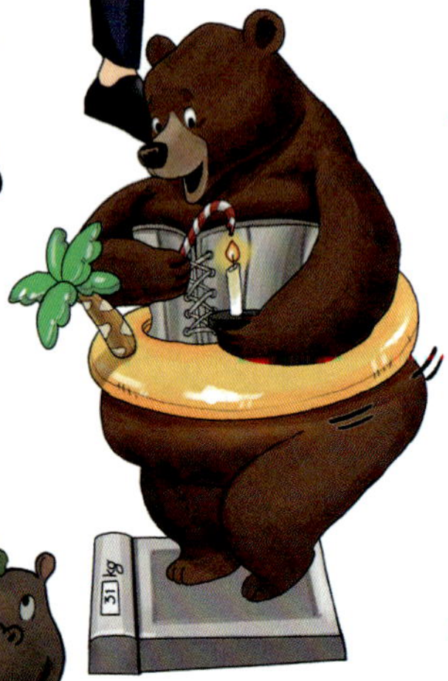

2 Wirkung

4 **Metformin wirkt antihyperglykämisch, es ermöglicht eine HbA1c-Senkung um 1%**

Honigbär mit Korsett-für-ihn schmilzt eine lange Zuckerstange über einer Kerze

Metformin verbessert auf verschiedenen Wegen den Kohlenhydrat-Umsatz und wirkt so antihyperglykämisch. Metformin senkt den HbA1c um 1,0 bis 1,2%.

Die lange Zuckerstange zeigt hier den Langzeitzucker, welcher vom HbA1c-Wert objektiviert ist. Das Schmelzen dieser Stange über einer Kerze (Zahlensystem 1) stellt die Senkung um ca. 1% dar.

5 **Metformin erhöht die Insulin-Sensitivität**

Trägt und zieht Insel-Schwimmring hoch

Metformin erhöht die Insulin-Sensitivität und dadurch die periphere Glukoseaufnahme.

Der inselartige Schwimmring um dem Bauch des Bären zeigt die Insulin-Sensitivität. Er zieht den Ring hoch, da Metformin die Insulin-Sensitivität erhöht.

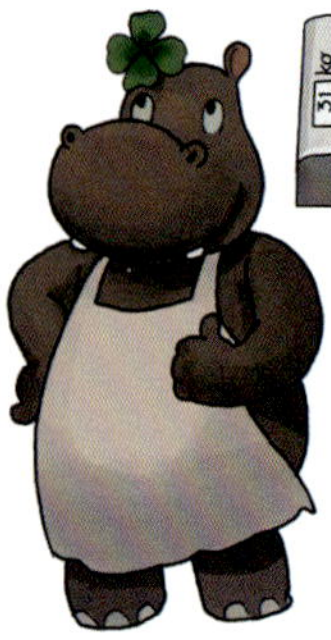

6 **Metformin erhöht nicht das Hypoglykämie-Risiko**

Hippo-Glücks-Nanny zeigt Daumen

Metformin erhöht nicht das Hypoglykämie-Risiko, wie etwa die Sulfonylharnstoffe, auch nicht bei Überdosierung. Bei Überdosierung droht jedoch die Laktatazidose. Die Hippo-Glücks-Nanny macht dem Bären hier Hoffnung (kein erhöhtes Hypoglykämie-Risiko).

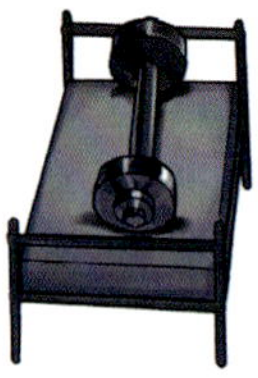

7 **Metformin stabilisiert das Körpergewicht und führt zu einer moderaten Gewichtsabnahme**

Stabilisiertes Gewicht, erleichterter Blick auf Gewichtsanzeige

Der Honig-Bär schaut hier erleichtert auf die Gewichtsanzeige an der Waage. Daneben liegt ein stabilisiertes Gewicht.

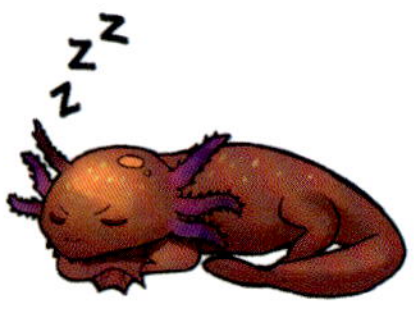

8 **Hat positive Effekte auf den Lipidstoffwechsel: erniedrigtes LDL, ggf. erhöhtes HDL**

Dösender El-Diablo-Lurch, aufbäumender Hai-Diablo-Lurch

Metformin hat positive Effekte auf den Lipidstoffwechsel. Es senkt die Gesamt- und LDL-Cholesterin-Spiegel sowie die Triglyceride. Es kann den HDL-Cholesterinspiegel erhöhen. Der an den Füßen schlafende El-Diablo-Lurch (kurz LDL) zeigt die Erniedrigung von LDL und der auf der Schulter posierende Hai-Diablo-Lurch zeigt die HDL Erhöhung unter Metformin.

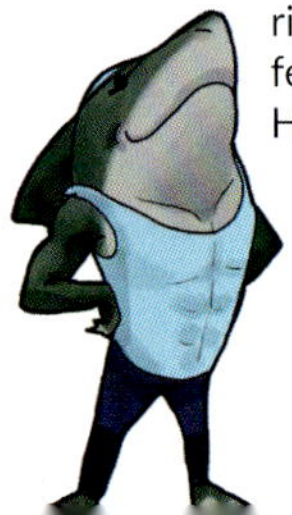

3 Nebenwirkungen

9 GIT-NW gefährden die Compliance

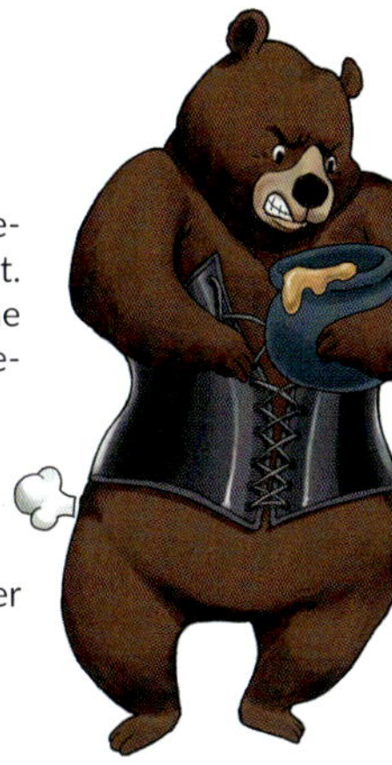

Pupsender Bär möchte das Korsett wieder ausziehen

Metformin hat gastrointestinale Nebenwirkungen (5-15%) wie Übelkeit, Blähungen und metallischen Geschmack (3%). Patienten tolerieren diese teils ungern, sodass die Therapietreue (Compliance) gefährdet ist. Da diese NW im Verlauf abnehmen, sollte man Metformin langsam einschleichen. Das enge metallische Korsett drückt auf den Bauch. Es macht Übelkeit, Blähungen und hinterlässt einen metallischen Geschmack im Mund.

10 Laktatazidose bei Nichtbeachtung der KI

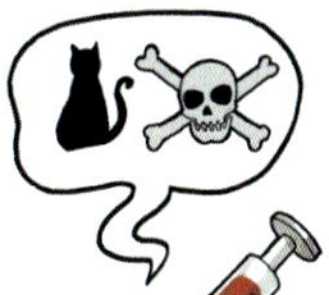

Falle: Vergiftung durch Dose vom Milchkätzchen

Die Laktatazidose ist extrem selten. Da sie mit einer Sterblichkeit von etwa 50 % einhergeht, ist sie unter Berücksichtigung der Kontraindikationen unbedingt zu vermeiden.

4 Kontraindikationen

11 Nierenfunktionsstörungen mit Kreatinin-Clearance <45 ml/min – Gefahr der Laktatazidose

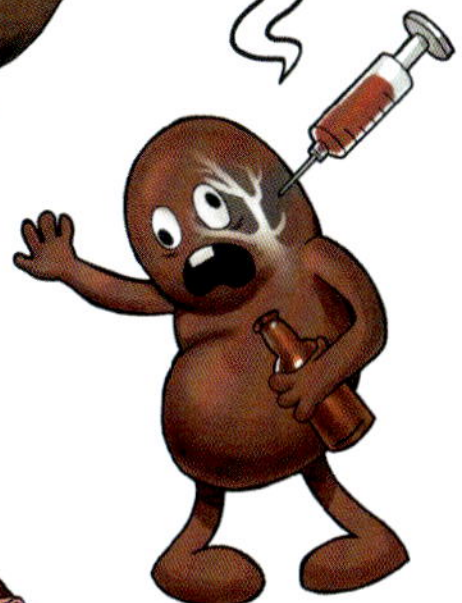

Niere-im-Suff

Die Gefahr der Laktatazidose ist umso höher, je stärker die Nierenfunktion eingeschränkt ist. Eine Therapie mit Metformin ist zwar bei einer Kreatinin-Clearance zwischen 30 und 60 ml/min möglich, jedoch sollte man bereits ab der Clearance von <45 ml/min Metformin vermeiden. Die Niere-im-Suff zeigt hier die Niereninsuffizienz. Sie möchte den Honig-Bären zurückhalten.

12 KI die eine Laktatazidose begünstigen (Infekte, Reduktionskost, Neoplasien, NYHA III+IV, OPs)

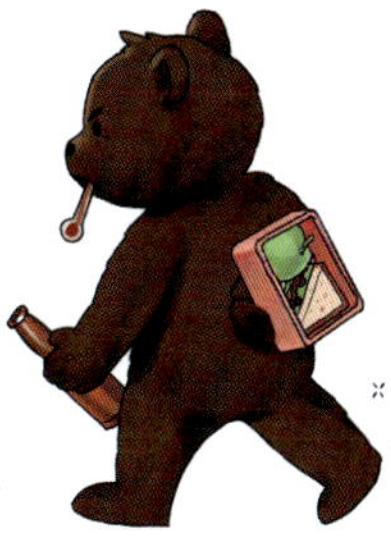

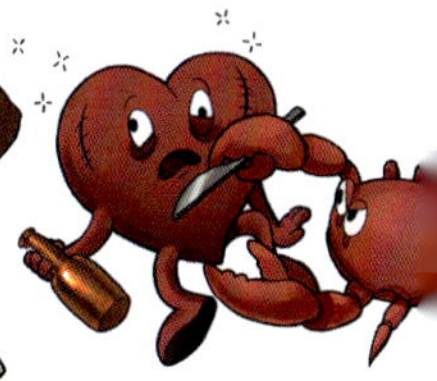

Fieber-Bär, geklaute Nahrung, Krebs, Herz-im-Suff, OP-Messer

Stoffwechselentgleisungen mit Gewebehypoxien begünstigen das Auftreten einer Laktatazidose. Ursachen dieser Stoffwechselentgleisungen ist u.a. Reduktionskost, die eine katabole Stoffwechsellage bedingt. Desweiteren zählt man Infekte, Neoplasien, eine Herzinsuffizienz NYHA III & IV, respiratorische Insuffizienz und Hypoxie zu den Ursachen der Stoffwechselentgleisung. Der Fieber-Bär, der den Zutritt verweigern möchte, steht hier für die KI bei Infekten. Er versteckt ein Pausenbrot (KI katabole Stoffwechsellage durch Hungern), der gruselige Krebs versucht ihm zu helfen (KI Neoplasien). Sie verteidigen sich gegen das vernarbte Herz-im-Suff (KI Herzinsuffizienz) mit einem OP-Messer (auch OPs als KI für Metformin).

13 Kontrastmittelgabe erhöht das Risiko der Laktatazidose

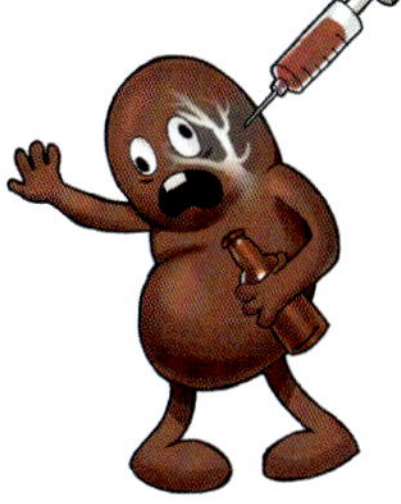

Kontrastmittelspritze in der Niere

Untersuchungen mit Kontrastmittel (KM) können die Nieren schädigen. Durch Metformin erhöht sich die Gefahr der Nierenschädigung, so sollte man Metformin bei KM-Untersuchungen zwei Tage vor bis zwei Tage nach der Untersuchung absetzen.
Auch bei OPs ist Metformin zu pausieren, bis sich die Nierenfunktion stabilisiert hat.
Die Kontrastmittelspritze in der Niere zeigt die Ruhigstellung der Nieren durch KM (Nierenschädigung durch KM).

14 Schwere Lebererkrankungen, Alkoholismus und Pankreatitis

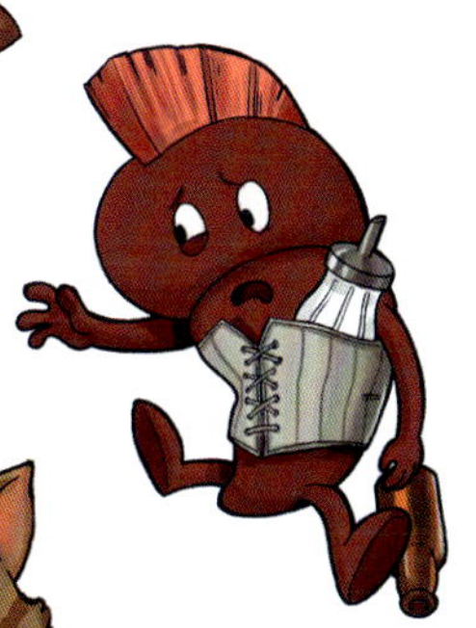

Die Leber-im-Suff mit Bierflasche ist ein Punker

Metformin ist kontraindiziert bei schweren Lebererkrankungen, bei Alkoholismus und bei Pankreatitis. Auch die Leber ist hier im Suff. Sie trinkt aus einer Flasche Alkohol und ist ein bekannter Punker (Leberinsuffizienz, Alkoholismus und Pankreatitis als KI für Metformin).

5 Laktatazidose

15 Eine Sonderform der metabolischen Azidose (Merkhilfe KUSS-MAUL)

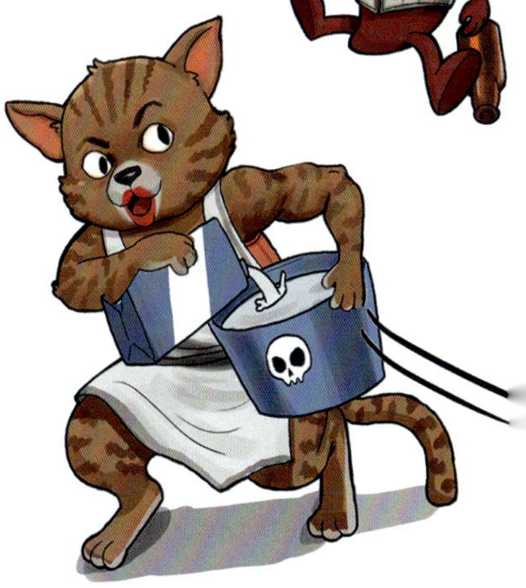

Milchdose des Milch-Kätzchen-Kochs mit Kussmaul

Die Laktatazidose ist eine Sonderform der metabolischen Azidose. Das Akronym "KUSS-MAUL" fasst die Ursachen metabolischer Azidosen zusammen, L steht für Laktat wie Laktatazidose.
Metformin hemmt die hepatische Gluconeogenese. Da so mehr Laktat anfällt, ist die Gefahr einer Laktatazidose unter Metformin evtl. erhöht. In der Literatur ist dies, aufgrund der niedrigen Fallzahlen, umstritten (3-8/100.000 Patientenjahren).
Eine Laktatazidose ist sehr gefährlich, sodass die potentielle Gefahr nicht zu missachten ist. Das Milchkätzchen werkelt hier in der Küche und zeigt, dass die Laktat-k-azidose (Milchkätzchen) eine metabolische (Küche) Azidose ist. Kussmaul repräsentiert das Akronym und die Rührschüssel mit dem NEOnfarbenen Rührlöffel neben der Leber zeigt die gehemmte hepatische Gluco-NEO-genese.

16 Mehr Laktat im Muskel produziert und weniger Laktat in der Leber verwertet

Milchkätzchen klaut Leber die Milch und hält sie im kräftigen Arm(muskel)

Hohe Metformin-Konzentrationen führen zu einer vermehrten Produktion von Laktat in den Muskeln und zu einer geringeren Verwertung von Laktat in der Leber. Die Laktat-Konzentrationen erreichen dann ein gefährliches Ausmaß.
Das Milchkätzen klaut hier der Leber die Milch und hält sie im starken muskulösen Arm (weniger Laktatabbau in der Leber und mehr Produktion im Muskel).

17 Initiale Symptome der Laktatazidose: GIT-Nebenwirkungen

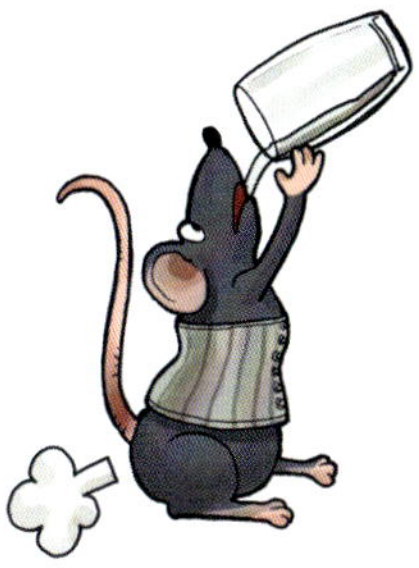

Maus probiert Glas mit Milch aus giftiger Milchdose, rülpst und pupst

Die initialen Symptome einer Laktatazidose sind GIT-Symptome und ähneln den GIT-NW von Metformin. Dies sind Übelkeit, Erbrechen, Durchfall und Bauchschmerzen.
Die Maus, die ein Glas aus der giftigen Milchdose probiert, rülpst und pupst (GIT-NW). Wie der Honig-Bär trägt auch sie ein Korsett, denn die initialen Symptome ähneln den NW von Metformin.

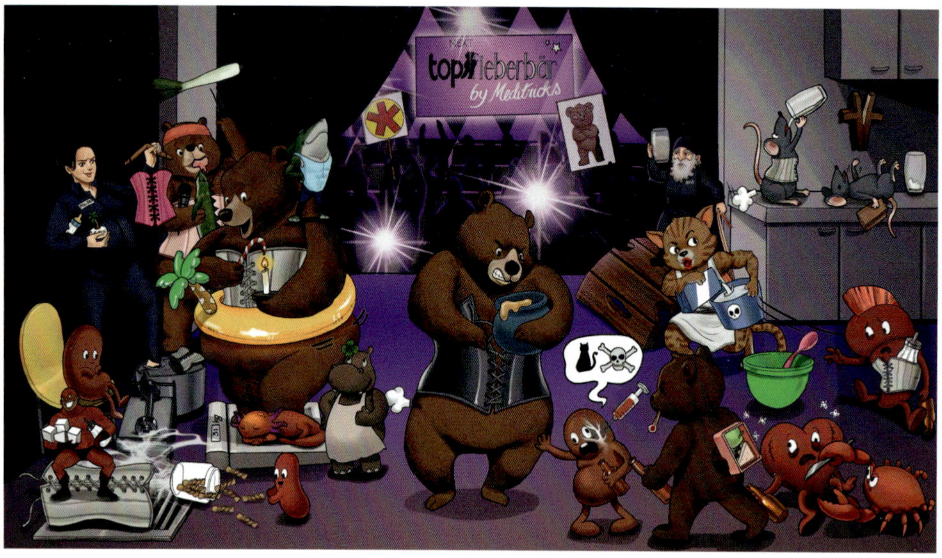

28

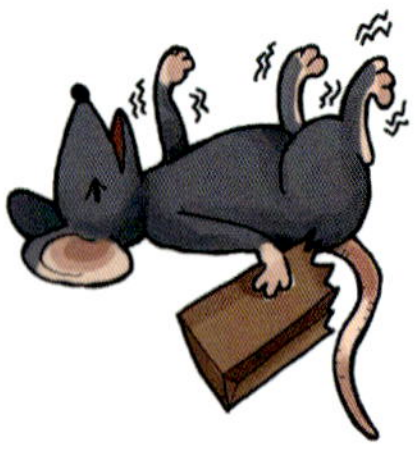

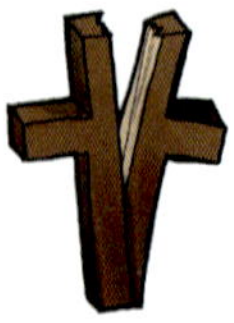

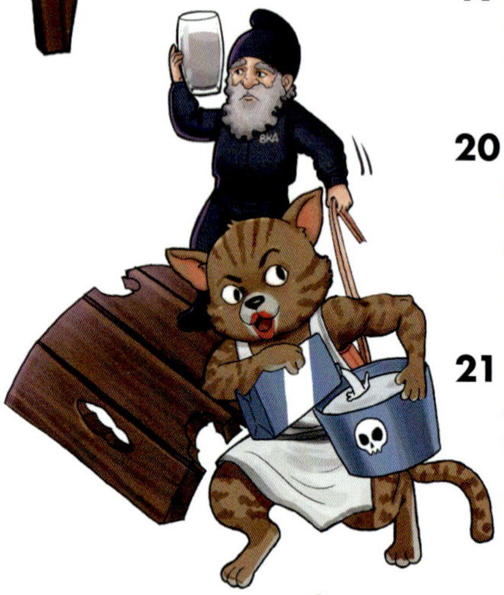

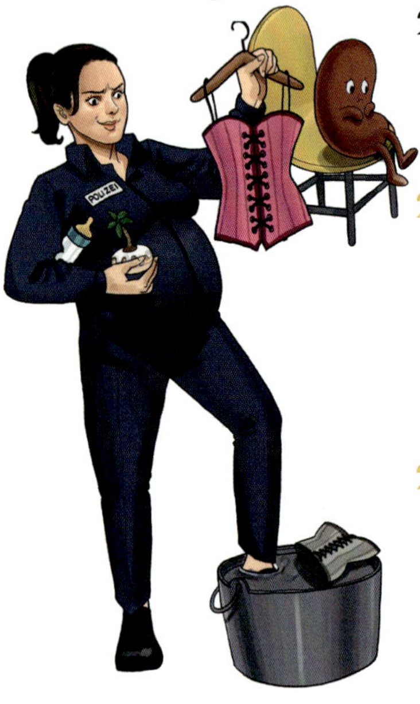

18 **Vollbild der Laktatazidose: Muskelkrämpfe, Hyperventilation und Bewusstseinsstörungen bis zu Koma**

Maus im Koma mit zitternden Muskeln

Die andere Maus liegt hier komatös mit zitternden Beinen auf der Küchenablage. Ihr Milchglas ist schon leer (sie hat die Milch früher probiert: dieser Zustand kommt nach den initialen Symptomen).

19 **Die Laktatazidose ist lebensbedrohlich: Sterblichkeit bis 50%**

Kreuz neben Maus ist in zwei Hälften gebrochen

Die Laktatazidose ist ein lebensbedrohlicher Notfall mit einer Sterblichkeit bis 50%.
Neben der halbtoten Maus liegt hier ein Kreuz, das in der Mitte gebrochen ist (Sterblichkeit von ca. 50%).

20 **BGA – metabolische Azidose mit Anionenlücke und hohem Laktat im Serum**

Zwerg vom BKA – hält Milchglas forschend hoch, steht auf großer Brücke mit Lücken

Die Diagnose einer Laktatazidose geschieht mittels einer Blutgasanalyse (BGA). Es zeigt sich dann das Vollbild einer metabolischen Azidose mit Anionenlücke und einem erhöhten Laktat im Serum. Der das Milchglas prüfende Zwerg vom BKA steht hier für die Diagnose der Laktatazidose mittels BGA. Er sitzt auf einer Brücke mit großer Lücke (Anionenlücke bei metabolischer Azidose).

21 **Metformin absetzen, Intensivstation, Flüssigkeitssubstitution, Azidose-Ausgleich**

Zwerg reißt Katze Korsett weg

Als Notfall ist bei einer Laktatazidose eine intensivmedizinische Betreuung wichtig. Neben Absetzen von Metformin behandelt man die metabolische Azidose u.a. mittels Hämodialyse und Flüssigkeitssubstitution. Der Zwerg, der hier das Korsett wegreißt, zeigt das Absetzen von Metformin.

6 Klinische Aspekte

22 **Initiale und regelmäßige Kontrolle der Nierenwerte**

Die Polizistin interviewt die Niere

Vor Beginn der Therapie mit Metformin sollte man die Nierenwerte kontrollieren. Während der Therapie sollten regelmäßige Kontrollen (mindestens einmal jährlich) folgen. Die Polizistin interviewt hier die Niere und zeigt die notwendigen Kontrollen der Nierenparameter.

23 **Schwangerschaft und Stillzeit: begrenzte Erfahrung**

Schwangere PCOS Polizistin überlegt das Korsett anzuziehen oder nicht

Da ein unkontrollierter Diabetes Risiken für Neugeborene hat, sollte man Diabetes in der Schwangerschaft kontrollieren und therapieren. Für Metformin ist die klinische Erfahrung noch ungenügend, so dass bisher noch Insulin die Therapie der Wahl ist. Dennoch gibt es keine Hinweise, dass Metformin dem Ungeborenen schadet und man vermutet, dass es unproblematisch sei. Die schwangere Polizistin mit der Milchflasche ist unschlüssig, ob sie das Korsett anziehen soll und zeigt das kritische Abwägen einer Therapie mit Metformin bei Diabetes in der Schwangerschaft und Stillzeit.

24 **Cimetidin (älterer H2-Rezeptor-Antagonist) erhöht die Metformin-Konzentration**

Zement, auf dem ein Korsett liegt

Cimetidin ist ein (älterer) H2-Rezeptor-Antagonist. Cimetidin (hier der Zement) verlangsamt die Metformin-Ausscheidung und erhöht dadurch die Metformin-Konzentration wesentlich (Erhöhung der Area Under the Curve, AUC, um bis zu 60%). Das Korsett liegt hier erhöht auf dem Eimer Zement (erhöhte Metformin Konzentration bei gleichzeitiger Cimetidin Einnahme).

7 Wirkmechanismus

25 Im Muskel fördert Metformin den Glukosetransport und die Glykogen-Synthese

Muskel steht auf Korsett und hält Zuckerwürfel und Zuckerstreuer

Metformin fördert den Glukosetransport in die Muskelzellen über die Glukosetransporter GLUT. Es erreicht dies durch eine erhöhte Sensibilität von Muskelzellen gegenüber Insulin. Gleichzeitig reduziert Metformin die Resorption von Kohlenhydraten im Darm.

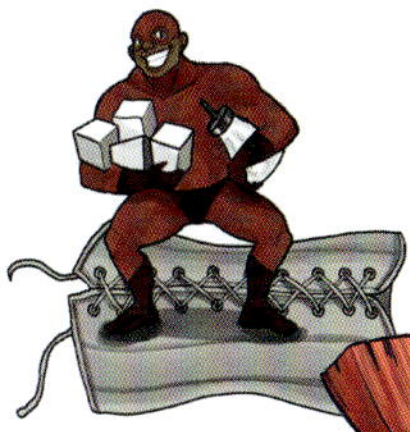

26 In der Leber hemmt Metformin die Glukoneogenese und die Glykogenolyse

Umgestoßene Leber verliert Neon-Löffel, Zuckerstreuer ist durch Korsett an Leber gebunden

Metformin reduziert die hepatische Glukoseproduktion durch die Glukoneogenese. Die Glukoneogenese ist durch die Insulinresistenz bedingt. Glucagon regt bei Insulinresistenz die Glykogenolyse an, Metformin hemmt diese. So reduziert Metformin die Blutzuckerspiegel. Die Leber mit zu kleinem Korsett hat ihren Neon-Kochlöffel verloren und zeigt die gehemmte Glukoneogenese unter Metformin.

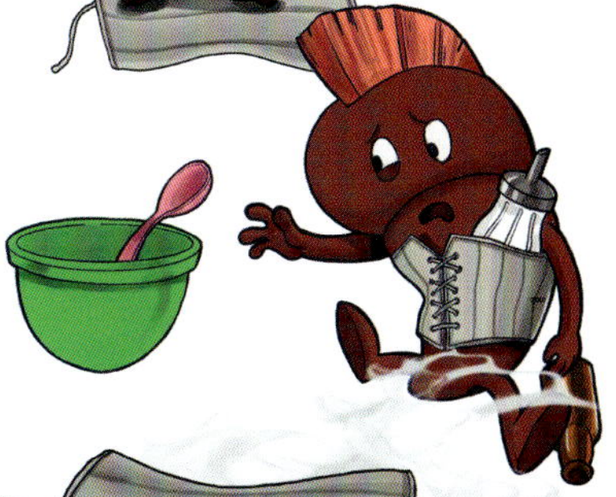

27 Blockierung der Atmungskette in den Mitochondrien, Erhöhung des anaeroben Stoffwechsels

Korsett verlegt Belüftungssystem, grauer Rauch steigt auf

Metformin blockiert die Atmungskette in den Mitochondrien. Es hemmt den mitochondrialen Komplex 1, die NADH-Quinon-Oxidoreduktase. Da die Atmungskette weniger ATP produziert, erhöht die Leber den anaeroben Stoffwechsel. Das verlegte Belüftungssystem zeigt die Blockade der Atmungskette und der graue Rauch die dadurch erhöhte anaerobe Stoffwechsellage.

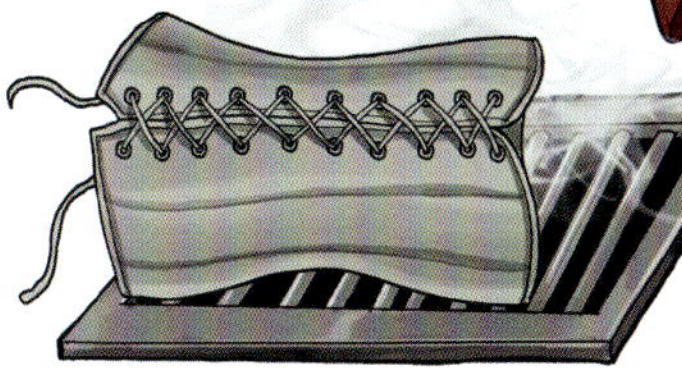

28 Im Darm verzögert Metformin die Kohlenhydratresorption und beeinflusst das Biom

Korsett hat Nudelglas umgestoßen, Bakterium sammelt die Nudeln begeistert auf

Im Darm verzögert Metformin die Resorption von Kohlenhydraten und beeinflusst die Bakterienzusammensetzung. Sowohl günstige wie auch ungünstige Bakterienstämme (u.a. E. coli) sind davon betroffen. Das umgeworfene Glas Nudeln zeigt die länger dauernde Resorption von Kohlenhydraten. Ein kleines Bakterium sammelt die Nudeln ein und repräsentiert die Beeinflussung des Bioms.

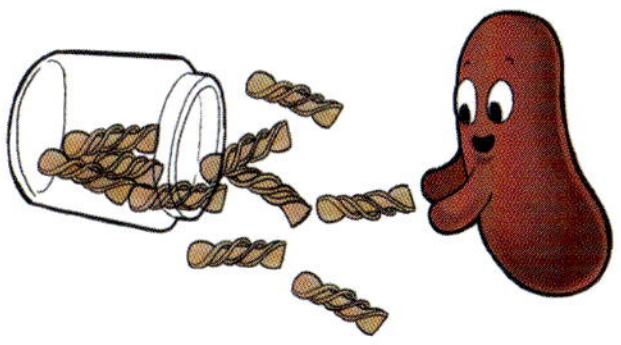

Quintessence

Q1 Metformin gehört zu den Biguaniden und ist ein orales Antidiabetikum, hier gezeigt durch das "Korsett-für-ihn" (Metformin), das der Honigbär anzieht. Er hat ein biederes Iguana dabei, das er essen will (oral).

Q2 Metformin ist Mittel der Wahl zur Ersteinstellung aller Typ-2-Diabetiker, wenn Lebensstiländerungen nicht ausreichen, hier daran gezeigt, dass die Honigbären (DM2) nur über Nahrungsmittel nicht schlanker werden und jetzt ein Korsett tragen müssen, um beim Casting eine Chance zu haben.

Q3 Metformin wirkt antihyperglykämisch, es ermöglicht eine HbA1c-Senkung um 1%, der Honigbär schmilzt hier eine lange Zuckerstange (HbA1c) mittels einer Kerze (Senkung 1%).

Q4 Metformin erhöht nicht das Hypoglykämie-Risiko, die nette Hippo-Nanny unterstützt hier den Honigbären samt Korsett-für-ihn.

Q5 Gastrointestinale Nebenwirkungen wie Blähungen gefährden die Compliance, nehmen im Verlauf aber ab; daher sollte man Metformin einschleichen, der Bär muss pupsen und möchte das Korsett gleich wieder ausziehen – also besser sachte festzurren.

Q6 Die Laktatazidose ist eine gefährliche, jedoch eher seltene Nebenwirkung. Sie droht vor allem bei Nichtbeachtung der Kontraindikationen, der Honigbär wird hier über eine Falle zum Milchkätzchen mit Milch-Dose gelockt und achtet nicht auf die Hinweise.

Q7 Nierenfunktionsstörungen mit Kreatinin-Clearance unter 45 ml/min – Gefahr der Laktatazidose, die Niere-im-Suff versucht den Honigbären zu warnen, der versteht ihr lallendes Kauderwelsch aber nicht.

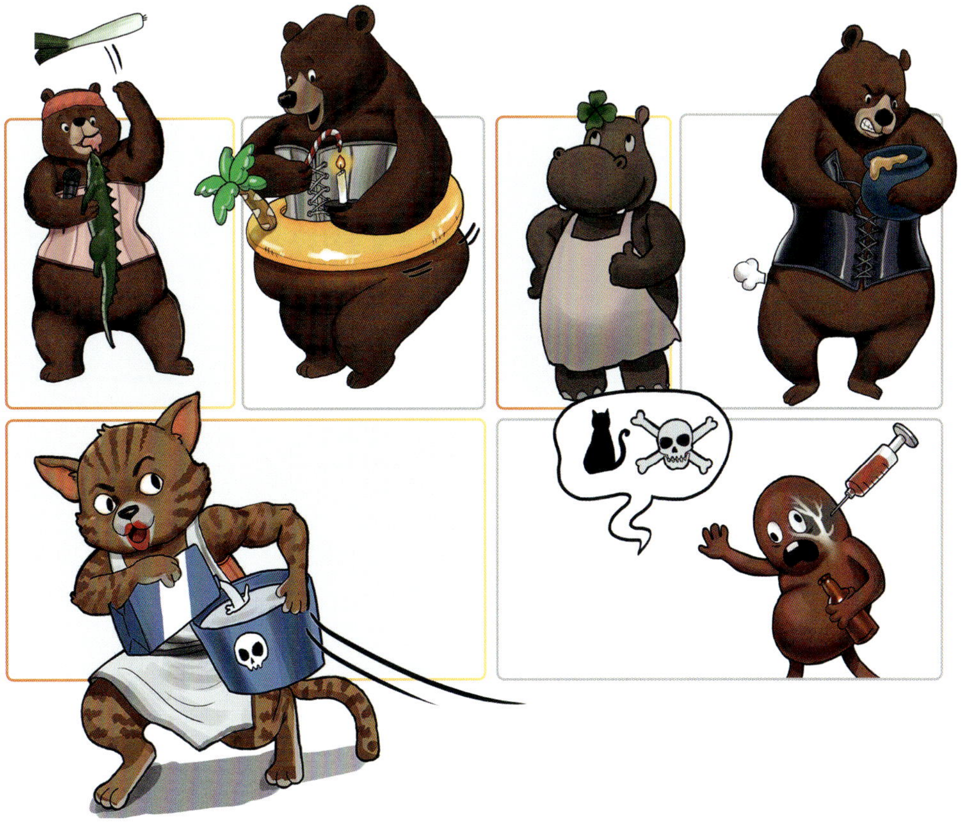

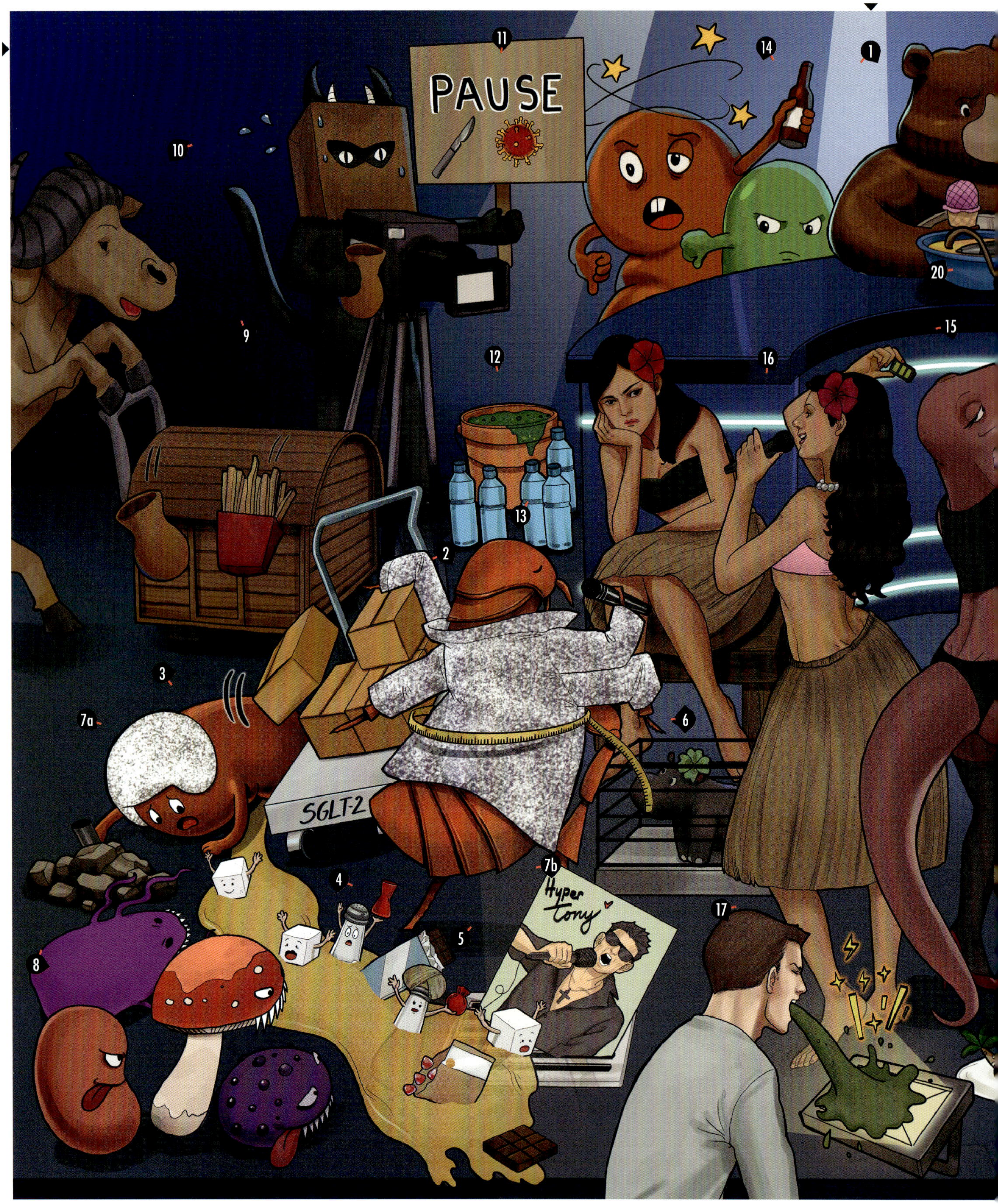

Neue OADs

SGLT2-Hemmer, GLP-1-Analoga, DPP4-Inhibitoren, (Glitazone)

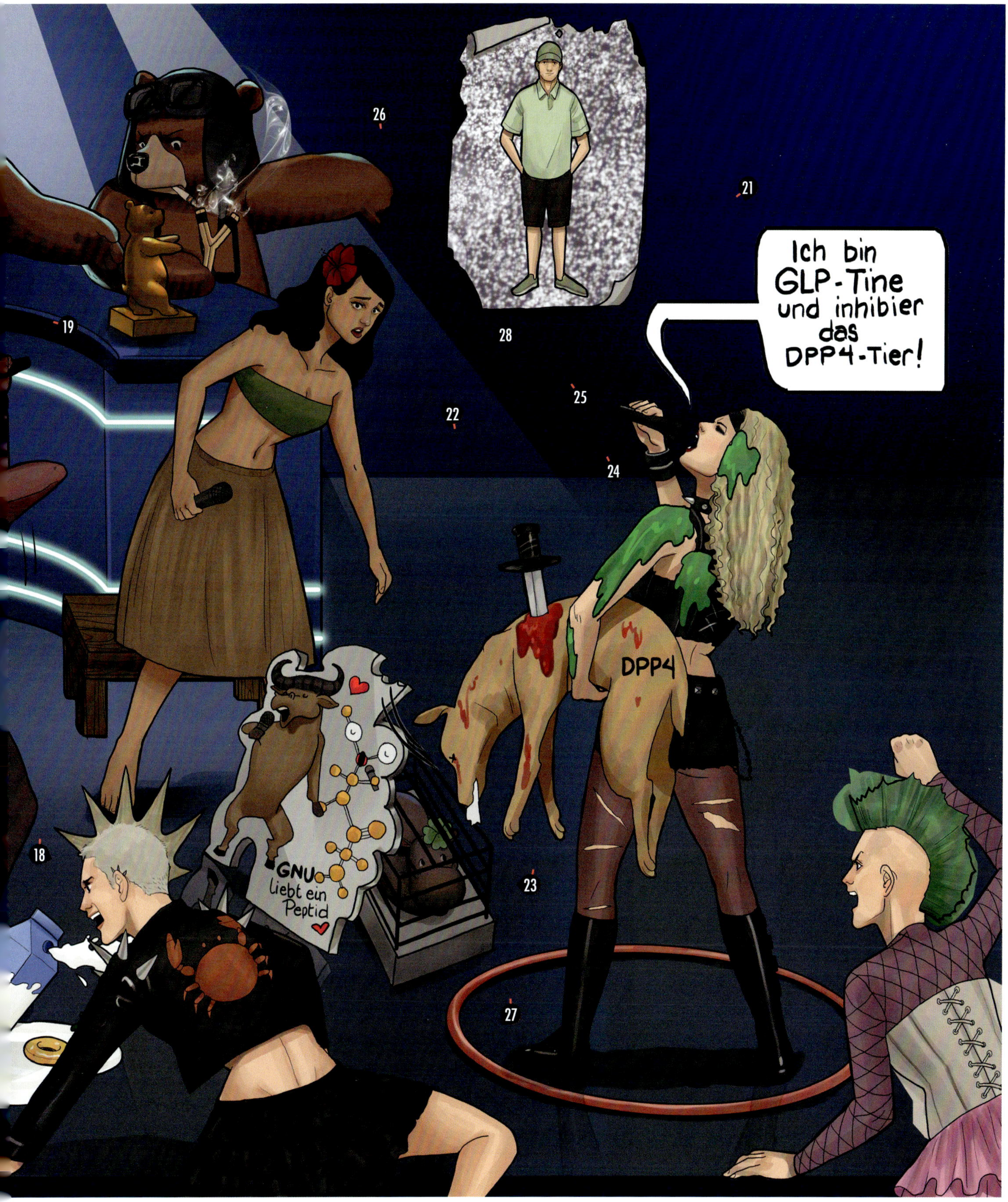
26
21
19
28
Ich bin GLP-Tine und inhibier das DPP4-Tier!
25
22
24
DPP4
GNU liebt ein Peptid
18
23
27

Honigbär im Korsett castet Unterstützung für ein Duett

Der Honigbär mit dem Korsett-für-ihn ist der neue Star geworden unter den Eiswaffel-Sängern. Viele Fans wünschen sich, er würde auch mal im Duett auftreten. Kurzum castet der Bär jetzt seine Ergänzung. Doch mit den Kandidaten ist er sehr kritisch. Heute stehen drei zur Auswahl. Erstens wäre das der aussichtsreichste Kandidat: Der Glitzer-Floh. Aber wird er alle Prüfungen bestehen? Sein beherzter Einsatz hat die Verpflegung für das Publikum umgeschmissen, die gerade von einer Niere transportiert wird. Jetzt purzeln die Zuckerwürfelchen durch die Gegend – aus dem Publikum lösen sich fiese Erreger, die sich auf ihre verdiente Zuckermahlzeit stürzen. Zweite Kandidatin ist die Echse Gila. Sie orientiert sich an ihrem großen Vorbild, dem Duett "Gnu-liebt-Peptid". Und falls das nicht reichen sollte ... präsentiert sie ihre T***en. Kann das den Bären überzeugen? Die dritte Kandidatin ist GLP-Tine. Sie probiert mit Death-Metall zu punkten und tötet hier auf offener Bühne ein Tier, das DPP4-Tier. Das wollte sich nämlich gerade über den Pappaufsteller vom Duett "Gnu-liebt-Peptid" hermachen. Im Publikum rasten bei dieser Vorstellung ein paar Punker aus – Tiere töten? Das soll Death Metall sein?

Neue orale Antidiabetika besitzen Eigenschaften der kardiovaskulären Risikoreduktion sowie Nephroprotektion (viele Diabetiker sind komorbide). Aktuell am aussichtsreichsten sind hier die SGLT2-Hemmer.

Der Behandlungserfolg im Vergleich zu Metformin ist bei einigen dieser Substanzen fragwürdig, wie auch deren teils sehr spezielle Nebenwirkungen. Instanzen wie das Arznei-Telegramm bewerten die meisten neuen OAD sehr kritisch. Goldstandard der oralen Antidiabetika (OAD) ist Metformin. Jedoch ist Metformin nicht für alle Patienten geeignet (Kontraindikationen, v.a. bei Niereninsuffizienz). Kombinationstherapien kommen für einige in Betracht. Nebst Metformin und Sulfonylharnstoffen gibt es weitere Substanzen, die an ganz unterschiedlichen Punkten des Wirkmechanismus von Insulin ansetzen.

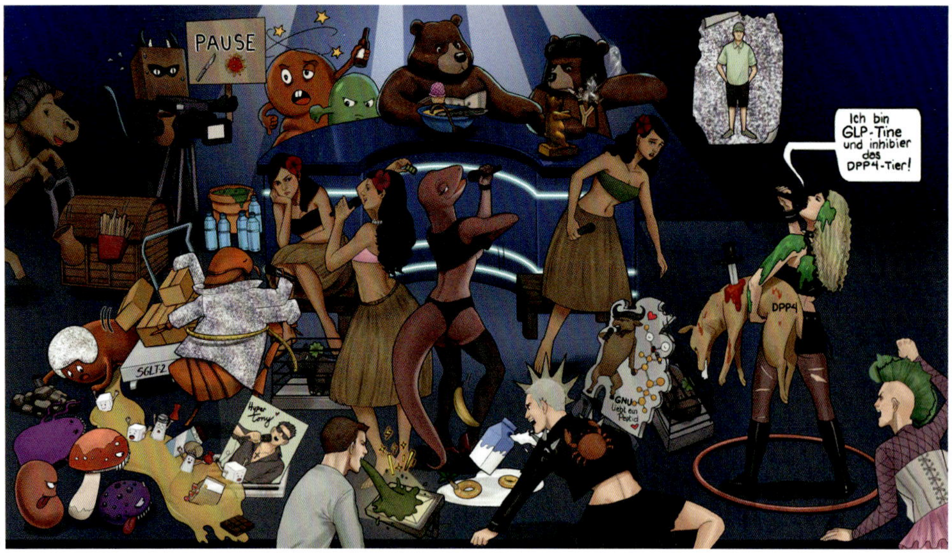
PAUSE
SGLT2
DPP4
Ich bin GLP-Tine und inhibier das DPP4-Tier!

28

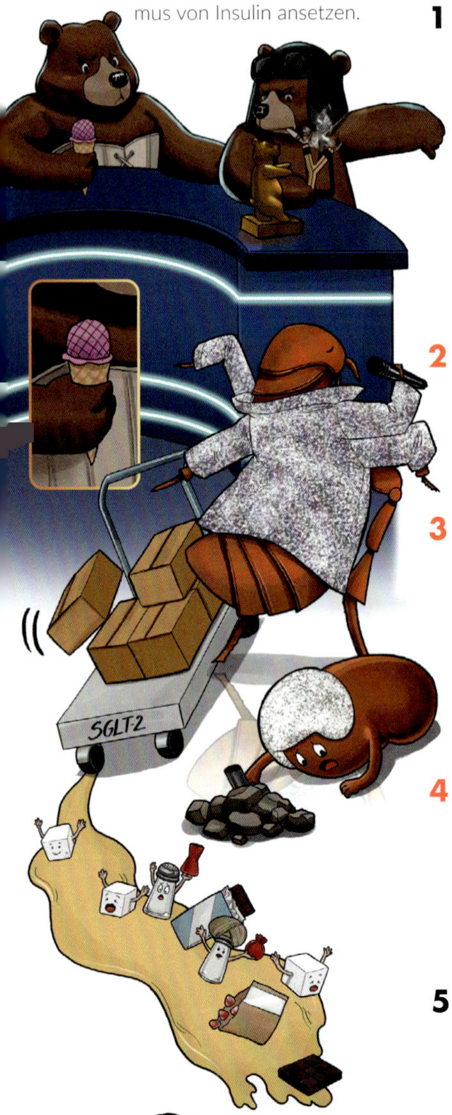
SGLT2

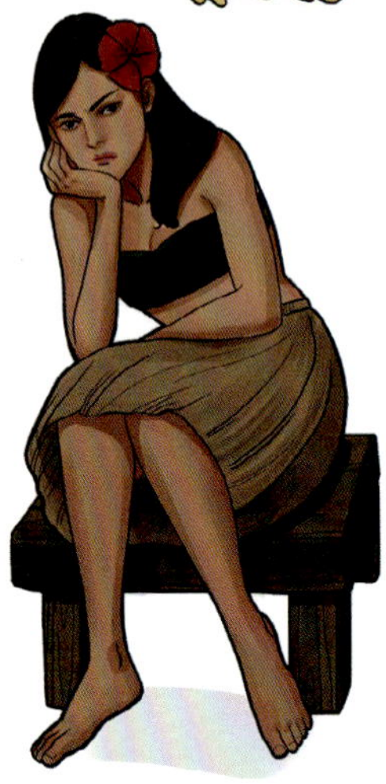

1 **Orale Antidiabetika: Standard Metformin – drei weitere Vertreter**

Waffel-Mikrofon des ausgezeichneten Honig-Bären im Korsett-für-ihn – drei Bewerber für das Duett mit dem Honig-Bären. Wer gewinnt den goldenen Bären?

Standard der oralen Antidiabetika ist Metformin, hier der Vorsitzende der Jury: Der Honig-Bär im Korsett-für-ihn. Er ist preisgekrönt mit dem Goldenen Bären. Sein Waffel Mikrofon steht für die oralen Antidiabetika. Doch nicht alle Diabetiker können mit Metformin therapiert werden oder erreichen hierunter eine ausreichende Senkung des HbA1c (daher sucht der Honig-Bär jetzt jemanden für ein Duett mit ihm). Dieser Meditrick zeigt drei weitere Vertreter der oralen Antidiabetika (hier die drei Bewerber).

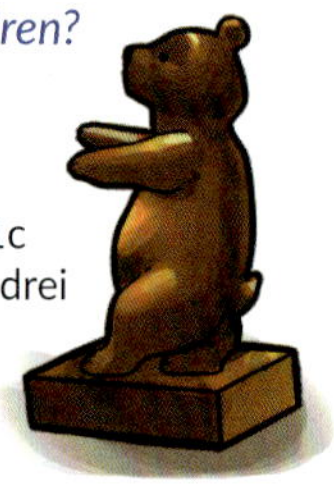

1 SGLT2-Hemmer: Gliflozine

2 **SGLT-2-Hemmer bei Typ-2-Diabetes**

Glitzer-Floh

Die SGLT-2-Hemmer werden auch Gliflozine genannt, da sie alle auf -gliflozin enden. Sie dienen der Behandlung des Typ-2-Diabetes.

Wirkmechanismus

3 **Gliflozine hemmen SGLT-2-Transporter im proximalen Tubulus**

Glitzer-Floh bringt Schiebe-Transporter ins Wanken, roximales Rohr (rock, engl. Fels plus Rohr)

Die Gliflozine hemmen den SGLT-2-Transporter (Natrium-Glucose-Cotransporter 2) im proximalen Tubulus der Niere. Der Glitzer-Floh bringt hier durch seine wilde Performance den Schiebe-Transporter der Niere ins Wanken, sodass diese jetzt darunter eingeklemmt (gehemmt) ist. Die Niere liefert normalerweise Proviant für das Publikum, den sie jetzt aber verliert. Zu allem Überfluss macht sie sich vor lauter Schreck auch noch in die Hose und der Proviant wird in ihrem Urin davon gespült. Für den proximalen Tubulus steht das Rohr (Tubulus), das die Niere gehalten hat und das jetzt im Felsen steckt (engl. rock – roximalis wie proximalis).

4 **Hemmung Glucose-Rückresorption → erhöhte renale Glucoseausscheidung**

Zuckerwürfelchen schwimmen im Urin der Niere davon

Über den SGLT-2 werden 90% der glomerulär filtrierten Glucose rückresorbiert. Gliflozine hemmen diese Rückresorption und führen dadurch zu einer renalen Glucoseausscheidung (hier die Zuckerwürfelchen, die im Urin der Niere davontreiben). Pro Tag werden so 50-100g Glucose ausgeschieden - ca. 30% der täglichen Kohlenhydratmenge. Das entspricht etwa einer halben Tüte Gummibärchen oder anderthalb Tafeln Vollmilchschokolade (beides sehen wir ebenfalls im Urin davontreiben)

5 **Erhöhte Natrium-Ausscheidung → osmotische Diurese → reduziertes intravasales Volumen**

Salzsteuer werden davon gespült → osmanischer Hut der Salzsteuer → geschrumpfte Vasen

Gliflozine erhöhen ferner die renale Natrium-Ausscheidung (hier die davon gespülten Salzsteuer) über den Natrium-Glucose-Cotransporter 2. Die Natrium-Ausscheidung führt über osmotische Diurese (die osmanischen Hüte der Salzsteuer) zu einem reduzierten intravasalen Volumen (hier die kleine, geschrumpfte Vase des Salzsteuers).

6 **Insulin-unabhängige Wirkung – keine Hypoglykämie, leichte Gewichtsabnahme**

Insuline ist außen vor – Hippo-ohne-Glück, lockeres Maßband

Gliflozine wirken Insulin-unabhängig (der Glitzer-Floh hat ein Duett mit Insuline ausgeschlossen, diese sitzt enttäuscht vor der Jury auf der Bank). Trotz der vermehrten renalen Glucoseausscheidung verursachen Gliflozine an sich keine Hypoglykämien (auch Insulines Glücks-Hippo hat der Glitzer-Floh im Käfig gelassen – er rockt seine Show auch ohne Glücksbringer). Durch die erhöhte Glucoseausscheidung gehen etwa 300 kcal verloren. Gliflozine führen so zu einer Gewichtsabnahme (den Glitzer-Floh umgibt ein lockeres Maßband – er hat sich für die Show auf Diät gesetzt).

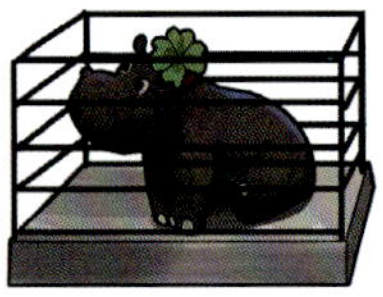

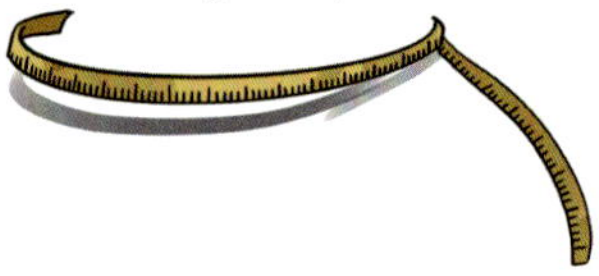

7 Blutdrucksenkung: kardiovaskuläre Risikoreduktion und Nephroprotektion

Hyper-Tony-Plakat im Abfluss, Glitzer-Sturzhelm für die Niere

Gliflozine führen über die osmotische Diurese zu einer dosisabhängigen Blutdrucksenkung. Bluthochdruck (Hypertonie) ist eine häufige Begleiterkrankung bei Diabetikern, sodass dieser Effekt gewünscht ist (ein Hyper-Tony-Plakat wird hier von dem Urin in einen Gulli gespült). Sowohl Hypoglykämien als auch Bluthochdruck sind kardiovaskuläre Risikofaktoren. Gliflozine können somit das kardiovaskuläre Risiko reduzieren, ebenso wirken sie nephroprotektiv. Der Glitzer-Floh hat der stürzenden Niere - umsichtig, wie er ist – vor seinem Konzert bereits einen Glitzer-Sturzhelm zum Schutz geschenkt; Er kennt ja das Ausmaß seiner Show.

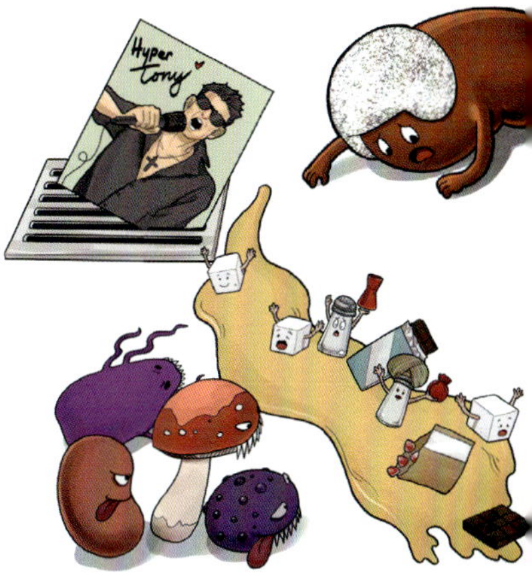

Nebenwirkungen

8 Vermehrte Infekte durch Glucosurie: z.B. vulvovaginale Candidosen und Harnwegsinfekte

Erreger stürzen sich auf die Zuckerwürfelchen im Urin

Gliflozine führen zu vermehrter Glucosurie (Glucose im Urin) und schaffen dadurch ein ideales Milieu für Keime. Entsprechend häufiger treten Harnwegsinfekte und auch vulvovaginale Candidosen auf. Aus dem Publikum stürzen sich fiese Bakterien und Pilze auf die Zuckerwürfelchen im Urin der Niere. Diese werden brutal gefressen.

9 Selten, aber gefährlich: Dehydratation

Schwitzende Kamerafrau

Die renale Osmodiurese unter Gliflozinen birgt potentiell die Gefahr einer Dehydratation, besonders bei älteren Patienten. Eine ältere Kamerafrau soll die Show des Glitzer-Flohs einfangen und kommt dabei ziemlich ins Schwitzen.

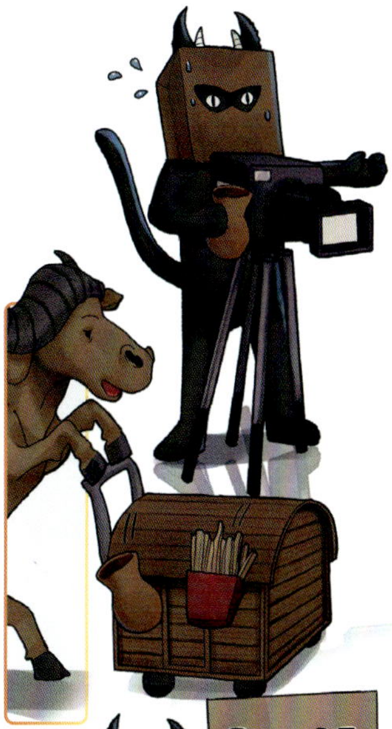

10 Atypische diabetische Ketoazidose: gegenregulatorisch Glucagon – Katabolismus

Atypisches diabolisches Kätzchen: Gnu-mit-Wagon stürzt herein

Der Glucoseverlust unter Gliflozinen senkt den Blutzuckerspiegel. Dadurch kommt es zu einer verminderten Ausschüttung von Insulin (Insuline sitzt auf der Bank). Niedrige Insulinspiegel führen zu einer vermehrten Abgabe des Gegenspielers Glucagon in das Blut (ein Gnu-mit-Wagon kommt hereingestürzt). Glucagon wirkt v.a. katabol. Es erhöht die Lipolyse, Fettsäureoxidation und Ketonkörperbildung (in aller Eile verliert das Gnu die Ton-Körper und Fettfritten von seinem Wagen). Eine diabetische Ketoazidose ist die Folge. Diese verläuft atypisch: Ketonkörper im Urin und die Glucose im Blut sind nur bedingt erhöht (die Ladung des Gnu-mit-Wagon ist hopsgegangen; die atypische diabolische Katze fängt einen Ton-Körper – soll zeigen: Ketonkörper sind bei atypischer Ketoazidose nur bedingt nachweisbar).

11 Atyp. diabet. Ketoazidose – v.a. bei erhöhtem Insulinbedarf: OPs, schwere Infektionen – pausieren!

Atypische diabolische Katze hält Schild mit Hinweis "PAUSE" und Messer sowie Erreger hoch

Nach dem Bakterien-Debakel aus dem Publikum hält die Kamerafrau, die diabolische Katze, dem Glitzer-Floh neue Anweisungen hoch: Risikofaktoren für eine atypische diabetische Ketoazidose unter Gliflozinen sind Situationen mit erhöhtem Insulinbedarf. Dazu gehören (auf dem Hinweisschild sehen wir) OPs (ein OP-Messer), schwere Infektionen (ein Virus) oder aber ein relativer Insulinmangel bei bspw. niederkalorischer Diät, Dosisreduktion von Insulinen oder Insulinpausen. In diesen Situationen sollten auch die SGLT-2-Hemmer pausiert werden (hier der Hinweis für den Floh: Es reicht - Pause!).

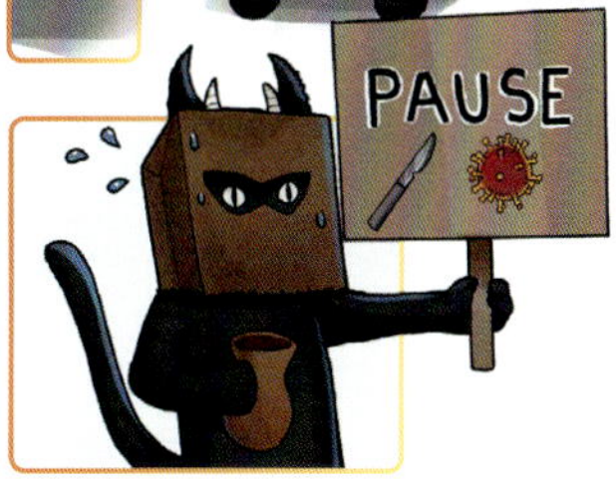

12 Atypische diabetische Ketoazidose – Warnzeichen: Übelkeit, starker Durst, ungewohntes Verhalten

Bei atypischem diabolischen Kätzchen: Erbrochenes, Wasserflaschen

Warnzeichen einer atypischen diabetischen Ketoazidose sind Übelkeit und Erbrechen sowie starker Durst. Bei dem atypischen diabolischen Kätzchen steht ein Eimer mit Erbrochenem sowie Wasserflaschen gegen den Durst. Ein weiteres Warnzeichen ist ungewohntes Verhalten. Hierzu zählen ungewohnte Müdigkeit oder Schläfrigkeit sowie Verwirrtheit.

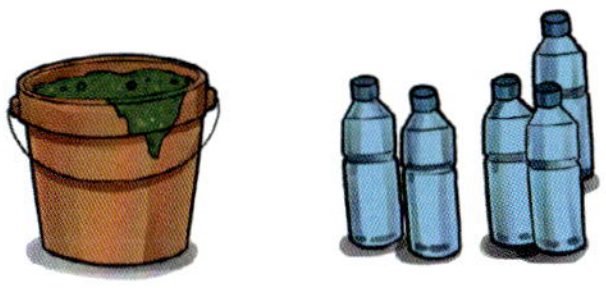

Indikationen

13 Typ-2-Diabetes in Mono-oder Kombinationstherapie (+Metformin)

Bewirbt sich auf Duett mit Bär im Korsett-für-ihn (träumt aber auch von Einzelkarriere)

Gliflozine dienen der Mono- oder Kombinationstherapie von Typ-2-Diabetes. Kombiniert werden sie mit Metformin zur Therapieintensivierung. Der Glitzer-Floh ist einer der Kandidaten für das Duett mit dem Bären im Korsett-für-ihn (Kombinationstherapie mit Metformin). Aber der Glitzer-Floh strebt heimlich auch eine eigene Karriere an (Monotherapie).

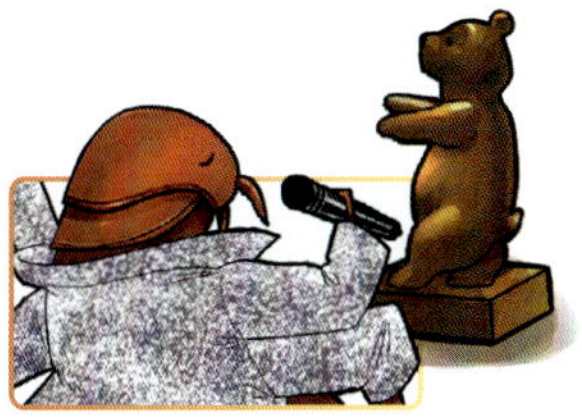

Kontraindikationen

14 Mittlere bis schwere Niereninsuffizienz sowie rezidivierende Harnwegsinfekte

Niere-im-Suff und Bakterium in der Jury machen Durchgefallen-Geste

Gliflozine sind kontraindiziert bei mittlerer bis schwerer Niereninsuffizienz sowie bei rezidivierenden Harnwegsinfekten. In der Jury sitzen auch eine Niere im Suff sowie ein Bakterium: Für beide ist der Glitzer-Floh mit seiner Performance (gerade auch wegen des Bakterien-Debakels) durchgefallen.

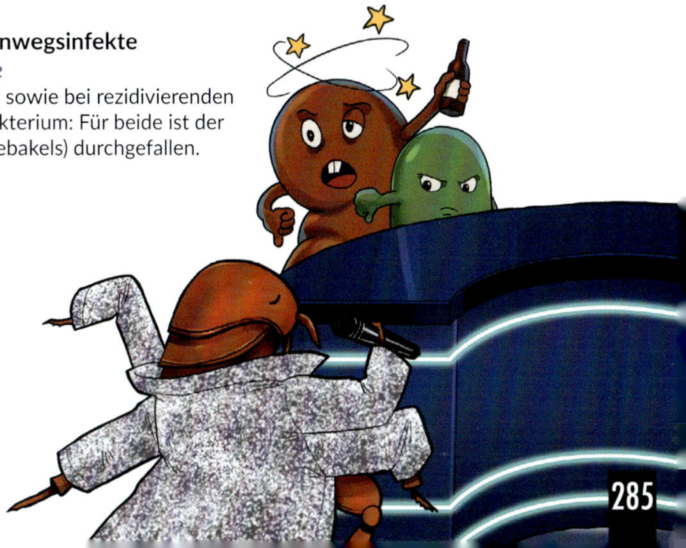

28

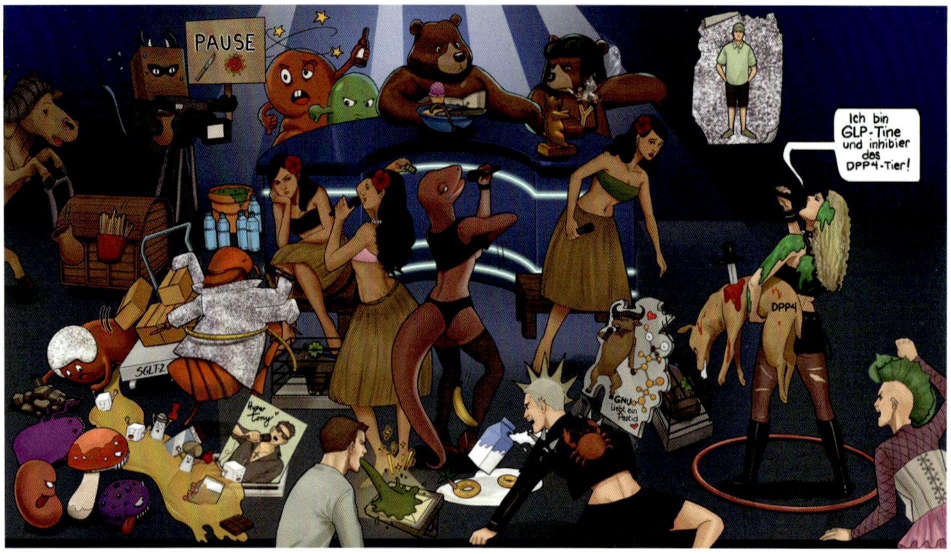

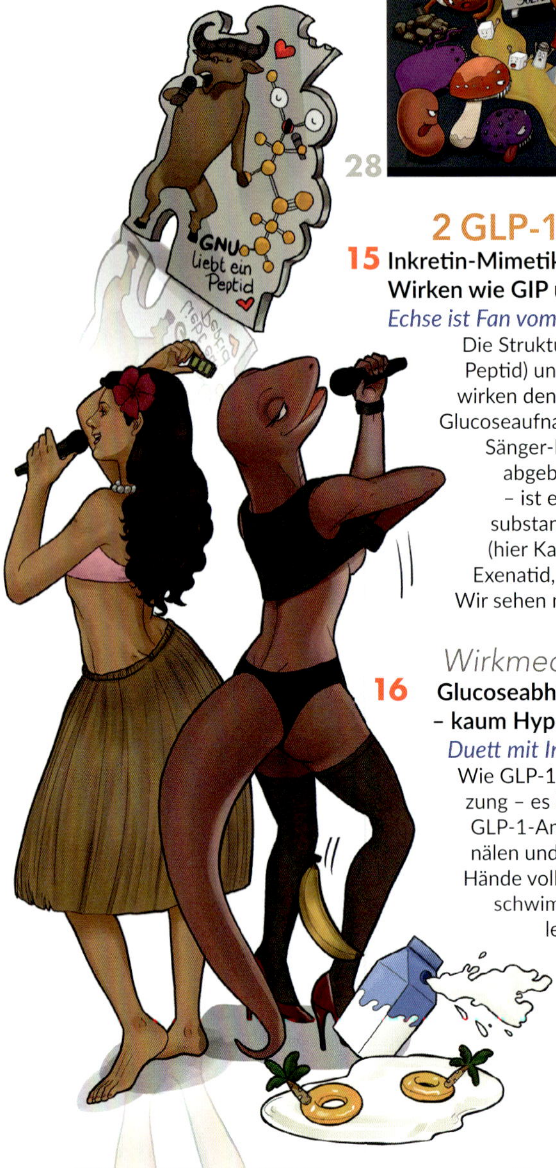

2 GLP-1-Analoga: Inkretinmimetika

15 Inkretin-Mimetika = GLP-1-Analoga: Wirken wie GIP und GLP – Inkretin-Effekt; Endung auf -tid

*Echse ist Fan vom Duo "Gnu liebt ein Peptid"- Pappaufsteller; Echse zeigt ihre Tit**n.*

Die Struktur der Inkretin-Mimetika ähnelt der von GIP (glucoseabhängiges insulinotropes Peptid) und GLP-1 (Glucagon-like Peptide 1). Beide, jedoch GLP-1 stärker und relevanter, bewirken den Inkretin-Effekt: Sie senken den Blutzucker nur bei oraler, nicht aber bei intravenöser Glucoseaufnahme. GLP-1-Analoga repräsentiert hier der Pappaufsteller (Analogon) des bekannten Sänger-Duos: "Gnu liebt ein Peptid". Inkretin-Mimetika werden nicht so schnell wie GLP-1 abgebaut. Man nennt sie daher GLP-1-Analoga (die Echse trägt eine analoge Uhr – ist es endlich an der Zeit, in die Fußstapfen ihrer Vorbilder zu treten?). Leitsubstanz ist Exenatid, das zunächst bei der Gila-Krustenechse gefunden wurde (hier Kandidatin Gila, die Krustenechse). Die GLP-1-Analoga enden auf -tid (bpsw. Exenatid, Albiglutid, Dulaglutid). Die Echse zeigt – von uns abgewandt – der Jury ihre Tit**n. Wir sehen nur, wie sie ihr Oberteil hochzieht und den Blick freigibt, für die endung auf -tid wie...

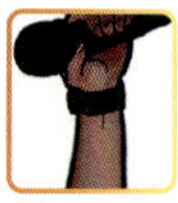

Wirkmechanismus

16 Glucoseabhängige Insulinausschüttung und Blutzuckersenkung – kaum Hypoglykämie-Gefahr

Duett mit Insuline

Wie GLP-1 führen auch die Inkretin-Mimetika nur zu Glucose-abhängiger Insulinfreisetzung – es besteht daher kaum Hypoglykämie-Gefahr. Die Echse singt ein Duett mit Insuline. GLP-1-Analoga stimulieren den GLP-1-Rezeptor. Dieser führt zur Schließung von Kalium-Kanälen und Öffnung von Calcium-Kanälen (die Echse hat mit ihrem Blankzieh-Manöver alle Hände voll zu tun und lässt eine Banane fallen, diese stößt eine Milchtüte um und kleine Inseln schwimmen mit dem Milchschwall aus der Tüte). Es kommt zur Depolarisation der Beta-Zellen und dadurch zu erhöhter exozytotischer Insulin-Freisetzung (Duett mit Insuline). Dies führt zur Senkung des Blutzuckerspiegels. Und was genau ist jetzt glucoseabhängig? Voraussetzung für den Signalweg von GLP-1(-Analoga) ist ATP (Insuline hält eine ATP-Batterie für das Mikro der Echse hoch) – und das wird nur im Überschuss produziert, wenn ausreichend Glucose im Blut vorhanden ist.

Nebenwirkungen

17 Übelkeit, Erbrechen und Diarrhoe – in bis zu 50%; oft therapielimitierend → Einschleichen

Zuschauer wird bei diesem Duett übel, Erbrochenes bewirkt Kurzschluss

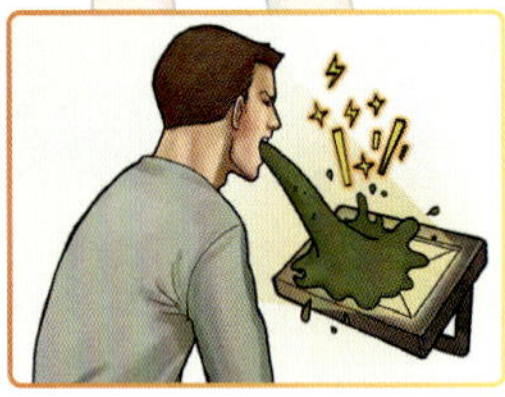

Einem Zuschauer wird bei diesem Duett übel – er erbricht auf die Bühne: Häufig sind Übelkeit, Erbrechen und Diarrhoe; hiervon sind bis zu 50% der Behandelten betroffen. Diese Nebenwirkungen führen oft zu mangelnder Compliance mit Therapieabbruch (das Erbrochene führt hier zum Kurzschluss einer Bühnenleuchte). Eine einschleichende Dosierung kann dem vorbeugen.

18 Akute Pankreatitis

Punkerin Rea stürmt die Bühne

Wie auch die DPP-4-Inhibitoren, die Gliptine, stehen GLP-1-Analoga unter dem Verdacht, in Einzelfällen akute Pankreatitiden auszulösen (hier gezeigt durch Punkerin Rea). Diskutiert werden auch Neoplasien im Pankreas unter GLP-1-Analoga und DPP-4-Inhibitoren. Punkerin Rea hat von diesem Duett die Schnauze voll und stürmt die Bühne mit ihrem Krebsaufdruck auf der Jacke.

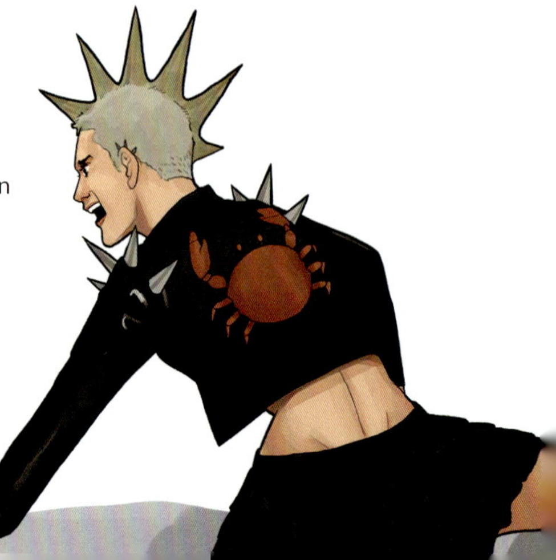

Indikationen

19 Kombinationstherapie von Typ-2-Diabetes, teils Monotherapie

Bewirbt sich auf Duett mit Bär im Korsett-für-ihn (strebt aber auch Einzelkarriere an)

Inkretin-Mimetika sind v.a. zur Kombinationstherapie mit anderen oralen Antidiabetika geeignet, vorrangig in Kombination mit Metformin. Einzelne Präparate sind zur Monotherapie zugelassen. Auch die Echse Gila bewirbt sich auf das Duett mit dem Bären im Korsett-für-ihn (Kombinationstherapie), strebt aber ebenso heimlich eine eigene Karriere an (Monotherapie).

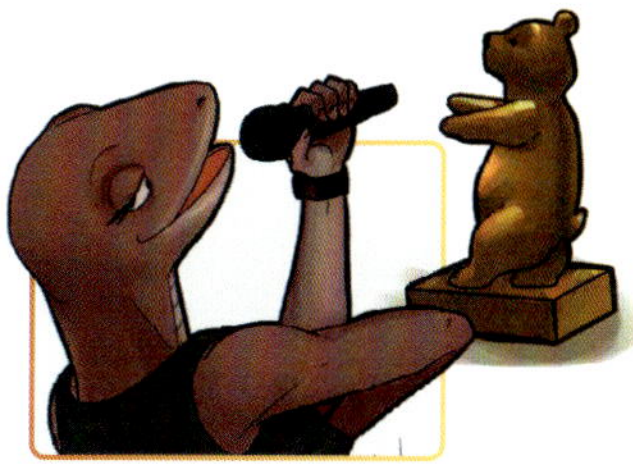

Klinische Aspekte

20 Subkutane Gabe via Pen möglich

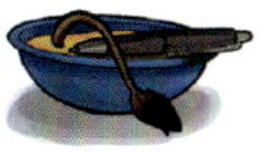

Kuhsuppe mit Pen darin

Inkretin-Mimetika können auch subkutan per Pen verabreicht werden. Eine Kuhsuppe soll den Bären bestechen, darin schwimmt ein Pen.

3 DPP4-Inhibitoren: Gliptine

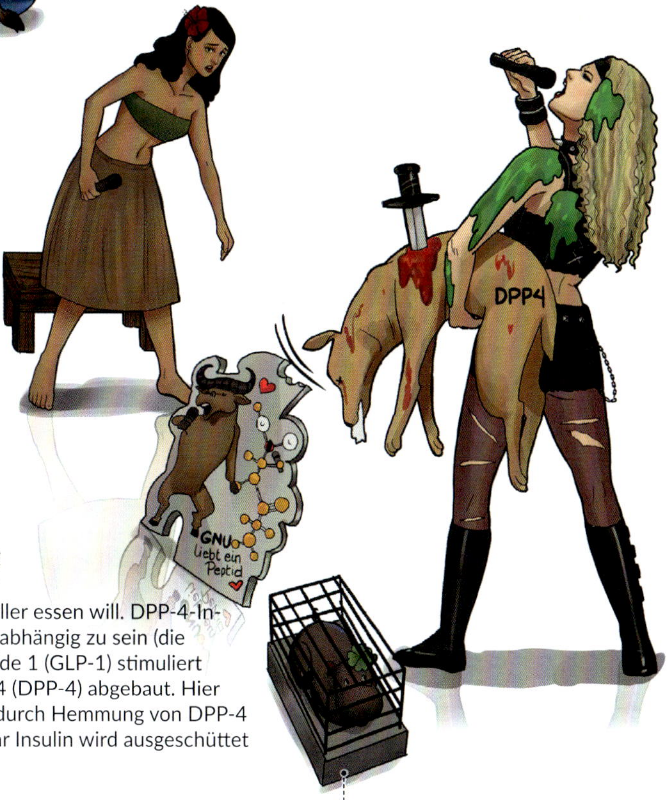

21 DPP-4-Inhibitoren (Dipeptidylpeptidase 4) auch Gliptine (enden auf -gliptin)

DPP4-Tier getötet – GLP-Tine mit Glibber

DPP-4-Inhibitoren hemmen die ubiquitär vorkommende Dipeptidylpeptidase 4. Sie werden auch Gliptine genannt und enden auf -gliptin. Dritte Kandidatin ist GLP-Tine (Gliptine), die mit Glibber besudelt ist. Im Arm hält sie das DPP4-Tier – dieses wollte den Pappaufsteller zerbeißen (Abbau von GLP-1). Deshalb (oder warum?) hat GLP-Tine das Tier getötet! (Hemmung) Sie ist eine krasse Death-Metal-Braut und singt: „Ich bin GLP-Tine und inhibier das DPP4-Tier".

Wirkmechanismus

22 Hemmung der DPP-4 → ↓ Abbau GLP-1 → ↑ Insulinausschüttung

Totes DPP4-Tier → heiler Pappaufsteller → Insuline kommt zum Duett

Insuline fürchtet das DPP4-Tier, das den "Gnu-liebt-ein-Peptid"-Pappaufsteller essen will. DPP-4-Inhibitoren erhöhen die Insulinausschüttung, jedoch ohne dabei von Glucose abhängig zu sein (die GLP-1-Ausschüttung bleibt aber glucoseabhängig): Das Glucagon-like Peptide 1 (GLP-1) stimuliert die Insulinausschüttung. GLP-1 wird jedoch durch die Dipeptidylpeptidase 4 (DPP-4) abgebaut. Hier setzen DPP-4-Hemmer bzw. Gliptine an: Sie reduzieren den GLP-1-Abbau durch Hemmung von DPP-4 (GLP-Tine tötet das DPP4-Tier). Endresultat: GLP-1 ist länger aktiv und mehr Insulin wird ausgeschüttet (Insuline traut sich, zum Duett zu kommen).

23 GLP-1-Freisetzung ist abhängig von Glucose – Gliptine damit auch: keine Hypoglykämiegefahr

Eingesperrtes Glücks-Hippo zwischen Pappaufsteller und GLP-Tine

GLP-1 wird als Reaktion auf Glucose im Chymus (Speisebrei) produziert und freigesetzt. Der Wirkmechanismus der Gliptine ist insofern glucoseabhängig – es besteht keine Gefahr für Hypoglykämien, da die Konzentration von GLP-1 glucoseabhängig reguliert wird (hier das eingesperrte Glücks-Hippo am Pappaufsteller, da dies GLP-1-Analoga und Gliptine betrifft). Die Wirkung ist somit abhängig von der Kohlenhydratzufuhr.

24 Geringe Gewichtszunahme

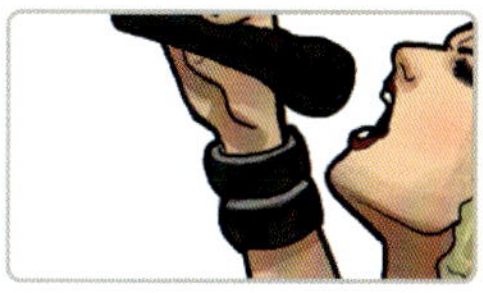

Kleines Gewicht hinzugenommen

Gliptine führen zu einer geringen Gewichtszunahme (ca. 0,5 kg). Für ihre Show trägt GLP-Tine ein kleines Gewicht am Arm – ein echt starker Auftritt.

Indikation

25 Üblicherweise Kombinationspräparat bei Typ-2-Diabetes

Bewirbt sich auf Duett mit Bär im Korsett-für-ihn (strebt aber auch Einzelkarriere an)

Indikation für Gliptine ist ausschließlich die Therapie von Typ-2-Diabetes. Diese wird als Mono- oder Kombinationstherapie durchgeführt. Letztere ist die Regel. Kombinationspartner sind Metformin, Sulfonylharnstoffe oder beide. Auch GLP-Tine bewirbt sich auf das Duett mit dem Bären im Korsett-für-ihn (Kombinationstherapie), strebt aber heimlich auch eine eigene Karriere an (Monotherapie). [Auch gibt es Kombinationspräparate mit Gliflozinen. Beachte: Das Arznei Telegramm weist wiederholt darauf hin, dass ein zusätzlicher Nutzen nach wie vor nicht bewiesen ist. Darüber hinaus verfügt das Enzym DPP-4 auch über eine Funktion im Immunsystem. Es können hierbei bislang keine Aussagen über langfristige Folgen gemacht werden.]

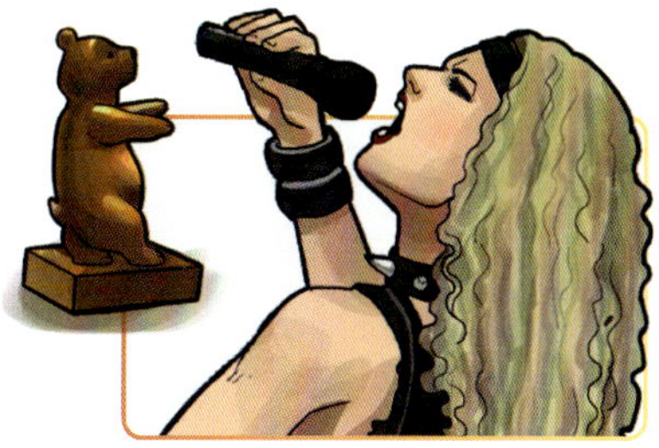

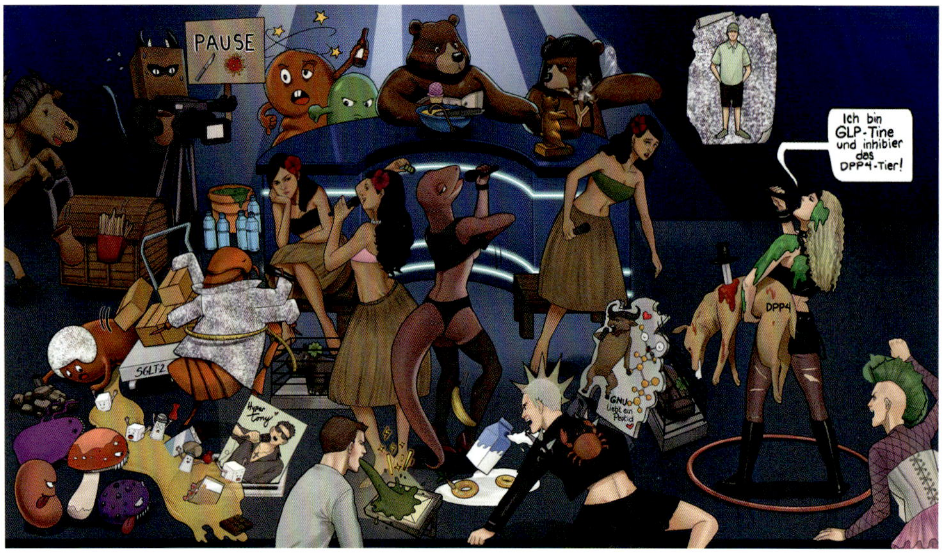

28

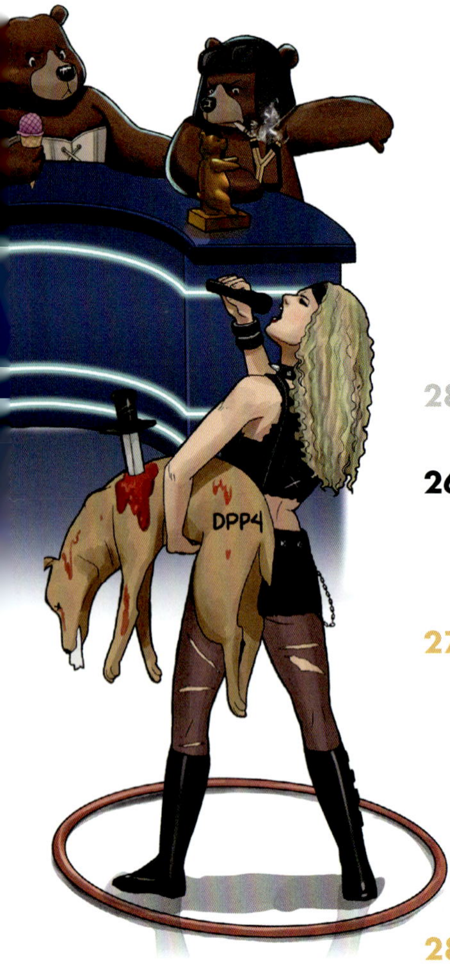

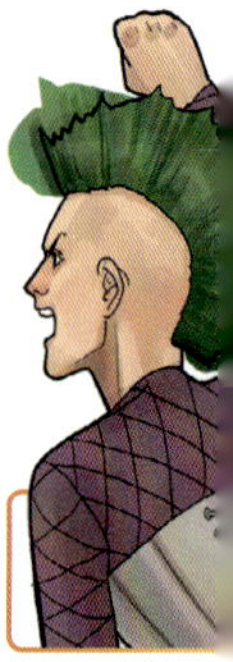

Kontraindikationen der Gliptine

26 Typ-1-Diabetes (Autoimmundiabetes, v.a. Jüngere)

Junge Honig-Bärin mit Autohelm lehnt GLP-Tine und Echse Gila ab

Bei Typ-1-Diabetes liegt quasi kein Insulin mehr vor, sodass die Gliptine (und GLP-1-Analoga) hier nicht wirken. Die junge Honig-Bärin in der Jury (mit Autohelm für Autoimmundiabetes, Typ-1) lehnt GLP-Tine und Echse Gila ab.

27 Kreislauf neutral, ggf. erhöhtes Risiko für Pankreatitis

Heruntergefallener roter Hula-Hoop-Reifen; Punkerin stürzt aus dem Publikum

Gliptine haben keinen positiven und vermutlich keinen negativen Einfluss auf das kardiovaskuläre Risiko (hier der heruntergefallene rote Hula-Hoop-Reifen) – diesen Nachweis müssen Antidiabetika heutzutage erbringen. Vermutlich sind unter Gliptinen schwere Fälle akuter Pankreatitiden möglich, ebenso wie bei den Inkretinmimetika (eine weitere Punkerin aus dem Publikum kann sich das Geträller von GLP-Tine nicht geben – außerdem hat die ein Tier getötet!). [Die Beweislage ist unsicher (uptodate). Dies beruht auf Einzelfallberichten, bei denen die jeweiligen Behörden einen Zusammenhang vermuten. Insofern werden die Gliptine kontrovers diskutiert.]

4 PPAR-Inhibitoren: Glitazone

28 PPAR-Inhibitoren = Glitazone = Insulinsensitizer: bedeutungslos – nicht mehr von GKV erstattet

"Papa in der Glitterzone" -Poster – vergilbt

Glitazone werden auch Insulinsensitizer genannt. Sie wirken am Zellkern-Rezeptor PPAR (Peroxisom-Proliferator-aktivierte Rezeptoren) Typ γ (gamma). PPARγ reguliert verschiedene Stoffwechselwege im Kohlenhydrat- und Fettmetabolismus. Die Glitazone werden durch gesetzliche Krankenkassen (GKV) nicht mehr erstattet und sind damit praktisch bedeutungslos. Hier das Poster von "Papa in der Glitterzone" im Hintergrund, das vergilbt.

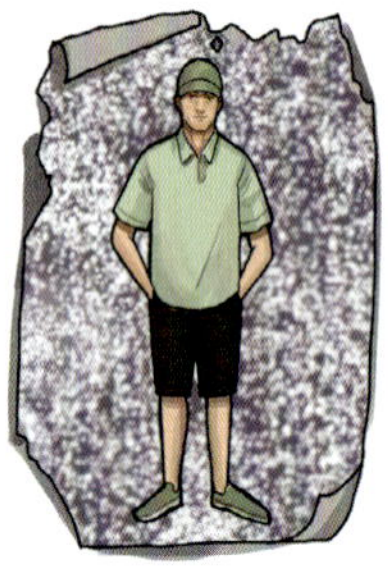

Quintessence

SGLT-2-Hemmer

Q1 Die SGLT-2-Hemmer werden auch Gliflozine genannt. Sie enden auf -gliflozin und dienen der Behandlung des Typ-2-Diabetes. Der Glitzer-Floh bringt hier den Schiebe-Transporter der Niere ins Wanken. Er singt in ein "roximales" Rohr.

Q2 Über den SLGT-2 werden 90% der glomerulär filtrierten Glucose rückresorbiert. Gliflozine hemmen diese Rückresorption und führen dadurch zu einer vermehrten renalen Glucoseausscheidung (hier die Zuckerwürfelchen, die im Urin der Niere davontreiben). Bis zu 50-100g Glucose pro Tag werden so ausgeschieden. Das sind ca. 30% der täglichen Kohlenhydratmenge und entspricht ca. einer halben Tüte Gummibärchen oder anderthalb Tafeln Vollmilchschokolade (beides sehen wir ebenfalls im Urin davontreiben).

Q3 Gliflozine führen also zu vermehrter Glucosurie (Glucose im Urin) – und schaffen dadurch ein ideales Milieu für Keime. Entsprechend treten häufiger Harnwegsinfekte und auch vulvovaginale Candidosen auf. Aus dem Publikum stürzen sich fiese Bakterien und Pilze auf die Zuckerwürfelchen im Urin der Niere; Letzteren droht ein grausames Ende.

Q4 Gliflozine dienen der Mono- oder Kombinationstherapie von Typ-2-Diabetes. Kombiniert werden sie mit Metformin zur Therapieintensivierung. Der Glitzer-Floh ist einer der Kandidaten für das Duett mit dem Bären im Korsett-für-ihn (Kombinationstherapie). Aber der Glitzer-Floh strebt heimlich auch eine eigene Karriere an (Monotherapie).

GLP-1-Analoga = Inkretinmimetika

Q5 Die Struktur der Inkretin-Mimetika ähnelt der von GLP-1 (Glucagon-like Peptide 1). GLP-1 senkt den Blutzucker bei oraler, nicht intravenöser, Glucoseaufnahme. GLP-1-Analoga repräsentiert hier der Pappaufsteller (Analoga) des bekannten Sänger-Duos: "Gnu liebt ein Peptid". Inkretin-Mimetika werden nicht so schnell wie GLP-1 abgebaut. Inkretin-Mimetika nennt man daher GLP-1-Analoga (die Echse trägt auch eine analoge Uhr). Leitsubstanz ist Exenatid, das zuerst bei der Gila-Krustenechse entdeckt wurde (hier Kandidatin Gila, die Krustenechse). Die GLP-1-Analoga enden auf -tid (bspw. Exenatid, Albiglutid, Dulaglutid). Die Echse zeigt – von uns abgewandt – der Jury ihre Tit**en. Wir sehen nur, wie sie ihr Oberteil hochzieht und den Blick freigibt, für die Endung auf -tid wie...

Q6 Wie GLP-1 führen auch die Inkretin-Mimetika nur zu einer Glucose-abhängigen Insulinfreisetzung – es besteht somit kaum Hypoglykämie-Gefahr. Die Echse singt ein Duett mit Insuline. GLP-1-Analoga stimulieren den GLP-1-Rezeptor, dieser führt zur Schließung von Kalium-Kanälen und Öffnung von Calcium-Kanälen (die Echse lässt bei ihrem Manöver eine Banane fallen, stößt damit eine Milchtüte um und kleine Inseln schwimmen mit dem Milchschwall aus der Tüte). In der Folge kommt es zur Depolarisation der Beta-Zellen und dadurch zu einer erhöhten exozytotischen Insulin-Freisetzung (Duett mit Insuline). Dies führt zur Senkung den Blutzuckerspiegels.

DPP4-Inhibitoren = Gliptine

Q7 Insuline fürchtet das DPP4-Tier, das den "Gnu liebt ein Peptid"-Pappaufsteller essen will. DPP-4-Inhibitoren erhöhen die Insulinausschüttung, ohne dabei von Glucose abhängig zu sein (die GLP-1-Ausschüttung bleibt jedoch Glucose-abhängig): Das Glucagon-like Peptide 1 (GLP-1) stimuliert die Insulinausschüttung. Es wird aber durch die Dipeptidyl-Peptidase-4 (DPP4) abgebaut. Hier setzen DPP4-Hemmer bzw. Gliptine an: Sie reduzieren den GLP-1-Abbau durch Hemmung von DPP4 (GLP-Tine tötet das DPP4-Tier). Endresultat: GLP-1 wirkt länger und mehr Insulin wird ausgeschüttet (Insuline traut sich, zum Duett zu kommen).

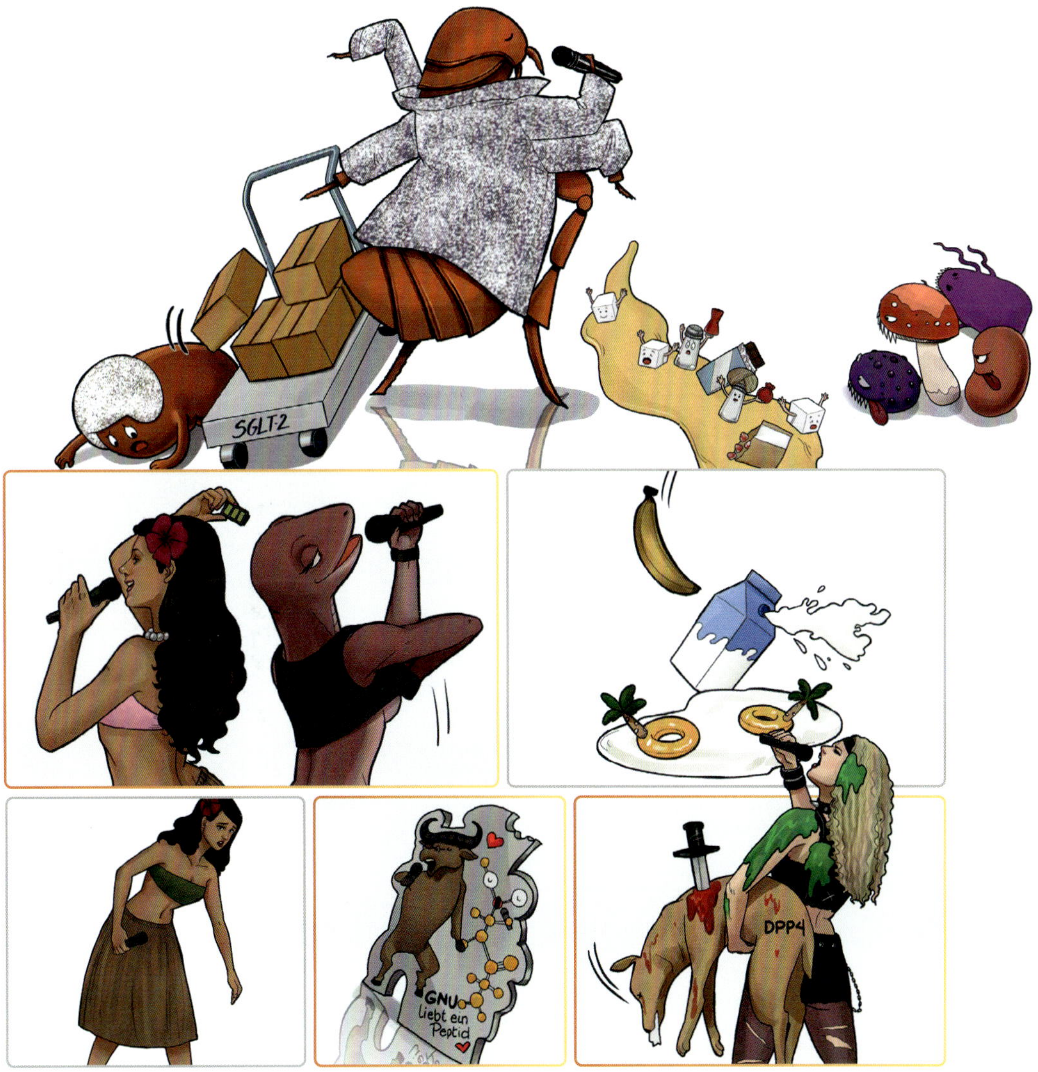

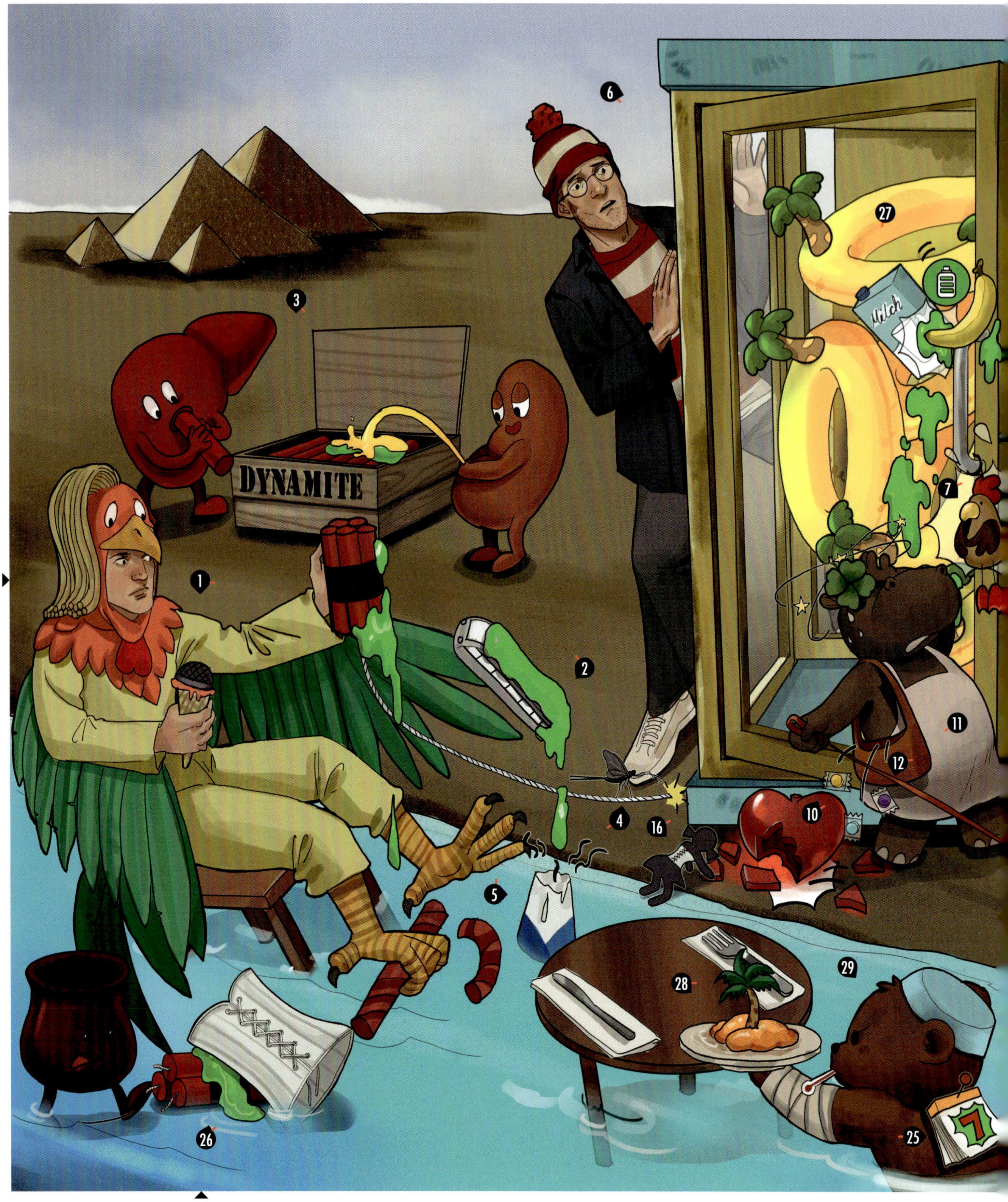

Sulfonylharnstoffe

Glibenclamid und Glimepirid

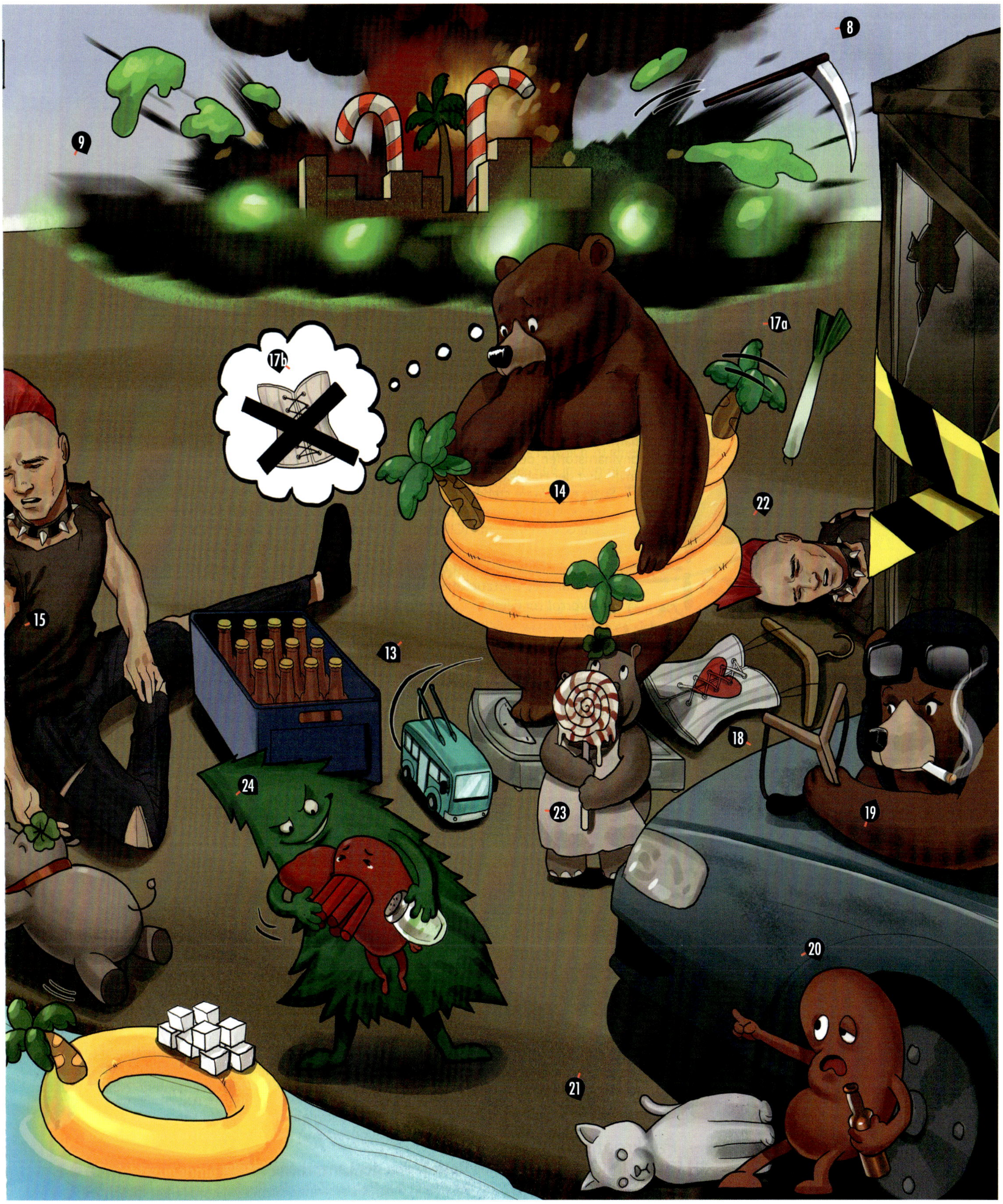

Mission für den Hahn-aus-Stoff: Die Inseln müssen aus der Bettlerzelle befreit werden

Auf dem Stuhl-im-Nil sitzt der Hahn-aus-Stoff. Er kriegt einen Auftrag: Hilf dem Honigbären, seinen Zucker zu verschiffen! Auf dass er davon loskomme. Dafür braucht es Schwimminseln, doch die hortet der Punker in seiner Bettler-Telefonzelle vom langen Hans. Der Punker gibt die Inseln einfach nicht her. Der Hahn-Stoff nutzt kurzerhand sein Glibber-Dynamit, um die Sache zu klären. Das erfährt das Kindermädchen des nicht ganz mündigen Punkers, die Hippo-Glücks-Nanny. Angesichts des Dynamits wird ihr ganz flau. Mit der ganzen Mission will die junge, rebellische Honigbärin im Auto nichts zu tun haben, sie raucht lässig vor einer zerstörten Telefonzelle. Da werden auch keine Inseln gehortet. Wichtiges Detail: Hinter ihrem Lolly versteckt sich eine weitere Hippo-Glücks-Nanny. Pleiten, Pech und Pannen: Der Honigbär nascht natürlich vom zu verschiffenden Zucker und nimmt wieder zu, das war ja eigentlich nicht Sinn des Plans. Tja und was tun, wenn dann der Vorrat an Inseln aus der Bettler-Zelle erschöpft ist? Kein Wunder also, dass vieles dafür spricht, diese Mission abzubrechen und dem Bären einfach ein Korsett-für-ihn zu verpassen.

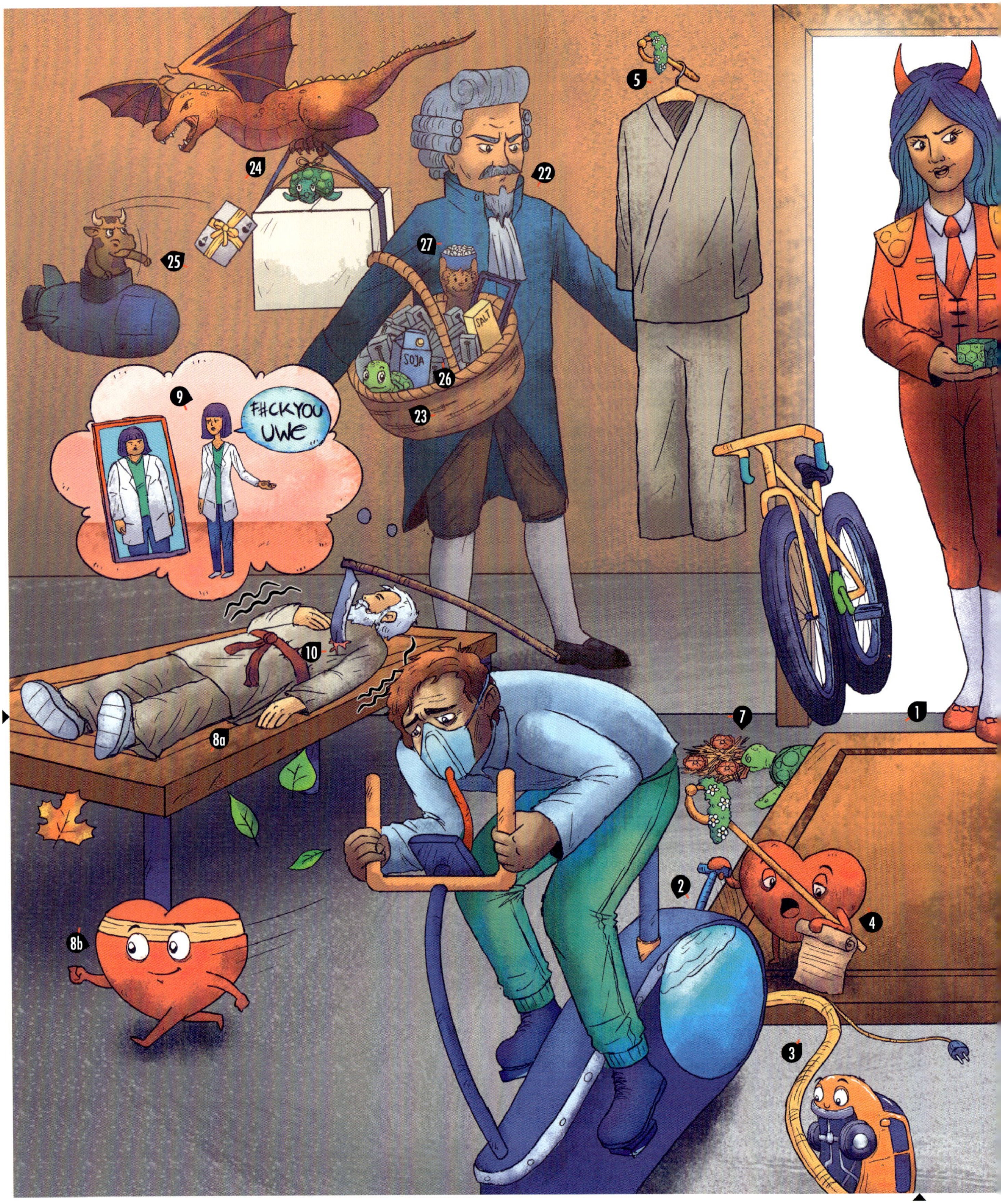

Levothyroxin

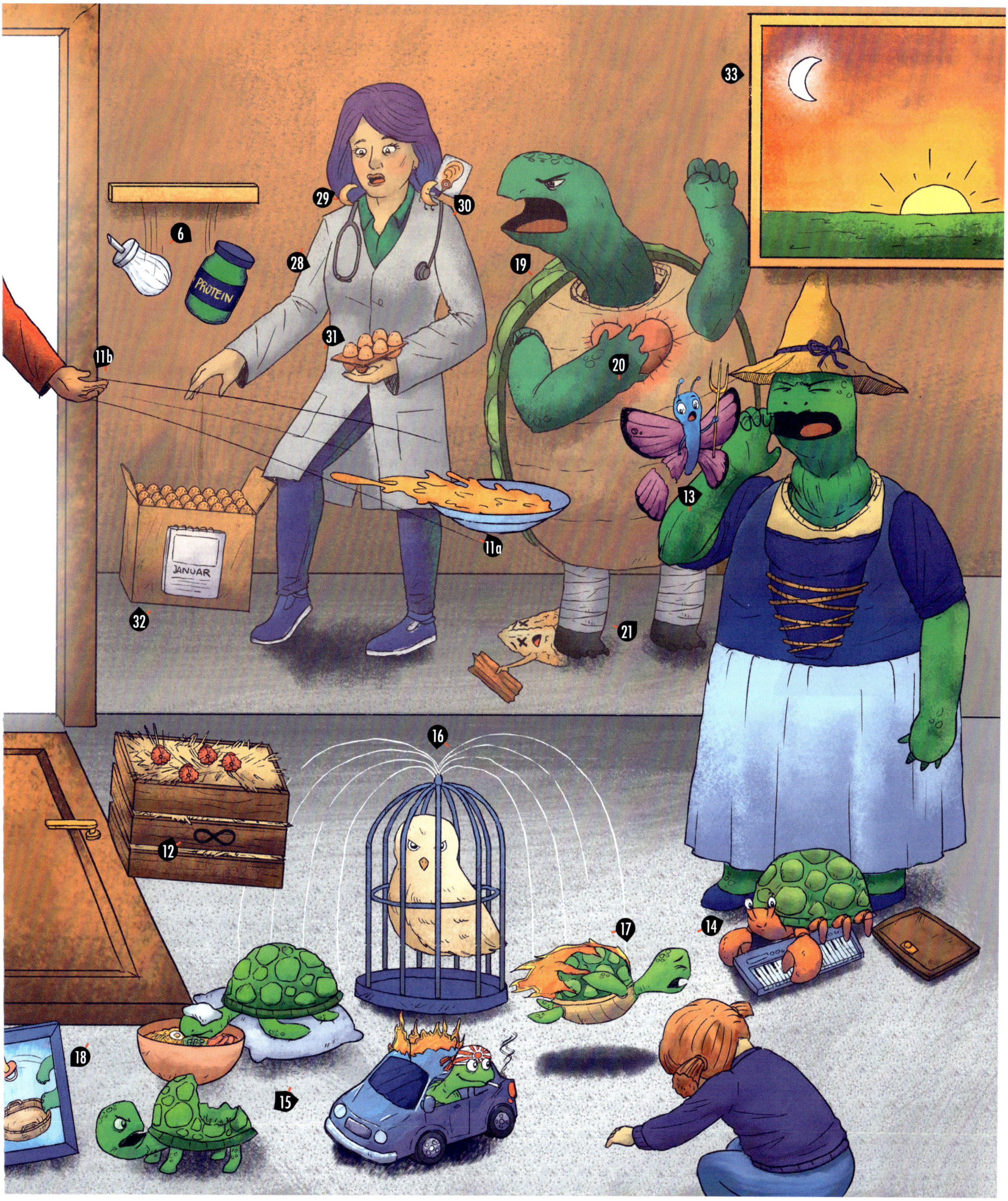

Die Velo-Tür-Ochsin verführt die Männer

Früh morgens in einer Alters-WG: Zack platzt sie durch die Tür – El Tür-Ochsin. Diese feurige Frau lässt die Herzen zweier Männer dieser Alters-WG höher schlagen. Uwe hat es auch schon fast erledigt, während Wilhelm sich weiter fleißig auf dem Ergometer abarbeitet, um ihr zu gefallen. El weiß, dass sie auch die Tochter Lisa von Wilhelm begeistern muss. Und so unterstützt sie diese mit einem lebenslangen Vorrat an Heu-Mohn für ihre Schildkröten, denen geht es teils nämlich nicht so gut. Eine weitere Mitbewohnerin der Alters-WG, die jodelnde Theresa S., schüchtert wiederum El ein. Ihr heftiges Auftreten kommt auch bei den Nachbarn nicht sonderlich gut an, so dem Ami-Baron, der gerade vom Einkaufen zurückkehrt. Tja, und dann steht da auch Wilhelms Frau vor der Tür, sie heißt ebenfalls Theresa und ist eine Klinikerin. Die üblichen Liebeshändel.

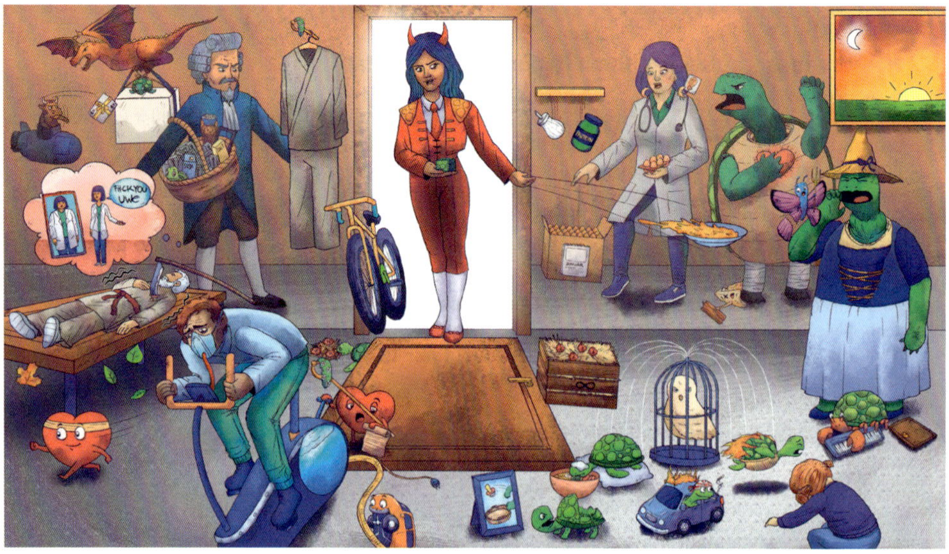

33

6 Klinische Aspekte

28 Dosisanpassung anhand von Klinik und TSH

Klinikerin Theresa

Die Dosis für das zu substituierende L-Thyroxin orientiert sich an der Klinik und den TSH-Werten.

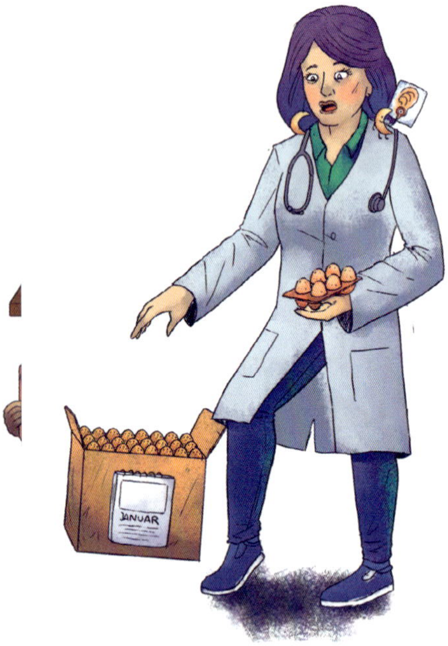

29 TSH-Normalisierung dauert bis zu 2 Monate

Zwei Mond-Ohrringe, die malen

Die Klinikern Theresa stellt die Klinik und die TSH-Werte dar. Die Normalisierung des TSH-Wertes dauert unter L-Thyroxin Therapie bis zu 2 Monate. Theresa steht für die TSH-Werte. Ein Ohrring malt ein Ohr, was für die Normalisierung ("n-Ohr-malen") steht. Sie trägt zwei Mond-Ohrringe, dies zeigt die Dauer der Normalisierung von 2 Monaten an.

30 TSH-Zielwert im unteren Normbereich

Zielscheibe im unteren Ohr-Bereich

Die Herausforderung besteht darin, nicht zu unter- oder überdosieren. Dabei ist das orientierende Ziel für den TSH-Wert der untere Normbereich. Insbesondere im Alter gilt es Überdosierungen zu vermeiden. Theresas Mond malt eine Zielscheibe im unteren Ohrbereich (unterer Normbereich).

31 Bei Älteren sachte vorgehen: längere Intervalle, u.a. Osteoporose-Risiko

Ältere Ärztin geht sachte vor, trägt poröse Ostereier

Bei älteren Patienten sollte die Substitution vorsichtig erfolgen. Man beginnt mit niedrigeren Initialdosen und längeren Intervallen zwischen den Dosissteigerungen. Kardiale Nebenwirkungen, sowie das Frakturrisiko durch Osteoporose muss berücksichtigt werden. Es wird diskutiert, ob diese Patienten von einer subklinischen Hypothyreose profitieren. Die Ärztin schleicht sich leise von der Seite an (langsame Dosissteigerung). In ihren Händen hält sie eine Packung poröser Ostereier (Osteoporose).

32 Bei Frauen in der Postmenopause: jährliche Kontrolle

Post mit Kalender: Jahreskalender

Hyperthyreose ist ein Risikofaktor für eine erniedrigte Knochendichte. Da niedrige TSH-Werte das Osteoporose-bedingte Frakturrisiko postmenopausaler Frauen erhöhen, sollte man die TSH-Werte jährlich kontrollieren. Bei zu niedrigen TSH-Werten muss man die L-Thyroxin Dosis erniedrigen. Das Packet neben der Ärztin beinhaltet viele poröse Ostereier und zeigt das Osteoporose Risiko postmenopausaler Frauen. Der Jahreskalender auf dem Packet zeigt die jährliche Kontrolle der TSH-Werte.

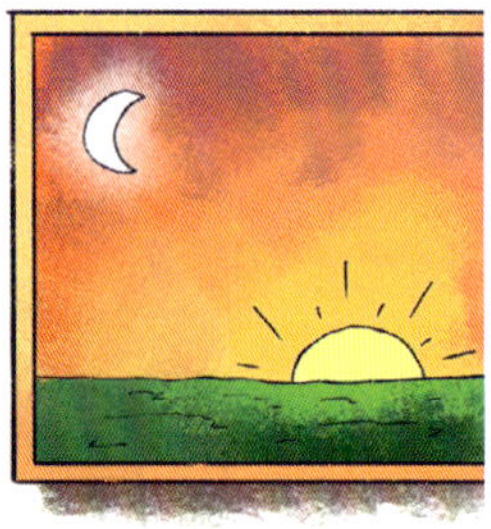

33 Einnahme morgens nüchtern, ½ Stunde vor dem Frühstück

Fenster mit Morgensonne

Standard ist die morgendliche Einnahme von L-Thyroxin, nüchtern und 0,5 Stunden vor dem Frühstück. Eine abendliche Einnahme ist möglich. In Studien schneidet diese teils sogar besser ab. Die Morgen-Sonne ist im Fenster zur Hälfte zu sehen und steht für die morgendliche Einnahme 0,5 Stunden vor dem Frühstück. Der dezente Mond daneben zeigt, dass auch eine abendliche Gabe möglich ist.

Quintessence

Q1 Levothyroxin (T4) als Schilddrüsenhormon-Ersatz, gezeigt durch die Velo-Tür-Ochsin, auch "El Tür-Ochsin", eine femme fatale.

Wirkung

Q2 Levothyroxin steigert den Grundumsatz, El Tür-Ochsin steigert die Aktivität zweier männlicher Liebhaber. Diese strengen sich jetzt an, sportlich für sie zu sein.

Q3 L-Thyroxin steigert die Herzleistung, Wilhelm macht mehr Kardiotraining.

Q4 L-Thyroxin hemmt die körpereigene Schilddrüsenhormonproduktion, mit der Tür kommt sie hereingeplatzt und zerquetscht darunter eine kleine Schildkröte.

Nebenwirkungen

Q5 Hyperthyreote Lage: Tremor, Tachykardie und Übererregbarkeit, hoch auf einer Tür liegt Uwe. Mit Zittern und einem rennenden, erregten Herz.

Q6 Erhöhte Katecholamin-Sensibilität verschlechtert kardiale Vorerkrankungen wie Angina oder HRST, Uwe hat Karate betrieben, seine Sense aber ins Herz bekommen. Neben ihm liegt Herbst-Laub.

Indikationen

Q7 Suppression vs. Substitution, El Tür-Ochsin unterdrückt einerseits eine weitere Mitbewohnerin der Alters-WG, die jodelnde Theresa, und wirft eine Suppe nach ihr; andererseits unterstützt sie aber Lisa, die Tochter von Wilhelm mit ihren kranken Schildkröten.

Q8 Jodmangelstruma → Volumenreduktion um 30-40%, Gabe mit Jod oder alleinige Jodtherapie, der Schmetterling der jodelnden Mitbewohnerin Theresa mit Struma verliert einen Teil seines Flügels – wegen des Streits und wegen Theresas Gejodel.

Q9 Hypothyreose: Subklinisch, Hashimoto-Thyreoiditis, Thyreoidektomie, Lisa hat mehrere kranke Hausschildkröten: Eine bekommt Suppe nach einem Klinikbesuch, da wäre die Hasch-rauchende Schildkröte in ihrem brennenden Auto und die angebissene Schildkröte.

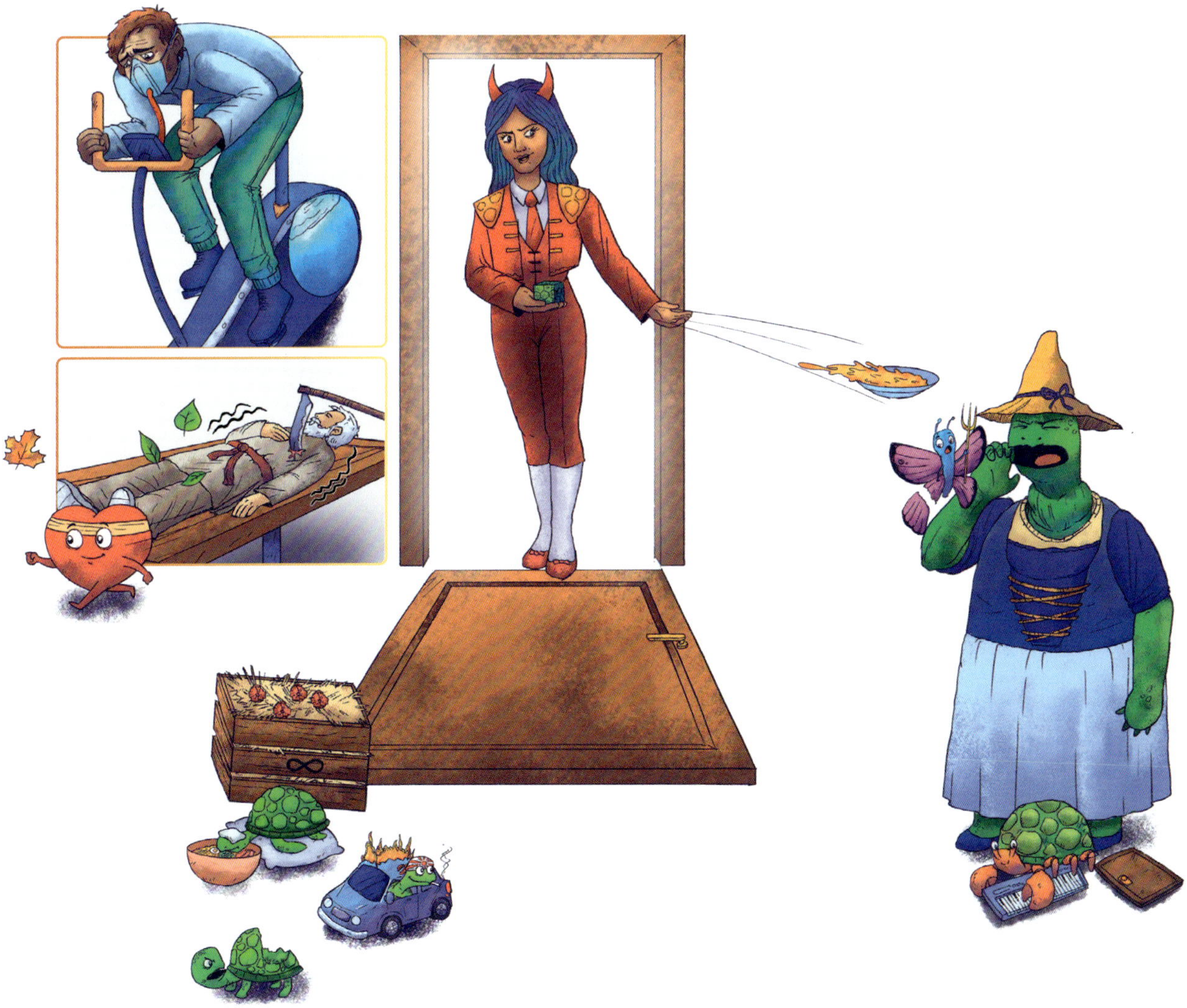

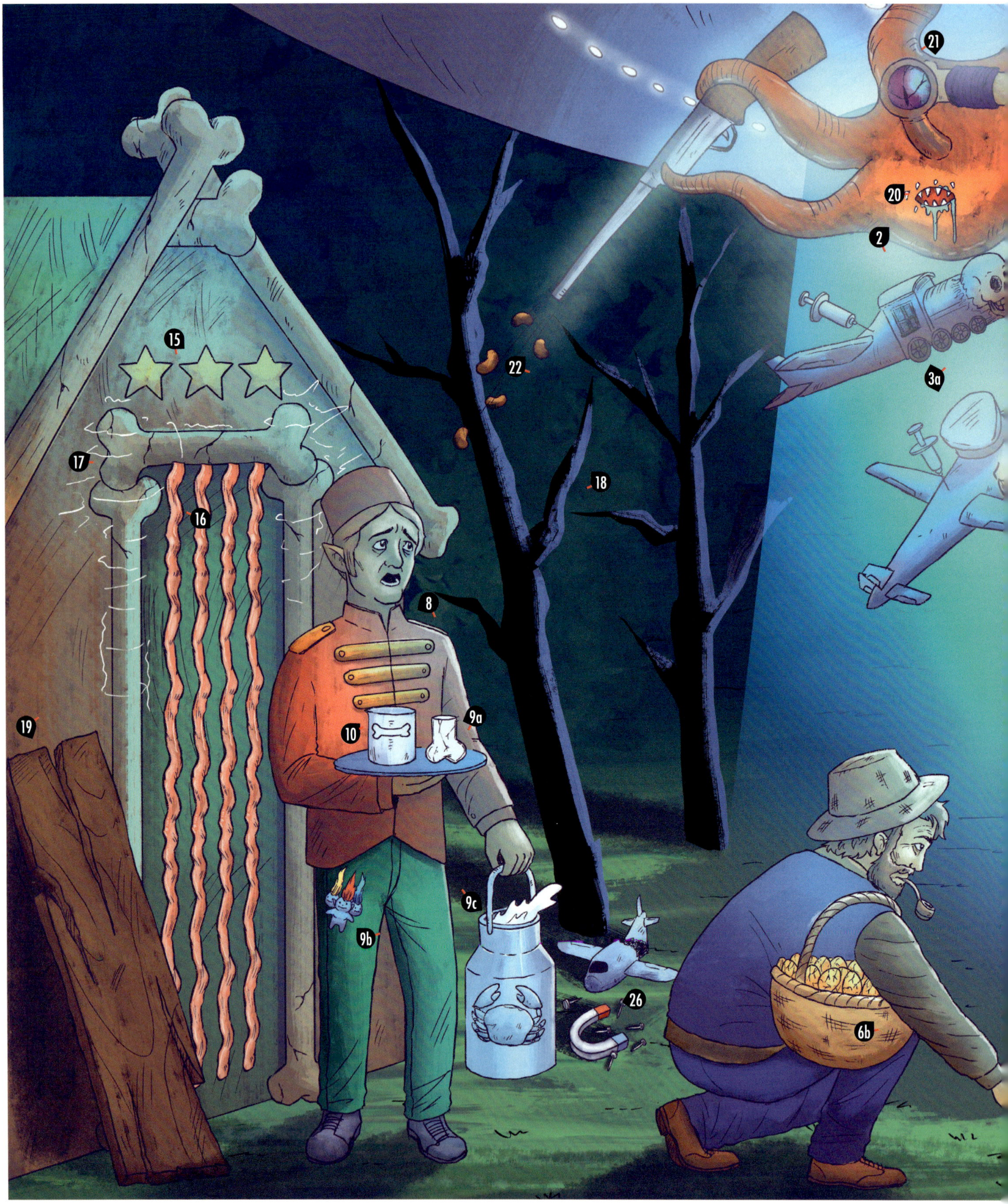

Alendronat

Bisphosphonate

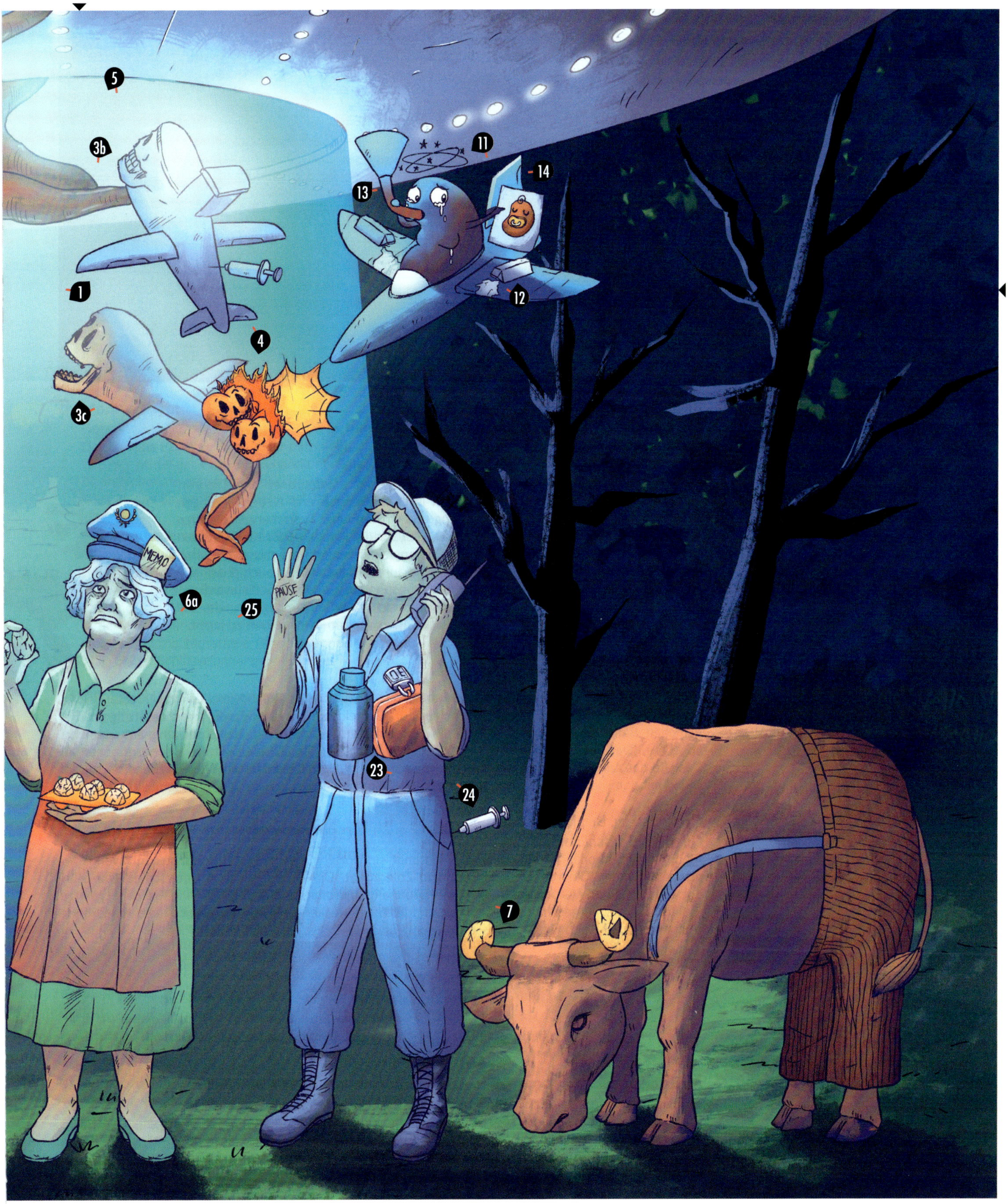

Das Gefecht der Gebiss-Drohnen!

Osteoklasten-Aliens bedrohen die Menschheit. Sie haben es auf Knochen abgesehen. Andere Planeten wurden schon abgegrast und verspeist. Es ist also nicht verwunderlich, dass die Menschen vergebens nach Lebewesen auf anderen Planeten suchten. Als Startpunkt des großen Angriffs wurde der weltbekannte knöcherne Bauernhof gewählt. Hier werden die Aliens sich fürs Erste satt machen können, bevor es gestärkt weitergehen kann. Bedrohlich belagert das Mutterschiff der Osteoklasten-Aliens den knöchernen Bauernhof. Die Besitzer, ein altes Bauernehepaar, verstehen die Welt nicht mehr. Gerade waren sie doch noch dabei, Ostereier für ihre vorlauten Enkel zu verstecken. Für diese Bengel gibt es natürlich nur die porösen Ostereier. Ihnen ist der ganze Trubel auf ihrem Gut viel zu viel. Längst hat sich auch die Regierung eingeschaltet und ein todeslustiges Kommando aus verrückten Gebiss-Drohnen zusammengestellt. In einem Selbstmordkommando wollen sie das Schiff stürmen und in die Luft jagen. Diese Lebensmüden freuen sich tatsächlich schon, in einer epischen Explosion zur Rettung der Menschheit zu sterben. Na, so viel Trubel hat das gemütliche Bauernpaar auf seine alten Tage nicht erwartet…

Hintergrund: Zwei Zelltypen organisieren unsere Knochen: Osteoklasten bauen Knochen ab, Osteoblasten bauen Knochen auf. Zusammen passen sie den Knochen immerzu an. Bei manchen Patienten überwiegt jedoch die Osteoklasten-Aktivität, d.h. der Knochen wird vermehrt abgebaut. Das resultiert in einem schwächeren Knochen. Genau da setzen Bisphosphonate an.

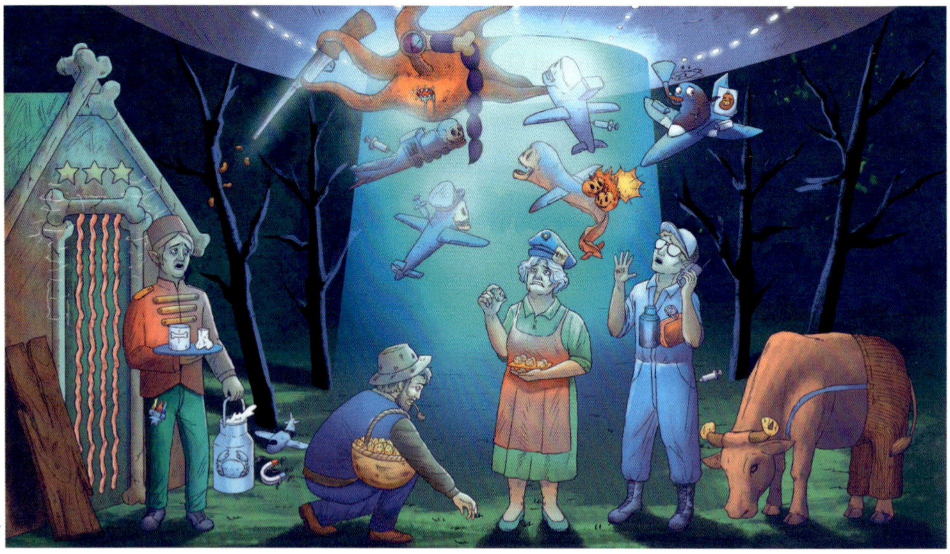

27

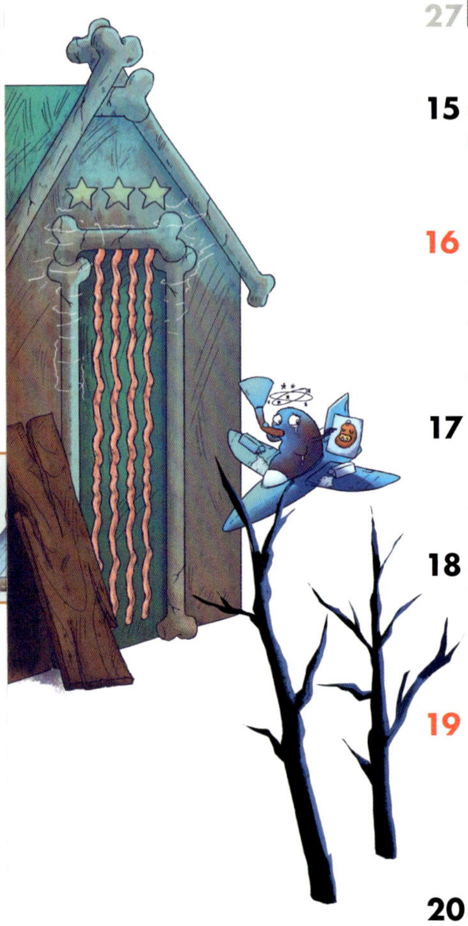

4 Nebenwirkungen

15 Gut verträglich bei korrekter Einnahme

Sterne-Bewertungen über Eingang des Bauernhofs

Bei korrekter Einnahme sind Bisphosphonate gut verträglich. Ansonsten ist das Nebenwirkungsspektrum breit. Der Bauernhof hat dementsprechend eine gute Bewertung mit Sternen an der Haustür.

16 Magen-Darm-Trakt, häufig

Darm-Vorhang im Eingang des Bauernhauses

Häufige Nebenwirkungen sind gastrointestinale Störungen: Bisphosphonate irritieren die gastrointestinalen Schleimhäute, hiergegen helfen PPI (Protonenpumpeninhibitoren). Ösophagitis, Dysphagie und Ulzera können auftreten. Im Eingang des Bauernhauses hängt ein Vorhang, der an Dünndarmschlingen erinnert.

17 Bisphosphonat-Calcium-Komplexe → Akutes Nierenversagen

Betrunkene Nierendame neben "Komplex" von leeren Milchtüten und Bisphosphonat-Düsenjet

Bisphosphonat-Calcium-Komplexe bedingen eine glomeruläre Schädigungen bis hin zum akuten Nierenversagen (hier die betrunkene Nieren-Dame neben der leeren Milchtüten für das Calcium.

18 Muskuloskelettale NW, häufig

Türbalken des Bauernhauses aus Knochen

Knochenschmerzen, Kopfschmerzen, Gelenk- und Muskelbeschwerden treten gelegentlich unter der Einnahme von Bisphosphonaten auf. Der Türrahmen des Eingangs zum Bauernhaus besteht aus Knochen. Diese biegen sich und geben Geräusche von sich.

19 Kiefernekrose, selten

Feld mit schwarzen, verkohlten Kiefern

Eine seltene UAW ist die aseptische Knochennekrose des Kiefers (Kiefernekrose). Betroffen sind vor allem Tumorpatienten aufgrund der i.v.-Gabe und den hohen Dosen. Daher wird prophylaktisch eine Sanierung der Zähne vor der Therapie mit Bisphosphonaten durchgeführt und auf Mundhygiene geachtet. Die seltene Zucht schwarzer, verkohlter Kiefern (Kiefernekrose) stellt die Attraktion des Bauernhofs dar.

20 Atypische Frakturen, selten

Frakturiertes Brett vor dem Haus

Obwohl Bisphosphonate zur Prävention osteoporotischer Frakturen dienen, kann es unter Langzeittherapie zu atypischen Frakturen kommen. Die dauerhafte Unterdrückung des Knochenumbaus kann zu einem sogenannten "frozen bone" (engl., gefrorener Knochen) mit erhöhter Fragilität führen. Hierbei kann es durch minimale Traumata oder auch ohne äußeren Anlass zu atypischen Frakturen (häufig des Femurs) kommen. Diese treten teils auch bilateral auf und haben eine schlechte Heilungstendenz. Neben dem Eingang lehnt ein großes Holzbrett, das an diversen Stellen eingerissen ist.

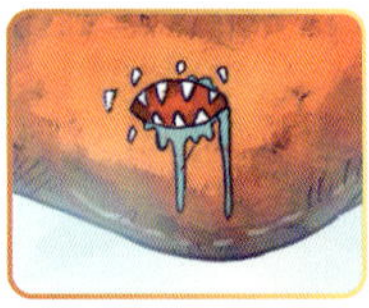

5 Pharmakokinetik

21 Geringe orale Bioverfügbarkeit, unter 1%

Alien hat sehr kleinen Mund

Bisphosphonate werden oral schlecht resorbiert. Der Dünndarm nimmt nur 0,6-0,7% einer Dosis (gilt für Dosen von 5-40 mg) auf. Calciumhaltige Nahrungsmittel, Milch und Fruchtsäfte hemmen die Resorption zusätzlich. Der Alien hat einen sehr kleinen Mund (kleine orale Bioverfügbarkeit).

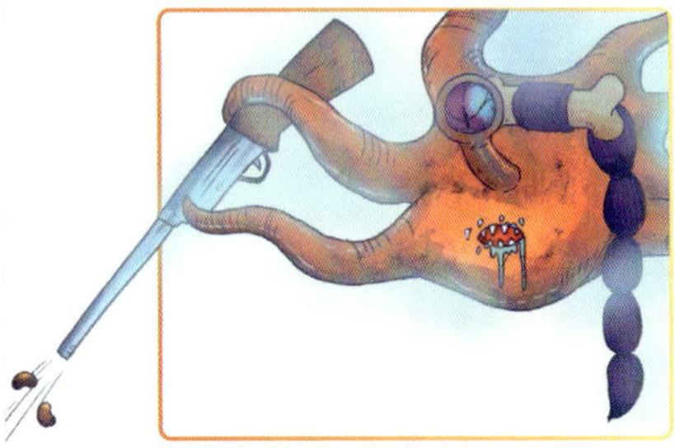

22 Halbwertszeit von bis zu 10 Jahren in Knochen

Langes Haar mit Knochen

Etwa 20-80% des aufgenommenen Anteils von Alendronat werden in das Skelett eingebaut. Hier verweilt es mit einer sehr langen Halbwertszeit (HWZ) von bis zu 10 Jahren. Langsame Wirkungsentfaltung im Rahmen osteoklastärer Resorption. Bei chronischer Applikation erreicht die Akkumulation im Skelett erst nach langer Zeit ein Plateau. Die terminale HWZ beim Menschen wird unter Berücksichtigung der Freisetzung von Alendronat-Natrium aus den Knochen auf über zehn Jahre geschätzt. Der Alien trägt sehr langes, wertvolles Haar (lange Haar- bzw. Halbwertszeit); verziert mit einem Knochen (lange HWZ durch Akkumulation im Knochen).

23 Renale Elimination: Akkumulation bei NI

Kidney-Bohnen

Der restliche Anteil von Alendronat wird unverändert über die Niere ausgeschieden. Die Serumhalbwertszeit liegt bei 0,2-2h (hohe Clearance). Bei bestehender Niereninsuffizienz besteht die Gefahr einer massiven Akkumulation von Alendronsäure. Der Alien versucht sich zu wehren, indem er mit Kidneybohnen um sich schießt. (Sinnbild: Bisphosphonate werden durch die Niere eliminiert und die Gebiss-Drohnen werden hier durch die Kidneybohnen zerstört.)

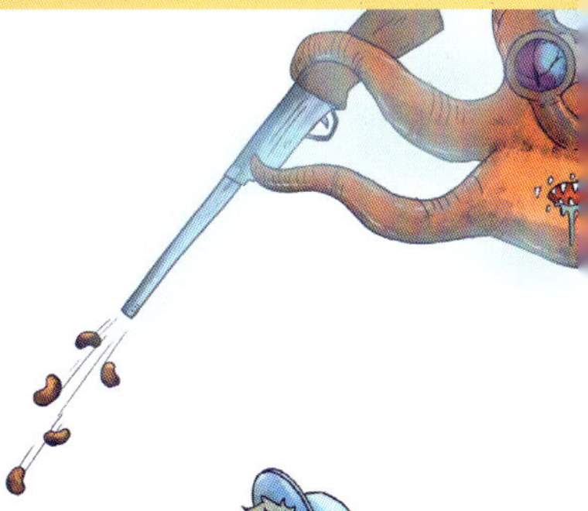

6 Klinische Aspekte

24 Orale BPs: ≥ 30 min vor Nahrungsaufnahme, in aufrechter Position mit Wasser

Pausenbrotbox mit Zeitschloss und Wasserflasche

Bisphosphonate sollten aufgrund der schlechten oralen Bioverfügbarkeit morgens, mindestens 30 Minuten (am besten 2 Std) vor der Nahrungsaufnahme, eingenommen werden. Dies beugt einer Komplexbildung mit Calcium vor. Bisphosphonate wirken außerdem aggressiv auf Schleimhäute, weshalb sie immer mit einem Glas Wasser eingenommen werden sollten. Dadurch soll vermieden werden, dass sie in der Speiseröhre verbleiben, was zu Perforationen der Speiseröhre führen könnte. Zum Abschluss sollte man 30 Minuten aufrecht sitzen bleiben, um einen Reflux zu vermeiden. Der Pilot steht in aufrechter Position und muss noch warten, bis er sein Pausenbrot essen darf. Grund dafür ist das Zeitschloss an seiner Brotdose, dass noch 30 Minuten anzeigt. Um seinen Hals hängt eine Wasserflasche.

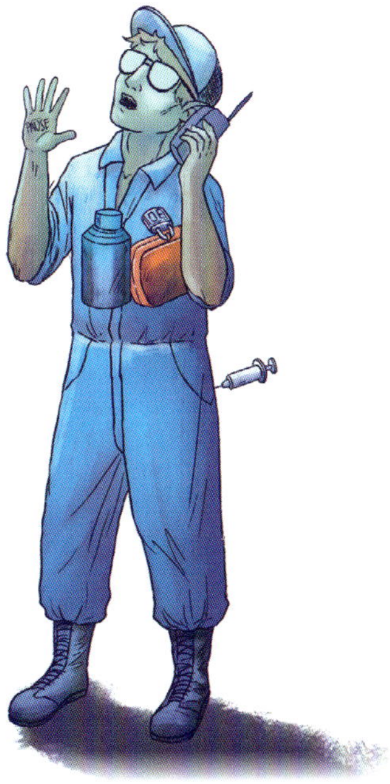

25 Effektivste Applikationsform ist die Injektion alle 3 oder 12 Monate

Spritzen im Po des Piloten

Die aufwendige orale Einnahme bedingt eine schlechte Compliance. Dies kann durch eine Injektion alle 3 oder 12 Monate umgangen werden. Im Po des Piloten steckt eine Spritze. Sein persönliches Doping für seine Mission (effektivste Form).

26 Therapiepause nach 5 Jahren

Hand mit 5 Fingern und "PAUSE"

Die Einnahmezeit von Alendronat beträgt mindestens drei bis fünf Jahre. Eine Therapiepause empfiehlt sich nach fünf Jahren. Je nach Frakturrisiko kann die Dauer der Therapie zwischen 5-10 Jahre variieren – Pausen reduzieren Wirbel- und Hüftfrakturen um etwa die Hälfte. Der Pilot streckt mit seiner Hand fünf Finger in die Luft und auf der Hand steht "Pause" (Hand mit fünf Fingern für Pause nach fünf Jahren).

7 Interaktionen

27 Interaktionen mit polyvalenten Kationen, wie Calcium, Eisen, Magnesium

Drohne durch Eisen-Magneten getroffen

Orale Bisphosphonate (Alendronat, Etidronat, Risedronat) interagieren mit Antazida, Calcium und Magnesium. Es kommt zur Verminderung der Bisphosphonat-Absorption durch Bildung schwer absorbierbare Komplexe. Calcium und Magnesium sind auch in Nahrungsmitteln vorhanden (Komplexbildung bei Milchprodukten und Mineralwasser sind möglich). Nichtsteroidale Antirheumatika (NSAR) können zu einer Verstärkung gastrointestinaler Beschwerden führen. Eine Drohne hat es nicht zur Mission geschafft. Sie ist abgestürzt und liegt zerstört am Boden. Neben ihr liegt ein Hufeisenmagnet (Magneisum), an dem ein paar Eisennägel hängen (für Eisen).

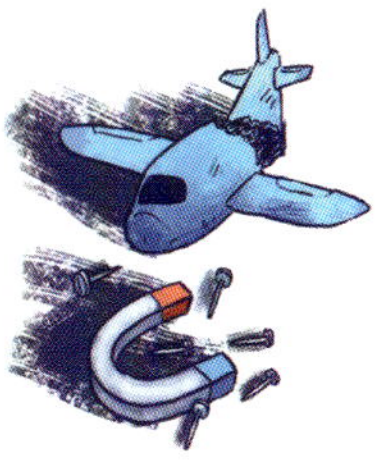

Quintessence

Q1 Bisphosphonate enden auf -dronat (z.B. Alendronat), hier gezeigt anhand der Kampfdrohnenflotte der Gebissdrohnen.

Q2 Osteoklasten resorbieren Knochen, hier läuft dem Alien beim Anblick des knöchernen Bauernhofs das Wasser im Mund zusammen.

Wirkung

Q3 Bisphosphonate hemmen Osteoklasten und deren Knochenresorption. Hier greifen die kleinen Kampfdrohnen das Mutterschiff des Osteoklasten-Aliens an, welche den knöchernen Bauernhof angreifen möchte. Das Mutterschiff muss von Innen in die Luft gejagt werden.

Indikationen

Q4 Bisphosphonate sind indiziert bei der postmenopausalen Osteoporose und Osteoporose bei Männern. Opfer des Alienangriffs sind eine postmenopausale Bäuerin mit einer Postmütze mit Memo-Zettel dran und ihr Ehemann, die gerade poröse Ostereier für die Enkelkinder verstecken.

Kontraindikationen

Q5 Bisphosphonate sind kontraindiziert bei Niereninsuffizienz und einer GFR unter 35 mL/min. Eine heroische Niere versucht einen Alleingang im Jet. Sie ist jedoch komplett betrunken und fliegt in die falsche Richtung.

Q6 Kontraindiziert sind Bisphosphonate bei einer Hypokalzämie, da diese verstärkt werden kann, gezeigt an den leeren Milchtüten zu den Füßen der Gefangenen.

Nebenwirkungen

Q7 Nebenwirkungen betreffen häufig den Magen-Darm-Trakt. Der Eingang des Bauernhauses hat einen Vorhang aus Darmschlingen.

Q8 Eine seltene, jedoch bekannte Nebenwirkung ist die Kiefernekrose. Der Bauernhof züchtet seltene, verdorrte schwarze Kiefern.

Pharmakokinetik

Q9 Die orale Bioverfügbarkeit der Bisphosphonate ist sehr gering und liegt bei unter 1 %. Der Alien hat einen sehr kleinen Mund.

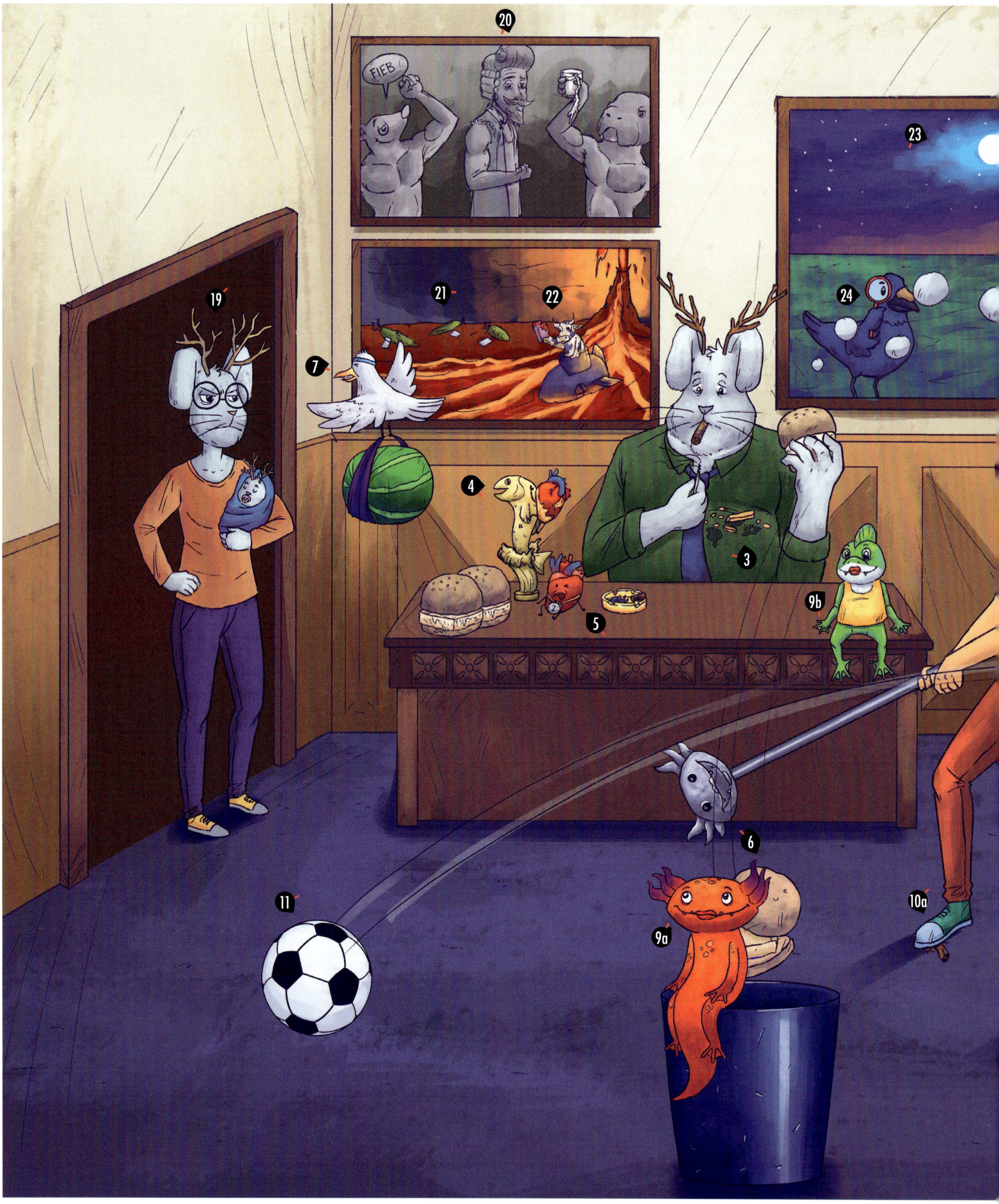

Statine

HMG-CoA-Reduktasehemmer

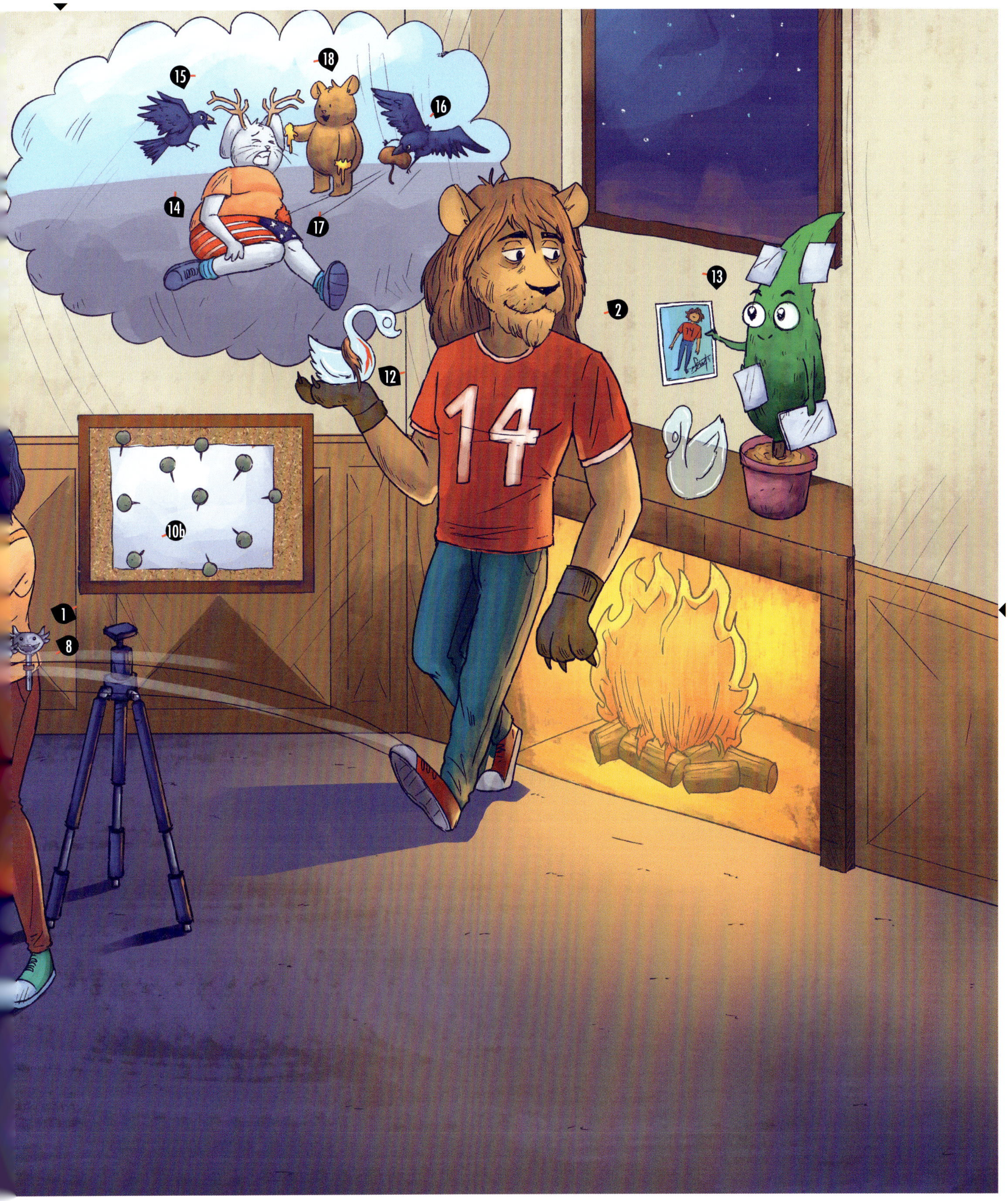

Star-Tine: Die berühmte Ernährungsberaterin

Star-Tine ist eine echte Koryphäe auf dem Gebiet der Ernährungsberatung. Ihr nächster Klient ist jedoch ein hartes Stück Arbeit. Der erfolgreiche Reh-Hasen-Redakteur ist mittlerweile übergewichtig. Er ernährt sich fast ausschließlich von Feta-Hamburgern, raucht und bewegt sich zudem viel zu wenig. Das lässt Star-Tine nicht durchgehen. Unterstützt wird sie von ihrem löwenstarken Torwart. Der wird den Reh-Hasen-Redakteur wieder fit machen. Der Reh-Hasen-Redakteur malt sich das aber ganz schrecklich und vor allem schmerzhaft aus. Witness the fitness!

Bei deutlich erhöhten Cholesterin-Werten kommen am häufigsten **Statine** zum Einsatz. Sie hemmen das Enzym HMG-CoA-Reduktase und senken somit das LDL-Cholesterin und erhöhen das HDL-Cholesterin.

Erhöhte Blutfettwerte bzw. ein ungünstiges Blutfettprofil erhöhen das kardiovaskuläre Risiko (CVR) und beeinflussen diverse Erkrankungen negativ. Unterschieden werden klassischerweise "gute" (HDL) und "schlechte" (LDL) Blutfette. Die Ernährung spielt eine wichtige Rolle, die anzustrebenden relativen Werte sind umstritten.

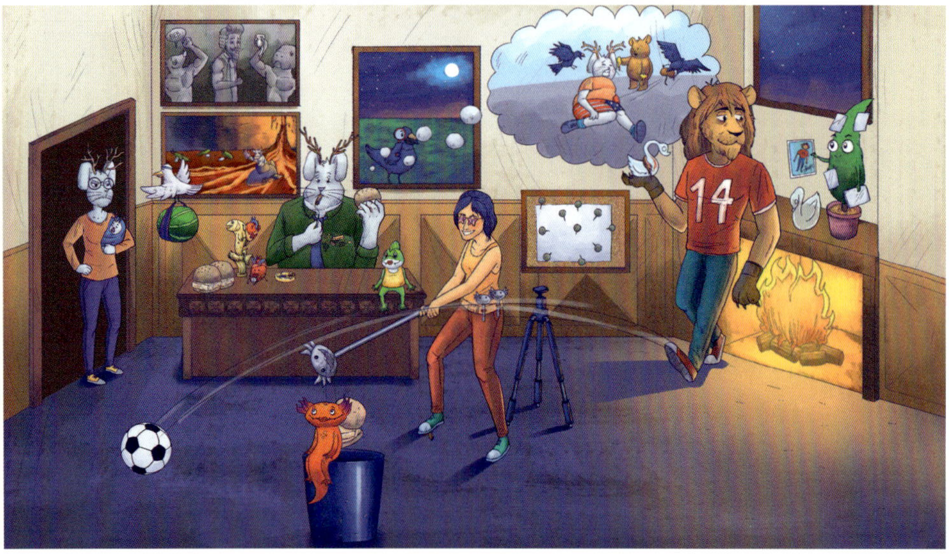

24

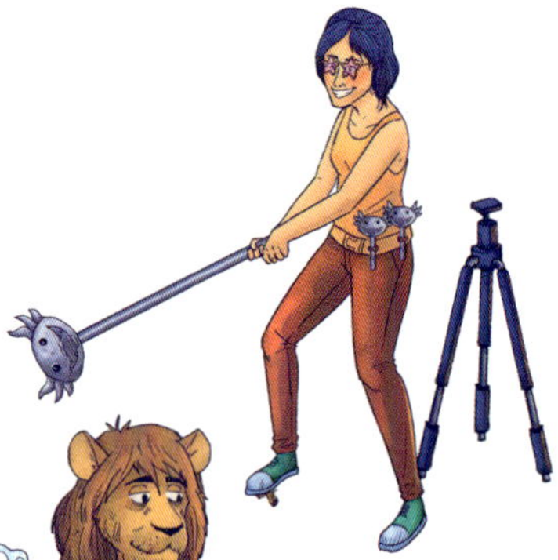

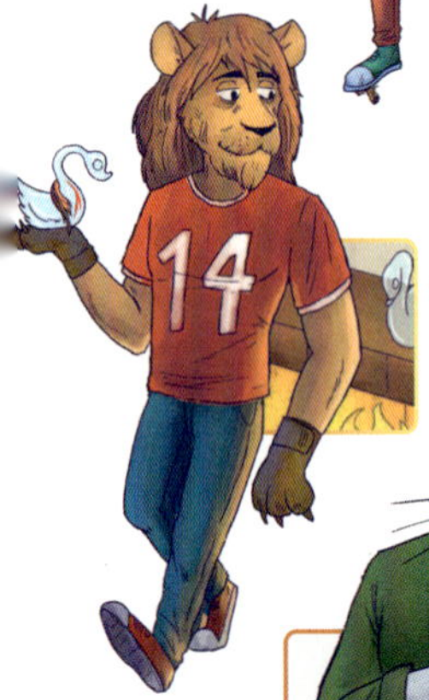

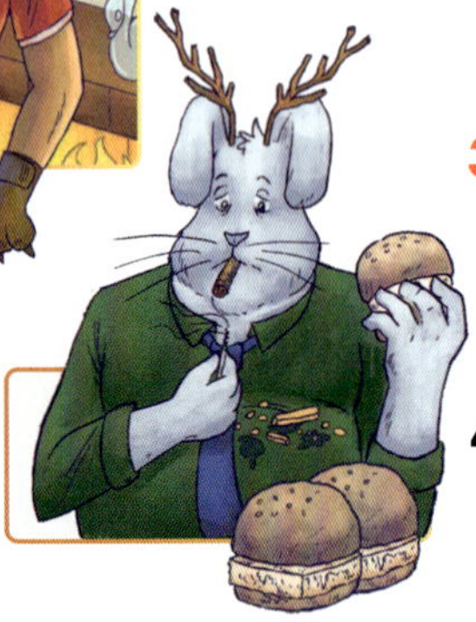

1 **Statine**

Star-Tine mit ihrem Stativ

Um den Fortschritt ihrer Patienten zu dokumentieren, hat die Ernährungsberaterin Star-Tine (Statine) immer ein Kamera-Stativ dabei (ist Dir vielleicht schon aus anderen Meditricks bekannt).

2 **Wichtige Vertreter: Lovastatin, Atorvastatin, Pravastatin, Simvastatin**

Löwenstarker Torwart mit Pranken am Kaminsims

Für den sportlichen Teil des Abnehmprogramms hat Star-Tine einen Gast mitgebracht: den löwenstarken (Lovastatin) Torwart (Atorvastatin) mit großen Pranken (Pravastatin), der lässig an einem Kaminsims (Simvastatin) lehnt.

1 Indikationen

3 **Erste Wahl bei Hypercholesterinämie**

Fettiges Essen auf dem Schreibtisch, dicker Bauch

Statine sind erste Wahl zur Therapie einer Hypercholesterinämie. Der Schreibtisch ist voll mit fettigem Essen: Pommes, Feta-Hamburger, Chips... Auf dem dicken Bauch des Reh-Hasen liegen sogar noch Essensreste! Davon bekommt er bestimmt eine Hypercholesterinämie.

4 **Prophylaxe bei Patienten mit hohem kardiovaskulärem Risiko**

Profi-Lachs-Pokal mit risikofreudigem Herz

Statine werden zur Primärprävention (also zur Prophylaxe) bei Patienten mit hohem kardiovaskulärem Risiko eingesetzt. Risikofaktoren: Rauchen, Übergewicht, Alter, etc. Der Lachs-Pokal auf dem Schreibtisch des Reh-Hasen beweist: Er ist ein echter Profi-Lachsfänger (Prophylaxe)! Auf dem Pokal klettert ein dickes Herz herum - ganz ohne Sicherung! So ein riskanter Draufgänger (dickes risikofreudiges Herz = hohes kardiovaskuläres Risiko).

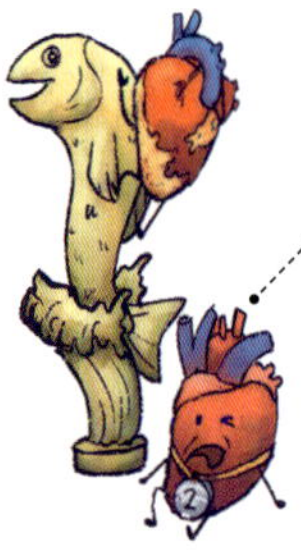

5 **Sekundärprävention bei manifester kardiovaskulärer Erkrankung**

Zweites Herz mit Schlaganfall

Zur Sekundärprophylaxe werden Statine auch bei Patienten mit manifester kardiovaskulärer Erkrankung (KHK, ischämischer Schlaganfall, etc.) eingesetzt. Das zweite Herz kann nicht mehr klettern, denn es erleidet gerade einen Schlaganfall und liegt schlaff neben dem Pokal. Es hat – bei nur zwei Teilnehmern auch nicht schwierig - trotzdem den zweiten Platz gemacht und trägt eine Silbermedaille (zweiter Platz = Sekundärprävention).

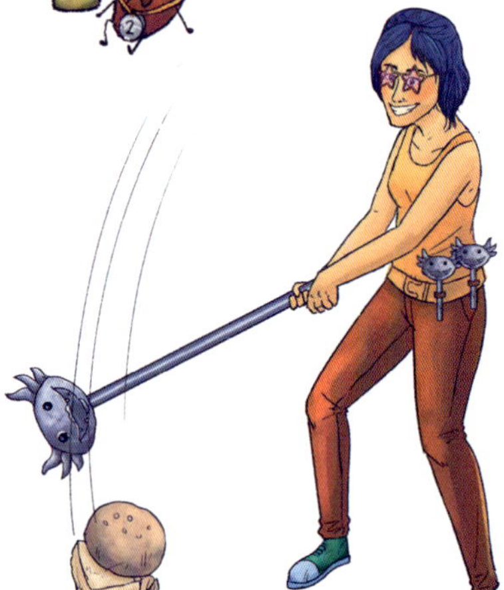

2 Wirkung und Wirkmechanismus

6 **Statine hemmen kompetitiv die Beta-HMG-CoA-Reduktase**

Star-Tine hindert Co-Redakteur am Feta-Hamburger Essen

Statine hemmen kompetitiv die Aktivität der Beta-HMG-CoA-Reduktase, welche entscheidend an der Cholesterinsynthese beteiligt ist. Star-Tine nimmt die Herausforderung (kompetitiv) an und schlägt verärgert einen Feta-Hamburger (Beta-HMG) vom Feta-Hamburger-essenden-Co-Redakteur (Beta-HMG-CoA-Reduktase) in den Müll; damit der Reh-Hase (Reduktase) nicht noch mehr davon in sich reinstopfen kann. Er soll schließlich durch Tines tolles Fitness-Programm abnehmen!

7 **Hemmt Bildung von Mevalonsäure**

Möwe mit Melone ist sauer

Die HMG-CoA-Reduktase reduziert HMG-CoA zu Mevalonsäure. Dies ist der geschwindigkeitsbestimmende Schritt in der Synthese von Cholesterin. Statine (Star-Tine) hemmen die HMG-CoA-Reduktase (Feta-Hamburger-Reh-Hase/Co-Redakteur) und vermindern so die Synthese von Mevalonsäure (saure Möwe mit Melone). Ergebnis ist ein verminderter (LDL-) Cholesteringehalt. Die Möwe mit Melone (Mevalon) wollte gerade durch die Tür hinausfliegen, wird aber von Star-Tine (Statin) daran gehindert – schließlich passt die Melone doch super in den ab sofort gesunden Ernährungsplan. Die Möwe findet das aber gar nicht gut und ist ziemlich sauer (Mevalonsäure).

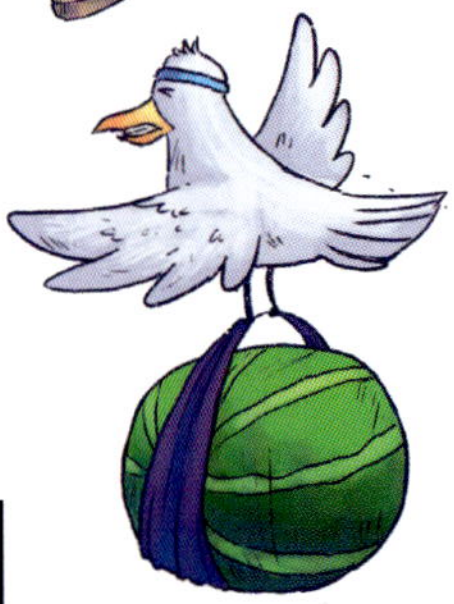

8 Vermehrte Expression von LDL-Rezeptoren

Viele "El-Diablo-Lurch"-Zepter an Star-Tines Gürtel

Aufgrund der verminderten Cholesterinsynthese und des gesunkenen LDL-Cholesterinspiegels werden vermehrt LDL-Rezeptoren exprimiert. Dadurch können die Zellen mehr LDL aus dem Serum aufnehmen und der LDL-Serumspiegel sinkt weiter. Star-Tine (Statin) schlägt den Feta-Hamburger mit ihrem "El-Diablo-Lurch"-Zepter (LDL-Rezeptor; Zepter mit teuflischem Lurchkopf) Richtung Mülleimer. An ihrem Gürtel hängen noch zwei weitere "El-Diablo-Lurch"-Zepter (vermehrte LDL-Rezeptorexpression).

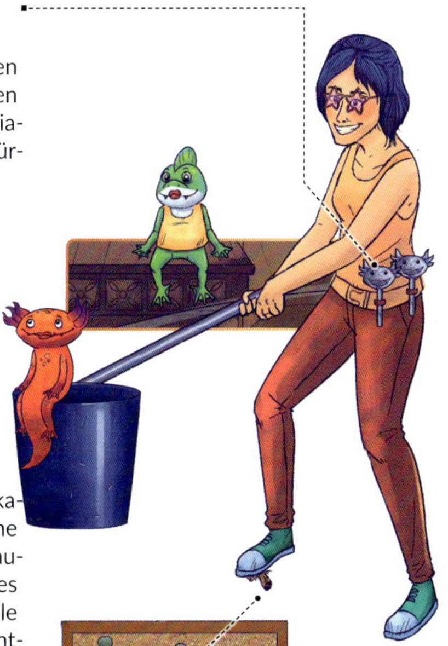

9 LDL-Cholesterin ↓ ; HDL-Cholesterin ↑

El-Diablo-Lurch im Mülleimer, Hai-Diablo-Lurch auf Schreibtisch

Statine senken den LDL-Cholesterinspiegel und erhöhen das HDL-Cholesterin im Serum.
Auf dem Mülleimer (unten, gesenkt) sitzt ein El-Diablo-Lurch (LDL), der gleich den Feta-Hamburger an den Kopf bekommt. Auf dem Schreibtisch (oben, erhöht) sitzt hingegen ein fröhlich grinsender Hai-Diablo-Lurch (HDL; teuflischer Haifisch-Lurch).

10 Pleiotrope Effekte: plaquestabilisierend, entzündungshemmend

Star-Tine tritt brennende Zigarre aus, mit Blei-Pins stabilisiertes Plakat

Statine haben sogenannte pleiotrope Effekte. Hierunter versteht man die Eigenschaft eines Medikaments, durch seine Wirkung an verschiedenen Zielstrukturen unterschiedliche Effekte zu erzielen; eine Mehrfachwirkung sozusagen. Statine beeinflussen nicht nur die Cholesterinwerte, sondern wirken außerdem noch plaquestabilisierend und entzündungshemmend. Star-Tine hat ein Plakat (Plaque) ihres super Abnehm-Plans an die Wand gepinnt (Plakat-Plaque ist stabilisiert). Dazu hat sie übermäßig viele Pins aus Blei (Pleiotropie) benutzt. Jetzt tritt sie gerade eine brennende Zigarre des Reh-Hasen aus (entzündungshemmend).

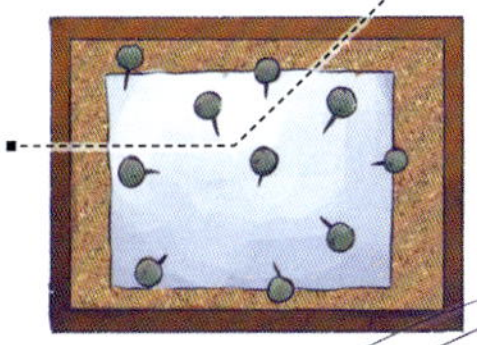

3 Pharmakokinetik und Pharmakodynamik

11 Hoher First-Pass-Effekt

Torwart kickt hohen Pass

Statine besitzen eine niedrige systemische Verfügbarkeit aufgrund eines hohen First-Pass-Effektes (Löwen-Torwart kickt einen hohen Pass). Diese niedrige Verfügbarkeit ist erwünscht, denn dadurch beschränkt sich die Wirkung auf die Leber, wo die Beta-HMG-Reduktase tätig ist (Cholesterinbiosynthese in Leber). Das vermeidet unerwünschte systemische Nebenwirkungen wie die einer Rhabdomyolyse.

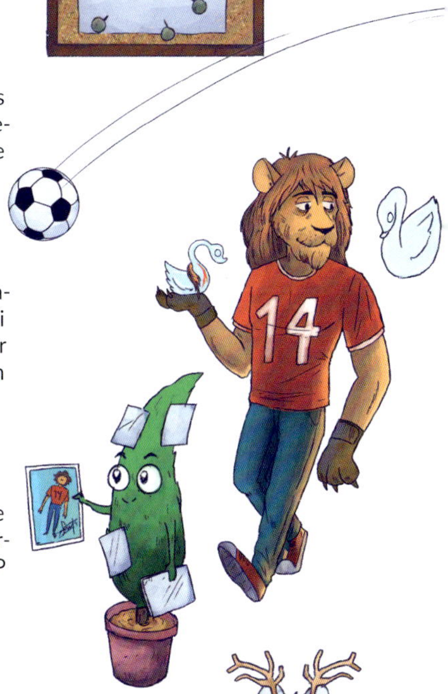

12 HWZ: Simva-, Prava- und Lovastatin 2 h; Atorvastatin 14 h

Schwanenfiguren, "14" auf Trikot

Die einzelnen Wirkstoffe unterscheiden sich in ihrer Halbwertszeit: Simva-, Prava- und Lovastatin haben eine HWZ von 2-3 h, Atorvastatin hingegen hat eine HWZ von 14 h. Der Löwe hält eine von zwei kitschigen Schwanenfiguren (Schwan = Zahl "2") in seinen Pranken (Pravastatin), eine Haarsträhne der Löwenmähne (Lovastatin) hat sich darin verfangen. Die zweite Schwanenfigur (HWZ 2 h) steht auf dem Sims (Simvastatin). Sein Torwart-Trikot (Atorvastatin) trägt die Nummer 14 (HWZ von 14 h).

13 CYP3A4: Simva-, Lova- und Atorvastatin

Zypresse mit Autogrammkarte

Simva-, Lova- und Atorvastatin werden durch CYP3A4 abgebaut. Auf dem Sims (Simvastatin) steht eine Zypresse mit drei A4-Blättern (CYP3A4) und hält ein Autogramm des Löwen-Torwarts (Lovastatin, Atorvastatin) in der Hand. Auf dem Foto hat er keine Prankenhandschuhe an (Pravastatin wird nicht über CYP abgebaut).

4 Nebenwirkungen

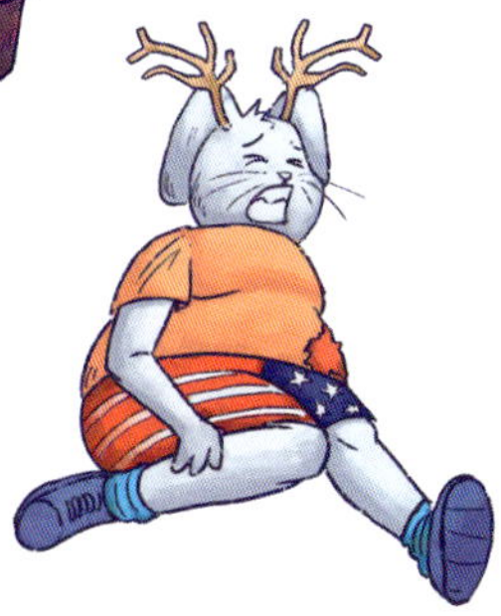

14 Statin-Myopathie

Reh-Hase mit Muskelkrampf

Muskelschmerzen, Schwäche und Krämpfe sind häufige Nebenwirkungen der Statine, die bei bis zu 10% der Patienten auftreten. Der Reh-Hase sieht eine schlimme Zukunftsvision vor seinem inneren Auge: Während des Trainings mit dem Löwen-Torwart wird er bestimmt höllische Muskelkrämpfe bekommen und sich vor Schmerzen auf dem Boden wälzen.

15 Bei Myalgie: CK-Kontrolle (Creatinkinase)

Krähe mit Nase

Bei Myalgien (Muskelschmerzen) ist eine Kontrolle der Creatinkinase (CK) angesagt. Die Statin-Therapie muss pausiert werden, wenn die CK über das 4-fache ihres Normwertes erhöht ist. Nach 6 Wochen kann dann eine erneute Gabe erwogen werden. In seiner Horrorvision liegt der Reh-Hase mit Muskelschmerzen am Boden und wird von einer Krähe mit Nase (Creatin-ki-Nase) gepiesackt. Die Nasenkrähe fliegt über ihm am Himmel (Erhöhung der CK).

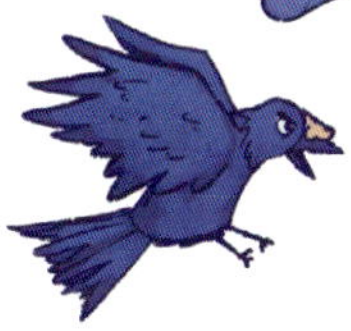

16 Rhabdomyolyse mit Nierenversagen

Rabe mit Niere im Schnabel

Als Komplikation der Myopathie kann eine schwere Rhabdomyolyse mit akutem Nierenversagen auftreten. Neben der Krähe kommt in der Horrorvision auch ein Rabe (Rhabdomyolyse) vor, der dem Reh-Hase eine Niere herausreißt (Nierenversagen).

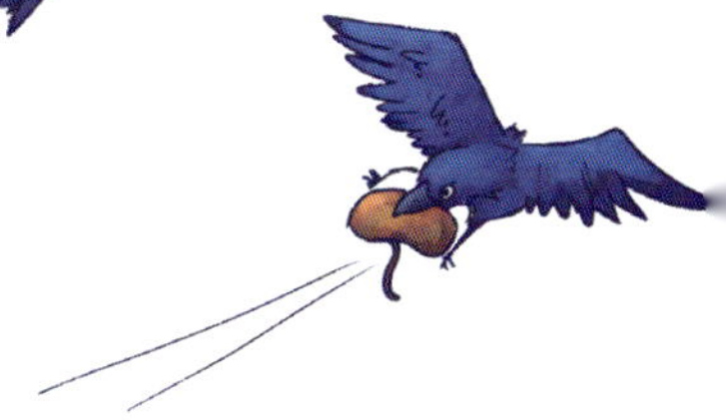

17 Transaminasenerhöhung

Sporthose in Ami-Farben

Durch den CYP3A4-Abbau in der Leber kann es zu einer Erhöhung der Transaminasen kommen. In der Gedankenblase trägt der Reh-Hase eine Sporthose in Ami-Farben (TransAMInasen).

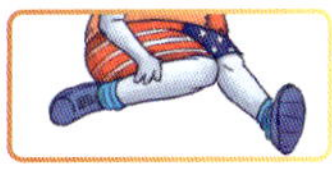

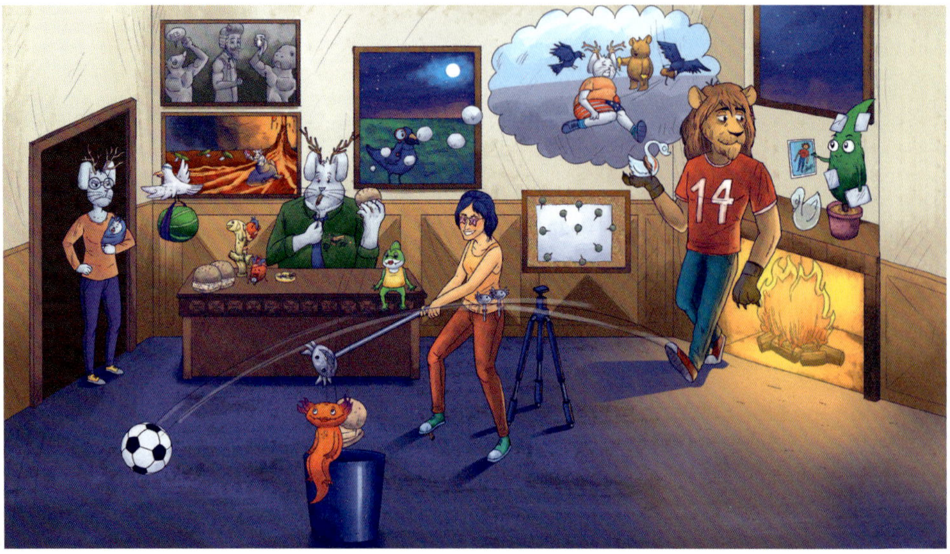

24

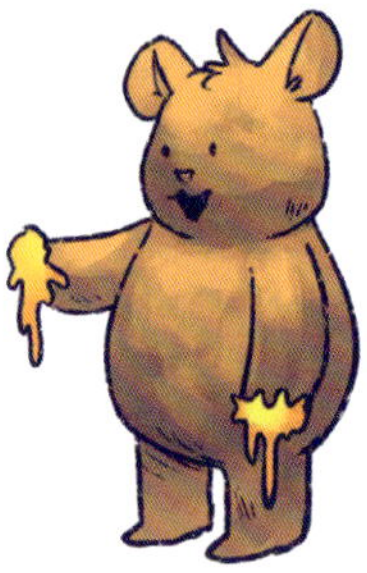

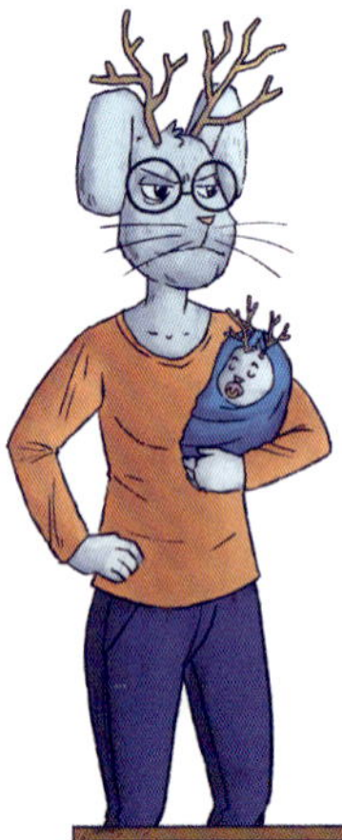

18 **Geringe Erhöhung des Diabetesrisikos**

Kleiner honigliebender Bär

In der Gedankenblase läuft dem Reh-Hasen eine kleine Version des honigliebenden Bären (Diabetes-Bär) hinterher. Er hält seine honigverschmierte Tatze nach oben (kleiner Bär = geringe Erhöhung des Diabetesrisikos), um den Reh-Hasen damit aufzupäppeln.

5 Kontraindikationen

19 **Schwangerschaft und Stillzeit**

Ehefrau des Reh-Hasen ist nicht begeistert

Cholesterin ist ein wichtiger Bestandteil der fetalen und plazentaren Entwicklung, weshalb Statine in Schwangerschaft und Stillzeit kontraindiziert sind. Die Ehefrau des Reh-Hasen steht mitsamt Baby in der Tür. Sie ist ganz und gar gegen dieses alberne Sport- und Ernährungscoaching - dann hat der Reh-Hase ja noch weniger Zeit für sie und das Kleine.

6 Interaktionen

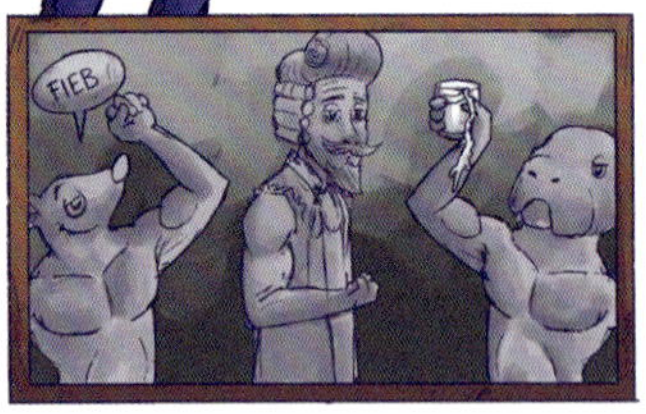

20 **Statin-Myopathie: Fibrate, Amiodaron, Calciumantagonisten**

Fieb-Ratte; armer Jod-Baron; Seekuh, die Milch verschüttet

Die gleichzeitige Gabe von Statinen mit bestimmten anderen Medikamenten erhöht das Risiko einer Statin-Myopathie. Hierzu gehören Fibrate (Lipidsenker 2. Wahl), Amiodaron und Calciumantagonisten. An der Wand hängt ein Gruppenfoto mit der Fieb-Ratte (Ratte, die "fieb" macht - Fibrate), dem armen Jod-Baron (Amiodaron) und der Seekuh, die Milch verschüttet (Calciumantagonisten, vgl. zugehörigen Meditrick). Auf dem Foto posieren die drei muskulösen Gestalten und spannen ihren Bizeps an (Myopathie).

21 **Keine Kombination von Statin und CYP3A4-Inhibitoren**

Umgefallene CYPressen

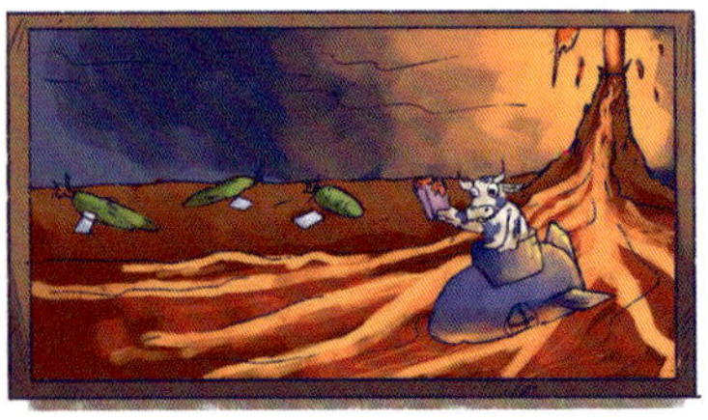

Statine sollten nicht mit CYP3A4-Inhibitoren kombiniert werden, da diese den Statin-Blutspiegel beeinflussen und das Myopathie-Risiko erhöhen können. Hierunter fallen u.a. auch Amiodaron und Calciumantagonisten. Das zweite Bild ist von einer Auslandsgeschäftsreise: Rund um einen Vulkan liegen einige umgefallene Zypressen mit drei A4-Blättern (CYP3A4).

22 **Statine erhöhen INR**

Kuh-Marine hält indische Rupien hoch

Bei gleichzeitiger Antikoagulation mit Cumarinen erhöhen Statine den INR noch zusätzlich (Ausnahme: Atorvastatin). Der Vulkan bricht aus: im Magmar (Marcumar) schwimmt die Kuh-Marine (Cumarine) und hält indische Rupien hoch (INR-Erhöhung).

7 Klinische Aspekte

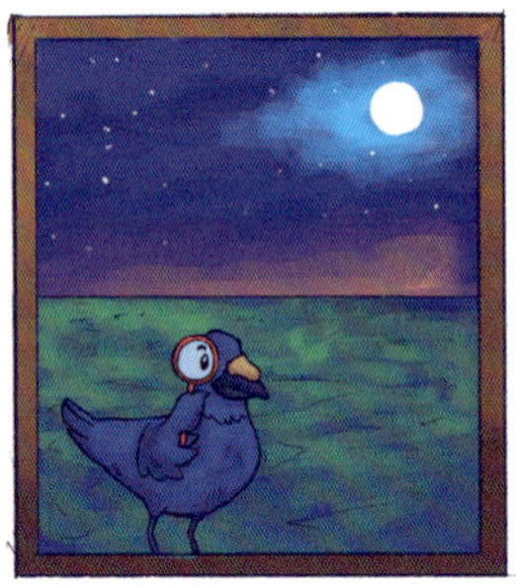

23 **Abendliche Einnahme der Statine**

Abenddämmerung + Mond im Fenster

Statine sollten abends eingenommen werden, da die körpereigene Cholesterinsynthese abends am höchsten ist. Bei Atorvastatin ist aufgrund der langen HWZ der Einnahmezeitpunkt unrelevant, was die Patientencompliance erhöht. Es ist spät geworden: Durch das Fenster sieht man in der Abenddämmerung schon den blassen Mond (abendliche Statin-Einnahme).

24 **CK-Kontrollen in der ersten Therapiewoche**

Krähe mit Nase, Lupe

In der ersten Therapiewoche sollte die CK kontrolliert werden. Durch das Fenster beobachtet eine neugierige Krähe mit Nase (Creatinkinase) mit einer Lupe (Kontrolle) den Fortschritt des Reh-Hasen in seiner ersten Coaching-Woche.

Quintessence

Q1 Statine dienen der Therapie von Blutfettwerten. Hier Star-Tine, eine Koryphäe auf dem Gebiet der Ernährungsberatung.

Q2 Wichtige Vertreter: Simvastatin, Pravastatin, Lovastatin, Atorvastatin. Hier der Torwart (Atorvastatin), er ist ein Löwe (Lovastatin) mit Pranken (Pravastatin) und lehnt an einem Sims (Simvastatin).

Q3 Behandlung einer Hypercholesterinämie, hier sind Statine erste Wahl. Hier das fettige Essen auf dem Schreibtisch. Zeit für Veränderung.

Q4 Statine hemmen kompetitiv die HMG-CoA-Reduktase. Hier der Reh-Hase, der von Star-Tine für seinen Lebensstil gegängelt wird.

Q5 Insgesamt sorgen Statine für ein gesenktes LDL-Cholesterin und ein erhöhtes HDL-Cholesterin im Serum. Hier der El-Diablo-Lurch im Mülleimer und oben auf dem Schreibtisch der El-Diablo-Hai.

Q6 Simva-, Atorva- und Lovastatin werden von CYP3A4 abgebaut. Hier die Zypresse mit 3 A4-Blättern auf dem Sims.

Q7 UAW: Statin-Myopathie: Muskelschmerzen, Schwäche und Krämpfe bei bis zu 10% der Patienten. Hier die Horror-Version des Fitness-Trainings des Reh-Hasen – er sieht sich voller Schmerzen.

Q8 UAW: Als Komplikation der Myopathie kann eine schwere Rhabdomyolyse mit akutem Nierenversagen auftreten. Hier der Rabe, der den Reh-Hasen in seinem Traum gängelt und die Niere pickt.

Q9 UAW: Transaminasenerhöhung (durch CYP3A4-Abbau). Die Ami-Shorts in seinem Traum.

Q10 Risikofaktoren für eine Statin-Myopathie stellen einige andere Medikamente als Komedikation dar, hier v.a. Fibrate (Lipidsenker 2. Wahl), Amiodaron oder Calciumantagonisten. Hier die Fieb-Ratte, der arme Jod-Baron und die Milch-Seekuh. Alle spannen ihren Bizeps an.

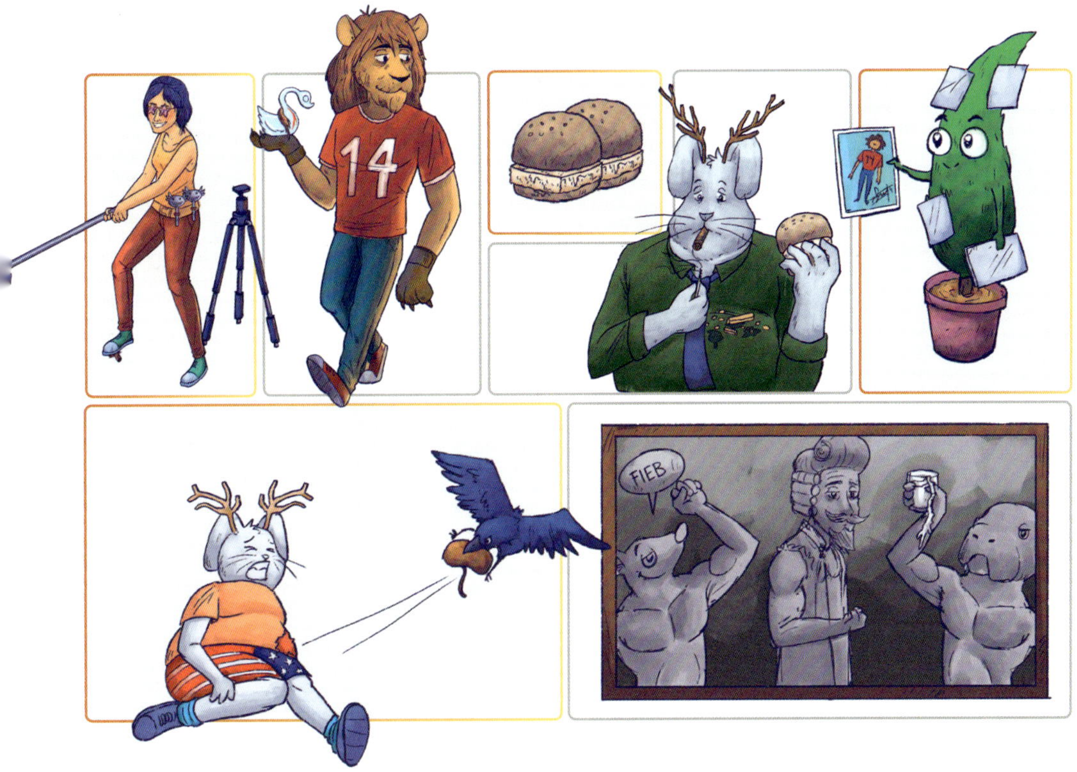

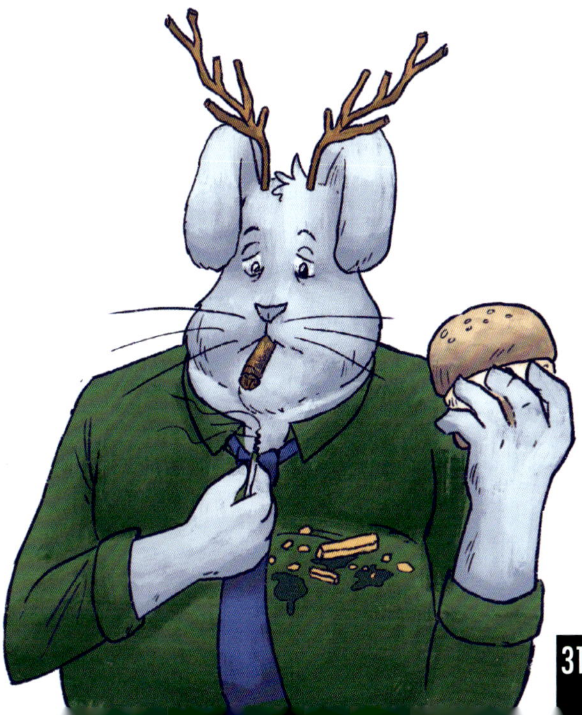

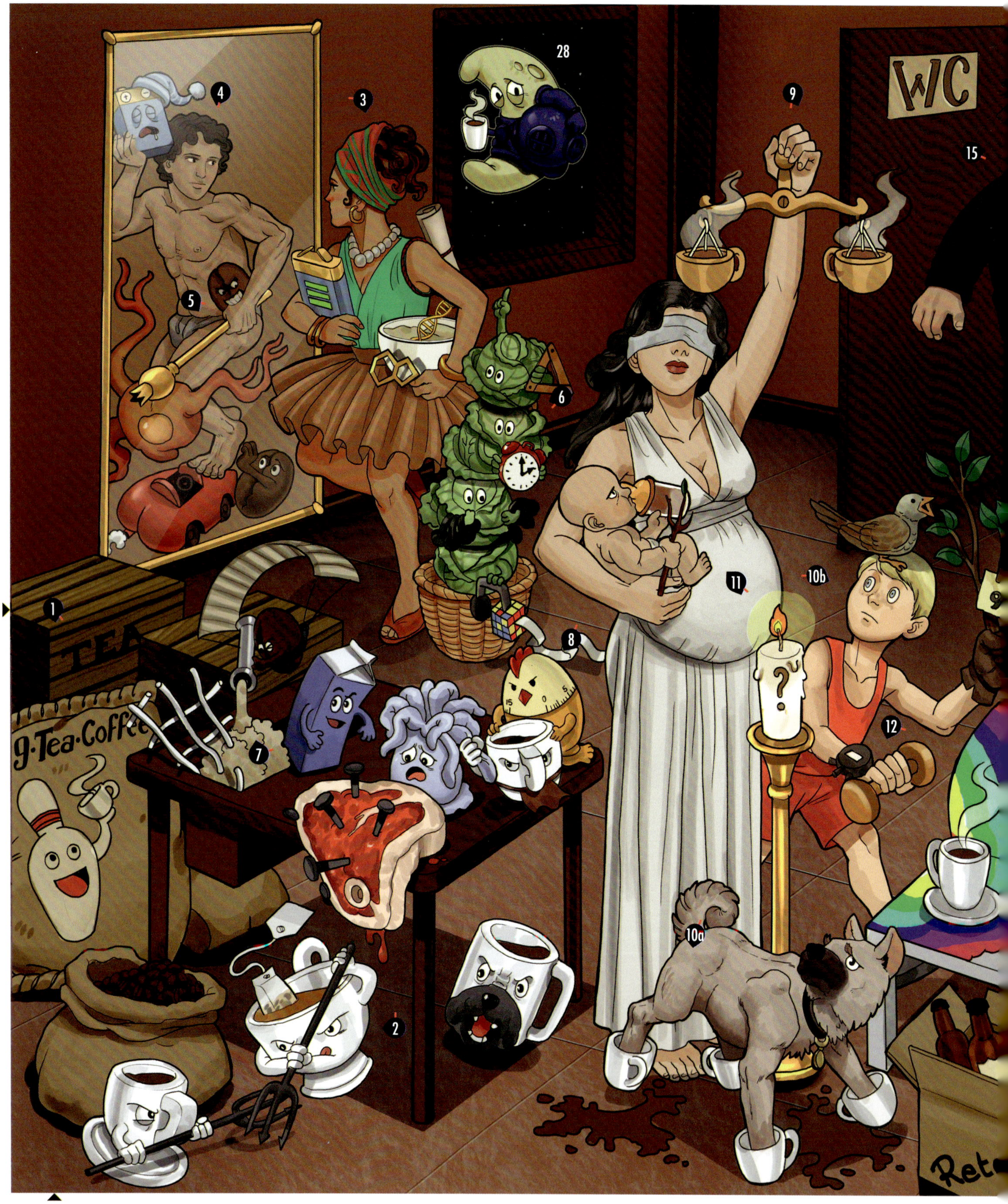

Koffein
und Kaffee

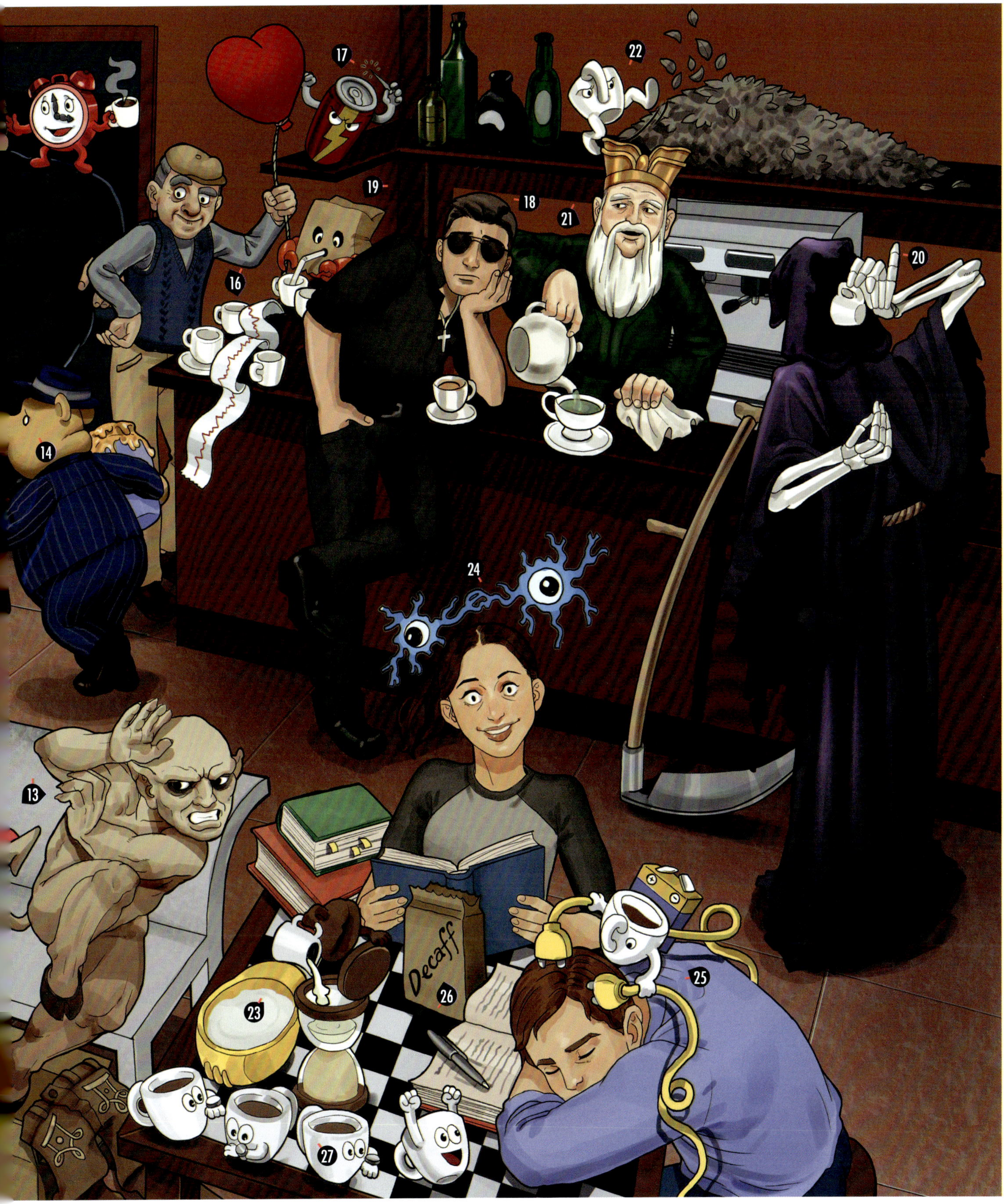

Im Café

Klirrende Tassen, lautes Geschwätz, das Zischen der Milchdüse – wir befinden uns in einem Café. Eine Lieferung röstfrischer Bohnen ist eingetroffen, geliefert von der Kaffee-Farmerin. Sie trägt einen Tüllrock in Sandfarben – doch was ist mit dem Spiegel los? Hier sieht sie aus wie ein Adonis! Eine Frage beschäftigt sie schon länger: Ist Koffein gesund? Ja oder nein? Justitia, die Göttin der Gerechtigkeit, hat sich eigens zur Blindverkostung eingefunden, um es ein für alle Mal zu entscheiden. Wenn man die Kaffee-Liebhaber am Tresen anschaut – Hyper-Toni, den Diabetes-Bären (der leider gehen muss), den liebeskranken alten Herren … ja sogar der Sensenmann hat sich eingefunden – dann möchte man meinen, das Urteil kann nur rundum positiv ausfallen. Das positive Gesamturteil vermitteln auch die in Koffein getränkten und nun durchweg fleißigen Studierenden im Vordergrund. Doch: Konfuzius an der Theke weiß es besser: Kaffee? Nein! Tee ist der Gewinner … wenn der nur genauso gut schmecken würde! Also Zeit für due espressi! *Prego bitte – fast vergessi…*

Kaffee ist das herrlichste Getränk der Welt. Viele Mythen verzerren sein Ansehen, die Allgemeinheit ist verunsichert. Zeit für Aufklärung, Zeit zu verstehen, was Kaffee kann und was nicht.

Schlussendlich tendiert die Datenlage hinsichtlich gesundheitlicher Aspekte weder in die eine noch in die andere Richtung. Für das Lernen wiederum hat Kaffee klare Vorteile, diese werden dummerweise von Tee übertroffen. Wenn mit Kaffee gelernt wird, empfehlen sich kleine über den Lerntag verteilte Portionen.

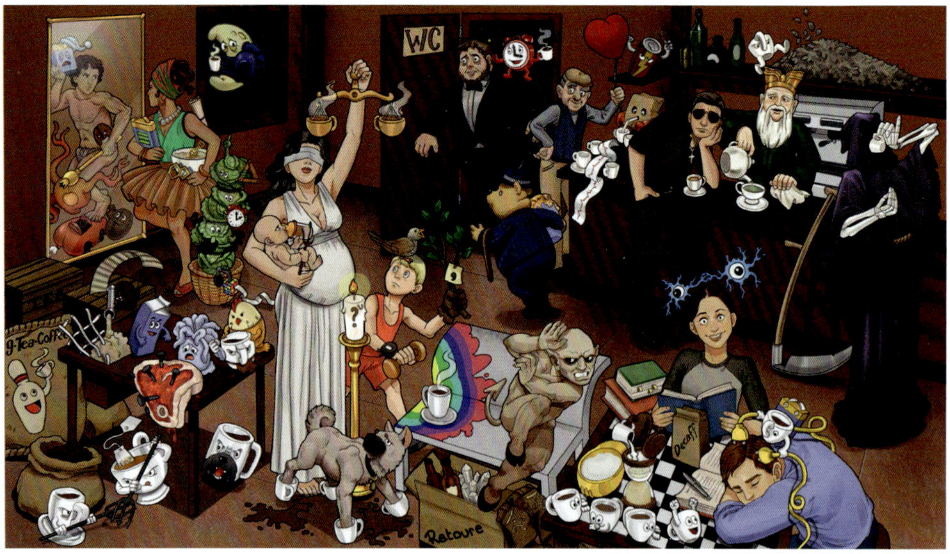

28

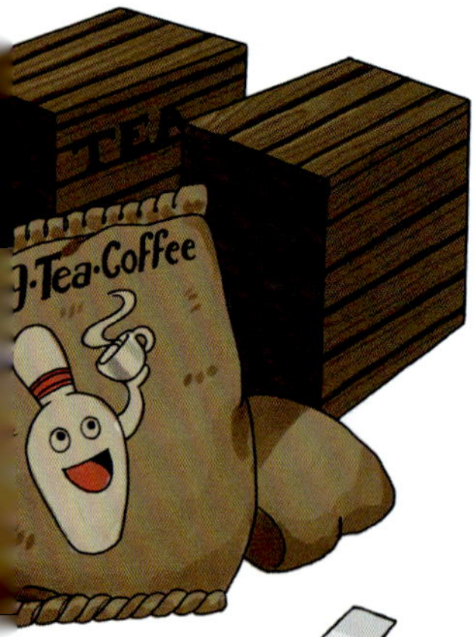

1 **90% der Erwachsenen konsumieren täglich koffeinhaltige Getränke (v.a. Tee und Kaffee)**
Anlieferung von 9-Tea Kaffee im Café
Sage und schreibe 90% der Erwachsenen konsumieren täglich koffeinhaltige Getränke. Mehrheitlich in Form von Tee, gefolgt von Kaffee. Wir zeigen das durch die Kaffeesäcke und Tea-Kisten der Marke 9-Tea – für 90%, engl. ninety wie nine-tea. Der Bowling-Pin im fiktiven Logo greift ferner die 9 auf, wie "alle neune". Weil Kaffee natürlich das Genialste der Welt ist, sprechen wir fortan von Kaffee, wenn wir eigentlich koffeinhaltige Getränke meinen. Für alle Italophilen: Natürlich schreibt es sich Caffè. Und so viel Aufklärung sei erlaubt: Caffè ist das Getränk und ein Café der Ort, an dem man das Getränk trinkt (wenn man nicht das Privileg hat, eine Macchina sein Eigen zu nennen).

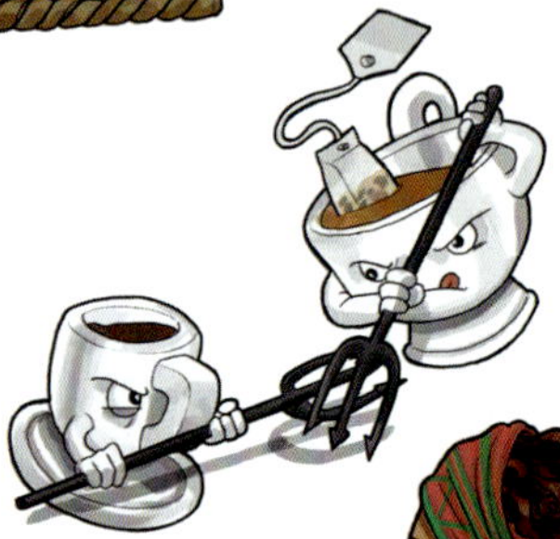

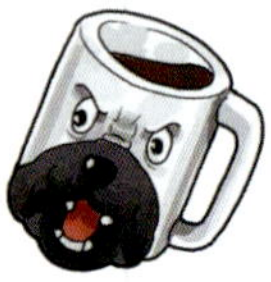

2 **Koffeingehalt: ein Espresso 25-30mg; Filterkaffee 50-100mg; schwarzer Tee 30mg**
Espresso-Tasse mit Dreizack, Hunde-Kaffeetasse (hund-ert); Tee-Tasse mit Dreizack
Da wir hier viel über Koffein reden, stellt sich natürlich die Frage, wie viel wir davon überhaupt täglich konsumieren. Ein typischer 25ml-Espresso (und damit auch ein Cappuccino) hat 30mg Koffein (plus/minus, versteht sich). Hier dargestellt durch die Espresso-Tasse, die mit einem Dreizack kämpft (drei für 30mg). Eine 150ml-Tasse Filterkaffee enthält 50-100mg Koffein. Hier der klassische Kaffee-Becher in Hundegestalt, Hund wie hundert Milligramm. Eine 150ml-Tasse schwarzer oder grüner Tee enthält etwa 30mg Koffein. Die Espresso-Tasse mit Dreizack kämpft hier mit einer Teetasse. Diese ist ebenfalls mit einem Dreizack bewaffnet, da sie vergleichbare 30mg Koffein enthält. [Zum Vergleich: Etwa 100mg Koffein finden sich in einer Flasche oder Dose koffeinhaltiger Limonaden oder Energiegetränke.]

1 Biochemische Grundlagen

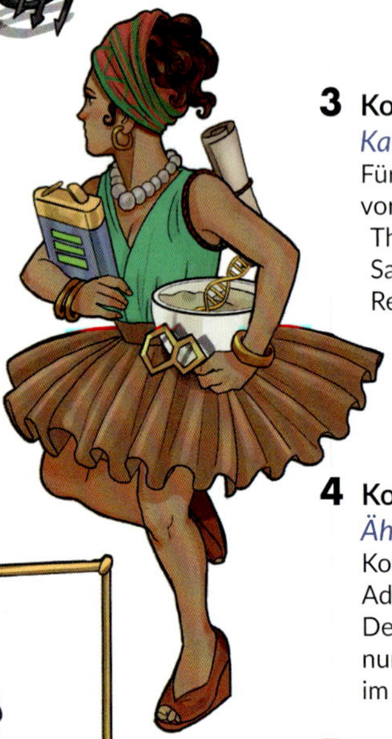

3 **Koffein ist ein Methylxanthin mit Puringerüst**
Kaffee-Farmerin mit Tüll-Rock in Sandfarben; Püree-Schüssel mit Gerüst
Für die biochemischen Grundlagen zeigen wir die Farmerin biologischen Kaffees, die ihre neuste Röstung vorbeibringt und das Café besucht. Kaffee gehört zu den Methylxanthinen wie das "Lungenmedikament" Theophyllin oder das in Kakao enthaltene Theobromin. Die Kaffee-Farmerin erscheint "mit Tüll-Rock" in Sandfarben (für die Methylxanthine). Methylxanthine sind Modifikationen des Purins mit Methyl- (CH3) Resten (sie hält eine Püree-Schüssel mit einem Gerüst daran; unter ihrem Arm klemmt etwas Tüll für den nächsten Rock). Purine bilden zudem die Grundlage der DNA-Bausteine Adenin und Guanin ("DNA-Spaghetti" auf der Püree-Schüssel). Adenin und Guanin sind u.a. Teil der Energieträger Guanosintriphosphat und des noch häufigeren Adenosintriphosphats (ATP; sie hält eine dreifach geladene, tri, Batterie). Damit kommen wir zum nächsten Punkt.

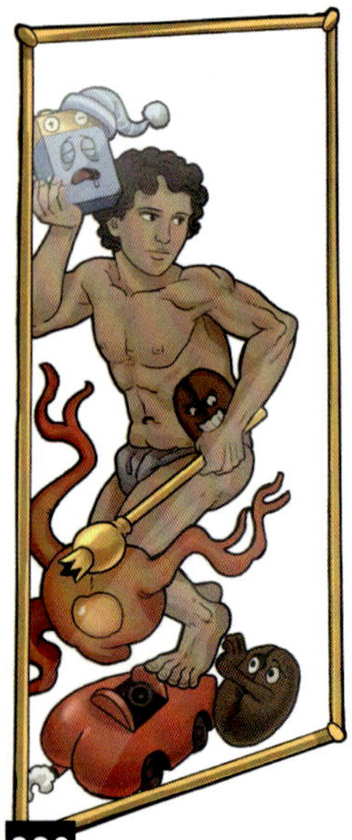

4 **Koffein ähnelt Adenosin – ATP-Abbauprodukt Adenosin vermittelt: Batterie leer**
Ähnelt im Spiegel Adonis – Adonis hält leere Batterie mit Schlafmütze hoch
Koffein ähnelt strukturell Adenosin und so erblickt die Farmerin im Spiegel nicht sich selbst, sondern Adonis. Einfach gesagt: Wird ATP (Adenosintriphosphat) als Energieträger verbraucht, entsteht Adenosin. Der Körper hat, in Anführungszeichen, gelernt, dass viel Adenosin gleichzusetzen ist mit: Batterie leer; nur noch wenig Energie im Organismus. Also Zeit, auf Sparflamme zu schalten, Zeit zu schlafen. Adonis im Spiegel hält eine leere Batterie mit Schlafmütze hoch.

5 **Adenosin wirkt am Adenosinrezeptor und drosselt Zellleistung – Koffein blockiert den Rezeptor**
Adonis nutzt Zepter und haut Nervenzelle – Kaffeebohne beißt in seine Zepter-Hand
Adenosin an den Nerven: Über die Stimulation verschiedener Adenosinrezeptoren von Nervenzellen drosselt Adenosin die Ausschüttung von Neurotransmittern wie Noradrenalin, Dopamin und Acetylcholin in den Nervenspalt. Diese "gedrosselte Leistung" der Nervenzellen zeigt bei uns Adonis, der mit einem Zepter (Rezeptor) eine Nervenzelle k.o. haut. Adenosin am Herzen: Adonis ist auf ein Herz-Auto getreten und bremst somit dessen Fahrt. Am Herzen drosselt Adenosin die Herzfrequenz, dies wird teils therapeutisch genutzt. Eine heroische Kaffeebohne beißt in Adonis Hand nahe des Zepters, um ihn von seinem Tun zu blockieren: Koffein blockiert den Adenosin-Rezeptor, erhöht also die Ausschüttung der erwähnten Neurotransmitter und das erhöht die Herzfrequenz.

2 Biochemische Auswirkungen

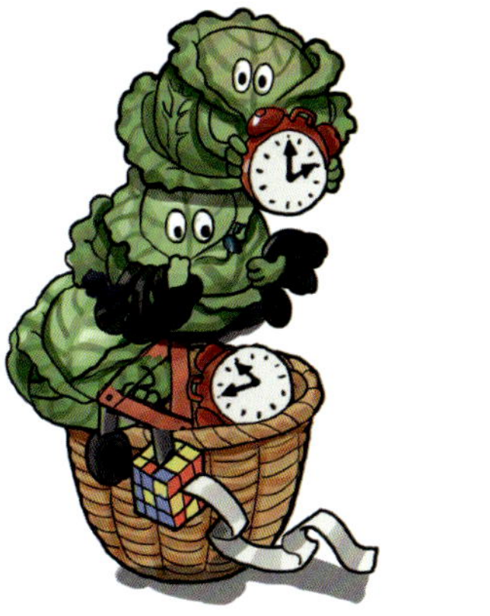

6 Koffein fördert Ausschüttung von Acetylcholin/Serotonin: ↑Aufmerksamkeit, Kognition & Merkfähigkeit

Farmerin liefert Kohlköpfe mit Zero-Tone-Kopfhörern; Wecker, Rubikwürfel & lange Liste

Koffein fördert die Ausschüttung von Acetylcholin. Die Farmerin liefert hier einen Korb Kohlköpfe (wie "kohlin"). Acetylcholin beteiligt sich an der Regulation von Aufmerksamkeit und Wachheit. Ein Kohlkopf hat ein Warndreieck dabei und macht die Obacht-Geste (↑Aufmerksamkeit), ein weiterer hält einen Wecker (↑Wachheit). Durch Koffein erhöhtes Serotonin verbessert kognitive Funktionen wie die Merkfähigkeit. Die Kohlköpfe tragen zudem Zero-Tone-Kopfhörer (Serotonin), an einem Bügel klemmt ein Rubikwürfel (↑Kognition) und aus diesem kommt eine lange Liste (↑Merkfähigkeit).

7 Koffein/Abbauprodukt Paraxanthin erhöhen Freisetzung und vermindern Wiederaufnahme von Calcium

Paragliding-Kaffeebohne befreit Milchtüte aus Verließ; Zerstörung der Gitter des Verlieses

Eine weiter Grundlage, die wir für später brauchen: Koffein, insbesondere sein Abbauprodukt Paraxanthin, erhöht die Freisetzung von Calcium aus intrazellulären Speichern und vermindert die Wiederaufnahme von Calcium in die Zelle. Eine Kaffeebohne (Koffein) springt mit ihrem sandfarbenen Paragliding-Schirm (Paraxanthin) und befreit eine Milchtüte aus ihrem Verlies (erhöhte Freisetzung), indem es die Tür zerstört (verminderte Wiederaufnahme, da ein erneutes Einsperren nicht mehr möglich ist).

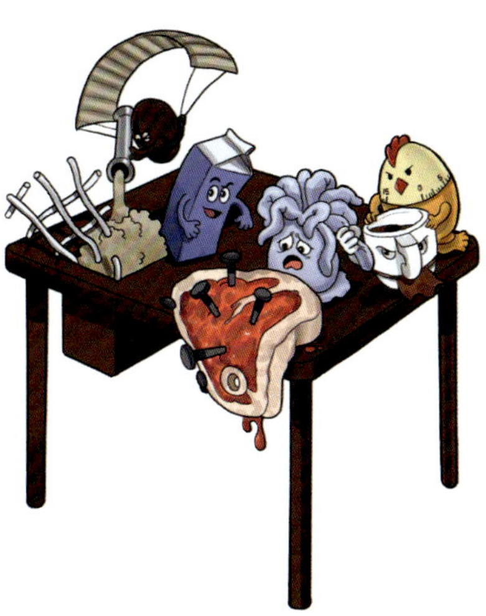

8 Kaffee (nicht Koffein!) blockiert Eisenaufnahme. Abstand zu den Mahlzeiten – gerade bei Anämie!

Eieruhr hält Espressotasse und Anemone von Steak mit rostigen Nägeln fern

Eine Eieruhr hält hier eine Espressotasse vom Verzehr eines blutigen Steaks fern, dieses ist voll mit rostigen, eisenreichen Nägeln. Warum? Kaffee mindert die Aufnahme von Eisen. Dies liegt an den Gerbstoffen in Kaffee. Die Espressotasse trägt eine gegerbte Lederschürze – für die Gerbstoffe im Kaffee – und hindert forsch eine Anemone, für die Anämie, an das Steak zu kommen. Diese Gerbstoffe kommen auch in (schwarzem) Tee vor. Ursache ist also nicht das Koffein. Bei Eisenmangelanämie empfiehlt es sich mit Schwarztee und Kaffee Abstand zu den Mahlzeiten einzuhalten (daher verhindert die Eieruhr den vorzeitigen Zugriff durch die Espressotasse), idealerweise eine halbe Stunde vor und eine ganze nach den Mahlzeiten. Allein diese Maßnahme kann eine leichte Anämie bessern. Es empfiehlt sich also, das blutige Steak lieber zum Abendessen ohne Kaffee zu verzehren ... als zum Frühstück...

3 Wissenschaftliche Bewertung

Konsum

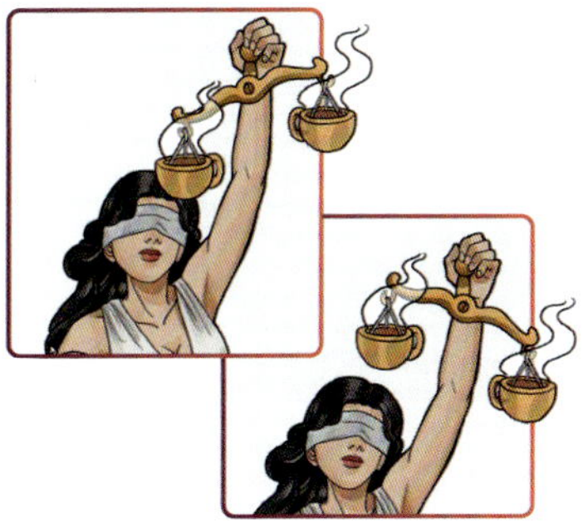

9 Unzureichende Daten für klare Empfehlung oder klares Abraten bzgl. gesundheitlicher Auswirkung

Justitias Waage zeigt Gleichgewicht

Justitia ist die Göttin der Gerechtigkeit. Mit ihrer Familie ist sie ebenfalls im Café gelandet und will nun endgültig entscheiden, ob Kaffee gesund ist oder nicht. Jeder kennt Studien, die für den Konsum von Kaffee sprechen; jeder kennt Studien, die dagegen sprechen. Und "Studien kennen" bedeutet in der Regel: Stand auf Spiegel Online. Ziehen wir UpToDate.com zu Rate, einen der Goldstandards für evidenzbasierte Medizin (EBM). Laut UpToDate.com ist die Datenlange unzureichend. Es gibt keine klare Empfehlung für den Konsum von Kaffee – aber auch keine, die vom Konsum abrät. Justitias Waage landet im Gleichgewicht – eine Pattsituation.

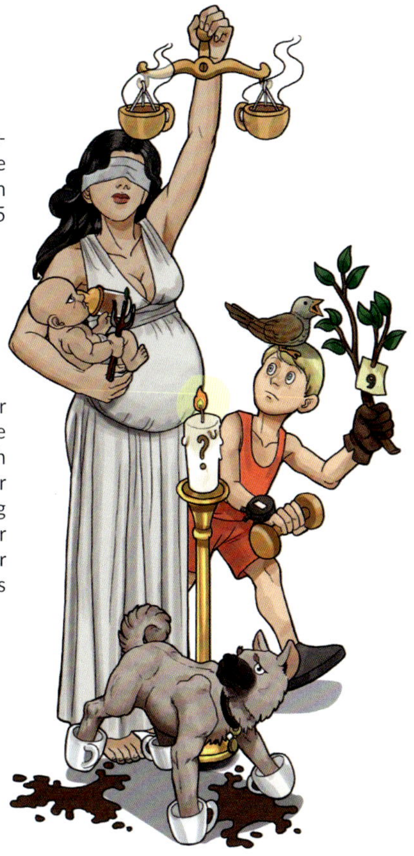

10 Konsum von 400mg Koffein scheint für die Mehrheit sicher; für Kinder/Jugendl.: < 2,5mg/kg KG/Tag

Justitias Hund (hund-ert) mit Pfoten in 4 Tassen;
Kind mit Zweig (2), Handschuh (5) und Hantelgewicht

Justitias Hund hat mal wieder seine vier Pfoten jeweils in eine Kaffeetasse gestellt. Die Mehrheit gesunder Erwachsener verträgt bis etwa 400mg Koffein pro Tag (4-hund-ert). Für Kinder und Jugendliche wiederum sind Mengen von unter 2,5mg pro Kilogramm Körpergewicht pro Tag vertretbar. Justitias Sohn versteckt sich hinter seiner Mutter, schüchtern hält er einen Zweig (2 wie Zweig) in seinem Handschuh (5 wie fünf Finger, für 2,5) und ein Gewicht (für das mg pro kg Körpergewicht pro Tag).

11 Konsum in der Schwangerschaft umstritten, ca. 1 Tasse; beim Stillen (fast) problemlos – 2-3 Tassen

Vor dem schwangeren Bauch: eine Kerze mit Fragezeichen;
gestilltes Baby mit Zweig-Dreizack

Vor Justitias schwangerem Bauch steht ein Kerzenständer mit einer Kerze mit Fragezeichen darauf: Der Konsum von Koffein während der Schwangerschaft wird kontrovers diskutiert. Teils werden verträgliche Mengen von 200mg (europäische und amerikanische Gesundheitsämter) pro Tag postuliert. Doch auch die 200mg pro Tag sind unter Umständen kritisch zu sehen, sodass eine (kleine) Tasse pro Tag (Kerze für Zahlformsystem 1) oder der komplette Verzicht wohl ratsam sein könnten. Beim Stillen wiederum wichtig zu wissen: Koffein tritt in die Muttermilch über. Die Werte sind jedoch geringer als im Blutserum der Mutter. Zwei bis drei Tassen scheinen möglich, es kann zu Unruhe beim Kind kommen. Justitias gestillter Säugling ist hier etwas aufgekratzt; er hält einen kleinen Zweig-Dreizack (für die 2-3 Tassen während des Stillens).

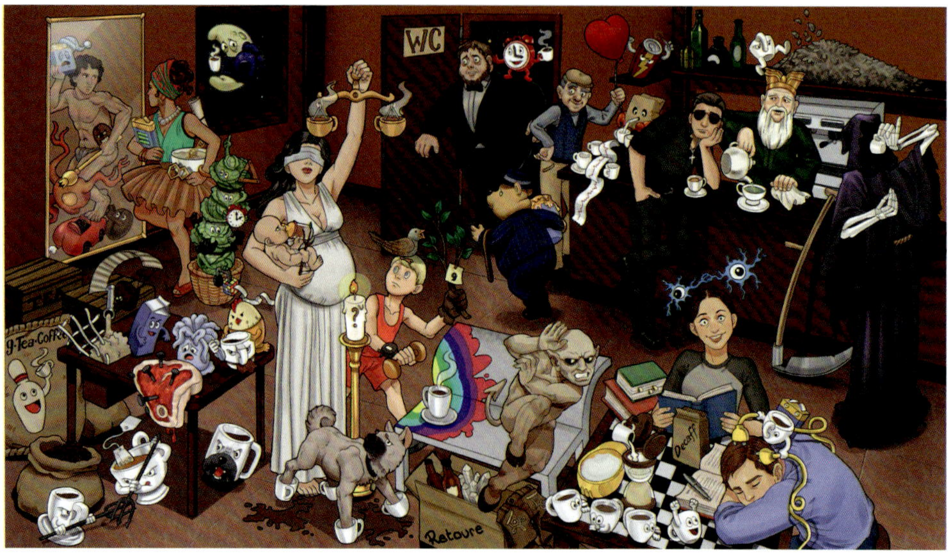

28

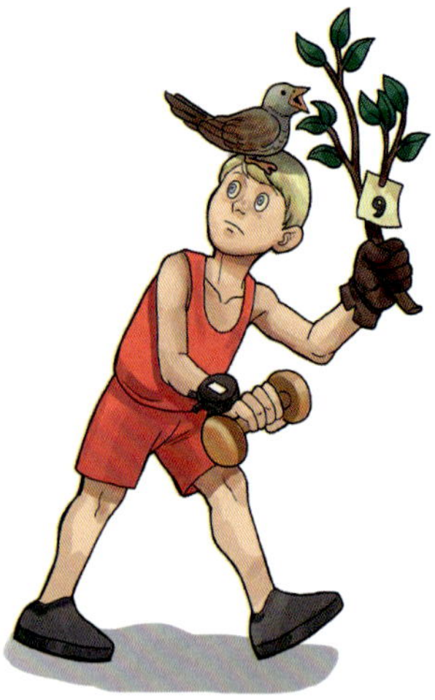

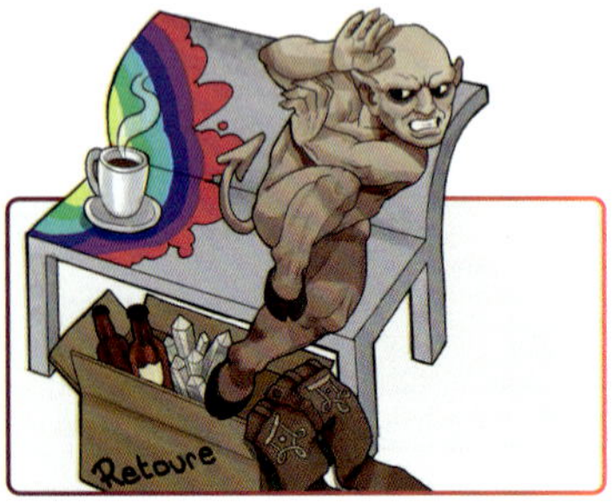

Gesundheitliche und körperliche Aspekte

12 Positive Kurzzeiteffekte: ↑Wachsamkeit, bessere Reaktionszeit, ↑sportl. Leistung, mildert Schlafentzug

"Kurzer" Sohn: Wache Lerche, Stoppuhr, Sportkleidung

Die Kurzzeiteffekte von Koffein zeigen wir an Justitias Sohn, dem "kurzen": Kaffee bzw. Koffein bessert kurzfristig die geistige Wachsamkeit (auf seinem Kopf sitzt eine Lerche – "früher Vogel..."), verbessert die Reaktionszeit (seine Stoppuhr) sowie die sportliche Leistungsfähigkeit (der Sohn kommt gerade vom Sport). Koffeinhaltige Getränke mildern die Effekte von Schlafentzug (bspw. bei Jetlag)

13 Positive Langzeiteffekte: ↓Risiko Parkinson; Alzheimer Demenz; alkohol. Leberzirrhose und Gicht

Steinerne Parkbank wird farbig; Dämon ekelt sich; Retoure-Paket mit Leber-Zier-Hose und Gichtkristall

Das sind die Nachrichten, die immer wieder Schlagzeilen machen: Kaffee reduziert, abhängig von der Dosis, das Risiko für Morbus Parkinson (hier die steinerne Parkbank für Parkinson; auf ihr steht eine Kaffeetasse, von der Farbe auf die Bank strömt und ihr das steinerne Aussehen nimmt). Kaffee reduziert das Risiko für die Alzheimer Demenz (auf der Bank sitzt ein Dämon und wendet sich angewidert von der Kaffeetasse ab). Neben der Bank steht auch ein Retoure-Paket. Darin: Eine Bierflasche, eine Leber-Zier-Hose sowie Gichtkristalle, denn: Kaffee reduziert das Risiko für die alkoholische Leberzirrhose sowie für Gicht. Die Ursachen sind vielfach nicht geklärt. Noch schwieriger wird die Zuordnung der Kausalität bei psychiatrischen Erkrankungen, daher lassen wir das hier mal lieber.

14 Positive Langzeiteffekte: ↓Risiko für DM2 (gilt für auch für entkoffeinierten Kaffee)

Honig-liebender Bär verlässt das Café

Kaffee senkt das Risiko, an Typ 2 Diabetes zu erkranken. Doch: Gleiches gilt auch für entkoffeinierten Kaffee, sodass hier wiederum an die zahlreichen anderen Bestandteile von Kaffee zu denken ist.

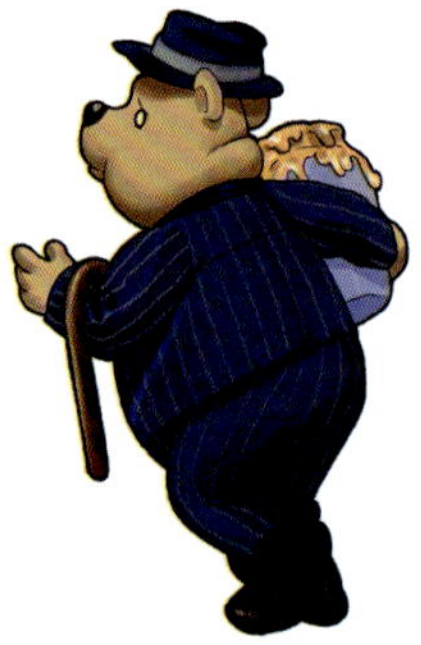

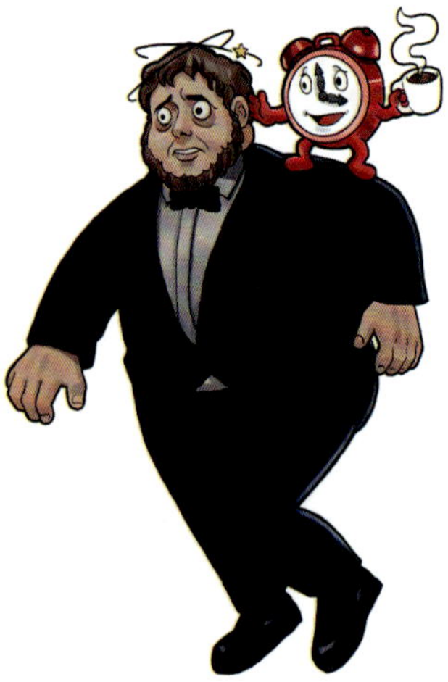

15 Negative Kurzzeiteffekte: Tremor, Kopfschmerzen, Schlaflosigkeit; ↓ bei chronischem Konsum

Tenor mit Kopfschmerzen, unterlaufenen Augen; Trost durch Uhr

Aus dem WC des Cafés trottet ein kopfschmerzgeplagter Tenor mit vor Müdigkeit unterlaufenen Augen. Der Konsum von Kaffee kann kurzzeitig zu Kopfschmerzen führen (schwirrender Kopf), zu Zittern (Tremor, daher der Tenor) und Schlaflosigkeit (seine unterlaufenen Augen). Diese Effekte nehmen bei chronischem Konsum ab, eine Gewöhnung setzt ein. Daher tröstet eine Kaffee-trinkende Uhr (für chronisch) den Tenor. Die Auswirkungen einer Überdosierung von Koffein behandeln wir in unserem Merkbild zu Theophyllin. Dies gehört wie Koffein zu den Methylxanthinen und bedingt in zu hoher Dosierung vergleichbare Nebenwirkungen bzw. Vergiftungserscheinungen.

16 **Kaffee und Herzkreislauf: kein erhöhtes CVR; hohe Dosen bei kardiovaskulären Erkrankungen meiden**

Fröhlich flirtender älterer Herr mit Herzluftballon; diverse Espresso: Rechnung mit Arrhythmie-Streifen

Das kardiovaskuläre Risiko (CVR) wird bei Langzeitkonsum von Koffein in normalen Dosen nicht erhöht. Gleiches gilt für Schlaganfälle. Auch für Arrhythmie-Patienten sind normale Mengen verträglich. Vecchio, der ältere Herr, flirtet hier fröhlich in der Bar und trägt ein gesundes Herz als Luftballon bei sich. So empfiehlt UpToDate auch nicht, den Konsum einzuschränken, um das individuelle CVR zu senken. Anfällige Individuen können bei sehr hohem Konsum kardiovaskuläre Ereignisse und Arrhythmien unter Koffein erleiden. Der ältere Herr an der Bar hat diverse Espresso vor sich stehen und einen Arrhythmie-Streifen als Quittung dafür.

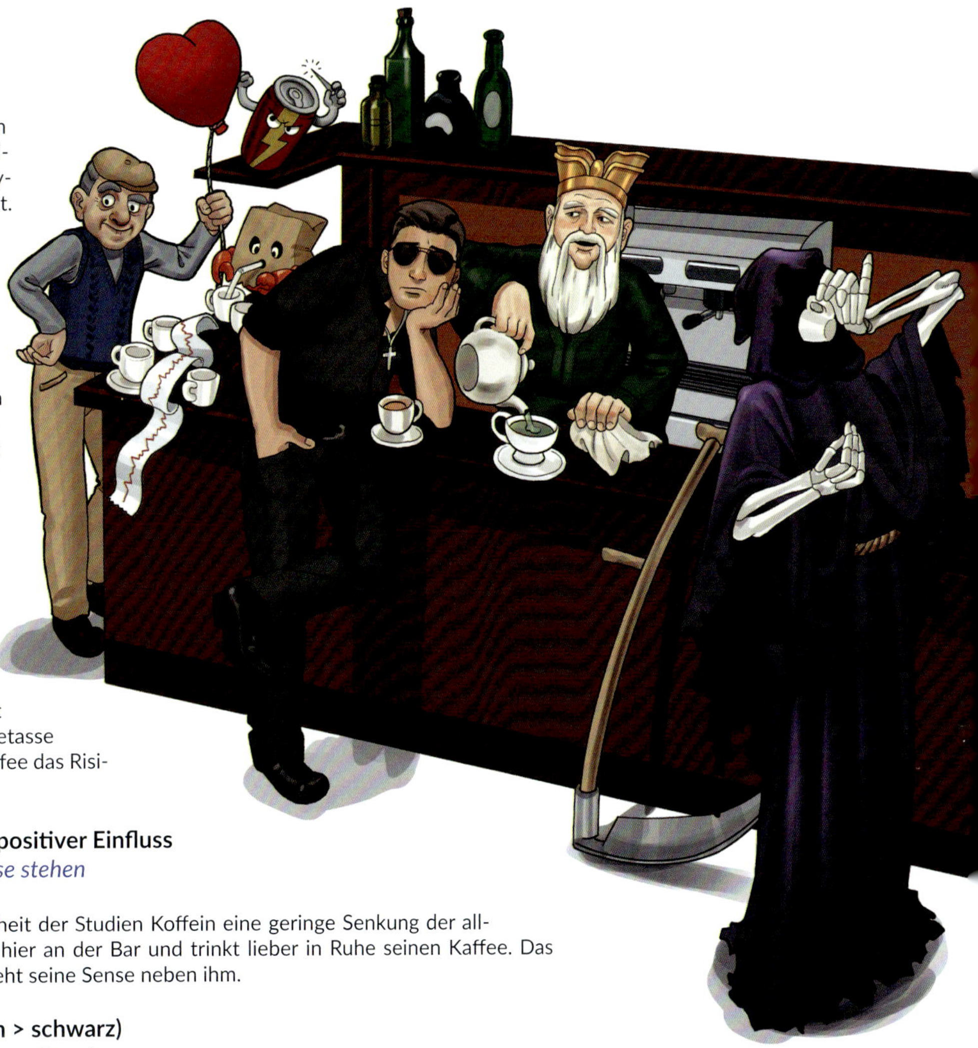

17 **Kaffee und Herzkreislauf: Kritischer sind Getränke mit hohem Koffeingehalt wie Energydrinks.**

Energydrink attackiert Herzluftballon

Ein dreister Energydrink attackiert den Herzluftballon des älteren Herren! Kritischer als Kaffee für das Herz sind Energydrinks, deren Koffeingehalt zudem höher ist.

18 **Kaffee und Hypertonie: leichter Blutdruckanstieg möglich, eher keine Erhöhung des Hypertonie-Risikos**

Hyper-Toni trinkt gelangweilt Kaffee an der Bar

Kaffee hat keinen oder einen nur geringen Einfluss auf den Blutdruck von gewohnheitsmäßigen Kaffeetrinkern. Daher sitzt hier Hyper-Toni auch gelangweilt an der Bar. Das Risiko für Bluthochdruck wird vermutlich nicht erhöht. Wer keinen Kaffee gewöhnt ist, bei dem kann der Blutdruck jedoch durch Koffein auch mal um gute 10 mmHg steigen.

19 **Kaffee und Krebs: Datenlage unklar**

Inkognito (unklarer) Krebs

Wer ist das? Ein verdeckter Krebs versucht hier auf der Bar die Reste aus einer Kaffeetasse zu trinken: Die Datenlage ist unklar, ob Kaffee das Risiko an Krebs zu erkranken senkt.

20 **Kaffee und Mortalität: bescheidener positiver Einfluss**

Personifizierter Tod am Tresen lässt Sense stehen und trinkt lieber seinen Kaffee

Laut UpToDate.com bescheinigt die Mehrheit der Studien Koffein eine geringe Senkung der allgemeinen Mortalität. Selbst der Tod sitzt hier an der Bar und trinkt lieber in Ruhe seinen Kaffee. Das Hinwegraffen kann warten, unbeachtet steht seine Sense neben ihm.

21 **Gesünder als Kaffee: Tee (weiß > grün > schwarz)**

Konfuzius mit weißem Bart schenkt grünen Tee ein

Tee ist gesünder als Kaffee. Bei der Röstung der Kaffeebohnen gehen diverse gesunde Bestandteile verloren, während tendenziell ungesunde Röststoffe hinzukommen. Grüntee gilt Schwarztee als überlegen. Noch gesünder sei weißer Tee. Das weiß auch der Barkeeper Konfuzius. Der Weise mit seinem weißen Rauschebart schenkt hier grünen Tee aus. Dummerweise viel gesünder.

22 **Tee vs. Kaffee – Koffeinwirkung: Plateau vs. Spitze ("kick")**

Plateau aus grünem Tee (Espressotasse kickt rein)

Das in Tee enthaltene Koffein entfaltet seine Wirkung eher als Plateau: der Koffeinspiegel steigt langsamer und flacht auch langsamer ab. Im Regal hinter Konfuzius ist grüner Tee in Form der Kinetik-Kurve von Tee aufgehäuft. Kaffee dagegen flutet schneller an und ab – daher auch eher der Kick. Eine kleine Espresso-Tasse kickt daher in den grünen Tee. [Tee ist aber nicht gleich Tee – es gibt unglaubliche Qualitätsunterschiede; dazu dann vielleicht mal etwas in einem Tee-Meditrick.]

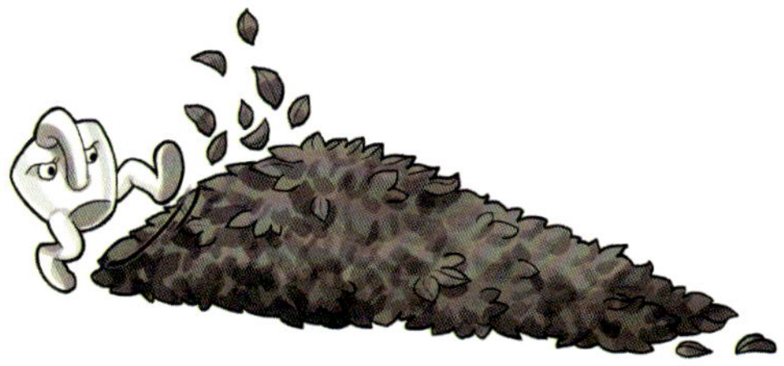

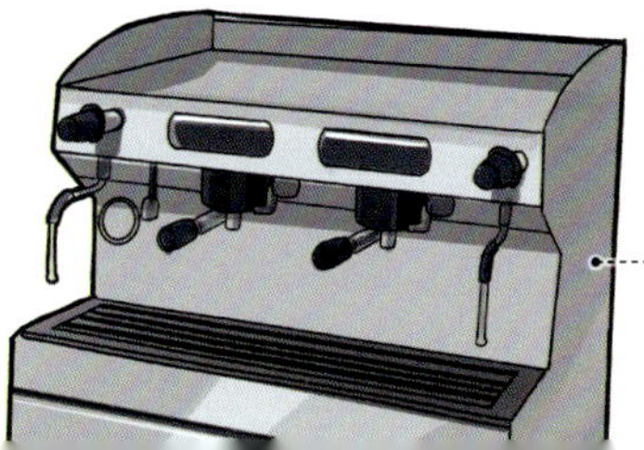

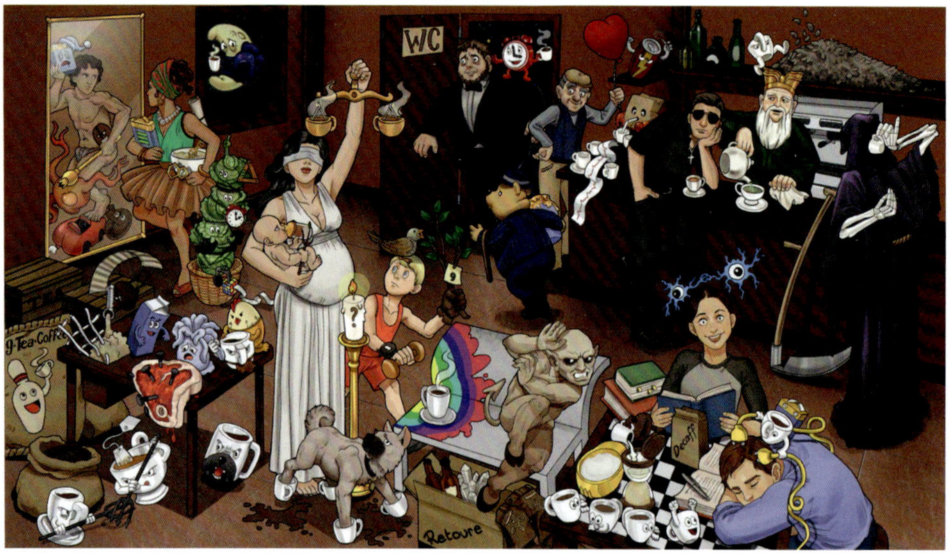

28

Kaffee und Lernen

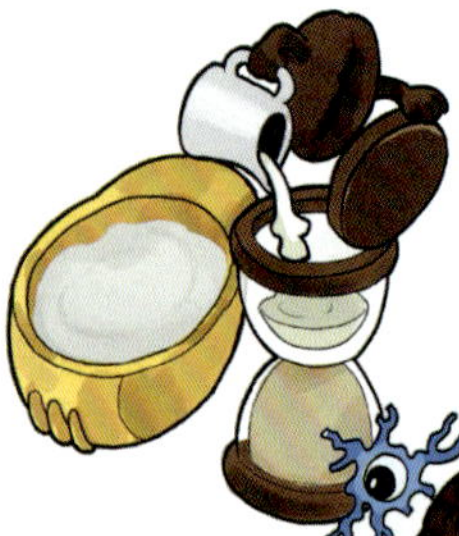

23 Verbessertes Arbeits- und Langzeitgedächtnis, da Koffein u.a. die Verfügbarkeit von Calcium erhöht

Kaffeebohne schüttet Milch (Calcium) in Arbeiterhelm und Sanduhr

Im Café sitzen zwei hochkonzentrierte, fleißig lernende Studierende. Auf ihrem Tisch schüttet eine Kaffeebohne Milch aus einem Kännchen in einen Bauarbeiterhelm sowie in eine Sanduhr: Koffein verbessert das Arbeits- und das Langzeitgedächtnis (Arbeiterhelm und Sanduhr). Dies liegt im Falle des Langzeitgedächtnisses teils daran, dass Koffein die Bereitstellung von Calcium erhöht (ausgeschenkte Milch). Mit Hilfe von Calcium arbeiten die Zellen des Langzeitgedächtnisses besser.

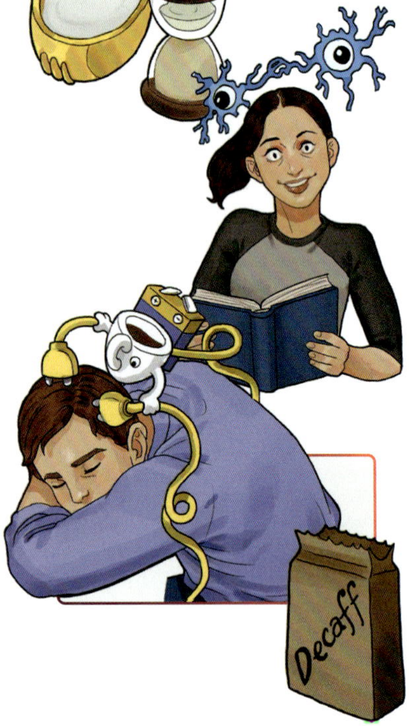

24 Koffein führt zu mehr Verbindungen zwischen Nervenzellen

Nervenzellen der Lernenden verbinden sich

Koffein führe dazu, dass Nervenzellen mehr Verbindungen untereinander herstellen. Was wir hier an den Lernenden zeigen, deren Nervenzellen sich fröhlich verbinden.

25 Kaffee ist das ATP für LTP: Koffein fördert long term potentiation (LTP)

Batterie-Tasse steckt Stromkabel in Kopf des schlafenden Lernenenden

Eine kleine Batterie-Tasse steckt vergnügt ein Stromkabel in den Kopf des schlafenden Lernenden: Die Konsolidierung sprich Festigung von Wissen erfolgt insbesondere im Schlaf (er schläft). Hier bilden sich die nötigen neuronalen Netzwerke. Man spricht von long term potentiation (LTP). Bei zu wenig Schlaf nimmt dieser Effekt ab. Koffein wirkt den durch Schlafentzug erzeugten Gedächtnisproblemen entgegen und fördert die Bildung von Nervenverbindungen – ganz prinzipiell. Der Kaffee muss jetzt nicht vor dem Schlafengehen getrunken werden und genug schlafen ist immer noch am besten. Koffein ist quasi das ATP der LTP (daher die Darstellung der Kaffee-Tasse als Batterie).

26 Auswirkungen von Kaffee sind teilweise Placebo-Effekt

Placebo-Decaff-Kaffee steht auf dem Tisch

Haben die Lernenden jetzt wirklich Koffein konsumiert oder nicht? Das will nun wirklich niemand hören, aber: Allein der Glaube, Koffein konsumiert zu haben, steigert die Herzfrequenz – und auch die Leistungsfähigkeit. Dieser Placebo-Effekt (auf dem Tisch der Lernenden steht eine Packung entkoffeinierter "Decaff" Kaffee) unterliegt sogar einem Dosis-Wirkungs-Zusammenhang, also: Je höher die mutmaßliche Dosis an Koffein in einem Kaffee ist, desto stärker empfinden Probanden in Tests dann auch die Auswirkungen.

4 Klinsiche Aspekte

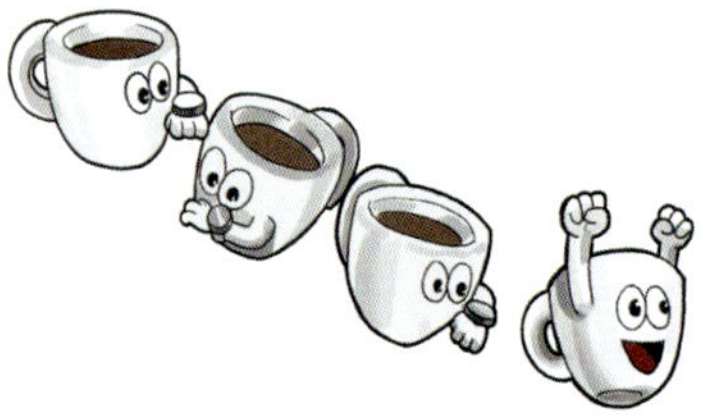

27 Beim Lernen richtig dosieren: kleinere Mengen über längeren Zeitraum

Kleine Kaffee-Shots

Genauso wie kleine Lerneinheiten besser sind als große, konsumiert man optimalerweise kleine Portionen Kaffee über einen längeren Zeitraum. Und so finden sich auch bei unseren Lernenden mehrere kleine Shots an Kaffee, um sie auf Trab zu halten.

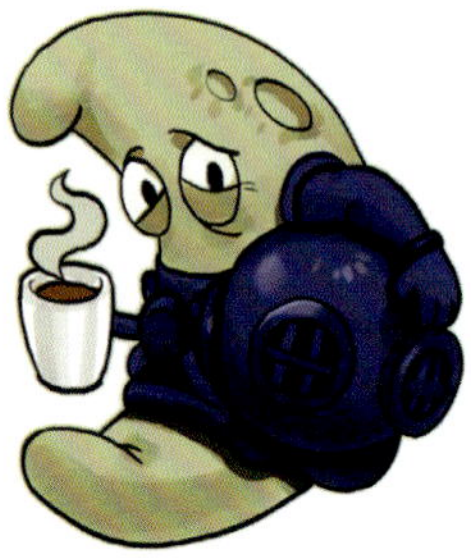

28 Später Koffeinkonsum reduziert erholsame Tiefschlafphasen (Auslassen bessert Schlafstörungen)

Geräderter Mond im kaputten Tiefseetaucher-Anzug

Ein völlig geräderter Mond hat leider den Kaffee vor dem Schlafengehen nicht mehr abgelehnt: Koffein verzögert den Schlafeintritt, reduziert die Schlafzeit und die erholsamen Tiefschlafphasen (daher sein kaputter Tiefseetaucher-Anzug), vor allem bei Einnahme bis eine Stunde vor dem Zubettgehen. Auslassen späten Kaffeekonsums führt bei Schlafstörungen bereits zu einer besseren Schlafqualität. [Besonders im höheren Alter.]

Quintessence

Q1 Sage und schreibe 90% der Erwachsenen konsumieren täglich koffeinhaltige Getränke. Mehrheitlich in Form von Tee, gefolgt von Kaffee. Hier die frisch gelieferten Vorräte an Tee und Kaffee der Marke “9-Tea”, wie engl. ninety für 90%.

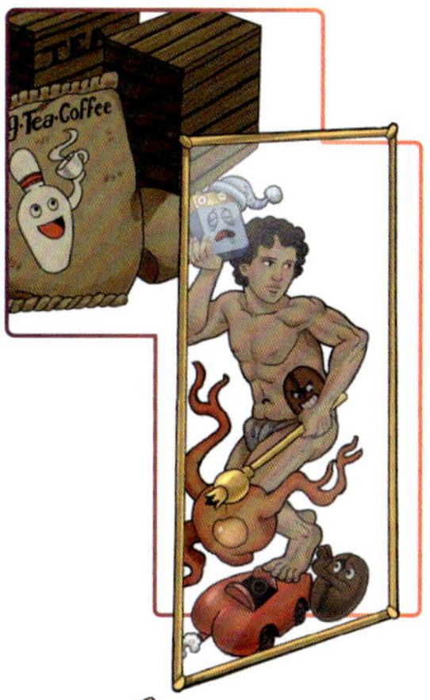

Q2 Koffein wirkt als Adenosin-Rezeptor-Antagonist: Über die Stimulation verschiedener Adenosinrezeptoren der Nervenzellen drosselt Adenosin die Ausschüttung von Neurotransmittern wie Noradrenalin, Dopamin und Acetylcholin in den Nervenspalt – Koffein fördert als Antagonist also die Ausschüttung dieser Neurotransmitter. Adonis haut eine Nervenzelle mit einem Zepter k.o. Am Herzen drosselt Adenosin die Herzfrequenz (Adonis stoppt die Fahrt eines Herz-Autos) – Koffein erhöht also die Herzfrequenz. Eine Kaffeebohne beißt in den Arm von Adonis, der das Zepter hält.

Q3 Kaffee mindert die Aufnahme von Eisen. Dies liegt an den Gerbstoffen in Kaffee, diese kommen auch in (schwarzem) Tee vor. Ursache ist also nicht das Koffein. Bei Eisenmangelanämie empfiehlt es sich, mit Schwarztee und Kaffee Abstand zu den Mahlzeiten einzuhalten, idealerweise eine halbe Stunde vor und eine ganze nach den Mahlzeiten. Entsprechend hält eine Eieruhr die Kaffee-Tasse und die Anemone davon ab, sich sofort über das blutige Steak mit rostigen Nägeln, für das Eisen, herzumachen.

Wissenschaftliche Bewertung

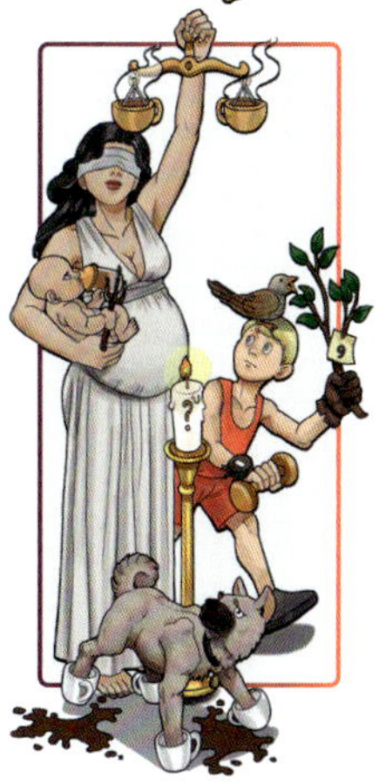

Q4 Jeder kennt Studien, die für den Konsum von Kaffee sprechen; jeder kennt Studien, die dagegen sprechen. Laut UpToDate.com ist die Datenlange unzureichend: Es gibt keine klare Empfehlung für den Konsum von Kaffee – aber auch keine, die vom Konsum abrät. Justitia, die Göttin der Gerechtigkeit, lotet aus, ob Kaffee jetzt gesund ist oder nicht. Die Waage pendelt sich in der Horizontalen ein.

Q5 Die Mehrheit gesunder Erwachsener verträgt bis etwa 400mg Koffein pro Tag. Vier Tassen (4) hat Justitias Hund (für hund-ert, daher 400) an den Füßen. Für Kinder und Jugendliche wiederum sind Mengen von unter 2,5mg pro Kilogramm Körpergewicht pro Tag vertretbar. Justitias Sohn hält einen Zweig (2) mit seinem Handschuh (5) sowie ein Gewicht (für: pro kg Körpergewicht).

Q6 Der Konsum von Coffein während der Schwangerschaft wird kontrovers diskutiert. Eine (kleine) Tasse pro Tag oder aber der komplette Verzicht könnten ratsam sein. Vor Justitias schwangerem Bauch brennt eine Kerze (1 = 1 Tasse pro Tag in der Schwangerschaft). Jedoch ziert sie ein Fragezeichen: Es bleibt fraglich. Im Rahmen der Stillzeit scheinen zwei bis drei Tassen möglich. Justitias gestillter Säugling hält einen Zweig-Dreizack (für 2-3 Tassen). Jedoch kann Koffein auch in die Muttermilch übertreten. Die Werte sind zwar geringer als im Blutserum der Mutter, dennoch kann es zu Unruhe beim Kind kommen.

Gesundheit

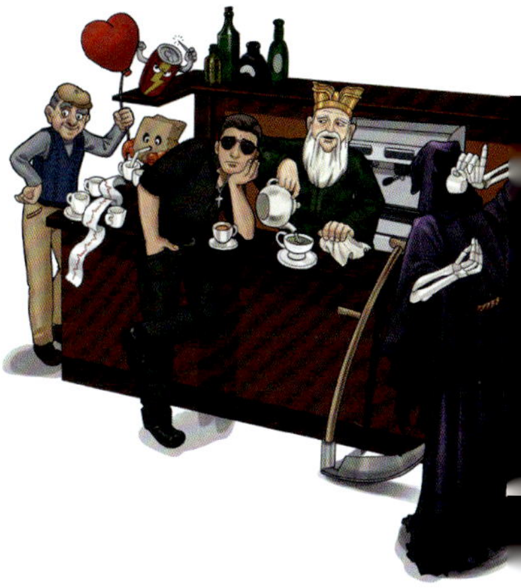

Q7 Das kardiovaskuläre Risiko (CVR) wird bei Langzeitkonsum von Koffein in normalen Dosen nicht erhöht. Gleiches gilt für Schlaganfälle. Auch für Arrhythmie-Patienten sind normale Mengen verträglich. Vecchio, der ältere Herr, flirtet hier fröhlich in der Bar und trägt ein gesundes Herz als Luftballon bei sich. So empfiehlt UpToDate auch nicht, den Konsum einzuschränken, um das individuelle CVR zu senken. Anfällige Individuen können bei sehr hohem Konsum kardiovaskuläre Ereignisse und Arrhythmien unter Koffein erleiden. Der ältere Herr an der Bar hat diverse Espresso vor sich stehen und einen Arrhythmie-Streifen als Quittung dafür.

Q8 Tee ist gesünder als Kaffee. Bei der Röstung der Kaffeebohnen gehen diverse gesunde Bestandteile verloren, während ungesunde Röststoffe hinzukommen. Grüntee gilt als dem Schwarztee überlegen. Noch gesünder sei weißer Tee. Konfuzius mit dem weißen Rauschebart weiß das schon lange und schenkt grünen Tee aus.

Kaffee und Lernen

Q9 Koffein verbessert das Arbeits- und das Langzeitgedächtnis. Dies liegt im Falle des Langzeitgedächtnisses unter anderem daran, dass Koffein die Bereitstellung von Calcium erhöht. Mit Hilfe von Calcium arbeiten die Zellen des Langzeitgedächtnisses besser. Eine Kaffeebohne schüttet Milch aus einem Kännchen in einen Arbeiterhelm (Arbeitsgedächtnis) sowie in eine Sanduhr (Langzeitgedächtnis).

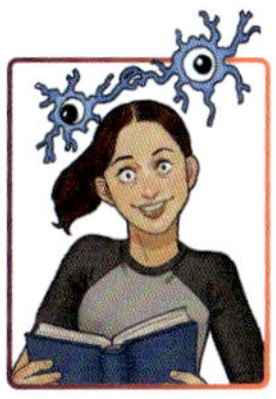

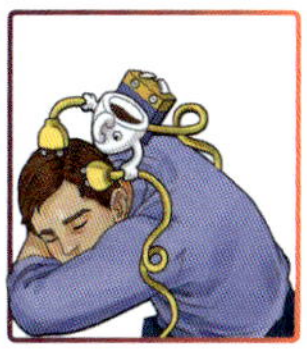

Q10 Darüber hinaus führt Koffein dazu, dass Nervenzellen sich stärker vernetzen. Hier die Nerven der Lernenden, die sich verknüpfen.

Q11 Die Konsolidierung sprich Festigung von Wissen erfolgt insbesondere im Schlaf. Hier bilden sich die nötigen neuronalen Netzwerke. Man spricht von long term potentiation (LTP). Bei zu wenig Schlaf nimmt dieser Effekt ab. Koffein wiederum wirkt diesem negativen Effekt von Schlafentzug entgegen, indem es die Bildung von Nervenverbindungen anregt. (Dafür muss der Kaffee aber nicht vor dem Schlafengehen getrunken werden). Koffein ist quasi das ATP der LTP. Eine Kombination aus Batterie und Kaffee-Tasse schließt hier das nervengelbe Stromkabel an den Kopf des schlafenden Lerners.

Klinische Aspekte

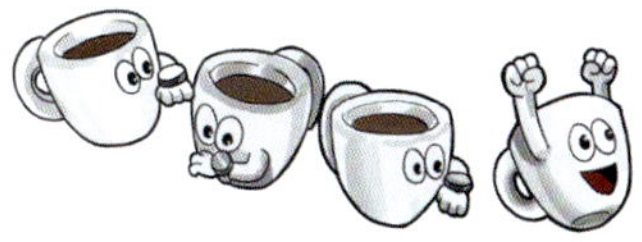

Q12 Optimalerweise konsumiert man kleine Mengen Kaffee über einen längeren Zeitraum. Die Lernenden machen es richtig: Sie genießen diverse kleine Shots Kaffee.

Verwendungshinweise

Inhaltsverzeichnisse

Im P100 findest Du drei verschiedene Inhaltsverzeichnisse:
Erstens führt Dich **Seite eins** möglichst schnell zu den jeweiligen Haupt- oder Unterkapiteln.
Zweitens: Mithilfe der **Merkbilderübersicht** kannst Du schnell Meditricks aufsuchen, die Du wiederholen möchtest (denn Bilder erkennen wir schneller als Worte).
Drittens bieten die **Inhaltsverzeichnisse der einzelnen Kapitel** erneut eine Übersicht über die Merkbilder und zusätzlich eine inhaltliche Zusammenfassung der jeweiligen Themen.

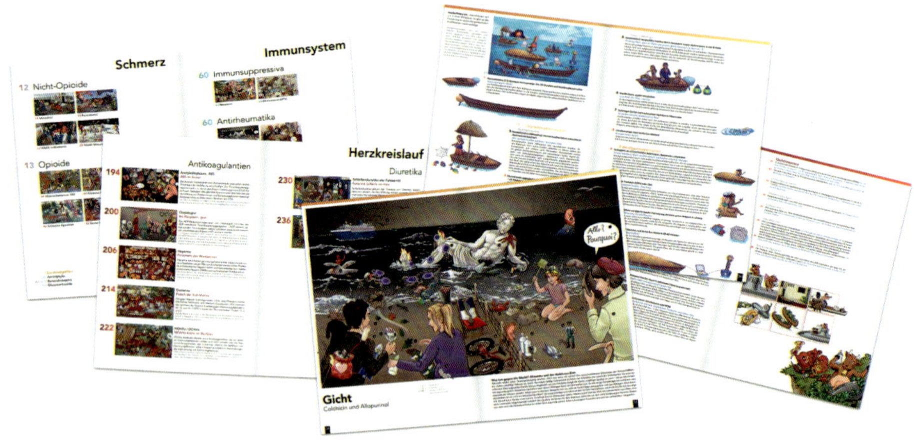

Kapitel

Die Kapitel beginnen jeweils mit dem **Doppelseitenbild**. Hier steht auch die **Geschichte**. Beides gibt Dir die Möglichkeit, Dich zunächst auf das Bild und seine Atmosphäre einzulassen, auf die Geschichte und auch die Erzählung zwischen den Zeilen – emotionale Aktivierung ist das Ziel, damit die Lerninhalte schön verstärkt werden.

Bildpunkt
Zeigt auf Objekt
Nächster Punkt

Es folgt der **Inhalt**. Zu Beginn steht die **inhaltliche Einleitung**. Auf jeder linken Seite gibt es abermals das Merkbild, sodass Du beim Lesen das Bild immer wieder schnell anschauen kannst. Es folgen die Fakten, ihnen gegenüber siehst Du immer die Figuren und Objekte aus dem Merkbild. Die Fakten sind immer nach dem gleichen Schema geordnet. Die Farbe der Zahlen zeigt an, ob es sich um (**1**) **Basis**wissen, (**2**) **wichtiges Wissen** oder (**3**) **Experten**wissen handelt.

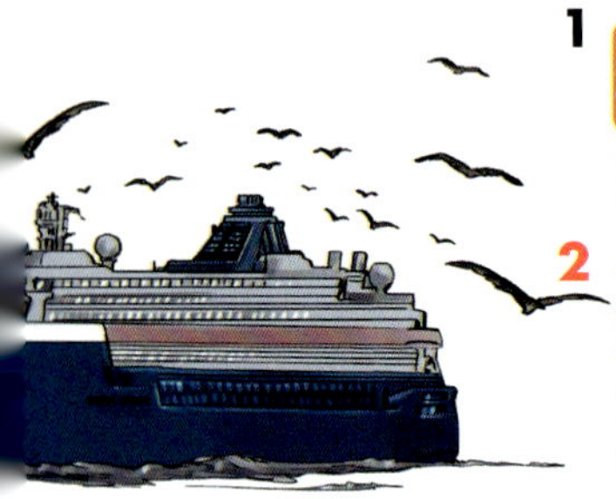

1 Fakt **Gicht = Wohlstandserkrankung**
Assoziation *Kreuzfahrtschiff*
Beschreibung Die Gicht ist eine Wohlstandserkrankung, da die westliche Ernährung mit hohen Harnsäurespiegeln einhergeht. Erhöhter Fleisch- und Meeresfrüchteverzehr in Kombination mit einem BMI über 25 führen zu einem erheblichen Gichtrisiko. Das Kreuzfahrtschiff steht hier für einen dekadenten Lebensstil.

2 **Gicht → erhöhte Harnsäurespiegel → Harnsäurekristalle**
Gischt spült kristallene Möwen-Exkremente an
Bei Gicht ist der Harnsäurespiegel im Blut so hoch, dass die Harnsäure nicht mehr gelöst werden kann und in den Gelenken als Uratkristalle ausfällt. Der Kot von Vögeln besteht zu einem großen Teil aus konzentrierter Harnsäure. Ein Schwarm Möwen wurde von den Essensresten des Kreuzfahrtschiffes angelockt. Sie sättigen das Meer mit ihrer Möwenscheiße so sehr, dass die ganze Harnsäure als Gischt-Kristalle ausfällt, die an den Strand gespült werden.

3 …

Die **Quintessence** am Ende der Kapitel wiederholt die wichtigen Fakten, ihre Assoziationen und zeigt nochmals die mit den Fakten verknüpften Figuren und Objekte.

Quintessence

Q1 Cumarine sind Vitamin-K-Antagonisten (VKA) und dienen der oralen Antikoagulation (OAK), hier die Kuh-Marine, sie putscht, um die Volksrepublik Klein-Antarsien auszurufen. Angeführt wird sie von der Kuh im U-Boot, diese hat das Oberaufsichts-Kommando inne (OAK).

Q2 Genutzte Cumarine sind v.a. Phenprocoumon und Warfarin, hier die Fee-Kuh (Phenprocoumon) als Wahrsagerin (Warfarin).

…

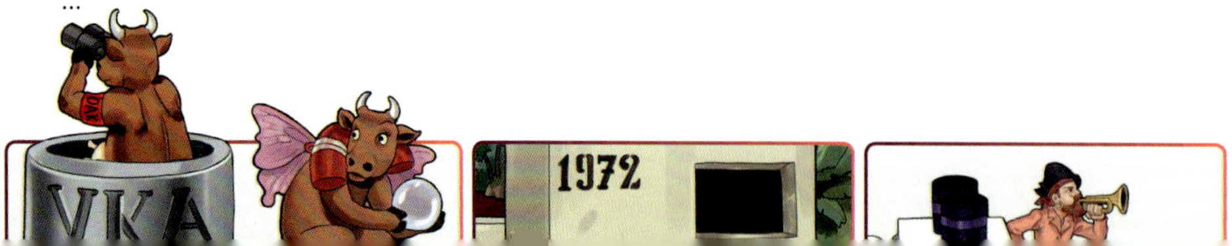

Lernhinweise

Schnelles Wiederholen

Wiederholung ist die Mutter des Lernens. Aber: Bitte aktiv. Die Texte sind so gestaltet, dass Du Dich selbst prüfen kannst: Auf dem Doppelseitenbild sind die Figuren und Objekte mit den Bildpunkten versehen. Auf den Inhaltsseiten gibt es dann die nach diesen Punkten geordneten Fakten und Assoziationen – und wenn Du doch ins Detail gehen willst, liest Du die Beschreibung.

Ebenfalls kannst Du die Figuren und Objekte der Randleiste durchgehen und Dich fragen, wofür diese stehen – die Antwort findest Du dann im Text gegenüber. Eine reduzierte Form mit dem Fokus auf das Wichtigste: Du wiederholst auf diese Weise die Quintessence.

Eine weitere Variante ist erstens, die Geschichte des Bildes zu erzählen: jemand anderes oder Dir (am besten laut). Dies festigt das episodische Gedächtnis und die Verknüpfung der Figuren und damit wiederum der assoziierten Fakten. Zweitens kannst Du Dir selbst Geschichten rund um die Figuren im Bild ausdenken, um das Wissen auf kreative Art zu festigen.

Fragmentiertes Lernen

Das verlangt viel Selbstbeherrschung: Wir tendieren dazu, Handlungen abschließen zu wollen. Oft besteht das Lernziel für den Tag nicht darin, xyz zu verstehen, sondern xyz abzuschließen. Der Zeigarnik-Effekt beschreibt das Phänomen, dass unterbrochene Aufgaben besser erinnert werden als abgeschlossene.
Was bedeutet das für den Lernalltag? Wie wäre es, das immergleiche Abarbeiten von Wirkmechanismus, Indikation, Nebenwirkungen und Kontraindikation zu unterbrechen? Du bearbeitest das Kapitel nur bis zum Wirkmechanismus und setzt Dich jetzt an das nächste Kapitel. Erst einen oder ein paar Tage später beschäftigst Du Dich mit der Fortsetzung des Kapitels. Man könnte mutmaßen, dass Dein Gehirn in der Zwischenzeit mehr danach dürstet, endlich zu wissen, was denn die Kontraindikationen der Cumarine sind. Und dann ist dies auch ein guter Zeitpunkt, um zu wiederholen, was Du Tage zuvor über die Substanz und ihren Wirkmechanismus gelernt hast.

Danksagung

Danke

an alle Nutzer/innen von Meditricks: für eure Unterstützung, für konstruktive Rückmeldung, für lange Lobeshymnen, über die wir uns immer wieder freuen, mit dem restlichen Team teilen und so die Moral der Truppe hochhalten. Danke für die Rückmeldung etwaiger Fehler, sodass wir unser Angebot verbessern können.

Danke an die Medizinische Psychologie und Soziologie in Freiburg, die uns so nett beherbergt, immer wieder zu allen Feierlichkeiten einlädt und für abwechslungsreiche Gespräche an der Kaffeemaschine sorgt.

Danke an all diese großartigen Künstler, die uns beim Arbeiten mit ihrer Musik bei bester Laune halten.

An dieser Stelle auch danke, dass es Dich gibt, Kaffee. Das geht vermutlich auf die Rechnung der Natur. Super Sache, echt!

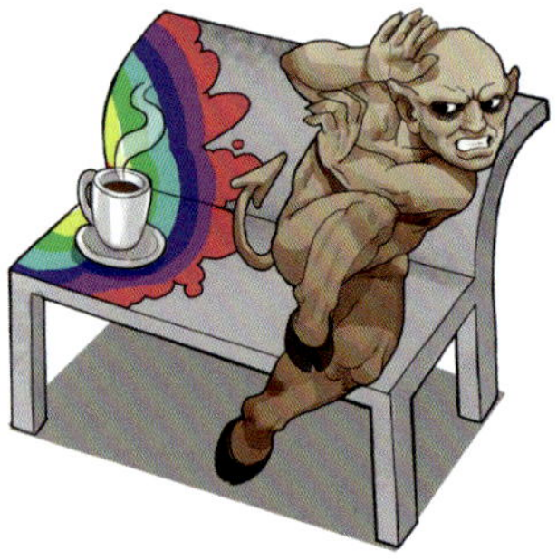

für die Skripte

Dieser Dank geht an Martin! Danke, dass Du parallel zum PJ die Zeit für uns gefunden hast, diese tollen Skripte zu entwickeln. Diese haben, so wisse man, uns viel Arbeit mit Copy+Paste erspart. Dank dem Faktenesel und dem Plugindrucker zaubern wir unsere Texte flüssiger denn je in das Layout von InDesign.

für die Schnipsel

Die Sektion Videochirurgie ist sonst „nur“ mit unseren Filmchen betraut. Für dieses Buch konnten wir uns aber ihrer Filmschnipsel bedienen – Danke für die Vorarbeit!

Team

Ein Riesendankeschön an das gesamte Team von Meditricks – all eure Arbeit macht diese Projekte möglich! Ohne eure tatkräftigen Hände (sagen wir lieber klickenden Zeigefinger), rauchenden Gehirne und audiovisuelle Kunstwerke schaffenden Cortices wären Bücher wie dieses nicht möglich, daher hier ein großer Dank an unsere Crew. Das aktuelle Team findet sich auf Meditricks.de/team. Die hier Genannten tun vielfach einiges mehr ... eine grobe Zuordnung:

Konzeption

Geschäftsführung
(und Ideengebung usw. usf.)
Paul von Poellnitz
Michael Seifert

Recherche
Sophie Kliem
Rike Kollmann
Johannes Schneider

Ideengebung
Jan Brendel
Sebastian Heni
Madita Lina Buch
Sophie Teubener
Sofie Unterhitzenberger
Tobias Bock

Logistik

und Support
Laura Steuer

Grafik

Zeichnergilde
Giulio Maria de Matteis
Ricarda Breer
Mirjam Bödeker
Klara Budau

Illustratoren-Crew
Maria Raiza Miranda-Escota
Diego Jose Carballo Guillen
Andrew Nicholas Samala Santos
Rosame Gregorio Santos

Layout
Laura Steuer
Johanna Sophie Ellensohn

Texte

Marketing & PR
Miriam Seifert

Social Marketing
Radina Arsenova

Plugintexte
Nina Gußmann
Wibora Broschinski

Lektorat
Florian Hagenbourger
Marike Beck
Fabian Hof
Cara Kolb
Antonia Jockers

Audio

Sprecher/-innen
Michael Seifert
Johanna Sophie Ellensohn
Paul von Poellnitz
Nora Jander

Abteilung Hertzchirurgie
Alexander März
Florian Beese
Hannes Schneider

Video

Sektion Videochirurgie
Andrés Felipe Arias Palma
Florian Hagenbourger
Johanna Reuter
Martin Gollan

IT

Martin Gollan
Lasse Wulff
S.

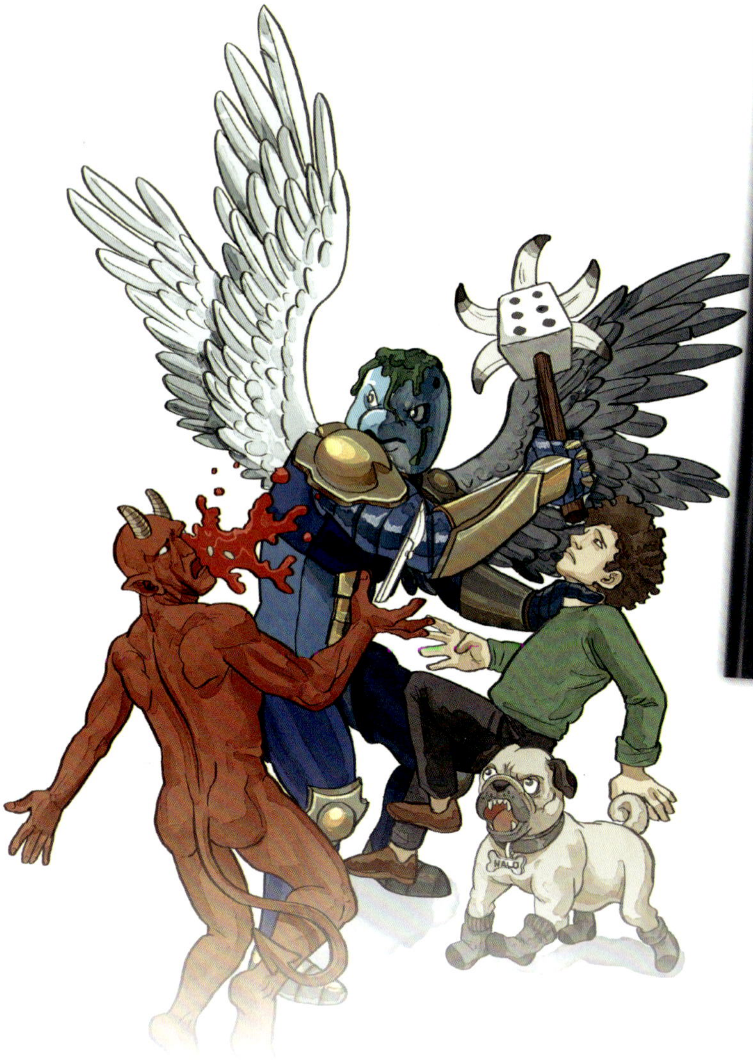

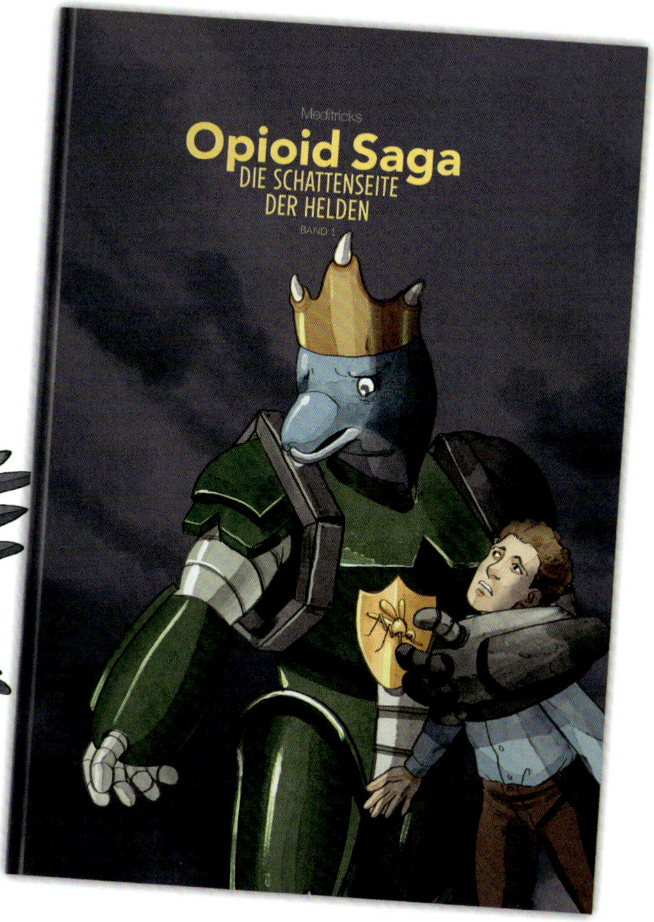

meditricks.de/**osc**

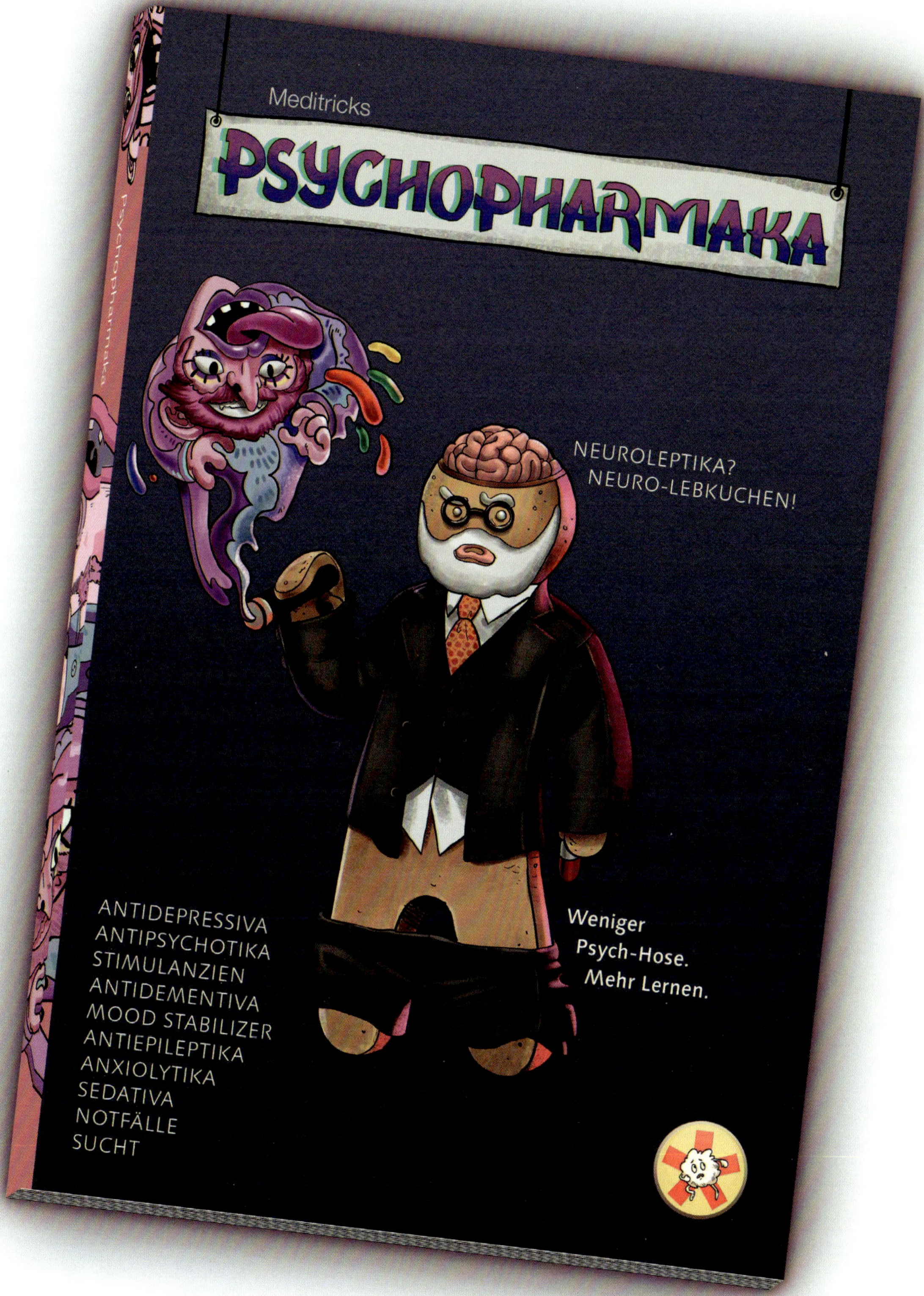
Meditricks
PSYCHOPHARMAKA
Psychopharmaka
NEUROLEPTIKA?
NEURO-LEBKUCHEN!
ANTIDEPRESSIVA
ANTIPSYCHOTIKA
STIMULANZIEN
ANTIDEMENTIVA
MOOD STABILIZER
ANTIEPILEPTIKA
ANXIOLYTIKA
SEDATIVA
NOTFÄLLE
SUCHT
Weniger
Psych-Hose.
Mehr Lernen.

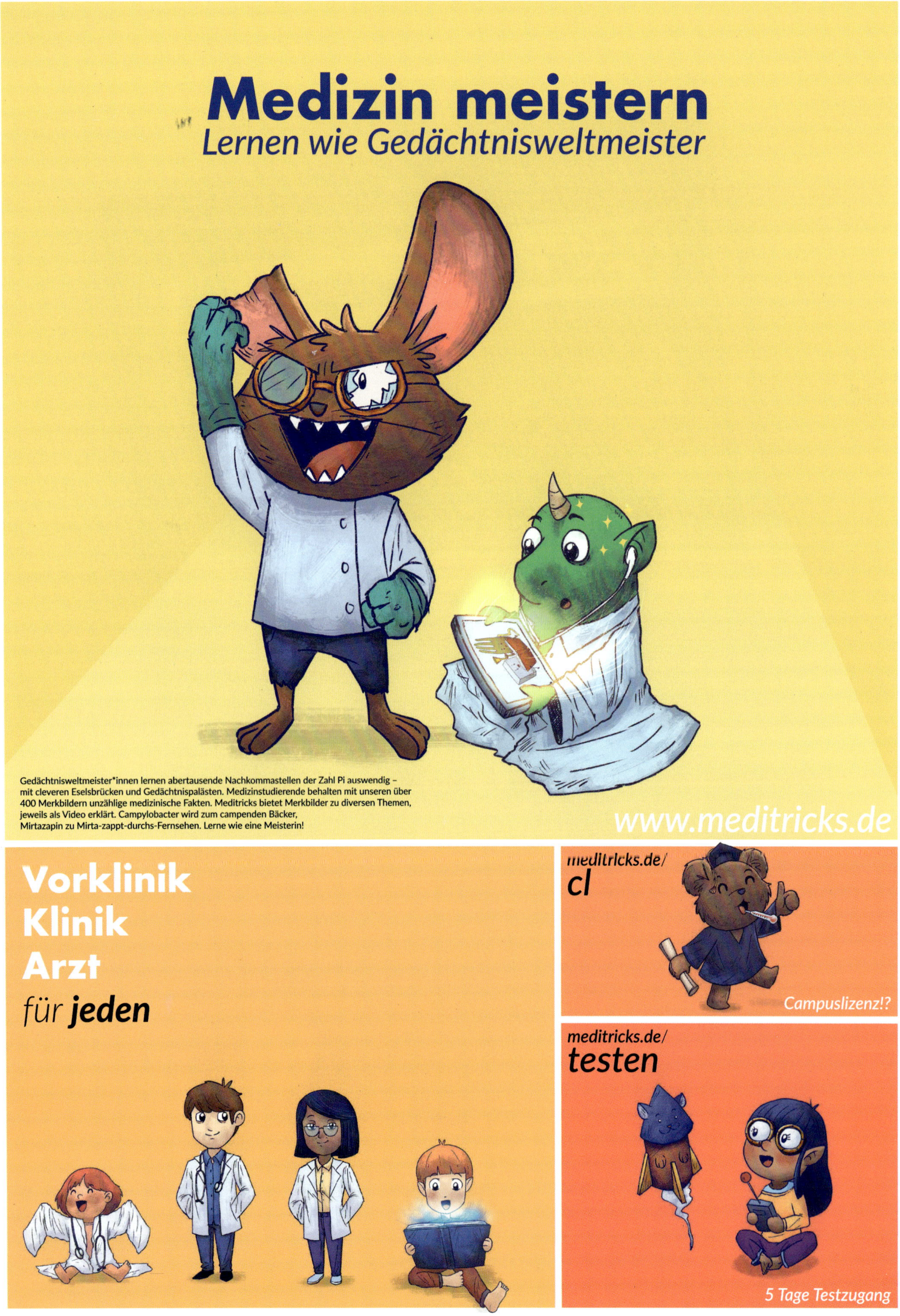
Medizin meistern
Lernen wie Gedächtnisweltmeister
Gedächtnisweltmeister*innen lernen abertausende Nachkommastellen der Zahl Pi auswendig – mit cleveren Eselsbrücken und Gedächtnispalästen. Medizinstudierende behalten mit unseren über 400 Merkbildern unzählige medizinische Fakten. Meditricks bietet Merkbilder zu diversen Themen, jeweils als Video erklärt. Campylobacter wird zum campenden Bäcker, Mirtazapin zu Mirta-zappt-durchs-Fernsehen. Lerne wie eine Meisterin!
www.meditricks.de
Vorklinik
Klinik
Arzt
für jeden
meditricks.de/
cl
Campuslizenz!?
meditricks.de/
testen
5 Tage Testzugang